Schilddrüse 1993

Schilddrüse 1993

Therapie der Hyperthyreose

11. Konferenz über die menschliche Schilddrüse
Heidelberg

Henning-Symposium

Wissenschaftliche Fortbildungsveranstaltung
der Sektion Schilddrüse
der Deutschen Gesellschaft für Endokrinologie
unter Beteiligung
der Chirurgischen Arbeitsgemeinschaft Endokrinologie
der Deutschen Gesellschaft für Chirurgie – CAEK –
und
der Arbeitsgemeinschaft Schilddrüse
der Deutschen Gesellschaft für Nuklearmedizin

Herausgegeben von
D. Reinwein · B. Weinheimer

Walter de Gruyter
Berlin · New York 1994

Herausgeber
Prof. Dr. D. Reinwein
Medizinische Klinik und Poliklinik
Universitätsklinikum Essen
Hufelandstraße 55
45147 Essen

Dr. B. Weinheimer
Karlsbergstr. 20
66424 Homburg/Saar

Die Deutsche Bibliothek – CIP-Einheitsaufnahme

Schilddrüse 1993 : Therapie der Hyperthyreose ; wissenschaftliche Fortbildungsveranstaltung der Sektion Schilddrüse der Deutschen Gesellschaft für Endokrinologie unter Beteiligung der Chirurgischen Arbeitsgemeinschaft Endokrinologie der Deutschen Gesellschaft für Chirurgie – CAEK – und der Arbeitsgemeinschaft Schilddrüse der Deutschen Gesellschaft für Nuklearmedizin / 11. Konferenz über die menschliche Schilddrüse, Heidelberg, Henning-Symposium. Hrsg. von D. Reinwein ; B. Weinheimer. – Berlin ; New York : de Gruyter, 1994
ISBN 3-11-014403-4
NE: Reinwein, Dankwart [Hrsg.]; Konferenz über die Menschliche Schilddrüse <11, 1993, Heidelberg>; Deutsche Gesellschaft für Endokrinologie / Sektion Schilddrüse

Satz und Druck: Arthur Collignon GmbH, Berlin.
Buchbinderische Verarbeitung: Dieter Mikolai, Berlin
Umschlagentwurf: Rudolf Hübler, Berlin.
Printed in Germany

Vorwort

Vor Ihnen liegt das Ergebnis der 11. Konferenz über die menschliche Schilddrüse (Heidelberg 7. bis 9. Oktober 1993). Vor 20 Jahren erstmals und seitdem in zweijährigen Abständen trafen sich Ärzte und Wissenschaftler verschiedener medizinischer Disziplinen für mehrere Tage, um gemeinsam das augenblickliche Wissen über die menschliche Schilddrüse auszutauschen und mögliche Empfehlungen für die Praxis zu erarbeiten.

„Schilddrüse 1993" war der Hyperthyreose gewidmet. Pathogenese und Therapie der immunogenen Hyperthyreose (Morbus Basedow) wurden auf neuestem Wissensstand diskutiert. Dabei wurden die medikamentösen, nuklearmedizinischen und operativen Formen der Behandlung von autoimmuner und autonomer Hyperthyreose von Fachkennern vorgestellt und in Gegenüberstellung der einzelnen therapeutischen Verfahren verglichen. Seltene Formen der Hyperthyreose, deren Behandlung und die Wirkung einer Hyperthyreose auf das Skelett-System wurden in Erinnerung gerufen. Der Hyperthyreose im Kindesalter galt eine besondere Besprechung mit Angaben über Häufigkeit sowie Möglichkeiten der medikamentösen und operativen Therapie. Auch das – angeblich seltene – gleichzeitige Vorkommen von Schilddrüsen-Karzinom und Hyperthyreose wird interdisziplinär erörtert. Die neuen Empfehlungen der Sektion Schilddrüse der Deutschen Gesellschaft für Endokrinologie zur Einteilung und Diagnostik von Schilddrüsenerkrankungen werden bekanntgemacht. Ein Bericht über den vorausgegangenen internationalen Workshop zur In-vitro-Diagnostik bietet einen guten Überblick für die Praxis. Auch in diesem Band finden sich wieder aktuelle Kurzberichte über diagnostische und therapeutische Verfahren und statistische Erkenntnisse aus dem gesamten Bereich der Schilddrüsenerkrankungen.

Der guten Zusammenarbeit mit dem Verlag Walter de Gruyter und Co. verdanken wir ein frühzeitiges Erscheinen dieses 11. Bandes von Ergebnissen unserer Konferenzen. Der Henning Berlin G.m.b.H. (Marion Merrell Dow G.m.b.H.) danken wir – wie seit „Schilddrüse 1973" – für eine sehr großzügige Unterstützung unserer Arbeit. Allen aktiven und passiven Teilnehmern danken wir für das Gelingen der Konferenz und dafür, daß „Schilddrüse 1993" stattfinden konnte.

August 1994

Für die Herausgeber
B. Weinheimer

Inhalt

1 Therapie der Hyperthyreose

1.1 Neues zur Pathogenese des Morbus Basedow

1.2 Morbus Basedow und Autonomie

1.4 Hyperthyreose im Kindesalter

1.5 Seltene Formen der Hyperthyreose

1 Therapie der Hyperthyreose

1.1 Neues zur Pathogenese des Morbus Basedow

Neues zur Pathogenese des Morbus Basedow: der TSH-Rezeptor

M. Derwahl

1. Entdeckung des TSH-Rezeptors als Antigen

Seit der Entdeckung eines schilddrüsenstimulierenden Faktors im Serum von Patienten mit Morbus Basedow, ursprünglich als „long acting thyroid stimulator" (LATS) bezeichnet, wurden zahlreiche Untersuchungen durchgeführt, um die Eigenschaften dieses Stimulators zu ergründen [1, 13]. Im Tierversuch hatten 1956 Adams und etwas später McKenzie nachgewiesen, daß durch LATS eine Hyperthyreose ausgelöst werden kann und die meisten TSH-Wirkungen nachgeahmt werden können. Dies legte die Vermutung nahe, daß LATS an denselben Rezeptor auf der Schilddrüsenoberfläche bindet wie TSH. Diese Hypothese wurde später durch Charakterisierung von LATS als Immunoglobin [10, 14] und durch kompetitive Bindungsanalysen mit ^{125}Jod-markiertem TSH, das durch diese Immunglobuline von seinem Rezeptor verdrängt wird, bestätigt [21]. Dieser erste Rezeptorassay war die Grundlage für den noch heute in der Diagnostik eingesetzten Radiorezeptorassay (TRAK) zur Messung von TSH-Rezeptorautoantikörpern.

2. Molekulare Struktur des TSH-Rezeptors

Durch die molekulare Klonierung des humanen TSH-Rezeptors im Jahre 1989 wurde es möglich, neue Einsichten in die Struktur und Funktion dieses Rezeptors zu gewinnen [12, 19]. Der menschliche TSH-Rezeptor ist ein aus 764 Aminosäuren aufgebautes Protein, das aus extrazellulären, transmembranen und intrazellulären Anteilen besteht (Abb. 1). Während der aus 398 Aminosäuren aufgebaute große extrazelluläre Teil des TSH-Rezeptors als Bindungsstelle für TSH und TSH-Rezeptorantikörper dient, erfolgt die Signalübertragung in die Schilddrüsenzelle in den transmembranen und intrazellulären Anteilen des Rezeptors. Schon vor der Klonierung war bekannt, daß der TSH-Rezeptor ein Glykoprotein ist [25]. Durch molekulare Untersuchungen des klonierten Rezeptors konnte dies bestätigt und gezeigt werden, daß der extrazelluläre Teil des humanen TSH-Rezeptors sechs Glykosilierungsstellen aufweist [23]. Wichtig für die Funktion des TSH-Rezeptors sind

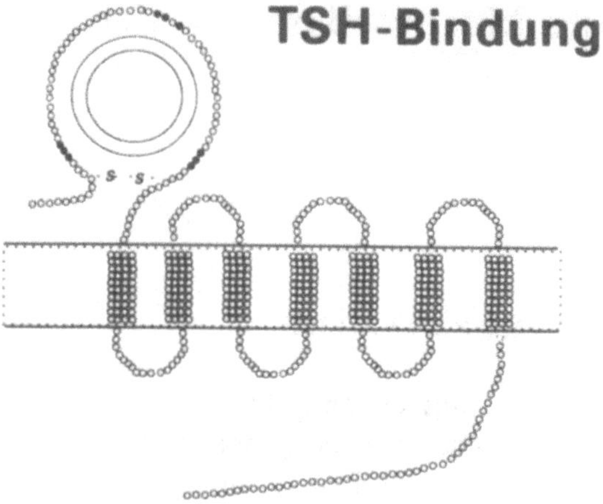

Abb. 1 Bindung von TSH an die extrazelluläre Domäne des TSH-Rezeptors. Die Bindung von TSH an seinen Rezeptor erfolgt am extrazellulären Teil. Potentielle Bindungsstellen sind durch gefüllte Kreise dargestellt (vgl. Text). Das amino- und carboxyterminale Ende dieses Teils ist durch drei Disulfidbrücken (-S-S-) verbunden, die für die dreidimensionale Rezeptorstruktur bedeutsam sind. Die für G-Protein-gekoppelte Rezeptoren charakteristischen sieben transmembranen Regionen werden durch drei extrezelluläre und drei intrazelluläre Aminosäurenketten verbunden (schematische Darstellung ohne Berücksichtigung der relativen Größenverhältnisse).

ferner Disulfidbrücken zwischen Cysteinresten des Rezeptorproteins, die die dreidimensionale Struktur des Rezeptors entscheidend mitbestimmen.

Das Molekulargewicht des TSH-Rezeptors wird auf etwa 100 KDa geschätzt [23]. Entgegen früheren Annahmen besteht der Rezeptor nicht aus zwei Untereinheiten, sondern nur aus einer Polypeptidkette. Die genaue dreidimensionale Struktur des humanen TSH-Rezeptors ist allerdings noch nicht bekannt, da es bislang noch nicht gelungen ist, eine ausreichende Menge TSH-Rezeptorprotein für eine Röntgenstrukturanalyse zu isolieren.

2.1 Bindungsstellen für TSH

Die Analyse der TSH-Bindungsstellen wurde durch die Größe des extrazellulären Rezeptorteils und durch die noch unzureichenden Kenntnisse über die Tertiärstruktur des TSH-Rezeptors erheblich erschwert. Alle molekularen Analysen der potentiellen Bindungsstellen basieren auf TSH-Bindungsstudien an mutierten TSH-Rezeptoren, bei denen einzelne Aminosäuren entfernt (sogen. Deletionen) und durch physikochemisch ähnliche Aminosäuren des verwandten LH-Rezeptors (sogen. homologe Mutationen) ersetzt wurden, oder auf Bindungstudien an synthetisch hergestellten TSH-Rezeptorpeptiden. In Abb. 1 sind die wichtigsten potentiellen Bindungsstellen für TSH an der extrazellulären Rezeptordomäne dargestellt. Es handelt sich am aminoterminalen Ende des Rezeptors um die Aminosäuren 32–50, im mittleren Anteil um die Aminosäuren 202–211 und 222–230 und am Ende der extrazellulären Domäne um die Aminosäuren 344–364 [2, 18, 27]. Bei allen potentiellen Bindungsstellen ist letztlich noch ungeklärt, ob es sich um wirkliche Bindungsstellen für TSH handelt oder ob durch diese Mutationen die dreidimensionale Rezeptorstruktur verändert wird und so die Bindungseigenschaften verändert werden.

2.2 Bindungsstellen für TSH-Rezeptorantikörper

Durch analoge Studien an TSH-Rezeptormutanten oder synthetischen TSH-Rezeptorpeptiden wurden auch potentielle Bindungsstellen für stimulierende TSH-Rezeptorantikörper (TSH-rezeptorstimulierende Antikörper, TSAb), die beim Morbus Basedow zur Hpyerthyreose führen, gefunden. Sie verteilen sich auf den gesamten extrazellulären Anteil des TSH-Rezeptors. Im einzelnen handelt es sich um die Aminosäuren 25–30, 32–57, 123–131, 172–202, 309–337, 341–366 und 372–397 [7, 9, 15–17, 20]. Ob es sich bei diesen Abschnitten um echte Bindungsstellen (sogen. Epitope) der Antikörper an das TSH-Rezeptorantigen handelt, ist noch ungeklärt. Die bisher vorliegenden Ergebnisse sprechen dafür, daß die Epitope des TSH-Rezeptors von seiner Konformation, seiner Proteinfaltung und damit seiner dreidimensionalen Struktur bestimmt werden. Solche diskontinuierlichen Epitope bestehen üblicherweise aus 15–22 Aminosäuren, die von 2 bis 4 unterschiedlichen Regionen der primären Aminosäurensequenz stammen und durch die Faltung des Proteins benachbarte Positionen einnehmen. Insofern wird erst eine Röntgenstrukturanalyse der dreidimensionalen Struktur des humanen TSH-Rezeptors definitive Aussagen über die verschiedenen Epitope für TSH-Rezeptorantikörper ermöglichen.

Für die Bindung von blockierenden TSH-Rezeptorantikörpern (thyroid blocking antibodies, TBAb), die unter der Therapie eines Morbus Basedow oder bei der primären Hypothyreose auftreten können und zur Hypothyreose führen [22], sind vorwiegend die Aminosäuren am carboxyterminalen Ende der extrazellulären Domäne verantwortlich [17].

Rapoport hat ausgehend von den komplexen Ergebnissen der TSH- und TSH-Rezeptorantikörperbindungsanalysen ein Modell entwickelt [17], das die Interaktion am Rezeptor anschaulicher macht und dabei auch die Tatsache berücksichtigt, daß TSH-Rezeptorantikörper TSH aus seiner Bindung am Rezeptor verdrängen. Dieses Modell geht davon aus, daß sich die Bindungsstellen für TSAb zwar auf den gesamten Bereich der extrazellulären Domäne erstrecken (Abb. 1), sich aber nur im carboxyterminalen Bereich der extrazellulären Domäne für TSH und stimulierende oder blockierende Antikörper überschneiden und daß daher diese Region für die TSH-Verdrängung vom Rezeptor durch Antikörper größte Bedeutung hat [17].

3. TSH-Rezeptor und Signalübertragung

Durch Bindung von TSH oder TSH-Rezeptorautoantikörpern an den TSH-Rezeptor kommt es zu einer Aktivierung rezeptorabhängiger Stoffwechselwege, die in der Folge die Funktion und synergistisch mit anderen Faktoren das Wachstum der Schilddrüse regulieren. Der Mechanismus der Aktivierung ist noch unbekannt. Vassart und Dumont [26] haben kürzlich vier mögliche Modelle beschrieben. Das erste geht von einer Strukturänderung des Rezeptors nach TSH-Bindung aus, ohne daß der Ligand mit der transmembranen Region interagiert. Alternativ wäre eine Interaktion zwischen einer TSH-Untereinheit und der transmembranen Region nach TSH-Bindung denkbar. Als weitere Möglichkeiten werden eine isolierte Strukturänderung der extrazellulären Domäne nach TSH-Bindung oder eine enzymatische Aktivität des TSH-TSH-Rezeptorkomplexes diskutiert.

Der TSH-Rezeptor ist an zwei verschiedene Stoffwechselwege, den Adenylatzyklase- und den in seiner Funktion für die Schilddrüse noch wenig erforschten Phosphoinositolweg gekoppelt. Die Signalübertragung vom TSH-Rezeptor an das Enzym Adenylatzyklase, das die Bildung von zyklo-AMP katalysiert, erfolgt über die Aktivierung der α-Untereinheit des stimulatorischen Guanin-Nukleotid-bindenden Proteins (Abb. 2). Der sogen. second messenger zyklo-AMP aktiviert die abhängige Proteinkinase A und reguliert so die Jodidaufnahme der Schilddrüsenzelle und die Schilddrüsenhormonsynthese und hat Einfluß auf das Schilddrüsenwachstum [6].

4. Der TSH-Rezeptor in der Diagnostik und Therapie des Morbus Basedow: Perspektiven

Durch die molekulare Klonierung des humanen TSH-Rezeptors wurde es möglich, diesen Rezeptor gentechnologisch herzustellen und für die Schilddrüsenantikörperdiagnostik zu verwenden [3–5, 8, 11]. Der rekombinante TSH-Rezeptor wurde sowohl zum Aufbau eines Radiorezeptorassays als auch eines TSH-Rezeptorbioassays zur Differenzierung in stimulierende und blokkierende Antikörper verwandt. Verglichen mit kommerziellen Radiorezeptorassays (TRAK), die die Verdrängung von ^{125}J-TSH an Schweineschilddrüsenmembranen messen, wies der rekombinante humane Rezeptorassay eine signi-

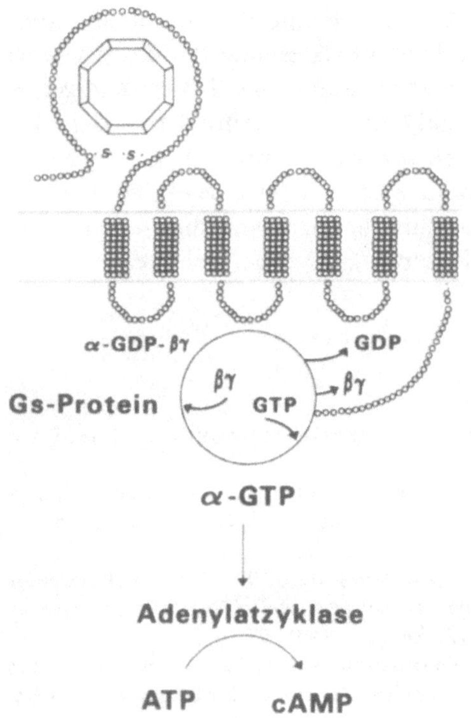

Abb. 2 Signalübertragung am aktivierten TSH-Rezeptor. Nach Bindung von TSH oder TSH-Rezeptorantikörpern kommt es zu einer Aktivierung des Rezeptors. Die Übertragung dieses Signals an das Enzym Adenylatzyklase, das die Bildung von zyklo-AMP katalysiert, erfolgt über die Aktivierung der α-Untereinheit des stimulatorischen Guanin-Nukleotid-bindenden Proteins (Gs-Protein). Diese Aktivierung geschieht durch einen Austausch von GDP (Guanosin-5'-diphosphat) gegen GTP (Guanosin-5'-triphosphat) und eine Dissoziation in die aktivierte α-GTP-Untereinheit und ein βγ-Dimer. Dieser Vorgang ist reversibel und wird katalysiert durch intrinsische GTPase-Aktivität der α-Untereinheit, die GTP spaltet und den inaktiven ursprünglichen α-GDP-βτ-Komplex wiederherstellt Der sogen. second messenger zyklo-AMP aktiviert die abhängige Proteinkinase A und reguliert so die Jodidaufnahme der Schilddrüsenzelle und die Schilddrüsenhormonsynthese und hat Einfluß auf das Schilddrüsenwachstum. An dieser Signalübertragung sind das carboxyterminale Ende des Rezeptors und alle drei intrazellulären Aminosäurenketten beteiligt.

fikant höhere Sensitivität auf [8]. Durch die technische Weiterentwicklung dieses Prototypes eines rekombinanten TSH-Rezeptorassays, der isolierte TSH-Rezeptoren als Antigen verwendet, wird dieser Radiorezeptorassay in den nächsten Jahren auch für die Routinediagnostik verfügbar werden.

Da der TSH-Rezeptorbiosassay, der den zyklo-AMP-Anstieg nach Stimulation mißt, auf aufwendige In-vitro-Zellsysteme angewiesen ist, wird die Differenzierung der Antikörper bei speziellen Fragestellungen weiterhin einzelnen

Forschungslabors vorbehalten bleiben. Erst die genaue Definition der Bindungsstellen (Epitope) für stimulierende bzw. blockierende Antikörper wird es ermöglichen, Assays mit den so definierten unterschiedlichen Antigenen herzustellen. Voraussetzung für diese Analysen ist die Aufklärung der Tertiärstruktur des menschlichen TSH-Rezeptors durch Röntgenstrukturanalyse. Diese Ergebnisse werden auch die Grundlage dazu liefern, selektive Antagonisten für die Therapie des Morbus Basedow herzustellen, die die Bindung bzw. die Wirkung stimulierender TSH-Rezeptorantikörper hemmen.

Literatur

[1] Adams, D. D., H. D. Purves: Abnormal responses in the assay of thyrotropins. Proc. Univ. Otago Sch. Med. *34* (1956) 11–12.

[2] Atassi, M. Z., T. Manshouri, S. Sakata: Localization and synthesis of the hormone-binding regions of the human thyrotropin receptor. Proc. Natl. Acad. Sci. USA *88* (1991) 3613–3617.

[3] Derwahl, M., A. Baumgart, M. Pohl et al.: Characterisation of the human TSH receptor expressed in CHO-K1 cells: binding properties, cAMP response to TSH/TSI and number of gene copies. Acta Endocrinol. (Copenh.) *124* Suppl. 1 (1991) 98.

[4] Derwahl, M., H. Schatz, B. Bolle et al.: Measurement of stimulating TSH receptor antibodies in sera of patients with Graves' disease by a recombinant TSH receptor bioassay. Exp. Clin. Endocrinol. *100* (1992) 75–79.

[5] Derwahl, M., K. Meyer, B. Bolle et al.: Heterogeneous responses to stimulating immunoglobulins from patients with Graves' disease in recombinant TSH receptor bioassays and a thyroid cell line. Exp. Clin. Endocrinol. *101* (1993) 51.

[6] Dumont, J. E., J. C. Jauniaux, P. P. Roger: The cyclic AMP-mediated stimulation of cell proliferation. TIBS *14* (1989) 67–72.

[7] Endo, T., M. Ohmori, M. Ikeda et al.: Rabbit antibodies against two different extracellular domains of human thyrotropin receptor possess thyroid stimulating activities. Biochem. Biophys. Res. Commun. *179* (1991) 1548–1553.

[8] Filetti, S., D. Foti, G. Costante et al.: Recombinant human TSH receptor in a radioreceptor assay for the measurement of TSH receptor autoantibodies. J. Clin. Endocrinol. Metab. *72* (1991) 1096–1101.

[9] Kosugi, S., T. Ban, L. D. Kohn: Identification of thyroid-stimulating antibody-specific interaction sites in the N-terminal region of the thyrotropin receptor. Mol. Endocrinol. *7* (1993) 114–130.

[10] Kriss, J. P., V. Pleshakov, J. R. Chien: Isolation and identification of the long-acting thyroid stimulator and its relation to hyperthyroidism and circumscribed pretibial myxedema. J. Clin. Endocrinol. Metab. *24* (1964) 1005–1028.

[11] Ludgate, M., J. Perret, M. Parmentier et al.: Use of the recombinant human thyrotropin receptor (TSH-R) expressed in mammalian cell lines to assay TSH-R autoantibodies. Mol. Cell. Endocrinol. *73* (1993) R13–R18.

[12] Libert, F., A. Lefort, C. Gerard et al.: Cloning, sequencing and expression of human TSH receptor. Biochem. Biophys. Res. Commun. *165* (1989) 1250–1255.

[13] McKenzie, J. M.: Humoral factors in the pathogenesis of Graves' disease. Physiol. Rev. *43* (1966) 252–260.

[14] Meek, J. C., A. E. Jones, U. J. Lewis et al.: Characterisation of the longacting thyroid stimulator of Graves' disease. Proc. Natl. Acad. Sci. USA *52* (1964) 342–349.

[15] Mori, T., H. Sugawa, T. Piraphatdist et al.: A synthetic oligopeptide derived from human thyrotropin receptor sequence binds Graves' immunoglobulin and inhibits thyroid stimulating antibody activity but lacks interactions with TSH. Biochem. Biophys. Res. Commun. *178* (1991) 165–172.

[16] Murakami, M., M. Mori: Identification of immunogenic regions in human thyrotropin receptor for immunoglobulin G of patients with Graves' disease. Biochem. Biophys. Res. Commun. *171* (1990) 512–518.

[17] Nagayama, Y., H. L. Wadsworth, D. Russo et al.: Binding domains of stimulatory and inhibitory thyrotropin (TSH) receptor antibodies determined with chimeric TSH-lutropin/chorionic gonadotropin receptors. J. Clin. Invest. *88* (1991) 336–340.

[18] Nagayama, Y., H. L. Wadsworth, G. D. Chazenbalk et al.: Thyrotropin-luteinizing hormone/chorionic gonadotropin receptor extracellular domain chimeras as probes for TSH receptor function. Proc. Natl. Acad. Sci. USA *88* (1991) 902–905.

[19] Nagayama, Y., K. D. Kaufman, P. Seto et al.: Molecular cloning, sequence and functional expression of the cDNA for the human TSH receptor. Biochem. Biophys. Res. Commun. *165* (1989) 1184–1190.

[20] Ohmori, M., T. Endo, T. Onaya: Development of chicken antibodies toward the human thyrotropin receptor peptides and their bioactivities. Biochem. Biophys. Res. Commun. *174* (1991) 399–403.

[21] Rees-Smith, B., R. Hall: Thyroid-stimulating immunoglobulins in Graves' disease. Lancet (1974) 427–431.

[22] Rees-Smith, B., S. McLachlan, J. Furmaniak: Autoantibodies to the thyrotropin receptor. Endocr. Rev. *9* (1988) 106–121.

[23] Russo, D., G. D. Chazenbalk, Y. Nagayama et al.: A new structural model for the thyrotropin receptor as determined by covalent cross-linking of thyrotropin to the recombinant receptor in intact cells: evidence for a single polypeptide chain. Mol. Endocrinol. *5* (1991) 1607–1612.

[24] Russo, D., G. D. Chazenbalk, Y. Nagayama et al.: Site-directed mutagenesis of the human TSH receptor: role of asparagine-linked oligosaccharides in the expression of a functional receptor. Mol. Endocrinol. *5* (1991) 29–34.

[25] Tate, R. L., J. M. Holmes, L. D. Kohn et al.: Characteristics of a solubilized thyrotropin receptor from bovine thyroid plasma membranes. J. Biol. Chem. *250* (1975) 6527–6532.

[26] Vassart, G., J. E. Dumont: The thyrotropin receptor and the regulation of thyrocyte function and growth. Endocr. Rev. *13* (1992) 596–603.

[27] Wadsworth, H. L., G. D. Chazenbalk, Y. Nagayama et al.: An insertion in the human thyrotropin receptor critical for high affinity hormone binding. Science *249* (1990) 1423–1425.

Alternative splicing of the human TSH receptor: a possible role of the soluble TSH receptor in the aetiology of Graves' disease

N. Hunt, K. P. Willey

The heterodimeric glycoprotein hormones include the thyrotropic hormone TSH and the gonadotropic hormones FSH, LH and hCG in which the α subunit is common to the hormones within a species and the β subunits are unique to each hormonal activity and confer receptor specificity [13]. Specific target cell stimulation is associated with acute activation of adenylate cyclase and a longer term trophic response. The receptors for the glycoprotein hormones are members of a larger family of G protein-coupled receptors that bind small ligands and which have characteristic seven transmembrane regions [2, 8, 9, 11, 12, 15]. In contrast to the G protein-coupled receptors for small ligands, the glycoprotein hormone receptors have a large extracellular domain that appears to be important for binding of the hormone [9].

Pathological manifestations involving the glycoprotein hormones and their receptors are most profound in Graves' disease, a condition of hyperthyroxemia and thyroid hyperplasia associated with low or undetectable levels of circulating TSH. The hyperstimulation of the thyroid in Graves' disease has been attributed to an auto-immune reaction, resulting in the production of a spectrum of auto-antibodies, some of which interact directly with the TSH receptor and induce chronic endocrine activity [14].

In the course of developing a radioreceptor assay for TSH using human thyroid tissue, we were able to demonstrate that a large percentage of the material binding specifically to the radioligand (bovine TSH) was not associated with the membrane but was found in a 0.2 μm filtrate and, after interaction with TSH was precipitable with PEG [6, 7, 17]. As this was not the case with bovine thyroid or stably transfected cell lined expressing the human TSH receptor, we considered this molecule a soluble TSH receptor variant. The finding by Murakami [10], that an anti-TSH receptor antiserum raised against a peptide corresponding to amino acids 32–56 of the receptor detected a protein of approximately 60Kd in the serum of Graves' patients, is a further indication for the presence of a soluble TSH receptor in both thyroid and serum [6, 7]. We proposed a possible origin for such molecules at the 20th ETA in Dublin [6]. Northern blot analysis of human thyroid mRNA revealed the presence of two smaller TSH receptor transcripts which hybridised to a 5′ cDNA probe (corresponding to the extracellular domain) but not to a 3′ cDNA probe coding for the transmembrane spanning region. This suggested that these transcripts (which are also associated with polysomes) arose by alternative splicing of the TSH receptor RNA and had only the coding capacity of the extracellular domain; thus qualifying them as soluble TSH receptor candidates. Indeed, PCR cloning of TSH receptor splicing variants from thyroid polysomal RNA has revealed the presence of five alternatively spliced molecules. One of these transcripts (splicing variants) has recently been published by two groups and has been shown to represent a molecule corresponding to the first 8 exons and a novel 22 amino acid carboxy terminus [3, 16]. Although the physiological relevance of the alternatively spliced TSH receptor molecules has yet to be definitively proven, their presence in the human thyroid (they are not present in bovine and rat thyroids) at equivalent levels to the full-length receptor mRNA would lend weight to our finding, and those of Murakami et al. [10], of a soluble TSH-binding entity in Graves' thyroid tissue and sera. Further, alternatively spliced variants coding for the extracellular portion of a receptor have been demonstrated for the closely related LH and FSH receptors, in both man and other species, although their translation and physiological significance remain to be elucidated [4, 5, 8]. Interestingly, the FSH receptor splicing variants cloned so far (from man and sheep) also represent molecules originating from exon 1–8 as shown for the TSH receptor [4, 5]. The translation of such a molecule could explain the presence of buffer-soluble FSH binding proteins found in bovine testis extracts [1]. Intriguingly, a soluble TSH receptor variant could also be the immunogen eliciting the anti-TSH receptor antibodies found in Graves' sera, whilst, being capable of inhibiting the radioreceptor assays by virtue of its own ability to bind TSH. Studies to further characterise the regulation of these molecules and their possible physiological relevance are in progress.

Acknowledgements

This present study was in part supported by the Bundesminister für Forschung und Technologie, Bonn, Germany, as part of a larger concerted project "Fertilitätsstörungen" (01 KY 9103).

References

[1] Dias, J. A., L. E. Reichert: Characterization of a follitropin-binding component prepared from immature bovine testes in the absence of detergent. J. Biol. Chem. *257* (1982) 613–620.

[2] Dohlman, H. G., M. G. Caron, R. J. Lefkowitz: A family of receptors coupled to guanine nucleotide regulatory proteins. Biochem. *26* (1987) 2657–2664.

[3] Graves, P. N., Y. Tomer, T. F. Davies: Cloning and sequencing of a 1.3 kb variant of human thyrotropin receptor mRNA lacking the transmembrane domain. Biochem. Biophys. Res. Commun. *187* (1992) 1135–1143.

[4] Gromoll, J., T. Gudermann, E. Nieschlag: Molecular cloning, of a truncated isoform of the human follicle stimulating hormone receptor. Biochem. Biophys. Res. Commun. *188* (1992) 1077–1083.

[5] Haseena, K., T. A. Yarney, M. R. Sairam: Cloning of alternatively spliced mRNA transcripts coding for variants of ovine testicular follitropin receptor lacking the G protein coupling domains. Biochem. Biophys. Res. Commun. *190* (1993) 888–894.

[6] Hunt, N., K. P. Willey, W. Northemann et al.: The thyrotropin receptor of Graves' disease exists as a 'soluble' receptor in the thyroid and in serum. J. Endocrinol. Invest. *15* (suppl. 2) (1992) 2.

[7] Hunt, N., K. P. Willey, D. Jähner et al.: Multiple forms of thyroid stimulating hormone receptor associated with Graves' disease. Exp. Clin. Endocrinol. *4–5* (1992 a) 22–28.

[8] Loosfelt, H., M. Misrahi, M. Atger et al.: Cloning and sequence of porcine LH-hCG receptor cDNA: variants lacking transmembrane domain. Science *245* (1989) 525–528.

[9] McFarland, K. C., R. Sprengel, H. S. Phillips et al.: Lutropin-Choriogonadotropin receptor: an unusual member of the G protein-coupled receptor family. Science *245* (1989) 494–499.

[10] Murakami, M., K. Miyashita, M. Yamada et al.: Characterization of human thyrotropin receptor related peptide-like immunoreactivity in peripheral blood of Graves' disease. Biochem. Biophys. Res. Commun. *186* (1992) 1074–1080.

[11] Nagayama, Y., K. D. Kaufman, P. Seto et al.: Molecular cloning, sequence and functional expression of the cDNA for the human thyrotropin receptor. Biochem. Biophys. Res. Commun. *165* (1989) 1184–1190.

[12] Parmentier, M., F. Libert, C. Maenhaut et al.: Molecular cloning of the thyrotropin receptor. Science *246* (1989) 1620–1622.

[13] Pierce, J. G., T. F. Parsons: Glycoprotein hormones: structure and function. Ann. Rev. Biochem. *50* (1981) 465–495.

[14] Smith, B. R., S. M. McLachlan, J. Furmaniak: Autoantibodies to the thyrotropin receptor. Endo. Rev. *9* (1988) 106–121.

[15] Sprengel, R., T. Braun, K. Nikolics et al.: The testicular receptor for follicle stimulating hormone: structure and functional expression of cloned cDNA. Mol. Endo. *4* (1990) 525–530.

[16] Takeshita, A., Y. Nagayama, K. Fujiyama et al.: Molecular cloning and sequencing of an alternatively spliced form of the human thyrotropin receptor transcript. Biochem. Biophys. Res. Commun. *188* (1992) 1214–1219.

[17] Willey, K. P., N. Hunt, N. Abend et al.: Serum unmasks the binding of thyroid-stimulating hormone to endogenous and transfected receptors: evidence for a soluble form of the receptor in human thyroid. J. of Endo. in press (1993).

TSH-Rezeptorantikörper beim Morbus Basedow

R. Hoermann

Einleitung

Im Jahre 1956 berichteten Adams und Purves erstmals über eine schilddrüsenstimulierende Aktivität im Serum von Patienten mit M. Basedow [1]. Im Vergleich zum TSH zeigte dieser Schilddrüsenstimulator eine protrahierte Wirkung auf die Freisetzung von radioaktiv markiertem Jod aus der Schilddrüse des Meerschweinchens und wurde daher als Long-Acting Thyroid Stimulator (LATS) bezeichnet. Biochemisch wurde LATS als ein Immunglobulin der Klasse IgG identifiziert und das Konzept der schilddrüsenstimulierenden Antikörper beim M. Basedow begründet. Die Stimulation der menschlichen Schilddrüse nach Übertragung von Plasma eines Patienten mit M. Basedow wurde von Adams und Mitarbeitern im Selbstversuch belegt [2]. Erst ca. 20 Jahre nach der Entdeckung der Basedow-Immunglobuline wurde der Mechanismus ihrer schilddrüsenstimulierenden Wirkung verständlich, der über die Aktivierung des TSH-Rezeptors auf der Oberfläche der Schilddrüsenzelle abläuft. Verschiedene Autoren berichteten, daß Basedow-Immunglobuline die Bindung von radioaktiv markiertem TSH an Schilddrüsenmembranen und solubilisierte TSH-Rezeptoren hemmten [16]. Diese Ergebnisse führten zu der pathogenetischen Vorstellung, nach der es sich bei den Basedow-Immunglobulinen um Autoantikörper gegen den TSH-Rezeptor handelt. Diese Antikörper binden ähnlich wie TSH an den Rezeptor und führen über eine Aktivierung des second messengers cAMP zur vermehrten Produktion von Schilddrüsenhormonen. Im Gegensatz zum TSH, das einer hypophysären Regulation unterliegt, erfolgt die Stimulation durch TSH-Rezeptorantikörper jedoch unkontrolliert und führt damit zu einer Überstimulation der Schilddrüse und Hyperthyreose des Patienten. Der endgültige Beweis für die Richtigkeit dieser attraktiven Hypothese konnte allerdings erst in jüngster Zeit erbracht werden, nachdem die erfolgreiche Klonierung des menschlichen TSH-Rezeptors es ermöglicht hatte, die direkte Interaktion von Basedow-Immunglobulinen mit dem isolierten und in Nichtschilddrüsenzellen transfizierbaren rekombinanten humanen TSH-Rezeptor zu untersuchen [17]. Damit ließ sich zweifelsfrei dokumentieren, daß die Antikörper an den TSH-Rezeptor selbst und nicht etwa an ein anderes Schilddrüsenantigen mit enger Nachbarschaftsbeziehung zum TSH-Rezeptor binden. Nach mehreren Jahrzehnten konnte damit die vermutete Existenz von TSH-Rezeptorantikörpern bei M.

Basedow gesichert werden. Die jüngsten Fortschritte haben sich auch in der Nomenklatur und Einteilung der TSH-Rezeptorantikörper niedergeschlagen. Während wir früher beschreibend von TSH-bindungsinhibierenden Immunglobulinen (TBII), thyroid stimulating antibodies (TSAb), thyroid stimulating immunoglobulins (TSI) oder thyroid blocking antibodies (TBAb) etc. sprachen, sollen diese Begriffe nach einer neuen Übereinkunft der internationalen Fachgesellschaften nicht mehr verwendet werden [13]. Es wird empfohlen, nur noch die Bezeichnung TSH-Rezeptorantikörper, abgekürzt TSH-R Ab oder TSH-R Ak, zu benutzen und ihre funktionelle Wirkung mit dem Zusatz stimulierende oder blockierende TSH-R Ak zu beschreiben (Tab. 1).

Tabelle 1 Einteilung der TSH-Rezeptorantikörper

- stimulierende TSH-R Ak (frühere Bezeichnungen TSAb, TSI)
- blockierende TSH-R Ak (frühere Bezeichnung TBAb)
- wachstumsstimulierende Ak (TGI)?
- wachstumsblockierende Ak (TGII)?

Nach diesem kurzen historischen Abriß sollen in der folgenden Übersicht einige neue Gesichtspunkte zur pathophysiologischen Bedeutung der TSH-Rezeptorantikörper diskutiert, die Bestimmung der TSH-Rezeptorantikörper mit besonderer Blickrichtung auf die in Zukunft zu erwartenden neuen Nachweisverfahren beschrieben und der heutige Stellenwert der TSH-Rezeptorantikörper für die klinische Praxis kurz dargestellt werden.

Pathophysiologische Aspekte

Die Bindung des TSH oder stimulierender TSH-R Ak an den TSH-Rezeptor des Thyreozyten löst eine Reihe von Folgereaktionen aus [17]. Zunächst werden G-Proteine aktiviert, die eng mit allen Glykoproteinhormonrezeptoren assoziiert sind. Diese binden und spalten das Guanylnucleotid GTP. Im aktivierten Zustand zerfällt das G-Protein nach Austausch von GDP gegen GTP in seine Untereinheiten α und $\beta\gamma$. Die GTP-bindende α-Untereinheit (G_s) überträgt das Signal auf das Enzym Adenylatcyclase, das zur vermehrten Bildung von zyklischem AMP angeregt wird. Die Anhebung des cAMP-Spiegels bewirkt eine Aktivitätssteigerung verschiedener Proteinkinasen mit der Folge einer Zunahme der Jodaufnahme in die Schilddrüse, des Jodeinbaus, der Biosynthese von Schilddrüsenhormonen und letztlich der gesteigerten Produktion von Thyroxin und Trijodthyronin. Neben dem Adenylatcyclasesystem stehen Glykoproteinhormonrezeptoren über den Weg der G-Proteine (G_p) auch mit der Phospholipase C in Verbindung. Inwieweit dieser zweite

Weg eine Rolle bei der Wirkung von stimulierenden TSH-R-Ak, insbesondere ihrer wachstumsstimulierenden Aktivität, spielt, ist derzeit noch offen.

Von klinischer Bedeutung ist die Tatsache, daß nicht alle Antikörper, die an den TSH-Rezeptor binden, eine funktionstimulierende Aktivität aufweisen, sondern auch Antikörper existieren, die eine blockierende Wirkung haben [10]. Wir müssen also zwischen stimulierenden und blockierenden TSH-R Ak unterscheiden. Dies ist auch die Erklärung für folgende Beobachtungen: 1. den Nachweis von TSH-Rezeptorantikörpern bei einer Untergruppe von Patienten mit einer Autoimmunthyreoiditis, bei denen sich die Hypothyreose teilweise im Gegensatz zur destruktiven Form als reversibel erwiesen hat, 2. eine diskordante Entwicklung von TSH-bindungshemmender Aktivität und T3-freisetzender Aktivität bei manchen Patienten im Verlauf der Erkrankung und 3. die geringe Korrelation zwischen der in Bindungsassays gemessenen Aktivität und den Ergebnissen funktioneller Bioassays. Wir stehen gerade am Beginn, diese Zusammenhänge auf molekularer Ebene zu verstehen. Die Arbeitsgruppen von Rapoport und Kohn konnten zeigen, daß stimulierende und blockierende TSH-R Ak neben einer Anzahl von gemeinsamen Epitopen eine Reihe unterschiedlicher spezifischer Epitope auf der Oberfläche des extrazellulären Anteils des menschlichen TSH-Rezeptors erkennen [11, 14]. Zum Teil scheinen dabei auch andere Epitope eine Rolle zu spielen als für die TSH-Bindung. Diese Befunde erklären die unterschiedlichen biologischen Eigenschaften dieser Liganden. Es ist bekannt, daß das Serum eines einzelnen Patienten mit M. Basedow eine Mischung verschiedener TSH-Rezeptorantikörper enthält, die unterschiedliche Epitope erkennen, daß also auch beim M. Basedow blockierende TSH-R Ak vorkommen und die Summe dieser Wirkungen in ihrem Nettoeffekt die klinische Manifestation der Hyper- oder Hypothyreose bestimmt. Ein Teil der TSH-Rezeptorantikörper führt dabei sicher auch zu einer Stimulation des Wachstums der Schilddrüse und steht damit mit der Entwicklung einer Struma bei M. Basedow in kausaler Beziehung. Darüber hinaus gibt es Hinweise, besteht jedoch keine Einigkeit, ob außer den erwähnten stimulierenden und blockierenden TSH-R Ak zusätzlich als eigenständige Entität sog. wachstumsstimulierende und wachstumsblokkierende Antikörper existieren [21].

Die pathophysiologische Kausalkette, stimulierende TSH-R Ak – TSH-Rezeptor – funktionelle Stimulation der Schilddrüse mit den Folgen einer Hyperthyreose und des Strumawachstums bei M. Basedow, ist gut belegt. Neuere Daten weisen zudem auf einen wichtigen zweiten Stimulationsweg hin: TSH-R Ak – TSH-Rezeptor – immunologische Stimulation der Schilddrüse mit der Konsequenz einer Verstärkung der Autoimmunität. So war nach Injektion von gereinigten Basedow-Immunglobulinen im Nacktmaus-Modell mit transplantiertem menschlichem Schilddrüsengewebe nicht nur eine

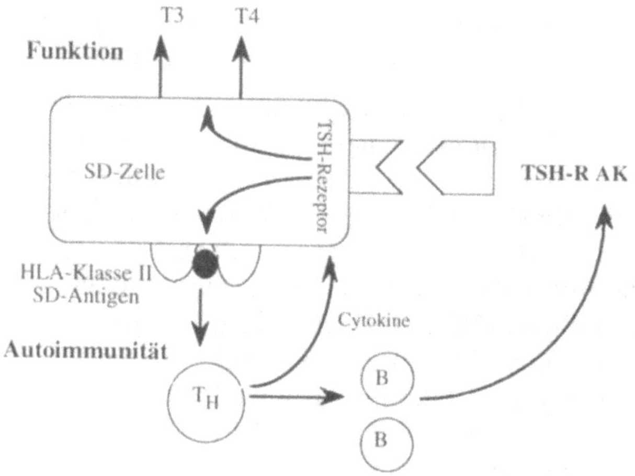

Abb. 1 Funktionelle und immunologische Stimulation der Schilddrüse durch TSH-Rezeptorantikörper.

funktionelle Aktivierung der Schilddrüse, gemessen an der gesteigerten Schilddrüsenhormonproduktion, zu beobachten, sondern auch eine immunologische Reaktion der Schilddrüse festzustellen, die durch eine verstärkte Expression von HLA-Klasse II-Antigenen auf den Transplantatthyreozyten gekennzeichnet war [9]. Die Stimulation der HLA-DR-Expression, der aus der Sicht von Bottazzo eine entscheidende Rolle in der Pathogenes des M. Basedow zukommt [3], war von der Dosis des verabreichten Basedow-IgG abhängig und fiel mit einer Zunahme der HLA-DR-positiven Thyreozyten von 3% in den Kontrollen auf maximal 75% in den mit Basedow-IgG behandelten Tieren sehr deutlich aus. Weiterhin ließ sich durch Blockade des TSH-Rezeptors mittels des experimentell-einsetzbaren in vivo wirksamen TSH-Rezeptorantagonisten Asialoagalakto-hCG gemeinsam mit der funktionellen Wirkung auch die HLA-DR-stimulierende Wirkung der Basedow-Immunglobuline hemmen und somit die immunologische Stimulation der Schilddrüse gleichfalls als spezifische Rezeptor-vermittelte Wirkung von TSH-R Ak definieren [9]. Eine verstärkte Expression des mikrosomalen Antigens, der Schilddrüsenperoxidase (TPO), auf der Oberfläche des Thyreozyten infolge einer Stimulation mit Basedow-Immunglobulinen wurde ebenfalls beschrieben [4]. Man darf daher heute von einer dualen – funktionellen und immunologischen – Stimulation der Schilddrüse durch TSH-Rezeptorantikörper ausgehen. Nach der derzeitigen pathogenetischen Vorstellung, wie sie kürzlich von Volpé dargestellt wurde [19], führt die Präsentation eines Schilddrüsenantigens in Verbindung mit dem HLA-Klasse II-Antigen zu einer Aktivierung spezifischer T-Helferzellen. Diese wiederum regen durch die Abgabe verschiedener Zy-

Tabelle 2 Bestimmungsmethoden für TSH-Rezeptorantikörper

Radiorezeptorassays
- Hemmung der ^{125}J-TSH-Bindung
  - an menschliche Schilddrüsenmembranen
  - an Fettzellmembranen des Meerschweinchens
  - an solubilisierte TSH-Rezeptoren des Schweines
  - an rekombinante humane TSH-Rezeptoren

Funktionelle Assays
- Radiojodfreisetzung aus Meerschweinchen- bzw. Mausschilddrüse (LATS)
- Kolloidtropfenbildung in menschlichen Schilddrüsenschnitten
- zytochemischer Bioassays
- Stimulation der cAMP-Bildung oder Hemmung der TSH-stimulierten cAMP-Bildung
  - in humanen Schilddrüsenschnitten oder -membranen
  - in humanen Schilddrüsenzellen in Kultur
  - in FRTL-5-Zellen
  - in mit dem rekombinanten humanen TSH-Rezeptor transfizierten Zellinien
- T3-Freisetzung aus Schweine- oder humanen Schilddrüsenschnitten
- ^{3}H-Thymidineinbau in Ratten-, Schweinefollikel oder FRTL-5-Zellen
- morphologische und funktionelle Untersuchungen an xenotransplantiertem menschlichem Schilddrüsengewebe in der Nacktmaus

Tabelle 3 TSH-Rezeptorantikörper bei Schilddrüsenerkrankungen

Diagnose	n	TRAK pos.
M. Basedow		
– vor Therapie	70	64 (91,4%)
– nach 12 Mon. Therapie	33	15 (45,5%)
– in Remission (> 3 J.)	44	7 (15,9%)
Autonomie	247	5 (2,0%)
euthyreote Struma	108	2 (1,9%)

tokine die B-Zellen zur Proliferation und Autoantikörperproduktion an. Auf diese Weise kommt ein circulus vitiosus in Gang, der dazu dient, die Autoimmunerkrankung zu verstärken (Abb. 1).

Bestimmung der TSH-Rezeptorantikörper

Auf Grund ihrer pathogenetischen Schlüsselrolle wurde dem Nachweis der TSH-Rezeptorantikörper in der klinischen Diagnostik große Bedeutung zugemessen. Im Laufe der Jahre wurden dazu zahlreiche Testverfahren entwickelt (Tab. 2). Während der ursprüngliche Mausbioassay zur Bestimmung des

LATS nur eine sehr geringe Sensitivität aufwies, ließen sich auf Basis des Radiorezptorassays zuverlässige und einfach durchführbare Testverfahren entwickeln. Ein gutes Beispiel ist der sog. TRAK-Assay, der auf dem Prinzp der Konkurrenz der im Patientenserum enthaltenen TSH-R Ak mit radioaktiv markiertem TSH um die Bindung an solubilisierte Schweine-TSH-Rezeptoren beruht und auch als kommerzieller Testkit breite Anwendung gefunden hat. Mit dieser Methode wurden von verschiedenen Untersuchern sehr gute Ergebnisse berichtet [16]. Unsere eigenen Ergebnisse faßt Tab. 3 zusammen [8]. Die Methode weist eine hohe Sensivität von ca. 90% bei der unbehandelten Basedow-Hyperthyreose auf und besitzt auch eine gute Spezifität, d. h. es gelingt mit hoher Zuverlässigkeit, einen M. Basedow von einer Autonomie oder euthyreoten Struma abzugrenzen. Die Bestimmung der TSH-R Ak sollte vor Therapiebeginn durchgeführt werden, da die Inzidenz des Antikörpernachweises mit der Dauer einer thyreostatischen Therapie abfällt. Bei Patienten mit M. Basedow in Remission sind TSH-R Ak selten nachweisbar. Eine Weiterentwicklung der bewährten Methode des Radiorezeptorassays zur Bestimmung der TSH-R Ak ist jetzt mit der Verfügbarkeit des rekombinanten humanen TSH-Rezeptors möglich [17]. Die Verwendung des rekombinanten humanen TSH-Rezeptors bietet gegenüber den bisher eingesetzten löslichen Schweineschilddrüsenrezeptoren mehrere Vorteile: 1. wird das relevante menschliche Antigen verwendet, 2. wird die Chargenheterogenität verschiedener TSH-Rezeptorpräparationen eliminiert und eine Konstanz des Materials gewährleistet und 3. läßt sich mit dem humanen Assaysystem nach Filetti et al., die verschiedene TSH-Radiorezeptorassays verglichen haben, eine Steigerung der Empfindlichkeit um den Faktor 10 gegenüber dem herkömmlichen TRAK-Assay erzielen [7]. Im allgemeinen konnte auch eine gute Korrelation zwischen dem TRAK-Assay und dem rekombinanten humanen TSH-Rezeptorassay gefunden werden, abgesehen von einigen Ausnahmen, die durchaus bemerkenswert erscheinen und die Bedeutung des homologen menschlichen Testsystems unterstreichen [5, 6, 7]. Im Vergleich zum TRAK-Assay liegt die Positivitätsrate des neuen humanen Assays nach bisherigen Berichten sogar noch um einige Prozentpunkte höher. Es ist zu erwarten, daß nach den bereits vorliegenden ersten sehr positiven Erfahrungen ein Radiorezeptorassay mit Verwendung des rekombinanten humanen TSH-Rezeptors als sog. humaner TRAK schon sehr bald auch als kommerzieller Kit zur Verfügung stehen wird.

Es wurde bereits an früherer Stelle darauf hingewiesen, daß die TSH-Rezeptorbindung nicht mit der funktionellen Stimulation der Schilddrüse identisch ist und daher der Radiorezeptorassay nicht die stimulierende Aktivität der TSH-R Ak bei M. Basedow widerspiegelt. Verschiedene Bioassays zur Messung der funktionellen Wirkungen der TSH-R Ak wurden vorgeschlagen, wie in Tab. 2 zusammengestellt. Die meisten Verfahren beruhen auf der Messung des zyklischen AMP, einige messen auch die hormonelle Endantwort in Form der Schilddrüsenhormonfreisetzung aus Schilddrüsenschnitten in vitro und auch In-vivo-Modelle, wie z. B. die Nacktmaus mit transplantiertem menschlichem Schilddrüsengewebe, stehen zur Verfügung. Diese Methoden erfordern jedoch einen zu hohen technischen Aufwand, um in der Praxis Anwendung zu finden, und bleiben wissenschaftlichen Fragestellungen vorbehalten. Auch hier ergaben sich durch neue molekularbiologische Techniken Weiterentwicklungen. Man kann heute Zellinien mit der bekannten cDNA für den menschlichen TSH-Rezeptor transfizieren, so daß diese den Rezeptor auf ihrer Oberfläche in hoher Dichte exprimieren und eine Stimulation des Rezeptors eine Steigerung der cAMP-Antwort der Zelle bewirkt. Dieses Verfahren liefert die Basis für empfindliche, standardisierbare Bestimmungsmethoden für stimulierende und blockierende TSH-R Ak [6, 17, 18]. Für die Zukunft erscheint eine Methode wünschenswert, die den menschlichen TSH-Rezeptor verwendet, die funktionelle Aktivität der TSH-R Ak erfaßt und dabei einfach zu handhaben ist.

Klinischer Stellenwert der TSH-Rezeptorantikörper

Wir wissen um den pathogenetischen Stellenwert der TSH-R Ak bei M. Basedow und haben auch gelernt, ihre Aktivität im Patientenserum mit modernen leistungsstarken Methoden zu bestimmen. Welchen Nutzen haben wir davon in der klinischen Praxis? Eine Zusammenfassung des klinischen Stellenwerts der TSH-Rezeptorantikörper zeigt Tab. 4. Bei einem Patienten mit Hyperthyreose können wir durch die Bestimmung der TSH-R Ak mit hoher Sicherheit zwischen einer Autonomie der Schilddrüse und einer autoimmunen Genese differenzieren [12, 16]. Die TSH-R Ak sind in dieser Hinsicht auch der Bestimmung andere Autoimmunmarker, wie der TPO- oder Thyreoglobulin-Antikörper, überlegen und vorzugsweise einzusetzen [12]. Anzumerken ist hier jedoch, daß die Differentialdiagnose zwischen einem M. Basedow und einer uni-/multifokalen Autonomie der Schilddrüse vielfach auch schon an Hand eindeutiger klinischer Parameter, wie z. B. einer endokrinen Ophthalmopathie oder des szintigraphischen Nachweises eines heißen Knotens, gelingt und in diesen Fällen die Bestimmung der TSH-R Ak nicht indiziert ist. Bei der autoimmunen Form einer Hypothyreose sind im Gegensatz zur autoimmunen Hyperthyreose nur selten TSH-R Ak nachweisbar. Bei diesen Patienten liegt dann oft nicht der sonst für die Entstehung einer Hashimoto-Thyreoitits charakteristische Mechanismus einer Zytotoxizität und Zelldestruktion zugrunde, sondern es liegt lediglich eine funktionelle Hemmung vor. Klinisch ist diese Unterscheidung deshalb wichtig, da die destruierende Form einer lebenslangen Substitution mit Levothyroxin bedarf, in dem beschriebenen Sonderfall aber eine Reversibilität der Schilddrüsenunterfunktion mit dem Abfall der blockierenden TSH-R Ak möglich erscheint und auch verschiedentlich beobachtet wurde.

Tabelle 4 Klinischer Stellenwert der TSH-Rezeptorantikörperbestimmung

in der *Differentialdiagnose*
- sensitiver Marker für M. Basedow
- selten bei der Autoimmunhypothyreose
- Bestimmung vor Therapiebeginn

im *Verlauf*
- keine Bedeutung für Therapieüberwachung
- keine Verlaufsuntersuchungen

zur *Prognose*
- keine Aussagekraft für Rezidivgefährdung des einzelnen Patienten
- kein prognostischer Marker

Die TSH-Rezeptorantikörper werden diaplazentar übertragen und wirken daher auch auf den Feten. Eine positive Anamnese einer Schilddrüsenautoimmunerkrankung sollte Anlaß zu einer Bestimmung der TSH-R Ak bei der Mutter sein, wenn auch nur wenige durch TSH-R Ak vermittelte transiente neonatale Hyperthyreosen bekannt geworden sind [20].

Zahlreiche Untersuchungen befaßten sich mit der Bestimmung der TSH-Rezeptorantikörper unter der Behandlung eines M. Basedow. Unter thyreostatischer Medikation kommt es bei der Mehrzahl der Patienten zu einem deutlichen Abfall der TSH-R-Ak-Titer. Es ist nicht geklärt, ob dem Titerabfall ein immunsuppressiver Effekt des Thyreostatikums zugrunde liegt oder alleine die Ruhigstellung der Schilddrüse schon zu einer spontanen immunologischen Besserung der Krankheit führt. Für die konkrete Gestaltung der thyreostatischen Behandlung, wie z. B. die Dosierung und Dauer der Medikation, leistet die Bestimmung der TSH-R Ak keinen Beitrag; Verlaufsuntersuchungen unter einer thyreostatischen Behandlung sind daher nicht indiziert. Nach einer subtotalen Resektion einer Basedow-Struma fallen die TSH-R Ak in der Regel rasch ab, während nach Radiojodtherapie häufig ein vorübergehender Anstieg der TSH-R Ak beobachtet wird. Die funktionelle Situation wird jedoch durch die ablative Maßnahme bestimmt, so daß der Antikörperbestimmung keine wesentliche Aussagekraft zukommt.

Große Erwartungen wurden in der Vergangenheit an die prognostische Aussagekraft der TSH-R Ak für den weiteren Verlauf der Erkrankung nach Absetzen einer thyreostatischen Behandlung geknüpft. In einer großen deutschen Multizenterstudie wurde diese Frage von Schleusener et al. prospektiv untersucht [15]. Zwar ließ sich eindeutig ein statistischer Zusammenhang zwischen dem TSH-R-Ak-Status bei Therapieende und der Prognose, d. h. dem Auftreten eines Rezidivs oder einer Remission der Hyperthyreose innerhalb eines Jahres nach Absetzen der Medikation, nachweisen, jedoch ergab sich für die richtige Vorhersage des weiteren Verlaufs des einzelnen Patienten, d. h. die Sensivitität der Methode, lediglich ein Wert von 49%. Infolgedessen ist in den meisten Fällen keine Aussage über den weiteren Krankheitsverlauf eines Patienten nach Absetzen des Thyreostatikums zu treffen. Es steht uns derzeit kein immunologischer Marker zur Verfügung, um die thyreostatische Behandlung zu überwachen und ihren Erfolg abzuschätzen. Wir sind in dieser Hinsicht nach wie vor auf den empirischen Auslaßversuch angewiesen, der von den meisten Autoren nach etwa 1jähriger Behandlungsdauer vorgenommen wird. Es bleibt zu hoffen, daß in Zukunft verbesserte Möglichkeiten einer Bestimmung der funktionell-relevanten stimulierenden TSH-R Ak an Stelle der heterogenen Gesamtpopulation der TSH-R Ak zu einer Verbesserung der prognostischen Aussagekraft beitragen.

Literatur

[1] Adams, D. D., H. D. Purves: Abnormal responses in the assay of thyrotrophin. Univ. Otago. Med. School. Proc. *36* (1956) 11–12.

[2] Adams, D. D., F. N. Fastier, J. B. Howie et al.: Stimulation of the human thyroid by infusions of plasma containing LATS protector. J. Clin. Endocrinol. Metab. *39* (1974) 826–832.

[3] Bottazzo, G. F., R. Pujol-Borell, T. Hanafusa et al.: Role of aberrant HLA-DR expression and antigen presentation in induction of endocrine autoimmunity. Lancet *II* (1983) 1115–1119.

[4] Chiovato, L., A. Pinchera: The microsomal/peroxidase antigen: modulation of its expression in thyroid cells. Autoimmunity *10* (1991) 319–331.

[5] Costagliola, S., S. Swillens, P. Niccoli et al.: Binding assay for thyrotropin receptor autoantibodies using the recombinant receptor protein. J. Clin. Endocrinol. Metab. *75* (1991) 1540–1544.

[6] Derwahl, M., H. Schatz, B. Bolle et al.: Measurement of stimulating TSH receptor antibodies in sera of patients with Graves' disease by a recombinant TSH receptor bioassay. Exp. Clin. Endocrinol. *100* (1992) 75–79.

[7] Filetti, S., D. Foti, G. Costante et al.: Recombinant human thyrotropin (TSH) receptor in a radioreceptor assay for the measurement of TSH receptor autoantibodies. J. Clin. Endocrinol. Metab. *72* (1991) 1096–1101.

[8] Hoermann, R., R. Mueller, B. Saller et al.: Methodische Probleme und klinische Wertigkeit der Bestimmung von TSH-Rezeptorantikörpern mit einem kommerziellen Kit. Lab. Med. *9* (1985) 208–213.

[9] Hoermann, R., P. M. Schumm-Draeger, K. Mann: Inhibition of functional and immunological responses to thyroid-stimulating antibodies from patients with Graves' disease by blockade of the thyrotropin receptor. Thyroid *3* (1993) 273–278.

[10] Konishi, J., Y. Iida, K. Kasagi et al.: Primary myxedema with thyrotropin-binding inhibitor immunoglobulins; clinical and laboratory findings in 15 patients. Ann. Intern. Med. *100* (1985) 26–31.
[11] Kosugi, S., T. Ban, T. Akamizu et al.: Identification of separate determinants on the thyrotropin receptor reactive with Graves' thyroid stimulating antibodies and with thyroid stimulating blocking antibodies in idiopathic myxedema: these determinants have no homologous sequence on gonadotropin receptors. Mol. Endocrinol. *6* (1992) 168–180.
[12] Mann, K., B. Saller, R. Hoermann: Clinical relevance of immunological markers in Graves' disease. Exp. Clin. Endocrinol. *97* (1991) 224–230.
[13] McLachlan, S. M. et al.: Recommendations for a revised nomenclature of thyroid autoantigens and autoantibodies. J. Clin. Endocrinol. Metab. *74* (1992) 1380.
[14] Nagayama, Y., B. Rapoport: The thyrotropin receptor 25 years after its discovery: new insight after its molecular cloning. Mol. Endocrinol. *6* (1992) 145–156.
[15] Schleusener, H., J. Schwander, C. Fischer et al.: Prospective multicentre study on the prediction of relapse after antithyroid drug treatment in patients with Graves' disease. Acta. Endocrinol. (Copenh.) *120* (1989) 689–701.
[16] Smith, B. R., S. M. McLachlan, J. Furmaniak: Autoantibodies to the thyrotropin receptor. Endocr. Rev. *9* (1988) 106–121.
[17] Vassart, G., J. E. Dumont: The thyrotropin receptor and the regulation of thyrocyte function and growth. Endocr. Rev. *13* (1992) 596–611.
[18] Vitti, P., R. Elisei, M. Tonacchera et al.: Detection of thyroid-stimulating antibody using chinese hamster ovary cells transfected with cloned human thyrotropin receptor. J. Clin. Endocrinol. Metab. *76* (1993) 499–503.
[19] Volpé, R.: Autoimmunity causing thyroid dysfunction. Endocrinol. Metab. Clin. North. Am. *20* (1991) 565–587.
[20] Zakarija, M., J. M. McKenzie: Pregancy-associated changes in the thyroid-stimulating antibody of Graves' disease and the relationship to neonatal hyperthyroidism. J. Clin. Endocrinol. Metab. *57* (1983) 1036–1040.
[21] Zakarija, M., J. M. McKenzie: Do thyroid growth-promoting immunoglobulins exist? J. Clin. Endocrinol. Metab. *70* (1990) 308–310.

Diskussion

Heidemann:

Unter „Einsatz des TRAK-Assay" nannten Sie auch die Autoimmunhypothyreose. Bei dieser Funktionsstörung beobachtet man eine TSH-Erhöhung, welche die Bestimmung der TSH-Rezeptorantikörper beeinflussen könnte. Möglicherweise stellen Sie falsch positive TRAK-Ergebnisse fest.

Hörmann:

Die meisten Assays besitzen keine so hohe Empfindlichkeit, daß TSH-Konzentrationen bis zu 30 mU/l interferieren würden. Nur sehr hohe Werte könnten den Bindungsassay beeinflussen. Bei etwa 10% der Hypothyreosen müßte keine Zerstörung der Schilddrüsenzellen, sondern eine funktionsblokkierende Wirkung durch Antikörper als Ursache der Hypothyreose angenommen werden. Bei diesen Patienten könnte sich nach Verschwinden der Antikörper (wie im Verlauf eines Morbus Basedow) die Schilddrüsenfunktion normalisieren.

Postpartum-Hyperthyreose: Sind positive TSH-Rezeptorantikörper für M. Basedow beweisend?

A. Kurtaran, J. Flores, M. Weissel

Die Postpartum-Thyreoiditis (PPT) ist eine besondere Verlaufsform einer Autoimmunthyreoditis [2, 6, 7]. Sie ist charakterisiert durch eine lymphozytäre Infiltration der Schilddrüse (SD) sowie eine verminderte Traceranreicherung [2]. Obwohl sie nicht sehr selten auftritt, ist sie noch weithin unbekannt. Das klassische Syndrom der PPT ist eine transiente Hyperthyreose gefolgt von einer Hypothyreose etwa 12 Wochen postpartal. Nach 6–8 Monaten ist die SD-Funktion wieder normal, kann aber in seltenen Fällen eine permanente Hypothyreose zurücklassen [2, 6].

Bei Vorliegen einer Postpartum-Hyperthyreose sollte differentialdiagnostisch eine präexistente oder frisch ausgelöste Autoimmunhyperthyreose von einer destruktiven Hyperthyreose, die in der Regel transient verläuft, abgegrenzt werden, da die Therapiestrategien beider Hyperthyreosen unterschiedlich sind [7]. Möglichkeiten, eine klassische PPT mit Hyperthyreose von einer Autoimmunhyperthyreose im Sinne eines M. Basedow zu unterscheiden, sind folgende [1, 7, 8]:

1. TSH-Rezeptorantikörper (TRAK): Ein M. Basedow ist unter anderem durch das Auftreten von Antikörpern gegen den TSH-Rezeptor charakterisiert [3]. Diese Antikörper sind nicht bei allen Patienten positiv, es gilt aber der Nachweis von TRAK bei vorliegender Hyperthyreose für einen M. Basedow beweisend [4, 8].
2. Tracer-uptake in die SD: Die Jod- bzw. Tc-Aufnahme in die SD bei PPT ist, verglichen mit subakuter Thyreoiditis, stark vermindert [2, 4, 6].
3. Verlauf der Erkrankung: Während eine PPT mit Hyperthyreose eine sich selbst limitierende Erkrankung ist und in den meisten Fällen mild und transient verläuft, sind die Beschwerden bei einem M. Basedow stärker, und eine spezifische Therapie ist daher meist erforderlich [6].

Wir präsentieren nun einen Fall, den wir im Rahmen der Erhebung der Häufigkeit der PPT in Wien [5] beobachtet haben. Die Prävalenz der PPT in Wien beträgt ca. 5% und entspricht den internationalen Angaben. Eine 22jährige Mutter entwickelte 4 Monate postpartal sowohl klinisch als auch biochemisch eine Hyperthyreose. Zu diesem Zeitpunkt fand sich auch ein positiver TRAK von 21 U/l (Henning, Radiorezeptorassay). Wir führten eine

SD-Szintigraphie mit Tc-99m durch, die einen sehr schwachen und deutlich inhomogenen Uptake des Tracers aufwies, welche einen M. Basedow unwahrscheinlich machte. Die Patientin wurde lediglich mit einem β-Blocker behandelt, und es konnte in einigen Wochen sowohl klinisch als auch biochemisch eine Normalisierung der hyperthyreoten Stoffwechsellage erreicht werden. Korrelierend mit dieser Konstellation kam es zu diesem Zeitpunkt zu einem Abfall des TRAK's. Die Patientin ist seither euthyreot, und eine hypothyreote Phase wurde bisher (20 Monate pp) nicht beobachtet.

Schlußfolgerung

Trotz der allgemein geltenden Regel, daß bei Vorliegen einer Hyperthyreose ein positiver TRAK-Titer auch in der Postpartum-Periode für einen M. Basedow beweisend ist, glauben wir, daß bei unserem Fall eine PPT mit Hyperthyreose vorlag. Inwieweit die TSH-Rezeptorantikörper für die Entwicklung der Hyperthyreose eine Rolle gespielt haben und ob es sich dabei um ein Epiphänomen handelt, bleibt offen. Eine Postpartum-Hyperthyreose mit positivem TRAK ist aber nicht zwangsläufig ein M. Basedow.

Literatur

[1] Emerson, C. H.: Thyroid disease during and after pregnancy. In: L. E. Braverman, R. D. Utiger (Hrsg.): The Thyroid. J. B. Lippencott Co, Philadelphia 1991.
[2] Gärtner, R.: Postpartum-Thyroiditis – Definition, Häufigkeit und klinische Bedeutung. Internist *33* (1992) 100–102.
[3] Hermann, J.: Die Hyperthyreosen. Die Medizinische Welt *39* (1988) 288–294.
[4] Jansson, R., S. Bernander, A. Karlsson et al.: Autoimmune Thyroid Dysfunction in the Postpartum Period. J. Clin. Endocrinol. Metab. *58,4* (1984) 681–687.
[5] Kurtaran, A., M. Weissel, I. Hechter et al.: Do we need Screening for Postpartum-thyroiditis in Austria? J. Endocrinol. Invest. *15* (Suppl. 5) 13.
[6] Roti, E., C. H. Emerson: Clinical Review 29. Postpartum Thyroiditis. J. Clin. Endocrinol. Metab. *74,1* (1992) 2–5.
[7] Stuenkel, C. A., G. N. Burrow: Postpartum Thyroiditis. In: R. V. Lee, W. M. Barron, D. B. Gotton (Hrsg.): Current Obstetric Medicine, Vol. 1, Chapter 14, p. 349. St. Louis 1991.
[8] Walfish, P. G., J. Y. C. Chan: Postpartum Hyperthyroidism. Clin. Endocrinol. Metab. *14* (1985) 417–447.

Diskussion

Gärtner:
Wissen Sie etwas über die Jodversorgung der Patientin? Ist sie möglicherweise während der Entbindung mit jodhaltigen Substanzen behandelt worden?

Kurtaran:
Über eine Jodkontamination weiß ich nichts Näheres.

Derwahl:
Bei dem von Ihnen geschilderten Fall über Hyperthyreose bei Postpartum-Thyreoiditis mit hohen TRAK-Werten, aber szintigraphisch niedrigem Joduptake, besteht aus meiner Sicht die klassische Indikation für eine Differenzierung der TSH-Rezeptorantikörper. Auf diese Weise könnten Sie nachweisen, ob die im TRAK-Assay gemessenen Antikörper eine stimulierende Wirkung auf die Schilddrüse besitzen oder z. B. als funktionslos bindende Antikörper an den TSH-Rezeptor binden und damit keine Beziehung zur Hyperthyreose haben.

Kurtaran:
Sie haben ja gesehen, zu dem Zeitpunkt, wo die Hyperthyreose aufgetreten ist, gab es auch einen positiven TSH-Rezeptorantikörpertiter. Also aus klinischem Aspekt bestand eine Korrelation. Daher haben wir in erster Linie an einen Morbus Basedow gedacht. Und deswegen wollten wir auch wissen, ob dies szintigraphisch nachzuweisen ist.

Derwahl:
Ich wollte Sie damit bestätigen und sagen, daß Sie durch eine Differenzierung, indem Sie sagen „wir haben TSH-Rezeptorantikörper und bestimmen die Funktion dieser Antikörper", wirklich feststellen können, ob es sich um eine Stimulation der Schilddrüse durch diese Antikörper handelt oder ob es funktionslose TSH-Rezeptorantikörper waren.

Immunmechanismen beim Morbus Basedow

A. E. Heufelder

1. Immunmechanismen beim Morbus Basedow

Bei der Immunthyreopathie vom Typ Morbus Basedow handelt es sich um eine Autoimmunerkrankung mit thyreoidalen und extrathyreoidalen Manifestationen. Neben der Schilddrüse sind in absteigender Häufigkeit das Retroorbitalgewebe (endokrine Orbitopathie), die Prätibialregion (prätibiales Myxödem) sowie die Akren im Bereich von Händen und Füßen (Akropathie) betroffen. Das verbindende, histologisch verifizierbare Merkmal der thyreoidalen und extrathyreoidalen Manifestationen ist die lymphozytäre Infiltration der Zielgewebe. Zu den bei Patienten mit Morbus Basedow typischerweise nachweisbaren Autoantikörpern gehören Antikörper gegen Schilddrüsenperoxidase sowie IgG-Antikörper, die den TSH-Rezeptor im Zielgewebe entweder stimulieren (TSH-Rezeptor stimulierende Immunglobuline) oder inhibieren (TSH-Bindung an den TSH-Rezeptor blockierende Antikörper).

Nach heutigem Verständnis ist die Entstehung einer Immunthyreopathie vom Typ Morbus Basedow nicht durch einen singulären Defekt oder Pathomechanismus, sondern durch ein komplexes, multifaktorielles Geschehen zu erklären. Daran sind neben den im Zentrum stehenden immunologischen und immungenetischen Mechanismen auch psychosoziale Faktoren und Umwelteinflüsse beteiligt. Zu den bekannten ethnischen Hochrisikogruppen gehören unter anderem Kaukasier mit den Gewebsantigenen HLA-B8 und HLA-DR3, Japaner mit HLA-BW35 und Chinesen mit HLA-BW46. Die einzelnen Haplotypen scheinen vorwiegend Prädispositionsfaktoren darzustellen, haben jedoch keinen bislang nachweisbaren Einfluß auf den Verlauf oder das therapeutische Ansprechen eines Morbus Basedow.

Die primäre Ursache der Immunthyreopathie vom Typ Morbus Basedow ist nach wie vor ungeklärt, doch konnten in den letzten Jahren – insbesondere seit der Klonierung des humanen TSH-Rezeptors sowie der zunehmenden Verfügbarkeit molekularbiologischer Methoden – kausal relevante Partialmechanismen in zunehmendem Maße identifiziert und teilweise auch im Detail analysiert werden. Nachfolgend werden schwerpunktmäßig einige aktuelle Fortschritte der experimentellen Grundlagenforschung zum Morbus Basedow dargestellt, deren mögliche klinische Relevanz bereits absehbar ist. Abb. 1 zeigt eine Synopsis dieser neuen Entwicklungen in Verbindung mit den etablierten Konzepten zur Pathogenese des Morbus Basedow. Der Kenntnisstand vor 1990 ist in exzellenten Übersichtsarbeiten umfassend dargestellt [7, 13, 67].

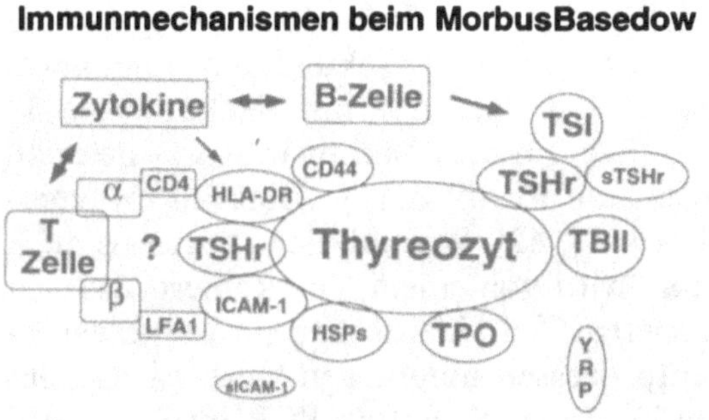

Abb. 1 Synopsis der Immunmechanismen bei der Immunthyreopathie vom Typ Morbus Basedow (TSI = TSH-Rezeptor-stimulierende Antikörper; TBII = TSH-Rezeptor-inhibierende Antikörper; YRP = Yersinia-enterocolitica-Releaseprotein; sICAM = löslicher ICAM-1-Rezeptor; sTSHr = löslicher TSH-Rezeptor).

1.1 T-Lymphozyten

Ein zentrales Ereignis bei der Auslösung des thyreoidalen Immunprozesses bildet die Interaktion zwischen intrazellulär prozessiertem Antigen, MHC-Klasse-I-Molekülen und CD8+ Lymphozyten sowie MHC-Klasse-II-Molekülen und CD4+ Lymphozyten. Die Präsentation von intrazellulär prozessiertem Antigen erfolgt auf der Oberfläche antigenpräsentierender Zellen wie Makrophagen, aktivierter T-Lymphozyten, B-Lymphozyten und zytokinaktivierter Thyreozyten. An den Antigen-HLA-Komplex auf der Zelloberfläche präsentationsfähiger Zellen binden die Antigenrezeptoren von CD4+ und CD8+ Lymphozyten. Dieser Bindungsprozeß stimuliert die Bildung von Antikörpern in B-Lymphozyten sowie die Sekretion von Zytokinen in T-Lymphozyten. Diese parakrin und autokrin freigesetzten Zytokine stimulieren ihrerseits die Proliferation antigenaktivierter B-Lymphozyten und antigenunabhängig aktivierter T-Lymphozyten, aktivieren natürliche Killerzellen und vermitteln die zytotoxischen Effekte von CD8+-Lymphozyten auf nichtlymphatische Zellen. Im Rahmen der T-Zellaktivierung spielt das Vorliegen spezieller HLA-Haplotypen eine wesentliche Rolle, weil manche Antigene besser mit bestimmten HLA-Haplotypen assoziieren und bestimmte Antigen-HLA-Komplexe unterschiedlich gut an den Antigenrezeptor von T-Zellen binden.

Die thyreoidale lymphozytäre Infiltration bei Autoimmunthyreopathien besteht zu einem wesentlichen Anteil aus T-Lymphozyten, deren phänotypische Charakterisierung an Hand von Oberflächenmarkern eine auffällige Selektion von T-Zelluntergruppen (Suppressorzytotoxische [CD8+] und Suppressor-Inducer [CD45RA+] T-Zellen) erkennen läßt [7, 13, 62]. Variationen des Antigenrezeptors kommen bei der Aktivierung von T-Zellen eine besondere Rolle zu, weil die Struktur des T-Zellantigenrezeptors die Bindung an bestimmte Antigen-HLA-Komplexe determiniert. Aufschluß über die zentrale Frage, ob infiltrierende Lymphozyten im Sinne einer sekundären Immunantwort in die Schilddrüse eingewandert sind oder dort als selektionierte T-Zellpopulation intrathyreoidal heranreifen (primäre Immunantwort), lieferten in den letzten Jahren Untersuchungen zum Restriktionsgrad der intrathyreoidalen T-Zellpopulation [10, 11, 12, 40, 41, 42]. Sowohl die α-Kette als auch die β-Kette des T-Zellantigenrezeptors wird von einem Gen kodiert, das sich von einem ursprünglich weitaus größeren Gen ableitet und im Laufe der T-Zellreifung mehrfach Rearrangementprozessen unterzogen wird. Im Gegensatz zu McIntosh et al. [42] konnten Davies et al. mittels PCR im Schilddrüsengewebe von Patienten mit autoimmunen Schilddrüsenerkrankungen im Vergleich zum peripheren Blut dieser Patienten eine ausgeprägte Restriktion des T-Zellrezeptor-Vα-Genrepertoires nachweisen [10, 11, 12]. Demgegenüber zeigten Patienten mit nichtautoimmunen Schilddrüsen sowie gesunde Kontrollpersonen keine derartige Restriktion. Diese sowie jüngst an *scid*-Mäusen erhobenen Befunde [40, 41] sprechen für eine primäre antigenabhängige Rekrutierung einzelner oder weniger autoreaktiver T-Zellklone in die Schilddrüse beim Morbus Basedow. Die beträchtliche interindividuelle Variabilität im Restriktionsgrad der T-Zellrezeptor-V-Gene sowie die auffällige Heterogenität der selektionierten V-Genfamilien sprechen für einen komplexen Immunprozeß, der stark von individuellen immungenetischen Faktoren abhängt und Interaktionen zwischen verschiedenen T-Zellantigenrezeptoren und zahlreichen Antigenepitopen umfassen dürfte. Trotz dieser Limitation wecken diese Befunde die Hoffnung, mit Hilfe monoklonaler Antikörper gegen spezifische T-Zellrezeptoren die abnorme T-Zellfunktion bei autoimmunen Schilddrüsenerkrankungen selektiv hemmen zu können. Eine präzisere Charakterisierung der Interaktionen zwischen den relevanten Epitopen beteiligter Schilddrüsenautoantigene, den HLA-Haplotypen und dem T-Zellantigenrezeptorkomplex ist Voraussetzung für ein besseres Verständnis der Mechanismen, die am Verlust der Antigentoleranz, an der Auslösung des intrathyreoidalen Immunprozesses sowie an dessen Perpetuierung kritisch beteiligt sind.

1.2 TSH-Rezeptor

1.2.1 TSH-Rezeptor als Zielantigen für T-Zellen und TSH-Rezeptorimmunglobuline

Obwohl T-Lymphozyten beim Morbus Basedow im Rahmen der frühen Immunreaktion gegen den TSH-Rezeptor eine Schlüsselrolle spielen dürften, ist über die Interaktionen zwischen T-Zellen und TSH-Rezeptorepitopen bislang wenig bekannt. Weetman et al. untersuchten in vitro die Proliferation peripherer T-Zellen von 36 Patienten mit erstmanifestem Morbus Basedow nach Stimulation mit 28 synthetischen Peptiden, die überlappend die gesamte extrazelluläre Domäne des hTSH-Rezeptors abdeckten [60]. Dabei war mit keinem dieser Peptide ein signifikanter Proliferationsunterschied zwischen T-Zellen von Basedow-Patienten und Kontrollpersonen zu erkennen. Lediglich zwei Peptide (AA 160–179 und 174–193) führten bei 31–33% der Basedow-Patienten und bei 10–19% der Kontrollpersonen zu einer deutlicheren Stimulation. Interessanterweise war keine HLA-DR-Assoziation und keine Verstärkung der Proliferation nach Entfernung der CD8+-Zellen zu erkennen. Darüber hinaus verschwand die Proliferationstendenz peripherer Blutlymphozyten nach Stimulation mit TSH-Rezeptorpeptiden unter antithyreoidaler Medikation. Dieser Befund einer heterogenen polyklonalen T-Zellantwort auf unterschiedliche TSH-Rezeptorepitope lassen die Autoren am möglichen Erfolg einer Immuntherapie des Morbus Basedow durch Applikation modifizierter TSH-Rezeptorpeptide zweifeln. Sakata et al. verglichen die Proliferation peripherer Blutlymphozyten von 8 Basedow-Patienten, 4 Patienten mit Hashimoto-Thyreoiditis, 2 Patienten mit subakuter Thyreoiditis, 2 Patienten mit rheumatoider Arthritis und 8 Kontrollpersonen nach Stimulation mit fünf überlappenden synthetischen Peptiden (AA 12–30, 24–44, 308–328, 324–344, 339–364), die zwei TSH-Bindungsregionen des TSH-Rezeptors in Molekülbereichen abdeckten, die keine Sequenzhomologien mit dem LH-CG-Rezeptor aufweisen [55]. Dabei zeigte sich eine für Basedow-Patienten spezifische, allerdings heterogene und interindividuell verschiedene Lymphozytenproliferation. Diese Befunde deuten darauf hin, daß die TSH-Bindungsregionen des hTSH-Rezeptors auch Zielepitope für autoreaktive T-Zellen umfassen dürfen, die allerdings einer individuellen immungenetischen Regulation zu unterliegen scheinen.

Seit der Klonierung, Sequenzierung und Expression des TSH-Rezeptors [46, 50] wurden umfangreiche Anstrengungen unternommen, die genauen Bindungsstellen von TSH-Rezeptorantikörpern am TSH-Rezeptor zu lokalisieren und deren Einfluß auf die Rezeptorfunktion zu charakterisieren [14, 35–37, 44, 47–49, 66]. Nagayama und Rapoport konnten zeigen, daß die extrazelluläre Domäne des TSH-Rezeptors eine entscheidende Rolle für die Interaktion von TSH und TSH-Rezeptorantikörpern mit dem TSH-Rezeptor spielt [47]. Hierbei scheint insbesondere einem Cystein im Aminosäurensegment 38–45 durch Etablierung einer Disulfidbrücke eine zentrale Bedeutung bei der Rezeptorfunktion zuzukommen [66]. Unter Verwendung von chimärisch konstruiertem TSH-LH-Rezeptorprotein in transfizierten Zellen konnte diese Gruppe seitdem eine Reihe von TSH-Rezeptorregionen identifizieren, die bei der Bindung von TSH und TSH-Rezeptorantikörpern eine Rolle spielen dürften [49]. Durch Substitution kleiner Aminosäurensegmente (z. B. AA 25–30) ließ sich zeigen, daß Untergruppen von TSH-Rezeptorantikörpern im Serum von Basedow-Patienten trotz einheitlicher funktioneller Aktivität (z. B. cAMP-Stimulation) an unterschiedliche Regionen des TSH-Rezeptors binden [48], also trotz funktioneller Uniformität eine heterogene Epitopspezifität aufweisen. Zu klären bleibt hier allerdings die zentrale Frage, ob als Ursache dieser Effekte tatsächlich die erzeugten Sequenzveränderungen selbst verantwortlich sind. Eine weitaus größere Rolle spielen möglicherweise die hierdurch induzierten Konformationsänderungen in der dreidimensionalen Struktur des Gesamtmoleküls oder von der Mutation entfernt liegender Rezeptorregionen.

Studien von Kohn und Mitarbeitern lassen erkennen, daß TSH-Rezeptor-stimulierende und -inhibierende Antikörper, wie sie bei bis zu einem Drittel der Basedow-Patienten im Serum vorliegen, an unterschiedliche Regionen des TSH-Rezeptors binden und je nach Konzentrationen und gegenseitigem Interaktionsgrad die funktionelle Aktivität des TSH-Rezeptors modulieren können [35, 36]. Die überwiegend am TSH-Rezeptor der Ratte vorgenommenen Mutationen sprechen für eine präferentielle Bindung TSH-Rezeptorblockierender Antikörper an Regionen, die am Carboxylende der extrazellulären TSH-Rezeptordomäne liegen [36]. Demgegenüber scheinen die Bindungsstellen für TSH-Rezeptor-stimulierende Antikörper heterogener verteilt und vermehrt am N-terminalen Ende der extrazellulären TSH-Rezeptordomäne gelegen zu sein [37]. Weitgehend ungeklärt ist nach wie vor der Beitrag der extrazellulären Schleifen der Transmembrandomänen. Übereinstimmend ist den nicht immer einheitlichen Ergebnissen zahlreicher Arbeitsgruppen [14, 35–37, 44, 47–48, 66] zu entnehmen, daß sich TSH-Rezeptorantikörper im Serum von Patienten mit Morbus Basedow aus einem Spektrum funktionell und immunologisch heterogener Subpopulationen zusammensetzen, das sowohl interindividuelle als auch im Krankheitsverlauf intraindividuelle Unterschiede aufweist.

Trotz dieser faszinierenden neuen Einblicke ist jedoch zu bedenken, daß diese Informationen überwiegend an Hand artifizieller, nichthumaner Zell- und Expressionssysteme mit potentiell unphysiologischer posttranslationeller Modifizierung (z. B. Glykosylierung) und ohne Berücksichtigung der Besonderheiten der Antigenprozessierung und -erkennung durch das humane Immunsystem gewonnen wurden. Studien von Ludgate et al. geben bereits erste Hinweise darauf, daß der rekombinante hTSH-Rezeptor unter solchen Expressionsbedingungen humanes TSH nicht spezifisch und mit hoher Affinität bindet [9] und somit möglicherweise auch kein funktionell oder immunologisch informatives Abbild der TSH-Rezeptorexpression im thyreoidalen oder extrathyreoidalen Gewebe beim Menschen darstellt.

1.2.2 TSH-Rezeptormutationen und löslicher TSH-Rezeptor

Allgemein wird angenommen, daß die Antigene im Rahmen von Autoimmunerkrankungen strukturell intakt sind und daß vielmehr eine gestörte Antigentoleranz und Fehler in der Immunregulation den Immunprozeß in Gang bringen. Interessanterweise wurde von mehreren Arbeitsgruppen in den letzten Jahren über Mutationen im TSH-Rezeptorgen bei Patienten mit Morbus Basedow berichtet. So wurde in Schilddrüsen-RNA eines Basedow-Patienten eine somatische Mutation in der extrazellulären Domäne des hTSH-Rezeptors nachgewiesen [19]. Da die Mutation in einer vermuteten TSH-Bindungsregion liegt, könnte diese Mutation mit der Schilddrüsenerkrankung dieses Patienten in Verbindung stehen. Bahn et al. fanden eine genomische Punktmutation im TSH-Rezeptorgen (Threonin für Prolinsubstitution im Codon 52) retroorbitaler Fibroblasten bei 2 von 22 untersuchten Patienten mit Morbus Basedow und endokriner Orbitopathie [4, 5]. Klinisch wiesen diese beiden Patienten eine schwere endokrine Orbitopathie, ein ausgeprägtes prätibiales Myxödem, eine Akropathie und extrem hohe Titer an TSH-Rezeptor-stimulierenden Antikörpern auf. Da diese Mutation in einem Genabschnitt liegt, der für eine potentiell immunogene Region des TSH-Rezeptors kodiert und die resultierende Ladungsänderung der Konformationsepitope des TSH-Rezeptors verändern könnte, wäre es denkbar, daß diese Mutation die immunogene Aktivität des TSH-Rezeptors oder die funktionelle Interaktion von TSH-Rezeptorantikörpersubgruppen am TSH-Rezeptor beeinflußt. Interessanterweise wurde dieselbe Mutation kürzlich auch bei einem Patienten mit Morbus Basedow im Schilddrüsengewebe nachgewiesen.

Die Existenz eines löslichen TSH-Rezeptorproteins im Schilddrüsengewebe und Serum wurde in den letzten Jahren von mehreren Arbeitsgruppen beschrieben. Murakami et al. konnten zeigen, daß ein anti-TSH-Rezeptorantiserum gegen ein synthetisches TSH-Rezeptorpeptid (AA 32–56) im Serum von Patienten mit Morbus Basedow ein 60 kDa-Protein erkennt, das einem löslichen TSH-Rezeptor entsprechen könnte [45]. Hunt et al. konnten in menschlicher Schilddrüsen-mRNA mittels Northern blots zwei kleinere TSH-Rezeptortranskripte nachweisen, die vermutlich durch „alternatives splicing" der TSH-Rezeptor-RNA zustande kommen, nur für die extrazelluläre Domäne des TSH-Rezeptors kodieren und somit als Kandidaten für einen löslichen TSH-Rezeptor in Betracht kommen [33]. Durch PCR-gestützte Klonierung der TSH-Rezeptor-Splicingvarianten aus polysomaler Schilddrüsen-RNA ließen sich fünf alternativ gesplicte Molekülvarianten nachweisen. Eines dieser Splicingvarianten-Transkripte kodiert aktuellen Befunden zufolge für die ersten 8 Exone sowie einen neuartigen 22 Aminosäuren-Carboxyterminus [18]. Die physiologische und pathophysiologische Bedeutung dieser durch alternatives Splicing entstandenen TSH-Rezeptormoleküle im Schilddrüsengewebe und Serum von Patienten mit Morbus Basedow ist derzeit noch unklar [58]. Die Vorstellung eines löslichen TSH-Rezeptors bzw. Bindungsproteins für TSH oder TSH-Rezeptorantikörper im Serum von Patienten mit Immunthyreopathien bildet jedoch angesichts der möglichen funktionellen und immunologischen Konsequenzen in vivo und in vitro ein äußerst aufregendes Forschungsgebiet.

2. Zytokine und Adhäsionsmoleküle

Im Rahmen der Pathogenese der thyreoidalen und extrathyreoidalen Manifestation beim Morbus Basedow spielen parakrin und autokrin freigesetzte, lokal wirksame Zytokine und Wachstumsfaktoren bei der Interaktion immunkompetenter Zellen untereinander und deren Kommunikation mit Thyreozyten, Endothelzellen, Fibroblasten und extrazellulären Matrixkomponenten eine zentrale Rolle. Zu den wichtigsten Funktionen von Zytokinen gehören u. a. die Regulation immunmodulatorischer Proteine (MHC-Klasse-I- und -II-Moleküle, Adhäsionsmoleküle, Streßproteine u. a.), die Aktivierung von T- und B-Lymphozyten und die Modulation metabolischer Prozesse (Zellproliferation, Produktion von Glykosaminoglykanen und Komponenten der extrazellulären Matrix). Thyreozyten sind in der Lage, zahlreiche Zytokine mit T-Zell-stimulierender Aktivität wie IL-1, IL-6, IL-8 und TNFα und TGFβ zu produzieren [71]. Unsere Arbeitsgruppe konnte im Schilddrüsengewebe von Basedow-Patienten IL-8 mRNA und IL-8-Protein in großen Mengen nachweisen (Abb. 2). IL-8 mRNA fand sich dabei vorwiegend im interfollikulären Bindegewebe und im Bereich der lymphozytären Zellinfiltrate, war jedoch auch in den hypertrophierten Thyreozytenfollikeln mäßig stark nachweisbar. Als Produktionsorte des zur CXC-Superfamilie gehörenden IL-8, das bereits in picomolaren Konzentrationen eine ausgeprägte Lymphozytenchemotaxis hervorruft, kommen in der Schilddrüse von Basedow-Patienten in erster Linie Monozyten/Makrophagen, Lymphozyten und Fibroblasten, daneben jedoch auch Thyreozyten und Endothelzellen in Betracht. Im Gegensatz hierzu ließ sich IFNγ-mRNA und -Protein in Basedow-Schilddrüsen nur im Bereich der mononukleären Zellinfiltrate nachweisen [72]. Neben anderen Zytokinen spielen IFNγ, TNFα und IL-1 eine wichtige Rolle bei der Aktivierung und anhaltenden Expression verschiedener Adhäsionsmoleküle, die im Rahmen des Morbus Basedow bei der zellulären Infiltration thyreoidaler und extrathyreoidaler Gewebe von zentraler Bedeutung sind. Nach Zytokinaktivierung lassen sich im Schilddrüsengewebe zahlreiche Adhäsionsrezeptoren nachweisen, unter anderem ICAM-1, ICAM-2, ELAM-1, LFA-3 [43, 61, 63, 68]. Die koordinierte Aktivierung von Adhäsionsmolekülen im Gefäßendothel sowie von Gegenrezeptoren auf Lymphozyten und Makro-

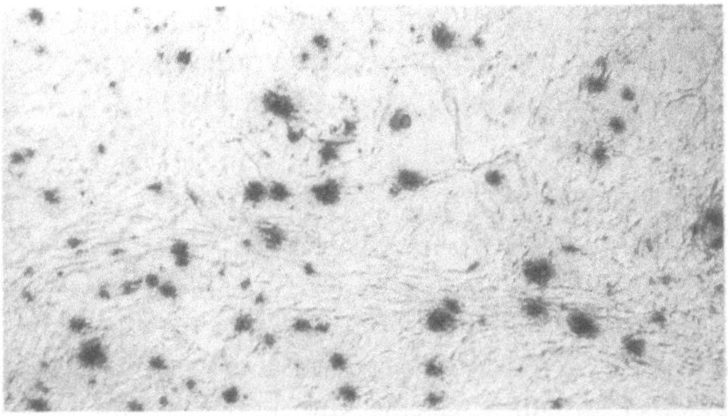

Abb. 2 Nachweis von Interleukin-8 messenger-RNA im Schilddrüsengewebe eines Patienten mit unbehandelter Immunhyperthyreose vom Typ Morbus Basedow. Nichtradioaktive in situ-Hybridisierung unter Verwendung einer Digoxigenin-markierten Oligonukleotidsonde an Kryostatschnitten (DIC-Kontrastaufnahme, Originalvergrößerung × 400).

phagen dürfte einen entscheidenden frühen Schritt in der Rekrutierung bestimmter Makrophagen- und T-Zellpopulationen in die Schilddrüse darstellen. Neben der Selektionsfunktion beim Überschreiben der Endothelbarriere besitzen Adhäsionsrezeptoren noch zahlreiche extravaskuläre Eigenschaften, denen in der Pathogenese des Morbus Basedow im Hinblick auf therapeutische Interventionen Schlüsselfunktionen zukommen dürften. Hierzu gehören die Aktivierung und Plazierung von Lymphozyten, die antigenabhängige Migration immunkompetenter Zellen, synergistische Effekte bei der Antigenpräsentation sowie zelluläre Effektorfunktionen bei der Erkennung und Zerstörung antigenpräsentierender Zellen [57]. Tamura et al. beobachteten im Tiermodell nach Gabe der Makrolidsubstanz FK 506 in Verbindung mit einer ausgeprägten Hemmung der mononukleären Zellinfiltration der Schilddrüse eine weitgehende Suppression zahlreicher immunologischer Aktivierungsmarker auf immunkompetenten Zellen, Thyreozyten und Endothelzellen, unter anderem der Adhäsionsrezeptoren ICAM-1 und LFA-1 [59]. Eine präzisere Charakterisierung der an der Auslösung und Perpetuierung von Immunthyreopathien beteiligten Adhäsionsmoleküle könnte einen wesentlichen Schritt auf dem Weg zur Entwicklung selektiverer Therapiestrategien darstellen, wie sie insbesondere bei Basedow-Patienten mit schwerer endokriner Orbitopathie vordringlich sind.

Die extrazellulären Domänen einiger der genannten Adhäsionsmoleküle sind bei Autoimmunerkrankungen auch in Form löslicher, im Blut zirkulierender Rezeptoren nachweisbar und dürften derzeit noch kaum bekannte immunmodulatorische Funktionen haben, die molekülabhängig von der Dämpfung einer überschießenden Immunantwort bis hin zur Aktivierung immunkompetenter Zellen reichen können. Im Serum von unbehandelten Patienten mit

Morbus Basedow sind signifikant erhöhte Konzentrationen an löslichem ICAM-1 (sICAM-1) nachweisbar, die bei gleichzeitigem Vorliegen einer aktiven endokrinen Orbitopathie sogar noch höher liegen können [20].

3. Infektionen, zellulärer und emotioneller Streß

Eine Bedeutung infektiöser und emotionaler Streßfaktoren als ursächliche- oder Triggermechanismen in der Pathogenese des Morbus Basedow wird seit vielen Jahren vermutet [64]. Vermutungen über eine kausale Rolle von HIV-Viren [8] erwiesen sich als nicht reproduzierbare Spekulation [44]. Die Assoziation des Morbus Basedow mit dem Nachweis von Spumavirussequenzen wurde bislang an größeren Fallzahlen und von anderen Labors nicht bestätigt [38]. Einen vorzüglichen Überblick über das komplexe Zusammenwirken infektiöser und immunologischer Mechanismen als mögliche Pathomechanismen beim Morbus Basedow und anderen Autoimmunerkrankungen vermittelt die Übersichtsarbeit von Tomer und Davies [64]. Das Konzept von Antigengemeinsamkeiten („molecular mimicry") zwischen Schilddrüsenautoantigenen, extrathyreoidalen Antigenen, Streßproteinen [21], antigenen viralen oder bakteriellen Epitopen und Superantigenen bleibt durch kontroverse aktuelle Befunde weiter spannend. Arscott et al. fanden bei Patienten mit Morbus Basedow eine starke Stimulation der Proliferation intrathyreoidaler Lymphozyten durch Yersinia-enterocolitica-Releaseproteine, konnten jedoch kein für Basedow-Patienten spezifisches serologisches Reaktionsprofil mit Yersinia-Membranen oder -Releaseproteinen feststellen, so daß ein möglicher kausaler Zusammenhang zwischen Yersiniainfektion und Morbus Basedow durch eine Kreuzreaktivität von T-Zellen entstehen könnte [1]. In diesem Zusammenhang von Interesse sind auch Befunde von Luo et al., die eine selektive Kreuzreaktivität zwischen im Tiermodell hergestellten Antikörpern gegen die extrazelluläre Domäne des hTSH-Rezeptors und Hüllproteinpräparationen von Yersinia enterocolitica nachweisen konnten [39]. Diese Reaktivität war durch gereinigten hTSH-Rezeptor blockierbar. Im Gegenzug war auch die Reaktivität von Antiseren gegen Yersinia enterocolitica mit gereinigtem extrazellulärem TSH-Rezeptorprotein und Yersinia-enterocolitica-Hüllprotein blokkierbar. Zumindest im Tiermodell könnte die Formation von TSH-Rezeptor-kreuzreaktiven Antikörpern bei der Immunisierung gegen Yersinia enterocolitica zum Zusammenbruch der Selbsttoleranz für den TSH-Rezeptor führen und auf diesem Weg einen gegen den TSH-Rezeptor gerichteten Autoimmunprozeß in Gang setzen.

Auch emotionale Streßfaktoren sowie Umweltnoxen (Nikotin u. a.) dürften zu immunmodulatorischen Effekten führen und könnten beispielsweise durch eine neuroendokrin vermittelte, zytokinabhängige HLA-DR-Expression in Thyreozyten die Präsentation von Antigenen stimulieren oder T-Zellen antigenunabhängig aktivieren. Zwischen dem Auftreten eines Morbus Basedow und vorangehenden einschneidenden psychischen Streßsituationen, wie dem Verlust eines Ehepartners, scheint eine enge Assoziation zu bestehen [56, 70]. Der methodische Ansatz solcher Studien leidet jedoch möglicherweise unter einer ungenügenden Präzisierung der Streßqualität, weil beispielsweise das Ableben eines mißliebigen Ehepartners möglicherweise gar keinen negativen Streßfaktor darstellt [53].

4. Immunmechanismen im Rahmen der endokrinen Orbitopathie (Abb. 3)

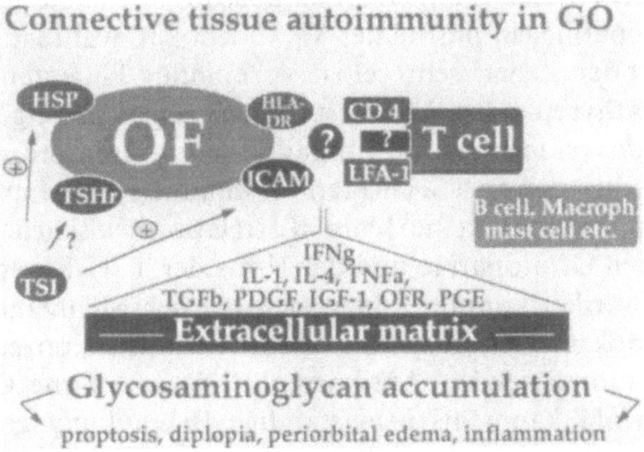

Abb. 3 Synopsis der Immunmechanismen im retroorbitalen Bindegewebe bei der endokrinen Orbitopathie (OF = Orbitafibroblast; HSP = Streßprotein; TSI = TSH-Rezeptor-stimulierende Antikörper).

Die klinischen Symptome der endokrinen Orbitopathie wie Proptosis, Augenmuskeldysfunktion und periorbitale Ödeme lassen sich auf mechanischer Basis durch die Zunahme des retroorbitalen Binde- und Muskelgewebes innerhalb der knöchernen Orbitae erklären. Die Volumenzunahme des retroorbitalen Gewebes resultiert aus einer Anhäufung von Kollagenen, hydrophilen Glykosaminoglykanen (GAG) und der damit verbundenen Flüssigkeitsretention im retroorbitalen Gewebe. Dieser Prozeß wird höchstwahrscheinlich von T-Lymphozyten unterhalten, die über bestimmte Adhäsionsmoleküle Zugang zum Retroorbitalraum erhalten [2, 3, 69]. Von aktivierten

Lymphozyten und Makrophagen sowie ortsständigen Zellen des retroorbitalen Bindegewebes freigesetzte Zytokine stimulieren in retroorbitalen Fibroblasten eine Reihe von Zellfunktionen wie die Produktion von GAG, die Expression von HLA-DR-Molekülen [22] und Streßproteinen [23, 24] sowie die Zellproliferation [25]. Während diese Prozesse in der Pathogenese der klinischen Manifestationen der endokrinen Orbitopathie eine wesentliche Rolle spielen, ist das primäre Antigen dieses vermutlichen Autoimmunprozesses nach wie vor unbekannt.

Klinisch besteht ein enger zeitlicher Zusammenhang zwischen der Manifestation einer endokrinen Orbitopathie und dem Auftreten einer immunogenen Hyperthyreose vom Typ Morbus Basedow. Als Ursache der Basedow-Hyperthyreose gelten Immunmechanismen, die gegen den TSH-Rezeptor gerichtet sind und dessen Funktion modulieren [13]. Bei Anwendung sensitiver diagnostischer Methoden kann eine endokrine Orbitopathie bei der überwiegenden Mehrzahl der Patienten mit Morbus Basedow nachgewiesen werden [3, 7]. Ein kleiner Prozentsatz von Patienten mit Morbus Basedow weist zusätzlich zu einer endokrinen Orbitopathie ein prätibiales Myxödem auf, während eine Akropathie von Fingern oder Zehen sehr selten vorkommt. Patienten mit einer oder mehreren extrathyreoidalen Manifestationen zeigen häufig eine besonders schwere Form der endokrinen Orbitopathie und weisen praktisch immer hohe Serumkonzentrationen an TSH-Rezeptor-stimulierenden Immunglobulinen auf. Auch wenn bislang keine klare Korrelation zwischen dem Schweregrad der endokrinen Orbitopathie und der Höhe der TSH-Rezeptorantikörper nachgewiesen werden konnte, finden sich bei der Mehrzahl der Patienten mit schwerer endokriner Orbitopathie deutlich erhöhte Konzentrationen an TSH-Rezeptor-stimulierenden Antikörpern. Die endokrine Orbitopathie kann demnach wohl kaum als eigenständige Erkrankung gelten, sondern repräsentiert am ehesten eine Manifestationsform in einem Spektrum von Krankheitsausprägungen, die in enger Assoziation mit dem Immunprozeß beim Morbus Basedow stehen. Wenn also ein gemeinsames Antigen als pathogenetisches Bindeglied zwischen den thyreoidalen und extrathyreoidalen Manifestationen beim Morbus Basedow in Betracht kommt, bildet der TSH-Rezeptor einen logischen Kandidaten. Derzeit fehlen noch überzeugende Befunde, denen zufolge der TSH-Rezeptor als Autoantigen von T-Lymphozyten erkannt wird [55, 60], während einige Befunde eine Interaktion zwischen TSH-Rezeptorantikörpern und extrathyreoidalen TSH-Rezeptoren erkennen lassen [26].

Für die Existenz eines TSH-Rezeptors außerhalb der Schilddrüse sprechen einige Befunde, die noch vor der Klonierung des TSH-Rezeptors mit nichtmolekularbiologischen Methoden an Fibroblasten und Adipozyten gewonnen wurden [54]. Darüber hinaus wurden auf Zellmembranen aus dem retroorbitalen Bindegewebe von Schweinen Bindungsstellen für ^{125}J-markiertes bovines TSH nachgewiesen, die bevorzugt mit IgG-Antikörpern aus dem Serum von Patienten mit endokriner Orbitopathie reagierten [34]. Für die Existenz eines funktionell intakten TSH-Rezeptors auf retroorbitalen Fibroblasten sprechen auch Befunde unserer Arbeitsgruppe, die eine gesteigerte Expression verschiedener immunmodulatorischer Moleküle nach Stimulation retroorbitaler Fibroblasten mit IgGs von Patienten mit endokriner Orbitopathie und hohen TSH-Rezeptor-stimulierenden Immunglobulinen erkennen ließen (26]. Da diese Effekte jedoch nicht den klassischen, durch den TSH-Rezeptor in Thyreozyten vermittelten Funktionen entsprechen, bleibt die Existenz eines funktionell intakten TSH-Rezeptors im extrathyreoidalen Gewebe weiterhin hypothetisch.

Mehrere Arbeitsgruppen haben sich mittlerweile mit der Suche nach TSH-Rezeptor RNA in extrathyreoidalen Geweben befaßt. Mittels Northern blotting von Augenmuskel-mRNA sowie PCR-Amplification einer Augenmuskel-cDNA library gelang Paschke et al. kein Nachweis von Transkripten der extrazellulären Region des hTSH-Rezeptors [51]. Während diese Autoren ihre Befunde als Hinweis für das Fehlen eines TSH-Rezeptors im Orbitagewebe und damit als Argument gegen eine Rolle des TSH-Rezeptors als Autoantigen bei der endokrinen Orbitopathie interpretieren, sind andere Arbeitsgruppen zu unterschiedlichen Ergebnissen gekommen. Mittels Northern blotting und PCR konnten Rosselli-Rehfuß et al. TSH-Rezeptortranskripte zwar nicht im Augenmuskelgewebe von Kaninchen, wohl aber im Fettgewebe nachweisen [52]. Francis et al. konnten TSH-Rezeptortranskripte mittels PCR in Lymphozyten-RNA nachweisen [16], doch gelten diese Befunde infolge der Primerlokalisierung in der intronlosen intrazellulären Region als unsicher. Mittels reverse-transcriptase-PCR (RT-PCR) konnten Feliciello et al. RNA für den gesamten TSH-Rezeptor in nicht näher definierten Zellhomogenaten aus Schilddrüsen- und Retroorbitalgewebe, jedoch nicht in Fibroblasten und Muskelzellen nachweisen [15, 17].

Unsere Arbeitsgruppe hat in kultivierten retroorbitalen Fibroblasten von Patienten mit endokriner Orbitopathie mittels RT-PCR ein 705-Basenpaar-langes Fragment der extrazellulären Domäne des hTSH-Rezeptors nachgewiesen [27]. Zum Ausschluß einer Kontamination mit DNA wurde mit Primern amplifiziert, die mehrere Introns überspannen. Zusätzlich wurden sämtliche cDNA-Proben mit intronüberspannenden Primerpaaren für β-Aktin parallel amplifiziert und sämtliche Produkte durch Transskriptsequenzierung und Southern blotting mit einer internen Sonde kontrolliert. Die für den hTSH-Rezeptor kodierende RNA wurde in retroorbitalen und prätibialen Fibroblasten von Patienten mit endokriner Orbitopathie, gesunden Kontrollpersonen sowie TSH-Rezeptor-transfizierten CHO-Zellen nachgewiesen. Im

Gegensatz hierzu waren mit diesem Protokoll in verschiedenen anderen nichtfibroblastären Zellinien sowie nichttransfizierten CHO-Zellen keine hTSH-Rezeptortranskripte nachweisbar. Diese Befunde dokumentieren die Präsenz von TSH-Rezeptor-kodierender RNA in Fibroblasten und sprechen bei intakter Translation für die Expression des hTSH-Rezeptors in diesen Zellen. Seitdem konnten wir in retroorbitalen Fibroblasten RNA nachweisen, die für den gesamten hTSH-Rezeptor kodiert [28]. Derzeit laufende Studien müssen zeigen, ob tatsächlich ein funktionell intaktes TSH-Rezeptorprotein mit metabolischen Auswirkungen auf die Zelle sowie immunologischer Relevanz im Rahmen des orbitalen Immunprozesses exprimiert wird. Der Befund einer TSH-Rezeptorexpression in Fibroblasten aus allen untersuchten Regionen liefert auf den ersten Blick keine logische Erklärung für die extrathyreoidalen Prädilektionsstellen des Morbus Basedow im Bereich von Orbita und Prätibium. Andererseits liegen jedoch zahlreiche Befunde vor, die phänotypische, funktionelle und immunologische Unterschiede zwischen Fibroblasten aus unterschiedlichen anatomischen Regionen erkennen lassen [22, 23, 29–32]. Darüber hinaus könnten quantitative Unterschiede in der Expression des hTSH-Rezeptors oder Unterschiede in der gewebeabhängigen Expression einer alterierten hTSH-Rezeptorform bestehen. In diesem Zusammenhang ist es von Interesse, daß bei einigen Patienten mit endokriner Orbitopathie in Fibroblasten aus Orbita, Prätibium und Abdomen eine Punktmutation des hTSH-Rezeptorgens nachzuweisen ist [5]. Diese Mutation, die auch bei einem Patienten mit Immunhyperthyreose vom Typ Morbus Basedow nachgewiesen wurde, könnte immunologische Relevanz besitzen, weil sie möglicherweise die dreidimensionale Struktur des hTSH-Rezeptors verändert. Obwohl diese Mutation bislang nur bei einem kleinen Teil der Patienten mit Morbus Basedow nachzuweisen war, könnten hTSH-Rezeptorgenmutationen bei diesen Patienten funktionell und immunologisch bedeutsam sein. Darüber hinaus wurde in einer Basedow-Schilddrüse auch noch die somatische Mutation eines unterschiedlichen Nukleotids nachgewiesen [19].

Das Auftreten einer endokrinen Orbitopathie trotz Vorliegens einer biochemisch euthyreoten Stoffwechsellage gilt als populäres Argument gegen eine mögliche Bedeutung des hTSH-Rezeptors bei dieser Erkrankung. Das Vorkommen von TSH-Rezeptorantikörpern mit heterogener Epitopspezifität und variabler funktioneller Aktivität ist gerade beim Morbus Basedow gut bekannt und in Arbeiten aus jüngster Zeit experimentell eindrucksvoll belegt [35, 36]. Obwohl bislang kaum Daten zum Immunglobulinrepertoire bei Patienten mit Morbus Basedow vorliegen, bestehen heute kaum noch Zweifel, daß Immunglobuline mit unterschiedlicher funktioneller Aktivität an verschiedene Regionen der extrazellulären TSH-Rezeptordomäne binden und nicht notwendigerweise mit der Region interagieren, die für die Bindung und funktionelle

Aktivität von TSH verantwortlich ist [3, 47, 49]. Das Auftreten einer endokrinen Orbitopathie bei Euthyreose widerlegt somit keineswegs die Möglichkeit, daß der hTSH-Rezeptor ein wichtiges, die thyreoidalen und extrathyreoidalen Manifestationen des Morbus Basedow verbindendes Antigen darstellt. Die Präsenz eines funktionell intakten TSH-Rezeptors im Orbitagewebe vorausgesetzt, dürfte das Konzept funktionell und immunologisch unterschiedlicher TSH-Rezeptorepitope, die mit den entsprechenden Immunglobulindomänen interagieren, auch wesentlichen Einfluß auf das Verständnis der endokrinen Orbitopathie haben.

Danksagung

Die vorgestellten und zitierten eigenen Untersuchungen erfolgten mit freundlicher Unterstützung durch die Deutsche Forschungsgemeinschaft (He 1485/2-1 und He 1485/3-1) sowie das National Eye Institute der NIH (EY 08819).

Literatur

[1] Arscott, P., E. D. Rosen, R. J. Koenig et al.: Immunoreactivity to yersinia enterocolitica antigens in patients with autoimmune thyroid disease. J. Clin. Endocrinol. Metab. *75* (1992) 295–300.

[2] Bahn, R. S., A. E. Heufelder: Mechanisms of disease: Pathogenesis of Graves' ophthalmology. New Engl. J. Med. (im Druck).

[3] Bahn, R. S., A. E. Heufelder: Retroocular fibroblasts – important effector cells in Graves' ophthalmopathy. Thyroid *2* (1992) 89–94.

[4] Bahn, R. S., G. M. Dutton, A. E. Heufelder et al.: A genomic point mutation in the extracellular domain of the TSH receptor in patients with Graves' ophthalmopathy (submitted).

[5] Bahn, R. S., A. E. Heufelder, C. M. Dutton: A point mutation of the TSH receptor in retroocular fibroblasts from a patient with Graves' ophthalmopathy. J. Endocrinol. Invest. *16* (Suppl. 2 to No 6) (1993) 42 (Abstract).

[6] Bohr, U. R. M., M. Behr, U. Loos: A point mutation PRO^{52}-THR in the hormone binding domain of the human thyrotropin receptor gene in a patient with Basedow' disease. Exp. Clin. Endocrinol. *101* (Suppl. 1) (1993) 103 (Abstrakt).

[7] Burman, K. D., J. R. Baker: Immune mechanisms in Graves' disease. Endocr. Rev. *6* (1985) 183–232.

[8] Ciampolillo, A., V. Marini, R. Mirakian et al.: Retrovirus-like sequences in Graves' disease: Implications for human immunity. Lancet *1* (1989) 1096–1100.

[9] Costagliola, S., S. Swillens, P. Niccoli et al.: assay for thyrotropin receptor autoantibodies using the recombinant receptor protein. J. Clin. Endocrinol. Metab. *75* (1992) 1540–1544.

[10] Davies, T. F., E. S. Concepcion, A. Ben-Nun et al.: T-cell receptor V gene use in the autoimmune thyroid disease: direct assessment by thyroid aspiration. J. Clin. Endocrinol. Metab. *76* (1993) 660–666.

[11] Davies, T. F., A. Martin, E. S. Concepcion et al.: Evidence for selective accumulation of intrathyroidal T lymphocytes in human autoimmune thyroid disease based on T-cell receptor V gene usage. J. Clin. Invest. *89* (1992) 157–162.

[12] Davies, T. F., A. Martin, E. S. Concepcion et al.: Evidence of limited variability of antigen receptors on intrathyroidal T-cells in autoimmune thyroid disease. New Engl. J. Med. *325* (1991) 238–244.
[13] DeGroot, I. J., J. Quintans: The causes of autoimmune thyroid disease. Endocr. Rev. *10* (1989) 537–562.
[14] Endo, T., M. Ohmori, M. Ikeda et al.: Heterogeneous responses of recombinant human thyrotropin receptor to immunoglobulins from patients with Graves' disease. Biochem. Biophys. Res. Comm. *186* (1992) 1391–1396.
[15] Feliciello, A., A. Porcellini, I. Ciullo et al.: Expression of thyrotropin-receptor mRNA in healthy and Graves' disease retro-orbital tissue. Lancet *342* (1993) 337–338.
[16] Francis, T., H. B. Burch, W. Y. Cai et al.: Lymphocytes express thyrotropin receptor-specific mRNA detected by the PCR technique. Thyroid *1* (1991) 223–228.
[17] Franklyn, J. A.: Graves' ophthalmopathy and the TSH receptor. Lancet *342* (1993) 318–319.
[18] Graves, P. N., Y. Tomer, T. F. Davies: Cloning and sequencing of a 1,3 KB variant human thyrotropin receptor mRNA lacking the transmembrane domain. Biochem. Biophys. Res. Commun. *187* (1992) 1135–1143.
[19] Heldin, N. E., B. Gustavsson, K. Westermark et al.: A somatic point mutation in a putative ligand binding domain of the TSH receptor in a patient with autoimmune hyperthyroidism. J. Clin. Endocrinol. Metab. *73* (1990) 1374–1376.
[20] Heufelder, A. E., R. S. Bahn: Soluble intercellular adhesion molecule-1 (ICAM-1) in sera of patients with Graves' ophthalmopathy and thyroid diseases. Clin. exp. Immunol. *92* (1993) 296–302.
[21] Heufelder, A. E., J. R. Goellner, B. E. Wenzel et al.: Immunohistochemical detection and localization of a 72 kDa heat shock protein in autoimmun thyroid disease. J. Clin. Endocrinol. Metab. *74* (1992) 724–731.
[22] Heufelder, A. E., T. J. Smith, C. A. Gorman et al.: Increased induction of HLA-DR by interferon-gamma in cultured fibroblasts derived from patients with Graves' ophthalmopathy and pretibial dermopathy. J. Clin. Endocrinol. Metab. *73* (1991) 307–313.
[23] Heufelder, A. E., B. E. Wenzel, C. A. Gorman et al.: Detection, cellular localization and modulation of heat shock proteins in cultured fibroblasts from patients with extrathyroidal manifestations of Graves' disease. J. Clin. Endocrinol. Metab. *73* (1991) 739–745.
[24] Heufelder, A. E., B. E. Wenzel, R. S. Bahn: Cell surface localization of a 72 kDa heat shock protein in retroocular fibroblasts from patients with Graves' ophthalmopathy. J. Clin. Endocrinol. Metab. *74* (1992) 732–736.
[25] Heufelder, A. E., R. S. Bahn: Stimulation of human retroocular fibroblast proliferation by paracrine/autocrine factors and its antagonism by glucocorticoid receptor agonists. Invest. Ophthalmol. Vis. Sci. (im Druck).
[26] Heufelder, A. E., R. S. Bahn: Evidence for the presence of a functional TSH receptor in retroocular fibroblasts from patients with Graves' ophthalmopathy. Exp. Clin. Endocrinol. *100* (1992) 62–67.
[27] Heufelder, A. E., C. M. Dutton, G. Sarkar et al.: Detection of TSH receptor RNA in cultured fibroblasts from patients with Graves' ophthalmopathy and pretibial dermopathy. Thyroid (in press).
[28] Heufelder, A. E., C. M. Dutton, R. S. Bahn: Detection of RNA encoding the entire TSH receptor extracellular domain in cultured retroocular fibroblasts. Proceedings of the Endocrine Society, 1993, 429 (Abstrakt).
[29] Heufelder, A. E., R. S. Bahn: Detection and localization of cytokine immunoreactivity in retroocular connective tissue in Graves' ophthalmopathy. Eur. J. Clin. Invest. *23* (1993) 10–17.

[30] Heufelder, A. E., R. S. Bahn: Elevated expression in situ of selection and immunoglobulin superfamily adhesion molecules in retroocular connective tissues from patients with Graves' ophthalmopathy. Clin. Exp. Immunol. *91* (1993) 381–389.

[31] Heufelder, A. E., R. S. Bahn: Graves' immunoglobulins and cytokines stimulate the expression of intercellular adhesion molecule-1 (ICAM-1) in cultured Graves' orbital fibriblasts. Eur. J. Clin. Invest. *22* (1992) 529–537.

[32] Heufelder, A. E., R. S. Bahn, K. P. Boergen et al.: Nachweis, Lokalisation und Modulation der CD44/Hyaluronsäure-Rezeptor-Expression bei Patienten mit endokriner Orbitopathie. Med. Klin. *88* (1993) 181–185 u. 318–319.

[33] Hunt, N., K. P. Willey, D. Jähner et al.: Multiple forms of thyroid stimulating hormone receptor associated with Graves' disease. Exp. Clin. Endocrinol. *100* (1992) 22–27.

[34] Kendall-Taylor, P., S.Atkinson, M. Holcombe: A specific IgG in Graves' ophthalmopathy and its relation to retro-orbital and thyroid autoimmunity. Br. Med. J. *288* (1984) 1183–1186.

[35] Kosugi, S., T. Ban, T. Akamizu et al.: Identification of separate determinants on the thyrotropin receptor reactive with Graves' thyroid-stimulating antibodies and with thyroid-stimulating blocking antibodies in idiopathic myxedema: these determinants have no homologues sequence on gonadotropin receptors. Mol. Endocrinol. *6* (1992) 168–180.

[36] Kosugi, S., T. Ban, T. Akazimu et al.: Use of thyrotropin receptor mutants to detect stimulating TSHr antibodies in hypothyroid patients with idiopathic myxedema who have blocking TSHr antibodies. J. Clin. Endocrinol. Metab. *77* (1993) 19–24.

[37] Kosugi, S., T. Ban, L. D. Kohn: Identification of thyroid stimulating antibody-specific interaction sites in the N-terminal region of the thyrotropin receptor. Mol. Endocrinol. *7* (1993) 114–130.

[38] Lagaye, S., P. Vexiau, Morozov et al.: Human spumaretrovirus-related sequences in the DNA of leucocytes from patients with Graves' disease. Proc. Natl. Acad. Sci. USA *89* (1992) 10070–10074.

[39] Luo, G. L., J. F. Fan, G. S. Seetharamaiah et al.: Immunization of mice with yersinia enterocolitica leads to the induction of antithyrotropin receptor antibodies. J. Immunol. *151* (1993) 922–928.

[40] Matsuoka, N., N. Bernard, E. S. Concepcion et al.: T-cell receptor V region β-chain gene expression in the autoimmune thyroiditis of non-obese diabetic mice. J. Immunol. *151* (1993) 1691–1701.

[41] Matsuoka N., A. Martin, E. S. Concepcion et al.: Preservation of functional human thyroid organoids in the scid mouse: II. Biased use of intrathyroidal T-cell receptor V genes. J. Clin. Endocrinol. Metab. *77* (1993) 311–315.

[42] McIntosh, R. S., P. E. Watson, A. P. Pickerill et al.: No restriction of intrathyroidal T-cell receptor Vα families in the thyroid gland of Graves' disease. Clin. exp. Immunol. *91* (1993) 147–152.

[43] Miyazaki, A., R. Mirakian, G. F. Bottazzo: Adhesion molecule expression in Graves' thyroid glands; potential relevance of granule membrane protein (GMP-140) and intercellular adhesion molecule-1 (ICAM-1) in the homing and antigen presentation process. Clin. exp. Immunol. *89* (1992) 52–57.

[44] Murakami, M., M. Mori: Identification of immunogenic regions in human thyrotropin receptor for immunoglobulin G of patients with Graves' disease. Biochem. Biophys. Res. Commun. *171* (1990) 512–519.

[45] Murakami, M., K. Miyashita, M. Yamada et al.: Characterization of human thyrotropin receptor-related peptide-like immunoreactivity in peripheral blood of Graves' disease. Biochem. Biophys. Res. Comm. *186* (1992) 1074–1080.

[46] Nagayama, Y., K. D. Kaufman, P. Seto et al.: Molecular cloning, sequence and functional expression of the cDNA for the human thyrotropin receptor. Biochem. Biophys. Res. Commun. *165* (1989) 1184–1190.
[47] Nagayama, Y., B. Rapoport: The thyrotropin receptor 25 years after its discovery: new insights after its molecular cloning. Mol. Endocrinol. *6* (1992) 145–156.
[48] Nagayama, Y., B. Rapoport: Thyroid stimulatory autoantibodies in different patients with autoimmune thyroid disease do not all recognize the same components of the human thyrotropin receptor: selective role of receptor amino acids Ser25-Glu30. J. Clin. Endocrinol. Metab. *75* (1992) 1425–1430.
[49] Nagayama, Y., H. L. Wadsworth, D. Russo et al.: Binding domains of stimulatory and inhibitory thyrotropin (TSH) receptor autoantibodies determined with chimeric TSH-lutropin/chorionicgonadotropin receptors. J. Clin. Invest. *88* (1991) 336–340.
[50] Parmentier, M., F. Libert, C. Maenhaut et al.: Molecular cloning of the thyrotropin receptor. Science *246*, 1620–1622.
[51] Paschke, R., R. Elisei, G. Vassart et al.: Lack of evidence supporting the presence of messenger RNA for the thyrotropin receptor in extraocular muscle. J. Endocrinol. Invest. *16* (1993) 329–332.
[52] Rosselli-Rehfuß, L., L. S. Robbins, R. D. Cone: Thyrotropin receptor messenger ribonucleic acid is expressed in most brown and white adipose tissues in the guinea pig. Endocrinology *130* (1992) 1857–1861.
[53] Rosch, P. J.: Stressful life events and Graves' disease. Lancet *342* (1993) 566–567.
[54] Rotella, G. M., R. Zonefrati, R. Toccafondi et al.: Ability of monoclonal antibodies to the thyrotropin receptor to increase collagen synthesis in human fibroblasts: an assay which appears to measure exophthalmogenic immunoglobulins in Graves's sera. J. Clin. Endocrinol. Metab. *62* (1986) 357–367.
[55] Sakata, S., S-I. Tanaka, K. Okuda et al.: Autoimmune T-cell recognition sites of human thyrotropin receptor in Graves' disease. Mol. Cell. Endocrinol. *92* (1993) 77–82.
[56] Sonino, N., M. E. Girelli, M. Boscaro et al.: Life events in the pathogenesis of Graves' disease: a controlled study. Acta Endocrinol. *128* (1993) 293–296.
[57] Springer, T. A.: Adhesion receptors of the immune system. Nature *346* (1990) 425–434.
[58] Takeshita, A., Y. Nagayama, K. Fujiyama et al.: Molecular cloning and sequencing of an alternatively spliced form of the human thyrotropin receptor transcript. Biochem. Biophys. Res. Commun. *188* (1992) 1214–1219.
[59] Tamura, K., J. Woo, N. Murase et al.: Suppression of autoimmune thyroid disease by FK 506: influence on thyroid-infiltrating cells, adhesion molecule expression and anti-thyroglobulin antibody production. Clin. exp. Immunol. *91* (1993) 368–375.
[60] Tandon, N., M. A. Freeman, A. P. Weetman: T-cell responses to synthetic TSH receptor peptides in Graves' disease. Clin. exp. Immunol. *89* (1992) 468–473.
[61] Tandon, N., M. W. Makgoba, C. G. Gahmberg et al.: The expression and role in T-cell adhesion of LFA-3 and ICAM-2 on human thyroid cells. Clin. Immunol. Immunopathol. *64* (1992) 30–35.
[62] Teng, W. P., S. B. Cohen, D. N. Posnett et al.: T-cell receptor phenotypes in autoimmune thyroid disease. J. Endocrinol. Invest. *13* (1990) 339–342.
[63] Tolosa, E., C. Roura, M. Catalfamo et al.: Expression of intercellular adhesion molecule-1 in thyroid follicular cells in autoimmune, non-autoimmune and neoplastic diseases of the thyroid gland: Discordance with HLA. J. Autoimmun. *5* (1992) 107–118.
[64] Tomer, Y., T. F. Davies: Infection, thyroid disease, and autoimmunity. Endocr. Rev. *14* (1993) 107–120.
[65] Tominaga, T., S. Katamine, H. Namba et al.: Lack of evidence for the presence of human immunodeficiency virus type 1-related sequences in patients with Graves' disease. Thyroid *1* (1991) 307–314.

[66] Wadsworth, H. L., D. Russo, Y. Nagayama et al.: Studies on the role of amino acids 38–45 in the expression of a functional thyrotropin receptor. Mol. Endocrinol. *6* (1992) 394–398.
[67] Weetman, A. P.: Autoimmune thyroiditis: predisposition and pathogenesis. Clin. Endocrinol. *36* (1992) 307–323.
[68] Weetman, A. P., M. Freeman, L. K. Borysiewicz et al.: Functional analysis of intercellular adhesion molecule-1-expressing human thyroid cells. Eur. J. Immunol. *20* (1990) 271.
[69] Weetman, A. P.: Thyroid associated eye disease: pathophysiology. Lancet *338* (1991).
[70] Winsa, B., H. O. Adami, R. Berstrom et al.: Stressful life events and Graves' disease. Lancet *338* (1991) 1475–1479.
[71] Zheng, R. Q. H., E. Abney, C. Q. Chu et al.: Detection of IL-6 and IL-1 production in human thyroid epithelial cells by non-radioactive in situ hybridization and immunohistochemical methods. Clin. exp. Immunol. *83* (1991) 314–319.
[72] Zheng, R. Q. H., E. R. Abney, C. Q. Chu et al.: Detection of in vivo production of tumor necrosis factor-alpha by human thyroid epithelial cells. Immunology *75* (1992) 456–462.

Diskussion

Kallee:
Der Morbus Basedow ist doch eine polytope, polymorphe Systemerkrankung des lymphatischen Apparates. Außer der Schilddrüse und den Augen sind vielfach auch andere Organe befallen, beispielsweise denke ich an Diabetes, Polyarthritis, Gicht und Gastritis mit perniziöser Anämie, die meist nicht gleichzeitig, sondern sukzessiv auftreten. Wie ist das auf „genetischer Ebene" zu erklären?

Heufelder:
Es kommt darauf an, welche Philosophie man vertritt, ob man glaubt, daß der Morbus Basedow eine antikörperabhängige oder eine T-Zell-abhängige Erkrankung ist. Die meisten würden, glaube ich, zustimmen, daß er eine T-Zell-vermittelte Erkrankung ist, die dann zur B-Zellstimulation und dann zur Antikörperbildung führt. Ob T-Zellen in der Magenschleimhaut, im Gelenk oder, wo immer Sie sie finden, im Pankreas vorhanden sind, ich weiß es nicht so genau. Aber ich könnte mir vorstellen, man müßte untersuchen, ob das die gleichen T-Zellen sind.

Möglicher Transfer einer immunogenen Hyperthyreose bei einer Knochenmarktransplantation (KMT)

S. Lederbogen, K. Quabeck, H. Grosse-Wilde, K. Badenhoop, K. H. Usadel, Th. Olbricht, D. Reinwein

Obwohl der Pathomechanismus der Hyperthyreose vom Typ Morbus Basedow noch nicht vollständig aufgeklärt ist, wird heute von einem Zusammentreffen einer genetisch determinierten Disposition und äußerer Einflüsse ausgegangen [2, 5]. Bekannt ist, daß die Determinanten immunologischer Parameter im Rahmen einer allogenen KMT übertragen werden können. Holland et al. [3] beschrieben das Auftreten einer immunogenen Hyperthyreose bei zwei Geschwistern acht Jahre nach erfolgreicher KMT. Lampeter et al. [4] beobachteten bei einer Patientin das Auftreten eines insulinpflichtigen Diabetes mellitus vier Jahre nach KMT. Der Bruder (Spender) litt bereits zum Zeitpunkt der Transplantation an einem insulinpflichtigen Diabetes mellitus. In beiden Fällen ist der lange Zeitraum zwischen Transplantation und Ausbruch der Erkrankung bemerkenswert, so daß ein Zusammenhang nur vermutet werden konnte. Wir berichten über den ersten Fall eines Auftretens einer immungenen Hyperthyreose direkt in Anschluß an eine KMT.

Eine 26jährige Patientin erkrankte 10/91 an einer akuten myeloischen Leukämie. Nach drei Kursen Chemotherapie nach dem TAD-Protokoll konnte eine komplette Remission erreicht werden. Im Mai 1992 erfolgte in der Inneren Klinik (Tumorforschung) Essen die erfolgreiche KMT. Spenderin war die 35jährige HLA-identische Schwester, die sich jedoch in einem HLA-DPB Allel von ihrer Schwester unterschied (Abb. 1). Bei einer Kontrolluntersuchung drei Wochen vor Transplantation konnte klinisch und biochemisch eine eindeutig euthyreote Stoffwechsellage sowie ein unauffälliger Antikörperstatus dokumentiert werden (Normwerte für fT4, fT3, TSH 1,4 mU/l, TRAK < 5 U/l). Vier Wochen nach der KMT traten Tachykardien bis 116 min^{-1} und ein Gewichtsverlust von 6 kg auf. Zehn Wochen nach Transplantation sicherten wir dann eindeutig eine floride Hyperthyreose (fT3 14.5 pmol/l, fT4 42.0 pmol/l, TSH < 0.1 mU/l) bei Morbus Basedow (TPO-AK 691 U/ml, TAK 883 U/ml, TRAK 22 U/l). Sonographisch konnte eine Struma diffusa (Volumen 38 ml) mit typisch echoarmer Binnenstruktur dargestellt werden. Die ergänzende 99m-Technetiumszintigraphie war nach Jodkontamination durch oral applizierte Desinfektionsmittel nicht verwertbar, der Uptake betrug nur

0,2%. Eine thyreostatische Therapie mit Methimazol 40 mg/die wurde eingeleitet. Zufällig wurde bei o. g. Schwester zum gleichen Zeitpunkt ebenfalls eine floride Hyperthyreose entdeckt (T4 403 nmol/l, T3 10.05 nmol/l, fT4 49 pmol/l, TSH < 0.23 mU/l, TRAK 70 U/l). Da die klinischen Symptome bereits einige Monate bestanden, muß von einer Hyperthyreose bereits zum Zeitpunkt der Transplantation ausgegangen werden.

vor KMT:		
– Patientin:	HLA-DPB*0401,0401	
– Spenderin:	HLA-DPB*0101,0401	
nach KMT:		
– Patientin:	DQA1*0301/*0501	DQB1*0201/*0302
– Spenderin:	DQA1*0301/*0501	DQB1*0201/*0302

Abb. 1 Molekulargenetische Untersuchungen.

Nach der KMT konnte aus EDTA-Blutproben der beiden Schwestern DNA isoliert und mittels Polymerasekettenreaktion eine HLA DQA1/DQB1 Typisierung angeschlossen werden (Abb. 1). Im weiteren Verlauf konnte die Methimazoldosis auf 5 mg/die reduziert werden, zusätzlich wurde L-Thyroxin 50 µg/die verordnet. Bei einer Kontrolluntersuchung 13 Monate nach Diagnosestellung befand sich die Patientin in einem guten Allgemeinzustand, bei euthyreoter Stoffwechsellage erfolgt seitdem ein Auslaßversuch. Schilddrüsenvolumen (18 ml) und Binnenstruktur hatten sich normalisiert.

Die Hypothese, daß bei unserer Patientin ein Transfer eines organspezifischen T-Suppressor-Zell-Defektes und kein zufälliges Auftreten vorliegt, wird durch die sehr rasche Entwicklung der Hyperthyreose nach KMT unterstützt, auch wenn ein endgültiger Beweis aussteht.

Ein unspezifischer T-Suppressor-Zell-Defekt, bedingt durch äußere Einflüsse (e. g. Stress, Medikamente etc.), könnte einen zusätzlichen Faktor darstellen. Darüber hinaus fand sich nach KMT bei den molekulargenetischen Untersuchungen eine Identität der Schwestern für DQA1/DQB1. Da eine Häufung des auch bei den beiden Schwestern nachgewiesenen Allel DQA1*0501 bei Patienten mit Morbus Basedow beschrieben wurde [1], muß hier ein weiterer prädisponierender Faktor angenommen werden.

Literatur

[1] Badenhoop, K., H. Schleusener, K. H. Usadel: Immunogenetics of Endocrine Ophthalmopathy and Graves' Disease. In: G. Kahaly (Hrsg.): Endocrine Ophthalmopathy. Molecular, Immunological and Clinical Aspects. Dev. Ophthalmol., vol. 25, S. 11–19. Karger, Basel 1993.

[2] Farid, N. R.: Understanding the Genetics of Autoimmune Thyroid Disease – Still an Illusive Goal! J. Clin. Endocrinol. Metab. *74* (1992) 495A–495B.
[3] Holland, F. J., J. K. McConnon, R. Volpé et al.: Concordant Graves' Disease after Bone Marrow Transplantation: Implications for Pathogenesis. J. Clin. Endocrinol. Metab. *72* (1991) 837–840.
[4] Lampeter, E. F., M. Homberg, K. Quabeck et al.: Transfer of insulin-dependent diabetes between HLA-identical siblings by bone marrow transplantation. Lancet *341* (1993) 1243–1244.
[5] Volpé, R.: Pathogenesis of Graves' Disease. In: L. E. Bravermann, R. E. Utiger (Hrsg.): The Thyroid. A fundamental and clinical text, S. 648–657. J. B. Lippincott Co, Philadelphia 1991.

Schilddrüsenantikörper und die Intensität des intrathyreoidalen Autoimmunprozesses bei Morbus Basedow

R. Paschke

Einleitung

Die Bedeutung unterschiedlich erhöhter Schilddrüsen Autoantikörpertiter bei Morbus Basedow ist bisher weitgehend unbekannt. So erlaubt nach den Ergebnissen der größten prospektiven Studie die Bestimmung der Schilddrüsenantikörper nach einer thyreostatischen Therapie keine Vorhersage des individuellen Morbus Basedow Verlaufs [20].

Der Morbus Basedow ist ein organspezifischer Autoimmunprozeß, welcher durch eine lymphozytäre Infiltration der Schilddrüse gekennzeichnet ist. Trotz extrathyreoidaler Syntheseorte für Schilddrüsenantikörper [18, 23] scheinen die intrathyreoidalen Lymphozyten der bedeutendste Ort der Schilddrüsenantikörpersynthese zu sein [7, 14, 16].

Mikrosomale Antikörper korrelieren mit der Intensität der intrathyreoidalen Infiltration durch B-Lymphozyten und mit der Anzahl intrathyreoidaler Lymphozyten bei lymphozytärer Thyreoiditis und in normalen Schilddrüsen [10, 11, 24]. Es ist bisher jedoch nicht bekannt, ob dies auch für den Morbus Basedow zutrifft. Weiterhin ist bisher unbekannt, ob die TSH Rezeptorantikörper mit dem Ausmaß der lymphozytären Schilddrüseninfiltration korrelieren. Daher wurde die Korrelation der Schilddrüsenantikörper bei Morbus Basedow mit der Intensität der Infiltration durch solche immunkompetenten Zellen untersucht, für welche eine Beteiligung im Autoimmunprozeß bei Morbus Basedow bekannt ist.

Patienten und Methoden

26 Patienten, deren Schilddrüse wegen eines Morbus Basedow subtotal reseziert wurde (mittleres Alter 36.7 ± 2.1 Jahre), wurden prospektiv untersucht. 24 Patienten wurden präoperativ mit Carbimazol und 2 Patienten mit Propylthiouracil behandelt. Die Schilddrüsenantikörper wurden innerhalb von 2 Wochen präoperativ mittels Radiorezeptorassay (TSH Rezeptorantikörper, Henning, Berlin), Enzymimmunassay (mikrosomale Antikörper, Elias, Frei-

burg) und Radioimmunassay (Thyreoglobulin Antikörper, Henning, Berlin) bestimmt.

Beide Schilddrüsenlappen wurden standardisiert aufgearbeitet und in Formalin fixiert. Für jeden Schilddrüsenlappen wurde ein kompletter Querschnitt in Paraffin eingebettet. Serienschnitte wurden mit dem polyklonalen Antikörper für interdigitierende Retikulumzellen (Antigen präsentierende Zellen) [9], mit polyklonalen Antikörpern für IgG lambda und kappa Leichtketten und mit dem monoklonalen Antikörper für aktivierte T-Zellen (CD45R0), welche die Weizenkeim-Mitogen-stimulierte-IgG-Synthese unterstützen [1, 22], angefärbt. Für alle Antikörper (Dako) wurde die Avidin-Biotin-Methode angewandt.

Die Intensität der lymphozytären Schilddrüseninfiltration wurde durch die Punktzählmethode [5] in 100 Gesichtsfeldern/Schilddrüse bei 300facher Vergrößerung bestimmt und als Volumen% berechnet. Die bekannte Punktzählmethode [5] korreliert nach vorausgegangenen Untersuchungen mit der Auszählung der Lymphozyten [17]. Mit beiden Methoden lassen sich für den jeweiligen Schilddrüsenlappen repräsentative Ergebnisse ermitteln [3, 17]. Da sich die immunhistologische Anfärbung besser bei höheren Vergrößerungen beurteilen läßt, für welche die Punktzählmethode nicht anwendbar ist, wurde die Gesamtzahl aller Lymphozyten und die Anzahl sowie der Prozentsatz der angefärbten Lymphozyten jeweils in 51 zufällig ausgewählten Gesichtsfeldern bei 500facher Vergrößerung bestimmt. Auf Grund der geringeren Häufigkeit der S 100 positiven Antigen präsentierenden Zellen wurden diese in 3 Schnitten pro Schilddrüse ausgezählt. Die Fläche der Schnitte wurde morphometrisch mit dem Leitz ASM 68K bestimmt. Die Infiltration durch S 100 positive Zellen wurde dann pro 20 cm^2 Schnittfläche berechnet.

Ergebnisse

Die Intensität der lymphozytären Schilddrüseninfiltration variierte von 0.1 – 28.0 Volumen% (Mittelwert 5.1 Volumen%). Eine ähnlich große Variabilität konnte auch für kappa positive (Range 3 – 1145, Mittelwert 308,1) und lambda positive (Range 2 – 572, Mittelwert 156,5) Plasmazellen, aktivierte T-Zellen (Range 42 – 4321, Mittelwert 852) und Antigen präsentierende Zellen (Range 0 – 2406, Mittelwert 251) beobachtet werden. Eine Korrelation zwischen TSH-Rezeptorantikörperwerten und denen für mikrosomale Antikörper bestand nicht. Auch das Alter der Patienten korrelierte nicht mit den Antikörpertitern.

Mikrosomale Antikörper und Thyreoglobulinantikörper korrelierten signifikant mit dem Ausmaß der lymphozytären Schilddrüseninfiltration sowie mit

Tabelle 1 Korrelation der innerhalb von 2 Wochen präoperativ bestimmten TSH-Rezeptorantikörper (TRAK), der mikrosomalen Antikörper (MAK) und der Thyreoglobulinantikörper (TAK) mit der Intensität der intrathyreoidalen Infiltration durch immunkompetente Zellen

n: Anzahl Patienten r: Korrelationskoeffizient p: Irrtumswahrscheinlichkeit n. s.: nicht signifikant (p > 0,05)	TRAK n = 25	MAK n = 24	TAK n = 15
Gesamtlymphozyten	r = 0,34 n. s.	r = 0,86 p = 0,0001	r = 0,88 p = 0,0001
Lymphozyten (Vol%)	r = 0,19 n. s.	r = 0,92 p = 0,0001	r = 0,90 p = 0,0001
Lambda-positive Lymphozyten (Zahl)	r = 0,45 p = 0,02	r = 0,71 p = 0,001	r = 0,64 p = 0.009
Kappa-positive Lymphozyten (Zahl)	r = 0,27 n. s.	r = 0,71 p = 0,0001	r = 0,56 p = 0,02
UCHL1-positive Lymphozyten (Zahl)	r = 0,13 n. s.	r = 0,90 p = 0,0001	r = 0,85 p = 0,0001
Antigen-präsentierende Zellen	r = 0,06 n. s.	r = 0,90 p = 0,0001	r = 0,73 p = 0,001
Anzahl interstitieller Aggregate	r = 0,24 n. s.	r = 0,71 p = 0,0004	r = 0,56 p = 0,02
Anzahl Sekundärfollikel	r = 0,07 n. s.	r = 0,93 p = 0,0001	r = 0,84 p = 0,0001

dem Ausmaß der Schilddrüseninfiltration durch IgG produzierende Plasmazellen, aktivierte T-Zellen und Antigen präsentierende Zellen. Die mit einem Radioligandenassay gemessenen TSH-Rezeptorantikörperwerte zeigten dagegen bis auf eine grenzwertig signifikante Korrelation für lambda positive Plasmazellen nicht signifikante ($p < 0,05$) Korrelationen (Tab. 1).

Die Korrelationdiagramme für TSH-Rezeptorantikörper und mikrosomale Antikörper mit den UCHL1 positiven Lymphozyten (Abb. 1), deren Korrelationskoeffizienten signifikant unterschiedlich sind, zeigen jeweils einen Patienten mit hohen Titern für mikrosomale (60500 U/l) und TSH-Rezeptorantikörper (438 U/l), welche die Korrelationen unverhältnismäßig beeinflussen könnten. Jedoch auch ohne diese Werte bleibt der signifikante Unterschied für die Korrelationen der mikrosomalen und TSH-Rezeptorantikörper mit den intrathyreoidalen immunkompetenten Zellen erhalten.

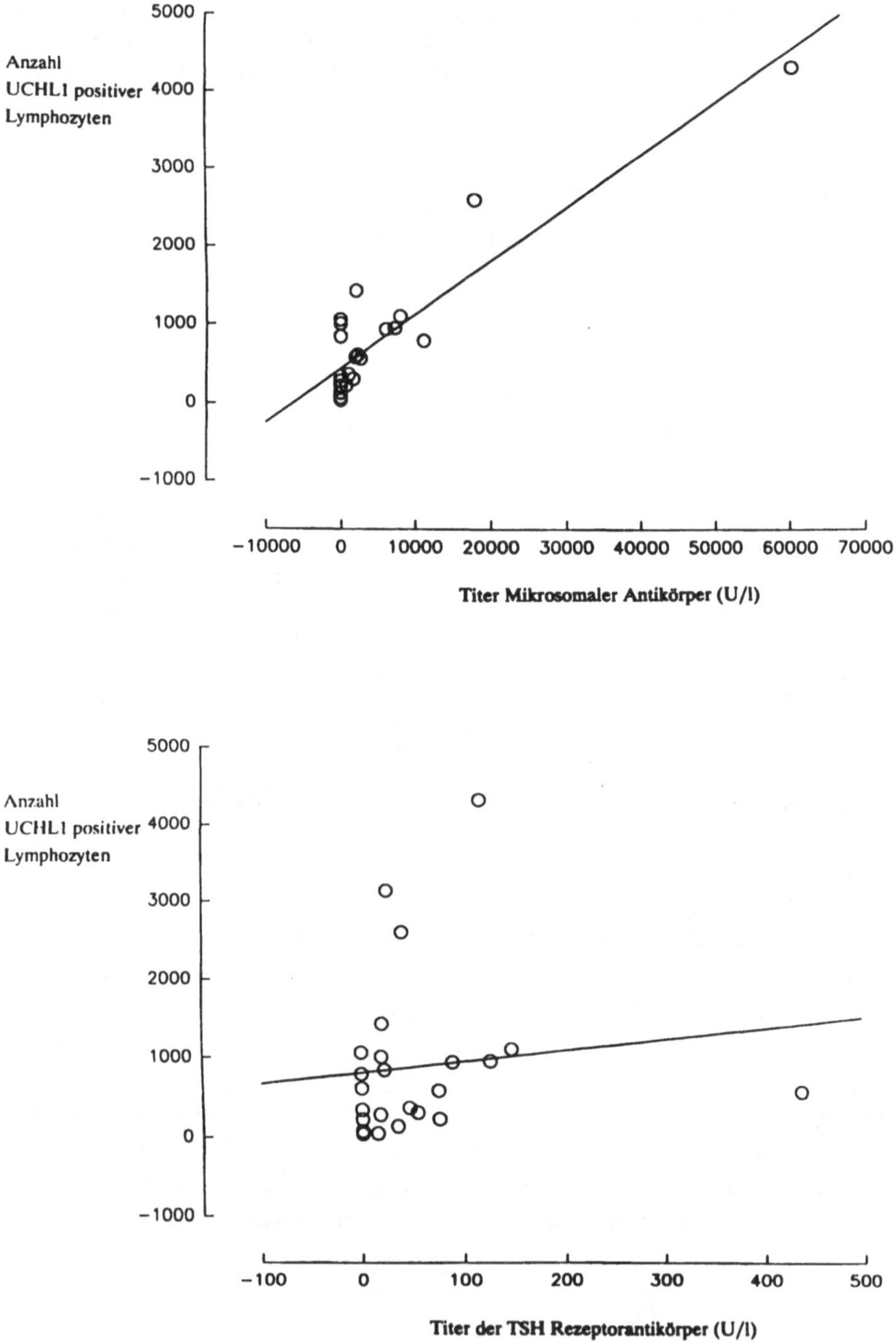

Abb. 1 Korrelationsdiagramm für mikrosomale und TSH-Rezeptorantikörper mit der Anzahl der aktivierten T-Zellen (UCHL1 positiv).

Diskussion

Die für diese Untersuchung verwandten Antikörper identifizieren immunkompetente Zellen, welche für die Aktivität des intrathyreoidalen Autoimmunprozesses bei Morbus Basedow repräsentativ und weitgehend spezifisch sind. IgG produzierende Plasmazellen sind wahrscheinlich an der intrathyreoidalen Schilddrüsenantikörpersynthese beteiligt. Über 50% der intrathyreoidalen T-Zellen sind aktiviert [12]. CD45R0 positive aktivierte T-Zellen unterstützen die Weizenkeim-Mitogen-stimulierte-IgG-Synthese [1, 22]. Interdigitierende Retikulumzellen können Antigen effektiver als andere Antigen präsentierende Zellen präsentieren [2]. Weiterhin sind dendritische Zellen, welche für die Perpetuierung des Autoimmunprozesses von großer Bedeutung sind, im Erfolgsorgan eines organspezifischen Autoimmunprozesses vermehrt [8].

Die Bedeutung unterschiedlicher Titer für mikrosomale Antikörper bei Morbus Basedow ist weitgehend unbekannt. Da Patienten mit Morbus Basedow in der Regel mehrere Schilddrüsenantikörper aufweisen, ist es schwierig, die Effekte eines Antikörpers von denen der anderen zu diskriminieren. Die Assoziation der mikrosomalen und Thyreoglobulinantikörper mit einer erhöhten Infiltration der Schilddrüse durch Lymphozyten, Plasmazellen, aktivierte T-Zellen und Antigen präsentierende Zellen erscheint jedoch auf Grund der signifikanten Korrelationskoeffizienten am bedeutendsten zu sein.

Nach In-vivo- und In-vitro-Untersuchungen werden die TSH-Rezeptorantikörper überwiegend intrathyreoidal gebildet [7, 14]. Im Gegensatz zu den Ergebnissen für mikrosomale und Thyreoglobulinantikörper konnte jedoch für die TSH-Rezeptorantikörper, mit Ausnahme der lambda positiven Lymphozyten, mit keiner der untersuchten Populationen immunkompetenter Zellen eine signifikante Korrelation gefunden werden. Der bekannte extrathyreoidale Beitrag zur Schilddrüsenantikörpersynthese [18, 23] sowie Fälle von Morbus Basedow ohne nachweisbare TSH-Rezeptorantikörper [4, 6] sind mögliche Erklärungen für das Fehlen von signifikanten Korrelationen zwischen TSH-Rezeptorantikörpertitern und der Intensität der intrathyreoidalen lymphozytären Schilddrüseninfiltration. Auch eine mangelnde Spezifität der gegenwärtigen TSH-Rezeptorantikörperbindungsassays sowie die mögliche Beteiligung nur weniger intrathyreoidaler immunkompetenter Zellen an der Autoantikörpersynthese können weitere Gründe für die fehlenden signifikanten Korrelationen sein.

Die Korrelationsdiagramme der mikrosomalen und TSH-Rezeptorantikörper mit den immunkompetenten Zellen haben ein gemeinsames wichtiges Charakteristikum. Sie beinhalten alle eine Gruppe von Patienten mit präoperativ nicht nachweisbaren TSH-Rezeptor- ($n = 8$) und mikrosomalen Antikörpern ($n = 11$), welche bereits trotz präoperativ negativer Antikörper eine große

Variabilität der lymphozytären Schilddrüseninfiltration zeigen. Diese Grundvariabilität erstreckt sich über einen großen Teil der gesamten Variabilität der Schilddrüseninfiltration durch immunkompetente Zellen. Trotz der signifikanten Korrelationskoeffizienten wird es daher im Einzelfall schwierig sein, von peripheren Schilddrüsenantikörpertitern auf die Intensität der Schilddrüseninfiltration durch immunkompetente Zellen zurückschließen. Diese Ergebnisse stimmen mit der eingeschränkten prädiktiven Bedeutung der Schilddrüsenantikörper überein [20]. Weiterhin kann ein erheblicher Anteil der intrathyreoidalen immunkompetenten Zellen einer unspezifischen Infiltration zugerechnet werden, da wahrscheinlich nur 2–6% der intrathyreoidalen T-Zellen autoreaktiv sind [13, 15].

Literatur

[1] Akbar, A. N., L. Terry, A. Timms et al.: Loss of CD 45R and gain of UCHL 1 reactivity is a feature of primed T-cells. J. Immunol. *140* (1988) 2171–2178.

[2] Banga, U. P., P. S. Barnett, D. Mahadevan et al.: Immune recognition of antigen and its relevance to autoimmune disease: recent advances at the molecular level. Eur. J. Clin. Invest. *19* (1989) 107–116.

[3] Denef, J. F., A. C. Cordier, M. Mesquita et al.: The influence of fixation procedure, embedding medium and section thickness on morphometric data in thyroid gland. Histochem. *63* (1979) 163–171.

[4] Endo, T., K. Haraguchi, M. Ohmori et al.: Thyrotropin receptor non mediated thyroid stimulating immunoglobulin in Graves' disease. Biochem. Biophys. Res. Communic. *3* (1991) 1543–1547.

[5] Haug, H.: Die Treffermethode, ein Verfahren zur quantitativen Analyse im histologischen Schnitt. Zeitschr. Anat. Entwicklungsgesch. *118* (1955) 302–312.

[6] Ilicki, A., A. Gamstedt, A. Karlsson: Hyperthyroid Graves' disease without detectable Thyrotropin receptor antibodies. J. Clin. Endocrinol. Metab. *74* (1992) 1090–1094.

[7] Kendall-Taylor, P., A. J. Knox, N. R. Steel et al.: Evidence that thyroid stimulating antibody is produced in the thyroid gland. Lancet *1* (1984) 645–655.

[8] King, P. D., D. R. Katz: Mechanisms of dendritic cell function. Immunology Today *11* (1990) 206–211.

[9] Lauriola, L., F. Michetti, S. Sentinelle et al.: Detection of S-100 labelled cells in nasopharyngeal carcinoma. J. Clin. Pathol. *37* (1984) 1235–1238.

[10] Maänpää, J., I. Lautenschlager, M. Nyberg et al.: Thyroid-infiltrating lymphocytes, thyroid function and HLA-DR in juvenile autoimmune thyroiditis. Acta Endocrinol. *121* (1989) 573–577.

[11] Maagoe, H., I. Reintoft, H. E. Christensen et al.: Lymphocytic thyroiditis I. Correlations between morphological, immunological and clinical findings. Acta Med. Scand. *201* (1977) 299–302.

[12] MacKenzie, W. A., A. E. Schwartz, E. W. Friedman et al.: Intrathyroidal T-cell clones from patients with autoimmune thyroid disease. J. Clin. Endocrinol. Metab. *64* (1987) 818–824.

[13] Mariotti, S., L. Chiovato, P. Vitti et al.: Recent advances in the understanding of humoral and cellular mechanisms implicated in thyroid autoimmune disorders. Clin. Immunol. Immunopathol. *50* (1989) 73–84.

[14] McLachlan, S. M., C. A. S. Pegg, M. C. Atherton et al.: TSH receptor antibody synthesis by thyroid lymphocytes. Clin. Endocrinol. *24* (1986) 223–230.

[15] Navarette, C., G. F. Botazzo: In search for TCR restriction in autoreactive T cell in human autoimmunity: Why is it so elusive? Clin. Exp. Immunol. *91* (1993) 189–192.

[16] Paschke, R., N. Brückner, T. Eck et al.: Regional stimulation of thyroid epithelial cells in Graves' disease by lymphocytic aggregates and plasma cells. Acta Endocrinol. *125* (1991 b) 459–465.

[17] Paschke, R., N. Brückner, R. Schmeidl et al.: Predominant intraepithelial localization of primed T-cells and immunoglobulin-producing lymphocytes in Graves' disease. Acta Endocrinol. *124* (1991 a) 630–636.

[18] Paschke, R., H. G. Heinze, J. Teuber et al.: Extrathyroidal synthesis and biologic action of TSH receptor antibody (TRAb) in Graves' disease. Acta Endocrinol. *115 Suppl. 281* (1987) 352–354.

[19] Sachs, L.: Angewandte Statistik. 6. Aufl. Springer Verlag, Heidelberg–New York–Tokyo 1984.

[20] Schleusener, H., J. Schwander, C. Fischer et al.: Prospective multicenter study on the prediction of relapse after antithyroid drug treatment in patients with Graves' disease. Acta Endocrinol. *120* (1989) 689–701.

[21] Schröder, S., W. Schwarz, W. Rehpenning et al.: Dendritic/Langerhans cells and prognosis in patients with papillary thyroid carcinomas. Am. J. Clin. Pathol. *89* (1988) 295–300.

[22] Smith, S. H., M. H. Brown, D. Rowe et al.: Functional subsets of human helper-induced cells defined by a new monoclonal antibody, UCHL 1. Immunology *58* (1986) 63–70.

[23] Weetmann, A. P., A. M. McGregor, M. H. Wheeler et al.: Extrathyroidal sites of autoantibody synthesis in Graves' disease. Clin. Exp. Immunol. *56* (1984) 330–336.

[24] Yoshida, H., N. Amino, K. Yagawa et al.: Association of serum antithyroid antibodies with lymphocytic infiltration of the thyroid gland: studies of seventy autopsied cases. J. Clin. Endocrinol. Metab. *46* (1978) 859–862.

Neues zur Pathogenese des Morbus Basedow: Zusammenfassung und Aspekte für die zukünftige Therapie

K. Mann

Neue Aspekte zur Pathogenese des Morbus Basedow

Der Morbus Basedow stellt eine organspezifische Autoimmunerkrankung dar. Der Auslösemechanismus ist noch nicht ausreichend geklärt und wahrscheinlich multifaktoriell.

Das von Volpé vorgeschlagene Modell zur Pathogenese des Morbus Basedow ist prinzipiell immer noch gültig (Abb. 1). Eine gestörte Funktion der Suppressor-T-Zellen besitzt in diesem Modell die entscheidende Bedeutung. Die verstärkte Antigenexpression perpetuiert den Prozeß. Das Wissen hat sich im Detail inzwischen wesentlich erweitert. Im folgenden sollen die neuen Aspekte zur Pathophysiologie, die teilweise in den vorangegangenen Kapiteln besprochen wurden, nochmals zusammenfassend dargestellt werden.

Der TSH-Rezeptor ist bezüglich seiner Struktur aufgeklärt und kloniert. Unklar ist weiterhin, ob die für die Bindung von Autoantikörpern wichtigen Epitope lineare, durch Aminosäurensequenzen definierte Epitope sind, oder ob konformationelle Oberflächenstrukturen entscheidend sind. TSH-Rezeptoren existieren auch extrathyreoidal, z. B. im braunen Fettgewebe. Zunehmend aufmerksam wird man auf strukturelle Mutationen und trunkierte Formen des TSH-Rezeptors. So wurden neue Transkripte beschrieben, die durch alternatives Splicing der TSH-Rezeptor-RNA entstehen. Sie codieren nur für den extrazellulären Anteil des Rezeptors, der auch als löslicher Rezeptor in der Zirkulation vorkommt. Möglicherweise kommt ihm eine wichtige Rolle als Autoantigen zu.

Neue Erkenntnisse ergeben sich auch auf der Ebene der Signaltransduktion und der G-Protein-abhängigen Folgereaktionen.

Bei den TSH-Rezeptorantikörpern haben sich im Bereich der Forschung neue Bestimmungsmethoden etabliert. Eine erhöhte Spezifität ist von neuen Meßsystemen zu erwarten, bei denen der menschliche TSH-Rezeptor auf Zellsysteme transfiziert und somit nur das interessierende Antigen exprimiert wird. Hierzu benutzt wurden Ovarzellinien des chinesischen Hamsters (CHO-Zellen) und eine humane Schilddrüsenkarzinomzellinie, die natürlicherweise diesen Rezeptor nicht mehr exprimiert.

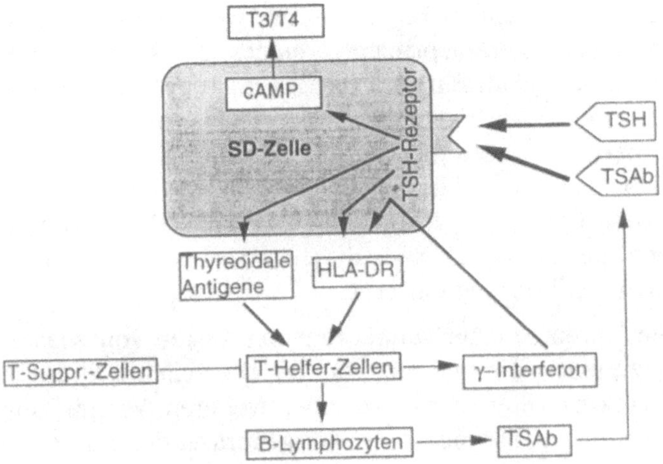

Abb. 1. Modell zur Pathogenese des Morbus Basedow nach Volpé.

Mit solchen Systemen können stimulierende und funktionsblockierende Antikörper differenziert und die Heterogenität der Antikörperpopulation auch im Verlauf der Immunhyperthyreose und unter Therapie verfolgt werden. Die Existenz und Bedeutung wachstumsstimulierender Antikörper wird immer noch kontrovers diskutiert.

Zu den ätiologisch wichtigsten Faktoren zählen die bekannte HLA-Assoziation – hier ermöglichen heute spezifischere Untersuchungsverfahren wie die Restriktionsfragmentanalyse gezieltere Aussagen –, die familiäre Belastung und das bevorzugte weibliche Geschlecht. Der Einfluß der Antigenvariabilität wird derzeit intensiv bearbeitet. Ein wichtiger neuer Aspekt ist die von der Arbeitsgruppe von Davies gezeigte Vα-Genrestriktion des T-Zellrezeptors intrathyreoidaler Lymphozyten.

Die immunologischen Aspekte sind eng gekoppelt an die spezifischen Funktionen der B- und T-Lymphozyten, von Zytokinen und zytokinabhängigen Effekten in der Schilddrüse. Hinzugekommen sind immunmodulatorische Proteine wie Adhäsionsmoleküle und Streßproteine. Ihnen kommt nicht nur in der Schilddrüse selbst, sondern auch bei extrathyreoidaler Manifestation des Morbus Basedow, insbesondere der endokrinen Orbitopathie, eine erhebliche Bedeutung zu.

Neue Therapieansätze

Diese neuen Aspekte zur Pathophysiologie des Morbus Basedow werfen die Frage auf, ob die bisherigen Therapieansätze, die thyreostatische Therapie, die Radiojodtherapie und die Operation, die einzigen therapeutischen Möglichkeiten bleiben werden. Schon seit mehreren Jahren werden bei anderen Autoimmunerkrankungen neue Therapieprinzipien eingesetzt. So ist bei der idiopathischen thrombozytopenischen Purpura die Therapie mit hochdosierten Immunglobulinen akzeptiert, und erste Therapieversuche mit monoklonalen Anti-CD4-Antikörpern, die gegen das charakteristische Antigen der T-Helferzellen wirksam sind, werden in Pilotversuchen bei der rheumatoiden Arthritis und beim Morbus Crohn eingesetzt. Beim Morbus Basedow und der endokrinen Orbitopathie ist der Einsatz dieser Therapieansätze noch weiter von einer klinischen Realisierung entfernt.

TSH-Rezeptorantikörper führen zu einer verstärkten Expression von Klasse-II-Molekülen, hierdurch zu einer Stimulierung von T-Helferzellen und durch eine Aktivierung des Zytokins Interferon-γ zu einer weiteren Verstärkung dieses Mechanismus, so daß der Thyreozyt als antigenpräsentierende Zelle autoantigen wirksam werden kann. Diese antikörpervermittelte Wirkung kann zumindest im Nacktmausmodell von einem TSH-Rezeptorantagonisten unterdrückt werden. Durch einen solchen Therapieansatz könnte der Immunprozeß unterbrochen werden. Klinisch einsetzbare Antagonisten stehen derzeit noch nicht zur Verfügung. Ein vom humanen Choriongonadotropin hCG abgeleiteter Prototyp wurde in dem Beitrag von R. Hörmann vorgestellt.

Ein wesentlich komplexerer Therapieansatz wäre die Behandlung mit humanen polyklonalen oder monoklonalen Hybridantikörpern gegen MHC-Klasse-II-Moleküle. Hierdurch könnte die Erkennung des Thyreozyten durch den T-Zellrezeptor unterbunden werden. Andere Ansatzpunkte, die bei der rheumatoiden Arthritis und in der Transplantationsimmunologie experimentell geprüft werden, sind die Anwendung von Anti-T-Zell-Antikörpern und Antikörpern gegen das CD4-Molekül, das eine entscheidende Rolle bei der Antigenerkennung durch die T-Lymphozyten spielt. Anti-CD4-Antikörper können zur Modulation und zum Verlust des Oberflächenantigens oder zur Phagozytose der antikörperbeladenen Zellen durch Zellen des mononukleären phagozytären Systems führen. Auch andere lymphozytäre Oberflächenantigene, wie zum Beispiel CD3 und Adhäsionsmoleküle wie ICAM1, könnten einbezogen werden.

Interleukin-II ist als Zytokin für die Aktivierung und Proliferation des B- und T-Zellsystems essentiell. Die Wirkung von Interleukin-II wird über den Interleukin-II-Rezeptorkomplex vermittelt, der sich auf aktivierten T-Lymphozyten befindet. Zur Aktivierung und Proliferation von B-Zellen ist erneut IL-II nötig, das von den T-Lymphozyten nach Antigenerkennung gebildet und sezerniert wird. Das bedeutet, daß ohne ein intaktes T-Zellsystem keine Antikörperproduktion stattfinden kann. Aus therapeutischer Sicht ergibt sich daraus die Möglichkeit, durch Inhibierung der T-Zellfunktion auch auf die Antikörperproduktion Einfluß zu nehmen.

Bei der rheumatoiden Arthritis wurde mit dem Rattenantikörper Campath 6, der gegen den Interleukin-II-Rezeptor CD25 gerichtet ist, bei zwei Patienten eine klinisch eindrucksvolle Besserung beschrieben. Beim Morbus Basedow gibt es hierzu noch keine Daten.

Eine weitere Therapiemöglichkeit stellt die T-Zellvakzinierung dar, bei der autoantigenerkennende T-Lymphozyten entnommen, in vitro vermehrt, abgetötet und reinjiziert werden. Im Sinne einer Impfung könnte damit eine Immunantwort eingeleitet werden, die sich gegen autoantigenerkennende T-Lymphozyten richtet. Ob dieses Behandlungskonzept auch bei Autoimmunerkrankungen der Schilddrüse einsetzbar sein wird, ist derzeit noch völlig offen.

Zusammenfassung

Abb. 2 zeigt eine Zusammenstellung der möglichen neuen Therapieansätze beim Morbus Basedow. Der derzeit greifbarste alternative Therapieansatz ist die Entwicklung von TSH-Rezeptorantagonisten.

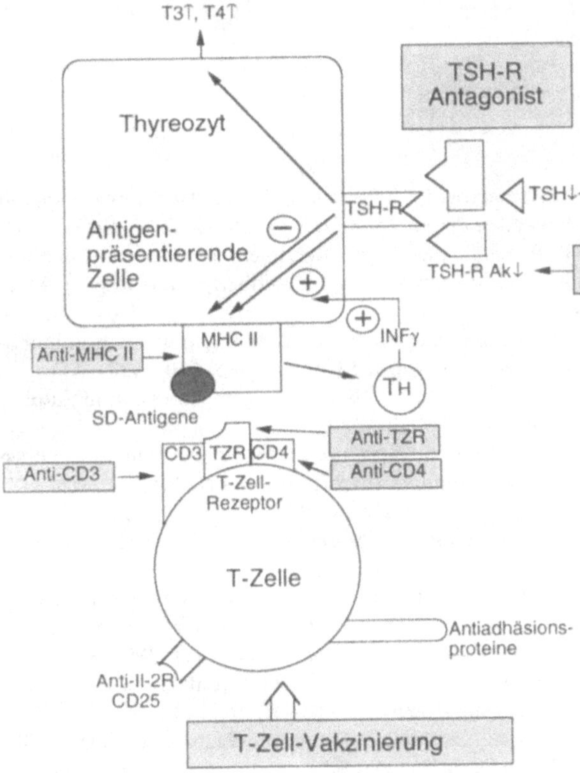

Abb. 2 Mögliche neue Therapieansätze beim Morbus Basedow.

Ein weiterer, einfach realisierbarer Therapieansatz ist die Gabe von Levothyroxin zur Rezidivprophylaxe nach thyreostatischer Therapie. Dieser Ansatz wurde von Hashizume und Mitarbeitern in Japan vorgestellt. In der von dieser Arbeitsgruppe durchgeführten Untersuchung kam es nach Absetzen der thyreostatischen Therapie eines Morbus Basedow bei den Patienten signifikant seltener zum Hyperthyreoserezidiv, die weiterhin mit Levothyroxin behandelt wurden. Die Spekulationen gehen dahin, daß durch die Suppression des TSH weniger Antigenmaterial freigesetzt und so die Autoantikörperproduktion supprimiert wird. In der Tat wurden unter T4-Suppression abfallende TSH-Rezeptorantikörpertiter gefunden, während in der Kontrollgruppe ein Anstieg zu verzeichnen war. Ob dieser Effekt auch im Jodmangelgebiet Deutschland nachweisbar sein wird, ist derzeit noch völlig offen und soll in einer prospektiven Studie der Sektion Schilddrüse der Deutschen Gesellschaft für Endokrinologie geklärt werden.

Bezüglich der endokrinen Orbitopathie ist die Hochdosisimmunglobulintherapie und eine Therapie mit dem Somatostatinanalogon Oktreotide im Gespräch. Die hohen Kosten und die mangelnde Spezifität dieser experimentellen und noch nicht ausreichend erprobten Therapieform verhindern jedoch derzeit ihre breite Anwendbarkeit.

Literatur

[1] Berzofsky, J. A., K. B. Cease, J. L. Cornette et al.: Protein antigenic structures recognized by T-cells: Potential applications to vaccine design. Immunological Reviews *98* (1987) 9–41.

[2] Clarkson, S. B., J. B. Bussel, R. P. Kimberley et al.: Treatment of refractory immune thrombocytopenic purpura with an anti-Fc-gamma-receptor antibody. New Engl. J. Med. *314* (1986) 1236–1239.

[3] Combe, B., B. Corso, J. Clot et al.: Human placenta-eluted gamma globulins in immunomodulating treatment of rheumatoid arthritis. Am. J. Med. *78* (1985) 920–928.

[4] Davies, T.: The complex role of epithelial cell MHC class II antigen expression in autoimmune endocrine disease. Autoimmunity *8* (1990) 87–89.

[5] Davies, T. F., A. Martin, E. S. Conception et al.: Evidence of limited variability of antigen receptors on intrathyroidal T-cells in autoimmune thyroid disease. N. Engl. J. Med. *325* (1991) 238–244.

[6] Grey, H. M., R. Chestnut: Antigen processing and presentation to T-cells. Immunology Today *6* (1985) 101–106.

[7] Hashizume, K., K. Ichikawa, A. Sakurai et al.: Administration of thyroxine in treated Graves' disease. Effects on the level of antibodies to thyroid-stimulating hormone receptors and on the risk of recurrence of hyperthyroidism. New Engl. J. Med. *324* (1991) 947–953.

[8] Horneff, G., G. R. Burmester, F. Emmrich et al.: Treatment of rheumatoid arthritis with an anti-CD4 monoclonal antibody. Arthritis Rheum. *34* (1991) 129–140.

[9] Kyle, W., R. J. Coughlan, H. Tighe et al.: Beneficial effect of monoclonal antibody to the interleukin-2 receptor on activated T-cells in rheumatoid arthritis. Ann. Rheum. Dis. *48* (1989) 428–429.

[10] Loss, E. G., C. G. Elias, P. E. Fields et al.: Major histocompatibility complex class II-restricted presentation of an internally synthesized antigen displays cell-type variability and segregates from the exogenous class II and endogenous class I presentation pathways. J. Exp. Med. *178* (1993) 73–80.
[11] Martin, A., N. K. Goldsmith, E. W. Friedman et al.: Intrathyroidal accumulation of T-cell phenotypes in autoimmune thyroid disease. Autoimmunity *6* (1990) 269–281.
[12] Sheila, H. R., N. K. Goldsmith, I. Z. Leiderman et al.: Induction of microsomal antigen und comparison with histologic localization of HLA-DR in Graves' thyroid tissue. Autoimmunity *2* (1989) 253–263.

1.2 Morbus Basedow und Autonomie

Hyperthyreosetherapie: state of the art

D. Reinwein

„State of the art oder Die Kunst des Weglassens" sollte nicht soweit gehen, daß ich nicht zuvor meinen Mitarbeitern, den Herren Prof. Benker, Olbricht, Lederbogen und dem Team in Düsseldorf sowie Essen, selbstverständlich auch den Sektionsmitgliedern und den vielen Kollegen auch in diesem Forum, die uns geholfen haben, bestimmte Studien durchzuführen, danke.

Wie ist der aktuelle Stand der Hyperthyreosetherapie und wie sehen die Perspektiven aus? Ich beschränke mich auf den Morbus Basedow als die häufigste Form der Hyperthyreose; er macht in unserem Krankengut von 2994 Patienten 55% der Fälle aus. Eine ideale Therapie gibt es deshalb nicht, weil wir die Ursache des Morbus Basedow nicht kennen. Dennoch sind die drei bekannten Verfahren bemerkenswert erfolgreich. Mit Sicherheit ist der M. Basedow eine Autoimmunerkrankung und tritt daher periodisch und einmal mehr und einmal weniger intensiv auf.

Medikamentöse Therapie

Die entscheidende Frage ist, ob Thyreostatika die beim Morbus Basedow zugrundeliegenden immunologischen Prozesse modulieren. Thionamide können gewisse immunologische Parameter beeinflussen [2], wie z. B. die IL-2 Produktion, die Funktion der natürlichen Killerzellen, die HLA-DR-Expression auf Thyreozyten oder die Phagozytose; die Konzentrationen von TSH-Rezeptor- und mikrosomalen TPO-Antikörpern nehmen ab. Der zugrundeliegende Mechanismus ist aber unbekannt. Er könnte entweder von spezifischen immunsuppressiven Eigenschaften abhängen oder begleitet lediglich die normalisierte Stoffwechsellage, wie Volpé [22] vermutet. Thionamide besitzen freie Sauerstoffradikale, die möglicherweise die intrathyreoidalen Entzündungsprozesse und Autoimmunreaktionen beeinflussen [8]. Bisher war nicht eindeutig zu entscheiden, durch welche Behandlungsmodalitäten (Behandlungsdauer und -dosis) ein solcher Effekt, wenn er tatsächlich existiert, realisiert werden kann. Hauptargument für die Annahme einer solchen immunsuppressiven Wirkung ist die höhere Remissionsrate von thyreostatisch gegenüber mit Propranolol behandelten Hyperthyreosen. Letztere liegt bei 14–36%, gegenüber 40–60% nach Thiamazol. Der weitere Verlauf nach thyreostatischer Behandlung ist unterschiedlich. Bei manchen Patienten verschwinden die humoralen immunologischen Veränderungen; die normale Kontrolle der Autoimmunität ist wieder hergestellt. Bei anderen persistiert eine subklinische Hyperthyreose über Monate oder sogar Jahre. Aus dem Morbus Basedow kann sich auch eine chronische Thyreoiditis entwickeln, die ein Hyperthyreoserezidiv verhindert oder ihrerseits zu einer Hypothyreose führt.

Die *Indikationen für die Behandlung mit Thyreostatika sind* [19]:

1. *Konservative Behandlung der Hyperthyreose vom Typ Morbus Basedow ohne/oder mit nur kleiner Struma*
Ziel der Therapie ist es, eine euthyreote Stoffwechsellage herzustellen und nach einer zeitlich begrenzten Therapiedauer eine Remission zu erreichen. Die Remissionsraten der Literatur schwanken erheblich, was auf die bislang unzureichende Trennung von immunogenen und nichtimmunogenen Hyperthyreosen und Unterschiede der Behandlungsdauer, -dosis und Jodzufuhr zurückzuführen ist. Nicht sinnvoll ist die Langzeittherapie bei Morbus Basedow, wenn große Strumen (> 50 g) bestehen, die mechanisch stören oder den Verdacht auf ein Malignom nahelegen.

2. *Operationsvorbereitung bei allen Formen der Hyperthyreose*
Ob die präoperative Gabe von Jod (Plummerung) nützt, ist umstritten.

3. *Vorbereitung von Hyperthyreosepatienten vor Radiojodtherapie*
Diese ist notwendig, um das Risiko einer posttherapeutischen thyreotoxischen Krise zu reduzieren, sowie im Intervall nach Radiojodbehandlung, um die Zeit bis zum vollen Einsatz der Radiojodwirkung zu überbrücken.

Während die floride Hyperthyreose immer thyreostatisch behandelt werden muß, gilt dies nicht für Sonderformen der Hyperthyreose mit nur geringer Symptomatik, wie z. B. bei der subakuten Thyreoiditis, der Postaspirationshyperthyreose [10], der durch Interferon-Alpha induzierten Hyperthyreose [5] und der durch hCG hervorgerufenen Gestationshyperthyreose [9].

Wie sieht die Therapiewahl für die einzelnen Behandlungsformen konkret aus? In unserem Krankengut von 1648 Basedow-Patienten wurden definitiv 17,7% operativ, 13,6% mit Radiojod und 2,9% operativ sowie mit Radiojod behandelt.

Nebenwirkungen der Thyreostatika

Die Nebenwirkungen der Thyreostatika sind gewöhnlich gering und äußern sich vor allem durch Pruritus und Exantheme. Gravierender sind Arthropathien, Dysgeusien und Cholestase. Über die Zahlen gab es bisher sehr unterschiedliche Angaben, weil es sich meistens um Sammelstatistiken handelte

[16]. Die bei 1256 Patienten retrospektiv erfaßten Nebenwirkungen [14] entsprechen den letzten Daten unserer prospektiven Studie [18]. Methimazol, Carbimazol und PTU unterscheiden sich nicht voneinander. Die leichteren Nebenwirkungen treten dosisabhängig in den ersten sechs Monaten auf. Dies gilt auch für Dosen im unteren Bereich. Die Rate unerwünschter Arzneimittelwirkungen nach Thiamazol liegt im niedrigen Dosisbereich 5–10 mg/die unter 10% und steigt auf über 30% bei Dosen von 60 mg/die.

Ernste Nebenwirkungen wie Agranulozytose sind selten; ihre Frequenz beträgt 0,18%. Diese Prävalenz an einem über 15 Jahre untersuchten Krankengut liegt niedriger als in den anderen meist älteren Studien, die überwiesene Einzelfälle mitberücksichtigten [13]. Das Zeitintervall zwischen Beginn der Therapie und klinischer Manifestation betrug im Mittel 33 Tage. 92% traten innerhalb der ersten 10 Wochen der Behandlung auf. Das Auftreten der Agranulozytose ist nicht sicher dosisabhängig.

Therapie mit Thyreostatika

Initialtherapie

Bisher hatte man weitgehend empirisch Dosen zwischen 10 und 120 mg MMI zum Einstellen der euthyreoten Stoffwechsellage verwandt, wobei die meisten Schilddrüsenexperten Dosen zwischen 30 und 40 mg wählten. Hohe Dosen schlug man vor in der Annahme, hiermit die Langzeiterfolge verbessern zu können [20]. Neu und für die meisten Thyreoidologen unerwartet ist die Erkenntnis, daß initial das Ziel bereits mit 10 mg MMI erreicht wird.

Für den Initialerfolg sind folgende Faktoren wichtig:

1. die Höhe der Schilddrüsenhormonkonzentration im Serum zu Beginn der Therapie
2. die reguläre Jodversorgung der Region
3. eine evtl. vorausgegangene Jodkontamination.

Generell ist die Dosiswahl letztlich ein Kompromiß zwischen dem Wunsch nach hoher Effektivität (rasche Normalisierung der Stoffwechsellage) und der Vermeidung von Nebenwirkungen.

Langzeittherapie

In den meisten Fällen ist die Initialbehandlung einfach. Das Problem liegt bei der Langzeittherapie und dem Risiko eines Rezidivs nach Absetzen der Medikamente. Das Verhältnis zwischen Dosis, Langzeitwirkung und Nebenwirkung ist also entscheidend. Hierzu sind erst kürzlich entsprechende Studien prospektiv durchgeführt worden, die bisher offene Fragen beantworteten [18]. Eine Erhöhung der Methimazoldosis von 10 auf 40 mg für die Dauer eines Jahres bietet keinen erhöhten Schutz vor einem Rezidiv während eines Follow-up von einem weiteren Jahr. 196 von 309 Patienten kamen in Remission, wobei die beiden MMI-Dosen gleich wirksam waren; zu einem ähnlichen Resultat kamen auch Meng und Mitarbeiter [12]. Unser Ergebnis steht im Gegensatz zu der retrospektiven Studie von Romaldini (1983), der eine Remissionsrate von 75% mit hoher MMI-Dosis gegenüber 42% mit einer niedrigeren festgestellt hatte. Die Langzeittherapie sollte mindestens ein Jahr dauern, ob eine Verlängerung wirklich nützt, ist fraglich [1, 7, 11].

Kürzlich hat eine Studie von Hashizume [6] erhebliches Aufsehen erregt, weil sie vermuten läßt, daß der entscheidende Faktor für die Vermeidung eines Rezidivs weder die Dosis noch die Dauer der thyreostatischen Therapie ist. Der Schlüssel scheint vielmehr die Kombination von Thyreostatika mit Thyroxin zu sein, wobei man Thyroxin nach Absetzen der Thyreostatika noch weiter gab, um die Schilddrüse durch Suppression „ruhig" zu stellen. Alle Patienten erhielten eine konstante Dosis von 30 bzw. 10 mg Thiamazol über 18 Monate. Nach 6 Monaten wurden die Patienten randomisiert und erhielten entweder 100 µg Levothyroxin oder Placebo für weitere drei Jahre nach Absetzen der Thyreostatika. Die Rezidivrate war in der Thyroxingruppe verglichen mit der Placebogruppe beträchtlich niedriger (1,7 versus 34,7%). Diese Untersuchungsergebnisse sind nicht direkt vergleichbar mit denen europäischer Studien. Letztere erfolgten in Gebieten mit einem mäßiggradigen Jodmangel mit einer Jodausscheidung von 50–100 µg Jod/Tag, während diese in Japan weit über 300 µg/Tag liegt. Es ist auch nicht auszuschließen, daß die Placebogruppe während des Durchlaufens einer kompensierten iatrogenen Hypothyreose einer erheblichen Schilddrüsenstimulation ausgesetzt wurde. Der mögliche protektive Effekt der T4-Supplementation auf die Rezidivrate erfordert daher prospektive randomisierte Studien in Europa.

Prognose der Remission

Zuverlässige Vorhersagekriterien für die Remission fehlen. Immer wieder hat man eine Reihe von Prädiktoren für die Remission ins Feld geführt [4], wie kleine Struma, leichte Form der Hyperthyreose, HLA-Status, z. B. HLA DR3 und Familienanamnese. Besonders bei retrospektiven Studien versuchte man, mit am Ende der Therapie ermittelten objektiven Indices, wie Suppressionstest, Serum-TSH-Spiegel, TRH-Test, TSH-Rezeptor-AK-Titer, Strumagröße, die Patienten zu identifizieren, die in Remission kommen oder die infolge

Fortbestehens des autoimmunologischen Prozesses ein hohes Rezidivrisiko tragen. Statistisch kann man zwar lt. prospektiver Studien die Prognose beurteilen, für den Einzelfall sind die Aussagen aber unbefriedigend [21, 23].

Chirurgische Therapie

Beim Morbus Basedow ist in jedem Fall zunächst die medikamentöse Thyreostase bis zur Euthyreose als Therapie der Wahl anzusehen. Es ist aber frühzeitig zu entscheiden, welche Patienten bis zur Vollremission allein medikamentös und welche „definitiv“ behandelt werden sollen [19]. Die Operation der Basedow-Hyperthyreose erscheint primär indiziert bei schwerer Hyperthyreose mit diffuser Struma (> Grad II), mechanischer Beeinträchtigung, multinodöser Struma > Grad II (aufgepfropfter Basedow), gleichzeitig malignitätsverdächtigem Befund und bei juvenilen Patienten mit deutlicher Struma.

Anders verhält es sich bei der sicher größeren Gruppe von Patienten, die zunächst medikamentös mit dem Ziel einer Dauerremission behandelt werden. Eine sekundäre Operationsindikation ergibt sich in diesen Fällen bei Patienten mit Struma und schlechtem Ansprechen auf die medikamentöse Therapie oder Befundverschlimmerung nach Dosisreduktion, Arzneinebenwirkungen, mangelnder Kooperation und frühem Rezidiv nach Auslaßversuch. Das Operationsziel ist die ausgedehnte Schilddrüsenresektion mit Restgrößen von etwa 4 ml. Hiermit ist jetzt die Rezidivrate unter 2% gesenkt, allerdings treten danach in bis zu 50% der Fälle subklinische und klinische Hypothyreosen auf. Als Entscheidungshilfe zwischen Operation und Radiojodtherapie ist die Größe der Struma und zwar > Grad II: Operation anzusehen.

Risiken der Operation

Es gibt praktisch keine lebensbedrohlichen Zwischenfälle bei der Operation des Morbus Basedow. Wenn die chirurgischen Voraussetzungen erfüllt sind, sollte die Häufigkeit funktioneller Schäden unter 0,2% für die Epithelkörperchen und unter 2% für die Nerven liegen.

Radiojodtherapie

Beim Morbus Basedow zieht man die einzeitige Radiojodtherapie der fraktionierten vor [15, 19].

Die *Indikation* für die Radiojodtherapie ergibt sich bei Persistenz der Hyperthyreose oder bei einem Rezidiv nach ausreichend langer medikamentöser

Thyreostase. Zur Ersttherapie werden heute im allgemeinen 120–160 Gy und bei Rezidiven 160–200 Gy verabfolgt. Die Wirksamkeit der Radiojodtherapie unter laufender thyreostatischer Medikation ist z. Zt. nicht abzuschätzen.

Die *Kontraindikationen* entsprechen denen bei der Primärindikation der Operation, d. h. wenn Zweifel an der Dignität bestehen, bei unzureichender Speicherung, z. B. bei ausgeprägten degenerativen Prozessen und nach Jodexzeß sowie selbstverständlich bei Gravidität und Laktation.

Risiken: Kanzerogene, mutagene und teratogene Wirkungen sind nicht bewiesen [7]. Daher gibt es auch keine gesicherten Daten, die eine Altersgrenze von 40 Jahren begründen können, wie das bisher der Fall war. Nach Therapie eines Morbus Basedow kommt es zu einer jährlichen Zunahme von Hypothyreosen in Höhe von etwa 5%, und zwar unabhängig vom Dosiskonzept.

Perspektiven

Mehrere Fragen bleiben unbeantwortet. 1. Ist es vorhersehbar, daß ein bestimmter Patient durch die thyreostatische Therapie geheilt werden kann? 2. Läßt sich die MMI-Therapie so kontrolliert einstellen, daß man einen besseren Langzeiteffekt hat? 3. Verbessert der Versuch, „die Schilddrüse therapeutisch ruhig zu stellen“, wirklich die Langzeittherapie? 4. Potentielle Marker, die den Langzeiterfolg voraussagen, sollten entwickelt und verbessert werden. z. Zt. scheint der beste Weg dazu bei der neuen Generation von TRAK-Assays auf molekularbiologischer Basis zu liegen. Eine spezifische Immunmodulation – entweder allein oder in Kombination mit Thyreostatika – könnte zukünftig vielleicht die Strategie der medikamentösen Behandlung verbessern.

Für die beiden *ablativen Verfahren* fragt es sich vor dem Hintergrund der Hashizume-Daten, ob man nicht generell für eine bestimmte Zeit mit Thyroxin nachbehandeln sollte, um die posttherapeutische Hypothyreoserate mittels geringerer Radikalität zu senken.

Wir sehen, daß trotz allem immer noch einige Unsicherheiten da sind, die ausgeräumt werden sollten. Hierzu brauchen wir dringend weitere prospektive Studien.

Literatur

[1] Allanic, H., R. Rouchet, J. Orgiazzi et al.: Antithyroid drugs and Graves' disease. A prospective randiomized evaluation on the efficiacy of treatment duration. J. Clin. Endocrinol. Metab. *70* (1990) 675–679.

[2] Benker, G., J. Esser, G. Kahaly et al.: New therapeutic approaches in thyroidal autoimmune diseases. Klin. Wochenschr. *68* (Suppl. XXI) (1990) 44–54.
[3] Benker, G., C. Nolte, H. Hirsche et al.: Determinants of the response to antithyroid drugs in Graves' disease. Clinical Endocrinology 1994 (im Druck).
[4] Cooper, D. S.: Treatment of thyrotoxicosis. In: L. E. Braverman, R. D. Utiger (Hrsg.): The Thyroid, S. 887–916, 6. Aufl. Lippincott, 1991.
[5] Dupont, J., J. Orgiazzi, A. Burger: Maladies autoimmunes et traitement par l'IFN-α; revue de la literature a propos d'un cas d'hyperthyroidie. Rev. Med. Interne *14* (1993) 93–99.
[6] Hashizume, K., K. Ichikawa, A. Sakurai et al.: Administration of thyroxine in treated Graves' disease. Effects on the level of antibodies to thyroid-stimulating hormone receptors and on the rise of recurrence of hyperthyroidism. New Engl. J. Med. *324* (1991) 947–953.
[7] Hedley, A., R. E. Young, S. J. Jones et al.: Scottish Automated Follow-up Register Group: Antithyroid drugs in the treatment of hyperthyroidism of Graves' disease. Long-term follow-up of 434 patients. Clinical Endocrinology *31* (1989) 209–218.
[8] Heufelder, A., B. E. Wenzel, R. S. Bahn: Methimazole and propylthiouracil inhibit the oxygen free radical induced expression of a 72 kilo dalton heat shock protein in Graves' retroocular fibroblasts. J. Clin. Endocrinol. Metab. *74* (1992) 737–742.
[9] Kimura, M., N. Amino, H. Tamaki et al.: Gestational thyrotoxicosis and hyperemesis gravidarum: possible role of hCG with higher stimulating activity. Clinical Endocrinology *38* (1993) 345–350.
[10] Kobayashi, A., K. Kuma, F. Matsuzuka et al.: Thyrotoxicosis after needle aspiration of thyroid cyst. J. Clin. Endocrinol. Metab. *75* (1992) 21–24.
[11] Meng, W.: Medikamentöse Therapie des Morbus Basedow. Langzeitergebnisse. Akt. Endokr. Stoffw. *13* (1992) 9–15.
[12] Meng, W., S. Meng, E. Männchen et al.: Effects of therapy duration of low and highly dosed thiamazole treatment in Basedow's-Graves' disease. Exp. Clin. Endocrinol. *97* (1991) 257–260.
[13] Meyer-Geßner, M., G. Benker, S. Lederbogen et al.: Antithyroid drugs induced agranulocytosis: Clinical experience with ten patients treated at one institution and review of the literature. J. Clinical Investigation *17* (1994) 29–36.
[14] Meyer-Geßner, M., G. Benker, Th. Olbricht et al.: Nebenwirkungen der antithyreoidalen Therapie der Hyperthyreose. Dtsch. med. Wschr. *114* (1989) 166–171.
[15] Moser, E.: Ergebnisse der Radiojodtherapie bei den unterschiedlichen Formen der Hyperthyreose in Abhängigkeit vom Dosiskonzept. Akt. Radiol. *2* (1992) 179–187.
[16] Orgiazzi, J.: Management of hyperthyroidism. Endocrinology and Metab. Clinics of North America *16* (1987) 365–389.
[17] Reiners, Chr.: Radiojodtherapie der immunogenen Hyperthyreose. Neuester Stand. Akt. Endokr. Stoffw. *13* (1992) 62–68.
[18] Reinwein, D., G. Benker, W. D. Alexander et al.: A prospective randomized trial of antithyroid drug dose in Graves' disease therapy. J. Clin. Endocrinol. Metab. *76* (1993) 1516–1522.
[19] Reinwein, D., H. D. Röher, R. Emrich: Therapie der Hyperthyreose. Aktueller Stand. Dtsch. med. Wschr. *118* (1993) 1036–1043.
[20] Romaldini, J. H., N. Bromberg, R. S. Werner et al.: Comparison of effects of high and low dosage regimens of antithyroid drugs in the management of Graves' hyperthyroidism. J. Clin. Endocrinol. Metab. *57* (1983) 563–570.
[21] Schleusener, H., J. Schwander, C. Fischer et al.: Prospective multicenter study on the prediction of relapse after antithyroid drug treatment in patients with Graves' disease. Acta Endocrinologica *120* (1989) 689–701.
[22] Volpé, R.: Immunoregulation in autoimmune thyroid diseases. N. Engl. J. Med. *316* (1987) 44–46.

[23] Werner, R. S., J. H. Romaldini, C. S. Farah et al.: Serum thyroid stimulating antibody, thyroglobulin levels, and thyroid suppressibility measurements as predictors of the outcome of combined methimazole and triiodothyronine therapy in Graves' disease. Thyroid *1* (1991) 293–299.

Diskussion

Schleusener:
Vielen Dank, Herr Reinwein, für Ihre sehr schöne, komprimierte Übersicht. Sind Sie einverstanden, daß man Ihren Vortrag zusammen mit dem von Herrn Benker diskutiert, weil es ja ein Komplex ist?

Konservative Therapie des Morbus Basedow

G. Benker

Die thyreostatische Therapie – nur um diese geht es hier – ist im Prinzip seit 1944 bekannt – was kann es da Neues geben? Die Fortschritte bestehen (leider) nicht in der Erfindung neuer Substanzen oder neuer Behandlungsprinzipien, sondern in

- Dosisfindung für die Initaltherapie,
- Bestimmung von Faktoren für den Langzeiterfolg,
- Erkenntnissen über die mögliche Toxizität der Thyreostatika.

Thiamazol und die „Prodrug“ Carbimazol lassen sich mit gleichem Effekt einsetzen, wenn man die Dosisäquivalenz beachtet (etwa 7 mg Thiamazol entsprechen 10 mg Carbimazol [3]). Angesichts der hohen interindividuellen Unterschiede in der Bioverfügbarkeit [8, 9, 13] lassen sich keine schematischen Dosisempfehlungen geben; die zur Kontrolle einer Hyperthyreose erforderliche Dosis muß am Patienten austitriert werden, sofern man nicht eine Standarddosis vorzieht und lieber Schilddrüsenhormon supplementiert. Darüber wird weiter unten noch zu sprechen sein.

Initialdosis von Thiamazol

Thyreostatika wurden, da man anfangs keinerlei Dosisfindungsstudien durchführte, gerne hoch dosiert; man ging – nicht ganz zu Unrecht – von einer großen therapeutischen Breite aus. Dosierungen von 100 mg Thiamazol und mehr in der Initialbehandlung des Morbus Basedow waren in den 70er Jahren nichts Ungewöhnliches. Eine Umfrage der European Thyroid Association 1986 ergab Dosierungen zwischen 30 und 45 mg Thiamazoläquivalent bei einer unkomplizierten Hyperthyreose, sie gingen aber bis zu 60 mg und mehr [6]. Anhaltspunkte dafür, daß diese Dosisempfehlungen sich auf klinische Erfahrung stützten, liefert u.a. die Untersuchung von Azizi [1], der zeigen konnte, daß die Dauer bis zum Erreichen der Euthyrose von der Jodversorgung abhängt, daß also in einem jodreichen Gebiet wie den USA wesentlich längere Zeit vergeht, bis der Patient euthyreot wird, als in einem jodarmen Gebiet. Dieses verzögerte Ansprechen bei höherer Jodversorgung läßt sich z.T. durch eine Erhöhung der Thyreostatikadosis ausgleichen [2]. Wir haben darüber hinaus zeigen können, daß selbst geringe Unterschiede in der Jodversorgung sich bereits auf die Wirksamkeit der Thyreostatika auswirken können [2]. Bei ausgeprägtem Jodmangel (Jodausscheidung unter 50 µg/g Kreatinin) werden fast 90% der Patienten bereits mit 10 mg Thiamazol pro Tag euthyreot. Bei einer „normalen" Jodversorgung von 100 µg und mehr sind es aber nur noch rund 60%.

Es wäre nun einfach, diese Unsicherheit in der Voraussage der Wirksamkeit dadurch zu umgehen, daß man entweder beim Basedow-Patienten routinemäßig die Jodausscheidung mißt oder von vornherein eine höhere Dosis Thyreostatikum gibt. Man hat eindeutig eine höhere Chance, seinen Patienten mit 40 mg Thiamazol pro Tag innerhalb von 6 Wochen euthyreot zu machen als mit 10 mg. Speziell bei schweren Formen der Hyperthyreose wird man da ungern ein Risiko eingehen. Dagegen gibt es jedoch eine Reihe von Argumenten. Die Jodbestimmung ist nicht überall verfügbar, und das Ergebnis müßte für kritische Fälle von Hyperthyreose rasch vorliegen, um die Dosisfindung beeinflussen zu können. Streuungen der Jodausscheidung von Tag zu Tag machen die Bewertung schwierig. Eine routinemäßig höhere Dosis führt leider zu mehr Nebenwirkungen [11] und zu mehr Therapieabbrüchen. Nichts ist problematischer, als bei einem ernstlich Kranken durch eine zu hohe Dosis eine Agranulozytose zu erzeugen [17] und die Therapie dann absetzen zu müssen oder das Risiko des Umsetzens auf ein anderes Thyreostatikum einzugehen. Ein Patient, der durch seine Hyperthyreose vital gefährdet ist – es handelt sich hier nur um eine kleine Minorität –, wird im allgemeinen aber auch nicht sechs Wochen oder länger auf die Herstellung der Euthyreose warten können. Im Falle einer Jodkontamination können im Extremfall Monate vergehen. Hier wird man das Risiko höherer Dosen – oder einer frühzeitigen Operation – eingehen müssen.

Für den „normalen" Patienten mit M. Basedow, der durch seine Krankheit nicht akut gefährdet ist, treffen diese Überlegungen nicht zu. Hier gilt, daß das Überschreiten einer Tagesdosis von 40 mg Thiamazoläquivalent pro Tag sicher nicht erforderlich ist und daß man in vielen Fällen mit 10 bis 20 mg auskommen wird, insbesondere wenn folgende Bedingungen zutreffen:

- Jodmangelsituation, keine bekannte Jodexposition,
- leichtes Krankheitsbild,
- leichte bis mittelgradige Erhöhung der Schilddrüsenhormonkonzentrationen im Serum.

Thionamiddosis und Remission

Thionamide interferieren mit der Jodorganifikation; der Patient wird euthyreot, weil schließlich aus der Schilddrüse kein Hormon mehr freigesetzt wird und die Schilddrüse letztlich an Jod verarmt. Es gibt im wesentlichen drei

Theorien, warum die Euthyreose nach dem Absetzen des Thyreostatikums anhält:

1. Die Krankheit ist spontan remittiert, ein Phänomen, das auch ohne jede Behandlung oder unter symptomatischer Betablockade eintreten kann [4].

2. Die Thionamide haben den zugrunde liegenden pathogenetischen Prozeß supprimiert [16].

3. Die Herstellung der Euthyreose selbst unterbricht den Krankheitsprozeß (im Sinne einer Selbstperpetuierung der Erkrankung). Hierdurch wird leicht erklärt, daß Patienten, die unter thyreostatischer Therapie ständig erhöhte oder grenzwertige T3-Werte aufweisen, deren Krankheitsaktivität also persistiert, unmittelbar nach dem Absetzen rezidivieren [15].

Wirken Thionamide bei M. Basedow selektiv „immunsuppressiv“, so wäre ein Bezug zur Dosis naheliegend. 1983 berichteten Romaldini und Mitarbeiter auf Grund retrospektiver Daten über deutlich bessere Remissionsraten nach höheren Dosierungen von Thyreostatika [12]. Inzwischen liegen Ergebnisse von drei prospektiven Studien zu dieser Dosisfrage vor. Meng et al. [10] sahen keinen Unterschied in der Remissionsrate zwischen 10 und 40 mg Thiamazol; eine große europäische multizentrische Studie mit 309 auswertbaren Patienten beobachtete eine Remissionsrate von etwa 65% ein Jahr nach Therapieende sowohl nach 10 wie nach 40 mg Thiamazol. Es scheint somit, daß die Dosis des Thyreostatikums keinen Einfluß hat; es scheint darüber hinaus, daß bei entsprechender Patientenselektion die Erfolge der thyreostatischen Therapie günstiger sind als bisher angenommen. Die teilweise wesentlich höheren Rezidivraten anderer Studien erklären sich z. T. aus der Einbeziehung von Patienten mit schlechter Remissionsaussicht (große Strumen, hohe Krankheitsaktivität). Es ist auch zu berücksichtigen, daß in Studien vor allem Patienten vertreten sind, die gut aufgeklärt sind und möglicherweise besser mitarbeiten als der „Durchschnitt“.

Die kurz vor dem Abschluß stehende französische GRT-Studie kommt zu dem Ergebnis, daß eine höhere Dosis ein besseres Resultat erbringt. Allerdings wurde in dieser Studie über 18 Monate behandelt, und verglichen wurde eine niedrig dosierte Monotherapie mit einer höher dosierten Kombinationstherapie (mit Schilddrüsenhormonen). Dies ist nach der Publikation der hervorragenden Ergebnisse von Hashizume [7] der zweite Hinweis darauf, daß eine Kombinationstherapie Vorteile bieten könnte, vielleicht weil sie die Stimulation der Schilddrüse durch TSH verhindert. Lange Zeit galt die niedrig dosierte Monotherapie (Thionamid allein) als modern, obwohl sie zweifellos eine wesentlich engere Laborkontrolle erfordert. Die Frage, ob diese Monotherapie nicht im Endeffekt schlechtere Langzeitergebnisse hat, ist bislang nicht beantwortet worden. Die TSH-Suppression könnte ihrerseits negative

Folgen durch die Erzeugung einer „subklinischen Hyperthyreose“ haben. Auch diese Frage ist nicht ausreichend untersucht. Zum gegenwärtigen Zeitpunkt kann man resümmieren, daß man sowohl eine Mono- wie eine Kombinationstherapie durchführen kann und kein Vorteil des einen Verfahrens über das andere erwiesen ist.

Toxizität der Thionamide

Seit dem Rückgang der Anwendung von Metamizol in der Fieber- und Schmerztherapie gehören die Thionamide zu den Präparaten mit dem höchsten Agranulozytoserisiko [5] (von den Zytostatika einmal abgesehen). Durch Vermeidung exzessiver Dosierungen läßt sich das Risiko zwar reduzieren, aber nicht ganz vermeiden; 58 Patienten in der Studie von Tajiri et al. hatten Methimazoldosen zwischen 5 und 45 mg und PTU-Dosen zwischen 300 und 600 mg [14]. Wichtig zu wissen ist, daß praktisch alle Fälle innerhalb der ersten 10 Wochen auftreten, so daß es sich hier lohnt, bei allen Beeinträchtigungen des Allgemeinbefindens des Patienten auch eine hämatologische Therapiekomplikation in Erwägung zu ziehen. Eine entsprechende Aufklärung vor der Therapie ist Pflicht, die Rolle des Routineblutbildes ist umstritten und nicht gesichert.

Auch die übrigen Nebenwirkungen zeigen eine Dosisabhängigkeit [11], sogar die allergischen wie Pruritus und Exantheme. Dies ist ein Argument für eine zurückhaltende Dosierung, aber kein Argument gegen die Kombinationstherapie mit Schilddrüsenhormon; eine Dosiserhöhung um einige Milligramm hat keinen meßbaren Risikoanstieg zur Folge.

Zusammenfassung

1. Bei unkomplizierter Hyperthyreose (leichter bis mäßiger Schweregrad) ohne Jodkontamination benötigt man im allgemeinen keine höheren Initialdosen als etwa 20 mg Thiamazol.

2. In der Langzeittherapie kann man die niedrigste effektive Dosis wählen, mit oder ohne Zusatz von Schilddrüsenhormonen. Die Therapiedauer (Euthyreosedauer) sollte mindestens ein Jahr betragen.

3. Die Nebenwirkungen sind dosisabhängig. Eine Agranulozytose wird praktisch ausschließlich während der ersten 10 Wochen beobachtet.

Literatur

[1] Azizi, F.: Environmental iodine intake affects the response to methimazole in patients with diffuse toxic goiter. J. Clin. Endocrinol. Metab. *61* (1985) 374–377.

[2] Benker, G., J. Esser, G. Kahaly et al.: New therapeutic approaches in thyroidal autoimmune diseases. Klin. Wochenschr. *68* Suppl. XXI (1990), 44–54.

[3] Benker, G., D. Reinwein: Pharmacokinetics of antithyroid drugs. Klin. Wochenschr. *60* (1982) 531–530.

[4] Codaccioni, J. L., J. Orgiazzi, P. Blanc et al.: Lasting remissions in patients treated for Graves' hyperthyroidism with propranolol alone: a pattern of spontaneous evolution of the disease. J. Clin. Endocrinol. Metab. *67* (1988) 656–662.

[5] International Agranulocytosis and Aplastic Anemia Study. Risk of agranulocytosis and aplastic anemia in relation to use of antithyroid drugs. Br. Med. J. *297* (1988) 262–265.

[6] Glinoer, D., D. Hesch, R. Lagasse et al.: The management of hyperthyroidism due to Graves' disease in Europe in 1986. Results of an International Survey. Acta Endocrinol. (Copenh.) Suppl. *185* (1987) 9–25.

[7] Hashizume, K., K. Ichikawa, A. Sakurai et al.: Administration of thyroxine in treated Graves' disease. Effects on the level of antibodies to thyroid-stimulating hormone receptors and on the risk of recurrence of hyperthyroidism. N. Engl. J. Med. *324* (1991) 947–953.

[8] Jansson, R., P. A. Dahlberg, B. Lindström: Comparative bioavailability of carbimazole and methimazole. Intern. J. Clin. Pharmacol. Ther. Toxicol. *21* (1983) 500–505.

[9] Melander, A., B. Hallengren, S. Rosendal-Helgesen et al.: Comparative in-vitro effects and in-vivo kinetics of antithyroid drugs. Eur. J. Clin. Pharmacol. *17* (1980) 295–299.

[10] Meng, W., S. Meng, R. Hampel et al.: Results of high- and low-dose methimazole treatment in Graves' disease. In: D. Reinwein, P. C. Scriba (Hrsg.): The various types of hyperthyroidism, S. 308–312. Urban u. Schwarzenberg, München 1990.

[11] Meyer-Geßner, M., G. Benker, T. Olbricht et al.: Nebenwirkungen der antithyreoidalen Therapie der Hyperthyreose. Eine Untersuchung an 1256 fortlaufend betreuten Patienten. Dtsch. Med. Wochenschr. *114* (1989) 166–171.

[12] Romaldini, J. H., N. Bromberg, R. S. Werner et al.: Comparison of effects of high and low dosage regimens of antithyroid drugs in the management of Graves' hyperthyroidism. J. Clin. Endocrinol. Metab. *57* (1983) 563–570.

[13] Skellern, G. G., B. I. Knight, C. K. L. Low et al.: The pharmacokinetics of methimazole after oral administration of carbimazole and methimazole in hyperthyroid patients. Br. J. clin. Pharmac. *9* (1980) 137–143.

[14] Tajiri, J., S. Noguchi, T. Murakami et al.: Antithyroid drug – induced agranulocytosis. The usefulness of routine white blood cell count monitoring. Arch. Intern. Med. *150* (1990) 621–620.

[15] Volpe, R., A. Karlsson, R. Jansson et al.: Evidence that antithyroid drugs induce remissions in Graves' disease by modulating thyroid cellular activity. Clin. Endocrinol. (Oxf.) *25* (1986) 453–462.

[16] Weetman, A. P., A. M. McGregor, R. Hall et al.: Evidence for an effect of antithyroid drugs on the natural history of Graves' disease. Clin. Endocrinol. (Oxf.) *21* (1984) 163–172.

[17] Wiberg, J. J., F. R. Nuttall: Methimazole toxicity from high doses. Ann. Intern. Med. *77* (1972) 414–416.

Diskussion

Hermann:
Herr Benker, Herr Reinwein, Sie haben sich zwar sehr vornehm aus der Entscheidung herausgehalten, ob eine Kombinations- oder Monotherapie vorzuziehen ist. Ich würde Sie aber doch gerne angesichts der Ergebnisse von Hashizume zu einer Stellungnahme bitten. Ist es nicht jetzt vielleicht doch besser, auch wenn wir noch keine kontrollierten prospektiven Studien dafür haben, die Kombinationstherapie zu bevorzugen, um diesem eventuellen Hauptmanko der thyreostatischen Langzeittherapie zu begegnen.

Reinwein:
Da wir dazu noch etwas von Herrn Meng hören werden, sollte man das erst nach Präsentation seiner Daten diskutieren.

Wenzel:
Unterstützend für Ihre Beobachtung, daß durch eine hohe Thiourazildosis die Rückfallrate nicht gesenkt wird, möchte ich erwähnen, daß sowohl Herr Greer aus Oregon in den USA als auch Herr Romaldini aus Brasilien ihre Behauptung der höheren Remissionsrate durch hohe Dosis auf internationalen Kongressen revoziert haben.
Herr Reinwein, in Ihrem Vortrag „State of the Art" haben Sie sich bezüglich der Bevorzugung der thyreostatischen Therapie auf die deutsche Situation beschränkt. Die Umfragen in verschiedenen Ländern der 80er Jahre haben ergeben, daß z. B. in den USA 70% der Morbus Basedow-Patienten primär mit Radiojod behandelt werden. Das hat sicherlich gesundheitspolitische Ursachen. Denn in den USA darf ambulant mit Radiojod behandelt werden, während bei restriktiven Vorschriften in Deutschland in der Regel mehrere Monate auf ein „Radiojod-Bett" gewartet werden muß.

Grußendorf:
Herr Benker, ich bin nicht mit Ihrer Empfehlung einverstanden, eine Mindestdauer von einem Jahr für die thyreostatische Therapie auf jeden Fall einzuhalten, da die vorgelegten Studien nicht überzeugend sind. Ich halte es nicht für sinnvoll, einen Patienten, der mit einer sehr niedrigen Thyreostatikadosis ein normales TSH aufweist, noch weiter für sechs Monate zu behandeln.

Benker:
Sie haben insofern sicher recht, daß ich eine Empfehlung über die Therapiedauer aus unserer Studie gar nicht ableiten kann. Das entspricht mehr einer

Konvention und vielleicht einem zusammenfassenden Überblick über die Daten, die dazu bisher veröffentlicht worden sind.

Hehrmann:
Herr Reinwein und Herr Benker, Ihre schöne und zahlenmäßig auch sehr umfangreiche Studie hat bezüglich des Verhältnisses von immunogener zu autonomer Ursache der Hyperthyreose gezeigt, daß die immunogene etwa bei 60% und die autonome bei 40% liegt. Ich möchte darauf hinweisen oder in Erinnerung rufen, daß es regionale Unterschiede in Abhängigkeit von der Jodversorgung gibt. Der moderate Jodmangel im Norden und im Nordwesten macht relativ hohe Inzidenzen von Basedow-Hyperthyreosen, der stärkere Jodmangel im Süden viel höhere Prävalenzen von autonomen Hyperthyreosen. Im Raum Stuttgart, wo die Beförlkerung nur zu unter 10% ausreichend jodversorgt ist und über 50% im Jodmangelgrad 2 und mehr liegen, haben wir über 2/3 autonomer Hyperthyreosen und nur ein Drittel immunogener Hyperthyreosen. Und wenn wir hier eine Altersgrenze einbeziehen und über Sechzigjährige nehmen, dann sind es sogar 80% mit multifokalen Autonomien und Hyperthyreosen und nur 20% Morbus Basedow. Also noch einmal: diese Zahl ist erheblich abhängig von der Jodversorgung.

Benker:
Das ist sicher richtig. Die Zahlen, die Herr Reinwein genannt hat, bezogen sich auf eine Umfrage an 18 europäischen Schilddrüsenzentren über die Prävalenz einer Hyperthyreoseform. In der Studie, die wir Ihnen vorgestellt haben, waren nur Morbus Basedow-Patienten, d. h. natürlich immer nur das, was die Kollegen nach bestem Wissen als Morbus Basedow angesehen haben.

Schleusener:
Die Herren Reinwein und Benker haben eine Studie vorgestellt, um dann pauschal nach diesen Daten eine Aussage zu treffen. Herr Benker hat gesagt, wenn die Jodversorgung steigt – und sie wird ja dank der Aktivität der Münchner Gruppe in Zukunft steigen –, muß man dieses Problem neu diskutieren.

Bauer:
Ich möchte zur Radiojodtherapie unter Thyreostase kommentieren. Sie sagten, glaube ich, daß der Effekt nicht so gut dokumentiert sei. Diese Aussage wäre dann richtig, wenn man mit festen Aktivitäten arbeiten würde. Wenn man es aber so macht, wie es heute allgemein üblich ist, daß man einen Radiojodtest durchführt und dann die Aktivität entsprechend anpaßt, ist die Therapie mindestens so effektiv wie ohne Thyreostase.

Schleusener:
Eins sollte man noch erwähnen, daß die Größe der Schilddrüse ein entscheidender Faktor ist. Man soll die Sonographie einsetzen.

Fuchs-Hammoser:
Ich möchte gerne sowohl von Herrn Reinwein als auch von Herrn Benker wissen, behandeln Sie mit einer Kombinationstherapie oder mit niedrigdosierter Monotherapie – was machen Sie denn jetzt?

Reinwein:
Herr Benker und ich vertreten die gleiche Therapie: Prinzipiell beginnen wir mit der Monotherapie. Wenn dann in einem hypothyreoten Zustand TSH ansteigt, setzen wir 50 µg Thyroxin dazu. Ist aber bei einem anderen Patienten das TSH die ganze Zeit mit 10 oder 20 mg Thiamazol supprimiert, erhält er kein Thyroxin zusätzlich, es wäre ohne Sinn. Die Kombinationstherapie erfolgt also nur, wenn das TSH über 4 µU pro Milliliter ansteigt.

Emrich:
Sie haben erwähnt, daß Sie bei hohen Hormonwerten höhere Dosen von Thyreostatika geben. Es liegt die Frage nahe, daß der immunologische Prozeß hier aktiver ist. Gibt es dafür Hinweise, und wenn ja, was heißt höhere Hormonwerte?

Reinwein:
Darf ich das zunächst übernehmen und kommentieren. Das ist das Ergebnis des zweiten Teils dieses hier vorgestellten Studienprotokolls. Erstes Ergebnis (das war das Ziel der Studie): brauchen wir 10 oder 40 mg? Alle anderen Resultate wie Jod-, Dosisabhängigkeit usw. erscheinen jetzt in einer gerade fertiggestellten Arbeit von Herrn Benker. Vielleicht können Sie das direkt kommentieren, was die Hormonkonzentration angeht.

Benker:
Ich möchte das etwas einschränken und sagen, das ist ein Punkt, den Herr Schleusener eben angesprochen hat, daß die Effektivitätszahlen zum Beispiel zu der Vorhersage des Rezidivs Statistik sind. Ebenso ist es mit den Schilddrüsenhormonen, wenn Sie so wollen, Statistik. Wir haben natürlich einzelne Patienten mit extrem hohen T3-Werten, die sprechen ganz wunderbar an auf die Therapie. Aber im großen Schnitt läßt sich zeigen, daß die Patienten mit den höheren Hormonwerten länger brauchen, euthyreot zu werden, wenn Sie die Dosis konstant halten.

Emrich:
Meine Frage war: gibt es Hinweise – und das wäre ja einleuchtend –, daß der immunologische Prozeß, gemessen an Antikörpern, bei diesen Patienten ausgeprägter ist?

Benker:
Wenn Sie jetzt die Konzentration der TSH-Rezeptorantikörper meinen: Patienten mit diesen Antikörpern haben langsamer auf die Therapie angesprochen als Patienten ohne TRAK.

Szabolcs:
Sollte man nicht bei der Wahl zwischen Mono- und Kombinationstherapie betonen, daß die endokrine Ophthalmopathie sich im allgemeinen dann verschlechtert, wenn man mit Methimazol den Patienten hypothyreot macht?

Benker:
Es gibt eine Reihe von Daten, die belegen, daß eine endokrine Orbitopathie sich verschlechtert, wenn das TSH artifiziell erhöht wird. Man müßte also bei diesen Patienten ganz besonders auf eine sorgfältige Einstellung achten.

Pharmakokinetik von Methimazol und seinem Metaboliten 3-Methyl-2-Thiohydantoin

D. Aktuna, W. Langsteger, W. Buchinger, W. Florian, B. Schubert, K. Dominik, O. Eber

1980 konnte Skellern [4] zum ersten Mal in einem Patientenserum 3-Methyl-2-Thiohydantoin (MTH), den wichtigsten Metaboliten von Methimazol (MMI), chromatographisch darstellen. Wir konnten dann in unseren Arbeiten [1, 2] diesen Metaboliten bei jedem Patienten, der mit MMI behandelt wurde, nachweisen. In dem vorliegenden Bericht haben wir bei 13 hyper- und 9 euthyreoten Strumapatienten und 5 Strumapatienten mit chronischer Lebererkrankung (Transaminasen > 80 IE/l) die Pharmakokinetik von MMI und seinem Metaboliten MTH untersucht. Die Patienten wurden in unserer Abteilung für eine Schilddrüsenoperation vorbereitet und bekamen 40 mg MMI i. v. tgl. Am ersten und fünften Tag wurde mit einer selbst entwickelten reversed-phase HPLC-Methode (Detektionslimit: 2 ng/ml) das Tagesprofil des MMI- und MTH-Serumspiegels gemessen. In den dazwischenliegenden Tagen wurden die Serumkonzentrationen jeweils nur vor der intravenösen Injektion gemessen.

Die pharmakokinetischen Parameter von MMI wurden mit einem linearen 2-Kompartmentmodell bestimmt, da sich das Medikament im Körper sowohl im zentralen als auch im peripheren Volumen verteilt.

Am Anfang der thyreostatischen Therapie lag die Methimazolclearance bei der hyperthyreoten Gruppe mit einem Wert von 102 ml/min höher als bei der euthyreoten Gruppe (82 ml/min) (Tab. 1). Bei den Patienten mit einer Leber-

Tabelle 1 Die pharmakokinetischen Parameter von MMI

	Halbwertszeit (min)		Clearance (ml/min)	
	Tag 1	Tag 5	Tag 1	Tag 5
Euthyreose	349	357	82	65
Hyperthyreose	286	366	103	67
Lebererkrankung	739	751	48	28

erkrankung ist dieser Wert im Vergleich zu den anderen sehr niedrig (48 ml/min). Nach fünftägiger Behandlung gleichen sich die Clearancewerte bei der hyper- und euthyreoten Gruppe ungefähr an (Hyperthyreose: 67 ml/min,

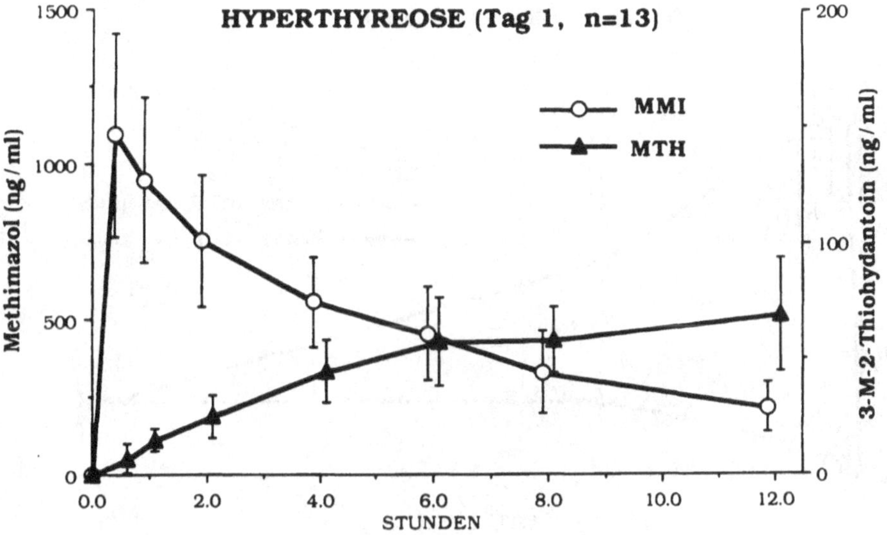

Abb. 1 Serumspiegel von MMI (-○-, ± Standardabweichung) und von MTH (-▲-, ± Standardabweichung) nach einmaliger Gabe von 40 mg MMI i. v. bei den hyperthyreoten Patienten.

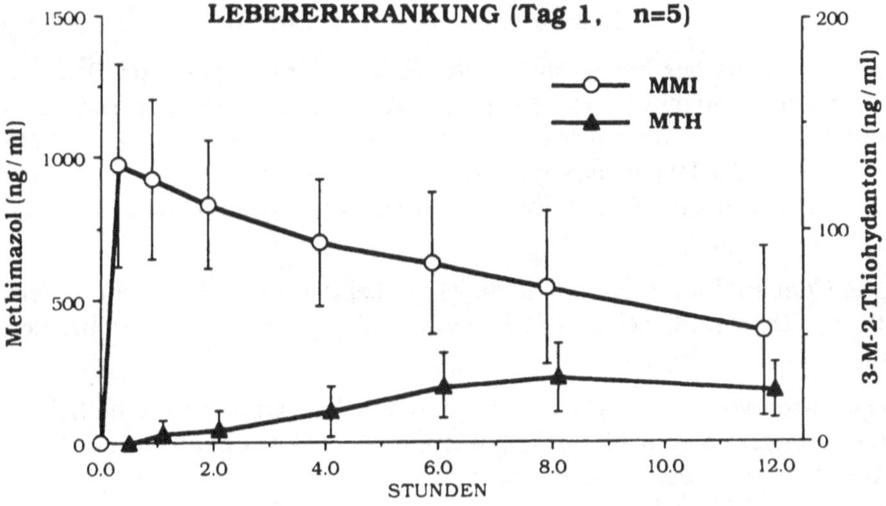

Abb. 2 Serumspiegel von MMI (-○-, ± Standardabweichung) und von MTH (-▲-, ± Standardabweichung) nach einmaliger Gabe von 40 mg MMI i. v. bei den leberkranken Patienten.

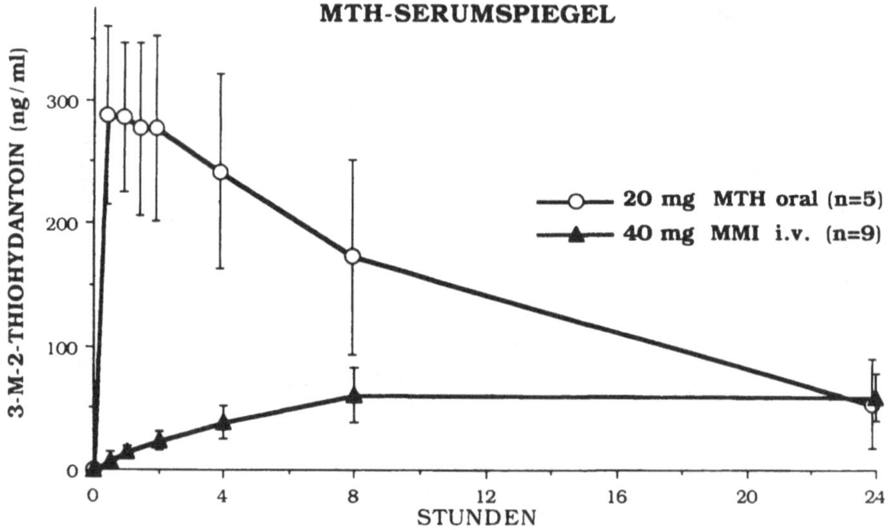

Abb. 3 Serumspiegel von MTH (± Standardabweichung) nach einmaliger Gabe von 20 mg MTH p. o. (-○-) und 40 mg MMI i. v. (-▲-).

Euthyreose 65 ml/min). Bei den leberkranken Patienten geht der Clearancewert nach fünf Tagen mit 28 ml/min fast auf die Hälfte zurück.

MTH erreichte bei der hyper- und euthyreoten Gruppe am ersten Behandlungstag nach ca. 30 min (Abb. 1) meßbare Konzentrationen im Serum. Das Maximum der Serumkonzentration wurde nach 12 Stunden erreicht und lag bei 69 ng/ml bei der Hyperthyreose und 63 ng/ml bei der Euthyreose. Der 12-Stunden-Wert von MTH war bei den leberkranken Patienten 25 ng/ml (Abb. 2).

Nach fünf Behandlungstagen erreichte MTH bei den hyperthyreoten Patienten 104 (± 25) ng/ml, bei den euthyreoten 98 (± 20) ng/ml und bei den Leberkranken 82 (± 6) ng/ml.

Die Resorption von 20 mg MTH nach peroraler Einnahme wurde im Selbstversuch (Autoren) überprüft. MTH wurde bei allen Probanden resorbiert. Das Konzentrationsmaximum im Serum lag bei 302 (± 50) ng/ml. Nach 24 Stunden war die Serumkonzentration 54 ng/ml (Abb. 3).

Unsere pharmakokinetischen Daten zeigen:

a) bei leberkranken Patienten kann Methimazol geringer dosiert werden;
b) für ein Drug-Monitoring scheint MTH besser geeignet, da sein Serumspiegel nach ca. fünf Tagen ein Plateau bildet, während die täglichen Basalwerte von MMI im Serum zu sehr schwanken;

c) MTH wird vom Gastrointestinaltrakt genauso wie MMI resorbiert;
d) die tierexperimentell belegte thyreostatische Wirkung [3] muß noch klinisch nachgewiesen werden.

Literatur

[1] Aktuna, D., W. Buchinger, W. Langsteger et al.: Pharmakokinetic of methimazole and its metabolite 3-methyl-2-thiohydantoin in goitre patients. J. Endocrinol. Invest. *16* Suppl. 2 (1993) 58.
[2] Aktuna, D., W. Estelberger, W. Langsteger et al.: Methimazolserumspiegel bei hyperthyreoten Patienten. Acta Med. Austriaca. Suppl. 2 (1992) 42.
[3] Searle, C. A., A. Lawson, A. V. Morley: Antithyroid substances 2. Some mercaptoglyoxalines, mercaptothiazoles and thiohydantoins. Biochem. J. *49* (1951) 125–128.
[4] Skellern, G. G., B. I. Knight, C. K. L. Low et al.: The pharmakokinetics of methimazole after oral administration of carbimazole and methimazole in hyperthyroid patients. Br. J. Clin. Pharmac. *9* (1980) 137–143.

Diskussion

Reinwein:
Vielleicht darf ich Ihnen erst einmal zu dieser sehr schönen Arbeit gratulieren. Wir brauchen ja dringend Drugmonitoring, und nun zur Frage: Sicher gehören Patienten mit einer Lebererkrankung nicht zu den Kandidaten für eine Langzeittherapie über ein Jahr. Deswegen interessieren mich natürlich die Art der Lebererkrankung und die konkreten Daten.

Aktuna:
Diese Leberkranken hatten erhöhte Transaminasen und Bilirubinwerte. Sie waren wegen einer Strumaoperationsvorbereitung in unserer Abteilung, und wir mußten sie thyreostatisch behandeln.

Reinwein:
Sie sind dann aber gleich operiert worden und waren nicht für die Langzeittherapie vorgesehen.

Herrmann:
Haben Sie Daten über die Methimazolkinetik nach Jodexposition? Angesichts der Kompetition von Thionamiden und Jodid an der Peroxidase könnte man eine höhere metabolische Clearance von Methimazol nach Jodexposition erwarten.

Aktuna:
Bei der Dosierung von MMI müßte man zuerst die Harnjodausscheidung anschauen. Deswegen habe ich keine Zahlen genannt, wieviel Milligramm MMI die Leberkranken z. B. einnehmen sollten oder wieviel mg die hyperthyreoten Patienten. Aber bei den hyperthyreoten Patienten könnte man in den ersten drei Tagen 40 mg MMI geben und dann die Dosis halbieren und bei den Leberkranken genauso.

Changes of level of thyroid autoantibodies (TBII, TSab, anti-HTG, anti-TPO) during methimazole treatment of patients with Basedow's disease

Gy. Bakó, E. Nagy, E. Fórizs, Zs. Karányi, E. Mezősi, A. Leövey

Introduction

Forecast of relapse of Graves' disease came into prominence of interest in the last decade. The relapse rate of Graves' disease was found between 30–70% of treated cases [1, 2, 3, 7, 8, 10, 17, 21]. Many attempts have been made to find biochemical or immunological signs having predictive value for relapse [1, 4, 5, 9, 10, 13, 15, 21]. Prognostic value of any of them is still questionable and the results are contradictory. The long persistence of TBII and TSab were thought to be responsible for relapse [5, 9, 11, 19, 20] but there are contradictory data, too [6, 10, 17, 18, 21]. Later HLA (mainly DR3) was found to have predictive value for relapse to thyrotoxicosis [13], but these data were also not uniformly confirmed [1, 2, 17, 21]. It was found later that DQA2 U allel heritance [16] had had predictive value for relapse.

We started a follow-up study with 50 unselected patients with Graves' disease in 1985. Our aim was to follow the changes in humoral and cellular immune state of patients during treatment and thereafter to find one or more data alone or in combination which have some prognostic value for outcome of the disease. We present here the data of autoantibodies to TSH receptor before and at the end of treatment and the analysis for relapse of Graves' disease for this respect.

Patients and methods

We started a follow-up study with 50 unselected, consecutive patients with Graves' disease in 1985. The diagnosis of Graves' disease, endocrine orbitopathy and relapse were established by accepted clinical standards. Autoantibodies to TSH receptor were measured before treatment and in every three months during the one year methimazole administration (30 mg/day, reducing the dose properly and completing with L-thyroxin if necessary to keep the patients in euthyroid state). TBII was measured by TRAK (Henning) and

TSab activity was determined by cAMP generation on human thyroid slices [14]. Data of patients were evaluated by statistical analysis with proper computer program.

Results

The number of relapsed patients increased year by year during follow-up. Within a year we have three relapses, most of the patients relapsed in the second year, and to the end of the eight years period 62% of the patients relapsed (Fig. 1).

We analysed the relapsed events. 23 patients had relapse only at one occasion, while 7 of them had it two times, and one had it three times during the eight years follow-up period (Fig. 2).

During the year of methimazole treatment the elevated value of TBII disappeared almost from all of the patients. 33 patients had TBII at the time of diagnosis, 17 had not. 42 were negative and eight remained positive respectively at the end of one year methimazole treatment. The pattern was similar in the cAMP generation test. We had 42 positive cases against 8 negative ones at the beginning, while 12 patients had, 38 had not TSab at the end of treatment (Fig. 3).

Fig. 4 shows the relapse events by different TBII and TSab state at the time of diagnosis. At the beginning 43 patients were TBII or TSab positive and 7 negative in both tests. Two times more patients relapsed if they had both kinds of antibodies (16 vs 8), while almost the same had relapsed with negative TBII and TSab at the starting point (3 vs 4).

Detecting the antibodies to TSH receptor at the end of treatment we found that 11 remained positive in both respects, and 9 of them relapsed (81.8%) (Fig. 5). The TBII positivity alone, with TSab negativity included 7 patients with 5 of them relapsed (71.4%). Among the 23 negative patients with TBII and TSab we found 8 relapses. 18 patients had TBII at the end of treatment and 14 of them relapsed (77.7%). Statistically (Chi-square) we found positive correlation only when the TBII was present in the patients sera at the end of treatment.

The antibodies against human thyroglobulin or TPO have not correlated with the relapses (data are not shown).

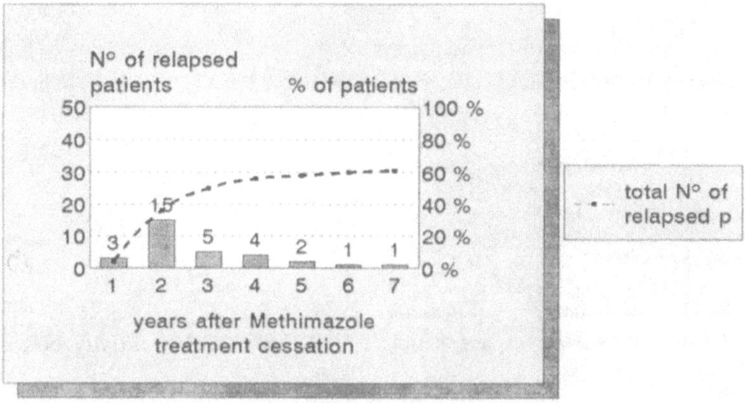

Fig. 1 The number of patients relapsed after methimazole treatment.

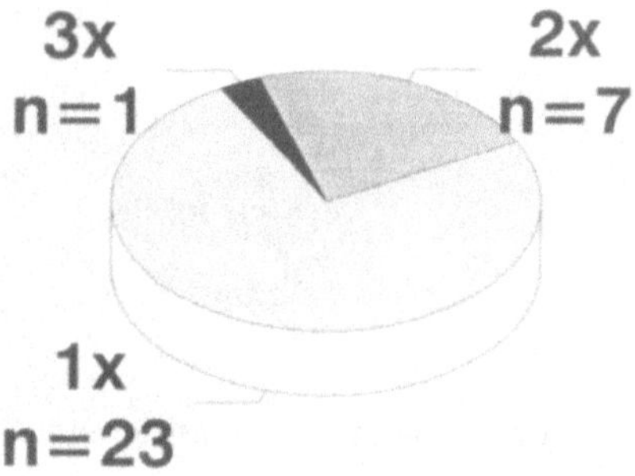

Fig. 2 The relapsed 31 patients' distribution by the events.

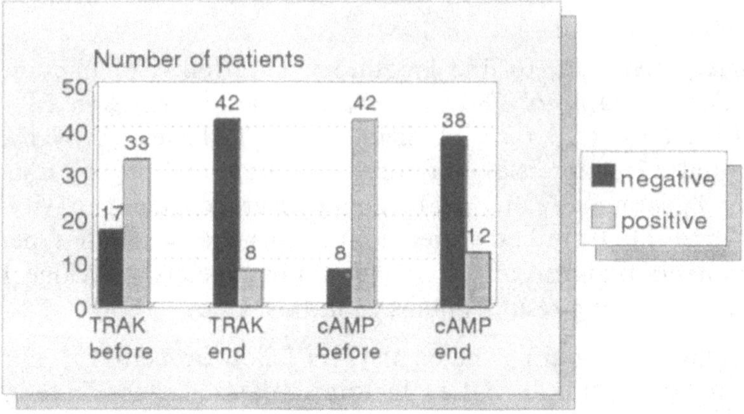

Fig. 3 Distribution of patients by TBII (TRAK) and TSab (cAMP) before and at the end of treatment.

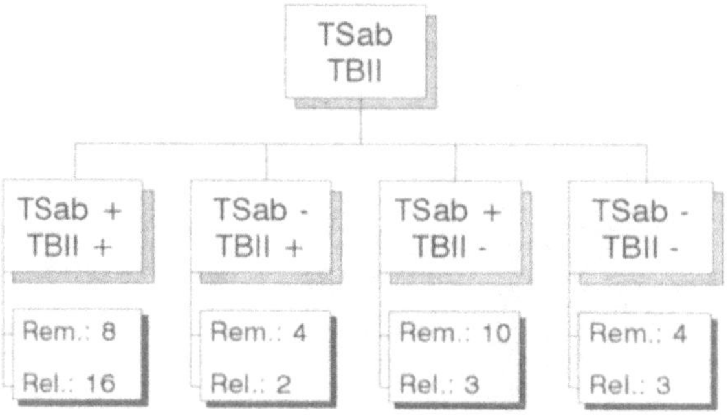

Fig. 4 The number of relapsed patients as a function of TBII and TSab positivity before treatment.

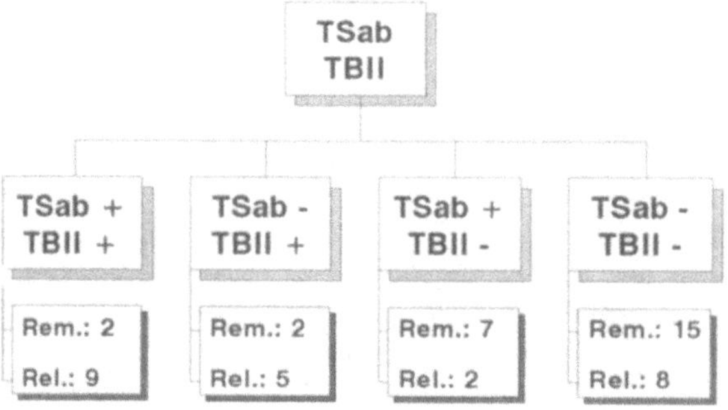

Fig. 5 The number of relapsed patients as a function of TBII and TSab positivity at the end of treatment.

Discussion

Many attempts have been made to find laboratory data (lonely or in combination) for predicting relapse of Graves' disease. Among them were biochemical (TT4, TT3, FT4, FT3 ratio of them, sTSH, TRH test, early radioiodine uptake and T3 suppression, thyroglobulin level and so on) tests [12], family history [8], immune (TBII, TSab, monocyte procoagulant activity, antithyroglobulin and TPO antibody titer, immunogenetic = HLA type, OKT subset determination and so on) [1, 10, 13, 18] parameters and clinical signs. There are no convincing results published in this issue.

The relapse rate riched 62% during the eight years follow-up period in our study. It also has to be mentioned that evaluation of data of relapse rate in different points of time gives varying result. The highest number of relapsed patients appeared in the second year after cessation of treatment. We found positive correlation between relapse and the presence of TBII at the end of treatment. It seems most of the patients will relapse sooner or later and we are uncapable of predicting this with immune parameters at the time of diagnosis. In spite of that all of the patients become euthyroid to the end of one year methimazole treatment, we found only positive correlation between the presence of TBII at the end of treatment and relapses. This point strengthens the data [7, 15] that if possible we have to continue the thyrostatic treatment, until the TBII disapeares from the sera.

References

[1] Allanic, H., R. Fauchet, Y. Lorcy et al.: Relapse in Basedow's disease after treatment with snythetic antithyroid drugs. Prognostic value of analysis of the HLA system. Presse Med. *12* (1983) 2797–2800.

[2] Allanic, H., R. Fauchet, Y. Lorcy et al.: A prospective study of the relationship between relapse of hyperthyroid Graves' disease after antithyroid drugs and HLA haplotype. J. Clin. Endocrinol. Metab. *57* (1983) 719–722.

[3] Bakó, G., Á. Lenkey, T. Szabó et al.: Follow-up of Graves' patients thyroid stimulating antibody activity during treatment. A prospective study. Radiobiol. Radiother. *28* (1987) 600–604.

[4] Bakó, G., V. Stenszky, Á. Lenkey et al.: Predictive value of autoantibodies to TSH receptor and HLA haplotype for relapse of Graves' disease. In: E. Fuchs (Ed.): Allergologie. XIVth Congress of the European Academy of Allergology and Clinical Immunology, Berlin, Sept. 17–22, 1989. Dustri-Verlag, 1989.

[5] Bliddal, H., K. Bech, K. Siersbaek-Nielsen et al.: The prognostic value of parallel measurements of thyrotropin binding inhibiting immunoglobulins (TBII) and thyroid adenylate cyclase stimulating antibodies (TSab) in Graves' disease after long term antithyroid treatment. J. Clin. Invest. *6* (1983) 259–262.

[6] Brown, R. S., L. P. Kertiles, C. Rosenfield et al.: Thyrotropin receptor autoantibodies in children and young adults with Graves' disease. Am. J. Dis. Child. *140* (1986) 23–241.

[7] Cho, B. I., M. H. Shong, K. H. Yi et al.: Evaluation of serum basal thyrotrophin levels and thyrotrophin receptor antibody activities as prognostic markers for discontinuation of antithyroid drug treatment in patients with Graves' disease. Clin. Endocrinol. (Oxf.) *36 (6)* (1992) 585–590.

[8] Eshoj, O., J. Kvetny, E. F. Mogensen et al.: Prediction of the course of Graves' disease after medical antithyroid treatment. Acta Med. Scan. *217 (2)* (1985) 225–228.

[9] Hardisty, C. A., A. Fowles, D. S. Munro: The effect of radioiodin and antithyroid drugs on serum long acting thyroid stimulator protector (LATS-P). A three years prospective study. Clin. Endocrinol. *20* (1984) 597–605.

[10] Hörmann, R., B. Saller, R. Müller et al.: Prognostic values of thyroid stimulating antibodies and TSH-binding inhibiting immunoglobulins in the follow-up of Graves' disease. Klin. Wochenschr. *63* (1985) 1247–1252.

[11] Madec, A. M., M. C. Laurent, Y. Lorcy et al.: Thyroid stimulating antibodies: an aid to the strategy of treatment of Graves' disease? Clin. Endocrinol. *21* (1984) 247–255.

[12] Martino, E., S. Balzano, L. Bartalena et al.: Therapy of Graves' disease with sodium ipodate is associated with a high recurrence rate of hyperthyroidism. J. Endocrinol. Invest. *14 (10)* (1991) 847–851.

[13] McGregor, A. M., B. R. Smith, R. Hall: Prediction of relapse in hyperthyroid Graves' disease. Lancet *1* (1980) 1101–1102.
[14] Onaya, T., M. Kotani, T. Yamada et al.: New in vitro test to detect the thyroid stimulator in sera from hyperthyroid patients by measuring colloid droplet formation and cAMP in human thyroid slices. J. Clin. Endocrinol. Metab. *36* (1973) 859–864.
[15] Orgiazzi, J., A. M. Madec, N. Genetet et al.: Immunological parameters in Graves' disease: are they useful for indication and monitoring of antithyroid drug treatment? Horm. Res. *26 (1–4)* (1987) 131–136.
[16] Ratanachaiyavong, S., C. A. Gunn, E. A. Bidwell et al.: DQA2 U allel: a genetic marker for relapse of Graves' disease. Clin. Endocrinol. (Oxf.) *32 (2)* (1990) 241–251.
[17] Schleusener, H., J. Schwander, G. Holl et al.: Do HLA-DR-typing and measurement of TSH-receptor antibodies help in the prediction of the clinical course of Graves' thyrotoxicosis after antithyroid drug treatment? Acta Endocrinol. Suppl. *281* (1987) 318–324.
[18] van Ouwerkerk, B. M., E. P. Krenning, R. Doctor et al.: Cellular and humoral immunity in patients with hyperthyroid Graves' disease before, during and after antithyroid drug treatment. Clin. Endocrinol. *26* (1987) 385–394.
[19] Wilson, R., J. H. McKillop, D. W. Pearson et al.: Relapse of Graves' disesae after medical therapy. Predictive value of thyroidal technetium-99m uptake and serum thyroid stimulating hormone receptor antibody levels. J. Nucl. Med. *26* (1985) 1024–1928.
[20] Wilson, R., J. H. McKillop, N. Henderson et al.: The ability of thyrotropin receptor antibody (TRab) index and HLA status to predict long term remission of thyrotoxicosis following medical therapy for Graves' disease. Clin. Endocrinol. *25* (1986) 151–156.
[21] Young, E. T., N. R. Steel, J. J. Taylor et al.: Prediction of remission after antithyroid drug treatment in Graves' disease. Q. J. Med. *66* (1986) 175–189.

Diskussion

Schleusener:
Ich möchte zum Ausdruck bringen, daß diese kleine Zahl keine statistische Aussage erlaubt.

Langzeit-follow-up von 196 Morbus-Basedow-Patienten nach initial unterschiedlich hoher (10 versus 40 mg) Methimazol-Therapie

A. Rawert, G. Benker, D. Reinwein

Wir hatten kürzlich in einer prospektiven multizentrischen randomisierten Studie festgestellt, daß Basedow-Patienten, die mit 40 mg Methimazol (MMI) täglich für ein Jahr behandelt und ein Jahr später nachuntersucht wurden, keine höhere Remissionsrate haben als Patienten mit 10 mg (MMI) täglich. Daraus folgte, daß man mit dem Ziel der Immunsuppression grundsätzlich niedrigere Methimazoldosen, als bisher angenommen, wählen sollte [5]. Unsere Ergebnisse stehen im Gegensatz zu denen einer kleineren prospektiven französischen Studie [1] und der retrospektiven Romaldini-Studie [6]. Es stellte sich daher die Frage, ob sich bei einer längeren Verlaufsbeobachtung dieser 196 Morbus-Badedow-Patienten nach initial unterschiedlich hoher MMI-Therapie jetzt Unterschiede zeigen.

Patienten und Methoden

Unser Langzeit-follow-up basiert auf der vorausgegangenen prospektiven randomisierten Multicenter-Studie (TRIAL), deren Ziel der Vergleich der Remissionsrate ein Jahr nach Therapieende war. 196 (63,4%) von 309 Patienten, die die 12monatige Therapie abgeschlossen hatten, waren ein Jahr nach Therapieende noch euthyreot. Dies sind die Patienten unseres Langzeit-follow-up. Die Patienten des TRIALs kamen aus den jodreichen Ländern Dänemark, Großbritannien oder Schweden sowie aus den jodarmen Ländern Deutschland, Italien oder Österreich. Jeweils 98 Patienten des Langzeit-follow-up hatten 10 bzw. 40 mg MMI erhalten. Zusätzlich zur konstanten MMI-Dosis erhielten die Patienten bei Bedarf eine individuell abgestimmte Dosis an Thyroxin, in der Regel 100 µg Levothyroxin, um die Stoffwechsellage euthyreot zu erhalten.

Studiendesign

Die Patienten wurden im jeweiligen Zentrum nach einem festgelegten Protokoll untersucht. Das Protokoll wurde zentral ausgewertet. Hauptzielgröße ist die Remissionsrate.

Methoden

Zur Untersuchung gehörten in dem jeweiligen Zentrum die klinische Untersuchung, Messung von Schilddrüsenhormonen im Serum, TSH, TPO-Antikörpern, mikrosomalen Antikörpern, Thyreoglobulinantikörpern und TSH-Rezeptor-bindenden Antikörpern; ferner die sonographische Untersuchung der Schilddrüse mit Größenbestimmung und Beurteilung des Binnenmusters. Der Schweregrad der endokrinen Ophthalmopathie wurde klinisch nach der Klassifikation nach Werner beurteilt. Bei den Rezidivhyperthyreosen interessierte der Zeitpunkt des Rezidivs.

Ergebnisse

Von den 196 Patienten wurden bisher 167 (85,2%) Patienten 3 bis 7 Jahre nach Abschluß der thyreostatischen Therapie nachuntersucht. 29 Patienten (17 mit 10 mg und 12 mit 40 mg MMI) sind z. T. unbekannt verzogen oder müssen noch nachuntersucht werden. Die Remissions- und Rezidivraten der nachuntersuchten Patienten verteilen sich wie folgt: 116 Patienten (69,5%) waren auch bei der Nachuntersuchung noch euthyreot, und zwar 55 aus der 10 mg- und 61 aus der 40 mg-Gruppe. Aktuell oder anamnestisch hyperthyreot waren 46 Patienten (27,5%), und zwar 21 aus der 10 mg- und 25 aus der 40 mg-Gruppe. Während der Nachbeobachtungsphase wurden fünf Patienten spontan hypothyreot, und zwar zwei (2,5%) aus der 10 mg- und drei (3,5%) aus der 40 mg-Gruppe. Somit besteht kein signifikanter Unterschied zwischen beiden Dosisgruppen bezüglich der Rezidiv- und Remissionsraten. Auch die Hypothyreoserate war in beiden Gruppen nicht signifikant verschieden. Von 110 der 116 Patienten in Remission kennen wir die Dauer des Nachuntersuchungsintervalls; es beträgt im Mittel 48 $\pm$ 15 Monate. Zwischen beiden Behandlungsgruppen findet sich kein Unterschied. 54 Patienten aus der 10 mg-Gruppe wurden durchschnittlich 47 Monate und 56 Patienten aus der 40 mg-Gruppe durchschnittlich 50 Monate nachbeobachtet. Berücksichtigt man bei den Rezidivpatienten auch das erste therapiefreie Jahr des vorangegangen TRIALs, so läßt sich bezüglich des therapiefreien Intervalls bis zum Rezidiv kein Unterschied zwischen beiden Gruppen erkennen. Die meisten Rezidive ereignen sich im ersten behandlungsfreien Jahr. Von 309 Patienten, die die einjährige Therapie abgeschlossen hatten, erlitten 113 Patienten im ersten therapiefreien Jahr ein Rezidiv, 55 aus der 10 mg- und 58 aus der 40 mg-Gruppe. Die Zahl der Rezidive nimmt in der folgenden Nachbeobachtungsphase kontinuierlich ab.

Bei 115 Patienten in Remission erfolgten TSH-Bestimmungen im Serum. Bei 58 Patienten aus der 10 mg-Gruppe betrug der TSH-Wert 0,82 ($\pm$ 0,68) μU/

ml, der Durchschnittswert von 57 Patienten aus der 40 mg-Gruppe lag bei 1,01 ± 0,92 µU/ml. Auch dieser Unterschied ist nicht signifikant.

TPO-Antikörper, mikrosomale Antikörper, Thyreoglobulinantikörper und TSH-Rezeptor-bindende Antikörper wurden insgesamt in 138 Fällen der 10 mg-Gruppe und in 127 Fällen der 40 mg-Gruppe gemessen. Zwischen beiden Gruppen bestand kein signifikanter Unterschied; nur 103 (38,9%) von 265 Messungen zeigten erhöhte Titer. Bei den Antikörpertitern von Rezidivpatienten waren 28 (56%) von 50 Messungen erhöht. Dagegen fanden sich bei den Patienten in Remission nur in 75 (34,9%) von 215 Messungen erhöhte Titer. Bezüglich des Schweregrades der endokrinen Ophthalmopathie und des Verlaufs lagen ausreichende Beobachtungen bei 141 Patienten vor. 83% zeigten eine unveränderte Symptomatik, bei 13% hatte sich der Zustand gebessert und bei 4% verschlimmert. Zwischen den beiden Behandlungsgruppen fand sich kein Unterschied. Das mittlere Schilddrüsenvolumen der Patienten aus der 10 mg-Gruppe betrug 29,4 ± 17,2 ml, das der Patienten aus der 40 mg-Gruppe 34 ± 25,2 ml. Der Unterschied war nicht signifikant. Das größte Schilddrüsenvolumen maß 125, das kleinste 3 ml. Die sonographischen Echobinnenmuster waren sehr heterogen und nicht richtungsweisend für die Prognose eines Rezidivs.

Diskussion

Auch vier Jahre nach Therapieende finden wir keinen Hinweis auf einen höheren immunsuppressiven MMI-Effekt, gemessen an einer höheren Remissionsrate, bei der Gruppe mit 40 mg MMI gegenüber Patienten mit 10 mg. Insgesamt nimmt die Rezidivrate nach dem ersten therapiefreien Jahr ab, wobei sich beide Gruppen bezüglich des zeitlichen Auftretens nicht unterscheiden. Da 85% der infragekommenden TRIAL-Patienten nachuntersucht werden konnten und die restlichen Patienten sich auf die 10 mg- und 40 mg Gruppen etwa gleich verteilen, ist es unwahrscheinlich, daß unser Ergebnis durch einen Selektions-Bias wesentlich beeinflußt wurde. Insgesamt betrug die Rezidivrate des TRIALs nach einjähriger Beobachtungszeit 36% und jetzt nach vierjähriger Beobachtungszeit 52,5%. Diese Rezidivrate entspricht den in der Literatur von 1986 bis 1991 angegebenen Gesamtrezidivraten [3]. Ob sich Unterschiede bei einer MMI-Therapie, die länger als 12 Monate dauert, zeigen und/oder ob die Supplementation von Thyroxin in unserem Jodmangelgebiet die Remissionsrate erhöht, wie kürzlich in Japan nachgewiesen wurde [2], bedarf weiterer Studien. Durch die Langzeitbeobachtung konnten erstmals genaue Zahlen über spontane Hypothyreosen erfaßt werden; sie liegen mit 3% nach 50 Monaten niedriger als die in der älteren Literatur angegebenen Zahlen von 4–20% [4]. Auch hier ergab sich zwischen beiden Behandlungsgruppen kein signifikanter Unterschied. Sowohl das Echomuster, die Schilddrüsengröße als auch der Ausfall der Schilddrüsen-Antikörper-Titer im Langzeitversuch ergeben keine Hinweise auf eine bessere Immunmodulation bei Verwendung einer höheren Methimazoldosis. Somit bestätigt unsere Langzeitbeobachtung des TRIALs die Vorergebnisse: die thyreostatische Therapie sollte mit einem Minimum an Thiamazol durchgeführt werden, um die Nebenwirkungsrate klein zu halten.

Zusammenfassung

Die höhere Methimazoldosis von 40 vs. 10 mg während einer einjährigen Therapie hat auch 50 Monate nach Therapieende keinen Einfluß auf die Remissions- und Rezidivraten von 167 nachuntersuchten Basedow-Patienten. Die Hypothyreoserate in beiden Gruppen beträgt 3%. Die klinischen Befunde wie Strumagröße und endokrine Augensymptome sowie die immunologischen und biochemischen Laborparameter beider Gruppen sind identisch. Diese Befunde bestätigen auch im Langzeitverlauf das Ergebnis des vorangegangenen TRIALs und sprechen gegen die Anwendung einer hohen Methimazoldosis bei der Langzeitbehandlung des Morbus Basedow.

Literatur

[1] Duprey, J., M. F. Louis, B. Ducornet et al.: Amelioration du prognostic de la maladie de Basedow par utilisation de fortes doses de carbimazole. Présse Med. *17* (1988), 1124–1127.

[2] Hashizume, K., K. Ichikawa, A. Sakurai et al.: Administration of thyroxine in treated Graves' disease. Effects on the level of antibodies to thyroid-stimulating hormone receptors and on the risc of recurrence of hyperthyroidism. N. Engl. J. Med. *324* (1991) 947–953.

[3] Meng, W.: Medikamentöse Therapie des Morbus Basedow: Langzeitergebnisse – eigene und Literaturübersicht. Akt. Endokr. Stoffw. *13* (1992) 9–15.

[4] Orgiazzi, J.: Management of Graves' hyperthyroidism. Endocrinol. Metabol. Clin. North America *16* (1987) 365–389.

[5] Reinwein, D., G. Benker, J. H. Lazarus et al.: A prospective randomized trial of antithyroid drug dose in Graves' disease therapy. J. Clin. Endocrinol. Metab. *76* (1993) 1516–1521.

[6] Romaldini, J. H., N. Bromberg, R. S. Werner et al.: Comparison of effects of high and low dosage regimens of antithyroid drugs in the management of Graves' hyperthyroidism. J. Clin. Endocrinol. Metab. *57* (1983) 563–570.

Diskussion

Schleusener:
War die Entwicklung von Rezidiven unabhängig vom Nachweis des TSH-Rezeptorantikörpers?

Rawert:
Ja.

Grußendorf:
Sie fanden in der 10 mg-Gruppe noch Rezidive im 5. und 6. Jahr, in der 40 mg-Gruppe jedoch nicht mehr. Ziehen Sie daraus irgendwelche Schlüsse?

Rawert:
Wenn man alle Rezidive der gesamten Nachbeobachtung zusammenfaßt und dann den Durchschnitt errechnet, macht sich kein Unterschied bemerkbar.

Ranke:
Erhielten alle Patienten ausschließlich die thyreostatische Monotherapie?

Rawert:
Die Patienten erhielten bei Bedarf zusätzlich (zur Therapie mit 10 mg oder 40 mg Thiamazol) Thyroxin.

Definitive Therapie bei Morbus Basedow

W. Meng

Der Einsatz definitiver Therapieverfahren wird nicht nur von objektiven Faktoren seitens der Patienten, sondern auch wesentlich von den Erfahrungen des Therapeuten sowie der Verfügbarkeit und Effizienz therapeutischer Alternativen am jeweiligen Ort bestimmt (Tab. 1). Das Krankheitsbild selbst bietet auf Grund unzureichender ätiopathogenetischer Kenntnisse, der unterschiedlichen Ausprägungsform und der individuellen Bedingungen im Einzelfall Raum für unterschiedliche Vorgehensweisen. Somit ergeben sich verständlicherweise deutliche Abweichungen in den Auffassungen zwischen ein-

Tabelle 1 Definitive Therapie bei M. Basedow?

Patient	*Wann definitive Therapie?*
Ersterkrankung, Rezidiv Alter Allgemeinzustand Begleiterkrankungen Arzneimittelverträglichkeit Gravidität, Laktation, Kinderwunsch Compliance	– großer *Kropf* (II, III), Knoten Malignomverdacht, mechanische Auswirkungen – *Hyperthyreose dauerhaft bzw. rasch beseitigen:* ältere Patienten, schwere Hyperthyreose, Krise, Jodexzeß Begleiterkrankungen juvenile Pat. u. Kinderwunsch (Kropf) hochgradige, progrediente e. O.
Schilddrüse (Morphologie)	– *rezidivierender Verlauf u. Persistenz* unzureichender Arzneimitteleffekt – *Arzneimittelunverträglichkeit,* unzureichende Compliance
Größe, Knoten mechanische Auswirkungen Malignomverdacht Nuklidspeicherung	– auf Wunsch des Patienten – als *Alternative* zur thyreostatischen Therapie (Radiojod)
Funktion	
Schweregrad Therapieeffekt Jodexzeß Persistenz, rezidivierender Verlauf	
Labor	
TBIAb, Suppressionstest(?)	

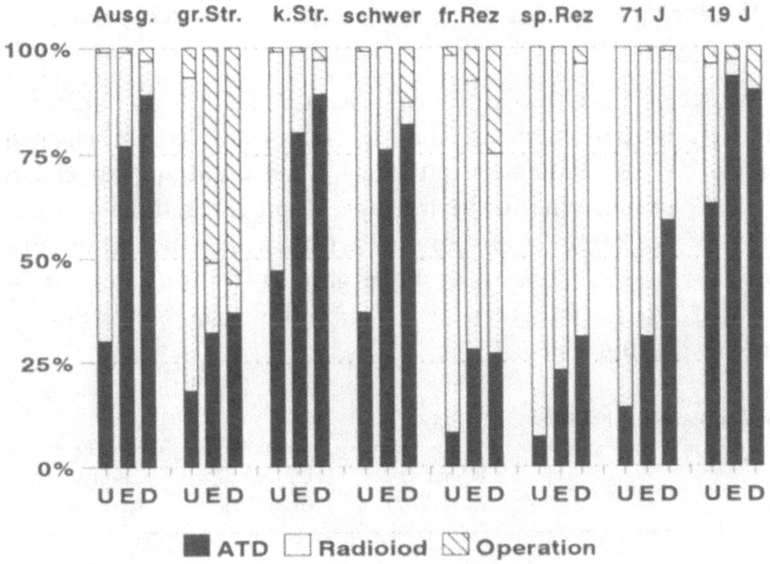

Abb. 1 Therapie des M. Basedow. Internationaler Vergleich. USA (U), Europa (E) und Deutschland (D) [28, 33].

zelnen Schulen, was beim Vergleich der in den verschiedenen Ländern bevorzugten Therapieverfahren besonders klar ersichtlich wird. Hier spielen allerdings auch die unterschiedlichen gesetzlichen Voraussetzungen für eine Radiojodtherapie eine erhebliche Rolle. Umfragen in Deutschland, Europa und den USA [28, 33] haben ergeben, daß in den USA die Radiojodtherapie für ca. 70% aller Patienten mit immunogener Hyperthyreose die Standardbehandlung darstellt, während sie in Europa nur bei ca. 35% und in Deutschland sogar nur in ca. 20% der Basedow-Patienten eingesetzt wird. Kriterien wie Größe der Struma, Schweregrad der Hyperthyreose und Ersterkrankung oder Rezidiv sind bei der differentialtherapeutischen Entscheidungsfindung offenbar in den USA nur von untergeordneter Bedeutung. Lediglich bei jugendlichen Patienten und bei fehlender Struma wird die Indikation zurückhaltender gestellt und relativ häufig eine thyreostatische Therapie gewählt. Die Operation spielt nur eine untergeordnete Rolle (Abb. 1). Ein völlig anderes Bild ergibt sich in Deutschland bzw. Europa. Hier – speziell in Deutschland – wird allgemein die medikamentöse Langzeittherapie favorisiert. Bei großen Kröpfen und bei Frührezidiven nach thyreostatischer Therapie hat die Operation ihren festen Platz (Abb. 1). Wenn auch die in den Umfragen ermittelten Angaben bezüglich der Häufigkeit der Indikationsstellungen nicht den realen Verhältnissen gleichgesetzt werden dürfen, da sie sich auf eine vorgegebene Fallgruppe und nicht auf das Gesamtkrankengut beziehen, so reflektieren sie doch mit aller Deutlichkeit die erheblichen Differenzen im therapeutischen Vorgehen.

Zahlenmäßige Angaben über Indikationen, die zur definitiven Therapie führten, finden sich in der Literatur nur spärlich (Tab. 2). Im eigenen Krankengut wurde bei 383 Patienten mit einer Ersterkrankung an einem M. Basedow in 80% primär eine medikamentöse Langzeittherapie gewählt (beim 1. Rezidiv 37%, beim 2. Rezidiv 33%) und die Indikation zur Radiojodtherapie nur in 9% (30%) aller Fälle gestellt. Damit kamen definitive Verfahren in 20% der Patienten als Primär- und in 63% als Sekundärtherapie zur Anwendung.

Tabelle 2 Operationsindikationen bei Morbus Basedow

Indikationen	Röher (n = 295)	Dralle* (n = 73)	Greifswald* (n = 101)
– primär	15%		
schwere Hyperthyreose			
große Struma			
– Persistenz/Rezidiv	40%	52%	58%
– Strumagröße	27%	85%	89%
– Med.-Unverträglichkeit	8%	14%	4%
– Malignomverdacht	2%	3%	–
– endokrine Orbitopathie	8%	3%	2%
– unzureich. Compliance/Kinderwunsch	–	14%	4%
– jodinduzierte, schwere Hyperthyreose	s. o.	6%	4%
– schwere Begleiterkrankungen	–	6%	3%
– thyreogene Kardiomyopathie	–	4%	–

* z. T. mehrere Indikationen pro Patient

Spezielle Operationsindikationen (zur Radiojodtherapie siehe Beitrag von Chr. Reiners) sind überwiegend von der Struma ausgehende Symptome (Kropfgröße, Tab. 2). Hier dürften die Meinungen als weitgehend übereinstimmend angesehen werden.

Eine zweite Gruppe stellen die Patienten dar, bei denen eine medikamentöse Therapie ohne Erfolg geblieben ist (Persistenz, Rezidiv). In dieser Situation ist eine definitive Therapie in den meisten Fällen anzustreben (bevorzugt Frührezidive), aber nicht immer zwingend nötig (bevorzugt Spätrezidive).

Die Fragen im Rahmen des Rezidivverhaltens des M. Basedow und den besonders problematischen Indikationsgebieten wie der jodinduzierten Hyperthyreose, der schweren krisenhaften Verläufe und der Autoimmunorbitopathie sollen nachfolgend detaillierter dargestellt werden.

Rezidivverhalten des Morbus Basedow

Die durchschnittliche Mißerfolgsrate der medikamentösen Therapie liegt nach den in Tab. 3 zusammengestellten 4602 Behandlungsfällen (2279 Rezidive) bei 50% [28]. Den Daten kann man entnehmen, daß die Ergebnisse prinzipiell unbefriedigend sind. Darüber hinaus sind die Angaben aber nicht ohne Einschränkungen vergleichbar. Die heterogene Zusammensetzung, uneinheitliche Bewertungskriterien (Umgang mit den Begriffen Remission, Rezidiv und Persistenz – über letztere werden kaum Angaben gemacht), unterschiedliche Anlage der Studien (retro-, prospektiv etc.) und insbesondere die Nichtbeachtung der zwingend notwendigen einheitlichen Nachbeobachtungszeit sind nur die wesentlichsten Gründe für die unzureichende Vergleichbarkeit der meisten Studien.

Analysiert man die möglichen Ursachen der enttäuschenden Behandlungsresultate und sucht man nach Wegen der Verbesserung, dann muß man feststellen, daß überraschend viele Fragen offen sind. Wir kennen im Einzelfall nicht immer exakt die Ursache der Hyperthyreose, wir wissen nicht, ob der betreffende Patient für die Therapieform geeignet ist, wir wissen nicht, inwieweit Dosis und Therapiedauer im individuellen Fall optimal gewählt wurden, wir haben keine sicheren Kriterien, die uns erlauben, den Remissionszeitpunkt zu bestimmen, und wir sind nicht in der Lage, ausreichende Aussagen über die Kurz- bzw. Langzeitprognose zu machen. Wir wissen zu wenig über den Verlauf der immunologischen Grundkrankheit. Mit einer relativ niedrigen Thyreostatikadosis kann zwar die funktionelle Entgleisung – die Hyperthyreose – beherrscht werden, eine kausale Therapie, d. h. eine entscheidende Beeinflussung des immunologischen Grundprozesses, ist nicht möglich. Diese Unsicherheiten bei der Gesamteinschätzung eines Krankheitsprozesses erleichtern und zwingen oft zur Entscheidung für eine definitive Therapie.

Für die hohen Rezidivraten werden auch unerkannte funktionelle Autonomien (multifokal, disseminiert) mit verantwortlich gemacht. Hier dürfte es sich meist um nicht eindeutig klassifizierbare Fälle handeln, die unter die Diagnose M. Basedow fallen, bzw. um eine mögliche Doppelerkrankung, mit der in Endemiegebieten häufiger gerechnet werden muß. Das auch als „Marine-Lenhart-Syndrom“ bekannte Krankheitsbild wurde von Reiners in 11% der Fälle gefunden, wobei bei der Häufigkeit der funktionellen Autonomie im Jodmangelgebiet Deutschland eine noch höhere Prävalenz (20–30%) vermutet werden darf. Wir gehen davon aus, daß bei funktioneller Autonomie hyperthyreote Episoden mit Thyreostatika zwar überbrückbar sind, daß jedoch keine echte Heilungschance besteht, und somit wird die Autonomie a priori für die thyreostatische Therapie als nicht geeignet angesehen. Über den Verlauf bei thyreostatisch behandelten funktionellen Autonomien ist wenig

Tabelle 3 Gesamtrezidivraten nach thyreostatischer Therapie [aus 28]

Autor	Jahr	n	Rezidive	
Solomon	1953	176	81	46%
Goodwin	1954	113	55	49%
Reveno	1964	167	72	43%
Hershman	1966	176	81	46%
Wills	1969	107	69	65%
Cassidy	1970	93	60	64%
Lowry	1971	64	29	45%
Alexander	1973	105	67	64%
Hackenberg	1973	80	33	41%
Thalassinos	1974	83	37	45%
Ito	1974	135	95	63%
Scazziga	1977	302	82	27%
Greer	1979	31	19	61%
Slingerland	1979	80	19	24%
Yamamoto	1979	103	34	33%
Reynolds	1979	96	81	84%
Sugrue	1980	162	86	53%
McGregor	1980	65	41	63%
Stege	1980	169	42	25%
Tamai	1980	45	19	42%
Schumm	1981	158	88	56%
Bouma	1982	83	62	75%
Bing	1982	24	16	67%
Romaldini	1983	113	44	39%
MacFarlane	1983	18	11	61%
Yamada	1984	65	7	11%
Meng	1986	400	181	48%
Hedley	1989	434	246	57%
Tadzer	1989	87	51	53%
Edan	1989	56	29	52%
Schleusener	1990	451	227	50%
Wei	1990	111	65	59%
Allanic	1990	94	45	48%
Voth	1990	124	78	63%
Ford	1991	32	27	84%
gesamt	–	4602	2279	50%

bekannt. Tab. 4 zeigt die Resultate von 3 retrospektiven Studien (klassische autonome Ademome ausgenommen). Die Ergebnisse sind zunächst überraschend. Die Rezidivquoten sind in zwei Studien (Keil et al., Meng et al.) bei funktioneller Autonomie niedriger als bei Patienten mit einem M. Basedow. In der Studie von Voth et al. unterscheiden sich die beiden Gruppen quasi nicht. Zu beachten ist jedoch, daß alle 3 Studien aus Regionen mit alimentärem Jodmangel stammen. In unserem Raum lag die Jodausscheidung während des Beobachtungszeitraumes bei 30 – 50 µg/Gramm Kreatinin. Ferner wurden in der Greifswalder Studie großvolumige Strumen mit Autonomie ausgeschlossen, da sie einerseits primär einer ablativen Therapie zugeführt worden sind und andererseits die Schilddrüsenvolumen etwa denen der Basedow-Gruppe entsprechen sollten. Diese Ergebnisse lassen aber den Schluß zu, daß unerkannte funktionelle Autonomien, zumindest nach Ausschluß großvolumiger Strumen und bei anhaltendem alimentärem Jodmangel, nicht für eine überhöhte Rezidivquote nach thyreostatischer Therapie verantwortlich gemacht werden können. Diese überraschenden Ergebnisse lassen daher die Empfehlung zu, auch beim M. Basedow frühzeitiger und häufiger eine ablative Therapie in Erwägung zu ziehen.

Tabelle 4 Rezidivraten bei M. Basedow und disseminierter/multifokaler Autonomie [aus 28]

Autoren	Nachbeobachtungszeit	M. Basedow n	Rezidive	Autonomie n	Rezidive
Keil 1989	6 Mon.	81	37%	46	11%
Voth 1990	1 Jahr	124	40%	72	46%
	2 Jahre		63%		64%
Meng 1989	1 Jahr	165	27%	100	17%
	2 Jahre		38%		23%
	5 Jahre		55%		37%

Bei Kindern und Jugendlichen ist offenbar keine größere Neigung zur Remission zu beobachten. Die Rezidivraten sind im Gegenteil mit durchschnittlich 60% in der Tendenz als noch ungünstiger zu bewerten (Tab. 5, Abb. 2). Somit sollte stets geprüft werden, ob eine definitive Therapie primär angezeigt ist. Das gilt besonders auch für junge Frauen mit Kinderwunsch.

Besonders hohe Rezidivraten finden sich bei Patienten, bei denen schon ein Rezidiv aufgetreten ist (Tab. 6, Abb. 2). Rezidivpatienten können zwar wiederholt in eine Remission gebracht werden, doch die Remissionschancen nehmen deutlich ab [28]. In unserem Krankengut erlitten Rezidivpatienten in 68% einen Rückfall, und nach erneuter thyreostatischer Therapie belief sich die Rezidivrate auf 84% (Tab. 6).

Grundsätzlich muß eine einheitliche Nachbeobachtungszeit gefordert werden. Die Rezidive treten nach Unterbrechung der thyreostatischen Therapie zu ca. 20 – 30% innerhalb der ersten 6 Wochen auf, nach 3 Monaten sind bis zu 50% und nach 1 Jahr sogar 70 – 80% der Rezidive manifest [28]. Diese Angaben beziehen sich allerdings überwiegend auf Nachbeobachtungszeiten von wenigen Jahren.

Tabelle 5 Rezidivraten bei Kindern und Jugendlichen [aus 28]

Autoren	Patienten	Rezidive	
Hung 1962	34	21	62%
Hayles 1965	16	9	56%
Kogut 1965	45	20	44%
Mäenpäa 1966	12	7	58%
Amrhein 1970	38	27	71%
Vaidya 1974	75	45	60%
Barnes 1977	104	63	61%
Grueters 1990	14	12	86%
gesamt	338	204	60%

(Becker et al. 1988, ergänzt)

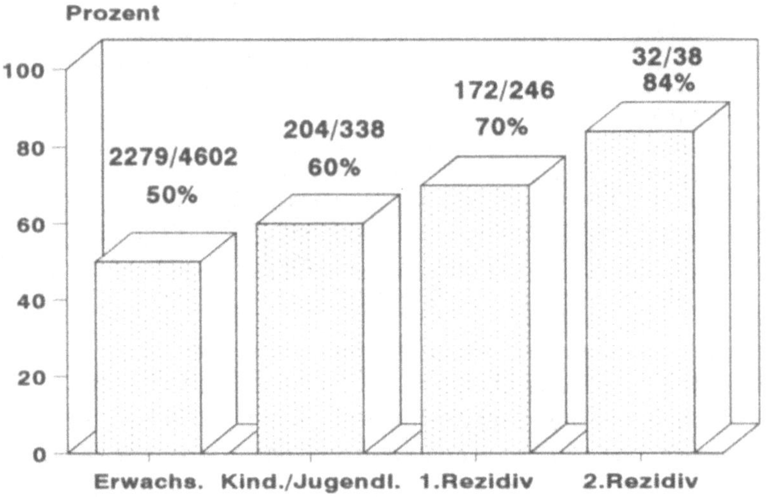

Abb. 2 M. Basedow – Rezidivhäufigkeit nach medikamentöser Therapie. Literaturzusammenstellung 1953–1993; ergänzt nach [28].

Um die Rezidivraten zu senken, wurden unterschiedliche Therapieregime praktiziert. Dazu gehören u. a. die Verlängerung des Therapiezeitraumes auf mehrere Jahre, die Erhöhung der Methimazoldauerdosis und in letzter Zeit die TSH-suppressive Therapie während und nach Abschluß der Thyreostase.

Die Dauer der Therapie ist eine viel diskutierte Frage. Internationale Umfragen haben ergeben, daß in den USA und in Europa überwiegend ein „starrer" Therapiezeitraum von meist 1–2 Jahren bevorzugt wird. In Japan hingegen wird die Therapie bevorzugt variabel begrenzt. Die Behandlungsdauer richtet sich neben klinischen und biochemischen Befunden u. a. speziell nach dem

Tabelle 6 Rezidivraten nach Therapie eines Rezidivs bei M. Basedow [aus 28]

Autoren	Patienten	Rezidive	
Bouma 1982	27	22	81%
Gorton 1987	16	7	43%
Trabucco 1989	15	7	46%
Voth 1990	72	59	82%
Allanic 1990	15	8	53%
Meng 1993	101	69	68%
2. Rezidiv	38	32	84%
gesamt	246	172	70%

Ausfall des TRH- bzw. Suppressionstestes sowie dem Verhalten der TSH-Rezeptorantikörper (Abb. 3). Mit diesem Vorgehen soll versucht werden, den Therapiezeitraum so kurz wie nötig zu halten, unnötig lange Behandlungszeiten zu vermeiden und damit Kosten und Aufwand der Behandlung zu verringern. Die Verfahren sind in ihrer Aussage jedoch im Einzelfall von zu geringer Sicherheit [28, 29, 38]. Sie stellen Momentaufnahmen dar, können nur die aktuelle Situation widerspiegeln, gewisse Hinweise auf die Kurzzeitprognose vermitteln (Suppressions- u. TRH-Test), aber im Hinblick auf den langfristigen Verlauf sind sie prinzipiell nicht geeignet und überfordert. Eine derartige Aussage kann nicht erwartet werden [28, 29]. Das trifft auch für

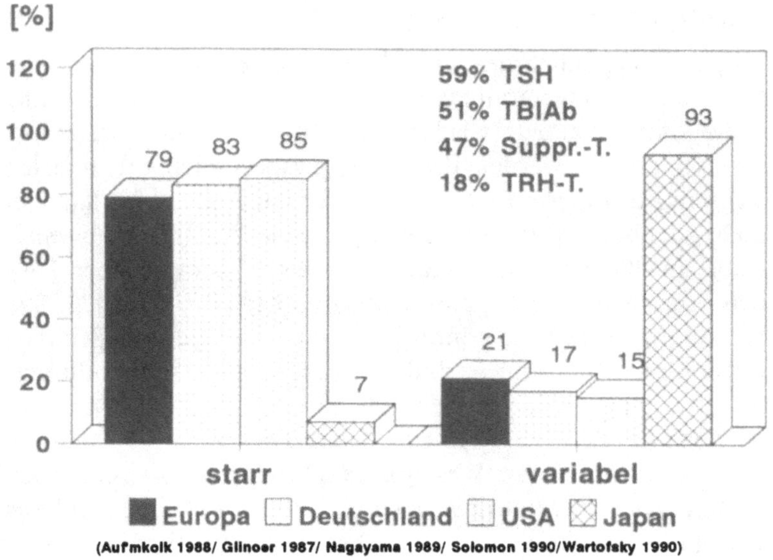

Abb. 3 Thyreostatika – Therapiezeitraum bei M. Basesow im internationalen Vergleich [28, 33].

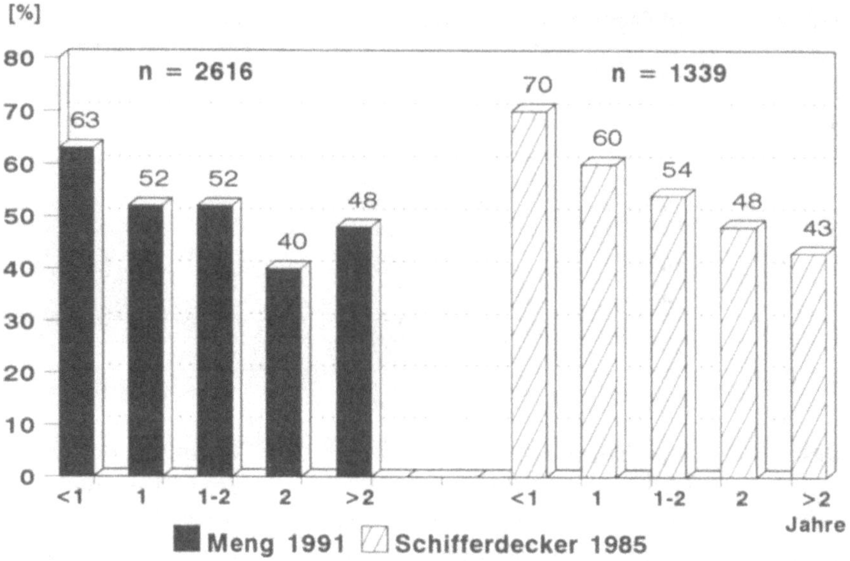

Abb. 4 Behandlungszeit und Rezidivraten – Literaturzusammenstellungen [28, 36].

schilddrüsenstimulierende Immunglobuline (TRAb, TRAK) zu. Eine Metaanalyse, in die die Daten verschiedener prospektiver Studien eingegangen sind, hat gezeigt, daß an Hand von AK-Befunden eine prognostische Beurteilung des Krankheitsverlaufes im Einzelfall nicht möglich ist [13]. Für den Kliniker bleiben nur – wie so oft in der Medizin – empirische Erfahrungswerte für die Gesamteinschätzung der jeweiligen Situation.

Es ist naheliegend, daß mit zunehmender Behandlungszeit die immunologischen Prozesse bei einer immer größeren Zahl von Patienten „zur Ruhe kommen", d. h. die Immunbalance wiederhergestellt wird und damit eine anhaltende Remission erhofft werden darf. Die diesbezüglich oft zitierten Studien von Slingerland u. Burrows, Tamai et al., Lippe et al. und Allanic et al. sind jedoch nicht stichhaltig [Literatur bei 28]. Eigene Ergebnisse aus einer prospektiven Studie an 400 Patienten zeigen, daß eine Therapie über 1–2 Jahre hinaus nicht von besseren Langzeitergebnissen begleitet wird [28, 29]. In einer Literaturzusammenstellung konnten wir die Aussage von Schifferdecker und Schöffling nicht bestätigen, daß mit zunehmender Behandlungsdauer eine Verbesserung der Langzeitergebnisse zu verzeichnen ist (Abb. 4). Unsere Übersicht weist lediglich aus, daß eine Therapiedauer unter 1 Jahr zu einer überhöhten Rezidivrate führt. Wesentliche Differenzen zwischen den Ergebnissen nach ein- oder mehrjähriger Therapie lassen sich nicht ablesen (Abb. 4). Als Fazit kann man konstatieren, daß eine Kurzzeittherapie (unter 1 Jahr) zu Remissionen führen kann, aber mit einer unvertretbar hohen

Rezidivrate belastet ist. Bei einer Therapie über 2 Jahre und länger kann die Remissionsrate zwar zunehmen, ohne jedoch die Rezidivneigung entscheidend zu reduzieren. Die Therapie von 1–2 Jahren trifft für die meisten Patienten, bei denen eine Remission eintritt, den optimalen Zeitraum (ca. 75%), bei ca. 10% ist eine kürzere Therapiezeit möglich, bei ca. 15% eine längere nötig [28].

Mit niedrigen Thyreostatikamengen ist zwar die Hyperthyreosesymptomatik beherrschbar, doch es wurde vermutet, daß sie möglicherweise weniger gut als eine höhere Dosis den Verlauf der Grundkrankheit beeinflussen können. Diese Problematik ist Gegenstand des Beitrages von G. Benker. Unsere Resultate einer prospektiven Studie sind in Tab. 9 zusammengestellt. Wir konnten keine Vorteile einer hoch dosierten (40 mg Methimazol/Tag und Jahr) gegenüber einer niedrig dosierten (10 mg) Therapie finden. Die Tendenz zu einem sehr frühen Rückfall (Persistenz) in der niedrig dosierten Gruppe scheint ohne Bedeutung. Die Versagerquote nach 1 Jahr sowie die Gesamtrezidivraten waren in beiden Gruppen gleich hoch. Über die Wirkung einer über 1 Jahr hinausgehenden hoch dosierten Behandlung können allerdings keine Aussagen gemacht werden.

Hashizume et al. sahen nach einer TSH-suppressiven Thyroxinmedikation während und nach Beendigung der thyreostatischen Therapie eine drastische Verminderung der Rezidive. Sie messen dieser Maßnahme einen protektiven Effekt im Hinblick auf die Rezidivneigung bei (Hemmung der TSH-induzierten Antigenexpression?). In einer retrospektiven Studie gingen wir dieser Frage nach. Weder eine die Thyreostase begleitende Schilddrüsenhormonmedikation noch die Fortführung der TSH-suppressiven Hormonapplikation führte nach diesen Ergebnissen zu einer Senkung der Rezidivraten (Tab. 7).

Tabelle 7 M. Basedow – Rezidivraten nach Methimazoltherapie
Unterschiedliche Regime

Methode	n	Persistenz	Rezidive 1 Jahr	Rezidive 2 Jahre	Rezidive 2–10 Jahre
MMI hoch	70	10%	32%	49%	56%
MMI niedrig	75	19%	39%	47%	58%
MMI medium	110	16%	33%	42%	60%
T4 während	95	14%	37%	49%	58%
T4 während/post	67	18%	32%	43%	63%
Ohne T4	79	13%	30%	42%	48%

Insgesamt muß festgestellt werden, daß die Rezidivneigung des M. Basedow medikamentös nicht beeinflußt werden kann und die prognostische Einschätzung im Einzelfall nicht oder nur mit großer Unsicherheit möglich ist. Vor diesem Hintergrund sollte die definitive Therapie häufiger als bisher als Primärmaßnahme in das therapeutische Konzept einbezogen werden.

Jodinduzierte Basedow-Hyperthyreose und thyreotoxische Krise

Schwere Hyperthyreoseverläufe bis hin zur lebensbedrohenden Krise sind oft Folgen eines Jodexzesses. Die Behandlung ist in solchen Fällen erschwert (großer Jod- und Hormonvorrat), die Ansprechbarkeit auf Thyreostatika vermindert (kompetitive Hemmung), die Verläufe sind protrahiert und oft schwer (Krisen), häufig sind ältere und multimorbide Patienten betroffen, so daß die Sterblichkeit erhöht ist [20–23]. Allerdings verbergen sich hinter jodinduzierten Formen überwiegend funktionelle Autonomien. Beim M. Basedow besitzt somit die Jodverseuchung nicht das gleiche Gewicht wie bei der Autonomie.

In einer bundesweiten Umfrage von Lederbogen et al. konnten von 195 thyreotoxischen Krisen 74 als jodinduziert erkannt werden (Tab. 8). 61% der funktionellen Autonomien und 27% der Basedow-Krisen (12% unklassifizierbar) waren jodkontaminiert. Insofern liegen nur sehr geringe Erfahrungen mit der Frühoperation bei der thyreotoxischen Krise – speziell beim M. Basedow – vor. Von 35 frühoperierten Krisenpatienten waren 15 jodinduziert (43%), aber lediglich 4 der jodverseuchten Patienten hatten einen M. Basedow. 2 der 15 Patienten verstarben (13% – Detailangaben über die thyreoidale Grundkrankheit fehlen.) Insgesamt war die Letalität in der jodexponierten Gruppe deutlich erhöht. 50% der Todesfälle entfielen auf die 74 Patienten dieser Gruppe.

Bei den publizierten Fällen von Frühoperationen bei Jodverseuchung ergibt sich ein ähnliches Bild (Tab. 9). Die relativ geringen Erfahrungen wurden nur in wenigen Zentren gesammelt. Fälle mit M. Basedow sind deutlich in der Minderheit. Leider ist nicht immer eine sichere ätiopathogenetische Zuordnung erfolgt, und die Patienten entstammen oft den gleichen Beobachtungen, so daß keine exakte Übersicht über das bisher beobachtete Krankengut gegeben werden kann. Todesfälle sind – wenn man die Schwere der Erkrankung in Rechnung stellt – nur selten beobachtet worden (Tab. 9). Schaaf et al. operierten 4 Patienten mit Basedow-Krise ohne Komplikationen, davon war jedoch nur 1 jodinduziert. Auf die größten Erfahrungen mit der Frühoperation bei jodinduzierten Hyperthyreosen kann die Arbeitsgruppe um Köbberling und Hintze verweisen (Tab. 9).

Tabelle 8 Thyreotoxische Krisen 1988–7/1990 (Umfrage Lederbogen u. Reinwein 1992)

	Gesamt n = 195		nicht jodinduziert n = 121		jodinduziert n = 74	
M. Basedow	67	34%	47	39%	20	27%
Autonomie	102	52%	57	47%	45	61%
nicht klassifizierbar	26	13%	17	14%	9	12%
Todesfälle	26	13%	13	11%	13	18%
Frühoperation	35	18%	20	17%	15	20%*

* davon M. Basedow n = 4; Todesfälle ges. n = 2 (13%)

Tabelle 9 Frühoperation bei jodinduzierter Hyperthyreose und thyreotoxischer Krise

Autoren	Patienten n	jodinduzierte	Krisen/ davon M. B.	Todesfälle ges./Krisen
Köbberling 1985	16	16	3/?	1/–
Schwedes 1985	2	2	2/–	–/–
Bogner 1985	1	1	1/–	–/–
Dralle 1985	8	8	2/1	–/–
Blossey 1988	2	2	–/–	–/–
Hintze/Usadel 1989	>60	60	>10/?	4/–
Frilling 1990	5	4	5/1	–/–
Herrmann 1990	4	4	4/?	–/–
Schaaf 1990	4	1	4/4	–/–
Hintze 1992	40	40	>7/?	4/–

Zweifellos hat die Frühoperation ihren Platz in der Therapie der schweren jodinduzierten Hyperthyreose gefunden. Der belastende protrahierte Verlauf bzw. die vitale Gefährdung der Patienten durch eine krisenhafte Exazerbation verlangt eine sehr rasche Reduktion des Schilddrüsenhormonexzesses. Die massive Freisetzung präformierter Schilddrüsenhormone nach Jodexzeß kann medikamentös oft nicht ausreichend schnell beeinflußt werden, so daß die subtotale Schilddrüsenresektion und die dadurch bedingte sofortige Beseitigung des Hormonnachschubes ein sehr effizientes, oft lebensrettendes Verfahren repräsentiert. Allerdings stellt die Operation – wie Herrmann zu bedenken gibt – für den Patienten auch den „belastendsten und möglicherweise gefährlichsten therapeutischen Eingriff" dar [21]. Deshalb ist eine sehr sorgfältige Indikationsstellung zu fordern, und die Patienten sollten nur von versierten endokrinologischen und chirurgischen Teams versorgt werden. Eine wesentliche Information für die differentialtherapeutischen Entscheidungen ist die Frage nach einer vorangegangenen Jodbelastung (Hilfsmittel: Anamnese, uptake-Messung, CT, Jodurie). Bei nicht durch Jod exazerbierten

Tabelle 10 Indikationen zur Frühoperation bei jodinduzierter Hyperthyreose und thyreotoxischer Krise (in Anlehnung an Herrmann 1990 u. 1992)

abhängig von: – Schwere der Hyperthyreose – Jodexzeß (Art?) – Alter u. Begleiterkrankungen – Effizienz der konservativen Therapie
absolute Indikation: – Krise Stadium II und III – Krise Stadium I bzw. schwere Hyperthyreose bei Ineffektivität konservativer Maßnahmen nach ca. 2–3 Tagen
relative Indikation: – ausgeprägte Hyperthyreose und Ineffektivität der konservativen Therapie nach ca. 1 Woche

schweren Hyperthyreosen ist die kombinierte medikamentöse Therapie das Vorgehen der Wahl. Bei jodinduzierten Formen sollte hingegen die Operation frühzeitig in die therapeutischen Erwägungen einbezogen werden (Tab. 10). Wünschenswert wäre eine multizentrische prospektive Erfassung dieser Problemfälle, um Kriterien für die Indikation zur Frühoperation erarbeiten zu können.

Autoimmunorbitopathie

Für die Augensymptome beim M. Basedow wird allgemein eine autoimmunologische Genese akzeptiert. Entscheidende Einzelheiten der Ätiopathogenese sind aber noch nicht bekannt. So ist es u. a. noch unklar, ob die Orbitopathie lediglich eine extrathyreoidale Manifestation des M. Basedow darstellt oder ob es sich um eine separate Erkrankung handelt, die eine enge Assoziation zum M. Basedow aufweist. Leichte Grade sind häufig und subklinische Veränderungen bei fast allen Patienten mit M. Basedow nachweisbar. Schwere Formen sind in der Minderzahl. Die Behandlung ist nur symptomatisch möglich und gestaltet sich oft schwierig und langwierig [29]. Der Verlauf ist nicht sicher vorausschaubar und offenbar z. T. unabhängig vom Verlauf der Hyperthyreose, wobei die Zusammenhänge nicht ausreichend geklärt sind. Die Augensymptome können der Hyperthyreose vorausgehen, gleichzeitig mit ihr in Erscheinung treten oder sich unter der Therapie zu jedem Zeitpunkt entwickeln. Eine Progredienz der Symptome ist gleichermaßen zu jedem Zeitpunkt der Erkrankung möglich [26, 29]. Der Spontanverlauf erschwert die Beurteilung der Wirksamkeit therapeutischer Maßnahmen erheblich [26]. Allgemein gefordert wird der dauerhafte Abbau der

Hyperthyreose. Diese Forderung ist – unabhängig vom Vorhandensein einer Orbitopathie – allein durch die Hyperthyreose gegeben. Ob sich aber eine unzureichend kontrollierte Hyperthyreose negativ auf den Verlauf einer Orbitopathie auswirkt, ist nicht schlüssig belegt. Prospektive, plazebokontrollierte Studien sind dazu aus verständlichen Gründen nicht durchführbar. Einer Unterfunktion, d. h. einem erhöhten TSH-Spiegel scheint aber ein negativer Einfluß zuzukommen (TSH-Rezeptoren im periorbitalen Gewebe, verstärkte GAG-Bildung [29]).

Immer wieder diskutiert wird die Frage, ob die verschiedenen symptomatischen Therapieverfahren der Hyperthyreose Einfluß auf den Verlauf der Orbitopathie – sowohl im Sinne einer Besserung als auch einer Verschlechterung – nehmen können. Die von Sridama et al. publizierten Ergebnisse einer umfangreichen prospektiven Studie haben gezeigt, daß keine signifikanten Unterschiede im Verlauf der Orbitopathie nach Anwendung einer medikamentösen, chirurgischen oder radiologischen Hyperthyreosetherapie bestehen. Das Auftreten von Augensymptomen lag bei ca. 5–8%, die Progredienzrate belief sich auf ca. 19–23%. Die Progredienz wurde in der Mehrzahl der Fälle erst nach dem Abbau der Hyperthyreose beobachtet (spricht gegen die Bedeutung der Überfunktion), wobei aber nicht in jedem Falle subklinische hypothyreote Phasen auszuschließen sind (Tab. 11 u. 12).

In einigen Studien wurden negative Auswirkungen der Radiojodtherapie beschrieben (Tab. 11).
Tallstedt et al. [45] berichteten (prospektive randomisierte Studie) zunächst über eine Progredienzrate von 33%, mußten ihre Ergebnisse allerdings korrigieren [44], da sich die große Zahl ungünstiger Verläufe als Folge einer unzureichenden Thyroxinsubstitution erwies. Nach Ausgleich hypothyreoter Tendenzen (d. h. Normalisierung der TSH-Spiegel, unterstreicht die negativen Auswirkungen der Hypothyreose) waren die Ergebnisse mit denen der anderen Therapieverfahren vergleichbar [44].

Die Arbeitsgruppe aus Pisa berichtete schon 1989, daß ein höheres Risiko zur Progredienz (rR 4,9) bei klinisch manifester Augensymptomatik besteht [2]. Barth et al. bestätigten diese Resultate. Marcocci et al. fanden in einer prospektiven randomisierten Studie bei 5% der Patienten nach Radiojodtherapie eine klinische Erstmanifestation der Symptomatik und bei 38% der Patienten mit präexistenter Autoimmunorbitopathie eine Progredienz. Diese Exazerbation ließ sich durch eine systemische Glukokortikoidgabe verhindern (Progredienzrate 2%, Tab. 11).

Eine Besserung der Augensymptome nach totaler bzw. subtotaler Schilddrüsenresektion wurde schon in älteren Literaturberichten beschrieben (Tab. 12). Die Fälle von Schulz (1901) umfassen dabei die Patienten, die von Kümmel

Tabelle 11 Autoimmunorbitopathie nach thyreostatischer bzw. Radiojodtherapie

Autor	Patienten	gebessert	progredient	unverändert
Thyreostatika				
Barbosa 1972	34	1%	12%	87%
Solem 1979	69	4%	5%	91%
Sridama 1989	182	14%	8%/19%*	92%/67%*
Tallstedt 1992	65	9%	12%	79%
Radiojod				
Bauer 1966	18	90%	10%	–
Pequegnat 1967	57	40%	26%	34%
Volpé 1969	13	–	–	100%
Barbosa 1972	72	1%	14%	85%
Sridama 1989	241	12%	5%/23%*	95%/65%*
Tallstedt 1992**	39	10%	33%	57%
Marcocci 1992	16	6%	38%	56%
mit Glukokortik.	56	21%	2%	61%
ohne e. O.	41	–	5%	95%

* e. O. prätherapeutisch nein/ja ** aus [45], korrigiert in [44], siehe Text

Tabelle 12 Autoimmunorbitopathie nach totaler bzw. inkompletter (subtotal, nearly total) Schilddrüsenresektion

Autor	Patienten	gebessert	progredient	unverändert
Total				
Müller 1967	3	3/100%	–	–
Catz 1969	76	72/ 95%	–	4/ 5%
Marushak 1984	4	2/ 95%	–	2/50%
Sowinski 1991	4	4/100%	–	–
subtotal, nearly total				
Schulz 1901	20	20/100%	–	–
Hartly 1905	15	11/ 73%	–	4/27%
Barbosa 1972	14	–	1/ 7%	13/93%
Grussendorf 1989	29	15/ 52%	4/14%	10/34%
Sridama 1989	164	(13%)	(7/20%)	(93/67%)*
Frilling 1990	78	54/ 69%	6/ 8%	18/23%
Wahl 1992	87	54/ 62%	6/ 7%	27/31%
Tallstedt 1992	64	3/ 5%	9/14%	52/81%
Marcocci 1992	13	–	6/46%	7/54%
mit Glukokortik.	14	8/ 57%	–	6/43%
gesamt	407	238/ 58%	32/ 8%	137/34%

* e. O. prätherapeutisch nein/ja

operiert wurden. Catz und Perzik wendeten die totale Thyreoidektomie erstmals gezielt zur Behandlung der Autoimmunorbitopathie an und sahen in 95% der Fälle eine deutliche Besserung. In Deutschland beschäftigte sich erstmals Müller und späterhin die Gruppe um Röher und Grussendorf [14, 15, 17, 48] sowie Dralle mit dieser Problematik. Es konnte gezeigt werden, daß sich die Orbitopathie mit zunehmendem Resektionsausmaß deutlich besser zurückbildete (Besserungsraten 52–62%) als nach früheren, weniger ausgedehnt resezierenden Eingriffen ([12, 14, 17] Tab. 12).

Nicht von allen Arbeitsgruppen können diese Resultate ohne Einschränkung bestätigt werden. So fanden Wahl et al. zwar in 2/3 der Fälle eine Besserung und in 1/3 eine Stabilisierung der Orbitopathie, doch das betraf überwiegend die milderen Formen. Aber gerade bei höhergradigen Befunden (Stadium IV und V) wurden postoperativ Verschlimmerungen registriert, so daß die Gruppe einen frühzeitigen Einsatz der Operation im Therapiekonzept empfiehlt. Marcocci et al. (Tab. 12) beobachteten postoperativ bei 6 von 13 Patienten eine Progredienz, während bei keinem Patienten eine Besserung zu verzeichnen war. Unter Glukokortikoidschutz wurde bei 8 von 14 Patienten eine Rückbildung der Symptome erzielt, eine Zunahme der Augensymptome war in keinem Fall zu registrieren. Es wird deshalb nachdrücklich empfohlen, nach Durchführung einer subtotalen Schilddrüsenresektion wie bei der Radiojodtherapie prophylaktisch eine passagere systemische Glukokortikoidtherapie einzuleiten.

Nachdem in den letzten Jahren in prospektiven Studien gezeigt werden konnte, daß die möglichen günstigen Effekte nach einer Schilddrüsenresektion auch mit der heute allgemein üblichen subtotal bzw. nearly total durchgeführten Operation erreichbar sind [12, 14, 17, 26, 44, 45, 48] und somit nicht die totale Thyreoidektomie gefordert werden muß, teilten Wenzel et al. und Vaná et al. 1992 Daten aus prospektiven Studien mit, die den Vorteil der totalen Schilddrüsenausschaltung erneut in den Vordergrund rücken (Tab. 13). Obwohl das Krankengut noch relativ klein ist, was sich besonders bei Aufschlüsselung auf die verschiedenen Schweregrade nachteilig bemerkbar machen muß, konnte demonstriert werden, daß in den Gruppen mit totaler ablativer Therapie (Operation oder Operation plus Radiojod) signifikante Besserungen der Autoimmunorbitopathie erreichbar waren. Nach alleiniger totaler radiologischer Schilddrüsenausschaltung wurde hingegen nur eine geringere Rückbildungstendenz gesehen. Bei inkompletter Ablation waren keine oder nur unzureichende Besserungen zu beobachten. Wesentlich für die Einschätzung der Prognose könnte die Beobachtung sein, daß bei positivem TBIAb-(TRAK-)Titern die Erfolge ausblieben und nur bei negativen AK-Befunden hochsignifikante Besserungsraten nachweisbar waren. Wie in früheren Studien [14], so wird auch von Wenzel et al. unterstrichen, daß eine Regredienz der

Tabelle 13 Wirkung verschiedener definitiver Therapieverfahren bei M. Basedow auf die e. O. nach K. W. Wenzel sowie S. Vaná (ATA 1992; NOSPECS-Index)

Therapie	Pat. (Wenzel)	Index-0	Index 1–4 J.	Pat. (Vaná)	Index-0	Index 2 J.
total OP	31	6,55	2,52*	35	2,80	−1,15* (+ n. t.)
inkomplett	6	4,83	3,30	22	1,68	−0,33
total Rad.	16	8,31	6,25	15	6,00	−4,00* (+ P)
inkomplett	11	7,36	7,73	–	–	–
tot. OP/Rad.	18	10,39	6,78*	38	4,89	−2,17* (+ P)
tot. Ablation	48	8,33	4,17*	–	–	–
inkomplett	17	7,53	6,18	–	–	–
Prednisolon	32	8,75	6,06	75	3,67	−1,34
TBIAb pos.	26	9,81	8,36	–	–	–
TBIAb neg.	39	7,00	2,15*	–	–	–

* statistisch signifikant

Symptome nur bei frühzeitiger Therapie erwartet werden kann (innerhalb der ersten 2 Jahre nach Manifestation). Diese Resultate stützen wieder das theoretische Konzept, daß eine totale Ausschaltung des thyreoidalen Antigenreservoirs Voraussetzung für eine Rückbildung der Orbitopathie ist.

Die bisher vorliegenden Daten sprechen zwar dafür, daß der subtotalen (bzw. totalen) Schilddrüsenresektion ein positiver Effekt auf die Orbitopathie beigemessen werden kann, sie sind aber noch nicht ausreichend gesichert, um das Verfahren bevorzugt in der Primärtherapie bei M. Basedow mit Autoimmunorbitopathie einzusetzen.

Versucht man die Aussagen der Publikationen über den Verlauf der endokrinen Orbitopathie nach dem Einsatz der verschiedenen Therapieverfahren zusammenzufassen, so müssen zwangsläufig viele Fragen offen bleiben. Endgültige Antworten auf diese Fragen können erst erwartet werden, wenn wir über bessere Kenntnisse über die Ätiopathogenese der Prozesse verfügen bzw. die Zusammenhänge zwischen Augensymptomen und Hyperthyreose besser aufgeklärt sind. Aus der Literatur lassen sich folgende Festellungen ableiten:

- Die Euthyreose soll in jedem Fall erreicht werden, dabei spielt das Tempo des Funktionsabbaues wahrscheinlich keine Rolle.
- Die thyreostatische Therapie hat offenbar keinen besonderen Einfluß auf die Orbitopathie.
- Die Ergebnisse bei definitiver Therapie sind widersprüchlich, wobei positive Resultate häufiger beim operativen Vorgehen und negative Tendenzen eher bei der Radiojodtherapie beobachtet worden sind. Die Differen-

zen sind aber nur gering und unzureichend abgesichert, so daß keine Einwände gegen den Einsatz dieser Verfahren abgeleitet werden können.
- Bessere Resultate wurden erzielt mit einer totalen ablativen Therapie, beim frühzeitigen Einsatz definitiver Verfahren (innerhalb der ersten 2 Jahre) und bei negativen TBIAb-Titern.
- Einer möglichen Exazerbation der Orbitopathie nach definitiver Therapie muß Beachtung geschenkt werden. Dem kann mit einer systemischen Glukokortikoidbehandlung vorgebeugt werden.

Für die Praxis läßt sich daraus folgendes Vorgehen bei einer Basedow-Hyperthyreose mit Autoimmunorbitopathie ableiten:
- Die Therapie der Basedow-Hyperthyreose erfolgt bei fehlender oder milder Orbitopathie (Grade I – II) nach den üblichen Kriterien.
- Bei progredienter und/oder höhergradiger Orbitopathie (ab Grad III) sollten rezidivierende Hyperthyreoseverläufe sicher vermieden und einer definitiven Therapie primär der Vorzug gegeben werden. Das Vorgehen wird durch den klinischen Befund entschieden (subtotale Schilddrüsenresektion mit kleinem Rest oder Radiojodtherapie, ggf. Glukokortikoidschutz).
- Die totale Schilddrüsenablation (Operation und/oder Radiojodtherapie) kann zur Behandlung der Orbitopathie derzeit noch nicht allgemein empfohlen werden, sie bleibt Ausnahmesituationen vorbehalten. Prospektive Studien zur Absicherung möglicher Vorteile, die eine frühzeitige und breitere Indikationsstellung rechtfertigen, sind noch notwendig.

Literatur

[1] Barbosa, J., E. Wong, R. P. Doe: Ophthalmopathy of Graves' disease: outcome after treatment with radioactive iodine, surgery or antithyroid drugs. Arch. Int. Med. *130* (1972) 111 – 115.

[2] Bartalena, L., C. Marcocci, F. Bogazzi et al.: Use of corticosteroids to prevent progression of Graves' ophthalmopathy after radioiodine therapy for hyperthyroidism. N. Engl. J. Med. *321* (1989) 1349 – 1357.

[3] Barth, A., P. Probst, H. Bürgi: Identifikation of a subgroup of Graves' disease patients at high risk for severe ophthalmopathy after radioiodine. J. Endocrinol. Invest. *14* (1991) 209 – 212.

[4] Bauer, F. K., B. Catz: Radioactive iodine therapy for progressive malignant exophthalmos. Acta Endocrinol. (Copenh.) *51* (1966) 15 – 22.

[5] Becker, W., W. Börner, Chr. Reiners et al.: Die Radiojodtherapie der Immunhyperthyreose in Abhängigkeit vom Lebensalter. Dtsch. med. Wschr. *113* (1988) 954 – 961.

[6] Benker, G.: Medikamentöse Therapie des M. Basedow. Therapie mit 10 mg und 40 mg Methimazol? Endergebnisse des TRIAL. Akt. Endokr. Stoffw. *13* (1992) 2 – 8.

[7] Blossey, H. C., W. Peitsch: Indikation zur subtotalen Thyreoidektomie bei Patienten mit Amiodarone-(Jod)-induzierter Hyperthyreose. Wien. med. Wschr. *18* (1988) 444 – 447.

[8] Bogner, U., J. Hensen, K. Badenhoop et al.: Thiamazol- und Lithium-resistente jodinduzierte Hyperthyreose. Dtsch. med. Wschr. *110* (1985) 479–480.

[9] Catz, B., S. L. Perzik: Total thyroidectomy in the management of thyrotoxic and euthyroid Graves' disease. Amer. J. Surg. *118* (1969) 434–439.

[10] Dralle, H., W. Lang, D. P. Pretschner et al.: Operationsindikationen und chirurgisches Vorgehen bei jodinduzierten Hyperthyreosen. Langenbecks Arch. Chir. *365* (1985) 79–89.

[11] Dralle, H., O. Schober, R. D. Hesch et al.: Operatives Therapiekonzept der Immunhyperthyreose. Langenbecks Arch. Chir. *371* (1987) 217–232.

[12] Dralle, H.: Historische und aktuelle Aspekte alternativer Operationsverfahren bei der immunogenen Hyperthyreose. Akt. Endokr. Stoffw. *13* (1992) 53–57.

[13] Feldt-Rasmussen, U., H. Schleusener, P. Carayon: Do thyrotropin rezeptor antibodies predict relapses after antithyroid drug treatment of Graves' disease hyperthyroidism. Intern. Hashimoto Symposium, Sattelit Meeting Thyrotropin Rezeptor Antibodies, P-14. Kyoto 1992.

[14] Frilling, A., P. E. Goretzki, M. Grussendorf et al.: The influence of surgery on endocrine ophthalmopathy. World J. Surg. *14* (1990) 442–446.

[15] Frilling, A., P. E. Goretzki, F.-A. Horster et al.: Subtotale Schilddrüsenresektion als Therapiekonzept bei thyreotoxischer Krise. Dtsch. med. Wschr. *115* (1990) 735–739.

[16] Grüters, A.: zitiert in [37].

[17] Grussendorf, M., Y. Inanc, P. E. Goretzki et al.: Effect of near total thyroidectomy on ophthalmopathy in patients with Graves' disease. In: R. C. Pickardt, K. P. Boergen (eds.): Graves' ophthalmopathy, pp. 86–90. Karger, Basel 1989.

[18] Hartley, F.: Thyroidectomy for exophthalmic goitre. Ann. Surg. *42* (1905) 33–48.

[19] Hashizume, K., K. Ichikawa, A. Sakurai et al.: Administration of thyroxine in treated Graves' disease. Effects on levels of antibodies to TSH-receptors and on the risk of occurrence of hyperthyroidism. N. Engl. J. Med. *324* (1991) 947–953.

[20] Herrmann, J.: Früh-Operation bei jodkontaminierter Hyperthyreose und thyreotoxischer Krise. In: T. H. Junginger, J. Beyer: Diagnostische und operative Strategien bei endokrinen Erkrankungen, S. 349–354. pmi 1990.

[21] Herrmann, J.: Thyreotoxische Krise und medikamentöse Therapie. Akt. Endokr. Stoffw. *13* (1992) 85–88.

[22] Hintze, G., J. Köbberling, K. H. Usadel et al.: Schwere jodinduzierte Hyperthyreose – eine mögliche Indikation zur Thyreoidektomie, insbesondere bei Thyreotoxikose mit Koma. Inn. Med. *16* (1989) 161–164.

[23] Hintze, G.: Thyreotoxische Krise – Stellenwert der operativen Therapie. Akt. Endokr. Stoffw. *13* (1992) 89–91.

[24] Köbberling, J., G. Hintze, H. D. Becker: Iodine-induced thyrotoxicosis. A case for subtotal thyroidectomy in severely ill patients. Klin. Wschr. *64* (1985) 1–7.

[25] Lederbogen, S., D. Reinwein: Epidemiologische Daten zur thyreotoxischen Krise, eine retrospektive Untersuchung. Akt. Endokr. Stoffw. *13* (1992) 82–84.

[26] Marcocci, C., L. Bartalena, F. Bogazzi et al.: Relationship between Graves' ophthalmopathy and type of treatment of Graves' disease. Thyroid *2* (1992) 171–178.

[27] Marushak, D., S. Faurschon, M. Blichert-Toft: Regression of ophthalmopathy in Graves' disease following thyroidectomy. Acta Ophthalmol. *62* (1984) 767–779.

[28] Meng, W.: Medikamentöse Therapie des Morbus Basedow: Langzeitergebnisse. Akt. Endokr. Stoffw. *13* (1992) 9–15.

[29] Meng, W.: Schilddrüsenerkrankungen, 3. Aufl., Fischer, Jena 1992.

[30] Müller, W., K. Schemmel, H. Utgenannt et al.: Die Behandlung des malignen Exophthalmus durch totale Thyreoidektomie. Dtsch. med. Wschr. *46* (1947) 2103–2106.

[31] Perquenat, E. P., W. E. Mayberry, W. M. McConahey et al.: Large doses of radioiodine in Graves' disease: Effect on ophthalmopathy and long-acting thyroid stimulator. Mayo Clin. Proc. *42* (1967) 802–811.

[32] Pickardt, R. C.: Beeinflussung der endokrinen Ophthalmopathie durch Radiojodtherapie. Akt. Endokr. Stoffw. *13* (1992) 80–81.

[33] Reiners, Chr.: Radiojodtherapie der immunogenen Hyperthyreose: neuester Stand. Akt. Endokr. Stoffw. *13* (1992) 62–68.

[34] Röher, H.-D., F.-A. Horster, A. Frilling et al.: Morphologie und funktionsgerechte Chirurgie verschiedener Hyperthyreoseformen. Chirurg *62* (1991) 176–181.

[35] Schaaf, L., M. Geschner, M. Paschke et al.: Thyrotoxic crisis in Graves' disease: Indication for immediate surgery. Klin. Wschr. *68* (1990) 1037–1041.

[36] Schifferdecker, E., K. Schöffling: Wie lange Therapie mit Thyreostatika? Med. Klin. *80* (1985) 749–752.

[37] Schleusener, H., U. Bogner, H. Peters et al.: Frühoperation bei Basedow-Hyperthyreose? In: Th. Junginger, J. Beyer (Hrsg.): Diagnostische und operative Strategien bei endokrinen Erkrankungen, S. 345–348. pmi 1990.

[38] Schleusener, H., H. Peters, Chr. Fischer et al.: Ist eine Verlaufsprognose nach thyreostatischer Behandlung bei Basedow-Hyperthyreose möglich? Akt. Endokr. Stoffw. *13* (1992) 20–23.

[39] Schulz, J.: Ein weiterer Beitrag zur operativen Behandlung der Basedow'schen Krankheit. Ztschr. Klin. Chir. Bd. 30, H. 3, Tübingen 1901.

[40] Schwedes, U., H. Thiele, H. Bode et al.: Thyrotoxic coma due to toxic adenoma and disseminated autonomy: Early surgery. In: R. Hall, J. Köbberling (eds.): Thyroid disorders associated with iodine deficiency and excess, pp. 443–445. Raven Press, New York 1985.

[41] Solem, J. H., E. Segaard, J. Ytterborg: The course of endocrine ophthalmopathy during antithyroid therapy in a prospective study. Acta Med. Scand. *205* (1979) 111–114.

[42] Sowinski, J., P. Stajgis, A. Ziemianski et al.: Total thyroidectomy in the treatment of Basedow's ophthalmopathy. Exp. Clin. Endocrinol. *97* (1991) 348–353.

[43] Sridama, V., L. J. DeGroot: Treatment of Graves' disease and the course of ophthalmopathy. Am. J. Med. *87* (1989) 70–73.

[44] Tallstedt, L., H. Blomgren, G. Lundell et al.: Early thyroxine substitution reduces the occurence of Graves' ophthalmopathy after ^{131}I therapy for hyperthyroidism, S. 8. American Thyroid Association, Rochester 1992.

[45] Tallstedt, L., G. Lundell, O. Torring et al.: Occurence of ophthalmopathy after treatment for Graves' hyperthyroidism. N. Engl. J. Med. *326* (1992) 1733–1738.

[46] Vaná, S., J. Némec, P. Rezek et al.: Successful treatment of endocrine orbitopathy by total thyroidectomy and for radioablation with I^{131}, S. 9. American Thyroid Association, Rochester 1992.

[47] Volpé, R., M. L. Desbarats-Schonbaum, E. Schonbaum et al.: The effect of radioablation of the thyroid in Graves' disease with high levels of long-acting thyroid stimulator (LATS). Am. J. Med. *46* (1969) 217–226.

[48] Wahl, R. A., K. Greuling, R. Dyck et al.: Operative Therapie der immunogenen Hyperthyreose. Akt. Endokr. Stoffw. *13* (1992) 47–52.

[49] Wenzel, K. W., N. Host, M. Cordes et al.: Thyroid ablation (TA) in endocrine orbitopathy, S. 17. American Thyroid Association, Rochester 1992.

Diskussion

Müller:
Wie verhält es sich mit Höhe und Dauer der Corticoidtherapie bei den Patienten mit Immunhyperthyreose und E. O., die zur Verbesserung der E. O. bzw. zur Verminderung der Rate von Verschlechterungen der E. O. geführt haben?

Meng:
Drei bis sechs Monate Therapie in ausschleichender Dosierung, beginnend mit 40 bis 60 mg Prednisolonäquivalent pro Tag.

Radiojodtherapie des M. Basedow und der funktionellen Autonomie: state of the art

Chr. Reiners

Indikationsstellung im internationalen Vergleich

Die Radiojodtherapie von Schilddrüsenerkrankungen wird seit mehr als 50 Jahren mit Erfolg durchgeführt. Trotz der umfangreichen Erfahrungen mit dieser wirkungsvollen und nebenwirkungsarmen Therapieform werden Indikationstellung, Durchführung und Behandlungsziel im internationalen Vergleich sehr unterschiedlich gesehen [19]. Während die Radiojodtherapie für rund 70% aller amerikanischen Patienten mit immunogener Hyperthyreose die Standardbehandlung darstellt, wird die Indikation zur J-131-Therapie in Europa nur bei 35% und in Deutschland sogar nur bei 21% aller Basedow-Patienten gestellt [19]. Dabei wird die Indikationsstellung in den USA kaum von Entscheidungskriterien wie Größe der Schilddrüse, Schweregrad der Hyperthyreose, Ersterkrankung bzw. Rezidiv, Geschlecht oder Alter des Patienten abhängig gemacht. Demgegenüber stellt man die Indikation in Europa und Deutschland bevorzugt bei älteren Patienten und bei Rezidiven nach Operation oder antithyreoidaler Therapie [19].

Die Gründe für diese zurückhaltendere Einstellung gegenüber der J-131-Therapie sind vielgestaltig [26]. Einerseits sind offensichtlich die heute vorliegenden Studien, die ein erhöhtes Krebsrisiko nach Radiojodtherapie ausschließen [8, 9, 10, 11], zu wenig bekannt [19]. Eine große Rolle spielen sicher aber auch die besonders in Deutschland sehr strengen Strahlenschutzvorschriften, die eine therapeutische Anwendung von J-131 nur unter stationären Strahlenschutzbedingungen erlauben, und die beschränkte Zahl an verfügbaren Therapiebetten [23]. Nach aktuellen Erhebungen [28] gibt es ähnlich strikte Regelungen nur in wenigen weiteren Ländern Europas, wie den Niederlanden, Ungarn und der Tschechoslowakischen Föderativen Republik. In mehr als der Hälfte der Länder Europas dürfen Aktivitäten bis 555 MBq J-131, in einigen Ländern sogar bis zu 1110 MBq, ambulant verabreicht werden [28].

Radiojodtherapie des Morbus Basedow

In Deutschland und den meisten Ländern Europas wird bei der Basedow-Hyperthyreose das Prinzip der individuellen Dosimetrie bevorzugt [6, 17, 19,

21]. Dabei wird die individuell zu verabreichende Therapieaktivität auf der Grundlage eines prätherapeutischen Radiojodtests und des sonographisch gemessenen Schilddrüsenvolumens bestimmt. Aktuelle Studien belegen den Wert dieses von angloamerikanischen Autoren häufig als zu aufwendig betrachteten Ansatzes; außerdem wurde die Methodik der individuellen Dosimetrie optimiert [3, 4].

Gegenstand wissenschaftlicher Auseinandersetzungen war auch die Frage der Vorbehandlung mit antithyroidal wirksamen Medikamenten vor J-131-Therapie [17, 19]. Dabei wurde einerseits die Wirksamkeit der Radiojodtherapie unter thyreostatischer Medikation in Frage gestellt; andererseits empfahl man geradezu Thyreostatika, da sich hierdurch angeblich die Hypothyreoserate nach J-131-Therapie senken ließ. Auf der Grundlage systematischer Untersuchungen [24] kann heute empfohlen werden, eine thyreostatische Therapie mit Thioharnstoffderivaten vor der J-131-Therapie zu beginnen, um eine euthyreote Stoffwechsellage zu erzielen. Radiojodtest und -therapie können so ohne Zeitdruck unter der ohnehin heute niedrig dosierten antithyroidalen Therapie mit täglichen Erhaltungsdosen von 5 bis maximal 20 mg Thiamazol durchgeführt werden [19, 21].

In jüngster Zeit ist das immer wieder diskutierte Thema des Verlaufs der endokrinen Orbitopathie nach Radiojodtherapie auf der Grundlage aktueller Studien [13, 14, 30, 31] erneut in den Vordergrund des Interesses getreten [16]. Großes Aufsehen erregte dabei vor allem eine multizentrische schwedische Studie an Basedow-Patienten mit endokriner Orbitopathie, nach der sich die Augensymptomatik bei 33% der Patienten nach Radiojodtherapie verschlechterte, während dieser Prozentsatz nach Operation nur 10% und nach antithyroidaler Medikation nur 16% betrug [30]. Die Studie litt jedoch an einem gravierenden Selektionsbias, da bei den operierten und antithyroidal behandelten Patienten im Falle einer Hypothyreose durch die rechtzeitige Gabe von Levothyroxin für eine ausgeglichene Stoffwechsellage gesorgt wurde, während diese Substitution bei den radiojodtherapierten Patienten unterblieb. Bei einem Unterkollektiv der Patienten der multizentrischen Studie mußten die schwedischen Autoren nachträglich feststellen, daß eine Substitution mit Schilddrüsenhormonen den Prozentsatz der Patienten mit Verschlechterung der Augensymptomatik auf 11% senkte [31]. Danach besteht also kein Unterschied zwischen den verschiedenen Therapiemodalitäten bezüglich der Auswirkungen auf die endokrine Orbitopathie.

Nach einer ebenfalls aktuellen italienischen Studie an allerdings geringen Patientenzahlen wird über eine Verschlechterung der endokrinen Orbitopathie nach Radiojodtherapie in 38%, nach Thyreoidektomie sogar in 46% der Fälle berichtet [13, 14]. Diesen Prozentsatz habe man allerdings durch prophylaktische Gabe von Glukokortikoiden auf 2% bzw. 0% senken können. Als

Konsequenz aus diesen Studien ergibt sich, daß eine endokrine Orbitopathie keine Kontraindikation für die Radiojodtherapie darstellt; auf die ohnehin bei floriden Fällen zu empfehlende Kortikosteroidmedikation sollte allerdings großzügig zurückgegriffen werden.

Die Erfolge der Radiojodtherapie beim Morbus Basedow sind kürzlich von verschiedenen Autoren systematisch analysiert worden [15, 17, 19, 26]. Danach – und auf der Grundlage einer aktuellen deutschen multizentrischen Studie [29] – sollten mindestens 150 Gy – besser 200 Gy – als Zieldosis angesetzt werden, um die Rate von Rest- bzw. Rezidivhyperthyreosen unterhalb von 20% halten zu können; die Hypothyreoserate bewegt sich bei dieser Dosierung bei 30% – 50% [19, 26]. Die Radiojodtherapie kann beim M. Basedow auch zu einer deutlichen Volumenreduktion der Schilddrüse führen. Nach der bereits erwähnten multizentrischen Studie [29] hatte das Schilddrüsenvolumen ein Jahr nach J-131-Therapie um durchschnittlich 66% abgenommen.

Radiojodtherapie der funktionellen Autonomie

Die Indikation zur Radiojodtherapie bei funktioneller Autonomie mit hyperthyreoter Stoffwechsellage gilt heute allgemein als akzeptiert [6, 18, 21, 27]. Vorteile gegenüber der Operation bietet die Behandlung mit J-131 vor allem bei den multifokalen und disseminierten Formen, die im Jodmangel etwa drei Viertel aller Fälle mit funktioneller Autonomie ausmachen. Demgegenüber kann die Operation bei der unifokalen Form (sogen. autonomes Adenom) und bei großen Strumen mit Verdrängungserscheinungen vorteilhafter sein. Gegenstand der Diskussion ist die Indikation zur Radiojodtherapie bei euthyreoter Stoffwechsellage. Nach einer aktuellen Studie aus Göttingen und Essen an einer großen Zahl von Patienten mit primär euthyreoten solitären „autonomen Adenomen" entwickeln im Verlauf pro Jahr rund 4% der Patienten eine Hyperthyreose [25]. Dies legt die Empfehlung zur frühzeitigen Ausschaltung des funktionell autonomen Gewebes durch Operation oder Radiojodtherapie zumindest bei „Risikopatienten" nahe (höheres Lebensalter, Begleiterkrankungen, höheres Risiko einer Jodkontamination) [25, 27]. Als Kriterien für die individuelle Abschätzung des Hyperthyreoserisikos können nach den heute vorliegenden Erkenntnissen sowohl das sonographisch bestimmte Knotenvolumen als auch Messungen des TcTU unter Suppressionsbedingungen benutzt werden [2, 5]. Während bei der unifokalen Autonomie ein Knotenvolumen von etwa 15 ml als „kritisch" gilt, kann bei den multifokalen und disseminierten Autonomien besser der Suppressions-Uptake von ca. 3% als Interventionsschwelle verwendet werden.

Auch bei der Radiojodtherapie der funktionellen Autonomie hat sich der Ansatz der individuellen Dosimetrie bewährt [7, 22]. Für die unifokale Autonomie sollten als Herddosis 400 Gy, für die multifokale und disseminierte Form 150–200 Gy als Organdosis angestrebt werden [6, 21, 27]. Wichtig ist, daß die Radiojodtherapie bei euthyreoter Stoffwechsellage zur Schonung des paranodulären Gewebes nur unter protektiver exogener TSH-Suppression durchgeführt werden sollte [1].

Die Erfolge der Radiojodtherapie der funktionellen Autonomie sind ebenfalls gut dokumentiert [15, 18, 20, 27]. Danach liegt die Euthyreoserate nach Therapie bei über 80%; die Frequenzen von Resthyperthyreosen und Hypothyreosen sind bei jeweils unter 10% anzusiedeln. Auch das Knoten- bzw. Schilddrüsenvolumen wird durch die J-131-Behandlung bei funktioneller Autonomie günstig beeinflußt: mit durchschnittlichen Volumenreduktionen von 40% kann gerechnet werden [21].

Risiken der Radiojodtherapie

Bei den möglichen Nebenwirkungen und Risiken der Radiojodtherapie ist zwischen Früh- und Späteffekten zu unterscheiden [21]. Die frühen Nebenwirkungen beruhen in der Regel auf einer durch J-131 induzierten Entzündung. Die Strahlenthyreoiditis tritt bei der Radiojodtherapie gutartiger Schilddrüsenerkrankungen relativ selten auf (in weniger als 10% der Fälle). Das Risiko für diese in der Regel harmlose und rasch vorübergehende Nebenwirkung hängt von der Größe der Schilddrüse und der applizierten therapeutischen J-131-Aktivität ab; zur Vorbeugung sollten ggf. Antiphlogistika verordnet werden.

Als Frühkomplikation der Hyperthyreosetherapie wird in der Literatur auch die Entwicklung einer thyreotoxischen Krise aufgeführt. Nach den heutigen Erkenntnissen ist das Risiko für die thyreotoxische Krise jedoch sehr gering; die Inzidenz ist im Promillebereich anzusetzen [12]. Im übrigen stellt die in Deutschland geübte Praxis der thyreostatischen Vorbehandlung vor Radiojodtherapie eine wirkungsvolle Prophylaxe zur Vermeidung thyreotoxischer Krisen dar.

Zu den Spätnebenwirkungen der Hyperthyreosetherapie wird gelegentlich noch die Entwicklung einer Hypothyreose gezählt. Zumindest für die immunogene Form der Hyperthyreose gilt jedoch heute als allgemein akzeptiert, daß eine derartige Hypothyreose nach J-131-Therapie nicht als Nebenwirkung, sondern vielmehr als Beweis des sicheren Erfolgs der Beseitigung der Hyperthyreose zu werten ist [21]. Analog bewertet man ja auch die Hypothyreose nach Operation einer Basedow-Struma [23].

Umfangreiche Follow-up-Studien zum Karzinomrisiko an Patienten, die wegen einer Hyperthyreose mit J-131 behandelt worden waren, haben ergeben, daß weder das Risiko für Schilddrüsenkarzinome noch für andere solide oder hämatologische Tumoren erhöht ist [8, 9, 10, 11]. Die Radiojodtherapie ist somit eine sichere und nebenwirkungsarme Behandlungsmethode [19, 21, 23].

Zusammenfassung – Schlußfolgerungen

Die Radiojodtherapie der Hyperthyreose wird in Deutschland zu selten durchgeführt. Eine Erhöhung der Bettenzahl in den nuklearmedizinischen Kliniken wird angestrebt. Darüberhinaus ist zu hoffen, daß eine Angleichung der z. Z. sehr strengen deutschen Strahlenschutzvorschriften an den internationalen Standard zu einer gewissen Entlastung führt (frühere Entlassung der Patienten mit höherer Restaktivität als bisher).

Bei der Radiojodtherapie des Morbus Basedow müssen nach heutigen Erkenntnissen höhere Organdosen (150–200 Gy) angestrebt werden als bisher. Die thyreostatische Vorbehandlung hat sich bewährt; sie beeinflußt das Therapieergebnis nicht maßgeblich. Entgegen aktuellen Literaturberichten verschlechtert die ordnungsgemäß durchgeführte Radiojodtherapie eine vorbestehende endokrine Orbitopathie nicht.

Die Indikation zur Radiojodtherapie vor allem bei der multifokalen und disseminierten Form der funktionellen Autonomie mit Hyperthyreose ist unumstritten. Bei euthyreoten Formen der funktionellen Autonomie können heute das Knotenvolumen oder der Suppressionsuptake als Entscheidungskriterium für die Indikationsstellung verwendet werden.

Die Radiojodtherapie gutartiger Schilddrüsenerkrankungen ist nebenwirkungs- und risikoarm. Sie stellt damit eine echte Alternative zu den anderen Therapiemodalitäten bei der Behandlung der Hyperthyreose dar.

Literatur

[1] Becker, W., A. Katalinic, F. Wolf: Protektive TSH-Suppression bei der Radiojodtherapie der Schilddrüsenautonomie. In: H. D. Röher, B. Weinheimer (Hrsg.): Schilddrüse 1991 – Therapie der Struma, S. 188–193, Walter de Gruyter, Berlin–New York 1992.

[2] Becker, W., F. Wolf: Risk of thyrotoxicosis in patients with autonomously functioning thyroid nodules. Exp. Clin. Endocrinol. *101* (1993) 102–108.

[3] Bockisch, A., T. Kamitzky, R. Derwanz et al.: Optimized dose planning of radioiodine therapy of benign thyroidal disorders. J. Nucl. Med. *34* (1993) 1632–1638.

[4] Bogner, L., H. Czempiel: Näherungsfehler bei der physikalischen Planung der Radiojodtherapie der Schilddrüse. Nucl.-Med. *32* (1993) 236–246.

[5] Emrich, D., U. Erlenmaier, M. Pohl et al.: Determination of the autonomously functioning volume of the thyroid. Europ. J. Nucl. Med. *20* (1993) 410–414.

[6] Georgi, P., B. Bubeck, H. Elser: Therapie mit Radionukliden bei Schilddrüsenerkrankungen, Methoden – Indikationen. Nuklearmediziner *16* (1993) 47–57.
[7] Guhlmann, C. A., J. Rendl, Chr. Eilles et al.: Die Bedeutung der J-131-Aktivitätsberechnung für das Ergebnis der Radiojodtherapie bei Schilddrüsenautonomien. In: H. D. Röher, B. Weinheimer (Hrsg.): Schilddrüse 1991 – Therapie der Struma, S. 183–187, Walter de Gruyter, Berlin–New York 1992.
[8] Hoffmann, D. A.: Late effects of I-131 therapy in the United States. In: J. D. Boice, J. F. Fraument (eds.): Radiation Carcinogenesis, pp. 273–279, Raven Press, New York 1984.
[9] Holm, L. E. Thyroid cancer after exposure to radioiodine. In: W. Leppin, W. Meissner (Hrsg.): Strahlenschutz in Forschung und Praxis, Bd. 25, S. 36–56, Thieme, Stuttgart–New York 1985.
[10] Holm, L. E., P. Hall, K. Wiklund et al.: Cancer risk after iodine-131 therapy for hyperthyroidism. J. Natl. Cancer Inst. *83* (1991) 1072–1077.
[11] Holm, L. E., J. D. Boice, G. Berg et al.: Leukaemia incidence after iodine-131 exposure. Lancet *340* (1992) 1–4.
[12] Lederbogen, S., D. Reinwein: Epidemiologische Daten zur thyreotoxischen Krise, eine retrospektive Untersuchung. Akt. Endokr. Stoffw. *13* (1992) 82–84.
[13] Marcocci, C., L. Bartalena, F. Bogazzi et al.: Relationship between Graves' opthalmopathy and type of treatment of Graves' hyperthyroidism. Thyroid *2* (1991) 171–178.
[14] Marcocci, C., L. Bartalena, G. Bruno-Bossio et al.: Influence of subtotal thyroidectomy and radioiodine therapy for Graves' hyperthyroidism on the course of opthalmopathy. 66 Meeting of the American Thyroid Association, abstr. No. 35, 1993.
[15] Moser, E.: Ergebnisse der Radiojodtherapie bei den unterschiedlichen Formen der Hyperthyreose in Abhängigkeit vom Dosiskonzept. Akt. Radiol. *2* (1992) 179–187.
[16] Pickardt, C. R.: Beeinflussung der endokrinen Orbitopathie durch Radiojodtherapie? Akt. Endokr. Stoffw. *13* (1992) 80–81.
[17] Reiners, Chr.: Aktuelle Gesichtspunkte zur Radiojodbehandlung der Hyperthyreose vom Typ des M. Basedow. Akt. Endokr. Stoffw. *10* (1989) 125–132.
[18] Reiners, Chr.: Die Radiojodtherapie der funktionellen Autonomie: Indikationen, Ergebnisse, Risiken. Acta Medica Austriaca *17* (1990) 66–69.
[19] Reiners, Chr.: Radiojodtherapie der immunogenen Hyperthyreose: neuester Stand. Akt. Endokr. Stoffw. *13* (1992) 62–68.
[20] Reiners, Chr.: Nachsorge nach Radiojodtherapie. In: H. D. Röher, B. Weinheimer (Hrsg.): Schilddrüse 1991 – Therapie der Struma, S. 316–325, Walter de Gruyter, Berlin–New York 1992.
[21] Reiners, Chr.: Radiojodtherapie – Indikation, Durchführung, Risiken. Dtsch. Ärztebl. *90* (1993) 2996–3003.
[22] Reinhardt, M., E. Moser: Functional aspects of radioiodine therapy of the "hot thyroid nodule". Exp. Clin. Endocrinol. *101* (1993) 128–135.
[23] Reinwein, D., H.-D. Röher, D. Emrich: Therapie der Hyperthyreose – Aktueller Stand. Dtsch. med. Wschr. *118* (1993) 1036–1043.
[24] Rendl, J., W. Börner: Einfluß vorangegangener diagnostischer und therapeutischer Maßnahmen auf die Radiojodtherapie gutartiger Schilddrüsenerkrankungen. Nuklearmediziner *14* (1991) 29–36.
[25] Sandrock, D., T. Olbricht, D. Emrich et al.: Long-term follow-up in patients with autonomously thyroid adenoma. Acta endocrinol. (Copenh.) *128* (1993) 51–55.
[26] Schicha, H.: Radiojodtherapie der immunogenen Hyperthyreose – Nuklearmedizinische Aspekte. Internist *29* (1988) 577–579.
[27] Schicha, H.: Radiojodtherapie – Neuester Stand: Nichtimmunogene Hyperthyreose. Akt. Endokr. Stoffw. *13* (1992) 71–79.

[28] Schicha, H., K. Scheidhauer: Radiojodtherapie in Europa – eine Umfrage. Nucl.-Med. *32* (1993) 321–324.
[29] Schleusener, H., H. Peters, Chr. Fischer et al.: Kurzbericht über eine randomisierte multizentrische Studie zur Radiojodbehandlung der Basedow-Hyperthyreose. Akt. Endokr. Stoffw. *13* (1992) 69–70.
[30] Tallstedt, L., G. Lundell, O. Torring et al.: Occurence of opthalmopathy after treatment for Graves' hyperthyroidism. New. Engl. J. Med. *326* (1992) 1733–1738.
[31] Tallstedt, L., H. Blomgren, G. Lundell et al.: Early thyroxine substitution reduces the occurrence of Graves' opthalmopathy after I-131 therapy for hyperthyroidism. 66 Meeting of the American Thyroid Association, abstr. No. S8, 1993.

Diskussion

Grußendorf:
Wir haben heute morgen im theoretischen Teil über den Circulus vitiosus der Antikörperproduktion gehört. Und da fällt mir natürlich die endokrine Orbitopathie immer wieder mit ein. Was passiert dann damit bei der Radiojodtherapie? Das heißt, wenn wir operieren, ist dieser Circulus vitiosus sehr schnell sehr kräftig unterbrochen. Wie ist es bei der Radiojodtherapie?

Reiners:
Der grundsätzliche Unterschied zwischen der Operation und der Radiojodtherapie ist der, daß die Effekte der Radiojodtherapie protrahiert verlaufen und die Verlaufskontrollen, die es über Antikörperverläufe nach Radiojodtherapie gibt, ein deutliches Abfallen der Titer zeigen. Das passiert in einem Zeitraum von etwa 3 bis maximal 6 Monate nach der Behandlung und nicht so rasch wie bei der Operation, das ist klar. Trotzdem ist die akute Verschlechterung der Orbitopathie von Tallstedt und Marcocci ein anderes Phänomen, das kann hier mit diesen Effekten auf die Antikörper sicher nichts zu tun haben.

Reinwein:
Tallstedt hat auch über den Einfluß des Rauchens bei der endokrinen Ophthalmopathie berichtet. Könnten Sie noch einen Kommentar dazu geben? Es wurde immer wieder gesagt, Rauchen habe einen deletären Einfluß. In dieser Studie von Tallstedt, Teil II, ist eindeutig nachgewiesen worden, daß dies nicht der Fall ist.

Bauer:
Ein Kommentar zur Therapie der unifokalen Autonomie beim kleinen autonomen Adenom: wir sehen häufig Patienten von Kardiologen mit intermittierenden Tachyarrhythmien. Wenn man dann eine Suppressionsszintigrafie

macht, ist es ein kleines autonomes Adenom mit 2, 3, 4 Gramm – also deutlich unter der Grenze von 15/16 ml. Ich glaube, daß es sinnvoll ist, diese Patienten zu therapieren. Aber ich denke, daß der Pathomechanismus der ist, daß ab und zu das autonome Adenom exzessiv Hormon ausschüttet, so daß die Patienten dann ihre Hyperthyreosebeschwerden bekommen. Und wenn diese Patienten radiojodtherapiert werden, das ist ein Klinikaufenthalt von wenigen Tagen, sind sie beschwerdefrei.

Reiners:
Offensichtlich besteht hier Einverständnis in der Indikation. Insofern bräuchte ich nicht mehr zu kommentieren. Ich will nur soviel sagen: bei der Suche nach kritischen Volumina oder Suppressionsuptakes, wie gerade hier vorgestellt, geht es im Prinzip darum, Obergrenzen zu finden, ab denen man relativ sicher Indikationen zur Radiojodtherapie stellen sollte, selbst wenn die peripheren Hormonwerte normal sind. Daß es unter Umständen Einzelfälle gar nicht so selten geben kann von Patienten, die gerade diese typische Symptomatik der Tachyarrhythmie haben, bei denen man schon vorher Radiojodtherapie machen sollte, das ist klar.

Wenzel:
Als Ergänzung zur notwendigen Revision der restriktiven deutschen Gesetzgebung zur Radiojodtherapie möchte ich erwähnen, daß unter Federführung des Nuklearmediziners Prof. Beckers/Brüssel durch die Europäische Schilddrüsengesellschaft (ETA) eine Initiative über die EG läuft, den deutschen Riegel zu knacken.

Reiners:
Das habe ich natürlich längst schon gemacht. Tatsächlilch ist es aber so: es gibt eine Euratom-Grundnorm, die bereits im Konzept erlassen und damit verpflichtend für die einzelnen Staaten der EG ist. Wo man die deutschen Regelungen, die nicht in der Strahlenschutzordnung, sondern in den Richtlinien Strahlenschutz in der Medizin niedergelegt sind, angreifen kann, das sind Auslegungen bezüglich der Annahmen zur Strahlenexposition der Umwelt. Denn momentan wird angenommen, daß der Patient, der entlassen wird, sich nach der Therapie 24 Stunden rund um die Uhr in einem Meter Abstand von einer bestimmten Person befindet. Und für die wird eine Dosis errechnet, die nicht höher als 1,5 mSv sein darf. Das ist natürlich eine extrem konservative Annahme, und nur wir Deutschen sind so konservativ; und hier werden wir versuchen, durch realistischere Annahmen eine Änderung herbeizuführen.

Entwicklung einer immunogenen Hyperthyreose nach Radiojodtherapie einer (uni-)fokalen Schilddrüsenautonomie

B. Boddenberg, E. Voth, H. Schicha

Wie an anderer Stelle bereits ausführlicher dargestellt [1], sollen hier einige ungewöhnliche Krankheitsverläufe von Patienten mit Schilddrüsenautonomie beschrieben und zur Diskussion gestellt werden. Es handelt sich um Patienten, die nach Beseitigung einer fokalen Autonomie eine immunogene Hyperthyreose entwickelt haben.

Der M. Basedow und die Schilddrüsenautonomie sind nach pathophysiologischem Verständnis ätiologisch verschiedene Krankheitsentitäten. Ein klassischer M. Basedow mit gleichzeitiger fokaler Autonomie wird praktisch nie beobachtet, obwohl es verschiedene Berichte über eine solche Koinzidenz gibt [2, 5]. Dagegen ist die Entwicklung fokaler Autonomien in lange bestehenden Basedow-Strumen offenbar nicht selten [6, 7]. Über die umgekehrte Entwicklung einer immunogenen Hyperthyreose in einer Struma mit Autonomie sind keine systematischen Studien bekannt. Auch ließ sich bei der Betreuung unserer Patienten eine solche spontane Entwicklungsabfolge nicht beobachten. Allerdings konnten wir einige wenige Patienten verfolgen, bei denen sich nach Beseitigung eines autonomen Adenoms durch eine Radiojodtherapie (RJ) eine immunogene Hyperthyreose entwickelte.

Zum Nachweis bzw. Ausschluß einer immunogenen Thyreopathie dienten uns folgende Kriterien: klinischer Befund, Sonographie, Antikörperstatus, Szintigraphie und TcU. Eine endokrine Orbitopathie entwickelte sich bei den von uns beobachteten Patientinnen weder beim Ausbruch der immunogenen Hyperthyreose noch im bisherigen, späteren Verlauf. Primär lag bei allen Patientinnen eine fokale Autonomie mit Euthyreose bzw. latenter Hyperthyreose vor. Keine Patientin benötigte vor der RJ-Therapie eine thyreostatische Therapie.

Als Beispiel wird ein Fall demonstriert (Fall 2 in [1]). Es handelte sich um eine 52jährige Patientin mit klinischer Euthyreose und negativem TRH-Test unter Suppression. Schilddrüsenantikörper, insbesondere TSH-Rezeptorantikörper (TRAK), waren nicht nachweisbar. Szintigraphisch wurde eine fokale Aktivitätsmehrbelegung rechts kaudal sichtbar. Der TcU lag fokal konzentriert bei 1,5% (Abb. 1). Bei relativer Indikation wurden zur Beseitigung des autonomen Adenoms 666 MBq (18 mCi) ^{131}J verabreicht. Die posttherapeu-

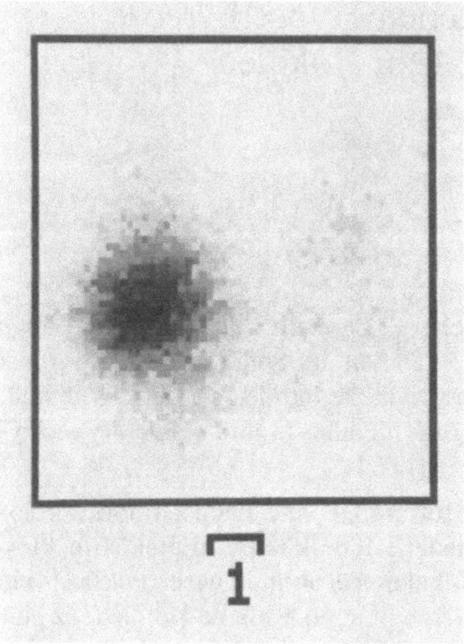

Abb. 1 ^{99m}Tc-Szintigramm unter L-Thyroxin-Suppression vor der RJ-Therapie, Uptake 1,5%.

tisch ermittelte Herddosis im autonomen Adenom betrug 500 Gy. 3 Monate nach der RJ-Therapie war der Erfolg durch die weitgehend homogene Aktivitätsbelegung sichtbar. Der zu diesem Zeitpunkt nicht unter Suppressionsbedingungen gemessene TcU lag ebenfalls bei 1,5% (Abb. 2). Somit war ein Erfolg der RJ-Therapie nachgewiesen. Etwa vier Wochen später stellte sich die Patientin erneut mit deutlicher klinischer Hyperthyreosesymptomatik wie zunehmender Tachykardie, innerer Unruhe und nächtlichem Schwitzen vor. Auch biochemisch ließ sich eine Hyperthyreose nachweisen. TRAK war jetzt mit 28% erhöht. Bei der Szintigraphie war der TcU auf 6,5% (normal für unsere Region $\leq$ 5%) angestiegen und verteilte sich homogen im Sinne einer Stimulation der gesamten Schilddrüse (Abb. 3). Diese Symptomenkonstellation (Hyperthyreose, positiver Antikörperstatus, homogene Nuklidverteilung bei erhöhtem TcU) spricht dafür, daß sich eine immunogene Hyperthyreose entwickelt hatte. Nach thyreostatischer Einstellung wurde eine erneute RJ-Therapie zur definitiven Beseitigung der Hyperthyreose durchgeführt.

Die Ursache für diese bisher 11 von uns beobachteten derartigen Krankheitsverläufe ist nicht klar. Ein möglicher Erklärungsansatz wäre, daß der protrahierte Zellzerfall nach einer RJ-Therapie in seltenen Fällen zu einer Antikörperbildung stimuliert. Systematische Studien liegen hierzu nicht vor. Allerdings wurde über ähnliche Beobachtungen bereits aus Bern berichtet [8]. Eine

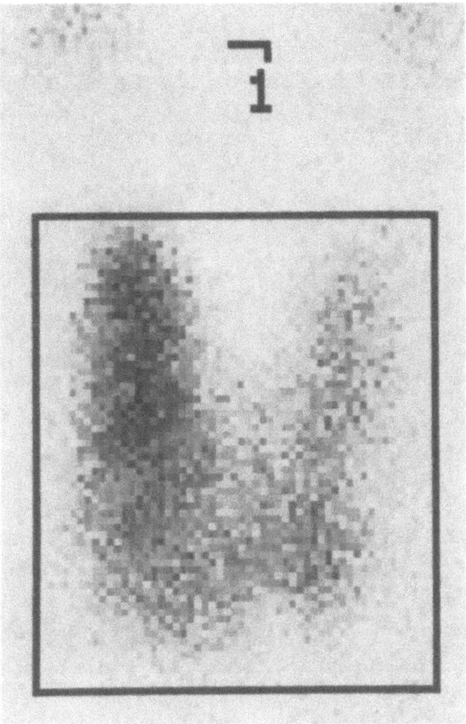

Abb. 2 ^{99m}Tc-Szintigramm 3 Monate nach der RJ-Therapie, Uptake 1,5%.

zweite mögliche Erklärung könnte sich aus der Studie von Hashizume [4] ableiten lassen. Nach der RJ-Therapie unserer fokalen Autonomien könnte es in Folge eines ansteigenden TSH-Spiegels bzw. des Fortfalls einer bis dahin bestandenen TSH-Suppression zur Stimulation einer Antikörperbildung mit konsekutiver Hyperthyreose gekommen sein.

Zusammenfassung

- Die beschriebenen Fälle zeigen, daß nach Beseitigung einer fokalen Autonomie durch eine RJ-Therapie eine immunogene Hyperthyreose auftreten kann. Es handelt sich um ein seltenes Ereignis, das jedoch etwas häufiger zu sein scheint als die statistisch zu erwartende, spontane Koinzidenz der beiden Erkrankungen [1].
- Auch nach chirurgischer Beseitigung einer Autonomie ist eine ähnliche Entwicklungsabfolge denkbar und durch die angenommenen Erklärungsansätze plausibel. Systematische Untersuchungen zu dieser Frage sind

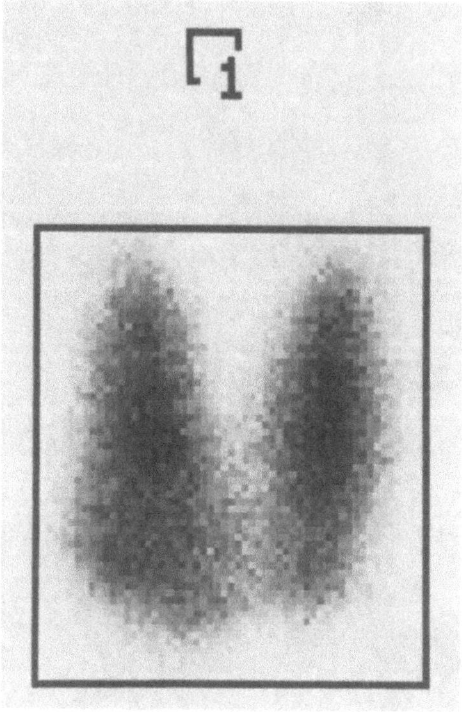

Abb. 3 ^{99m}Tc-Szintigramm zum Zeitpunkt der Hyperthyreose 5 Monate nach der RJ-Therapie, Uptake 6,5%.

ebenfalls noch nicht bekannt. Jedoch wird auch hierüber vereinzelt berichtet [3].

– Die immunogene Hyperthyreose entwickelte sich in unserem Krankengut meist innerhalb des ersten halben Jahres nach Beseitigung der fokalen Autonomie durch die RJ-Therapie, so daß Nachkontrollen vor allem in diesem Zeitraum notwendig erscheinen.

Literatur

[1] Boddenberg, B., E. Voth, H. Schicha: Immunogene Hyperthyreose nach Radiojod-Ablation einer fokalen Autonomie. Nucl. Med. *32* (1993) 18–22.

[2] Charke, D.: Graves' disease with functioning nodules (Marine-Lenhard-Syndrome). J. Nucl. Med. *13* (1972) 885–892.

[3] Freeman, J. S., N. H. Ertel, J. A. McA Nulty et al.: Graves' Disease Following Resection of an Autonomous Solitary Thyroid Adenom. J. N. Med. *80* (1983) 444–446.

[4] Hashizume, K., K. Ichikawa, A. Sakurai et al.: Administration of Thyroxin in treated Graves' disease. N. Engl. J. Med. *324* (1991) 947–953.

[5] Marine, D., C. H. Lenhard: Pathological Anatomy of Exophthalmic Goiter. Arch. Intern. Med. *3* (1911) 265–316.
[6] Reiners, Chr.: Radioiodine Treatment of Basedows Disease: Interference and Influence Factors, Risk Estimation. Exp. Clin. Endocrinol. Leipzig *97* (1991) 275–285.
[7] Studer, H., G. Huber, M. Derwahl et al.: Die Umwandlung von Basedowstrumen in Knotenkröpfe: ein Grund des Hyperthyreoserezidivs. Schweiz. Med. Wschr. *119* (1989) 203–208.
[8] Vreden, A., J. Kinser, H. Rösler et al.: Immunogene Hyperthyreose als Komplikation nach Radiojod-Therapie der nicht immunogenen Hyperthyreose (Abstract). Nucl. Med. *31/2* (1992) A24.

Diskussion

Herrmann:
Haben Sie Informationen über den HLA-Status dieser Patientin?

Boddenberg:
Leider nicht.

Herrmann:
Eine HLA-DR3-positive Patientin könnte unter der 131-J-Therapie einen Morbus Basedow bekommen haben.

Boddenberg:
Sicher gab es eine familiäre Prädisposition zu der Erkankung, wobei primär kein Hinweis auf einen immunogenen Prozeß vorhanden war.

Frercks:
Stimmten sonographischer und szintigraphischer Befund der Schilddrüse dieser Patientin vor der Therapie überein? Veränderten sich die Befunde?

Boddenberg:
Ja, das Volumen des autonomen Adenomes war rückläufig, ansonsten gab es keine besonders auffälligen Veränderungen, während sich die restliche Schilddrüse im Sinne einer geringen Echoarmut veränderte. Das autonome Adenom ist kleiner geworden.

Hehrmann:
Diese Fälle hat wahrscheinlich jeder, der lange genug solche Patienten betreut. Ich habe zwei Patientinnen: die eine zwei Jahre nach der Operation eines autonomen Adenomes, die andere auch nach einer Radiojodtherapie, aber mit einem Abstand von 3 Jahren, deshalb habe ich hier einen Kausalzusammenhang nicht hergestellt. Die Echogenität dieser Patientin hatte anfangs ein

klassisches, echoarmes kleines Adenom in der Schilddrüse, die sonst echonormal war. Und nachdem sich der Morbus Basedow entwickelt hatte, war das umgekehrt: die Schilddrüse war typisch echoarm, und das ursprünglich echoarme Adenom war echoreicher.

Eilles:
Es gibt ältere Arbeiten, die gezeigt haben, daß nach Radiojodtherapie die Schilddrüse zunächst lymphozytenfrei ist auf Grund der sehr hohen Strahlenempfindlichkeit der Lymphozyten. Es wäre denkbar, daß sich an den Lymphozyten, die offensichtlich besonders geschädigt werden, einiges ändert. Und es gibt auch ältere Arbeiten, die zeigen, daß nach einer Radiojodtherapie die Antikörpertiter stark ansteigen durch z. B. Antigenfreisetzung.

Boddenberg:
Klar, wobei es ja eigentlich wenig Patienten sind, bei denen sich so etwas entwickelt, und das sind ja eigentlich generelle Effekte. Dann müßten es ja alle bekommen, die ein autonomes Adenom hatten.

Eber:
Wie hoch ist der Prozentsatz an Knotenstrumen bei Ihren Morbus Basedow-Patienten?

Boddenberg:
Systematisch haben wir das nicht überprüft. Aber wir sehen natürlich auch Patienten, die in Morbus Basedow-Strumen Knoten haben, weil man die Entwicklungsabfolge nicht so systematisch beobachtet.

Reuter:
Welche Daten veranlassen Sie, die Häufigkeit der Entwicklung einer immunogenen Hyperthyreose nach Radiojodtherapie höher einzuschätzen als die spontane Inzidenz des Marine-Lenhart-Syndroms?

Boddenberg:
Wir haben das ja bereits publiziert, und da ist das etwas näher ausgeführt. Wenn man mit den Prävalenzzahlen etwas berechnet, also sprich Strumaprävalenz, Autonomieprävalenz und Morbus Basedow-Prävalenz, und dann eine spontane Koinzidenz ausrechnet, dann kommt man mit unseren Zahlen doch etwas höher als das, was man erwarten würde. Natürlich sind das nur ganz grobe Schätzungen, denn das sind ja mehr Fallbeobachtungen und keine systematische Untersuchung, die wir durchgeführt haben.

Ergebnisse der Radiojodtherapie bei fokaler Schilddrüsenautonomie und Immunthyreopathie M. Basedow

C. A. Guhlmann, J. Rendl, P. Kornecki, W. Börner

Als ablative Maßnahme bei funktioneller Schilddrüsen (SD)-Autonomie oder Immunthyreopathie M. Basedow bietet sich insbesondere bei multimorbiden Patienten alternativ zur operativen Sanierung die Radiojodtherapie (RJT) an [1–9]. Die zu applizierenden Herddosen werden dabei unterschiedlich angesetzt: die Spannweite reicht bei SD-Autonomien von 150–200 Gy [4, 6] bis zu 400 Gy [2, 5, 9]; für den M. Basedow werden Herddosen von 60 Gy [3, 5] bis zu 150–200 Gy [3, 5] angestrebt. Im Rahmen des letztgenannten Dosiskonzeptes wird eine höhere posttherapeutische Hypothyreoserate in Kauf genommen [8].

Wir verfolgten bei Patienten mit uni- bzw. multifokaler SD-Autonomie oder Immunthyreopathie M. Basedow die Entwicklung der Stoffwechsellage (STWL) und des SD-Gesamtvolumens bis 1 Jahr nach der RJT. Erstere wurden mit einer Herddosis (HD) von 300 Gy, letztere mit einer HD von 150 Gy therapiert.

Patienten und Methodik

Von mehr als 400 Patienten mit fokaler SD-Autonomie und über 100 Patienten mit M. Basedow, die 1990–1992 mit J-131 behandelt worden waren, konnten 141 bzw. 48 Patienten retrospektiv ausgewertet werden, bei denen regelmäßige Nachuntersuchungen erfolgt waren. Von den in die Studie einbezogenen 141 Patienten mit umschriebener funktioneller SD-Autonomie (Durchschnittsalter 62 Jahre) wiesen vor der RJT 63 eine leicht hyperthyreote STWL, 68 eine latent hyperthyreote STWL und 10 eine euthyreote STWL auf (Abb. 1). Eine thyreostatische Vorbehandlung erfolgte nicht. Von den 48 Patienten mit M. Basedow (Durchschnittsalter 42 Jahre), die nach Absetzen einer mindestens einjährigen thyreostatischen Therapie eine Rezidivhyperthyreose entwickelt hatten, wiesen zum Zeitpunkt der RJT 7 eine manifeste Hyperthyreose, 35 eine latente Hyperthyreose und 6 eine euthyreote STWL unter thyreostatischer Therapie auf (Abb. 2). Etwa 2 Wochen vor der RJT wurde bei allen Patienten zur Berechnung der oral zu verabreichenden J-131-Aktivität der Radiojodup-

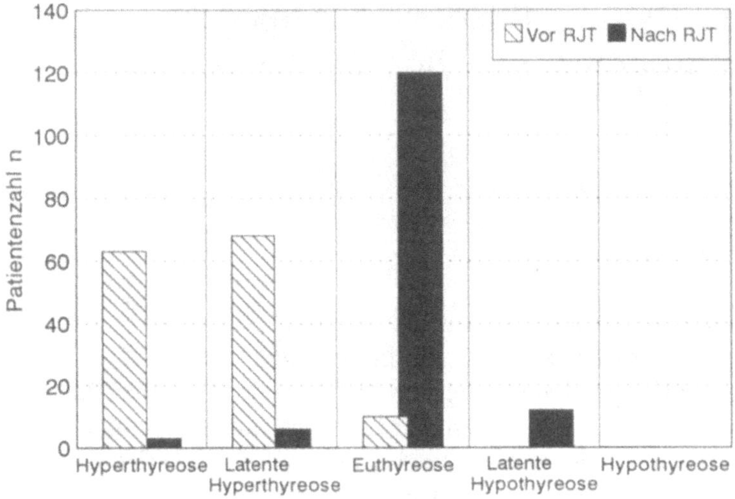

Abb. 1 Stoffwechsellage bei Patienten mit fokaler SD-Autonomie vor sowie 6 Monate nach der RJT.

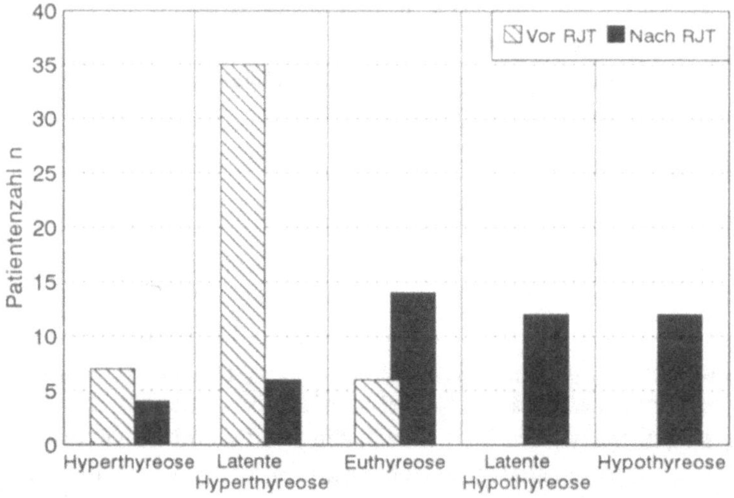

Abb. 2 Stoffwechsellage bei Patienten mit M. Basedow vor sowie 6 Monate nach der RJT.

take über 6 Tage gemessen. Für die SD-Autonomie betrug die HD 300 Gy (bezogen auf das sonographisch ermittelte Volumen des autonomen SD-Gewebes), für den M. Basedow 150 Gy (bezogen auf das SD-Gesamtvolumen). Die Berechnung der zu verabreichenden J-131-Aktivität wurde an Hand der Marinelli-Formel vorgenommen. Die verabreichten Aktivitäten betrugen 290–800 MBq J-131 (fokale SD-Autonomie) bzw. 200–600 MBq J-131 (M.

Basedow). Unmittelbar vor sowie 3, 6 und 12 Monate nach der RJT erfolgten die Bestimmung von FT3, FT4 und TSH sowie die sonographische Volumetrie der SD als Rotationsellipsoid ($V = \pi/6 \times a \times b \times c$).

Zur Überprüfung der Signifikanz wurde der Wilcoxon-Test benutzt.

Ergebnisse

Von den 141 Patienten mit fokaler SD-Autonomie hatten 6 Monate nach der RJT 120 eine euthyreote STWL, 6 eine latent hyperthyreote STWL, 3 eine persistierende Hyperthyreose und 12 eine latente Hypothyreose (Abb. 1). 3 Monate nach der RJT war eine durchschnittliche Reduktion des SD-Gesamtvolumens um 10,9% (range: 0–28%) und 6 Monate nach der RJT um 36,9% (range: 0–86%) ($p < 0,01$) nachweisbar (Abb. 3). Die Reduktion des SD-Gesamtvolumens zeigte dabei keine signifikanten Unterschiede in Abhängigkeit von der vor RJT vorliegenden STWL (Tab. 1). 12 Monate nach der RJT war keine weitere signifikante Volumenreduktion nachweisbar (Abb. 3, Tab. 1).

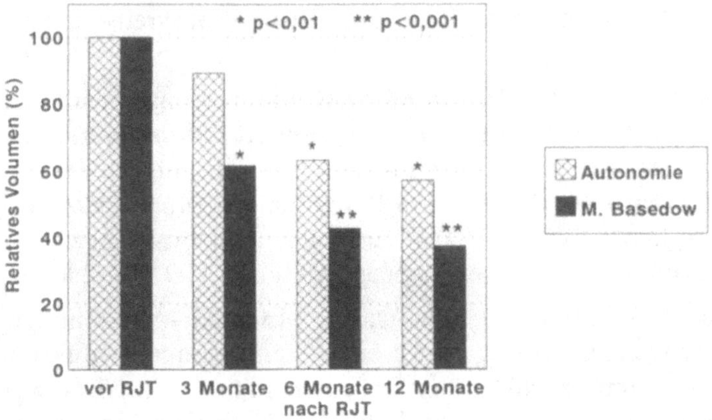

Abb. 3 Reduktion des SD-Gesamtvolumens nach RJT bei Patienten mit fokaler SD-Autonomie oder M. Basedow.

Von den 48 Patienten mit M. Basedow wiesen 6 Monate nach der RJT jeweils 12 eine latente bzw. manifeste Hypothyreose auf, die thyreosubstitutiv behandelt wurde. 14 Patienten hatten eine euthyreote STWL, 6 eine latente Hyperthyreose und 4 eine persistierende Hyperthyreose (Abb. 2). Zu diesen 10 Patienten mit 6 Monaten nach der RJT persistierender latenter bzw. manifester Hyperthyreose gehören alle Patienten, die zum Zeitpunkt der RJT eine floride Hyperthyreose aufwiesen. Die durchschnittliche Reduktion des

SD-Gesamtvolumens betrug 3 Monate nach der RJT 38,5% (range: 21 – 70%) ($p < 0{,}01$) und 6 Monate nach der RJT 57,4% (range: 34 – 91%) ($p < 0{,}001$) (Abb. 3). 12 Monate nach der RJT war auch hier keine weitere signifikante Volumenreduktion nachweisbar (Tab. 1).

Tabelle 1 Reduktion des SD-Gesamtvolumens nach RJT bei Patienten mit fokaler SD-Autonomie oder M. Basedow

Zeit nach RJT	hyperthyreote Autonomie	latent hyperthyreote A.	euthyreote Autonomie	M. Basedow
	Volumenreduktion (%)			
3 Mon.	10,4	12,5	10,6	38,5*
6 Mon.	35,4*	40,8*	32,3*	57,4**
12 Mon.	40,4*	43,8*	40,8*	60,7**

* $p < 0{,}01$ ** $p < 0{,}001$

Zusammenfassung und Schlußfolgerungen

1. Bei umschriebener funktioneller SD-Autonomie führt die RJT mit einer HD von 300 Gy nach 6 Monaten in über 90% zum Erfolg (Euthyreose/latente Hypothyreose).

2. Bei etwa 20% der Patienten mit M. Basedow wurde 6 Monate nach der RJT (HD 150 Gy) das Therapieziel (Euthyreose/Hypothyreose) verfehlt. Hierunter fallen alle Patienten, die zum Zeitpunkt der RJT eine floride Hyperthyreose aufwiesen. Daher sollte die RJT bei Patienten mit M. Basedow bei euthyreoter oder latent hyperthyreoter STWL erfolgen. Zudem verfolgen wir inzwischen bei M. Basedow das ablative Konzept mit einer HD von 200 Gy.

3. Die RJT der fokalen SD-Autonomie führt nach 6 Monaten – unabhängig von der vor RJT vorliegenden STWL – zu einer signifikanten Reduktion des SD-Gesamtvolumens um ca. 40%. Bei Patienten mit M. Basedow war bereits 3 Monate nach der RJT eine signifikante SD-Verkleinerung um ca. 40% nachweisbar, die 6 Monate nach der RJT mit ca. 60% signifikant deutlicher ausfiel als bei Patienten mit fokaler SD-Autonomie.

Literatur

[1] Guhlmann, C. A., J. Rendl, Chr. Eilles et al.: Die Bedeutung der J-131-Aktivitätsberechnung für das Ergebnis der Radiojodtherapie bei Schilddrüsenautonomien. In: H.-D. Röher, B. Weinheimer (Hrsg.): Schilddrüse 1991, S. 183 – 187. Walter De Gruyter, Berlin – New York 1992.

[2] Heinze, H. G., U. Bohn: 131-Jod-Therapie des autonomen Adenoms der Schilddrüse. Dtsch. Med. Wschr. *112* (1987) 1073–1079.
[3] Hoeschel, M., H. G. Heinze: 131-J-Therapie des Morbus Basedow und der nichtimmunogenen Hyperthyreose. Nucl.-Med. *23* (1984) 143–149.
[4] Joseph, K.: Thyreoidale Autonomie. Diagnostik, Therapie und Nachsorge. Therapiewoche *36* (1986) 1711–1723.
[5] Moser, E., C. R. Pickardt, K. Mann et al.: Ergebnisse der Radiojodbehandlung von Patienten mit immunogener und nichtimmunogener Hyperthyreose bei Anwendung unterschiedlicher Herddosen. Nucl.-Med. *27* (1988) 98–104.
[6] Müller-Gärtner, H. W., C. Schneider, D. Kayser: Langzeitergebnisse nach Radiojodbehandlung des solitären autonomen Adenoms der Schilddrüse. In: C. R. Pickardt, P. Pfannenstiel, B. Weinheimer (Hrsg.): Schilddrüse 1987, S. 186–190. Thieme, Stuttgart–New York 1989.
[7] Reiners, Chr.: Die Radiojodtherapie der funktionellen Autonomie: Indikationen, Ergebnisse, Risiken. Acta Medica Austriaca *17* (1990) 66–69.
[8] Schicha, H.: Behandlung mit Radiojod bei immunogener Hyperthyreose. In: C. R. Pickardt, P. Pfannenstiel, B. Weinheimer (Hrsg.): Schilddrüse 1987, S. 76–85. Thieme, Stuttgart–New York 1989.
[9] Tosch, U., E. Moser, U. Büll: Ergebnisse der Radiojodbehandlung autonomer Schilddrüsenadenome unter Berücksichtigung regionaler Jodkinetik und paranodulärer Speicherung. Nucl.-Med. *22* (1983) 187–191.

Diskussion

Reinwein:
Vielen Dank, Herr Guhlmann, für die Würzburger Ergebnisse, wobei es ja nicht verwunderlich ist, daß die Autonomien nach Radiojod weniger schnell schrumpfen als die Morbus-Basedow-Strumen. Es handelt sich ja dabei meist um regressive Veränderungen.

Galvan:
War die große Zahl der larvierten Hyperthyreosen durch thyreostatische Vorbehandlung bedingt?

Guhlmann:
Bei Patienten mit fokaler Autonomie erfolgte keine thyreostatische Vorbehandlung, bei Patienten mit Morbus Basedow erfolgte meistens eine einjährige Thyreostase vorher. Und die Therapie fand auch unter thyreostatischer Therapie statt.

Emrich:
Ich möchte etwas kommentieren: Herr Reinwein, der Grund, warum die Strumen nicht so stark abnehmen, liegt wahrscheinlich darin, daß sie in erster Linie das autonome Gewebe treffen.

Reinwein:
Richtig, das andere Gewebe können Sie ja kaum erreichen.

Emrich:
Und wenn Sie weiter verkleinern wollen, so haben wir das einmal vorgeschlagen, dann müssen Sie nach dieser ersten eine zweite Verkleinerungstherapie machen.

Bedeutung des Suppressionsuptakes (TcTUs) zur besseren Abschätzung der Aktivität für die Radiojodtherapie bei verschiedenen Erscheinungsformen der funktionellen Autonomie der Schilddrüse

M. Reinhardt, H. Blattmann, D. Emrich, E. Moser

Problemstellung

Seit einigen Jahren wird das Konzept geprüft, bei multifokaler (MFA) und disseminierter (DISA) Autonomie die Aktivität für die Radiojodtherapie (RJT) auf die gesamte Schilddrüse als Zielvolumen zu berechnen. Dabei wird eine geringere Herddosis (HD) gewählt als bei unifokaler Autonomie, bei der die funktionelle Autonomiemasse als Knoten bestimmbar ist. Aus einer früheren Arbeit ist bekannt, daß bei diesem Vorgehen unterschiedliche Erfolgsraten in Abhängigkeit vom Schweregrad der Autonomie, bestimmbar durch den $TcTU_s$, auftreten [2]. Der Erfolgsunterschied war 3 bis 7 Monate nach RJT sowohl durch Bestimmung des $TcTU_s$ als auch durch den Ausfall des TRH-Testes zu erkennen. Dieser Labortest überschätzt den Therapieerfolg zu diesem Zeitpunkt nur gering.

Die vorliegende Studie soll daher prüfen, ob durch Variation der HD an Hand des $TcTU_s$ vor RJT die Ergebnisse weiter verbessert werden können.

Lösungsweg

Retrospektiv wurden 89 Patienten ausgewählt, die sich in Göttingen oder Freiburg einer RJT unterzogen. Alle Patienten hatten eine MFA oder DISA und waren zumindest die letzten 3 Monate vor RJT ohne medikamentöse Thyreostase euthyreot bei supprimiertem TSH. Die Patienten wurden nach ihrem Autonomieschweregrad in 2 Gruppen eingeteilt: Gruppe 1 mit einem $TcTU_s < 3\%$ ($N = 29$) und Gruppe 2 mit einem $TcTU_s \geq 3\%$ ($N = 60$). Die Aktivität für die RJT wurde auf die gesamte Schilddrüse als Zielvolumen berechnet. Die Herddosen betrugen 150, 200 und 300 Gy, letztere jedoch nur in Gruppe 2.

Da vor kurzem gezeigt wurde, daß ein basales TSH < 0,3 mU/l bei einer Spezifität von 89% eine funktionelle Autonomie mit einer Wahrscheinlichkeit von 73% nachweist [1], wurde der Therapieerfolg nach 6 Monaten primär am Wiedereinsetzen der thyreotropen Stimulation gemessen. Blieb diese aus, wurde ergänzend der Rückgang des $TcTU_s$ beurteilt.

Ergebnisse

Der Erfolg der RJT in Abhängigkeit vom Schweregrad der Autonomie und der gewählten HD ist in Tab. 1 dargestellt. In Gruppe 1 kam es lediglich bei 15% der Patienten, die mit 150 Gy HD behandelt wurden, nicht zu einem Wiedereinsetzen der TSH-Sekretion. In Gruppe 2 fanden sich häufiger Hinweise auf eine Restautonomie: 6 Monate nach RJT zeigten 50% der Patienten, die mit 150 Gy, und 37% der Patienten, die mit 200 Gy HD behandelt wurden, noch eine weitgehend supprimierte TSH-Basalsekretion. In Gruppe 2 führte eine HD von 300 Gy in 90% zu einem Wiedereinsetzen der thyreotropen Stimulation. Das jeweilige Signifikanzniveau ist in Tab. 1 angegeben.

Tabelle 1 Basaler TSH-Spiegel nach RJT in Abhängigkeit vom prätherapeutischen $TcTU_s$ und der gewählten HD

	150 Gy	200 Gy	300 Gy
Gruppe 1 ($TcTU_s$ < 3%)	N = 20	N = 9	
TSH_b < 0,3 mU/l (N = 3)	3 (15%)*	0**	–
TSH_b ≥ 0,3 mU/l (N = 26)	17 (85%)	9 (100%)	–
Gruppe 2 ($TcTU_s$ ≥ 3%)	N = 34	N = 16	N = 10
TSH_b < 0,3 mU/l (N = 24)	17 (50%)*	6 (37%)**	1 (10%)
TSH_b ≥ 0,3 mU/l (N = 36)	17 (50%)***	10 (63%)	9 (90%)***

* p < 0,01 ** p < 0,05 *** p < 0,025

In der Gruppe 2 lag das basale TSH bei 24 Patienten (40%) 6 Monate nach RJT noch unter 0,3 mU/l. Zum Nachweis der vermuteten Restautonomie wurde bei diesen Patienten der $TcTU_s$ erneut bestimmt. Gemessen an einem Grenzwert von 2% lag bei 88% der Patienten nach 150 Gy und bei 83% der Patienten nach 200 Gy HD eine funktionell relevante Restautonomie vor. Allerdings bestand auch bei 41% der Patienten nach einer HD von 150 Gy noch eine deutliche Restautonomie mit $TcTU_s$-Werten ≥ 3%. Zum Zeitpunkt der Nachuntersuchung hatten 2 Patienten wieder eine Hyperthyreose, jedesmal nach Jodexposition. Trotzdem zeigten in Gruppe 2 die Hälfte der Patienten nach 150 Gy und zwei Drittel der Patienten nach 200 Gy ein Wiedereinsetzen der thyreotropen Stimulation. Da die Ausgangswerte des $TcTU_s$ zwischen 3,0 und 8,6% lagen, wurde als Ursache eine ungleichmäßige Verteilung des $TcTU_s$ angenommen. Tab. 2 stellt die Ausgangswerte des $TcTU_s$ bei

Patienten der Gruppe 2 mit und ohne Therapieerfolg gegenüber. Patienten mit einem basalen TSH $\geq$ 0,3 mU/l nach RJT hatten im Mittel signifikant niedrigere prätherapeutische $TcTU_s$-Werte als Patienten mit vermuteter Restautonomie. Deren $TcTU_s$-Werte lagen in einer Größenordnung, die nur mit 300 Gy HD suffizient behandelt wurde.

Tabelle 2 Mittelwerte des $TcTU_s$ vor RJT bei Patienten der Gruppe 2 mit und ohne Therapieerfolg in Abhängigkeit von der gewählten HD

	TSH $\geq$ 0,3 mU/l „Erfolg"	TSH < 0,3 mU/l „Mißerfolg"	p <
150 Gy (N = 34)	4,1 ± 1,2%*/**	6,1 ± 2,0%	0,005
200 Gy (N = 16)	5,1 ± 1,3%*	6,7 ± 1,4%	0,05
300 Gy (N = 10)	6,1 ± 1,9%**	7,7	–

* p < 0,01 ** p < 0,005

Schlußfolgerungen

Bei Berechnung der Aktivität auf die gesamte Schilddrüse als Zielvolumen hängt der Erfolg einer RJT vom Schweregrad der Autonomie ab, der durch den $TcTU_s$ zuverlässig beschrieben werden kann. Bei geringerem Schweregrad, entsprechend einem $TcTU_s$ bis 3%, sind 150 bis 200 Gy HD ausreichend, um die Autonomie zu beseitigen. Bei höherem Schweregrad, entsprechend einem $TcTU_s$ über 3%, werden jedoch Herddosen bis 300 Gy benötigt. Durch eine $TcTU_s$-Bestimmung vor RJT können alle Patienten herausgefunden werden, die mit einer HD von 150 Gy nicht suffizient behandelbar sind.

Als therapeutische Konsequenz ergibt sich bei MFA und DISA eine Staffelung der HD zwischen 150 bis 300 Gy, je nach dem prätherapeutischen $TcTU_s$, wenn die gesamte Schilddrüse als Zielvolumen gewählt wird.

Literatur

[1] Becker, W., T. Börner, J. Rendl: Ist ein TSH-Screening zur Diagnose oder zum Ausschluß der funktionellen Autonomie der Schilddrüse sinnvoll? Nucl. Med. *31* (1992) 132–136.

[2] Emrich, D., M. Reinhardt: Ergebnisse der definitiven Behandlung der Autonomie bei Jodmangelstruma. Nucl. Med. *28* (1989) 11–16.

Conclusio

M. Hüfner

Nachdem wir umfassende und sehr abgewogene Informationen über den heutigen Stand der konservativen und invasiven Hyperthyreosetherapie aus Expertenhand erhalten haben, lassen Sie uns einige vorsichtige, allgemein gültige Prinzipien formulieren.

Alle unsere Therapiemaßnahmen der Hyperthyreose sind symptomatisch, wenn auch eine gewisse immunmodulatorische Wirkung von Thiamazol bei der Basedow-Hyperthyreose diskutiert wird. Die primär thyreostatische Behandlung aller Hyperthyreoseformen (außer der Factitia und der akut/subakuten Thyreoiditis) ist heute unumstritten, d. h., die definitiven Therapieformen Operation oder Radiojodtherapie sollten (mit wenigen Ausnahmen) nur unter euthyreoten Bedingungen durchgeführt werden. Wenn wir uns an dieses Prinzip halten, bleibt die posttherapeutische thyreotoxische Krise nach Operation oder Radiojodtherapie ein historisches Problem. Wir haben gehört, daß 10 mg Thiamazol fast genauso wirksam sind wie 40 mg; allerdings gilt dies nur bei Patienten mit relativ weniger Jodzufuhr. Da wir den „Jodstatus" der Patientin nicht kennen, ist es empfehlenswert, zu Behandlungsbeginn einer klinisch relevanten Hyperthyreose sich eher am oberen Bereich des Dosisspektrums von 10–40 mg zu bewegen. Bei einer kurzfristigen Kontrolle nach 10–14 Tagen läßt sich dann erkennen, ob der Patient sensitiv ist und evtl. schon die Dosis um die Hälfte oder mehr reduziert werden kann oder aber der Patient zu den „slow respondern" gehört, der längere Zeit relativ hohe Dosen benötigt. Dosierungen über 40 mg Thiamazol hinaus sind selten gerechtfertigt und erhöhen die Nebenwirkungsquote, die bei der üblichen Dosierung sehr niedrig ist. In diesem Zusammenhang muß das Problem der jodausgelösten Hyperthyreose angesprochen werden, die häufig ausgesprochen therapierefraktär ist. Hier wird man zumindest versuchsweise öfter über die Standarddosierung hinausgehen; alternativ kann auch eine Kombination von 40 mg Thiamazol und bis zu 1 g Perchlorat (3 × 15 Tropfen/die) versucht werden. Die Wirksamkeit ultrahoher Thiamazoldosen (bis über 500 mg/die) wird zwar von verschiedenen Seiten empfohlen, die Effektivität dieser Maßnahme ist jedoch bisher nicht überzeugend dokumentiert. Die schwere jodausgelöste Hyperthyreose ist eine der wenigen Situationen, bei der in Einzelfällen von dem Dogma der Euthyreose vor Operation abgewichen werden sollte! Es ist immer wieder eindrucksvoll, wie schnell sich die oft alten und schwerkranken Patienten postoperativ erholen, nachdem vorher oft wochenlang frustrane, konservative Behandlungsversuche abgelaufen sind mit zunehmender Verschlechterung der klinischen Situation.

Unbefristete thyreostatische Therapien gehören nicht zum etablierten Therapiearsenal. Bei M. Basedow sollte die Therapiedauer 1–1½ Jahre in der Regel nicht überschreiten, bei der Autonomie ist im Prinzip nach Erreichen einer euthyreoten Situation nach 2–3 Monaten eine definitive Therapie – Operation oder Radiojod – anzustreben. Allerdings ist ein längerer thyreostatischer Behandlungsversuch bei M. Basedow auch nicht immer opportun, z. B. bei jungen Frauen mit großen Strumen und Kinderwunsch oder bei Pat. mit unzuverlässiger Tabletteneinnahme. Wegen der hohen Rezidivquote der Basedow-Hyperthyreose bedarf es keiner besonderen Begründung, wenn Sie mit dem Patienten eine primäre Operation oder Radiojodtherapie (nach thyreostatischer Vorbehandlung) vereinbaren. Auf der anderen Seite ist eine zeitlich unbegrenzte Langzeittherapie unter bestimmten Bedingungen durchaus eine sinnvolle Option bei alten Patienten mit hohem Operationsrisiko, bei denen eine Radiojodtherapie aus bestimmten Gründen nicht in Frage kommt oder abgelehnt wird. Schließlich sei noch einmal betont, daß auch für die Hyperthyreose in der Schwangerschaft die Therapie der ersten Wahl Thyreostatika sind. Die langjährige Erfahrung hat gezeigt, daß Thiamazol nicht teratogen wirkt und auch keine konnatale Struma verursacht, wenn eine Dosis von 20–30 mg/die nicht überschritten wird.

Die Thyreostatikadosis scheint keinen Einfluß auf die Rezidivquote bei M. Basedow zu haben; ob für eine Kombination mit Schilddrüsenhormonen mehr als nur die bessere Praktikabilität bei der Langzeitbehandlung spricht, ist offen und bedarf weiterer Untersuchungen.

Welche und wann eine definitive Therapie erfolgen soll, ist letztlich eine individuelle Entscheidung, die zunächst einer eingehenden Aufklärung des Patienten über die Natur der Erkrankung und über Nutzen und Risiken der beiden zur Wahl stehenden Therapiemodalitäten bedarf. Ziel der Behandlung bei der Basedow-Hyperthyreose ist es, durch ausreichende Reduktion funktionsfähigen Schilddrüsengewebes (durch Operation oder Radiojod) eine Rezidivhyperthyreose möglichst sicher zu verhindern unter bewußter Inkaufnahme einer evtl. nachfolgenden Hypothyreose. Wir fassen also die Hypothyreose nicht als Komplikation der definitiven Therapie auf, sondern als mehr oder weniger notwendige Begleiterscheinung. Zudem ist die Hypothyreose eine krankheitsimmanente Funktionsstörung im Rahmen des Autoimmunprozesses.

Die Radiojodtherapie wird in Deutschland zu selten angewandt. Sie ist eine wirkungsvolle und nebenwirkungsarme Behandlungsform; insbesondere zeigen große Follow-up-Studien, daß kein erhöhtes Tumorrisiko besteht. Sowohl bei der Basedow-Hyperthyreose wie auch bei multifokaler Autonomie liegt die angestrebte Organdosis bei ca. 200 Gy. Auch euthyreote Autonomien können prophylaktisch mit Radiojod behandelt werden, zumindest aber die Patienten mit erhöhtem Hyperthyreoserisiko; dies sind Patienten mit einem Technetium-uptake > 3% bei multifokaler Autonomie bzw. einer unifokalen Autonomie (autonomes Adenom) > 15 ml.

Wir können also feststellen, daß die Behandlung der verschiedenen Hyperthyreoseformen effektiv und bei richtiger Handhabung risikoarm ist. Dabei sollten die zur Verfügung stehenden Methoden den individuellen Bedürfnissen des Patienten und der individuellen „Biologie" seiner Erkrankung angepaßt werden. Dies setzt eine umfassende Aufklärung des Patienten und eine vertrauensvolle Kommunikation zwischen Arzt und Patient voraus.

Plummern bei Morbus Basedow

Th. Olbricht, K. W. Sievers, U. Krause

1923, vor 70 Jahren, führte Plummer die orale Jodidgabe als Operationsvorbereitung bei M. Basedow ein. Die bis dahin gefürchteten postoperativen thyreotoxischen Krisen konnten hierdurch praktisch vollständig ausgeschaltet und operative Komplikationen drastisch gesenkt werden.

1943, vor 50 Jahren, führte Astwood die thyreostatische Therapie mit Thionamiden bei der Hyperthyreose ein. Seither ist die Jodidgabe als alleinige Therapieform der Hyperthyreose wegen der Gefahr der Entwicklung eines „Jodbasedow" obsolet.

In Kombination mit Thyreostatika wird die Jodbehandlung in Form der Lugol'schen Lösung allerdings noch zur präoperativen Vorbereitung hyperthyreoter Strumen eingesetzt.

Heute – 1993 – herrscht Einigkeit darüber, daß die sogenannte präoperative Plummerung nur bei Morbus Basedow durchzuführen ist, generell sind die Meinungen über den Nutzen dieser Jodidvorbehandlung aber sehr geteilt.

Während nach Ergebnisssen von Umfragen in Deutschland die Plummerung eher die Ausnahme darstellt (nur 30% der Befragten führen sie durch), befürwortet die Hälfte der europäischen Thyreologen dieses Vorgehen. In Japan sprechen sich 73% dafür aus, und in den USA ist die Plummerung Standardverfahren vor Basedow-Operationen [14] (Abb. 1).

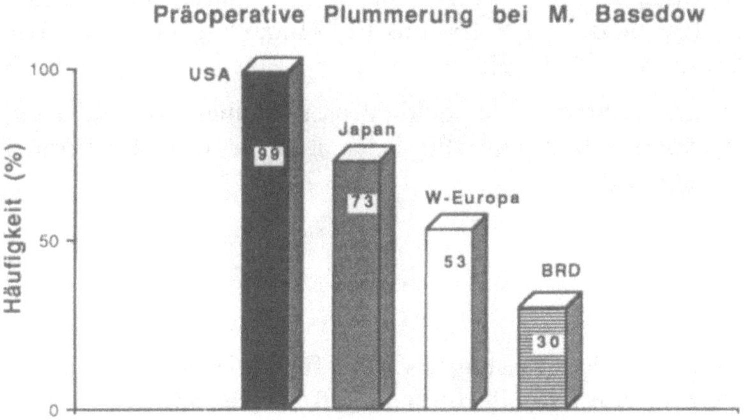

Abb. 1 Durchführung der präoperativen Plummerung. Angaben zur Häufigkeit (%), ermittelt in Umfragen unter Schilddrüsenexperten in verschiedenen Ländern.

Als Argumente für den Einsatz von Jodid werden angeführt, daß bei alleiniger Thionamidgabe eine eher weiche, brüchige und besonders blutreiche Drüse resultiert. Bei zusätzlicher Jodidgabe sollen sich diese Nebenwirkungen nicht einstellen, die Schilddrüse (SD) soll eher kleiner und fester werden, der intraoperative Blutverlust soll vermindert sein.

Dieser bei bereits erreichter euthyreoter Stoffwechsellage zusätzliche jodidinduzierte durchblutungsmindernde Effekt wird teils angezweifelt. Seit Einführung der Duplex-Doppler-Sonographie in die SD-Diagnostik läßt sich die SD-Durchblutung recht genau nicht invasiv messen und damit ein Effekt des Jodid überprüfen. Wir haben dieses sowie zusätzliche sonographische Volumenmessungen bei unserem eigenen Patientengut vor und während der präoperativen Plummerung zur Erfassung möglicher Veränderungen der Basedow-Schilddrüse untersucht.

Methodik

Bei 22 Schilddrüsengesunden wurde mittels Duplex-Doppler-Sonographie der Blutfluß in der A. thyr. sup. beidseits bestimmt (gemittelter Wert der Messungen über beiden Arterien). Danach erfolgten Messungen bei 24 Patienten mit Morbus Basedow nach im Mittel einjähriger thyreostatischer Behandlung bei euthyreoter Stoffwechsellage und gestellter Operationsindikation vor und nach zehntägiger hochdosierter präoperativer oraler Jodgabe (deutsche Lugol'sche Lösung; 600–750 mg insgesamt).

Die Untersuchungen erfolgten an einem Sonoline-2-Duplex-Doppler (Siemens) mit einem 7,5 MHz Sektorschallkopf. Die Auswertung erfolgte über die Bestimmung des Integrals der Pulskurve, die, dividiert durch die maximale Amplitude und die Frequenz, den Pulsations-Fluß-Index ergeben, nach der Formel: $PFI = A/Y \max + T$ [7, 13].

Bei 12 Patienten wurde außerdem das Schilddrüsenvolumen vor und nach Plummerung sonographisch bestimmt (für jeden Lappen nach der Formel Höhe × Breite × Tiefe × 0,5).

Ergebnisse

Der bei der quantitativen Flowmessung als Maß für die SD-Durchblutung ermittelte PFI betrug im Normalkollektiv $0{,}46 \pm 0{,}11$. Der mittlere PFI bei den Basedow-Patienten betrug vor Plummerung $0{,}65 \pm 0{,}08$ und lag somit 41% höher als in der Kontrollgruppe. Nach Plummerung betrug der mittlere

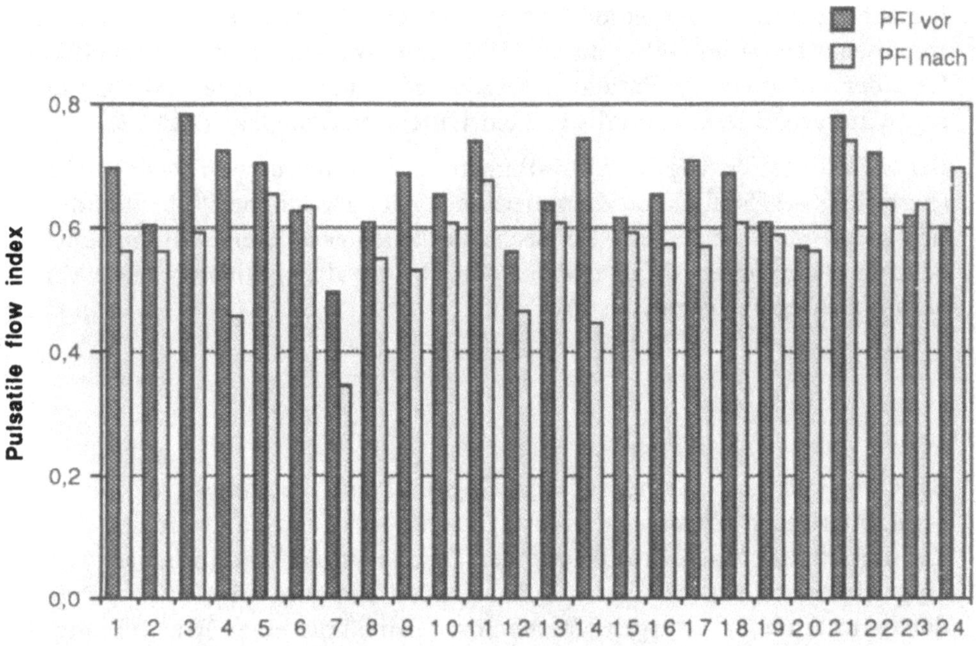

Abb. 2 Darstellung der PFI-Werte bei 24 Patienten mit M. Basedow, Mittelwert der jeweils doppelseitig vor und nach präoperativer Plummerung erfolgten Messungen.

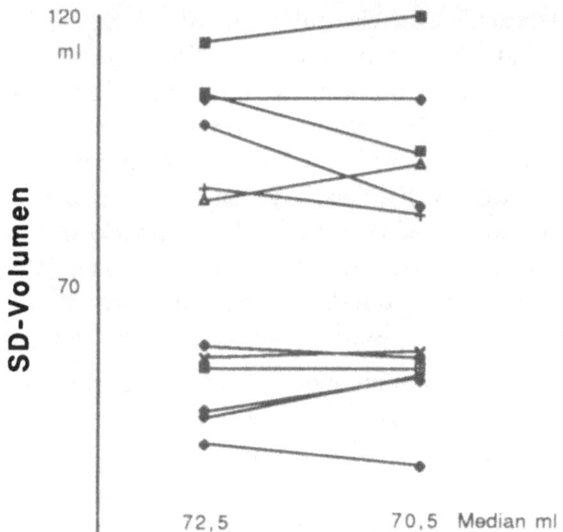

Abb. 3 Veränderung der Schilddrüsenvolumina vor und nach präoperativer Plummerung bei 12 Patienten mit M. Basedow.

Index bei denselben Patienten 0,56 ± 0,10, entsprechend einem Abfall unter Jodidbehandlung um 14%; dieser Unterschied war mit $p < 0{,}05$ signifikant. Drei der untersuchten Patienten zeigten mit einem geringen Anstieg einen gegenläufigen Effekt, einmal war kein Unterschied meßbar (Abb. 2).

Bei 12 Patienten betrug das SD-Volumen vor Plummerung im Median 72,5 ml (Bereich 38–115 ml), nach Plummerung lag der Median bei 70,5 ml und hatte sich somit nicht verändert. Bei sechs Patienten wurde ein Volumenanstieg, bei drei ein geringer Abfall und bei den übrigen drei Patienten keine Veränderung im Verlauf gemessen (Abb. 3).

Diskussion

Berichte über eine vermehrte „Brüchigkeit" und Blutungsbereitschaft der Schilddrüse nach alleiniger thyreostatischer Vorbehandlung stammen aus der Zeit unmittelbar nach Einführung der Thionamidmedikation bei schwersten Hyperthyreosen und beruhen auf Kasuistiken und dem subjektiven Eindruck der berichtenden Chirurgen [2]. Auch die Annahme einer Rückbildung der Hyperplasie und Vaskularisation der Basedow-Schilddrüse unter Jodidmedikation geht zunächst auf frühe klinische Beobachtungen und nur vereinzelte histologische Untersuchungen zurück [12].

Inzwischen haben mehrere Untersucher mittels nuklearmedizinischer oder andere Methoden den Kurzzeiteffekt pharmakologischer Jodiddosen bei hyperthyreoten Basedow-Patienten untersucht und eine deutliche Verminderung der Durchblutung um geschätzte 30–50% gefunden. Diese beobachteten Perfusionsminderungen sind aber zunächst durch die jodidbedingte deutliche Verbesserung bzw. Normalisierung der Stoffwechsellage und der damit verbundenen Perfusionsminderung durch die reduzierte SD-Hormonwirkung auf das Herz mit Abnahme des Herzminutenvolumens zu interpretieren [10]. Entsprechende Ergebnisse sind inzwischen durch die gut reproduzierbare und in der Routine anwendbare duplexsonographische Messung genauer belegt.

Hodgson [5] fand bei euthyreoten Probanden einen 4–5fach geringeren Blutfluß in der Arteria thyreoidea superior als bei hyperthyreoten Patienten, allerdings mit einem breiten Streubereich von 30–140 ml/min. Auch mittels farbkodierter Dopplersonographie wurde eine signifikante Abnahme des Blutflusses der Schilddrüse nach pharmakologischen Joddosen nachgewiesen. Dabei soll die Jodwirkung weder von der Applikationsform noch von der Art der chemischen Bindung des Jods abhängig sein und nur vom Jodgehalt des betreffenden Medikamentes oder der verwendeten Jodlösung bestimmt werden.

Die von uns durchgeführten Messungen zeigen, daß auch nach Erreichen einer euthyreoten Stoffwechsellage die zusätzliche Jodidmedikation zu einer weiteren, wenn auch mit 14% nur geringen Durchflußminderung führt. Über vergleichbare Ergebnisse berichteten zuvor Rangaswamy und Mitarbeiter [11], die allerdings als Maß für den Blutdurchfluß einen nach radioaktiver Bolusinjektion berechneten „Thyroid vascularity Index" heranzogen; dieser blieb ebenfalls nach thyreostatischer Behandlung unverändert und fiel erst nach zusätzlicher Jodidgabe ab.

Mit den eigenen Ergebnissen direkt vergleichbar sind die Beobachtungen von Chang [3]. In einer doppelblind angelegten randomisierten Studie bei thyreostatisch bis zur Euthyreose vorbehandelten Basedow-Patienten fanden sie allein durch die zusätzliche Applikation von Lugol'scher Lösung eine signifikante Reduktion der Diameter „time-averaged velocity" (TAV) und „volume flow" (VF) als dopplersonographisch bestimmte Werte.

Auch Arntzenius [1] konnte farbdopplersonographisch bei schilddrüsengesunden, konsekutiv mit unterschiedlichen Jodmengen belasteten Probanden die Abhängigkeit der Schilddrüsendurchblutung von der Jodzufuhr nachweisen. Unter jodarmer Diät stieg VF von 7,7 + 3,8 auf 11,0 + 5,0 ml/min an und fiel unter hoher Jodzufuhr deutlich unter den Ausgangswert auf 5,8 + 3,5 ml/min ab.

Ursache der jodinduzierten Perfusionsminderung der Schilddrüse bei vorbestehender euthyreoter Stoffwechsellage

Wilkin und Mitarbeiter [15] widerlegten an Hand histomorphologischer Untersuchungen die früher beschriebene jodinduzierte Involution des Schilddrüsenepithels. Die Beobachtungen zeigten, daß die Jodidgabe das Gesamtvolumen aller Epithelzellen unbeeinflußt läßt, es allerdings zu einer deutlichen Vermehrung der Kolloidmasse kommt. Es handelt sich somit nur um eine prozentuale und nicht um eine absolute Verminderung der Epithelmasse am Gesamtvolumen, die durch pharmakologische Jodgaben bei M. Basedow hervorgerufen wird. Bedingt durch die rasche Kolloidzunahme und den dadurch vorübergehend resultierenden Druckanstieg kommt es zu einer Abnahme des intrathyreoidalen Gefäßquerschnitts. Diese Veränderungen könnten den verminderten Blutfluß und auch die Verfestigung der Schilddrüse erklären. Wahrscheinlich spielen aber noch mehrere andere, jodgetriggerte Faktoren bei der Regulation der Schilddrüsendurchblutung bei unverändert euthyreoter Stoffwechsellage eine Rolle.

Unsere sonographischen Volumenmessungen während der Plummerung unterstützen die von Wilkin [15] gemachten Beobachtungen und zeigen, daß die

Jodgabe zu keiner Abnahme des SD-Volumens führt. Auch Namba [9] fand unter exzessiver Jodgabe, allerdings über einen Zeitraum von vier Wochen bei euthyreoten Probanden gegeben, eher einen Volumenanstieg der Schilddrüse. Die von anderen Autoren [4] berichtete gegenteilige Beobachtung einer signifikanten Volumenabnahme unter Gabe von Lugol'scher Lösung bei Basedow-Patienten könnte einerseits durch eine in dieser Studie länger andauernde Jodgabe und andererseits durch die erheblich größeren Strumen (bis über 200 ml) erklärt werden. Allerdings scheint auch eine ausreichend exakte Messung der Volumenänderung bei derart großen Strumen nicht mehr möglich.

Praktische Relevanz der beobachteten Effekte unter Plummerung

Ob die von uns und anderen gefundene Reduktion der SD-Durchblutung von praktischer Relevanz ist und auch zu einer verminderten intraoperativen Blutungsneigung führt, ist letztlich nicht endgültig entschieden. Eine hinweisende Antwort kann die Arbeit von Marmon [8] geben. Er verglich retrospektiv den geschätzten Blutverlust an Hand der verbrauchten Blutkonserven und der postoperativen Veränderungen von Hämoglobinwert und Hämatokrit bei Basedow-Patienten, die entweder mit Propranolol oder mit Propranolol plus Jodid vorbehandelt waren. Da keinerlei Unterschiede bestanden, spricht dies gegen einen protektiven Effekt der präoperativen Plummerung.

Zu ähnlichen Ergebnissen kamen Knaur und Mitarbeiter [6]. Bei thyreostatisch vorbehandelten Basedow-Patienten, die präoperativ vergleichend entweder Lugol'sche Lösung allein, Thyreostatika und Levothyroxinsupplementierung oder Lugol'sche Lösung bei fortlaufender Thyreostatikagabe erhielten, beobachteten sie zwischen den Gruppen keine Unterschiede in bezug auf Durchblutung der Schilddrüse, SD-Größe und intraoperativen Blutverlust.

Schlußfolgerung

Insgesamt ergibt sich derzeit an Hand der vorliegenden Daten keine zwingende Indikation für den Einsatz der präoperativen Jodbehandlung bei Patienten mit Morbus Basedow. Auch wenn meßtechnisch eine jodassoziierte Durchblutungsminderung faßbar ist, ist die Frage nach der klinisch-praktisch faßbaren Relevanz noch nicht endgültig geklärt.

Interessant könnte in diesem Zusammenhang die Beobachtung sein, daß anscheinend Patienten mit einem initial sehr hohen SD-Blutdurchfluß unter der Plummerung mit einer besonders deutlichen Blutflußverminderung reagieren [3]. Damit könnte die duplexsonographische Messung eventuell als Entscheidungsparameter herangezogen werden, um Basedow-Patienten für eine präoperative Plummerung auszuwählen. Voraussetzung für die Durchführung von duplex-doppler-sonographischen Messungen des SD-Blutflusses mit befriedigender Reproduzierbarkeit ist allerdings unbedingt ein sehr erfahrener Untersucher.

Der derzeitige Kenntnisstand über den Effekt der Plummerung läßt konsequent nur zu, daß es zunächst weiterhin der Erfahrung, dem subjektiven Eindruck und damit absolut dem Wunsch des Schilddrüsenchirurgen überlassen bleiben muß, ob eine zusätzliche präoperative Jodbehandlung der Basedow-Patienten erfolgen soll oder nicht.

Literatur

[1] Arntzenius, A., L. J. Smit, J. Schipper et al.: Inverse relation between iodine intake and thyroid blood flow: color doppler flow imaging in euthyroid humans. J. Clin. Endocrinol. Metab. *73* (1991) 1051–1055.

[2] Bartels, E. C.: Use of thiouracil in the preoperative preparation of patients with severe hyperthyroidism. Ann. Intern. Med. *22* (1945) 365–372.

[3] Chang, D. S., M. H. Wheeler, J. P. Woodcock et al.: The effect of preoperative Lugol's iodine on thyroid blood flow in patients with Graves' hyperthyroidism. Surgery *102* (1987) 1055–1061.

[4] Gutekunst, R.: Sonographische Verlaufskontrolle unter präoperativer Jodidbehandlung bei Basedow-Hyperthyreose. Dtsch. med. Wschr. *109* (1984) 338–340.

[5] Hodgson, K. J., J. H. Lazarus, M. H. Wheeler et al.: Duplex scan-derived thyroid blood flow in euthyroid and hyperthyroid patients. World J. Surg. *12* (1988) 470–475.

[6] Knaur, S., J. H. Parr, I. D. Ramsay et al.: Effect of preoperative iodine in patients with Graves' disease controlled with antithyroid drugs and thyroxine. Ann. R. Coll. Surg. Engl. *70* (1988) 123–127.

[7] Krause, U., K. W. Sievers, T. Plajer et al.: Der Pulsatile-Fluß-Index (PFI) zur Objektivierung des Effekts der präoperativen Plummerung bei Morbus Basedow. In: H. M. Becker, H. G. Becker, W. Hartel (Hrsg.): Chirurgisches Forum '93 für experimentelle und klinische Forschung, S. 73–76. Springer-Verlag, Berlin 1993.

[8] Marmon, L., F. C. Au: The preoperative use of iodine solution in thyrotoxic patients prepared with propranolol. Is it necessary? Am. Surg. *55* (1989) 629–631.

[9] Namba, H., S. Yamashita, H. Kimura et al.: Evidence of thyroid volume increase in normal subjects receiving excess iodide. J. Clin. Endocrinol. Metab. *76* (1993) 605–608.

[10] Olbricht, Th., K. W. Sievers, U. Krause: Präoperative Plummerung. Ist der Effekt objektivierbar? Akt. Eindokr. Stoffw. *13* (1992) 58–61.

[11] Rangaswamy, M., A. K. Padhy, M. M. Kapoor: Effect of Lugol's iodine on the vascularity of thyroid gland in hyperthyroidism. Nucl. Med. Commun. *10* (1989) 679–684.

[12] Reinhoff, W. F.: The histologic changes brought about in cases of exophthalmic goiter by the administration of iodine. Bull. Johns Hopkins Hosp. *37* (1925) 385–406.

[13] Sievers, K. W., U. Krause, T. Plajer et al.: Duplexsonographische Beurteilung der Basedow-Struma unter Jodtherapie. Ultraschall in Med. *14* (1993) 132–135.
[14] Wartowsky, L., D. Glinoer, B. Solomom et al.: Differences and simularities in the diagnosis and treatment of Graves' disease in Europe, Japan, and the United States. Thyroid *1* (1991) 129–135.
[15] Wilkin, T. J., J. Swanson Beck, W. Michie: Does preoperative iodide treatment for thyrotoxicosis bring about involution? J. Clin. Path. *30* (1977) 99–102.

Diskussion

Dralle:
Vielen Dank, Herr Olbricht, für diese Zusammenfassung. Ich glaube, sie gibt den gegenwärtigen Zustand der Erkenntnisse sehr gut wieder und dürfte auch für die Chirurgen eine gute Basis für ihre Entscheidung für oder gegen die Plummerung geben.

Kallee:
Herr Olbricht, ihr 3. Diapositiv enthält einen Rechenfehler. Da haben Sie geschrieben: 600 mg, ich habe nur 78 mg herausgebracht. Das ist der entscheidende Unterschied, denn im Bereich zwischen 5 mg und 100 mg sind Sie im gefährlichen Bereich, wo Sie eine anschließende Thyreotoxikose riskieren. Mit 300 bis 500 mg passiert gar nichts.

Olbricht:
Dieser Kommentar war richtig, Sie müssen natürlich 8 Tage zählen. Wenn Sie 10 Tage zählen, sind es dann 780.

Kallee:
Wenn es multipliziert wird mit der Tageszahl, dann ist es richtig. Aber Sie sollten 300 bis 500 mg täglich geben, nicht in einer Woche.

Wahl:
Nach früheren Studien erhöht Plummerung den intrathyreoidalen Druck und vermindert den Gefäßquerschnitt. Der Blutverlust wurde durch Plummern nicht eindeutig beeinflußt (bei allen Vergleichsgruppen ca. 200 ml). Bei Operation nach Therapieversagen der Thyreostatika kann die Plummerung sehr hilfreich sein. Es ist also eine differenzierte Betrachtung erforderlich.

Obricht:
Ich will versuchen, eins nach dem andern zu beantworten. Das Schilddrüsenvolumen habe ich deshalb angeführt, weil es eine Arbeit gibt, die behauptet, sonographisch kontrolliert sei das Schilddrüsenvolumen angestiegen. Dem

wollten wir widersprechen. Sie haben recht, es gibt nicht nur die Arbeit von Herrn Bay, sondern auch die von der Arbeitsgruppe von Wilking bereits seit 1977, der wahrscheinlich mit als einer der wenigen zeigen konnte, daß histomorphologisch die Koloidmasse unter der Jodidgabe zunimmt, die Epithelmasse aber nicht. Daß es also generell dann eher zu einer Volumenzunahme kommen müßte, die konsekutiv dazu führt, daß ein sogenannter verstärkter intrathyreodaler Druck entstehen und der Querschnitt der Schilddrüsengefäße abnehmen könnte und damit die Durchblutung heruntergeht. Wenn Sie sagen, Sie betrachten das differenziert bei den Patienten, die auf die Thyreostatika nicht mehr so gut reagieren, dann ist das natürlich der richtige Ansatz. Aber alle Patienten, die hier untersucht worden sind (auch in unserer Studie), hatten eine euthyreote Stoffwechsellage unter Thyreostatika, hätten also zu dem Zeitpunkt bereits operiert werden können.

Dralle:
Vielleicht darf ich nur kommentierend hinzufügen: wenn Sie die Studie von Herrn Bay ansprechen, muß man einfach darauf hinweisen, daß es zwei unterschiedliche Techniken der Plummerung gibt, der parenteralen und der oralen. Und fast sämtliche Studien beziehen sich lediglich auf die orale. Und aller Erfahrung nach, die wir und andere damit gewonnen haben, besteht doch ein erheblicher Unterschied. Die Effektivität nach der parenteralen ist viel sicherer abzuschätzen, und von daher muß man hier, glaube ich, auch einiges darauf beziehen.

Emrich:
Meine Frage geht an die Chirurgen im Auditorium. Vielleicht ist unser Parameter des Blutverlustes zu grob. Das, was ich häufig von Chirurgen höre, ist, daß die Gefäßbrüchigkeit, die sich ja nicht unbedingt in einem größeren Blutverlust äußern muß, doch zu einer gewissen Unübersichtlichkeit im Operationsgebiet führen kann und daß eine geplummerte Schilddrüse einfacher zu operieren ist. Dazu hätte ich gerne einen Kommentar von chirurgischer Seite.

Goretzki:
Es gibt natürlich viele Ausreden, die man haben kann, wenn man Blutungen hat. Und ich glaube, das müßte wirklich erst bewiesen werden, also ich kann dem nicht zustimmen, daß die Brüchigkeit der Gefäße nach Jodplummerungstherapie anders ist als vorher. Prinzipiell bei Schilddrüsen muß man sehr aufpassen, da kann es sehr schnell bluten, und man muß einfach sehr vorsichtig sein. Dann ist es egal, ob sie geplummert ist oder nicht.

Dralle:
Also man kann das subsummieren, es gibt einfach keine objektiven Kriterien, diese Gewebebeschaffenheit nach der Plummerung zu vergleichen mit und ohne Plummerung, das ist einfach nicht möglich.

Meng:
Herr Olbricht, gibt es Unterschiede, wenn Sie vergleichen zwischen Patienten, die nur kurzfristig mit Methimazol behandelt worden sind und dann zur Operation kommen und geplummert werden, und solchen, die schon längere Zeit Methimazol bekommen und geplummert werden? Es geht um den Effekt auf die Durchblutung.

Olbricht:
Das haben wir nicht untersucht, und ich kenne diesbezüglich auch bisher noch keine Studien.

Meng:
Ich würde gerne die Frage auch im Sinne von Herrn Emrich noch einmal an die Chirurgen weiterreichen, was die Brüchigkeit der Gefäße angeht. Gibt es Unterschiede bei Langzeittherapierten mit Methimazol und kurzfristig Vorbereiteten? Denn das wird ja eigentlich der Methimazoltherapie unterstellt, daß sie nach einer Langzeittherapie die Gefäßbrüchigkeit forciert. Oder gibt es Zusammenhänge mit dem TSH-Verhalten?

Goretzki:
Es ist sicher immer eine negative Wirkung von Thyreostatika bei Patienten angenommen worden, die nicht zusätzlich mit Thyroxin behandelt wurden und hypothyreot waren, so daß zusätzlich eine TSH-Stimulation da war. Das macht ganz sicher ein weiches Gewebe. Aber wir können von unserer Erfahrung in Düsseldorf und aus der Marburger Zeit – ich glaube, Herr Wahl kann das bestätigen – nicht sagen, daß eine Thyreostatikatherapie einen negativen Einfluß auf die Beschaffenheit des Gewebes hätte.

Müller:
Mir zeigt die Diskussion, daß nicht wir Internisten entscheiden sollten, ob geplummert wird oder nicht. Die Ergebnisse von Herrn Olbricht zeigen ja wirklich keinen negativen Effekt. Und wenn der Chirurg bei größeren Strumen, die basedowifiziert sind, das gerne haben will, finde ich, kann man es doch machen. Das sollte der Chirurg selber entscheiden.

Dralle:
Das ist, glaube ich, eine sehr weise Conclusio, und wir können zum nächsten Vortrag kommen. Vielen Dank, Herr Olbricht.

Operationsindikation und chirurgisches Vorgehen bei Hyperthyreose

A. Frilling, A. Stenger, E. Achilles

Bei der Stellung der Operationsindikation wegen Schilddrüsenüberfunktion muß grundsätzlich zwischen den beiden unterschiedlichen Hyperthyreoseformen, der Autonomie und der immunogenen Hyperthyreose vom Typ Morbus Basedow, unterschieden werden. Während sich im Falle der Schilddrüsenautonomie das Resektionsausmaß nach Lage und Menge des autonomen Gewebes richtet, erfordert die immunogene Hyperthyreose unabhängig von der Schilddrüsengröße und Schwere der Hyperthyreose eine radikale Resektion unter Zurücklassen von nicht mehr als ca. 5 g Schilddrüsenparenchym.

Präoperative Vorbereitung

Als eine Grundvoraussetzung wird heute vor jeder Operation wegen Hyperthyreose eine stabile euthyreote Stoffwechsellage gefordert, die durch eine medikamentöse Vorbereitung erreicht werden kann. Als einzige Ausnahme gelten Frühoperationen bei jodinduzierter hyperthyreoter Krise. Die Form und Dauer der präoperativen Vorbereitung richten sich nach der Schwere der Hyperthyreose und dem geplanten Operationszeitpunkt. Eine optimale Vorbereitung bei ausgeprägter Hyperthyreose und freiwählbarem Operationszeitpunkt erfolgt durch mehrwöchige Thyreostatikabehandlung. Liegt nur eine leichte Hyperthyreose vor, stellt in der Regel eine kurzfristige β-Blockerbehandlung eine ausreichende präoperative Vorbereitung dar. Bei Thyreostatikaunverträglichkeit erfordern schwere Formen der Hyperthyreose den Einsatz der Lugol'schen Lösung, ggf. in Kombination mit β-Rezeptorblockade. Der große Nachteil dieses Verfahrens ist der nicht aufschiebbare Operationszeitpunkt, da eine hochdosierte Jodbehandlung nur über eine begrenzte Zeit durchgeführt werden darf [1].

Autonomie

In der Behandlung der Schilddrüsenautonomie stehen sich die Operation und die Radiojodtherapie als konkurrierende Verfahren gegenüber.

Eine Operationsindikation besteht bei großen Strumen, insbesondere bei bereits vorliegenden mechanischen Verdrängungserscheinungen, bei gleichzeitigem Vorliegen von kalten Knoten, die einer histologischen Abklärung bedürfen, und bei Patienten, die einen schnellen und definitiven Therapieerfolg wünschen.

Das chirurgische Vorgehen beinhaltet eine funktions- und morphologiegerechte Resektionsweise, die zum Ziel hat, jedes autonom funktionierende Gewebe sicher zu beseitigen bei gleichzeitiger Erhaltung von möglichst viel gesundem Schilddrüsenparenchym [11]. Die Voraussetzung für diese selektive Strategie ist ein zuverlässiges präoperatives Szintigramm unter Suppressionsbedingungen und eine intraoperative Freilegung und Palpation der gesamten Schilddrüse.

Für das solitäre autonome Adenom bedeutet das eine partielle Lappenresektion unter Mitnahme des Knotens und eines ausreichend breiten Saumes von gesundem Parenchym, um einerseits den Knoten komplett und ohne Kapseleröffnung zu entfernen, um andererseits dem Pathologen eine sichere histologische Begutachtung zu ermöglichen. Liegt eine multifokale Autonomie vor, werden durch eine ein- oder beidseitige Resektion alle Knoten sicher eliminiert und definitiv nur gesundes Schilddrüsengewebe zurückgelassen. Der seltene Fall der chirurgisch zu behandelnden disseminierten oder diffusen Autonomie erfordert entsprechend dem Vorgehen bei der immunogenen Hyperthyreose eine radikale subtotale Schilddrüsenresektion.

Beim Vergleich der Behandlungserfolge beider ablativen Therapieformen zeigt sich, daß bei höherem Autonomiegrad ($TcU_s > 3{,}2\%$) die Operation der Radiojodtherapie überlegen ist [4]. Die Langzeitergebnisse der Behandlung solitärer autonomer Adenome werden kontrovers diskutiert. Während Müller-Gärtner et al. [8] nach Operationen Hyperthyreoserezidivraten von 8,3% beobachteten, stellten O'Brien et al. [9] in ihrem Patientenkollektiv postoperativ keine Hyperthyreoserezidive und eine signifikant niedrigere Hypothyreoserate als nach Radiojodtherapie fest.

Immunogene Hyperthyreose

Das Behandlungskonzept des Morbus Basedow umfaßt drei Therapieverfahren: die medikamentöse Behandlung mit Thyreostatika, die Radiojodtherapie und die Operation. Prinzipiell stellt die thyreostatische Behandlung die initiale Therapie der Erkrankung dar. Wegen Hyperthyreoserezidivraten von 30–67% bereits innerhalb der ersten 12 Monate nach Absetzen der thyreostatischen Medikation [10, 12] muß sich jedoch eine Vielzahl der Patienten einer definitiven Therapiemaßnahme unterziehen. Die Entscheidung, welches der beiden möglichen Verfahren gewählt werden soll, wird unter Berücksichtigung der verfahrensspezifischen Vor- und Nachteile einerseits durch die

Schwere der Symptomatik und andererseits durch die individuelle Situation des Patienten beeinflußt.

Zweifelsohne ist auch beim Morbus Basedow die Größe der Struma das wichtigste Entscheidungskriterium bei der Stellung der Operationsindikation. Anläßlich einer 1986 durchgeführten Multizenterstudie der European Thyroid Association befürworteten bei einem Schilddrüsengewicht von über 80 g 51% der Befragten eine Operation als Therapie der ersten Wahl [6]. Liegen bereits strumabedingte lokale Verdrängungssymptome vor, ist alleinig durch eine operative Maßnahme ein schneller und effektiver Therapieerfolg zu erzielen. Weitere Indikationen zur operativen Therapie sind Hyperthyreoserezidiv nach dem ersten Thyreostatikaauslaßversuch oder Persistenz der Hyperthyreose trotz thyreostatischer Medikation, Nebenwirkungen der Thyreostatika, mangelnde Compliance des Patienten, Malignitätsverdacht, schwere oder progrediente endokrine Orbitopathie [5], floride Hyperthyreose während der Schwangerschaft und im Ausnahmefall die therapierefraktäre thyreotoxische Krise. Eine Sondergruppe stellen Jugendliche mit großen Strumen und einer schweren Hyperthyreose dar, bei denen erfahrungsgemäß ein sehr aktiver Autoimmunprozeß vorliegt, der durch Thyreostatika nur schwer zu durchbrechen ist [11].

Über die Behandlungsdauer mit Thyreostatika vor einer definitiven, ablativen Therapiemaßnahme liegen keine einheitlichen Ansichten vor. Während in der Vergangenheit häufig eine Mindesttherapiedauer von 12 Monaten gefordert wurde, setzt sich zunehmend die Meinung durch, daß die Indikation zur Operation oder Radiojodtherapie umgehend gestellt werden soll, wenn die konservative Therapie nicht zu dem gewünschten Erfolg führt. Bei der Mehrzahl der Patienten wird ein Hyperthyreoserezidiv auch durch langjährige Thyreostatikabehandlung nicht zu vermeiden sein. Nur im Ausnahmefall kann bei weniger aktiven Autoimmunprozessen mit niedrigen Thyreostatikadosen über Jahre eine Hyperthyreoseremission erreicht werden [2].

Eine radikale Schilddrüsenresektion bei bewußter Inkaufnahme einer postoperativen Hypothyreose ist die Voraussetzung einer effektiven chirurgischen Therapie. Auf die Bedeutung der Größe des Schilddrüsenrestes haben als erste Hedley und Michie hingewiesen [7]. Sie konnten zeigen, daß die Rate der postoperativen persistierenden oder rezidivierenden Hyperthyreosen proportional zu der Menge des belassenen Schilddrüsenparenchyms steigt. In Kenntnis dieses Zusammenhanges wird heute als Standardvorgehen eine subtotale Schilddrüsenresektion unter Belassen von nicht mehr als ca. 5 g Parenchym durchgeführt. Die Schilddrüsenresektion kann in Form einer beidseitigen subtotalen Lappenresektion bis auf ca. 2–3 g Schilddrüsenparenchym je Seite oder als eine einseitige Hemithyreoidektomie und gegenseitige Lappenreduktion auf etwa 5 g Parenchym durchgeführt werden [3, 11]. Die Entscheidung, welches der beiden funktionell gleichwertigen Vorgehen gewählt werden soll, erfolgt intraoperativ in Abhängigkeit von den lokalen anatomisch-topographischen Verhältnissen.

Da trotz dieser radikalen Vorgehensweise Hyperthyreoserezidive beobachtet werden, die auf verschiedene Faktoren wie die Aktivität der wachstums- und funktionsstimulierenden Antikörper und der alimentären Jodversorgung zurückzuführen sind, stellt sich die Frage nach der Berechtigung einer Thyreoidektomie bei Patienten mit einem sehr aktiven Autoimmunprozeß.

Postoperative Komplikationen

Bei jeder Schilddrüsenresektion ist in Abhängigkeit von dem Resektionsausmaß eine ein- oder beidseitige Darstellung des Nervus recurrens und Identifikation von mindestens zwei Epithelkörperchen obligat [11]. Erscheint die Durchblutung der Epithelkörperchen durch die Resektion der Schilddrüse gefährdet, empfiehlt sich zur Vermeidung eines postoperativen Hypoparathyreoidismus Implantation der Nebenschilddrüsenfragmente in collare Muskeltaschen. Bei Beachtung dieser Regeln und bei Anwendung subtiler und gewebsschonender Operationstechniken sollte die Rate der postoperativen Komplikationen beim Primäreingriff nicht mehr als 1–2% betragen.

Ein Zweiteingriff wegen einer Rezidivhyperthyreose ist nur im Ausnahmefall indiziert, da Hyperthyreoserezidive nach vorausgegangener Schilddrüsenoperation wegen der hohen Morbiditätsrate der Reoperation primär thyreostatisch oder mittels Radiojod behandelt werden sollen.

Literatur

[1] Bay, V.: Operationsindikation, präoperative Vorbereitung, Operation und Nachbehandlung des M. Basedow und anderer Hyperthyreoseformen. Chirurg *51* (1980) 619–624.

[2] Benker, G., M. Meyer-Geßner: Basedow-Hyperthyreose. Akt. Endokr. Stoffw. *10* (1989) 113–121 (Sonderheft).

[3] Dralle, H., O. Schober, R. D. Hesch: Operatives Therapiekonzept der Immunthyreopathie. Langenbecks Arch. Chir. *371* (1987) 217–232.

[4] Emrich, D., M. Reinhardt: Ergebnisse der definitiven Behandlung der Autonomie bei Jodmangelstruma. Nucl.-Med. (1989) 11–16.

[5] Frilling, A., P. E. Goretzki, M. Grußendorf et al.: The influence of surgery on endocrine ophthalmopathy. World J. Surg. *14* (1990) 442–446.

[6] Glinoer, D., D. Hesch, R. Lagasse et al.: The management of hyperthyroidism due to Graves' disease in Europe in 1986. Results of an international survey. Acta Endocrinol. (Copenh.) *185*, Suppl. (1987) 9–37.

[7] Hedley, A. J., W. Michie, T. Duncan et al.: The effect of remnant size on the outcome of subtotal thyroidectomy for thyrotoxicosis. Br. J. Surg. *59* (1972) 559–563.

[8] Müller-Gärtner, H.-W., C. Schneider, B. Riechert et al.: Langzeitergebnisse nach Operation oder Radiojodbehandlung des solitären autonomen Adenoms der Schilddrüse. Chirurg *60* (1989) 33–38.
[9] O'Brien, T., H. Gharib, V. Suman et al.: Treatment of toxic solitary thyroid nodules: Surgery versus radioactive iodine Surgery *112* (1992) 1166–1170.
[10] Reinwein, D., G. Benker, M.-P. König et al.: Hyperthyroidism in Europe: clinical and laboratory data of a prospective multicentric study. J. Endocr. Invest. *9*, Suppl. 2 (1986) 1–36.
[11] Röher, H.-D., F. A. Horster, A. Frilling et al.: Morphologie und funktionsgerechte Chirurgie verschiedener Hyperthyreoseformen. Chirurg *62* (1991) 176–181.
[12] Schleusener, H., J. Schwander, C. Fischer et al.: Prospective multicentre study on the prediction of relapse after antithyroid drug treatment in patients with Graves' disease. Acta Endocrinol. (Copenh.) *120* (1989) 689–701.

Diskussion

Kallee:
Woher bekommen Sie noch Endojodin?

Frilling:
Endojodin gibt es jetzt nicht mehr, das ist aus dem Handel gezogen.

Kallee:
Endojodin wurde aus dem Handel gezogen, weil die quaternäre Ammoniumbase des Proloniumjodids unübersichtliche Nebenwirkungen auf den Kreislauf entfaltet. Auch Lugolsche Lösung, weder die amerikanische noch die deutsche, würde ich empfehlen, weil sie die Schleimhäute verätzt. Dagegen kann Kaliumjodid, zusammen mit Vitamin C, unbedenklich gegeben werden.

Kober:
Warum stellt die Thyreoidektomie nicht prinzipiell die Therapie der Wahl beim konservativ ausbehandelten Morbus Basedow dar? Da die Thyreoidektomie heute eine komplikationsarme Operation darstellen sollte und andererseits keine Rezidivhyperthyreose zu erwarten ist, sind die Bedenken gegenüber der Thyreoidektomie im Prinzip beim Morbus Basedow nicht mehr gerechtfertigt.

Frilling:
Es ist sicher, daß man immer wieder Patienten beobachtet, die bei ganz geringen Schilddrüsenresten auch unter 4 Gramm eine Rezidivhyperthyreose entwickeln. Es gibt Patienten, die einen sehr aktiven Autoimmunprozeß haben, diese Patienten sind natürlich gefährdet bei dem subtotalen Vorgehen. Es gibt keine rationale Erklärung, weswegen ein Patient mit einem Morbus

Basedow nicht thyreoidektomiert werden sollte. Es wird immer wieder diskutiert, daß die Komplikationsrate der Thyreoidektomie höher ist als die der subtotalen Resektion, nur sollten diese Patienten immer von einem erfahrenen Chirurgen operiert werden. Und dort, glaube ich, ist die Komplikationsrate bei der Thyreoidektomie nicht höher als bei der subtotalen Schilddrüsenresektion. Zur Zeit zumindest wird die Empfehlung, daß eine Thyreoidektomie das Verfahren der Wahl ist, kontrovers diskutiert.

Goretzki:
Ich glaube, man muß noch etwas dazu sagen, und zwar nicht nur die Rekurrenspareserate ist die Gefährdung, sondern auch der Hypoparathyreoidismus. Das zeigten auch Studien von Wahl, Roth und anderen bei diesem unilateralen Vorgehen, wo auf der einen Seite mehr belassen wurde, damit die Hypoparathyreoidismusrate Null oder äußerst gering ist. Wenn Sie aber auf beiden Seiten radikal operieren, kann ich mir nicht vorstellen, daß Sie nicht doch eine erhöhte Hypoparathyreoidismusrate haben werden. Und das ist das, wovor wir sicher noch Angst hätten, bevor wir fordern, daß man beim Morbus Basedow eine Thyreoidektomie macht.

Wachsmuth:
Warum empfehlen Sie in der Schwangerschaft die operative Behandlung? Liegt es daran, daß über die Teratogenität von Thyreostatika keine statistischen Erkenntnisse vorliegen. Meines Erachtens ist die konservative Behandlung die Therapie der ersten Wahl.

Frilling:
Wie Sie schon erwähnt haben, gibt es keine statistischen Daten über die Wirkung der Thyreostatika während der Schwangerschaft. Deswegen glaube ich, sollte man während der Schwangerschaft doch etwas zurückhaltend sein mit der Indikation zur Thyreostatikabehandlung. Auch wird durch die Thyreostatika ein Therapieerfolg eventuell nicht innerhalb kürzester Zeit zu erzielen sein, was durch die Operation sicherlich möglich ist. Wir haben an vielen schwangeren Frauen Erfahrungen gesammelt und können mit gutem Gewissen sagen, daß die Operation während der Schwangerschaft keine besondere Gefährdung darstellt.

Wachsmuth:
Da müßte ich Ihnen ein bißchen widersprechen: es wird von der Firma explizit gesagt, daß zumindestens nach Abschluß des ersten Trimenons die Gabe von Carbimazol unter guter Abwägung relativ unproblematisch sei, und nach meiner Überzeugung ist es immer noch das für die Schwangere risikoärmere Verfahren als die Operation.

Goretzki:
Zu diesem Thema gibt es viele Veröffentlichungen: die Zahl der Fehlbildungen ist nicht erhöht, und, vergleicht man „Thyreostatikatherapie" mit „Chirurgie", ist die Zahl der Aborte auch nicht erhöht. Also es ist sicherlich eine alternative Therapie, das muß man akzeptieren.

Reinwein:
Ich möchte Frau Frilling bitten, aus ihrer Liste die Indikation, Operation bei Schwangerschaft, herauszunehmen. Meine 3 Gründe: 1. Die Frau wäre nicht schwanger geworden, wenn es eine schwere Hyperthyreose gewesen wäre. 2. Normalerweise bessert sich die Hyperthyreose, wenn sie schon einmal aufgetreten ist, meistens in 3/4 der Fälle. Es gibt ausgezeichnete Studien über die Nebenwirkungen von Thyreostatika versus schlechte Behandlung oder keine Behandlung. Und da erscheint nichts über irgendwelche negativen Einflüsse.

Chirurgie der Hyperthyreose bei Morbus Basedow: Hemithyreoidektomie versus subtotale Resektion

B. Bein, S. Wähling, F. Spelsberg

Einleitung

Seit der Erstbeschreibung durch Karl von Basedow vor über 150 Jahren stellt die Chirurgie eine Säule in der Therapie dieser immunogenen Hyperthyreose dar. Im Laufe der Zeit wurde eine Reihe von operativen Verfahren angegeben, wobei das Spektrum von der einseitigen subtotalen Resektion bis zur totalen Thyreoidektomie reicht [5].

Jahrzehntelang war dabei die sog. „klassische" beidseitige subtotale Resektion nach Enderlen-Hotz der Standard [1]. In unserem auf die chirurgische Therapie von Schilddrüsenerkrankungen spezialisierten Zentrum führen wir jährlich weit über 1000 Schilddrüsenoperationen durch, davon ca. 100 bei Patienten mit Morbus Basedow. Ziel der vorliegenden Studie war es, das operative Verfahren der beidseitigen subtotalen Resektion mit dem Alternativverfahren Hemithyreoidektomie plus subtotaler Resektion auf der kontralateralen Seite bezüglich der intra- und postoperativen Komplikationen und der Langzeitergebnisse zu vergleichen.

Patienten und Methodik

153 Patienten (118 Frauen und 35 Männer) mit klinisch und biochemisch gesichertem Morbus Basedow wurden ab 1989 in die Studie aufgenommen. Die Patienten wurden randomisiert entweder einer beidseitigen subtotalen Strumaresektion (71 Patienten) oder einer Hemithyreoidektomie, kombiniert mit einer subtotalen Resektion auf der kontralateralen Seite, zugeführt (82 Patienten). Bei beidseitiger subtotaler Resektion wurde jeweils ein Rest von 3 ml – insgesamt also 6 ml – belassen; bei der Hemithyreoidektomie blieb auf der kontralateralen Seite ein ca. 3 ml großer Rest zurück. Die A. thyreoidea inferior wurde beidseits unterbunden; alle vier Epithelkörperchen wurden dargestellt; bei nicht ausreichend erscheinender Gefäßversorgung transplantierten wir das betreffende Epithelkörperchen in den M. sternocleidomastoideus. Zwischen beiden Gruppen bestanden keine signifikanten alters- oder geschlechtsspezifischen Unterschiede. Die Aufarbeitung der gewonnenen Da-

ten erfolgte mit dem χ^2-Test bzw. dem t-Test für unverbundene Stichproben. Anschließend wurden in der Nachbeobachtungsphase (mittlere Nachbeobachtungszeit 19,3 ± 4,7 Monate) die Häufigkeit von Rezidivhyperthyreosen, das Auftreten von Hypothyreosen und der Verlauf der perioperativen Komplikationen erfaßt.

Ergebnisse

Zunächst zu den perioperativen Komplikationen: In keiner der beiden Gruppen traten intra- oder postoperativ schwere Komplikationen auf, die Letalität war Null. Es wurde keine Bluttransfusion benötigt. Erfreulicherweise konnten wir keine doppelseitige Rekurrensparese beobachten. Einseitige Rekurrensparesen zeigten sich postoperativ bei 1,2% der hemithyreoidektomierten bzw. bei 1,4% der subtotal resezierten Patienten. Es handelte sich dabei aber um passagere Funktionseinbußen, bei allen Patienten kam es zu einer restitutio ad integrum (vgl. Abb. 1). Ebenso erfolgte eine völlige Normalisierung der postoperativen Hypokalzämie, die wir bei 17,2% der hemithyreoidektomierten bzw. bei 10,3% der subtotal resezierten Patienten zunächst beobachteten.

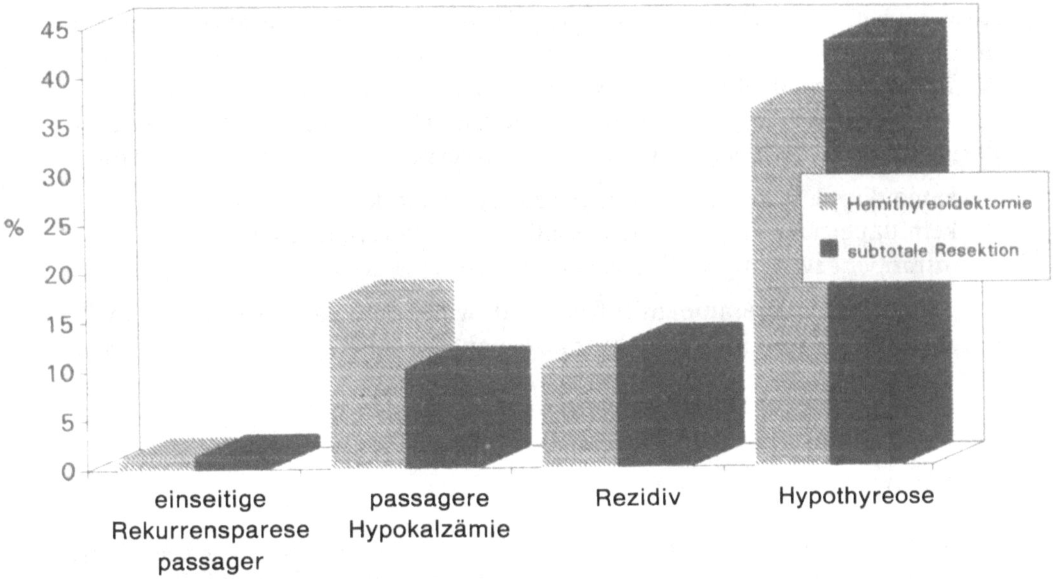

Abb. 1 Peri- und postoperative Komplikationsraten nach Hemithyreoidektomie bzw. beidseitiger subtotaler Strumaresektion bei Morbus Basedow.

Rezidivhyperthyreosen traten in beiden Gruppen ungefähr gleich häufig auf: 10,5% in der hemithyreoidektomierten, 12,5% in der subtotal resezierten Gruppe. Diese Patienten wurden einer Radiojodtherapie zugeführt.

Postoperative Hypothyreosen beobachteten wir relativ häufig: 36,8% in der hemithyreoidektomierten bzw. 43,7% in der subtotal resezierten Gruppe. Hierzu ist jedoch anzumerken, daß die Diagnose der Hypothyreose bei allen Patienten innerhalb der ersten 6 Monate post operationem gestellt wurde. Nach Literaturangaben handelt es sich dabei zu einem großen Teil um passagere Hypothyreosen; bei ca. 60% der Patienten soll sich später eine nicht substitutionspflichtige Euthyreose einstellen [2, 3, 8].

Schlußfolgerung

Abschließend lassen sich auf Grund der bis jetzt vorliegenden Ergebnisse folgende Erkenntnisse gewinnen: Die Operation stellt ein schnelles, sicheres, komplikationsarmes Verfahren zur Behandlung des Morbus Basedow dar [4]. Beide Gruppen unterscheiden sich nicht signifikant im Hinblick auf die untersuchten perioperativen Komplikationen. Im Gegensatz zur Literatur fanden wir auch keine signifikanten Unterschiede bezüglich der postoperativen Rezidiv- und Hypothyreoseraten [6, 7]. Dies ist vielleicht darauf zurückzuführen, daß der von uns bei der beidseitigen, subtotalen Resektion zurückgelassene Rest im Literaturvergleich sehr klein ist. Trotzdem sehen wir die wesentlichen Vorteile der Hemithyreoidektomie bei einer eventuell notwendigen Reoperation (beispielsweise große Rezidivstruma mit mechanischer Kompression benachbarter Strukturen, Struma maligna, schwangere Patientinnen, generell Kontraindikationen gegen Thyreostatika oder Radiojod) darin, daß eine Seite sicher nicht mehr aufgesucht werden muß und somit

- keine doppelseitige Rekurrensparese auftreten kann,
- kein dauernder Hypoparathyreoidismus zu befürchten ist,
- intraoperativ weniger Blut verloren wird.

Bei einer Rezidivtherapie mit Radiojod wiederum kann bei einer vorher durchgeführten Hemithyreoidektomie die applizierte Radiojoddosis verringert werden.

Literatur

[1] Bay, V., P. Matthaes: Schilddrüse. In: F. Baumgartl, K. Kremer, H.W. Schreiber (Hrsg.): Spezielle Chirurgie für die Praxis, S. 494–530. Springer Verlag, Heidelberg 1980.

[2] Cusick, E. L., Z. H. Krukowski, N. A. Matheson: Outcome of surgery for Graves' disease re-examined. Br. J. Surg. *74* (1987) 780–783.

[3] Davenport, M., C. H. Talbot: Thyreoidectomy for Graves' disease: is hypothyroidism inevitable? Ann. R. Coll. Surg. Engl. *71* (1989) 87–91.
[4] Feliciano, D. V.: Everything you wanted to know about Graves' disease. Am. J. Surg. *164* (1992) 404–411.
[5] Khadra, M., L. Delbridge, T. S. Reeve: Total thyroidectomy: its role in the management of thyroid disease. Aust. N. Z. J. Surg. *62* (1992) 91–95.
[6] Menegaux, F., T. Ruprecht, J. P. Chigot: The surgical treatment of Graves' disease. Surg. Gynecol. Obstet. *176* (1993) 77–82.
[7] Okamoto, T., Y. Fujimoto, T. Obara: Retrospective analysis of prognostic factors affecting the thyroid functional status after subtotal thyroidectomy for Graves' disease. World J. Surg. *16* (1992) 690–695.
[8] Solomon, D. H.: Treatment of Graves' hyperthyroidism. In: S. H. Ingbar, L. E. Braverman (Hrsg.): The Thyroid, S. 987–1014. J. B. Lippincott Company, New York 1985.

Diskussion

Wahl:
Der Vergleich der beiden Gruppen im Hinblick auf Operationsmorbidität und funktionelle Ergebnisse erscheint mir problematisch, da Sie ja 2 Gruppen von nach Therapie völlig unterschiedlicher Restmasse zurückgelassen haben: in der HTX-Gruppe 3 g, in der beiderseits subtotal operierten Gruppe 6 g.

Bein:
Was Sie gesagt haben, ist richtig. Die Gewebemenge bei der subtotalen Resektion ist doppelt so groß. Uns kam es ja primär einmal darauf an, das Verfahren der Hemithyreoidektomie bezüglich der (peri-)operativen Komplikation zu etablieren, also zu zeigen, daß die Hemithyreoidektomie im Vergleich zur subtotalen Resektion nicht mit einer für den Patienten erhöhten Rate von Rekurrensparesen oder dauernder Hypokalzämie einhergeht, so daß dies ein etabliertes Verfahren werden kann.

Immunogene Hyperthyreose und funktionelle Autonomie

J. Friedrich, T. Olbricht, M. Luster, U. Krause

Die Koinzidenz von immunogener Hyperthyreose (Basedow-Struma) und funktioneller Autonomie wurde von Marine und Lenhart 1911 erstmals beschrieben. Auf zellulär biochemischer Ebene wird eine konzentrationsabhängige Funktion der TSH-Rezeptorstimuli diskutiert [6]. So könnten hohe Konzentrationen von TRAK (und TSH) eine diffuse Follikelhyperplasie hervorrufen, während niedrige TRAK-Konzentrationen evtl. trotz erhöhtem TSH nur noch die TSH-Rezeptoren prädisponierter Zellgruppen stimulieren. In diesem Fall wird die Entwicklung einer (mikro-)nodulären Struma mit fokaler Hyperplasie erwartet. Mit diesem Pathomechanismus (vgl. Abb. 1) wird auch die im Vergleich zu Literaturangaben deutlich erhöhte Prävalenz des Marine-Lenhart-Syndroms in einem Jodmangelgebiet erklärt [3]. Dabei ist aber zu berücksichtigen, daß sicher auch die verbesserten bildgebenden Nachweisverfahren zu einer vermehrten Detektion von autonomen Arealen in ansonsten homogen vergrößerten immunogenen Strumen geführt haben. Aus chirurgischer Sicht muß die operationstaktische Konsequenz diskutiert werden, sofern nicht eine Radiojodtherapie indiziert ist.

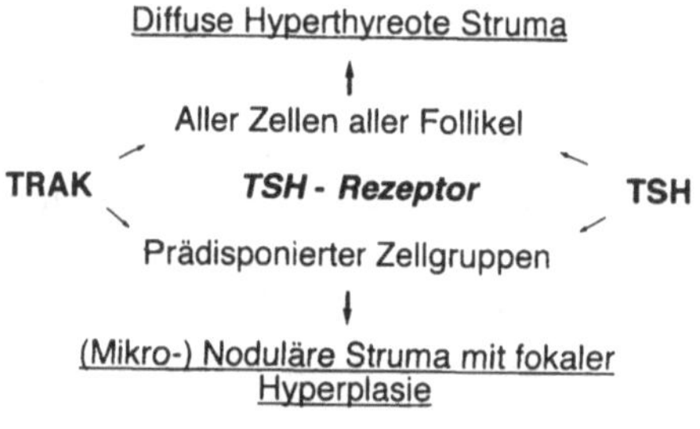

Abb. 1 Pathogenetisches Konzept zur Koninzidenz von Morbus Basedow und funktioneller Autonomie.

Patienten und Ergebnisse

Im Rahmen einer retrospektiven Untersuchung am Essener Krankengut von 1986 bis 1989 wurden unter 102 neu diagnostizierten zunächst konservativ behandelten Patienten mit Morbus Basedow 11 Patienten mit zusätzlicher fokaler Autonomie gefunden [3].

Von 1990 bis 1992 wurden in unserer Chirurgischen Klinik 57 Patienten wegen Morbus Basedow operiert, davon war bei 3 Patienten eine zusätzliche fokale Autonomie bekannt. Der Nachbeobachtungszeitraum dieser Patienten beträgt inzwischen 2 bzw. 3 Jahre.

Bei der ersten Patientin wurde Anfang 1982 eine immunogene Hyperthyreose diagnostiziert und mit Carbimazol behandelt. 7 Jahre später entwickelte sich ein Hyperthyreoseredzidiv, wobei jetzt eine funktionelle Autonomie nachgewiesen wurde.

Bei einem zweiten Patienten wurde bereits 6 Monate nach Diagnosestellung eines Morbus Basedow und entsprechender Therapie mit Carbimazol und Propanolol die zusätzliche funktionelle Autonomie festgestellt.

Bei einer dritten Patientin ging eine funktionelle Autonomie der immunogenen Hyperthyreose um 1 Jahr voraus.

In allen Fällen (vgl. Abb. 2) wurde die immunogene Hyperthyreose mit SD-AK gesichert (TRAK, MAK), in keinem Fall bestand eine Orbitopathie. Die funktionelle Autonomie wurde durch Suppressionsszintigramm dokumentiert.

Frau **43** 01/82 **iHT**------------||-----------> 89 Rezidiv + **fA**--------> 8/90 Op

Mann **64** 03/91 **iHT**------> 09/91 **fA**--> 09/91 Op

Frau **43** 10/89 **fA**---------------> 08/90 **iHT**---> 09/90 Op

Abb. 2 Unterschiedliche Verläufe von immunogener Hyperthyreose (iHT) und funktioneller Autonomie (fA).

Alle 3 Patienten wurden nach Diagnosestellung der funktionellen Autonomie bzw. der immunogenen Hyperthyreose (im dritten Fall) subtotal schilddrüsenreseziert, die Schilddrüsenreste betrugen 2 – 4 ml entsprechend dem Standardvorgehen bei Morbus Basedow. Demzufolge sind die 3 Patienten bei ansonsten fehlender Morbidität derzeit hypothyreot und werden mit 75 (2) bzw. 100 mg L-Thyroxin substituiert.

Diskussion und Schlußfolgerungen

Die Literaturangaben zur Koinzidenz von immunogener Hyperthyreose und funktioneller Autonomie (Marine-Lenhart-Syndrom) gehen von einer Prävalenz von ca. 3% der Basedow-Strumen aus [1, 5, 6]. Bei Basedow-Patienten im Jodmangelgebiet scheint die Prävalenz der koinzidenten funktionellen Autonomie mit 11% erhöht zu sein, der mögliche pathogenetische Mechanismus wurde anfangs erläutert [3]. Unter den wegen eines Morbus Basedow in unserer Klinik operierten Patienten in einem 3-Jahres-Zeitraum fand sich eine Autonomieprävalenz von 5,3%. Auf Grund dieser geringen Zahl erscheint eine Änderung der Operationstaktik bei Morbus Basedow mit koinzidenter funktioneller Autonomie nicht indiziert. Das standardisierte operative Vorgehen bei Morbus Basedow besteht in der weitgehend subtotalen Strumaresektion [4], alternativ der Hemithyreoidektomie mit kontralateraler subtotaler Resektion [2]. Beide Verfahren ergeben eine geringe Morbidität, eine postoperative Hypothyreose wird auf Grund der nebenwirkungsfreien oralen Substitutionsmöglichkeit eher in Kauf genommen als ein mögiches Rezidiv des Morbus Basedow. Andererseits kann die subtotale Resektion für einige Patienten mit im Vordergrund stehender Autonomie eine Übertherapie bedeuten. Im Einzelfall, z. B. bei einer asymetrisch vorherrschenden Knotenstruma, dürfte eine funktionelle Resektion bds. ausreichen, als Alternativverfahren steht die Hemithyreoidektomie mit kontralateraler subtotaler Resektion zur Verfügung.

Literatur

[1] Charkes, N. D.: Graves' Disease with functioning nodules (Marine-Lenhart-Syndrome). J. Nucl. Med. *13* (1972) 885–892.

[2] Dralle, H.: Historische und aktuelle Aspekte alternativer Operationsverfahren bei der immunogenen Hyperthyreose. Konsensuskonferenz über die Hyperthyreosetherapie. Akt. Endokrin. Stoffw. *13* (1992) 53–57.

[3] Finkenthei, J., Chr. Reiners, St. Müller et al.: Szintigraphische Diagnostik des Marine-Lenhart-Syndroms (Kombination des Morbus Basedow und der akuten Autonomie der Schilddrüse). Nukl. Med. *30* (1991) 17.

[4] Krause, U., K. Littmann, T. Olbricht: Ergebnisse der weitgehend subtotalen Strumaresektion bei Morbus Basedow – eine retrospektive Studie. Med. Welt *43* (1992) 998–1002.

[5] Marine, D., C. H. Lenhart: Pathological anatomy of exophthalmic goiter. Arch. Intern. Med. (Chicago) *8* (1911) 265–316.

[6] Studer, H., H. Huber, U. Derwahl et al.: Die Umwandlung von Basedowstrumen in Knotenkröpfe: Ein Grund des Hyperthyreoserezidivs. Schweiz. Med. Wschr. *119* (1989) 203–208.

Effektivität der chirurgischen Therapie in der Behandlung der Hyperthyreose

I. Gál, D. Nagy, S. Saortay, E. Kosa

Einleitung

In den letzten Jahren wird die Radiojodtherapie in der Behandlung der Hyperthyreose in den Vordergrund gestellt [2]. Die Operation als ein alternatives Verfahren wird unterschiedlich eingeschätzt [1, 3, 6, 10]. Nach unserer Meinung sind mehrere kontrollierte Studien über die Effektivität der chirurgischen Therapie nötig, um eine richtige Behandlungsstrategie ableiten zu können.

Patienten und Ergebnisse

Zu diesem Zweck analysierten wir die Daten von 252 Patienten, die in den letzten 4 Jahren in unserem Institut wegen einer Hyperthyreose operiert wurden. Die Häufigkeit der verschiedenen Hyperthyreoseformen der operierten Patienten sind auf der Abb. 1 geschildert. Eine immunogene Hyperthyreose – Morbus Basedow – existierte bei 81 Fällen, das sind 32,1% der Patienten, und die verschiedenen Formen der funktionellen Autonomie, d. h. die multifokale, die disseminierte und die unifokale Autonomie, bei insgesamt 171 Fällen, das sind 67,8% der Patienten.

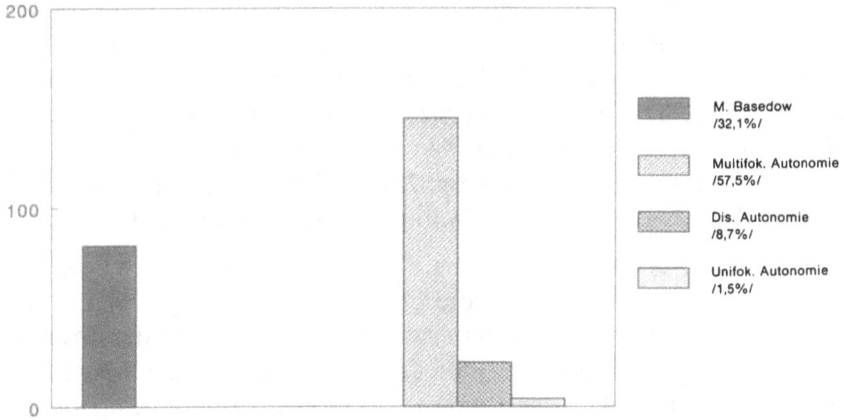

Abb. 1 Die Häufigkeit der verschiedenen Hyperthyreoseformen (n = 252).

In der Operationsstrategie strebten wir – abhängig von der vorliegenden Hyperthyreoseform – nach einer „funktionsorientierten" Operationsweise (Tab. 1). Bei einem autonomen Adenom erfolgte eine Lappenteilresektion unter Einbeziehung des Adenoms zusammen mit einem Parenchymrandsaum. Bei multifokaler Autonomie, d. h. bei multinodulärer Struma, wurde eine beiderseitige Lappenteilresektion unter Zurücklassung möglichst normaler Drüsengewebsanteile durchgeführt. Die früher einheitlich vorgeschlagene beidseitige subtotale Resektion wurde von uns nur für die disseminierte Autonomie und für den Morbus Basedow aufrechterhalten. Bei Morbus Basedow wurde möglichst eine gründliche und ausgedehnte beidseitige Schilddrüsenresektion unter Erhaltung lediglich kleinster Parenchymreste von beidseits höchstens 2–3 g durchgeführt. Nach dem Eingriff wurden 201 der operierten Patienten – 80% des Krankengutes – mindestens in einem zweijährigen Zeitabschnitt systematisch nachuntersucht.

Tabelle 1 Schilddrüsenoperationen in Abhängigkeit von der Hyperthyreoseform (n = 252)

Hyperthyreoseform	n	Typ d. Operation
Autonomie		
– unifokal	4	einseit. Lappenteilresekt.
– multifokal }	167	bds. Lappenteilresektion
– disseminiert }		bds. subtot. Resektion
M. Basedow	81	bds. subtot. Resektion (Parenchymrest ... 4–6 g)

systematisch nachuntersucht: 201/80%

Die Letalität des Krankengutes war Null (Tab. 2). Eine frühpostoperative passagere Rekurrensparese kam bei Autonomie in 2,3% und bei Morbus Basedow in 2,8% der Fälle vor. Permanente Paresen blieben in beiden Gruppen nur bei je einem Patienten in 0,5% bzw. 1,2%, was in bezug auf die operierten Schilddrüsenlappen 0,3% bzw. 0,6% bedeutet. Die postoperative Hypokalzämie – ebenfalls meist passagere – war bei Autonomie 5,2%, bei Morbus Basedow 7,4%, aber blieb in der ersten nur bei 3, in der zweiten Gruppe nur bei 2 Patienten in 1,7% bzw. 2,4% substitutionspflichtig. Persistierende Hyperthyreosen kamen innerhalb der ersten 6 Monate nicht vor.

Bei den periodischen Nachkontrollen wurden der TSH-Wert bzw. die T3- und T4-Werte bestimmt. Eine euthyreote Stoffwechsellage zeigte sich in der Autonomiegruppe bei 88,1% der operierten Patienten und in der Morbus Basedow-Gruppe bei 71,3% der Patienten (Tab. 3). Innerhalb der ersten zwei Jahre kam eine rezidivierende Hyperthyreose bei wegen Autonomie operierten Patienten in 1,5%, bei wegen Morbus Basedow operierten Patienten in 3%

vor. Die Rate der substitutionspflichtigen Hypothyreosen war bei Autonomie 10,4%, bei Morbus Basedow 25,7%.

Tabelle 2 Komplikationen bei Schilddrüsenoperationen wegen Hyperthyreose (n = 252)

	Autonomie n = 171	M. Basedow n = 81
Rekurrensparese	pass.: 2,3% perm.: 0,5%	pass.: 2,8% perm.: 1,2%
in bezug auf die op. SD-Lappen	perm.: 0,3%	perm.: 0,6%
Hypokalzämie	pass.: 5,2% perm.: 1,7%	pass.: 7,4% perm.: 2,4%
persistierende Hyperthyreose	0%	0%

Tabelle 3 Schilddrüsenstoffwechsellage 2 Jahre nach Operation wegen Hyperthyreose (n = 201)

	Autonomie	M. Basedow
Euthyreose	88,1%	71,3%
Hypothyreose (substitutionspflichtig)	10,4%	25,7%
rezidivierende Hyperthyreose	1,5%	3,0%

Diskussion

Wahl et al. [10] berichten: „Die Risiken der Operation (in speziell versierten Zentren: Letalität nahe 0, permanente einseitige Rekurrensparese unter 1%, protrahiert substitutionspflichtige Hypokalzämie bei autonomen Knotenstrumen unter 1%, bei M. Basedow 1 bis 5%) sind wohl definiert und nach langer Entwicklung minimiert, ihr Eintreten ist zudem kaum als katastrophal anzusehen". Wir sind damit einverstanden, und eigene Ergebnisse (Tab. 2) ebenso wie Dralle [1], Röher et al. [9] bestätigen die oben benannten Kriterien.

Die Effektivität der chirurgischen Therapie in unserem nachuntersuchten Krankengut nach 2 Jahren (Tab. 3), im Vergleich mit den Daten nach Radiojodtherapie [5, 6, 7], scheint besser zu sein. In der Übersichtsarbeit von Reiners [7] ist die Hyperthyreoserate nach Radiojodtherapie erst nach 5 Jahren unter 5%, während die Hypothyreoserate abhängig von der Dosis nach 2 bis 3 Jahren etwa bei 80% liegt. In den Vergleichsstudien von Franklyn et al. [3] betrug die Rate persistierender und rezidivierender Hyperthyreosen in einem großen Kollektiv von 295 operierten und 1623 mit Radiojod behandelten

Patienten bei einer Nachbeobachtungszeit bis zu 23 Jahren bei beiden Therapieformen 10%. Eine jährliche kumulative Hypothyreoseinzidenz nach Radiojodtherapie von nahezu 8% war zu beobachten, während diese nach Operation in den ersten 10 Jahren lediglich bei 0,4% pro Jahr lag, danach auf 2,3% pro Jahr anstieg. Die Hypothyreoserate betrug nach 20 Jahren nach Radiojodtherapie 42%, nach chirurgischer Therapie 27,5%.

Wenn man die Frage stellt, welches die beste Methode zur definitiven Therapie der Hyperthyreose ist (Tab. 4), und die Operation mit der heutzutage in den Vordergrund gestellten Radiojodtherapie vergleicht, kann man feststellen, daß das Therapieziel – die Beseitigung der Hyperthyreose – mit beiden Verfahren erreichbar ist. Doch das Idealziel, die substitutionsfreie Euthyreose, kann mit beiden Verfahren nur teilweise erreicht werden. Obwohl das Ausmaß der Behandlungsrisiken in der Literatur stark diskutiert wird [2, 4, 7, 8, 10] ist keine von beiden risikofrei. Unserer Meinung nach stellt die operative Therapie in der Behandlung der Hyperthyreose neben der Radiojodtherapie eine echte Alternative dar, die man individuell anwenden soll.

Tabelle 4 Welches ist die beste Methode zur definitiven Therapie der Hyperthyreose?

	Operation	Radiojodtherapie
Wird das Therapieziel Beseitigung d. Hyperthyreose erreicht?	ja	ja
Wird das Idealziel, die substitutionsfreie Euthyreose erreicht?	teilweise	teilweise
Risiken?	Rekurrensparese Hypokalzämie	Strahlenthyreoiditis onkolog. Aspekte? genet.Schäden?

Operation und Radiojodtherapie als echte alternative Verfahren nebeneinander individuell angewandt.

Literatur

[1] Dralle, H.: Chirurgische Aspekte der Hyperthyreosebehandlung. Akt. Endokr. Stoffw. *10* (1989) 133–135.

[2] Frank, J., M. Shepp: Radioiodine for hyperthyroidism. Perhaps the best option. BMJ *305* (1992) 727–728.

[3] Franklyn, J. A., Z. Daykin, Z. Droic et al.: Long-term follow up of treatment of thyrotoxicosis by three different methods. Clin. Endocrinol. *34* (1991) 71–76.

[4] Harada, T., K. Shimaoka, S. Arita et al.: Follow-up Evaluation of Thyroid Function after Thyroidectomy for Thyrotoxicosis. World J. Surg. *8* (1984) 436–444.

[5] Heinze, H. G., U. Bohn: 131 Jod-Therapie des autonomen Adenoms der Schilddrüse. Dtsch. med. Wschr. *112* (1987) 1073–1079.

[6] Leisner, B.: Therapie der Hyperthyreosen: pro Radiojod. ACA *24* (1992) 45–47.

[7] Reiners, Chr.: Aktuelle Gesichtspunkte zur Radiojodbehandlung der Hyperthyreose vom Typ des M. Basedow. Akt. Endokr. Stoffw. *10* (1989) 125–132.
[8] Roedler, H. D.: Betrachtungen zum Strahlenrisiko der Radiojodtherapie der Basedow-Hyperthyreose unter Berücksichtigung des Lebensalters. Akt. Endokr. Stoffw. *10* (1989) 136–139.
[9] Röher, H. D., F. A. Horster, A. Frilling et al.: Morphologie und funktionsgerechte Chirurgie verschiedener Hyperthyreoseformen. Chirurg *62* (1991) 176–181.
[10] Wahl, R. A., V. Horas, R. Hornstein et al.: Therapie der Hyperthyreose: pro Operation. ACA *24* (1992) 48–53.

Diskussion

Reiners:
Ich kann mir natürlich nicht den Kommentar verkneifen, daß in Ihrem letzten Dia die Fragezeichen bei onkologischen Aspekten und genetischen Schäden genauso wie die Bemerkung oder der Hinweis überhaupt auf diese beiden Gesichtspunkte wegzunehmen sind. Genetische Schäden nach Radiojodtherapie treten nicht auf, das ist eindeutig bewiesen, und ich habe vorhin die aktuellen Daten über die Karzinogenität vorgestellt, damit ist widerlegt, daß es ein karzinogenes Risiko gibt. Also bleibt vielleicht die Strahlenthyreoiditis, die bei sehr großen Strumen in etwa 30% der Fälle in einer ganz milden Form auftreten kann.

Simultanoperationen an Herz und Schilddrüse

U. Krause, U. Wolfhard, T. Olbricht, M. K. Walz, S. Müller

Einleitung

Angesichts der Häufigkeit der koronaren Herzkrankheit und der Jodmangelstruma in der Bundesrepublik Deutschland überrascht nicht, daß beide Erkrankungen häufig gleichzeitig diagnostiziert werden. Die Zahl der operationspflichtigen Schilddrüsenerkrankungen beträgt derzeit etwa 1000 pro eine Million Einwohner pro Jahr, die Zahl koronarer Bypassoperationen 700 pro eine Million [1, 3]. Die reelle Koinzidenz beider Erkrankungen ist wahrscheinlich niedriger, da bei dieser Gegenüberstellung die unterschiedliche Alters- und Geschlechtspräferenz nicht berücksichtigt ist. Andererseits ist eine Strumaprävalenz in der Normalbevölkerung bis zu 38% beschrieben, abhängig von der Jodversorgung [2]. Das übliche Vorgehen bei operationsbedürftiger Herz- und Schilddrüsenerkrankung besteht im zweizeitigen Vorgehen aus Gründen der Risikominimierung. Im Folgenden berichten wir über erste Erfahrungen mit der geplanten einzeitigen Operation an Herz und Schilddrüse.

Patienten und Methode

Von 1988 bis 93 haben wir in enger Kooperation von Thorax- und Allgemeinchirurgen zwölf Patienten planmäßig simultan einer offenen Herzoperation und einer Strumaresektion unterzogen (s. Tab. 1).

Tabelle 1 Alters- und Geschlechtsverteilung sowie Grunderkrankung bei zwölf simultan operierten Patienten

Patientengut: n = 12	
Männer: n = 7	Frauen: n = 5
mittl. Alter: 64 Jahre (55–72 Jahre)	n
koronare Herzkrankheit:	9
Klappenvitium:	3
KHK u. Vitium:	4
euthyreote Knotenstruma:	8
Hyperthyreose:	3

Der Herzeingriff umfaßte siebenmal einen aortokoronaren Bypass, zweimal Klappenersatz plus Bypass und dreimal nur Klappenersatz (Aorta bzw. Mitralis). An der Schilddrüse wurden zehnmal beidseitige funktionelle Resektionen (achtmal wegen euthyreoter Knotenstruma und zweimal wegen multifokaler Autonomie) und zweimal einseitige Resektionen (bei unifokaler Autonomie) durchgeführt. Die Schilddrüsenresektion wurde jeweils nach komplikationslosem Herzeingriff, d. h. nach Abgehen von der extrakorporalen Zirkulation bei noch offenem Sternum durchgeführt (s. Abb. 1). Der Zugang erfolgte durch T-förmige Inzision, d. h. mediane Sternotomie plus Kocher'scher Kragenschnitt.

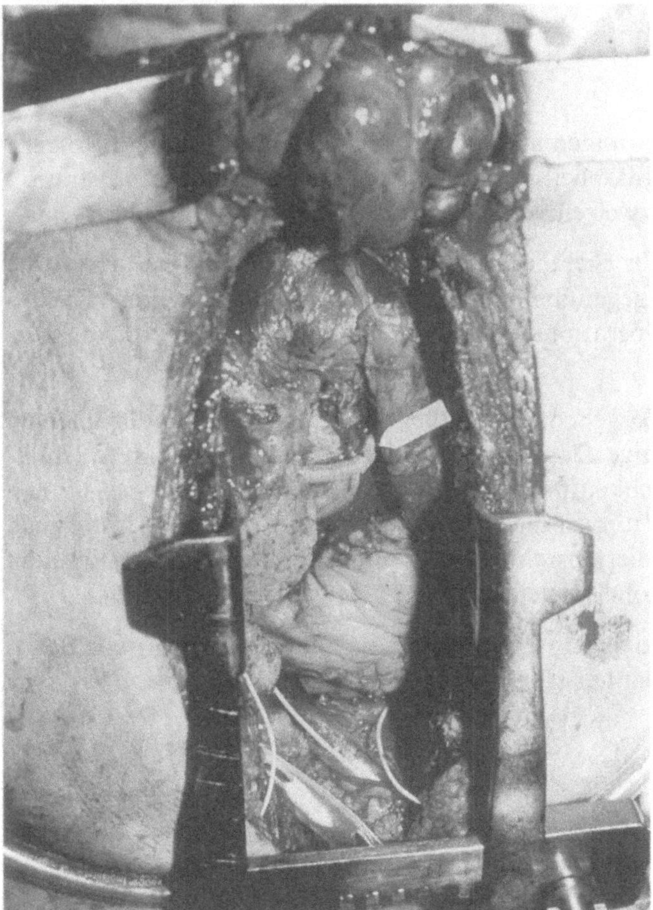

Abb. 1 Operationssitus bei offenem Sternum nach Abschluß der Herzoperation. Erkennbar ist die gut zugängliche Knotenstruma (oben) und der implantierte aortokoronare Venenbypass (Pfeil).

Ergebnisse

Operationstechnisch bedingte Komplikationen traten nicht auf: keine Nachblutung, keine Rekurrensparese, kein Hypoparathyreoidismus. Kein Patient ist verstorben.

Ein Patient erlitt perioperativ einen apoplektischen Insult mit reversibler Hemiparese. Die Operationszeit wurde durch den zusätzlichen Schilddrüseneingriff um 35–90 Minuten verlängert. Die Nachbeatmungsphase und der Intensivstationsaufenthalt war gegenüber alleinigen Herzeingriffen unverändert.

Diskussion

Auf Grund unserer Erfahrungen an einem noch kleinen Patientengut folgern wir, daß das Operationsrisiko bei simultaner Herz- und Schilddrüsenoperation nicht höher ist als beim zweizeitigen Vorgehen.

Aus operationstechnischer Sicht ist der Zugang zur Schilddrüse durch die Sternotomie erleichtert gegenüber einer Standardstrumaresektion. Daraus resultiert eine kürzere Operationszeit, potentiell sogar eine niedrigere Morbidität.

Vorteile des einzeitigen Vorgehens sind außer der Vermeidung von Problemen durch die meist notwendige Dauerantikoagulation beim sekundären Schilddrüseneingriff die Möglichkeit der Sanierung von funktionellen Autonomien im Hinblick auf später notwendige Kontrastmittelbelastungen. Schließlich dürfte in Zukunft auch die Kostensenkung durch Vermeidung eines zweiten Klinikaufenthalts eine Rolle spielen.

Aus den genannten Gründen empfehlen wir eine schilddrüsenspezifische Basisdiagnostik vor jeder geplanten Herzoperation.

Literatur

[1] Kalmar, P., E. Irrgang: Cardiac Surgery in Germany during 1992. Thorac. cardiovasc. Surgeon *41* (1993) 202–204.

[2] Olbricht, T., H. G. Hoff: Faktoren mit Einfluß auf das Schilddrüsenvolumen. Med. Klin. *83* (1988) 279–284.

[3] Pfannenstiel, P.: Prävention und Früherkennung von Jodmangelstrumen. Pharm. Zeit. *26 (138)* (1993) 9–14.

Diskussion

Dralle:
Das Entscheidende, glaube ich, an Ihrer Message ist die Diskussion der Indikation zum simultanen Vorgehen. Aus meiner persönlichen Erfahrung haben wir eher Patienten mit Hyperparathyreoidismus und Koronarherzerkrankung auf Grund eines individuell bestehenden Risikos simultan operiert. Bei Schilddrüsen- und Herzerkrankung ist dieses bei uns eigentlich selten auf eine so zugespitzte Indikation hin gesehen worden, daß wir das so oft gemacht haben wie Sie. Ich meine, es gibt natürlich auch die andere Einstellung dazu, daß man sagen kann: Risiko minimieren bedeutet eher Tendenz zu Zweiteingriffen.

Krause:
Unsere Meinung war zunächst auch sehr konservativ, und die Erfahrung lehrt eben, daß der zusätzliche Schilddrüseneingriff den Patienten kaum belastet. Da die Patienten ohnehin nachbeatmet werden, wird die Operationszeit nur minimal verlängert. Und außerdem liegt es in der Natur der Herzoperation, daß Instabilitäten ja sofort erkannt werden, und in dem Fall würden wir auf den Schilddrüseneingriff verzichten und einen Zweiteingriff machen. Das ist aber bisher noch nicht vorgekommen.

Bedeutung des Volumens der Restschilddrüse für die Entwicklung eines Hyperthyreoserezidivs nach operativer Therapie der Immunthyreopathie vom Typ M. Basedow

E. Werner, J. Rendl, W. Börner

Einführung und Zielstellung

Nach operativer Therapie der Immunthyreopathie vom Typ M. Basedow können Hyperthyreoserezidive auftreten. Ziel unserer Studie war es, herauszufinden, mit welchen der Parameter FT4, FT3, TSH, TcTU oder Volumen der Restschilddrüse sich ein Hyperthyreoserezidiv am besten vorhersagen läßt.

Patientenauswahl und Methodik

In einer retrospektiven Studie wurden Daten von Patienten mit Immunthyreopathie vom Typ M. Basedow erhoben, die in den Jahren 1982–1991 strumareseziert wurden. Für die Diagnose der Immunthyreopathie wurde wenigstens gefordert:

- eine Hyperthyreose mit einer endokrinen Orbitopathie (ab Grad III aufwärts) oder
- eine Hyperthyreose mit nachweisbar pathologisch erhöhtem TSH-Rezeptorantikörpertiter.

Im Falle von Hyperthyreoserezidivfreiheit sollte die Nachbeobachtungszeit mindestens 1 Jahr betragen.

Untersucht wurden FT3, FT4, TSH, TcTU sowie das sonographisch ermittelte Restvolumen postoperativ. Dieses bestimmten wir nach der Formel des Rotationsellipsoids. Auf Grund des weiteren Verlaufes erfolgte eine Einteilung der Patienten in zwei Gruppen:

- Patienten mit Rezidivhyperthyreose und
- Patienten ohne Rezidivhyperthyrose

Mit Hilfe einer nichtparametrischen Diskriminanzanalyse nach Dirschedl wurde überprüft, mit welchen Parametern sich am besten die Hyperthyreoten von den Euthyreoten trennen lassen. Bei dieser Analyse werden für die einzelnen Parameter Grenzwerte ermittelt, für die der Chi^2-Wert bei Gegenüberstellung von prognostizierter und tatsächlicher Gruppenzugehörigkeit maximal wird.

Ergebnisse

53 Patienten (46 Frauen und 7 Männer) erfüllten die geforderten Auswahlkriterien. 48 dieser Patienten hatten eine Rezidivhyperthyreose nach einer mindestens einjährigen thyreostatischen Therapie. Die restlichen 5 wurden auf Grund einer gleichzeitig vorliegenden Struma III oder wegen szintigraphisch kalter Knoten operiert.

Die In-vitro-Testparameter und der TcTU wurden im Mittel 5–7 Wochen und das sonographische Volumen 14 Monate postoperativ bestimmt (Tab. 1). Bei 3 Patienten lag kein Sonogramm vor.

Tabelle 1 Zeitpunkt der postoperativ gemessenen Parameter

Parameter	Mittelwert	kleinster Wert	größter Wert
FT3, FT4, TSH	5,4 Wochen	10 Tage	14 Wochen
TcTU	6,5 Wochen	10 Tage	9 Monate
Volumen	13,8 Monate	13 Tage	6 Jahre

16 der Patienten (30%) hatten ein Hyperthyreoserezidiv, während 37 (70%) rezidivfrei blieben. Von den „Rezidivfreien" mußten 36 Patienten mit Schilddrüsenhormonen behandelt werden; nur ein Patient war am Ende des Beobachtungszeitraumes euthyreot ohne Schilddrüsenhormonmedikation. Für beide Gruppen (Rezidivhyperthyreose und Nichtrezidivhyperthyreose) wurden die Mittelwerte der Parameter (FT4, FT3, TSH, TcTU, Volumen) mit Hilfe des U-Tests verglichen (Tab. 2). Bei allen 5 Parametern zeigen sich hochsignifikante Unterschiede zwischen der Rezidiv- und der Nichtrezidivgruppe. Mit Hilfe einer nichtparametrischen Diskriminanzanalyse nach Dirschedl konnte als bester Trennparameter das sonographisch bestimmte Restvolumen mit einer Grenze von 6 ml ermittelt werden. Die Gruppenauftrennung, die sich hierbei ergibt, ist in Tab. 3 dargestellt.

Bei 31 von 34 Patienten wird die Rezidivfreiheit richtig prognostiziert. Bei 13 von 16 Patienten wird ein Hyperthyreoserezidiv richtig vorhergesagt. Die Sensitivität und Spezifität innerhalb der Stichprobe betragen 81%, bzw. 91%.

Tabelle 2 Mittelwerte der Parameter in der „Rezidiv-" und „Nichtrezidivhyperthyreosegruppe"

	„Rezidivgruppe" (N = 16)	„Nichtrezidivgruppe" (N = 37)	Signifikanz
FT4 (pmol/ml)	19,5	9,8	$p < 0{,}001$
FT3 (pmol/ml)	10,1	4,6	$p < 0{,}001$
TSH (mU/ml)	3,5	24,1	$p < 0{,}001$
TcTU (%)	5,0	1,5	$p < 0{,}001$
Volumen (ml)	10,6	3,3	$p < 0{,}001$

Tabelle 3 Diskriminanzanalyse

	Anzahl der Patienten		
	tatsächlich kein Rezidiv	tatsächlich Rezidiv	gesamt
prognostizierte Gruppen:			
kein Rezidiv $V \leqq 6$ ml	31	3	34
Rezidiv $V > 6$ ml	3	13	16
gesamt	34	16	50

berechnetes Grenzvolumen: 6 ml
„Sensitivität" (nur für Stichprobe): 81,3%
„Spezifität" (nur für Stichprobe): 91,2%

Diskussion

Bereits in den 70er Jahren wurde die Bedeutung der Größe der Restschilddrüse für die postoperative Funktionslage erkannt. So fanden Hedley et al. [6] und Bradley et al. [1] bei Patienten, die wegen einer Hyperthyreose operiert wurden, einen engen Zusammenhang zwischen der Abnahme der Hypothyreoserate nach Operation und der Zunahme des Schilddrüsenrestvolumens. Der Entwicklung einer Hypothyreose wurde damals eine größere Bedeutung beigemessen als der Rezidivhyperthyreose. Die Sektion Schilddrüse der deutschen Gesellschaft für Endokrinologie empfahl 1977, die Größe der Restschilddrüse von 3–4 g nicht zu unterschreiten [4]. Da hierbei Rezidivhyperthyreosen von 10–20% in Kauf genommen werden mußten, änderte sich Mitte der 80er Jahre das Therapieziel [11]. Es wurden kleinere Restschilddrüsengrößen von 4–8 g trotz eines höheren Hypothyreoserisikos empfohlen [8, 9]. Diese Größenempfehlungen werden durch Untersuchungen mehrerer Arbeitsgruppen [2, 3, 4, 7, 10] gestützt. Auch die Daten der vorliegenden Arbeit bestätigen die Empfehlung eines kleinen Schilddrüsenrestes. Mittels der Diskriminanzanalyse ließ sich zeigen, daß die Größe der Restschilddrüse kleiner als 6 ml sein sollte. Berücksichtigt man, daß einige Patienten der Studie nur ein Jahr nachbeobachtet wurden, so wäre diese Grenze sogar noch niedriger anzusetzen. Hierbei muß allerdings eine hohe Hypothyreoserate in Kauf genommen werden.

Schlußfolgerungen

Die Ergebnisse dieser Studie lassen sich folgendermaßen zusammenfassen:

1. Der wichtigste Prognosefaktor für das Eintreten eines Hyperthyreoserezidivs ist das Volumen der Restschilddrüse.

2. Mit Hilfe des sonographischen Volumens läßt sich das Eintreten oder Ausbleiben eines Hyperthyreoserezidivs sehr gut prognostizieren.

3. Das angestrebte Restvolumen sollte etwas kleiner als 6 ml sein.

4. Das Therapieziel ist heute die sichere Beseitigung der Hyperthyreose und das Vermeiden einer Rezidivhyperthyreose. Eine Hypothyreose muß hierbei in Kauf genommen werden.

Danksagung

Die Autoren danken Frau Dr. Haubitz vom Rechenzentrum der Universität Würzburg für die Beratung bei der statistischen Auswertung und für das Zurverfügungstellen der statistischen Auswerteprogramme.

Literatur

[1] Bradley, E. L., M. DiGirolamo: Remnant Function After Subtotal Thyroidectomy for Graves' Disease. Southern Medical Journal *68* (1975) 1245–1248.

[2] Dralle, H., O. Schober, R. D. Hesch: Operatives Therapiekonzept der Immunthyreopathie. Langenbecks Arch. Chir. *371* (1987) 217–232.

[3] Dralle, H.: Historische und aktuelle Aspekte alternativer Operationsverfahren bei der immunogenen Hyperthyreose. Akt. Endokr. Stoffw. *13* (1992) 53–57 (Sonderheft).

[4] Emrich, D., V. Bay, P. Freyschmidt et al.: Therapie der Schilddrüsenüberfunktion. Dtsch. med. Wschr. *102* (1977) 1261–1266.

[5] Goretzki, P. E., A. Frilling, M. Grussendorf et al.: Operative Therapie der immunogenen und nichtimmunogenen Hyperthyreose – eigene Ergebnisse bei Standardverfahren. Akt. Endokr. Stoffw. *13* (1992) 43–46 (Sonderheft).

[6] Hedley, A. J., W. Michie, T. Duncan et al.: The Effect of Remnant Size on the Outcome of Subtotal Thyroidectomy for Thyrotoxicosis. B. J. Surg. *59* (1972) 559–563.

[7] Kasuga, Y., A. Sugenoya, S. Kobayashi et al.: Clinical evaluation of the response to surgical treatment of Graves' disease. Surg. Gynecol. Obstet. *170* (1990) 327–330.

[8] Pfannenstiel, P., B. Saller: Schilddrüsenkrankheiten – Diagnose und Therapie. Hrsg.: Henning Berlin BMV, Berlin 1991.

[9] Pickardt, C. R., P. C. Scriba: Was erwartet der Internist vom Chirurgen bei Operation gutartiger Schilddrüsenerkrankungen? Chirurg *62* (1991) 157–161.
[10] Röher, H.-D., F. A. Horster, A. Frilling et al.: Surgery for Immunogenic Hyperthyroidism. Exp. Clin. Endocrinol. *97* (1991) 292–296.
[11] Wahl, R. A., K. Greuling, R. Dyck et al.: Operative Therapie der immunogenen Hyperthyreose. Akt. Endokr. Stoffw. *13* (1992) 47–52 (Sonderheft).

Diskussion

Olbricht:
Was ist, wenn Sie dieses Grenzvolumen auf 5 ml festlegen?

Werner:
Sie werden dann noch weniger Hyperthyreote haben und noch mehr Hypothyreote.

Olbricht:
Aber das könnten wir doch anstreben.

Werner:
Das ist eine diskriminanzanalytisch ermittelte Grenze. Ich habe nur gesagt, die Grenze soll kleiner als 6 ml sein, und mit der Diskriminanzanalyse wird optimale Sensitivität und Spezifität über einen optimalen Chiquadratwert erreicht, über das statistische Verfahren. Daß es dann tatsächlich niedriger liegen kann, ist selbstverständlich.

Goretzki:
War das eine zufällige Auswahl von Patienten, oder war es eine spezielle Auswahl? 30% Rest- oder Rezidivhyperthyreose ist natürlich schon ein Spitzenwert, der kaum überschritten werden kann.

Werner:
Wir sind eine nuklearmedizinische Klinik und bekommen häufig Problemfälle nach Operation zur Weiterbehandlung mit der Radiojodtherapie, und da haben Sie schon recht, daß die Daten etwas selektioniert sind.

Dralle:
Also zum Glück nicht die klinische Relevanz der Chirurg. Klinik derselben Universität.

Werner:
Nein, es sind auch Zuweiser.

Postoperative Schilddrüsenfunktion nach chirurgischer Therapie bei Morbus Basedow

J. Witte, P. E. Goretzki, R. Carius, H. D. Röher

Das vorrangige Ziel der chirurgischen Therapie beim M. Basedow ist die Beseitigung der Hyperthyreose und die Vermeidung eines Hyperthyreoserezidivs.

Die Ursache der Autoimmunerkrankung mit generalisierter Ausprägung vermag die Chirurgie der Schilddrüse nicht zu behandeln. Zwar wird durch die Verkleinerung der Schilddrüse die Antigenexposition vermindert, jedoch bleibt die Antigenantikörperreaktion weiter bestehen. Dabei sinkt der Antikörperspiegel im Serum als Reaktion auf den verminderten Antigenspiegel, ohne jedoch ganz zu verschwinden.

Die in der Praxis angewandte chirurgische Therapie reicht von einer subtotalen Schilddrüsenresektion beidseits mit unterschiedlichen Restgrößen bis zur totalen Thyreoidektomie. Zwar wird durch die Thyreoidektomie das Ziel der Beseitigung der Hyperthyreose und die Vermeidung eines Rezidivs sicher erreicht, jedoch mit dem Nachteil einer dauerhaften Substituitionsnotwendigkeit.

Postuliert man aber zusätzlich die Vermeidung einer postoperativen Hypothyreose zum weiteren Ziel der chirurgischen Therapie, so bietet sich die subtotale Schilddrüsenresektion an. Interessant scheint hierbei die Fragestellung, ob durch eine adaptierte subtotale Schilddrüsenresektion neben der sicheren Behandlung der Hyperthyreose auch die Vermeidung einer postoperativen Hypothyreose nicht nur als Zufall möglich ist. Es liegen hierzu nur wenige Nachuntersuchungen über die Restfunktion der Schilddrüse nach Operation einer Hyperthyreose vom Typ M. Basedow bei Patienten in Endemiegebieten vor.

Die Literaturangaben schwanken hierbei abhängig vom Resektionsausmaß zwischen 0 bis 26% Hyperthyreoserezidiven (Tab. 1). Insbesondere bei Schilddrüsenresten von 8 bis 12 ml (Gruppe II) traten diese hohen Rezidivraten, die retrospektiv erfaßt wurden, auf [2]. Bei Restgrößen bis 10 ml (Gruppe II) betrug die Rezidivhäufigkeit für eine Hyperthyreose noch 10% bis 14% [8, 11, 12]. Erst bei einem verbleibenden Schilddrüsenrest von 2 bis 4 ml sinkt die Rezidivrate auf 1%. Hohe Schwankungen der Hyperthyreoserezidivrate in der Gruppe I liegen an der großen Spannweite der verbliebenen Schilddrüsenreste von 4 bis 8 ml [1, 2, 13]. Jedoch gibt es auch kleine Schilddrüsenreste

Tabelle 1 Postoperative Hyperthyreoserezidive bei M. Basedow in Abhängigkeit zur Restschilddrüse, Literaturübersicht

	Rest (ml)	n	Hyperth.
Gruppe I:			
Bradley 1975	< 8	86	7 (8%)
Dralle 1987	4– 8	30	0
Sugino 1993	< 8	216	39 (18%)
Gruppe II:			
Kiffner 1987	<10	80	8 (10%)
Pott 1987	<10	51	6 (12%)
Sellschopp 1987	<10	44	6 (14%)
Dralle 1987	8–12	43	11 (26%)

mit hoher Stoffwechselaktivität, die ein Hyperthyreoserezidiv bedingen können. Die Angaben über eine postoperativ bestehende Hypothyreose sind in der ausgewerteten Literatur nur ungenau. Meist bleibt unklar, ob die Anzahl der postoperativen Hypothyreosen so gering unter einer fortbestehenden Schilddrüsensubstitutionsmedikation angegeben wurde, da gleichzeitig der Anteil der postoperativen Euthyreosen sehr hoch angegeben wird. Angaben über die Dosis der Medikation fehlen fast immer (Tab. 1).

Diese Umstände bedingen die in der vorliegenden Literatur zu positiv angegebene postoperative Schilddrüsenfunktion mit nur geringer Hypothyreoserate. Andererseits sind diese erreichten Schilddrüsenfunktionsergebnisse nach Operation häufig auch Resultat eines zu groß belassenen Schilddrüsenrestes, wodurch unnötigerweise die Gefahr eines Hyperthyreoserezidivs steigt.

Bei Fukino et al., 1983, wird bei 305 Patienten, die wegen eines M. Basedow operiert wurden, eine postoperative Hypothyreose bei 122 Patienten (40%) angegeben [4].

Aus der Literatur sind Hypothyreoseraten bis 75% bekannt [5].

Um die postoperative Schilddrüsenfunktion mindestens 2 Jahre nach erfolgter Operation zu erfassen, untersuchten wir prospektiv 55 Patienten, die zwischen 1986 und 1989 wegen eines M. Basedow operiert worden waren. Als Operation erfolgte bei allen Patienten eine subtotale Schilddrüsenresektion mit Belassen eines Schilddrüsenrestes von unter oder um 4 ml. Zuerst wurde unter der individuellen medikamentösen Therapie der Patienten (50 bis 150 µg Levothyroxin) TSH, fT3, T3 und T4 im Serum bestimmt. Nach einem vierwöchigen Medikamentenauslaßversuch unter hausärztlicher und im Einzelfall eigener Kontrolle wurden erneut TSH, fT4, T3 und T4 im Serum bestimmt.

Es zeigte sich, daß vor dem Medikamentenauslaßversuch 4 Patienten (7,2%) ohne Medikation eine euthyreote Stoffwechsellage aufwiesen. Ein Patient (1,8%) war hyperthyreot (sTSH < 0,2mU/l, T3 225 ng%). Die restlichen 50 Patienten waren unter einer Medikation von 50 bis 150 µg Levothyroxin euthyreot. Der Medikamentenauslaßversuch zeigte nach vier Wochen bei 44 Patienten (80%) ein angestiegenes TSH im Serum > 4 mU/l. Von diesen Patienten bestand bei 16 (29,1%) biochemisch eine Hypothyreose mit fT4-Werten im Serum < 0,8 ng%. 10 Patienten (18,2%) waren nach dem Auslaßversuch euthyreot (Tab. 2).

Tabelle 2 Postoperative Schilddrüsenfunktion bei M. Basedow nach Medikamentenauslaßversuch

	Medikamentenauslaßversuch	
	vor	nach
Hyperthyreose (TSH < 0,2 mU, T3 225 ng%)	1 (1,8%)	1 (1,8%)
Euthyreose (TSH 0,2 – 3 mU/l)	54 (98,2%)	10 (18,2%)
Lat. Hypothyreose (TSH > 4 mU/l)	–	28 (50,9%)
Hypothyreose (TSH > 4 mU/l, fT4 < 0,8 ng%)	–	16 (29,1%)

Die prospektiv angelegte Nachuntersuchung von 55 Patienten, bei denen zwischen 1986 und 1989 wegen eines M. Basedow eine subtotale Schilddrüsenresektion beidseits durchgeführt worden war, zeigt, daß bei einer verbliebenen Schilddrüsenrestgröße von unter oder um 4 ml die Hyperthyreose (postoperativ < 2%) sicher behandelt wird und das Hyperthyreoserezidiv ebenfalls sicher vermieden werden kann.

Dabei wurde als Besonderheit die Schilddrüsenfunktion nach einem kontrollierten Medikamentenauslaßversuch von vier Wochen unabhängig vom Einfluß der vorbestehenden Schilddrüsenmedikation bestimmt. Es bestand am Tag der Untersuchung ein zeitlicher Abstand zur durchgeführten Operation von mindestens zwei Jahren.

Die Vermeidung einer Hypothyreose postoperativ gelang nicht, da ohne Medikation bei 16 Patienten (29,1%) biochemisch eine Hypothyreose und bei 24 Patienten (50,9%) eine latente Hypothyreose besteht. Unter einer adäquaten medikamentösen Therapie sind 98,2% der Patienten jedoch euthyreot.

Dies unterstreicht die Wichtigkeit einer gewissenhaften postoperativen Substitutionstherapie der Patienten mit einer Schilddrüsenmedikation von 50 bis 150 µg Levothyroxin. Andererseits zeigt es, daß die Beurteilung der wirklichen Schilddrüsenrestfunktion erst mit einem ausreichend bemessenen Medikamentenauslaßversuch möglich ist.

Eine adaptierte Radikalität scheint bei Vermeidung eines Hyperthyreoserezidivs mit der chirurgischen Therapie des M. Basedow zur Zeit gezielt nicht möglich zu sein.

Literatur

[1] Bradley III, E. L., M. Di Girolamo: Remnant function after subtotal thyroidectomy for Graves' disease. Southern Med. J. *68* (1975) 1245–1248.

[2] Dralle, H.: Operative Behandlung der Immunthyreopathie. In: C. R. Pickardt, P. Pfannenstiel, B. Weinheimer (Hrsg.): Schilddrüse 1987, S. 52–57. Georg Thieme Verlag, Stuttgart–New York 1989.

[3] Dralle, H., O. Schober, R. D. Hesch: Operatives Therapiekonzept der Immunthyreopathie. Langenbecks Arch. Chir. *371* (1987) 217–232.

[4] Fukino, O., Tamai, H., S. Fujii et al.: A study of thyroid function after subtotal thyreoidectomy for Graves' disease: particularly on TRH-tests, T3 suppression test and antithyroid antibodies in euthyroid patients. Acta Endocrinol. *103* (1983) 28–33.

[5] Gemsenjäger, E.: Das Resektionsausmaß bei Hyperthyreose. Dtsch. Med. Wschr. *112* (1987) 479–482.

[6] Goretzki, P. E., A. Frilling, M. Grussendorf et al.: Chirurgische Therapie der Hyperthyreose. Akt. Chir. *24* (1989) 47–52.

[7] Hedley, A. J., W. Michie, T. Duncan et al.: The effect of remnant size on the outcome of subtotal thyroidectomy for thyrotoxicosis. Brit. J. Surg. *59/7* (1972) 559–563.

[8] Kiffner, E., R. Gutekunst, K. H. Staubach: Zur Operationstaktik der immunogenen Hyperthyreose. In: C. R. Pickardt, P. Pfannenstiel, B. Weinheimer (Hrsg.): Schilddrüse 1987, S. 65–68. Georg Thieme Verlag, Stuttgart–New York 1989.

[9] Merei, J., J. Csillag: Ergebnisse der chirurgischen Behandlung von 150 Patienten mit immunogener Hyperthyreose. In: C. R. Pickardt, P. Pfannenstiel, B. Weinheimer (Hrsg.): Schilddrüse 1987, S. 69–70. Georg Thieme Verlag, Stuttgart–New York 1989.

[10] Michie, W., C. A. S. Pegg, P. D. Bewesher: Prediction of hyperthyreoidism after partial thyreoidectomie for thyrotoxicosis. British Medical Journal *1* (1972) 13–17.

[11] Pott, H. G., R. Schmoll-Klute, G. Junge-Hülsing et al.: Totale Strumektomie bei schweren immunogenen Hyperthyreosen. In: C. R. Pickardt, P. Pfannenstiel, B. Weinheimer (Hrsg.): Schilddrüse 1987, S. 61–64. Georg Thieme Verlag, Stuttgart–New York 1989.

[12] Sellschopp, Ch., M: Derwahl, N. Nitsche et al.: Langzeitergebnisse der operativen Behandlung der Basedow-Hyperthyreose. In: C. R. Pickardt, P. Pfannenstiel, B. Weinheimer (Hrsg.): Schilddrüse 1987, S. 58–60. Georg Thieme Verlag, Stuttgart–New York 1989.

[13] Sugino, K., T. Mimura, K. Toshima et al.: Follow-up evaluation of patients with Graves' disease treated by subtotal thyroidectomy and risk factor analysis for postoperative thyroid dysfunction. J. Endocrinol. Invest. *16* (1993) 195–199.

[14] Röher, H.-D., R. Wahl, P. Goretzki et al.: Surgery for hyperthyroidism: indications, pretreatment, operative strategy and results. Annales Chirurgiae et Gynaecologiae *72* (1983) 101–104.

Diskussion

Kallee:
Ich finde, eine latente Hypothyreose ist nicht als eine harmlose Krankheit zu verstehen, denn Sie müssen doch bedenken, daß alle diese Patienten viel rascher ihre Arteriosklerose bekommen als andere.

Witte:
Ja, das verstehen wir auch nicht so, daß das eine unbedenkliche Erkrankung ist. Sie ist substitutionspflichtig, und unter der Therapie sind die Patienten symptomfrei und euthyreot.

Olbricht:
Wenn ich es richtig gesehen habe, war ein Patient hyperthyreot. Unterscheidet er sich durch irgendwelche Parameter, durch seine immunologische Aktivität von den anderen, oder ist der Restparenchymanteil vielleicht 4,5 ml?

Witte:
Es ist so, daß im Grunde Frau Frilling eben diesen Patienten schon vorgestellt hatte. Da hatten wir die frühpostoperative Szintigraphie auch mit noch einem gewissen Rest an Schilddrüsengewebe, der vorhanden war.

Operationstaktik bei chirurgischer Hyperthyreosebehandlung

T. Setschanov, R. Pandev, I. Mendisov, G. Gantschev

Alle Therapieverfahren bei der Hyperthyreose haben als Ziel das Erreichen eines euthyreoten Zustandes.

Eigene Ergebnisse

Von 1988 bis 1992 wurden an der Univ.-Klinik für Endokrine Chirurgie insgesamt 764 Patienten mit einer Hyperthyreose operiert. Bei 492 Patienten lag eine immunogene Hyperthyreose (M. Basedow) vor. Bei den übrigen 272 Patienten handelte es sich um eine nicht immunogene Hyperthyreose (Abb. 1). Die Geschlechtsverteilung war 615 Frauen gegen 149 Männer im Verhältnis 5,1 : 1.

Eine Schilddrüsenvergrößerung Grad I hatten 8%, Grad II 41%, Grad III 51% der Patienten. Eine endokrine Orbitopathie fand sich bei 187 der 492 wegen M. Basedow operierten Patienten (38%).

Ungefähr 97% unserer Patienten wurden dauerhaft (1 bis 4 Jahre) mit Thyreostatika vorbehandelt (32% zusätzlich mit Betablockern). Eine „Plummerung" wird an der Klinik für Endokrine Chirurgie im Prinzip nicht durchgeführt. Um ein Rezidiv nach thyreostatischer Therapie handelte es sich bei 42% der Basedow-Patienten.

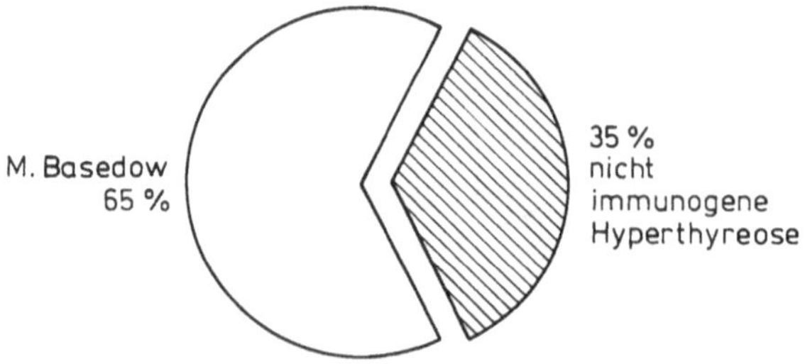

Abb. 1 Verteilung verschiedener Hyperthyreosetypen am eigenen Patientengut (1988–1992) (n = 764).

Operationsausmaß

Als bevorzugtes operatives Vorgehen beim M. Basedow kann die beidseitige subtotale Resektion betrachtet werden. Sie erfolgte bei 448 Patienten (91%). Eine Lobektomie mit Belassen eines größeren kontralateralen Restes (Dunhill-Verfahren) wurde in 44 Fällen (9%) durchgeführt. Bei diesen Patienten betrug die intraoperativgeschätzte Restgröße zirka 4 ml (Abb. 2).

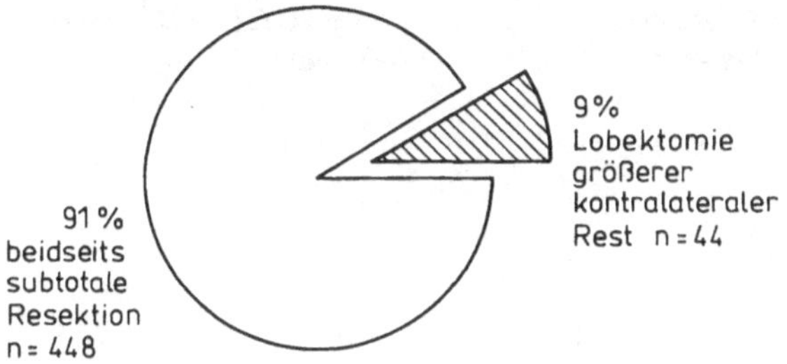

Abb. 2 Operationstaktik beim M. Basedow (n = 492).

Bei Strumen mit toxischem Adenom (118) erfolgte in 97 Fällen (82%) eine einseitige subtotale Resektion. In 13 Fällen (11,1%) sollte wegen kontralateralliegender Knoten eine beidseitige Resektion vorgenommen werden (Tab. 1).

Tabelle 1 Operationsausmaß nichtimmunogener Hyperthyreose (n= 272 Patienten)

	einseitige subtotale Resektion	Hemithyreoidektomie	beidseitige subtotale Resektion
toxisches Adenom (unifokale Autonomie) n = 118	97 (82,2%)	8 (6,7%)	13 (11,1%)
hyperthyreoter Knotenkropf (multifokale Autonomie) n = 154	–	13 (8,4%)	141 (91,6%)

Bei multifokaler Autonomie (154) erfolgte in 136 Fällen (88%) eine beidseitige subtotale Resektion. Eine Rezidivstruma lag bei 16 von den insgesamt 136 Patienten (11%) mit einem autonomen Knotenkropf vor (Tab. 1).

Ein Karzinom bei histologischer Aufarbeitung der Gewebe fand sich in 13 Fällen (1,7%) mit der immunogenen Hyperthyreose. Bei 12 Patienten handelte es sich um ein differenziertes SD-Karzinom und bei 1 Patienten um ein anaplastisches SD-Karzinom. Zwei von den Patienten mit differenziertem Karzinom hatten bereits bei der Diagnosestellung Lymphknotenmetastasen, und nach dem Eingriff sind alle Patienten noch am Leben (Tab. 2).

Tabelle 2 Die Häufigkeit der Schilddrüsenkarzinome beim M. Basedow in unserem Krankengut (1988–1992) (n = 764)

Die histologische Aufarbeitung der Gewebe ergab in 1,7% (n = 13) ein Karzinom.

$T_1N_0M_0$ differenziertes SD-Karzinom ohne Lymphknoten-metastasen	$T_1N_{1-2}M_0$ differenziertes SD-Karzinom mit regionären Lymph-knotenmetastasen	undifferenziertes SD-Karzinom
n = 10 1,3%	n = 2 0,3%	n = 1 0,1%

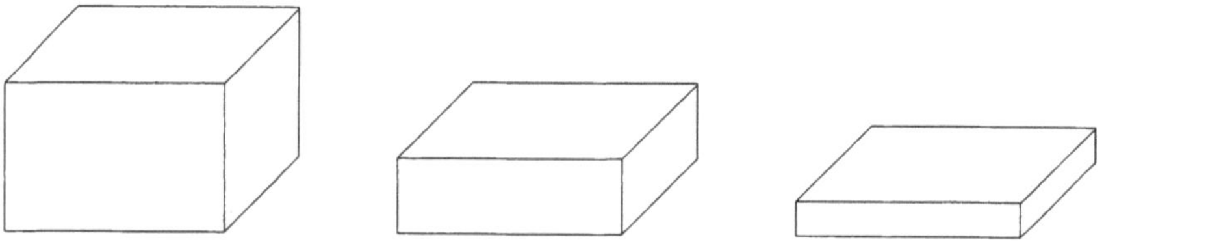

Komplikationen

Bei 11 von den insgesamt 492 Basedow-Patienten (2,2%) trat eine passagere Rekurrensparese und in 47 Fällen ein frühpostoperativer Hypoparathyreoidismus auf.

Die Wundinfektionsrate betrug 0,2% (n = 1). Nachblutungen fanden sich bei 2 Patienten (0,5%).

Die Rate permanenter Rekurrensparesen betrug 1,01% (n = 5). An unmittelbar chirurgisch bedingten Komplikationen ist kein Patient verstorben (Tab. 3).

Tabelle 3 Postoperative Komplikationen in Abhängigkeit von der Operationstaktik beim M. Basedow (n = 492)

	beidseitige subtotale Resektion n = 448	Lobektomie, subtotale kontralaterale Resektion n = 44
Nachblutungen	n = 2 (0,5%)	n = 0 (0%)
Hypoparathyreoidismus	n = 43 (9,6%)	n = 4 (8,4%)
Rekurrensparesen	n = 10 (2,2%)	n = 1 (2,2%)
Wundheilstörungen	n = 1 (0,2%)	n = 0 (0%)

Schlußfolgerung

Die subtotale Strumektomie ist an unserer Klinik die übliche Methode zur Behandlung der Hyperthyreose. Eine Besserung der endokrinen Orbitopathie konnte bei 39 von den radikaloperierten Patienten (89%) nachgewiesen werden. Die Patienten, die durch eine Lobektomie mit kontralateraler subtotaler Resektion operiert wurden, bekommen in der Regel postoperativ eine Hormonsubstitution (50–150 mg L-Thyroxin/Tag). In diesen 44 Fällen und auch bei den 98 Männern, die wegen einer Immunhyperthyreose chirurgisch behandelt wurden, ist bisher kein Rezidiv aufgetreten.

Das letzte Ergebnis können wir auf Grund unserer bisherigen Daten nicht erklären, und es bleibt einer weiteren Mitteilung vorbehalten.

Zusammenfassung

Von 1988 bis 1992 wurden an der Univ.-Klinik für Endokrine Chirurgie insgesamt 764 Patienten mit einer Hyperthyreose operiert. Bei 492 Patienten lag eine immunogene Hyperthyreose (M. Basedow) vor, bei den übrigen 272 Patienten handelte es sich um eine nichtimmunogene Hyperthyreose.

Als bevorzugtes operatives Verfahren beim M. Basedow kann die beidseitige subtotale Resektion betrachtet werden. Sie erfolgte bei 448 Patienten (19%). Eine Lobektomie mit subtotaler Resektion der kontralateralen Seite wurde in 44 Fällen (9%) durchgeführt.

Bei Strumen mit toxischem Adenoma (118) erfolgte in 97 Fällen (82%) eine einseitige subtotale Resektion.

Bei hyperthyreoten Knotenkröpfen (154) wurde in 136 Fällen (88%) eine beidseitige subtotale Resektion vorgenommen.

44 Basedow-Patienten, die durch eine Lobektomie mit kontralateraler subtotaler Resektion operiert worden waren, zeigten eine geringere Rezidivrate und günstigere Beeinflussung der endokrinen Ophthalmopathie. Bei 98 Männer, die wegen einer Immunhyperthyreose chirurgisch behandelt wurden, trat bisher kein Rezidiv auf.

Literatur

[1] Dralle, H.: Historische und aktuelle Aspekte alternativer Operationsverfahren bei der immunogenen Hyperthyreose. Aktuelle Endokr. Sonderheft I (1992) 53–57.

[2] Edmonds, C. J., M. Telez: Hyperthyroidism and thyroid cancer. Clin. Endocrinol. *28* (1988) 253.

[3] Goretzki, P. E., A. Frilling, M. Grussendorf et al.: Chirurgische Therapie der Hyperthyreose. Akt. Chir. *24* (1989) 47.
[4] Horas, V., H. Schmidt-Gayk, R. A. Wahl: Morbus Basedow – ist die postoperative Hypocalcaemie abhängig von der Operationstaktik? Langebeks Arch. Chir. Forum (1990) 83–87.
[5] Treutner, K. H., G. Winkeltan, A. Tittel et al.: Chirurgische Therapie des M. Basedow. Med. Welt *40* (1989) 441–444.
[6] Wahl, R. A., K. Greuling, R. Dyck et al.: Operative Therapie der immunogenen Hyperthyreose. Aktuelle Endokr. Sonderheft I (1992) 47–52.

Diskussion

Eber:
Auffällig ist die relativ hohe Rate von Hypoparathyreoidismus postoperativ von 9%. Worauf führen Sie das zurück?

Pandev:
Im Prinzip stellen wir die Epithelkörperchen nicht dar; deshalb haben wir eine solch hohe Rate des postoperativen Hypoparathyreoidismus.

Conclusio

H. Dralle

„How much gland substance should be removed? The answer is ‚enough to cure the patient' “. Ebenso allgemein, wie T. P. Dunnhill 1909 die chirurgische Strategie der Immunhyperthyreose apostrophierte, kann auch heute nach 100 Jahren Hyperthyreosechirurgie die Chirurgie des Morbus Basedow nur charakterisiert werden. Wie in den zurückliegenden Jahrzehnten konkurrieren auch heute national und international zwei unterschiedliche operative Ziele: das Erreichen der Euthyreose auf der einen und das Erreichen der Hypothyreose auf der anderen Seite.

Beide chirurgischen Strategien sind mit einer deutlich unterschiedlichen Rate möglicher Hyperthyreoserezidive verbunden. Unter Belassen eines Schilddrüsenrestes von über 6 – 8 g ist das Ziel der postoperativen Euthyreose mit einer relativ hohen (über 5 – 10%), unter Belassen eines Schilddrüsenrestes von unter 4 – 6 g das Ziel der postoperativen Hypothyreose mit einer sehr niedrigen (unter 5%) Hyperthyreoserezidivrate zu erreichen. Da das Risiko einer Rezidivhyperthyreose außer von der Größe der Restschilddrüse auch von weiteren immunologischen und nichtimmunologischen Faktoren abhängt und präoperativ nicht exakt bestimmbar ist, kommt dem ärztlichen Gespräch mit dem Patienten eine ausschlaggebende Bedeutung zu. Dieses Gespräch beinhaltet eine Beratung über die möglichen Folgen der operativen Behandlung (Schilddrüsenfunktion, chirurgisch bedingte Morbidität, Nachuntersuchungen, Substitutionstherapie) und soll den Patienten in die Lage versetzen, in Abwägung mit den nichtoperativen Alternativverfahren das Operationsziel Euthyreose (größerer Schilddrüsenrest, größeres Rezidivhyperthyreoserisiko, höhere Wahrscheinlichkeit einer nicht substitutionspflichtigen euthyreoten Schilddrüsenfunktion) oder Hypothyreose (kleiner Schilddrüsenrest, geringes Rezidivhyperthyreoserisiko, hohe Wahrscheinlichkeit einer substitutionspflichtigen Hypothyreose) selbst zu formulieren. In erfahrenen Zentren sind beide Ziele mit einer kaum unterschiedlichen, niedrigen chirurgisch bedingten Morbidität zu erreichen.

Frau A. Frilling (Hamburg) gab einen Überblick über den gegenwärtigen Stand der Hyperthyreosetherapie. Sie grenzte die chirurgische Strategie beider Hyperthyreoseformen klar und übersichtlich gegeneinander ab. Die Häufigkeit der beiden wesentlichen operativen Komplikationen (Rekurrensparese, Hypokalzämie) wird in der Literatur mit bis zu 1% angegeben, dürfte aber im chirurgischen Gesamtkrankengut einschließlich auch der weniger spezialisierten Zentren als deutlich höher anzunehmen sein. Der Zusammenhang zwischen Resektionsausmaß und Komplikationsrate ist hier von besonderer Bedeutung. Die chirurgische Technik, Hemithyreoidektomie und kontralateral subtotale Resektion versus subtotale Resektion beidseits hat dagegen nach bislang vorliegenden Untersuchungen wahrscheinlich keinen entscheidenden Einfluß auf die operative Komplikationsrate (B. Bein, München) und sollte individuell situsabhängig gewählt werden. Der wesentliche Vorteil der ersteren Verfahrensweise ist die fehlende Notwendigkeit der bilateralen Nachresektion bei einer erforderlichen Reoperation.

T. Olbricht (Essen) referierte über die möglichen Vor- und Nachteile der präoperativen hochdosierten Jodidbehandlung, der sog. Plummerung. Diese führt zu einer meßbaren Reduktion der Schilddrüsendurchblutung, nicht jedoch zu einer wesentlichen Minderung des Schilddrüsenvolumens. Der Einsatz dieser medikamentösen Vorbehandlung bleibt somit dem Operateur vorbehalten, eine generelle Empfehlung konnte nicht gegeben werden. Hinsichtlich weiterer medikamentöser Vorbehandlungsmaßnahmen ergaben die Referate der vorangegangenen Sitzung, daß auf Grund neuerer Studien der präoperativen Kortikoidtherapie bei Vorliegen einer endokrinen Ophthalmopathie (e. O.) wahrscheinlich ein günstiger Einfluß auf den postoperativen Verlauf der e. O. zukommt. Nachdem diese Maßnahme bereits früher in vielen Zentren eingesetzt worden war, dann aber vielerorts wieder verlassen wurde, ist heute zumindest bei deutlicher e. O. dieses doch wieder sehr zu empfehlen, um einer postoperativen Verschlimmerung der e. O. vorzubeugen.

U. Krause (Essen) berichtete über 12 Patienten, bei denen simultan eine Schilddrüsen- und Herzoperation vorgenommen wurde. Die individuelle Indikation zu einer solchen Maßnahme wurde betont, jedoch hervorgehoben, daß bei nicht erhöhter operativer Morbidität die Möglichkeit besteht, bei ausgewählten Patienten mit dieser Krankheitskonstellation Zweitoperationen zu vermeiden.

Zusammenfassend ist auch heute noch die chirurgische Therapie der Immunhyperthyreose symptomatisch auf eine Reduktion der lokalen und systemischen Folgen des Autoimmunprozesses ausgerichtet. Aus pathophysiologischer Sicht wäre eine totale Thyreoidektomie als Verfahren der Wahl anzusehen. Der Wunsch vieler Patienten, eine euthyreote Stoffwechselfunktion zu erreichen, sowie das mögliche Risiko einer erhöhten chirurgisch bedingten Morbidität lassen gegenwärtig bis auf wenige Ausnahmen das Verfahren der subtotalen Thyreoidektomie favorisieren. In den meisten Zentren Deutschlands wird der ausgedehnten Resektion mit kleinem Schilddrüsenrest auf Grund des niedrigen Rezidivhyperthyreoserisikos und wahrscheinlich niedrigeren Risikos einer Verschlechterung der e. O. der Vorzug vor Resektionen mit einem größeren Schilddrüsenrest gegeben. Der ärztlichen Beratung und Mitentscheidung des Patienten über das Resektionsausmaß kommt eine wesentliche Bedeutung in der chirurgischen Strategie zu.

1.3 Unkonventionelles therapeutisches Vorgehen

Unkonventionelles therapeutisches Vorgehen bei Hyperthyreose – Blick über den Zaun: Therapie außerhalb Deutschlands

Th. Olbricht

Einleitung

In dem amerikanischen Standardwerk „Thyroid Disease" wird die Hyperthyreose als „leicht zu behandeln und nahezu immer heilbar" bezeichnet. Auf den ersten Blick scheint es also nicht besonders aufregend zu sein, über die Therapie der Hyperthyreose – und hier speziell des Morbus Basedow –, wie sie außerhalb Deutschands betrieben wird, zu berichten. Bei näherem Hinschauen zeigt sich aber rasch, daß die Hyperthyreosebehandlung, obwohl von denselben pathophysiologischen Grundlagen ausgehend, eine weite nationale und internationale Variabilität zeigt, die von den speziellen Möglichkeiten und persönlichen Erfahrungen des Arztes bis hin zu individuellen patientenbezogenen Problemen reicht und davon abhängig ist. So kann die Therapiewahl zum Beispiel von Ausprägung und Erscheinungsbild der Hyperthyreose, einem geäußerten Kinderwunsch, dem Operationsrisiko, der Compliance, einer allergischen Reaktion, anderen medizinischen Problemen oder einer eher länderspezifischen bevorzugten Vorgehensweise beeinflußt werden.

Werden daneben auch unkonventionelle Therapieansätze berücksichtigt, kann dieser „Blick über den Zaun" schließlich sogar Verwirrung stiften. Um diesen etwas zu ordnen, soll zunächst über die Ergebnisse verschiedener internationaler Umfragen zur Diagnostik und Therapie bei Patienten mit einer Hyperthyreose vom Typ Morbus Basedow berichtet und dann einige interessante unkonventionelle Therapieansätze kommentiert werden.

Ergebnisse von Umfragen über die Diagnostik und Therapie des Morbus Basedow in Europa, USA, Japan und Rußland

Welche der drei zur Verfügung stehenden Modalitäten für die Behandlung des Morbus Basedow ist am besten geeignet: die Operation, Radiojod oder die Therapie mit Thyreostatika? Um diese Problematik näher zu beleuchten, wurde erstmals 1984 in den USA unter Schilddrüsenexperten eine Umfrage durchgeführt und als Indexpatientin eine 29jährige Frau mit kleiner Struma ausgewählt [5]. Damals entschieden sich von den amerikanischen Spezialisten 50% für die Thyreostatikagabe, 44% für eine Radiojodbehandlung und 6% für eine Operation.

1987 wurde in den USA [16] eine erneute Umfrage gestartet, und es erfolgten gleichzeitig oder später entsprechende Studien in Deutschland, verschiedenen Ländern Europas, Japan und kürzlich auch in Rußland. Interessant dabei ist, daß in allen Studien dieselbe Indexpatientin und Variationen dieses Indexfalls behandelt wurden. Ziel war es herauszufinden, welchen Einfluß neue diagnostische Möglichkeiten haben und ob sich bestimmte Therapietrends abzeichnen.

Die Studien wurden jeweils von den nationalen endokrinologischen oder Schilddrüsengesellschaften durchgeführt: Deutsche Gesellschaft für Endokrinologie (DGE) [2], European Thyroid Association (ETA) [19], American Thyroid Association (ATA) [16], Japan Thyroid Association (JTA) [13]. In der ehemaligen UdSSR wurden Fragebögen an die Seniormitglieder der sowjetischen Endokrinologischen Gesellschaft, an endokrinologisch ausgerichtete regionale Ambulanzen und die endokrinologischen Abteilungen der Universitäten geschickt [8].

Die Indexpatientin war wie folgt charakterisiert: eine 43jährige Frau mit moderaten, aber deutlichen Zeichen einer Hyperthyreose seit 2–3 Monaten. Die Frau ist ansonsten gesund, nimmt keine Medikamente und steht aktiv im Arbeitsleben. Sie hat 2 Kinder, eine weitere Schwangerschaft ist nicht geplant. Die Schilddrüsen(SD)überfunktion ist das erste Mal aufgetreten, sie hat eine diffuse Struma von 40–50 g, eine Tachykardie (105 Schläge/min) sowie typische, aber minimale Augensymptome. Zusätzlich wurde nach einer Änderung der Therapieentscheidung bei verschiedenen Variationen des Indexfalls gefragt, so zum Beispiel in bezug auf das Alter, das Geschlecht, die Schwere der Erkrankung, die Größe der Struma oder bei Hyperthyreoserezidiv.

Diagnostische Maßnahmen

Überwiegend wird die Erkrankung ambulant behandelt. Die amerikanischen Experten setzten insgesamt weniger diagnostische Tests ein als ihre Kollegen in Europa und Japan. Dabei standen die Bestimmung von T3 und T4 sowie eine basale TSH-Messung an erster Stelle. Mehr als 90% der japanischen Experten bestimmen die Antikörper gegen SD-Mikrosomen und Thyreoglobulin vor Therapiebeginn, dagegen nur 20% der nordamerikanischen Kollegen. Ein TRH-Test wurde bei den diagnostischen Maßnahmen in USA nicht mehr aufgeführt, während in Europa noch 30% dafür plädieren. Ein SD-Szintigramm wurde länderspezifisch in ca. 70% (20–100%) der europäischen, 58% der japanischen und nur ca. 45% der amerikanischen Zentren vor Therapieeinleitung angefertigt. Eine zusätzliche Uptakemessung wurde in Japan mit 96%, in Europa mit 60% angegeben. In den USA erfolgt praktisch immer eine Uptakemessung, dabei überwiegend ohne zusätzliche Anfertigung eines SD-Szintigramms. In Rußland erfolgt primär aus logistischen Gründen ein Szintigramm nur in 42% der Fälle; meist (89%) werden diese Szintigramme unter Verwendung des Radionuklids Jod-131 erstellt. Als weitere eher ungewöhnliche Untersuchungen im diagnostischen Procedere bei M. Basedow wurden von den russischen Kollegen die Schilddrüsensonographie (58%), eine Feinnadelpunktion (20%) und die Bestimmung von Cholesterin (80%) angegeben (Tab. 1).

Tabelle 1 Häufigkeit (%) von In-vitro-Tests bei der Primärdiagnostik des Morbus Basedow in verschiedenen Ländern. Ergebnisse von Umfrageaktionen 1986–1991

Parameter %	Land				
	Dtschl.	Europa	USA	Japan	USSR
TSH	66	55	66	94	56
T4/T3	70	74	80	67	67
SD-Ak	65	61	22	96	30
TRAK	62	38	9	28	7
Tg	14	–	1	38	21
Jod i. Urin	6	6	0,5	2	1,5
Uptake	79	diff.	92	58	82
Ultraschall	diff.	21	–	25	58
Feinnadelpunkt.	–	–	–	1	20

Abhängig von der Zahl der angegebenen In-vitro-Tests zur Hyperthyreose-Diagnostik wurden die Europäer in „small" (1–5 Tests) und „big" (6–10 Tests) users eingeteilt. Zu ersteren zählen die Experten in Großbritannien, Frankreich, Niederlande und Dänemark. Eine durchschnittlich höhere Testanzahl wird für Deutschland, Belgien, Schweiz und Italien angegeben.

Therapeutische Strategien

Bei der Indexpatientin entschieden sich in Deutschland 89% für die thyreostatische Therapie, 8% für die Radiojodbehandlung und 3% für die Operation. Die Thyreostatikagabe blieb auch bei den meisten Fallvariationen Therapie der ersten Wahl. Nur bei Vorliegen einer großen Struma wurde die

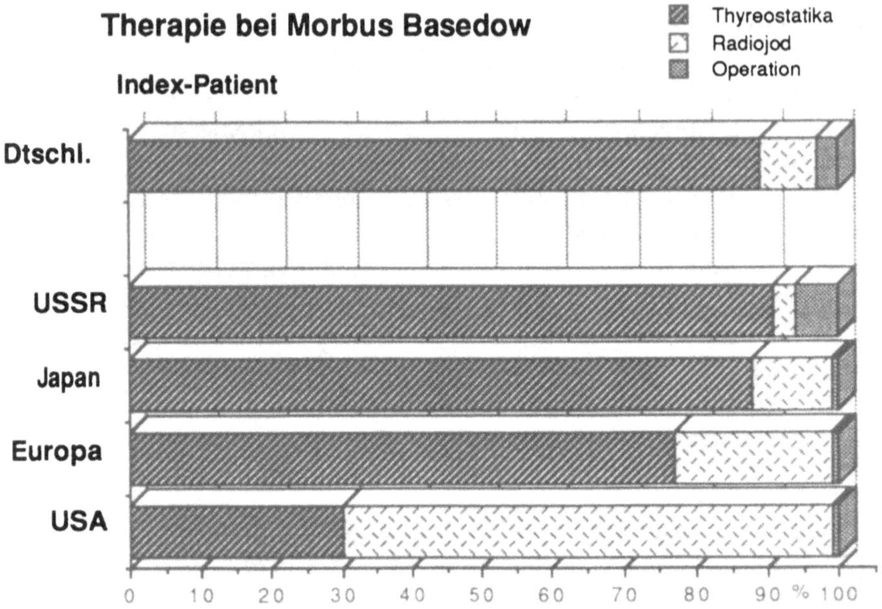

Abb. 1 Indexpatientin mit Morbus Basedow. Ergebnisse der Umfrage zum therapeutischen Vorgehen.

Operation (56%) und im Fall des späten postoperativen Rezidivs die RJ-Therpie (65%) bevorzugt.

Auch die meisten europäischen Kliniker wählten für die Indexpatientin mit 77% bevorzugt die Thyreostatikagabe; 22% schlugen eine RJ-Therapie vor und nur ein Prozent eine Operation (Abb. 1).

Allerdings gab es größere länderspezifische Schwankungen mit deutlich höheren prozentualen Angaben pro RJ-Therapie in Ländern mit weniger strikten Strahlenschutzauflagen wie in der Schweiz und Belgien.

Bei fehlender Struma wurden die einzelnen Therapieoptionen in nahezu gleicher Verteilung angegeben (Thyreostatika 80%, Radiojod 19%, Operation 1%). Nur im Fall einer großen Struma befürworten die ETA-Mitglieder wie in Deutschland mehrheitlich einen operativen Eingriff (51%). Nur 32% würden dann nur thyreostatisch behandeln und 17% die RJ-Therapie wählen. Im Falle des Spätrezidivs nach Operation waren 77% in Europa für die Radiojodtherapie und 23% für die Thyreostatikagabe (Abb. 2a–c).

Bevorzugte Therapie in Amerika ist die Radiojodbehandlung. Bei der Indexpatientin entschieden sich 69% der amerikanischen Kliniker dafür, 30% für die medikamentöse Therapie und erneut nur ein Prozent für die Operation (Abb. 1). Im Vergleich zu der 1984 erfolgten Umfrage hatte damit die Radiojodtherapie weiter an Bedeutung gewonnen.

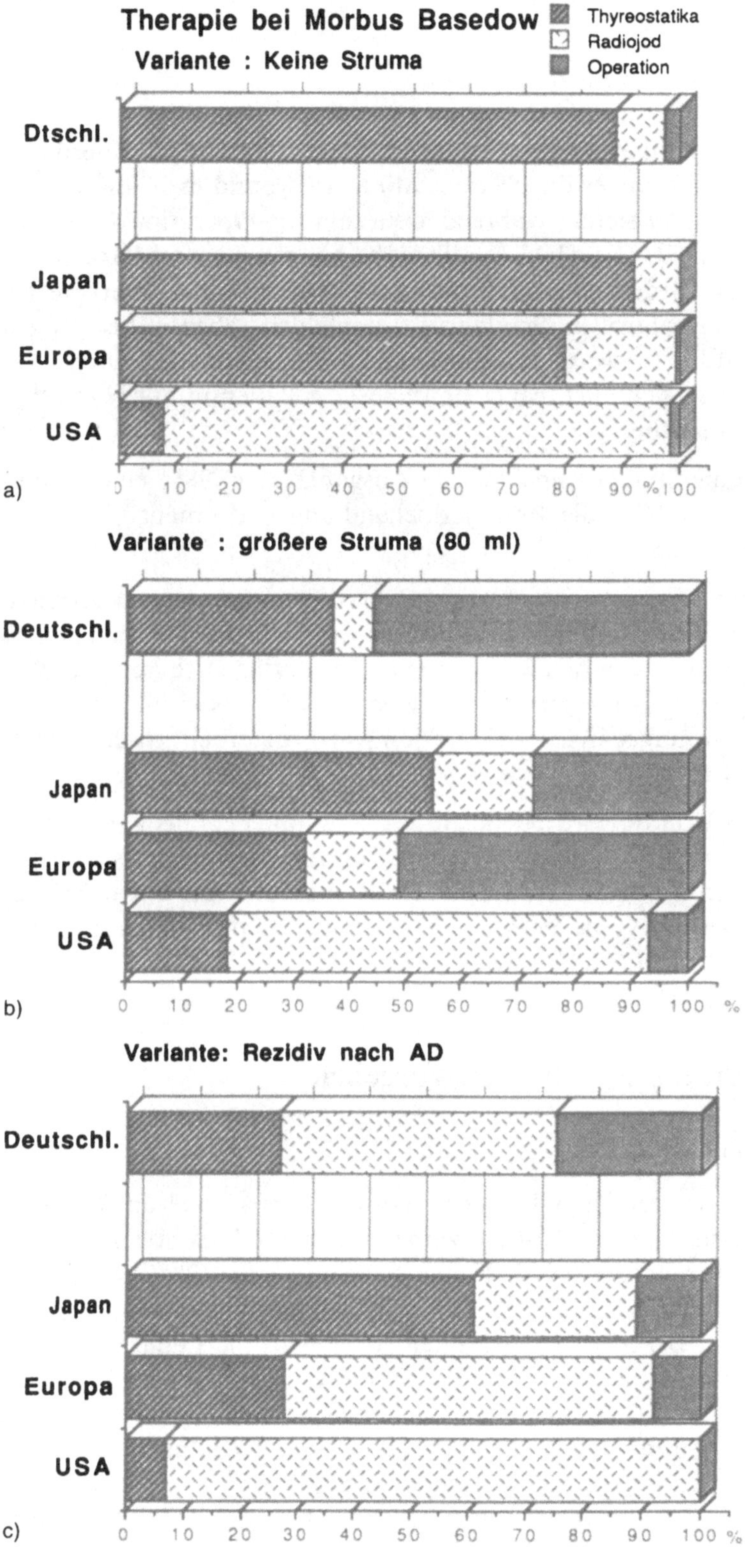

Abb. 2a–c Variationen zur Indexpatientin mit Morbus Basedow. a) keine Struma, b) größere Struma (80 ml), c) Rezidiv nach thyreostatischer Therapie. Ergebnisse der Umfrage zum therapeutischen Vorgehen.

Unter Annahme, daß eine Struma von 80 g vorläge, würden die amerikanischen Ärzte ebenfalls weniger die Thyreostatika (18%) und mehr die Radiojodtherapie (75%) favorisieren, während weiterhin die Operation (7%) nur eine geringe Rolle spielt. Die Thyreostatikagabe hat nur bei drei Variationen des Indexfalles eine Bedeutung: 47% der Ärzte würden diese Therapie bei Vorliegen einer normalgroßen Schilddrüse empfehlen, ebenso bei jungen Frauen (63%) und bei schwerer Hyperthyreose (37%). Immerhin noch 33% der Ärzte entschieden sich auch bei einer 19jährigen Patientin mit Hyperthyreose für die Radiojodtherapie.

In Japan wählten die Studienteilnehmer im Ausgangsfall in 88% eine thyreostatische Therapie, in 11% die Radiojodbehandlung und erneut nur in ein Prozent die Operation.

Die operative Vorgehensweise ist auch in Japan in den Hintergrund getreten. Am häufigsten wurde sie im Fall der großen Struma befürwortet, nämlich von 27 Prozent, gefolgt von den Variationen „Rezidiv nach thyreostatischer Therapie" (11%) und „schwerer Hyperthyreose" (8%). Nur im Fall eines Spätrezidivs nach vorangegangener Operation wurde mehrheitlich die Radiojodtherapie (52%) gewählt.

In der ehemaligen UdSSR wird bei der Indexpatientin ebenfalls ganz bevorzugt die thyreostatische Therapie eingesetzt. Hierfür entschieden sich 91%. Die Operation wurde nur von 6% und die Radiojodtherapie von 3% als Therapieoption gewählt. Eine gesonderte Umfrage zu den Fallvariationen erfolgte in Rußland nicht.

Unterschiede im therapeutischen Vorgehen

a) *Thyreostatika* (Abb. 3)

Die am häufigsten verwendeten Thyreostatika in Europa (auch in Rußland) sind Carbimazol und Thiamazol (96%), zumeist in einer relativ hohen initialen Dosis von 30 bis 45 mg/Tag. Bei Erreichen der Euthyreose (28%) oder nach einem festen Zeitplan von 3 bis 8 Wochen (72%) wird die Dosis zumeist um die Hälfte reduziert. Bei 55% der befragten Ärzte wird die Langzeitbehandlung ausschließlich durch Adaptierung der Thyreostatikadosis, bei 45% durch zusätzliche Gabe von Schilddrüsenhormon durchgeführt. Eine kombinierte Therapie erfolgt hauptsächlich in Frankreich, den Beneluxländern und Deutschland, die Monotherapie in Italien und der Schweiz. Betablocker werden initial von 70% der Ärzte eingesetzt. Von 80% der Befragten wurde eine Therapiedauer von ein bis zwei Jahren angegeben. Allerdings zeigten

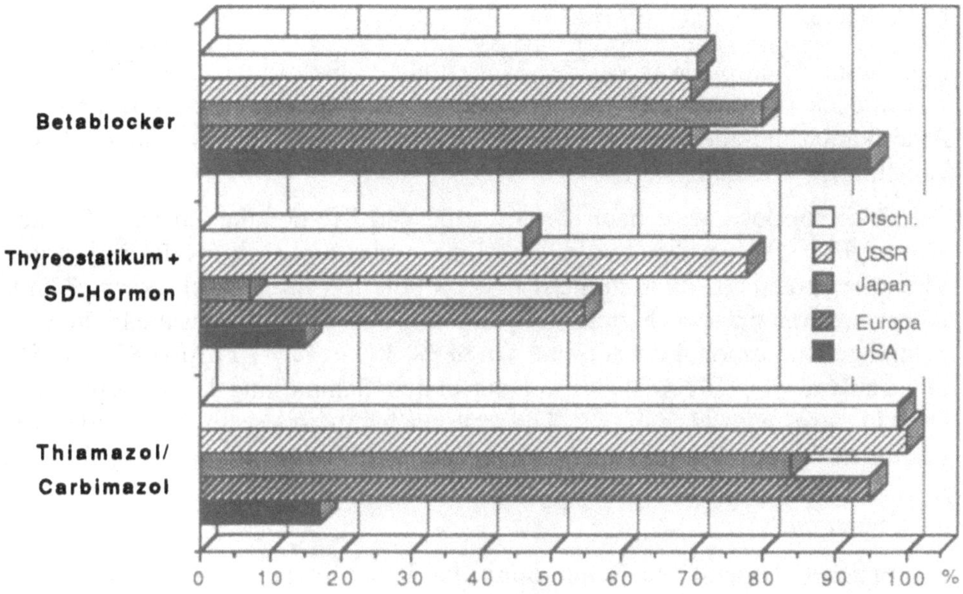

Abb. 3 Ergebnisse der Umfrage zu den Therapiemodalitäten bei thyreostatischer Behandlung des Morbus Basedow.

sich in der europäischen Studie oft beträchtliche Unterschiede zwischen den einzelnen Ländern.

Die Amerikaner bevorzugten als Thyreostatikum in über 85% Propylthiouracil (PTU), in Japan wurde vorwiegend (81%) Thiamazol gewählt. Die favorisierte Anfangsdosis in Amerika lag bei 300–600 mg PTU (entsprechend 20–30 mg Thiamazol/Tag), und die Japaner plädierten überwiegend für 30 mg/Tag Thiamazol. In Amerika und Japan rangierte die Monotherapie eindeutig vorn; 85% resp. 93% sprachen sich dafür aus.

Dagegen würden in Rußland 73% der Experten eine kombinierte Therapie nach Erreichen der Euthyreose vorziehen. Betablocker wurden in der Initialphase der Therapie mit 90–99% in Amerika und 80% in Japan deutlich häufiger als in Europa eingesetzt.

Die amerikanischen Spezialisten bevorzugen eine Therapie von ein bis 2 Jahren (88–91%), auch die russischen Kollegen therapierten in der Mehrzahl 18–24 Monate.

Die übrigen Studienteilnehmer (21% der Europäer, 16% der Deutschen und 19% der Amerikaner) sowie die Mehrzahl der Japaner (93%) beenden die Therapie variabel. Die Kriterien, die bei der Therapiebeendigung eine Rolle spielen, sind vielfältig, z. B. ein normaler TSH-Basalwert oder TRH-Test, das Fehlen von TSH-Rezeptorantikörpern oder der T3-Suppressionstest oder Kombinationen dieser Tests.

b) Radiojod

Ziel dieser Therapie war bei der Mehrzahl der Befragten, eine Euthyreose herzustellen (ca. 80% der Europäer, 90% der Deutschen, zwei Drittel der Amerikaner und alle Japaner). Die übrigen Experten waren für eine möglichst vollständige ablative Therapie.

Die Radiojoddosis wird nach Organgröße und SD-Uptake variiert. Zur ablativen Therapie werden häufig fixe Dosen verabfolgt. Wird Radiojod zur Therapie eingesetzt, dann zumeist in Kombination mit Betablockern (73%). Übereinstimmend sprach sich die Mehrzahl aller Spezialisten auch für eine einmalige Radiojodgabe aus (Amerika 98%, Japan 82%, Europa 87–100%, Deutschland 70–78%). Wenn mit der ersten Behandlung keine Euthyreose erreicht wird, würden 60% die Therapie nach fünf bis sechs Monaten, 40% nach zehn bis zwölf Monaten wiederholen.

c) Operation

Hauptziel der operativen Behandlung der Patientin mit großer Struma war in Japan, Amerika und Europa für die Mehrheit der Studienteilnehmer (78, 92 und 80%), wieder einen euthyreoten Zustand herzustellen. Eine fast vollständige Thyreoidektomie mit der Folge einer Hypothyreose strebten 22% der Europäer, 8% der Amerikaner und 20% der Japaner an. In Deutschland gaben dagegen 51% als Operationsziel eine postoperative Hypothyreose an. Präoperativ werden bei 47% der Befragten Lugol'sche Lösung und Thyreostatika gegeben, in weiteren 47% Thyreostatika und Betablocker und in 6% Lugol'sche Lösung alleine. Die Nachkontrollen erfolgten mehrheitlich in spezialisierten Kliniken und nicht beim Praktiker. Auf das operative Procedere hatte dies (mit Ausnahme der russischen Studienteilnehmer) nach Angaben der meisten Befragten aber keinen Einfluß.

Zusammenfassend zeigt sich, daß die Ergebnisse der Befragung amerikanischer SD-Experten über Diagnose und Therapie bei Basedow-Hyperthyreose erheblich von denen ähnlicher Umfragen in Europa, Japan und Rußland abweichen. Insbesondere fällt die deutliche Bevorzugung der Radiojodtherapie in Amerika auf, während in den übrigen Ländern diese Therapieform erst bei Auftreten eines Rezidivs bevorzugt gewählt wird. Ein wesentlicher Grund hierfür dürfte sein, daß in den USA die Radiojodtherapie ambulant durchgeführt werden kann. Als weiteres klares Ergebnis der Studien zeigt sich eine zunehmend geringere Bedeutung der Operation bei dieser Hyperthyreoseform. Dabei wird in Deutschland noch vergleichsweise häufiger operiert als in Amerika, Japan oder im übrigen Europa (mit Ausnahme von Österreich).

Allerdings lag die Zahl der effektiv operierten Basedow-Patienten in einer retrospektiven Untersuchung in Schweden [3] mit 11% im Vergleich zum

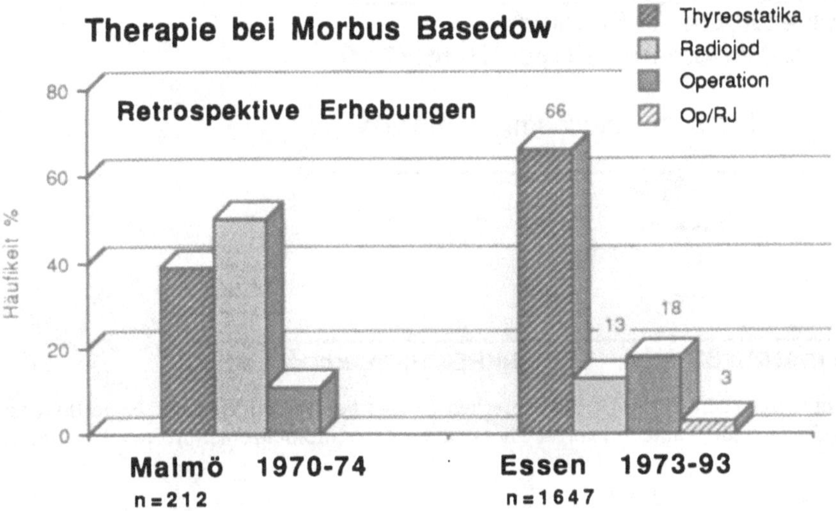

Abb. 4 Retrospektive Erhebungen über die erfolgte Therapie bei 212 konsekutiven Patienten mit Morbus Basedow aus Malmö (1970–1974) und 1647 Patienten aus Essen.

fiktiven Indexfall der Umfrage höher, und auch im eigenen Patientengut liegt der Anteil an Operationen mit 18% höher (Abb.4).

Mit Ausnahme von Japan mit längeren Therapiezeiten herrscht bei Einsatz der medikamentösen Therapiemodalität bezüglich der Therapiedauer weitgehend Übereinstimmung (1–2 Jahre). Dagegen gibt es in allen Ländern sehr unterschiedliche Auffassungen über die notwendige initiale Thyreostatikadosis, die heute durchschnittlich mit 20–30 mg Thiamazol resp. einer Äquivalenzdosis PTU angegeben wird.

Unkonventionelles therapeutisches Vorgehen bei M. Basedow

Behandlung mit Betablockern

Zahlreiche Symptome der Hyperthyreose wie Palpitationen, Tremor, Schwitzen, Nervosität, Gewichtsabnahme und Tachykaride simulieren einen Überschuß an betaadrenergischer Aktivität. Betablocker reduzieren die Schwere dieser Symptome. Das am besten untersuchte Präparat Propranolol wird in der Leber intensiv metabolisiert und muß 3–4 mal täglich in Dosen zwischen 30 und 300 mg/Tag gegeben werden. Propranolol hat keine Wirkung auf Radiojoduptake, Freisetzung von thyreoidalem Jod, T4-Turnover und die thyreoidale Proteinsynthese. Normales und adenomatöses Schilddrüsengewebe besitzt keine β-adrenergen Rezeptorenbindungsstellen. Der Haupteffekt

Prospektive Studie, 26 Patienten
Propranolol-Monotherapie (160-320 mg/Tag)

Anzahl	klinisch	biochem.	Rezidiv
3	-	-	
10	++	-	
5	+	+	+
8	++	++	-

Remissionsrate 30% (FRANKREICH) *Codaccioni 1988*

Abb. 5 Klinisches und biochemisches Ansprechen (+/−) bei 26 Patienten mit Hyperthyreose vom Typ Basedow unter alleiniger Therapie mit Propranolol in einer prospektiven Studie [4].

ist die Hemmung der mikrosomalen 5-Monodejodinase, des für die T4-Dejodination zu T3 verantwortlichen Enzyms. Ein anderer wesentlicher Mechanismus der β-Blocker in der Hyperthyreose ist der Antagonismus von β-Rezeptor-vermittelten Effekten der Katecholamine [7].

Codaccioni und Mitarbeiter [4] untersuchten prospektiv 26 Patienten mit Basedow-Hyperthyreose, die ausschließlich mit Propranolol (160–320 mg/Tag) behandelt wurden, und bestimmten den klinischen Verlauf und die immunologischen Marker. Die Patienten ließen sich durch ihr klinisches und biochemisches Verhalten in 4 Gruppen unterteilen: Bis zum 15. Therapietag zeigten 3/26 keinerlei Verbesserung; 10/26 Patienten besserten sich klinisch beträchtlich, jedoch erreichten die fT4- und fT3-Werte nicht den Normalbereich, so daß diese beiden Patientengruppen auf eine thyreostatische Behandlung umgestellt wurden. Bei 5/26 Patienten normalisierten sich die klinischen und im weiteren Verlauf auch die biochemischen Parameter, nach Absetzen der Propranololbehandlung kam es jedoch innerhalb von 3–18 Monaten zu einem Rezidiv. Acht Patienten wurden euthyreot und blieben auch in der Nachkontrolle 30–48 Monate nach Therapieende in Remission (Abb. 5).

Die Beobachtungen zeigen, daß Remissionen einer Basedow-Hyperthyreose unter β-Blockertherapie auftreten können. Diese Remissionen traten eher bei Hyperthyreosepatienten mit milderer Verlaufsform (niedrigere fT3-Werte und niedrigere TRAK-Werte) auf; mit einer Rate von 30% sind sie wahrscheinlich spontan und Teil des natürlichen Verlaufs der Erkrankung.

Als alleinige Therapie der Basedow-Hyperthyreose beträgt die Remissionsrate in den bisherigen Studien nach β-Blocker 15–30% [18], im Gegensatz zu 50% unter Thyreostatikagabe, so daß diese Behandlung nicht als Langzeittherapie in Frage kommt. Früher wurde die Propranololgabe als alleinige präoperative Therapie für Patienten mit M. Basedow herausgestellt, sie läßt allerdings außer einem gewissen Zeitgewinn keine wesentlichen Vorteile erkennen. In einigen Zentren wird als Variante dieser Therapieform die gleichzeitige präoperative Gabe von Betablockern und Jod empfohlen.

Die β-Blocker eignen sich, wie auch in den weltweiten Umfrageaktionen bestätigt, eher als adjuvante Behandlung zur thyreostatischen Therapie und können hier die Symptome signifikant bessern. Der Compliance wegen sollten Substanzen mit längerer Halbwertszeit (z. B. Atenolol) vorgezogen werden.

Behandlung mit Iopodat

Es ist bekannt, daß die kurzfristige Gabe von Jod (Plummerung) oder auch die Gabe jodhaltiger Kontrastmittel zu einer raschen Normalisierung erhöhter Hormonwerte bei einer Autoimmunhyperthyreose führen kann. Eine Langzeitbehandlung wird dagegen bisher als nicht sinnvoll beurteilt. Diesen Langzeiteffekt untersuchte die Gruppe um Braverman [12]. Sie behandelten – allerdings in einem Jodmangelgebiet (tägl. Jodaufnahme zwischen 40–100 μg) – 12 Basedow-Patienten mit 500 mg Iopodat täglich. Fünf der 12 Patienten (42%) hatten eine prolongierte Remission und blieben während der gesamten 22 Monate unter Iopodateinnahme euthyreot. Bei den restlichen sieben Patienten kam es nach 14 bis 42 Tagen zu einem klinisch und biochemisch diagnostizierten Rezidiv, das die Einleitung einer Medikation mit Thiamazol notwendig machte (Abb. 6).

Studiendesign
12 Patienten aus Jodmangelgebiet
500 mg Iopodat tgl. über 42 Tage

Remission	Rezidiv
5 Patienten (42%)	7 Patienten (58%)
Fortsetzung der Medikation prolongierte Remission über 2 Jahre	biochem. u. klinisch ht ab Tag 42 Thiamazol verzögertes Ansprechen

(ITALIEN) *Martino, 1991*

Abb. 6 Rezidivverhalten bzw. Eintritt einer prolongierten Remission nach mindestens 42tägiger alleiniger Behandlung mit 500 mg Iopodat/Tag bei 12 Patienten mit Hyperthyreose vom Typ Basedow [12].

Diese unterschiedlichen Reaktionen auf die Iopodateinnahme konnten nicht durch Unterschiede im Schweregrad der Hyperthyreose erklärt werden: Die Konzentrationen für die Schilddrüsenhormone oder die Antikörper unterschieden sich nicht.

Bei allen Patienten wurde ein rascher Abfall der fT4- und eine Normalisierung der fT3-Werte in den ersten 14 Tagen beobachtet; dieser Effekt ist neben der direkten ausschüttungshemmenden Wirkung hauptsächlich durch Hemmung der peripheren Konversion von T4 zu T3 erklärbar. Bei den Rezidiven stieg fT3 nach 14 Tagen, fT4 erst nach 42 Tagen wieder an.

Die Beobachtungen zeigen, daß die Iopodatmedikation zwar rasch zu einer euthyreoten Stoffwechsellage führt, die prolongierte Einnahme aber auch mit einer hohen Rezidivrate – hier 58% – verbunden ist.

Thyreostatische Therapie in Kombination mit Schilddrüsenhormon

Während die Effektivität der thyreostatischen Therapie zur Behandlung einer Hyperthyreose unbestritten ist, bestehen kontroverse Meinungen über die Behandlungsmodalitäten. Im Gegensatz zu älteren Aussagen [1, 17] zeigen neueste Studien bisher, daß die Remissionsrate wahrscheinlich weder durch eine Dosiserhöhung [14] noch durch eine länger als ein Jahr andauernde Therapie [15] wesentlich verändert werden kann. Dagegen war von japanischen Autoren durch zusätzliche Levothyroxingabe eine hochsignifikant niedrigere Rezidivrate beschrieben worden [9].

Bei Patienten, die nicht in eine Remission geraten, könnte die persistierende Produktion von TSH-Rezeptorantikörpern dadurch hervorgerufen werden, daß durch meßbare TSH-Spiegel während der thyreostatischen Therapie Schilddrüsenoberflächenantigene die Produktion von Autoantikörpern fördern.

Die Autoren untersuchten daher, ob die Zugabe von Thyroxin zur thyreostatischen Therapie und damit die Supprimierung von TSH die Antikörperproduktion gegen den TSH-Rezeptor inhibieren kann. 109 Basedow-Patienten wurden über die ersten 6 Monate nur mit Thiamazol behandelt. Nach Unterteilung an Hand des TSH-Rezeptorantikörperspiegels wurde ein weiteres Jahr entweder mit Thiamazol (10 mg) und Thyroxin (100 µg) oder Thiamazol (10 mg) und Placebo behandelt. Danach wurde die thyreostatische Therapie abgesetzt, die Patienten jedoch auf der Thyroxin- oder Placebobehandlung für weitere 3 Jahre belassen. Dabei zeigte sich, daß in der Behandlungsgruppe, die während und nach Thyreostatikatherapie mit Thyroxin behandelt wurde,

prospektive Studie, 49 Patienten
Behandlungsdauer min. 8 Monate
Nachbeobachtungszeit 18 Monate

Gruppe I	**Gruppe II**
40-120mg MMI	5-20mgMMI
75μg T3	75μg T3
↓	↓

62,5% Remissionrate 64%

BRASILIEN , Werner u. Romaldini 1991

Abb. 7 Remissionsraten nach Behandlung von 49 Patienten mit Hyperthyreose vom Typ Basedow mit niedriger vs. hoher Thiamazolgabe und zusätzlicher T3-Supplementierung in einer prospektiven Studie [20].

die Rezidivrate signifikant niedriger ausfiel (ca. 3% vs 30–40%). Gleichzeitig lagen die TSH- und TRAK-Werte in der „Thyroxingruppe" deutlich niedriger als in der Gruppe ohne Thyroxin, was die Spekulation einer unterdrückten Antikörperproduktion auf Grund der Thyroxin-bedingten TSH-Supprimierung unterstützt.

Die Ergebnisse werden derzeit aber noch sehr kontrovers diskutiert und teilweise angezweifelt und müssen für Deutschland mit im Vergleich zu Japan völlig unterschiedlicher Jodversorgung noch bestätigt werden. Eine entsprechende Studie ist für Deutschland in der Planungsphase.

Werner und Mitarbeiter [20] (Gruppe um Romaldini) behandelten Patienten mit Autoimmunhyperthyreose mit einer niedrigen oder einer hohen Thiamazoldosis (5–20 oder 40–120 mg) und jeweils zusätzlicher Gabe von 75 μg T3 täglich. Beide Dosisgruppen zeigten keine Unterschiede in den Remissionsraten (62,5 vs. 63%) (Abb. 7).

Erneut wurde in dieser Studie belegt, daß eine statistisch signifikante Vorhersagekraft für den Verlauf der Erkrankung durch Änderung einzelner Parameter (Strumagröße, Serumaktivität für TSAb, T3-Supprimierbarkeit) und auch bei kombinierter Betrachtung von zwei untersuchten Größen im Mittel zwar möglich ist, nicht aber im Individualfall; die Werte für die Sensitivität und Spezifität liegen bei weniger als 80% [6, 10, 20].

Die in dieser Studie erreichte Remissionsraten lassen sich auch ohne Schilddrüsenhormonsupplementierung erzielen, so daß hier der zusätzlichen T3-

Gabe kein spezieller Effekt zugeschrieben werden kann. Die neueste groß angelegte Studie der „European multicenter study group on antithyroid drug treatment“ beobachtete nach einer einjährigen 10 vs 40 mg Methimazoltherapie mit 64,1 und 62,8% identische Remissionsraten [14].

Zusammenfassung

Die thyreostatische Langzeittherapie ist indiziert bei Morbus Basedow ohne oder mit nur kleiner Struma. Für diese Therapie sollten nur Thiamazol, Carbimazol und Propylthiouracil eingesetzt werden. Bei starkem Jodmangel und (oder) leichter Krankheit sind niedrige Dosen (10–20 mg) ausreichend. Bei höherer Jodzufuhr und (oder) schwerer Krankheit werden höhere Dosen benötigt (40 mg).

Höhere Dosen scheinen nach neuesten Erkenntnissen keinen höheren Schutz vor einem Rezidiv zu gewährleisten.

Unklar ist ebenfalls, ob eine Therapieverlängerung einen entscheidenden Nutzen bringt.

Auch ist bisher nicht geklärt, ob eine Monotherapie oder eine Kombinationstherapie mit Schilddrüsenhormonen entscheidende Vorteile bietet oder zu besseren Spätergebnissen führt.

Zuverlässige Vorhersagekriterien fehlen. Zwar kann die Prognose statistisch beurteilt werden, für den Einzelfall sind die Aussagen aber unbefriedigend [15]. Daher sind nach Absetzen der Thyreostatika individuelle Verlaufskontrollen bei jedem Patienten erforderlich.

Therapieansätze mit anderen Medikamenten als den genannten klassischen Thyreostatika sind für die Therapie des M. Basedow nicht geeignet und können nur bei einem Teil der Patienten vorübergehend zu einer Besserung der Beschwerden führen; sie beeinflussen den natürlichen Verlauf der Krankheit aber nicht.

Literatur

[1] Allanic, H., R. Fauchet, J. Orgiazzi et al.: Antithyroid drugs and Graves' disease: a prospective randomized evaluation of the efficacy of treatment duration. J. Clin. Endocrinol. Metab. *70* (1990) 675–679.

[2] Auf'molk, M., R. Lagasse, D. Glinoer et al.: Diagnostik und Therapie der Basedow-Hyperthyreose. Med. Klin. *83* (1988) 590–595.

[3] Berglund, J., S. Christensen, J. Dymling et al.: The incidence of recurrence and hypothyroidism following treatment with antithyroid drugs, surgery or radioiodine in all patients

with thyrotoxicosis in Malmö during the period 1970–1974. J. Int. Med. *229* (1991) 435–442.

[4] Codaccioni, J., J. Orgiazzi, P. Blanc et al.: Lasting remissions in patients treated for Graves' hyperthyroidism with propranolol alone: a pattern of spontaneous evolution of the disease. J. Clin. Endocrinol. Metab. *67* (1988) 656–661.

[5] Dunn, J.: Choice of therapy in young adults with hyperthyroidism of Graves' disease. Ann. Int. Med. *100* (1984) 891–893.

[6] Franklyn, J., J. Daykin, Z. Drolc et al.: Long-term follow-up of treatment of thyrotoxicosis by three different methods. Clin. Endocrinol. *34* (1991) 71–76.

[7] Geffner, D., J. Hershman: β-adrenergic blockade for the treatment of hyperthyroidism. Am. J. Med. *93* (1992) 61–68.

[8] Gerasimov, G., O. Judenitch, E. Zdanova et al.: The management of results of a survey. J. Endocrinol. Invest. *15* (1992) 513–517.

[9] Hashizume, K., K. Ighikawa, A. Sakurai et al.: Administration of thyroxine in treated Graves' disease. N. Engl. J. Med. *324* (1991) 947–953.

[10] Ikenoue, H., K. Okamura, K. Sato et al.: Prediction of relapse in drug-treated Graves' disease using thyroid stimulation studies. Acta Endocrinol. (Copenh.) *125* (1991) 643–650.

[11] Laurberg, P., P. Buchhotz-Hansen, E. Iversen et al.: Goitre size and outcome of medical treatment of Graves' disease. Acta Endocrinol. *111* (1986) 39–45.

[12] Martino, E., S. Balzano, L. Bartalena et al.: Therapy of Graves' disease hyperthyroidism. J. Endocrinol. Invest. *14* (1991) 847–851.

[13] Nagayama, Y., M. Izumi, S. Nagataki: The management of hyperthyroidism due to Graves' disease in Japan in 1988. Endocrinol. Japan. *36* (1988) 299–314.

[14] Reinwein, D., G. Benker, J. Lazarus et al.: A prospective randomized trial of antithyroid drug dose in Graves' disease therapy. J. Endocrinol. Metab. *76* (1993) 1516–1521.

[15] Reinwein, D., H.-D. Röher, D. Emrich: Therapie der Hyperthyreose. Dtsch. med. Wschr. *118* (1993) 1036–1043.

[16] Solomon, B., D. Glinoer, R. Lagasse et al.: Current trends in the management of Graves' disease. J. Clin. Endocrinol. Metab. *70* (1990) 1518–1524.

[17] Tadzer, I., N. Simova, B. Karanfilski et al.: Extended long-term drug monotherapy of Graves' disease. Acta med. iug. *43* (1989) 181–187.

[18] Utiger, R. D.: Beta-adrenergic-antagonist therapy for hyperthyroid Graves' disease. New Engl. J. Med. *310* (1984) 1597–1601.

[19] Wartofsky, L., D. Glinoer, B. Solomon et al.: Differences and similarities in the diagnosis and treatment of Graves' disease in Europe, Japan, and the United States. Thyroid *1* (1991) 129–135.

[20] Werner, R. S., J. Romaldini, C. Farah et al.: Serum thyroid-stimulating antibody, thyroglobulin levels, and thyroid suppressibility measurement as predictors of the outcome of combined methimazole and triiodothyronine therapy in Graves' disease. Thyroid *1* (1991) 293–298.

Von Pflanzenextrakten zu Hormonantagonisten – neue experimentelle Konzepte zur Hyperthyreosetherapie

J. Köhrle

"The complexity of the flavonoid problem in human nutrition already finds its expression in flavonoid chemistry" (J. Kühnau, in: World Rev. Nutr. Diet. *24* (1976) 117–191.)

1. Einleitung

Heilpflanzen, pflanzliche Inhaltsstoffe und Präparate sowie besonders zubereitete Extrakte aus Pflanzen waren in allen Kulturkreisen seit langer Zeit wichtige Medien der Interaktion zwischen Patient, Medizinmann, Arzt und Wissenschaftler. In neuester Zeit hat sich mit der Entwicklung hochempfindlicher analytischer und präparativer Methoden sowie detaillierter Erforschung physiologischer, pharmakologischer und molekularer Stoffwechselvorgänge im gesunden und kranken Organismus das Interesse wiederum den empirischen und traditionellen Verfahren naturnaher Behandlung und Prävention von Krankheiten zugewandt. Auch heute werden noch immer mehr oder weniger standardisierte pflanzliche Präparate und teilweise definierte und unterschiedlich haltbare Extrakte aus Pflanzen in der Therapie und Prävention von Krankheiten eingesetzt. Für die Schilddrüsenerkankung wird z. B. in Kölbl's Kräuterfibel [64] eine Reihe von Rezepten angeboten. Der Kropf soll mit Beinwurz, Eiche und Mistel behandelt werden. Für Überfunktionen der Schilddrüse wird empfohlen: „Morgens und abends soll mit folgender Tinktur der Hals eingerieben werden: Eichenrinde und Wurmfarnkraut in Weinessig aufkochen. Dazu soll innerlich folgender Tee getrunken werden: man mischt zu gleichen Teilen Blasentang, Baldrianwurzel, Johanniskraut, Löwenzahn und Bärlappsamen, zerkleinere die Heilkräuter und koche davon einen Eßlöffel auf eine Tasse Wasser auf. Fünf Minuten ziehen lassen, zweimal täglich eine Tasse davon trinken" [64].

1.1 Phytotherapeutika mit antithyroidaler Wirkung

Blasentang, Baldrianwurzel und Johanniskraut enthalten sicher wirksame Substanzen (Jod für die Schilddrüsenhormonsynthese, sedierende Baldriankomponenten und Hyperizin – ein Hemmer der Proteinkinase C [30, 91] –

als Adjuvantien zur Linderung der Hyperthyreosesymptome). In der Roten Liste sind augenblicklich auch mehrere Präparate mit gezielter antithyroidaler Aktivität beschrieben (Tab. 1). Hierbei handelt es sich hauptsächlich um Extrakte aus *Lycopus virginicus* oder *europaeus* (Wolfsfuß), *Lithospermum* (Steinsamen), *Melisse* oder *Valeriana off.* (Baldrian). Diese Präparate sind entweder spezifisch aus einer Pflanze extrahiert, stellen „Kombinationspräparate" aus *Lycopus* und *Leonurus cardiaca* (Herzgespann) oder auch noch in Kombination mit *Valeriana off.* und *Hypericum perforatum* (Johanniskraut) und *Sarothamnus scoparius* (Besenginster) dar. Leonurus enthält z. B. das Alkaloid Stachydrin, Bitterstoffglykoside und Bufadienolide. Die Kombination soll sedierend, positiv inotrop und glukosesenkend wirken [39, 95].

Tabelle 1 Einige Phytotherapeutica, die Lycopusextrakte enthalten

Handelsname	Hersteller	Inhaltsstoffe
Lycocyn[R]	Madaus	Lycopus europ.
Mutellon[R]	Klein	Lycopus virg., Leonurus card., Valeriana off.
Sedariston[R]	Steiner	Lycopus europ., Hypericum perf., Valeriana off., Sarothamnus scop., Melissa off.
Thyreogutt[R]	Schwabe	Lycopus europ. und Leonurus cardica

1.2 Flavonoide sind wirksame Phytotherapeutica

Die für die antithyroidale Wirkung maßgeblich verantwortliche Substanzgruppe scheinen die Flavonoide zu sein (Abb. 1). Flavonoide sind sekundäre pflanzliche Inhaltsstoffe, die sich in Blättern und Blüten verschiedenster Pflanzen finden (Übersichten in: [1, 14, 38, 43, 46, 82]). Ihre Biosynthese erfolgt über den Zimtsäurestoffwechselweg, wobei intermediär Chalcone gebildet werden, aus denen die Flavonoide und Aurone durch Zyklisierung entstehen (Abb. 1). Abgesehen vom Einsatz in der Therapie von Schilddrüsenerkrankungen spielen Flavonoidtherapeutika eine beträchtliche Rolle bei der Behandlung und Prävention von Gefäßerkrankungen (Venoruton®) [39, 95] (Tab. 2). Flavonoideinsatz erfolgte auch zur Zytoprotektion, z. B. der Leber (Catergen®). Kürzlich haben Flavonoide in klinischen Phase 1- und Phase 2-Studien zur Behandlung der postmenopausalen Osteoporose [3, 17, 32], zur antiproliferativen Therapie verschiedener Tumoren [26, 44, 77], als Inhibitoren steroidmetabilisierender Enzyme [70, 87] sowie als Inhibitoren der Biosynthese und Verstoffwechselung von Prostaglandinen [71] bzw. Verbindungen des Phosphoinositolstoffwechselweges Einsatz gefunden. Daneben sind für Flavonoide eine Vielzahl von Effekten im Bereich der Signaltrans-

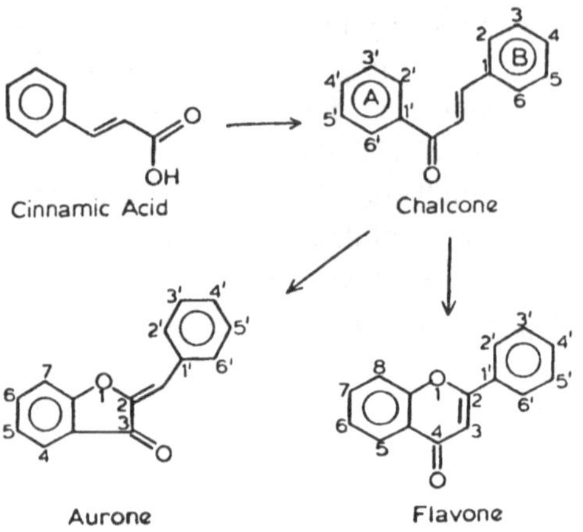

Abb. 1 Biosynthese und Klassifikation der Flavonoide. Aus Zimtsäure entstehen über die Chalconzwischenstufen die Aurone und Flavone. Alle Zwischenstufen und modifizierten Formen werden als Flavonoide bezeichnet.

duktion [65, 78], der Synthese von Nukleinsäuren [75, 85] und Prostaglandinen [71], antivirale [25, 93], antiinflammatorische [94] und antihormonelle Effekte [19, 42, 77] sowie Interaktion mit verschiedenen Enzymen [73] und Rezeptoren [74] beschrieben [1]. Flavonoide aus *Ginkgo biloba* haben eine recht hohe Verschreibungszahl für verschiedene Indikationen [45], so daß die Beschäftigung mit dieser Substanzgruppe auch auf der wissenschaftlichen Ebene mehr als angebracht ist.

2.1 Pflanzenextrakte als antithyroidale Substanzen

Extrakte der oben genannten Heilpflanzen Lycopus, Lithospermum sowie Melisse wurden zur antihormonellen Therapie in vielen Regionen und verschiedenen Stämmen traditionell angewandt. Die Verwendung von Lycopusextrakten wurde zur Kontrolle der Reproduktion bei verschiedenen Indianerstämmen dokumentiert (s. bei [79]), ebenso wurden Lithospermumwurzelextrakte in der chinesischen Graswurzelmedizin für verschiedene prophylaktische Anwendungen zubereitet und verschrieben [97]. Die antigonadotrophe und antithyrotrophe Wirksamkeit von Lithospermum- und Lycopusextrakten wurde seit Ende der vierziger Jahre von verschiedenen Arbeitsgruppen systematischer untersucht [5–9, 13–15, 28, 31, 34, 43, 46, 68, 79, 86, 92, 96]. In Deutschland hat sich insbesondere die Gruppe um Kemper, Winterhoff, Sourgens, Münster, Ende der siebziger Jahre um die Charakterisierung der antigonadotrophen und antithyrotrophen wirksamen Substanzen in Lithospermum und Lycopus verdient gemacht. Zur Herstellung dieser Pflanzeninhaltsstoffe wurden zumeist Blätter mit verschiedenen kalten oder heißen

Tabelle 2 Flavonoidtherapeutica (Literatur beim Verfasser)

Substanz/Wirkstoff	Handelsname/ Entwicklungstadium	Anwendung
O-(β-hydroxyethyl)-rutosides 1 g/d oral	Venoruton[R] (Zyma)	chron. Veneninsuffizienz
(+)-Cyanidol-3 2.5 g/d oral	Catergen[R] (Zyma)	hepatoprotectiv
Ipriflavone	Osteofix[R] (Chinoin)	postmenopausale Osteoporose
Quercetin	in vitro	antiproliferativ in Ovarial-, Mamma- und Leukämiekrebszellen
Flavone-8-acetic acid (FAA) 5 g/m^2 1 h infusion	Phase II	antineoplastic, solide Tumoren, Leukämie
Chrysin, Naphthoflavone	in vitro	Aromataseinhibitoren
Morus flavonoide (Maulbeerbaumblätter)	in vitro	5-α-Reductaseinhibitoren
versch. Flavonoide	in vitro	Lipoxygenaseinhibitoren
Ginko biloba Flavonoide	Tebonin®, rökan® (Schwabe)	versch. Indikation (5 Mio. Verschr. 1988, BRD)
Lithospermum off. Wurzelextract	China	Masernprophylaxe
Phlorizin		Glukosetransportinhibitor
Phloretin		hemmt T3-Aufnahme in Hepatozyten und T3-Kernrezeptorbindung
Polyphloretinphosphat (PPP)		Prostaglandinantagonist, blockiert LATS und TSAb, blockiert TSH durch direkte Interaktion
Cyanogenglycoside, Goitrin, Isothiocyanate (Cassava)		Goitrogene, Blockade der Hormonsynthese
Pennisetum millet (pearl millet)		Hemmung der Hormonsynthese
oxidierte Phenole	in vitro, Ratte	Inaktivierung von hCG durch direkte Interaktion
Taxol	in vitro	Ovarial-CA

wässerigen Extraktionsverfahren behandelt. Die wässerigen Extrakte wurden durch Glykosidasebehandlung bzw. organische Extraktionsverfahren und chromatographische Verfahren weiter aufgereinigt, so daß reproduzierbare, definierte Extrakte zur Prüfung der biologischen Wirksamkeit *in vitro* und *in vivo* zur Verfügung standen, aus denen im Laufe der Zeit einzelne wirksame

Komponenten identifiziert werden konnten [9]. Die hier gewonnenen Extrakte wiesen eine eindeutige Spezifität bezüglich der zur Isolierung benutzten Heilpflanzen und des Jahres und der Jahreszeit der Ernte auf, was ihre Inhaltsstoffe anbelangt. Mit unterschiedlichen Pflanzenextrakten wurden unterschiedliche antigonadotrophe bzw. antithyrotrophe Wirkungen erzielt.

2.1.1 Antithyrotropinwirkung und Blockade der Effekte der Basedow-Immunglobuline durch Pflanzenextrakte

Neben der spezifischen und akuten Senkung der TSH-Serumspiegel von Ratten wenige Stunden nach Injektion der gefriergetrockneten Pflanzeninhaltsstoffe in Ratten unter normaler Jodversorgung konnte auch eine Reduktion des TSH-Gehaltes in Hypophysengewebe dieser Tiere gefunden werden [86]. Die Effekte auf die Serum-TSH-Spiegel waren spezifisch und reproduzierbar. Basierend auf diesen Ergebnissen konnten Auf'mkolk et al. in weiteren Untersuchungen zeigen, daß gewisse gefriergetrocknete Pflanzenextrakte (FDE) nicht nur die Bindung von 125-Jod markiertem bovinem TSH an menschliche Schilddrüsenmembranen, die TSH-Rezeptoren enthielten, dosisabhängig und wirksam im Vergleich mit nicht markiertem TSH hemmen, sondern auch die durch TSH-Stimulation bewirkte Produktion von zyklischem AMP blockieren, welches durch die TSH-Rezeptor-G-Protein-Adenylat-Zyklase-Signaltransduktionskaskade stimuliert wird [5–8]. Optimale Effekte wurden hierbei erzielt, wenn TSH mit den Pflanzenextrakten vorinkubiert wurde, allerdings bewirkte auch eine Koinkubation diese Effekte, die nicht stimulierte basale cAMP-Produktion wurde nur unwesentlich beeinflußt [6]. Hiermit war es gelungen, ein erstes definiertes Wirkprinzip aus Lycopus, Lithospermum und Melisse detailliert zu charakterisieren. Da die Anwendung dieser Pflanzenextrakte auch insbesondere für die Basedow-Immunhyperthyreose beschrieben war, lag nahe, die Wirksamkeit dieser Extrakte auch bezüglich der Stimulation des TSH-Rezeptors durch Basedow-Immunglobuline zu untersuchen. Auf'mkolk et al. konnten zeigen [7], daß die Pflanzenextrakte ebenfalls die Stimulation der Adenylatzyklase durch Immunoglobuline von Basedow-Patienten blockieren konnten. Auch hier war wiederum eine Vorinkubation der Immunglobuline mit den Pflanzenextrakten effektiver als die Koinkubation, was auf eine direkte Interaktion der Pflanzenextrakte mit TSH bzw. mit den Basedow-Immunglobulinen schließen läßt. Die Pflanzenextrakte waren auch im sog. TBI-Assay aktiv, d. h. der Hemmung der restlichen, die TSH-Bindung inhibierenden Aktivität von Basedow-Immunglobulinen entsprechender Patienten, was darauf schließen läßt, daß nicht nur stimulierende, sondern auch blockierende Autoantikörper mit diesen Pflanzenextrakten interagieren. Auf'mkolk et al. konnten danach ebenfalls zeigen, daß nicht nur die Stimulation des TSH-Rezeptors durch TSH, sondern auch durch HCG blockiert werden kann, daß gewisse (meist nicht identische) Pflanzenextrakte die Bindung von HCG an Membranpräparationen, die HCG-Rezeptor enthalten, blockieren und daß die Wirkung dieser Pflanzenextrakte insofern spezifisch war, daß potentielle inhibierende Extrakte Spezifität für die untersuchten Rezeptorsysteme aufwiesen, also z. B. nicht die Bindung von Insulin an insulinrezeptorhaltige Membranproteine blockieren bzw. Extrakte, die gute Wirkung im Insulinrezeptorsystem aufwiesen, inaktiv, z. b. im TSH-Rezeptorsystem, waren [6–8]. Die blockierende Wirkung auf Basedow-Immunglobuline konnte nicht nur im *In-vitro*-Modell gezeigt, sondern auch im *In-vivo*-Mc Kenzie-Assay nachgewiesen werden, mit dem die biologische Aktivität von Basedow-Immunglobulinen *in vivo* im Tiermodell gezeigt werden konnte [7]. Weiterführende Untersuchungen mit diesen Pflanzenextrakten deuteten darauf hin, daß insbesondere oxidierte Inhaltsstoffe dieser Pflanzenextrakte für die antithyrotrophe (anti-TSH) und antigonadotrophe Wirkung verantwortlich waren. So konnten Auf'mkolk et al. z. B. zeigen, daß oxidierte Produkte aus Kaffeesäure, Rosmarinsäure und Ellagsäure (Bestandteile der wirksamen Pflanzeninhaltsstoffe) sehr gute Hemmer des beschriebenen TSH-Rezeptorsystems waren [6, 7, 8, 35]. Kaffeesäure, Rosmarinsäure und Ellagsäure waren zuvor als recht abundante Inhaltsstoffe verschiedener Heilpflanzen charakterisiert worden und finden sich auch in Lithospermum, Lycopus, Melisse und Thymus-serpyllum-Extrakten [46].

Auch synthetische Derivate von Phloretin, dem Aglycon von Phlorrhizin, zeigen Effekte auf die stimulierte Sekretion von Schilddrüsenhormonen. Phlorrhizin ist ein bekannter Hemmer des Glukosetransports, zeigt jedoch keinen direkten und merklichen Effekt auf die Schilddrüsenachse, während das Aglycon Phloretin ein potenter Hemmer der Jodthyronindeiodasen (s. u.) [11, 46, 56] und des T3-Transports durch die Zellmembran ist [72]. Das synthetische Polyphloretinphosphat hemmt TSH und die durch LATS (long-acting thyroid stimulator: identisch mit stimulierenden Basedow-Immunglobulinen) stimulierte Freisetzung von Schilddrüsenhormonen in der Maus, wobei eine antagonistische Wirkung zu Prostaglandinen als Mechanismus diskutiert wurde. Phloretin, verschiedene Polyphloretinphosphate und deren Derivate sind im nanomolaren Bereich hochpotente Hemmer der Jodthyronindeiodasen in vitro [11, 52]. Ob diese Effekte der Phloretinderivate unabhängig voneinander sind oder einen gemeinsamen Mechanismus in Perturbationen der Membranen haben, bleibt unklar.

Die Untersuchungen zur antithyrotrophen Wirkung von Pflanzenextrakten legen nahe, daß Komponenten der gefriergetrockneten Pflanzenextrakte und Polyphloretinphosphate Addukte mit den glandotropen Hypophysenhormonen TSH und Gonadotropinen bilden [4–6]. Gelfiltrationsexperimente konnten zeigen, daß hier molekulare Komplexe gebildet werden, die Natur dieser

Komplexe konnte bisher jedoch nicht eindeutig geklärt werden. Aus anderen Untersuchungen mit Pflanzeninhaltsstoffen liegt die Vermutung nahe, daß es sich, ähnlich wie bei der Wirkung mancher Tannine und verwandter Komponenten, um die Ausbildung von Schiff'schen Basen mit funktionellen Gruppen der Hypophysenhormone handelt [37].

2.1.2 Direkte Wirkung von Flavonoiden auf die Schilddrüsenhormonsynthese und Freisetzung

Neben den antithyrotropen Effekten der Flavonoide wurden aus der Arbeitsgruppe von Gaitan verschiedene direkte Angriffspunkte der Flavonoide an der Schilddrüse gefunden und Flavonoidinhaltsstoffe von Grundnahrungsmitteln, wie Hirse, Cassava etc. insbesondere in der Dritten Welt und Entwicklungsländern, mit zum Teil goitrogener Wirkung beschrieben [33]. Die Arbeitsgruppe von Gaitan konnte in vitro und im Tiermodell zeigen, daß verschiedene Flavonoide, z. T. auch deren Glykoside, in der Schilddrüse die Jodaufnahme, Organifizierung, Hormonsynthese und Freisetzung blockieren. Durch ausgedehnte Strukturwirkungsanalysen konnten die einzelnen Schritte weitgehend charakterisiert werden. Eine direkte Wirkung der Flavonoide auf die Thyroperoxidase ist gut dokumentiert [33]. Thyroperoxidase ist sowohl für die Organifizierung von Jod und die Kopplung von jodierten Tyrosinresten des Thyroglobulins bei der Hormonsynthese das Schlüsselenzym. Inwieweit die Freisetzung von Schilddrüsenhormonen aus Thyroglobulin durch totale Proteolyse durch Flavonoide ebenfalls beeinflußt wird, ist noch offen.

Eigene Untersuchungen deuten darauf hin, daß das synthetische Flavonoid EMD 21388 (siehe unten) ebenfalls einen direkten Angriffspunkt an der Schilddrüse aufweist [84]. Nach *In-vivo*-Applikation von EMD 21388 steigt der Anteil des von der Schilddrüse produzierten T3 an, wobei die Produktionsrate von T4 reduziert ist. Bisher ist noch unklar, ob dieses synthetische Flavonoid zu einer Änderung der intrathyroidalen Prohormonaktivierung von T4 zu T3 durch die Typ-I-5'-Deiodase führt [84].

Mit diesen Arbeiten war es gelungen, einen Teilaspekt der antithyroidalen Wirkung von Heilpflanzenextrakten genauer zu charakterisieren. Die o. g. Untersuchungen der Gruppen um Winterhoff [96] im Rattentiermodell hatten jedoch auch ergeben, daß nicht nur die Hypophysenschilddrüsenachse durch diese Pflanzeninhaltsstoffe beeinflußt wird, sondern daß auch die Hemmung der T3-Bildung aus T4 durch die Deiodaseisoenzyme eine Rolle spielt. So gelang es der Gruppe um Winterhoff im Tiermodell der thyreoidektomierten, euthyreot mit T4 substituierten Ratte nachzuweisen, daß die Pflanzenextrakte in der Lage waren, wenige Stunden nach Injektion die T3-Spiegel im Serum signifikant und relativ lange anhaltend zu reduzieren, wobei die T4-Spiegel unverändert erschienen [96]. Diese Befunde deuteten auf eine Hemmung der extrathyroidalen T3-Produktion durch die 5′-Deiodasen hin, die aus der Hormonvorstufe Thyroxin (T4) die biologisch aktive Form 3-,3′-,5-Triiodothyronin enzymatisch bilden (47, 56].

2.1.3 Hemmung der Jodthyronindeiodasen durch Pflanzenextrakte und ihre Inhaltsstoffe – Flavonoide

Die *In-vivo*-Befunde zur Hemmung der T3-Produktion aus T4 ermunterten uns, im folgenden die Wirksubstanz und den Mechanismus der Hemmung der Deiodase genauer zu charakterisieren. Erste Untersuchungen zur Hemmung der Deiodase wurden mit Membranpräparationen aus Rattenleber durchgeführt [12, 53], die eine reproduzierbare reichhaltige Quelle für die Typ-I-5′-Deiodase darstellen, das für die T3-Bildung wichtigste Isoenzym, welches durch PTU, ein anderes Thyreostatikum, in vitro gehemmt wird [47, 56]. Es soll in diesem Zusammenhang daran erinnert werden, daß die heute auf dem Markt befindlichen Thyreostatika der Thiouracilgruppe und der Methimazolgruppe ebenfalls ihren Ursprung in pflanzlichen Wirksubstanzen haben, die in den vierziger Jahren zur Isolierung und Charakterisierung des antithyroidalen Prinzips z. B. aus Kohl geführt haben. Die einseitige Ernährung von Versuchstieren (Kaninchen) hatte ja eindeutige strumigene Wirkungen, wenn Kohl mit den bekannten goitrogenen Inhaltsstoffen die ausschließliche Nahrung darstellt. In einem einfachen *In-vitro*-Testsystem ist es uns dann gelungen, die wirksamen Komponenten aus Lycopus, Lithospermum und Melisse genauer zu charakterisieren [9–12, 22, 51–53, 57]. Wir fanden optimale Hemmwirkung in niedrigen Konzentrationen (1–10 µg Pflanzenextrakt pro Testansatz) auf die T4 5′-Deiodase (T3-Bildung) und auch auf die Deiodierung von reverse-T3 (rT3). Es zeigt sich hierbei, daß insbesondere Heißextrakte oder partiell organische Heißextrakte wirksamer waren als Kaltextrakte. Mit Glykosidasen behandelte Extrakte waren ebenfalls potenter als die Rohextrakte und die chromtographische Charakterisierung und Fraktionierung der Wirksubstanzen dieser Extrakte ergab, daß die Gruppe der sekundären Pflanzeninhaltsstoffe, Flavonoide, für die Deiodasehemmung weitgehend verantwortlich waren. So konnte nachgewiesen werden, daß z. B. Luteolin, ein abundantes Flavonoid, eines der potentesten natürlichen Flavonoide darstellt, welches die Deiodase blockiert. Luteolinglykoside waren wesentlich weniger wirksam [9, 46, 51, 52, 63, 89], und auch oxidierte Derivate der Heilsubstanzen bzw. oxidierte Extrakte der Heilpflanzen waren wesentlich schwächere Deiodaseinhibitoren als die monomeren nichtoxidierten oder nichtpolymerisierten Formen.

Durch diese Untersuchungen konnte eine partielle Trennung der antithyrotrophen (anti-TSH) aktiven und der Deiodase-blockierenden Komponenten erzielt werden. Während oxidierte, teilpolymerisierte Extrakte gute Hemmer der TSH- oder Basedow-Immunglobulinstimulation des TSH-Rezeptors darstellten, waren die monomeren reduzierten niedermolekularen Substanzen, native Flavonoide, insbesondere deren Aglycone, potente Inhibitoren der T3-Bildung aus T4. Hier deutet sich schon an, daß Pflanzeninhaltsstoffe im allgemeinen dann gute Therapeutika zu sein scheinen, wenn eine kombinierte Wirkung auf verschiedenen Ebenen der Regulation eines Stoffwechselwegs erfolgt, welche dann durch synergistische oder additive Prinzipien durch niedrige Konzentrationen erfolgen kann.

2.1.4 Entwicklung von synthetischen Flavonoid-basierten Deiodaseinhibitoren

Ausgehend von diesen *In-vitro*-Befunden mit Rattenlebermembranen als Deiodaseenzymquelle, gelang es im folgenden in unserer Arbeitsgruppe, die Wirksamkeit der natürlichen Flavonoide auch in einem Zellkultursystem nachzuweisen. Spanka et al. konnten zeigen, daß frisch isolierte Rattenhepatozyten in Suspension T4 zu T3 reproduzierbar umwandeln, solange die intakte Zellstruktur und Koordination der verschiedenen Kompartimente und funktionellen subzellulären Einheiten gewährleistet sind [89, 90]. Mit den zuvor an mikrosomalen Membranen getesteten natürlichen Flavonoiden konnte auch eine Hemmung der T3-Bildung aus T4 durch intakte Rattenhepatozyten eindeutig gezeigt werden. Verglichen mit isolierten Rattenlebermembranen waren geringfügig höhere Konzentrationen der Flavonoide nötig, um in intakten Hepatozyten die T3-Bildung zu hemmen, was auf unterschiedliche Membranpermeabilität hinwies und die intrazelluläre Lokalisation des Enzyms auf der zytosolischen Seite des endoplasmatischen Retikulums untermauerte. Hemmwirkung auf die Deiodase konnte erzielt werden in niedrigen mikromolaren Konzentrationen, bei denen kein Effekt auf die Durchlässigkeit und Funktion der Zellwand auftrat, ebenso konnte die Deiodaseaktivität blockiert werden, ohne daß z. B. die integrative zelluläre Syntheseleistung, Glukoseneusynthese aus Laktat, als Vorstufe beeinträchtigt wurde [89, 90]. Somit konnte gezeigt werden, daß Flavonoide hochwirksame Substanzen waren, die die T3-Produktion in intakten Zellen blockieren, ohne daß wesentliche andere Stoffwechselleistungen der betreffenden Zelle beeinträchtigt werden.

Basierend auf der Struktur der „Leitsubstanz“ Luteolin entwickelten wir durch moderne Methoden des „molecular modelling and drug design“ in Kooperation mit Dr. Cody, Medical Foundation, Buffalo, im folgenden synthetische Derivate und Analoga von Flavonoiden, basierend auf Luteolin, die nach unseren Modellvorstellungen noch wirksamere und chemisch stabilere Inhibitoren der Deiodase sein sollten im Vergleich zu Luteolin, welches wegen der polyphenolischen Struktur leicht oxidiert werden kann [10, 11, 21, 22, 48–52, 63, 89, 90].

Aus davon unabhängigen, jedoch parallel durchgeführten Untersuchungen zur Strukturwirkungsbeziehung des aktiven Zentrums der Deiodase aus Rattenleber waren uns gewisse Schlußfolgerungen bezüglich der essentiellen und wirksamen funktionellen Gruppen von Substraten und Inhibitoren zugänglich. Wir hatten z. B. eine große Zahl von Thyroxinanaloga und -derivaten in Kooperation mit Dr. Rokos, Henning Berlin, bezüglich der Wirkung als Substrat und Inhibitor der Deiodase gescreent [49, 58, 59, 63, 90]. Diese Untersuchungen gaben uns Hinweise für optimale funktionelle Gruppen und räumliche Vorstellungen bezüglich eines optimalen Flavonoid-basierenden Deiodaseinhibitors.

2.1.5 Flavonoide verdrängen Schilddrüsenhormone aus der Bindungsstelle von Transthyretin

Ein weiteres verwendetes Hilfsmittel im Rahmen dieser molecular modelling-Studien war die bekannte Röntgenkristallstruktur des Komplexes aus Thyroxin und Transthyretin (Thyroxin-bindendes Präalbumin) [20–22, 24, 48, 50, 60], die Hinweise auf essentielle Interaktion zwischen Ligand und Schilddrüsenhormonbindungszentren gegeben hat. Aus parallelen Untersuchungen war uns bekannt, daß das aktive Zentrum und die Ligandenbindungsstelle der Typ-I-Iodthyronindeiodase aus Rattenleber eine sehr hohe strukturelle und räumliche Analogie zum Transthyretin, dem ubiquitären Serumtransportprotein für Thyroxin in allen höheren Vertebraten, aufweist [10, 21, 22, 46–49, 51, 52, 60]. Da die Kristallstruktur dieses Komplexes bekannt war und aus der Arbeitsgruppe von Dr. Cody eine Reihe von Strukturen von Flavonoiden und Schilddrüsenhormonen durch Röntgenstrukturanalyse gelöst worden waren, flossen diese Daten in unsere modelling-Versuche ein. Daraus ergab sich dann die Entwicklung einer kombinierten Struktur zwischen Flavonoiden und Schilddrüsenhormonen, repräsentiert z. B. durch die Substanz EMD 21388 (Abb. 2) [41, 46, 55, 56, 61, 62, 89]. Die Synthese

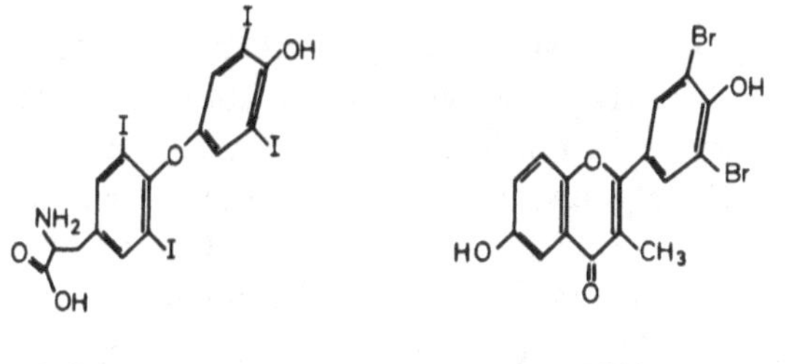

L-T_4 EMD 21388

Abb. 2 Vergleich der Strukturen von Thyroxin (L-T_4) und EMD 21388, einem synthetischen Flavonoid (3′-,5′-Dibromo, 4′-,6-dihydroxy, 3-methyl-flavonon), das als Hemmer der jodthyronin-5′-deiodasen und der T_4-Bindung an Transthyretin wirkt.

entsprechender Derivate und anschließende systematische Analyse dieser Derivate in Rattenlebermembran-Deiodase-Assay in intakten Hepatozyten und Bindungsstudien an Transthyretin vervollständigte unsere Kenntnisse über das aktive Zentrum und die essentiellen Interaktionen zwischen Deiodasesubstraten, Deiodaseinhibitoren und Deiodase.

2.1.6 *In-vivo*-Effekte des synthetischen Deiodaseinhibitors EMD 21388

Unsere *In-vitro*-Untersuchungen führten zu einer Reihe von potenten synthetischen Flavonoiden, die in der Lage sind, *in vitro* die T3-Bildung aus T4 zu hemmen, in intakten Hepatozyten die Deiodase effektiv in niedriger Konzentration zu blockieren, ohne daß wiederum die zelluläre Integrität und integrative Stoffwechselleistung, wie Glukoneogenese aus Laktat, blockiert wird. Diese Versuche ermutigten uns daraufhin, diese Substanzen auch im Tiermodell in Kooperation mit der Gruppe um Van der Heide, Wageningen, zu untersuchen [84]. In dem von dieser Gruppe etablierten Modell der Analyse der systemischen und lokalen T3-Produktion aus T4 wird ein Tiermodell verwendet, in dem unter Doppelisotopen-steady-state-Gleichgewichtsbedingungen die Produktion von T3 aus T4 und deren Beeinflussung durch physiologische und pharmakologische Faktoren eindeutig analysisert werden kann.

Diese Experimente ergaben, daß die Anwendung von EMD 21388 *in vivo* die T3-Produktion blockiert, die Plasma-T3-Spiegel senkt und auch die thyroidale T3-Bildung beeinflußt. Eine Hemmung der T3-Bildung konnte nicht nur in Geweben mit Typ-I-5′-Deiodaseaktivität (PTU-hemmbar, z. B. Leber, Niere) gezeigt werden, sondern auch in Geweben, die typischerweise Typ-II-5′-Deiodaseaktivität aufweisen, wie z. B. verschiedene Gehirnregionen, Hypophyse, braunes Fettgewebe [84]. Damit konnte die *In-vivo*-Wirksamkeit dieser Substanz auch im Tiermodell eindeutig gezeigt werden, so daß ein spezifischer, hochwirksamer, chemisch stabiler flavonoid-basierender Deiodaseinhibitor für weitere Untersuchungen zur Verfügung steht.

Weitere kooperative Untersuchungen mit verschiedenen Arbeitsgruppen haben uns gezeigt, daß das Flavonoid EMD 21388 vermutlich auch die Blut-Liquor-(CSF)-Schranke überwindet oder zumindest den T4-Transport über die Blut-Hirn-Schranke beeinflußt [18, 69] und auch plazentagängig ist, da z. B. der Schilddrüsenhormonhaushalt des sich entwickelnden Rattenfötus durch EMD 21388 maßgeblich unabhängig von den Veränderungen auf der maternalen Seite beeinflußt wird [76]. Diese Untersuchungen zeigen, daß EMD 21388 auch das intrazelluläre Targetmolekül Deiodase im intakten Tiermodell erreicht und Veränderungen im Schilddrüsenhormonstoffwechsel bewirkt.

2.2.1 Flavonoide und Schilddrüsenhormonbindung an Transthyretin – Effekt auf freie Schilddrüsenhormonkonzentration

Flavonoide hemmen die Bindung von Schilddrüsenhormonen an das Transportprotein Transthyretin. Unsere Untersuchungen mit natürlichen und synthetischen Flavonoiden zeigten *in vitro* und im Tierversuch sehr schnell, daß Flavonoide neben ihrer antithyrotropen Wirkung der Hemmung der Typ-I-5′-Deiodase noch einen weiteren Angriffspunkt im Schilddrüsenhormonhaushalt besitzen. In Bindungs- und Verdrängungsuntersuchungen von 125-Jod-markierten Schilddrüsenhormonen an gereinigtes Transthyretin verschiedener Spezies (Mensch, Ratte, Hund) konnten wir zeigen, daß natürliche und synthetische Flavonoide hochpotente Kompetitoren der T4- (und T3-) Bindung an Transthyretin sind [10, 11, 21, 49, 51, 52, 54]. Diese Verdrängung von Schilddrüsenhormonen aus der Bindungsstelle von Transthyretin ist hochspezifisch, da die bisher untersuchten Flavonoide keinerlei Kompetition mit der hochaffinen T4-Bindungsstelle des thyroxinbindenden Globulins aufweisen und auch keine T4-Verdrängung aus der niedrigaffinen Bindungsstelle des Albumins, die hohe Kapazität aufweist, ergeben. Die Spezifität und Selektivität dieser Hormonverdrängung aus der Transthyretinbindung ist äußerst bemerkenswert und bisher für keine andere Substanzklasse außer den Flavonoiden beschrieben. Ausgedehnte Strukturwirkungsanalysen von natürlichen und synthetischen Flavonoiden ergaben eine hochspezifische Bindungsstelle der Schilddrüsenhormone und der Flavonoide im Transthyretin; wie schon oben erwähnt, zeigt diese Bindungsstelle hohe Homologie zur Ligandenbindungsstelle der Typ-I-5′-Deiodase und konnte bei der Entwicklung synthetischer Analoga als Modell benutzt werden.

Der Arbeitsgruppe um Frau Cody gelang es in der Zwischenzeit, die Bindungsstelle der Röntgenstrukturanalyse von Transthyretin und Flavonoidkomplexen weiter zu charakterisieren [23, 24]. Aus diesen Untersuchungen ergab sich, daß die Flavonoide wirklich die T4-Bindungsstelle im Transthyretin besetzen und einen festeren Komplex bilden, als er normalerweise durch den natürlichen Liganden Thyroxin gebildet wird. Untersuchungen mit dem bisher potentesten synthetischen Flavonoid EMD 21388 (s. Abb. 2) zeigten, daß die Verdrängung von T4 aus Transthyretin im Rattentiermodell zu einer transienten Erhöhung der prozentualen freien T4-Konzentrationen führt [18, 54, 66, 69]. Dieser Effekt kann schon in sehr niedrigen Dosen von 21388 eindeutig gezeigt werden. Diese transiente Erhöhung der freien Hormonkonzentrationen hat verschiedene Effekte zur Folge. Es wird die Elimination von T4 (und T3) aus der Zirkulation beschleunigt [69]. Bisher ist noch unklar, ob die Elimination über Faeces- und Urinausscheidung erfolgt. Die transient erhöhten freien Hormonspiegel führen auch zu einer transienten Erhöhung des intrazellulären Hormongehalts, z. B. in Leber und in der Hypophyse [2,

18, 66]. Die Konsequenz dieser transienten Erhöhung des freien T4 im Serum der mit EMD 21388 behandelten Ratten ist eine akute (schon nach 5 bis 10 Minuten sichtbare), anhaltende Supression der Serum-TSH-Spiegel auf fast basale Werte nahe der Nachweisgrenze. Detaillierte Untersuchungen über den Mechanismus der akuten Supression der TSH-Serumspiegel zeigten, daß es sich um einen direkten Effekt auf die Sekretion von TSH handelt, wobei die intrahypophysäre Neusynthese sowie die intrahypophysäre Deiodaseaktivität nicht beeinflußt sind [2]. Somit wäre es denkbar, mit dieser Substanzgruppe die akute Freisetzung von TSH, vermutlich über einen direkten Membraneffekt vermittelt, zu blockieren. Möglicherweise können diese Flavonoide eine therapeutische Anwendung beim Syndrom der inappropriaten TSH-Sekretion bei hypophysärer und generalisierter Schilddrüsenhormonresistenz finden [81]. Über die Auswirkungen der transienten Erhöhung der intrazellulären Hormonkonzentrationen in Leber und Niere liegen noch keine ausführlichen Untersuchungen vor. In der Leber kommt es kurzfristig zu einer Induktion T3-abhängiger Enzyme wie z. B. Malatenzym und α-Glycerophosphat-Dehydrogenase im Rattenmodell.

2.2.2 Flavonoideffekte auf den T4-Transport über die Blut-Hirn- und Plazentaschranken

Eine weitere Auswirkung der durch die T4-Kompetition an Transthyretin verursachten freien Hormonkonzentrationen betrifft den Schilddrüsenhormontransport über die Blut-Liquor-(CSF)- und Plazentaschranke. Es ist bekannt, daß der Choroidplexus die zelluläre Basis für die Blut-Liquor-Schranke darstellt. Im Epithel des Choroidplexus wird Transthyretin in hohen Konzentrationen exprimiert, synthetisiert und gerichtet in den Liquor abgegeben [83, 88]. Untersuchungen zur Rolle des gerichteten TTR-Transports in den Liquor und dessen Rolle bei der Schilddrüsenhormonversorgung des zentralen Nervensystems über die Blut-Liquor-Schranke legen nahe, daß die gerichtete Sekretion von Transthyretin mit beteiligt ist am gerichteten T4-Transport über die Blut-Liquor-Schranke. Die Hormonzusammensetzung im Liquor unterscheidet sich bekanntermaßen maßgeblich von der des Serums. Die neuen Befunde der Rolle der Transthyretinsynthese und der Kompetition der T4-Bindung an Transthyretin durch das Flavonoid EMD 21388 bestätigen diesen Mechanismus und erklären, warum nach Flavonoidgabe auch der Hormontransport ins Zentralnervensystem beeinflußt wird [83, 88]. Das synthetische Flavonoid EMD 21388 ist auch in der Lage, die Plazentaschranke zu überwinden und die Wirkung auf den Schilddrüsenhormonhaushalt des Fetus unabhängig von den Veränderungen im Schilddrüsenhormonhaushalt der Mutter zu beeinflussen [76]. Neue Untersuchungen der Gruppe um Morreale de Escobar in Madrid zeigen, daß EMD 21388 die Plazenta permeieren, im fetalen Organismus ebenfalls die Schilddrüsenhormone aus der Transthyretinbindung verdrängen und die fetale Aktivierung des Prohormons Thyroxin zum biologisch aktiven Trijodthyronin durch die Deiodaseisoenzyme blockieren kann [76]. Die letzteren Daten stellen einen weiteren Hinweis dar, daß das synthetische Flavonoid intrazelluläre Targetmoleküle erreichen kann.

2.2.3 Flavonoide haben keinen Effekt auf die Bindung von Schilddrüsenhormonen an T3-Rezeptoren im Zellkern

Für die hohe Spezifität der Schilddrüsenhormonbindungsstellen spricht ein weiterer Befund, den wir in Kooperation mit der Gruppe um Juan Bernal, Madrid, erstellt haben. Während natürliche und synthetische Flavonoide spezifische und wirkungsvolle Kompetitoren für die T4-Bindungsstellen (oder reverse T3-Bindungsstellen) des Transthyretins und der Deiodaseisoenzyme zeigen, konnte keinerlei Kompetition mit T3-Bindungsstellen von nukleären T3-Rezeptoren in intakten Kernen oder Kernextrakten gezeigt werden (unveröff. Daten, Ferreiro, Bernal, Köhrle). Dies deutet darauf hin, daß diese Klasse von Bindungsstellen aus der c-erbA-Familie nicht durch diese Flavonoide beeinflußt wird (vgl. Tab. 3).

Tabelle 3 Zusammenfassung

Natürliche und synthetische Flavonoide beeinflussen die Schilddrüsenhormonregulation. Sie ändern die

- Hormonverfügbarkeit (T4) für das ZNS,
- hypophysäre Feedbackregulation,
- Schilddrüsenhormonsynthese und -freisetzung,
- Hormonbindung an das Serumtransportprotein Transthyretin,
- T4-Aktivierung zu T3 durch die Typ-I- und Typ-II-5′-Deiodase,
- (haben keinen Effekt auf die T3-Rezeptorbindung),
- Elimination der Jodthyronine.

2.2.4 Flavonoidwirkung auf den Schilddrüsenhormontransport durch die Zellmembran

Bisher liegen auch noch keine systematischen Daten vor, inwieweit der durch spezifische Transportproteine kontrollierte Hormontransport über die Zellmembran [29, 80] durch Flavonoide beeinflußt wird. Es ist zu erwarten, daß der T4-Transport über die Plasmamembran möglicherweise durch die synthetischen Flavonoide aus der Reihe EMD 21388 ebenfalls spezifisch gehemmt wird, während der zelluläre T3-Transport unbeeinflußt sein wird. In diesem Zusammenhang ist anzumerken, daß die Verdrängung von T3 durch EMD 21388 aus der Bindung an Transthyretin darauf zurückzuführen ist, daß T3 einen Teil der T4-Bindungsstellen im TTR besetzt. Bisher sind keine spezifischen T3-Bindungsstellen im TTR beschrieben, und die T3-Bindung an TTR ist weniger affin als die von T4. Ob die transiente Erhöhung der freien T3-Konzentrationen im Serum und in verschiedenen Rattenorganen auf diese T3-Verdrängung aus der TTR-Bindung mitbeeinflußt wird, bleibt zu untersuchen.

3.1 Perspektiven für die Entwicklung selektiver und potenter Schilddrüsenhormonantagonisten auf Flavonoidbasis

Ausgehend von den lange bekannten antithyroidalen und antihormonellen Effekten bestimmter Extrakte aus Heilpflanzen, ist es in den letzten Jahren gelungen, einige Wirkprinzipien dieser Extrakte zu charakterisieren, antihormonell aktive Reinsubstanzen aus diesen Extrakten zu isolieren, basierend auf diesen Leitsubstanzen stabilere und potentere synthetische Derivate zu entwickeln und diese *in vitro* und im Tiermodell zu untersuchen.

Es zeigte sich dabei, daß die primäre Präparation der Pflanzenextrakte schon wesentlichen Einfluß auf die Wirksamkeit und Spezifität ausübt. So ist es gelungen, die Angriffspunkte der Extrakte von der Deiodasehemmung durch reduzierte niedermolekulare Flavonoide zur antithyrotropen Aktivität, durch Aduktbildung mit TSH oder Basedow-Immunglobulinen durch oxidierte polymere Produkte zu verlagern. Für unsere Untersuchungen ergab sich die Konsequenz, stabile, chemisch definierte und bezüglich ihrer Wirkung optimierte Substanzen zu entwerfen, zu synthetisieren und bezüglich ihrer Wirkung zu untersuchen, um stabile Therapeutika mit definierter, wenn auch an mehreren Angriffspunkten ansetzender Wirkung zu entwickeln.

3.2 Antithyroidale und antihormonelle Wirksamkeit von kommerziellen Phytotherapeutika?

Es ist augenblicklich nicht möglich, aus unseren *In-vitro-* und Tiermodelluntersuchungen Rückschlüsse auf die Wirksamkeit der zur Zeit auf dem Markt befindlichen Schilddrüsenphytotherapeutika zu ziehen. Die Gehalte und Wirksamkeit dieser Präparate wurden von uns nicht untersucht. Es ist nach unseren Untersuchungen jedoch anzunehmen, daß die beschriebenen Applikationen durchaus eine reale, nachweisbare Wirkung haben können. Auch die von manchen Herstellern beschriebenen Interferenzen mit Schilddrüsenfunktionstests bei langdauernder Wirkung von entsprechenden Pflanzenextrakten bzw. die strumigene Wirkung nach langfristiger Applikation erscheint durchaus realistisch. Eigene Untersuchungen hierzu liegen nicht vor.

Eine vorsichtige Extrapolation unserer Untersuchungen mit partiell gereinigten Pflanzenextrakten oder deren natürlichen isolierten Inhaltsstoffen macht unwahrscheinlich, daß diese Extrakte die Wirksamkeit der etablierten Thyrostatika der Schulmedizin erreichen. Es ist jedoch denkbar, daß durch die multifaktoriellen Angriffspunkte dieser rohen und wenig definierten Extrakte auf der Ebene der Hypophyse, Schilddrüse und Peripherie eine Gesamtwirkung im Sinne einer Therapie der Hyperthyreose, auch vom Typ Morbus Basedow, erzielt wird. Unser augenblicklicher Kenntnisstand fordert jedoch, daß diese Extrakte zuerst standardisiert und in einigermaßen stabiler Form präpariert werden, so daß klinische Untersuchungen auf dem heutigen Kenntnisstand der Schilddrüsenhormonsynthese, des Schilddrüsenhormonstoffwechsels und der Schilddrüsenhormonwirkung durchgeführt werden können. Die Verwendung wässeriger bzw. ethanolischer Extrakte birgt die Gefahr der Oxidation, Polymerisation und der damit verbundenen Wirkungsverlagerung hin in Richtung auf die Blockade des Hypophysenhormons TSH (und Glycoproteohormone LH, FSH?) sowie von hCG unter Verlust der Hemmwirkung auf die Jodthyronindeiodasen.

3.3 Toxizität und Verstoffwechselung der Flavonoide

Unsere Untersuchungen haben noch nicht das Stadium erreicht, daß ein direkter therapeutischer Einsatz der von uns untersuchten natürlichen und synthetischen Flavonoide gerechtfertigt ist, solange klinische Prüfungen nicht abgeschlossen sind. Bezüglich der Toxizität dieser Substanzen liegen erste Untersuchungen zur akuten und chronischen Toxizität im Tierversuch vor (unveröffentlichte Daten). Für natürlich vorkommende Flavonoide sind nur wenige Berichte verfügbar [16, 27], eigene Untersuchungen für das synthetische Derivat EMD 21388 haben keine Hinweise auf akute und chronische Toxizität in Nagern bis zu einer Dosierung von 5 g/kg Körpergewicht gegeben. Von anderen flavonoidbasierenden Therapeutika oder Flavonoiden, die sich in verschiedenen Phasen der klinischen Prüfung für andere Applikationen zur Zeit befinden, gibt es Berichte über Nebenwirkungen, die jedoch nur in recht hohen Konzentrationen auftreten und z. T. in der Literatur noch kontrovers diskutiert werden [16, 27, 67]. Generell ist zu sagen, daß natürliche Flavonoide auf Grund ihrer polyphenolischen Struktur in unkonjugierter bzw. nicht methylierter Form häufig recht schnell eliminiert werden, daß Konjugations- und Oxidationsreaktionen der freien phenolischen Gruppen in der Leber erfolgen [36] und daß für wenige Flavonoide therapeutisch relevante Wirkspiegel in der Zirkulation beschrieben sind. Unsere eigenen Daten zum synthetischen Flavonoid EMD 21388 deuten darauf hin, daß im Serum Wirkkonzentrationen im Tiermodell im niedrigen mikromolaren Bereich erzielt werden [55, 66]. Es soll jedoch darauf hingewiesen werden, daß diese Wirkkonzentrationen bestimmt sind durch die zirkulierende Konzentration von Transthyretin (2–5 μmol) und freie Konzentrationen von EMD 21388 bisher nicht eindeutig bestimmt werden konnten.

Mit unserer durchschnittlichen Nahrung nehmen wir täglich ca. 1–2 g verschiedener Flavonoide auf, die fast vollständig durch first-pass Effekte eliminiert oder schon im Gastrointestinaltrakt durch chemische Reaktionen oder die intestinale Flora zerstört werden [14, 82]. Zuerst wurde das wissenschaftliche Augenmerk auf die Gruppe der Flavonoide durch Szent-Györgyi gelenkt, der 1936 aus seinen Untersuchungen zum Skorbut und zur Gefäßpermeabilität den Einfluß der Flavonoide erkannt und die Existenz von „Vitamin P" postuliert hat. Gerade kürzlich wurde im Lancet die Zutphen-Studie publiziert [40], die zeigte, daß der Verzehr von Flavonoiden umgekehrt korreliert war zur Mortalität von koronaren Herzerkrankungen und Inzidenz von Myokardinfarkten. Es ist jedoch unwahrscheinlich, daß diese Zusammenhänge via Schilddrüsenhormone vermittelt werden.

4. Zusammenfassung

Es ist abzusehen, daß natürliche und synthetische Flavonoide ähnlich wie die klassischen goitrogenen Thyrostatika auf Thiouracil- oder Methimazolbasis in Zukunft aussichtsreiche Kandidaten zur Therapie von Schilddrüsenfunktionsstörungen sind, wobei sich spezifische Angriffspunkte durch die Auswahl spezifischer Substanzen oder Klassen abzeichnen (Tab. 3) und damit eine gezielte Therapie z. B. der inappropriaten TSH-Sekretion, der Autoimmunerkrankung vom Typ Morbus Basedow bzw. organspezifischer Hyperthyreosen denkbar erscheint.

Danksagung

Frau M. Mager danke ich für die gute Mitarbeit bei der Erstellung des Manuskripts. Allen Kolleginnen und Kollegen, die an den Untersuchungen und der Diskussion dieses Projekts in den letzten Jahren beteiligt waren, und den Firmen, welche einen Teil dieser Arbeiten unterstützten, gilt mein herzlichster Dank.

Literatur

[1] Cody, V., E. Middleton, J. E. Harborne, A. Beretz (Hrsg.): Plant Flavonoids in Biology and Medicine II. Alan R. Liss, New York 1988.

[2] Abend, S. L., S. L. Fang, S. Alex et al.: Rapid alteration in circulating free thyroxine modulates pituitary type II 5'deiodinase and basal thyrotropin secretion in the rat. J. Clin. Invest. *88* (1991) 898–903.

[3] Agnusdei, D., F. Zachei, S. Bigazzi et al.: Metabolic and clinical effects of ipriflavone in established post-menopausal osteoporosis. Drugs Exptl. Clin. Res. *XV* (1989) 97–104.

[4] Amir, S. M., K. Kasagi, M. Coretti et al.: Polyphlortein phosphate, an antagonist of thyrotropin action: Evidence for an interaction with the hormone rather than the receptor. Endocrinology *117* (1985) 860–868.

[5] Auf'mkolk, M., S. M. Amir, K. Kubota et al.: The active principles of plant extracts with antithyrotropic activity: Oxidation products of derivatives of 3,4-Dihydroxycinnamic acid. Endocrinology *116* (1985) 1677–1686.

[6] Auf'mkolk, M., J. C. Ingbar, S. M. Amir et al.: Inhibition by certain plant extracts of the binding and adenylate cyclase stimulatory effect of bovine thyrotropin in human thyroid membranes. Endocrinology *115* (1984) 527–534.

[7] Auf'mkolk, M., J. C. Ingbar, K. Kubota et al.: Extracts and auto-oxidized constituents of certain plants inhibit the receptor-binding and the biological activity of Graves' immunoglobulins. Endocrinology *116* (1985) 1687–1693.

[8] Auf'mkolk, M., S. H. Ingbar: Antithyrotropic acitivty of oxidation products of 3,4,-dihydroxy-cinnamic acid derivatives. In: V. Cody, E. Middleton Jr., J. B. Harborne (Hrsg.): Plant Flavonoids in Biology and Medicine, S. 333–341. Alan R. Liss, New York 1986.

[9] Auf'mkolk, M., J. Köhrle, H. Gumbinger et al.: Antihormonal Effects of Plant Extracts. Horm. Metab. Res. *16* (1984) 136–141.

[10] Auf'mkolk, M., J. Köhrle, R. D. Hesch et al.: Inhibition of rat liver iodothyronine deiodinase: Interaction of aurones with the iodothyronine ligand binding site. J. Biol. Chem. *261* (1986) 11623–11630.

[11] Auf'mkolk, M., J. Köhrle, R. D. Hesch et al.: Crystal structure of phlorizin and the iodothyronine deiodinase inhibitory activity of phloretin analogues. Biochem. Pharmacol. *35* (1986) 2221–2227.

[12] Auf'mkolk, M., J. Köhrle, T. Kaminski et al.: Flavonoids and plant pigments inhibit iodothyronine deiodinases. Acta Endocrinologica *98*, Supplement 240 (1981) 2–3 (Abstract # 2).

[13] Berger, P. J., E. H. Sanders, P. D. Gardner et al.: Phenolic plant compounds functioning as reproductive inhibitors in Microtus montanus. Science *195* (1977) 575–577.

[14] Böhm, K.: Die Flavonoide. Arzneimittelforschung *9* (1959) 539–544, 1. Mitteilung.

[15] Breneman, W. R., F. J. Zeller, M. Carmack et al.: In vivo inhibition of gonadotropins and thyrotropin in the chick by extracts of Lithospermum ruderale. Gen. Comp. Endocrinol. *28* (1976) 24–32.

[16] Canada, A. T., W. D. Watkins, T. D. Nguyen: The toxicity of flavonoids to guinea pig enterocytes. Toxicol. Appl. Pharmacol. *99* (1989) 357–361.

[17] Cetta, G., C. Balduini, M. Valli et al.: Influence of a flavonoid on some abnormalities of connective tissues in osteogenesis imperfecta. Perspectives in inherited metabolic diseases *1* (1978) 143–151.

[18] Chanoine, J.-P., S. Alex, S. L. Fang et al.: Role of transthyretin in the transport of thyroxine from the blood to the choroid plexus, the cerebrospinal fluid, and the brain. Endocrinology *130* (1992) 933–938.

[19] Chowdhury, M., S. C. Kabir, A. K. Pal et al.: Modulation of luteinizing hormone receptors: effect of an inhibitor of prolactin secretion, p-coumaric acid. J. Endocrinol. *98* (1983) 307–311.

[20] Cody, V., M. Auf'mkolk, J. Köhrle et al.: Structure-acitivity relationships of deiodinase inhibitors: Crystal structure of phlorizin and its interactions in the TBPA-T4 binding site. Program and Abstracts: Plant Flavonoids in Biology and Medicinegygy and Medicine (1985) 80 (Abstract # P-29).

[21] Cody, V., J. Köhrle, M. Auf'mkolk et al.: Structure-acitivty relationships of flavonoid deiodinase inhibitors and enzyme active site models. In: V. Cody, E. Middleton, J. B. Harborne (Hrsg.): Plant Flavonoids in Biology and Medicine, S. 373–382. Alan R. Liss, New York 1986.

[22] Cody, V., J. Köhrle, R. D. Hesch: Structure-Activity Relationships of Flavonoids As Inhibitors of Iodothyronine Deiodinase. In: E. Gaitan (Hrsg.): Environmental Goitrogenesis, S. 57–69. CRC Press, Inc., Boca Raton 1989.
[23] Cody, V., J. Luft, M. Mc Court et al.: Conformational analysis of flavonoids: Crystal and molecular structure of 3',5'-dibromo-3-methyl-6,4'-dihydroxyflavone (1 : 2) triphenylphosphine oxide complex. Struct. Chem. *2* (1991) 601–606.
[24] Cody, V., J. Luft, P. van Roey et al.: Thyroid Hormone – Protein Binding Interactions: Crystallization of Thryoxine Binding Prealbumin-Hormone Analogue and Flavonoid Complexes. Ann. d'Endocrinol. *49* (1988) 188 (Abstract # 36).
[25] Conti, C., D. Genovese, R. Santoro et al.: Activities and mechanisms of action of halogen-substituted flavanoids against poliovirus type 2 infection in vitro. Antimicrob. Agents Chemother. *34* (1990) 460–466.
[26] Cummings, J., D. J. Kerr, S. B. Kaye et al.: Optimisation of a reversed-phase high-performance liquid chromatographic method for the determination of flavone acetic acid and its major human metabolites in plasma and urine. J. Chromatogr. *431* (1988) 77–85.
[27] Czeczot, H., B. Tudek, J. Kusztelak et al.: Isolation and studies of the mutagenic activity in the Ames test of flavonoids naturally occurring in medical herbs. Mutat. Res. *240* (1990) 209–216.
[28] Dhom, G., H. Wernze: Zum antithyrotrophen und antigonadotrophen Wirkungsmechanismus von Lithospermum officinale. Acta Endocrinol. *43* (1963) 294–304.
[29] Docter, R., M. De Jong, H. J. Van der Hoek et al.: Development and use of a mathematical two-pool model of distribution and metabolism of 3,3',5-triiodothyronine in a recirculating rat liver perfusion system: Albumin does not play a role in cellular transport. Endocrinology *126* (1990) 451–459.
[30] Ferriola, P. C., V. Cody, E. Middleton, Jr.: Protein kinase C inhibition by plant flavonoids. Kinetic mechanisms and structure-activity relationships. Biochem. Pharmacol. *38* (1989) 1617–1624.
[31] Findley, W. E.: The antigonadotropic activity of Lithospermum Ruderale. II. The inhibition of LRF-induced gonadotropin release in vitro. Contraception *23* (1981) 157–162.
[32] Földes, I., M. Rapcsak, A. Szöor et al.: The effect of ipriflavone treatment on osteoporosis induced by immobilization. Acta Morphologica Hungarica *36* (1988) 79–93.
[33] Gaitan, E., R. H. Lindsay, R. D. Reichert et al.: Antithyroid and goitrogenic effects of millet: Role of C-glycosylflavones. J. Clin. Endocrinol. Metab. *68* (1989) 707–714.
[34] Gassner, F. X., M. L. Hopwood, W. Jöchle et al.: Antifertility activity of an oxidized polyphenolic acid from Lithospermum ruderale. Proc. Soc. Exp. Biol. Med. *114* (1963) 20–25.
[35] Gumbinger, H. G., H. Winterhoff, H. Sourgens et al.: Formation of compounds with antigonadotropic activity from inactive phenolic precursors. Contraception *23* (1981) 661–665.
[36] Hackett, A. M.: The metabolism of flavonoid compounds in mammals. In: V. Cody, E. Jr. Middleton, J. B. Harborne (Hrsg.): Plant Flavonoids in Biology and Medicine, S. 177–194. Alan R. Liss, New York 1986.
[37] Hagerman, A. E., K. M. Klucher: Tannin-protein interactions. In: V. Cody, E. Middleton, Jr., J. B. Harborne (Hrsg.): Plant Flavonoids in Biology and Medicine, S. 67–76. Alan R. Liss, New York 1986.
[38] Havsteen, B.: Flavonoids, a class of natural products of high pharmacological potency. Biochem. Pharmacol. *32* (1983) 1141–1148.
[39] Hänsel, R.: Phytopharmaka. Springer Verlag, Berlin 1991, 2nd Ed.
[40] Hertog, M. G. L., E. J. M. Feskens, P. C. H. Hollmann et al.: Dietary antioxidant flavonoids and risk of coronary heart disease: the Zutphen Elderly study. Lancet *342* (1993) 1007–1011.

[41] Hesch, R. D., J. Köhrle: Intracellular Pathways of iodothyronine metabolism. In: S. H. Ingbar, L. E. Braverman (Hrsg.): Werner's 'The Thyroid', S. 154–200. J. B. Lippincott, Philadelphia 1986, 5th Ed.

[42] Jarry, H., G. Harnischfeger, E. Düker: Untersuchungen zur endokrinen Wirksamkeit von Inhaltsstoffen aus Cimicifuga racemosa 2. In vitro-Bindung von Inhaltsstoffen an Östrogenrezeptoren. Planta Med. (1985) 316–319.

[43] Kemper, F.: Experimentelle Grundlagen für eine therapeutische Anwendung von Lithospermum officinale zur Blockierung von Hormonen des Hypophysenvorderlappens. Arzneimittelforschung *9* (1959) 368–375.

[44] Kerr, D. J., S. B. Kaye, J. Graham et al.: Phase I and pharmacokinetic study of LM 975 (flavone acetic acid ester). Cancer Res. *46* (1986) 3142–3146.

[45] Kleijnen, J., P. Knipschild: Ginko biloba. Lancet *340* (1992) 1136–1139.

[46] Köhrle, J.: The trace components – selenium and flavonoids – affect iodothyronine deiodinases, thyroid hormone transport and TSH regulation. Acta Med. Austriaca. *19 Suppl. 1* (1992) 13–17.

[47] Köhrle, J.: Thyroid hormone deiodination in target tissues – a regulartory role for the trace element selenium? Exp. Clin. Endocrinol. *102* (1994) 63–89.

[48] Köhrle, J., M. Auf'mkolk, R. D. Hesch et al.: Structure-acitivity-relationships of ligands of rat liver iodothyronine deiodinase – Development of a computer-graphic ligand binding site model. Fresenius Z. Anal. Chem. *321* (1985) 636–637 (Abstract).

[49] Köhrle, J., M. Auf'mkolk, H. Rokos et al.: Rat liver iodothyronine monodeiodinase: Evaluation of the iodothyronine binding site. J. Biol. Chem. *261* (1986) 11613–11622.

[50] Köhrle, J., M. Auf'mkolk, M. Spanka et al.: Design of active site-directed iodothyronine deiodinase ligands using TBPA as a binding site model. In: G. Medeiros-Neto, E. Gaitan (Hrsg.): Frontiers in Thyroidology, S. 783–788. Plenum Medical Book Company, New York 1985.

[51] Köhrle, J., M. Auf'mkolk, M. Spanka et al.: Iodothyronine deiodinase is inhibited by plant flavonoids. In: V. Cody, E. Middleton, J. B. Harborne (Hrsg.): Plant Flavonoids in Biology and Medicine, S. 359–371. Alan R. Liss, New York 1986.

[52] Köhrle, J., M. Auf'mkolk, M. Spanka et al.: Flavonoids inhibit enzymic thyroid hormone deiodination. In: L. Farkas, M. Gabor, F. Kallay (Hrsg.): Flavonoids and Bioflavonoids – Proceedings of the International Bioflavonoid Symposium, S. 411–421. Hungarian Academy of Sciences, Budapest 1985.

[53] Köhrle, J., M. Auf'mkolk, H. Winterhoff et al.: Iodothyronine deiodinases: inhibition by plant extracts. Acta Endocrinologica *96 Suppl. 240* (1981) 15–16 (Abstract).

[54] Köhrle, J., S. L. Fang, Y. Yang et al.: Rapid Effects of the Flavonoid EMD 21388 on Serum Thyroid Hormone Binding and Thyrotropin Regulation in the Rat. Endocrinology *125* (1989) 532–537.

[55] Köhrle, J., S. L. Fang, Y. Yang, et al.: Rapid effects of the flavonoid EMD 21388 on serum thyroid hormone binding and thyrotropin regulation in the rat. Endocrinology *125* (1989) 532–537.

[56] Köhrle, J., R. D. Hesch, J. L. Leonard: Intracellular pathways of iodothyronine metabolism. In: L. E. Braverman, R. D. Utiger (Hrsg.): Werner and Ingbar's The Thyroid – A Fundamental and Clinical Text, S. 144–189. Lippincott, Philadelphia 1991, 6th Ed.

[57] Köhrle, J., M. Oertel, M. Spanka et al.: Acute effects of flavonoids on thyroid hormone transport, metabolism and action. Abstracts International Flavonoid Symposium (1990) 51–53 (Abstract). Hungarian Academy of Sciences, Szombathely, Hungary.

[58] Köhrle, J., U. Rasmussen, H. Rokos et al.: Selective affinity labeling of a 27-kDa integral membrane protein in rat liver and kidney with N-Bromoacetyl derivatives of L-thyroxine and 3,5,3′-triiodothyronine. J. Biol. Chem. *265* (1990) 6146–6154.

[59] Köhrle, J., U. B. Rasmussen, D. M. Ekenbarger et al.: Affinity labeling of rat liver and kidney type I t'-deiodinase. Identification of the 27-kDa substrate binding subunit. J. Biol. Chem. *265* (1990) 6155–6163.

[60] Köhrle, J., M. Spanka, M. Auf'mkolk et al.: Design of active site directed iodothyronine deiodinase ligands using TBPA as a binding site model. Progr. & Abstr. 9th Int. Thyroid Congress, Sao Paulo, 1985. (1985) 161 (Abstract # 242).

[61] Köhrle, J., M. Spanka, M. Auf'mkolk et al.: New synthetic inhibitors of thyroid hormone metabolism. Acta Endocrinologica Supplement 274. *111* (1986) 110 (Abstract).

[62] Köhrle, J., M. Spanka, V. Cody et al.: Characteristics of a new synthetic thyroxine antagonist. Ann. d'Endocrinol. *47* (1986) 58 (Abstract # 100).

[63] Köhrle, J., M. Spanka, K. Irmscher et al.: Flavonoid Effects on Transport, Metabolism and Action of Thyroid Hormones. In: V. Cody, E. Middleton, J. B. Harborne et al. (Hrsg.): Plant Flavonoids in Biology and Medicine II: Biochemical, Cellular and Medicinal Properties, S. 323–340. Alan R. Liss, New York 1988.

[64] Kölbl, K.: Kölbl's Kräuterfibel. Reprint-Verlag Konrad Kölbl, Grünwald/b. München 1961, Ed. 17.

[65] Levy, J., I. Teuerstein, M. Marbach et al.: Tyrosine kinase activity in the DMBA-induced rat mammary tumor: inhibition by quercetin. Biochem. Biophys. Res. Comm. *123* (1984) 1227–1233.

[66] Lueprasitsakul, W., S. Alex, S.-L. Fang et al.: Flavonoid administration immediately displaces thyroxine (T4) from serum transthyretin, increases serum free T4, and decreases serum thyrotropin in the rat. Endocrinology *126* (1990) 2890–2895.

[67] MacGregor, F. B., V. E. Abernethy, S. Dahabra et al.: Hepatotoxicity of herbal remedies. Br. Med. J. *299* (1989) 1156–1157.

[68] Madaus, G., F. E. Koch, G. Albus: Tierexperimentelle Untersuchungen über die antithyroide Wirksamkeit von Lycopus europaeus und Lycopus virginicus (Wolfsfuß). Z. Gesamte Inn. Med. *109* (1941) 411–424.

[69] Mendel, C. M., R. R. Cavalieri, J. Köhrle: Thyroxine transport and distribution in rats treated with EMD 21388, a synthetic flavonoid that displaces thyroxine from transthyretin. Endocrinology *130* (1992) 1525–1532.

[70] Moochhala, S. M., K. H. Loke, N. P. Das: Spectral perturbation of human microsomal cytochrome P-450 by flavonoid binding. Biochem. Int. *17* (1988) 755–762.

[71] Moore, P. K., R. J. Griffiths, F. J. Lofts: The effect of some flavone drugs on the conversion of prostacyclin to 6-oxoprostaglandin E1. Biochem. Pharmacol. *32* (1983) 2813–2817.

[72] Movius, E. G., M. M. Phyillaier, J. Robbins: Phloretin inhibits cellular uptake and nuclear receptor binding of triiodothyronine in human Hep G2 hepatocarcinoma cells. Endocrinology *124* (1989) 1988–1997.

[73] Nakai, N., Y. Fuiji, K. Kobashi et al.: Aldose reductase inhibitors: Flavonoids, alkaloids, acetophenones, benzophenones, and spirohydantoins of chroman. Arch. Biochem. Biophys. *239* (1985) 491–496.

[74] Nielsen, M., S. Frokjær, C. Braestrup: High affinity of the naturally-occurring biflavonoid, amentoflavon, to brain benzodiazepine receptors in vitro. Biochem. Pharmacol. *37* (1988) 3285–3287.

[75] Ono, K., H. Nakane, M. Fukushima et al.: Inhibition of reverse transcriptase activity by a flavonoid compound, 5,6,7-trihydroxyflavone. Biochem. Biophys. Res. Commun. *160* (1989) 982–987.

[76] Pedraza, P. E., F. Escobar del Rey, G. Morreale de Escobar: Effects of flavonoid EMD 21388 (EMD) on thyroid hormone status of rat dams and their fetuses at term. J. Endocrinol. Invest. *16 Suppl. 2* (1993) 12 (Abstract # 18).

[77] Piantelli, M., A. Rinelli, E. Macri et al.: Type II estrogen binding sites and antiproliferative activity of quercetin in human meningiomas. Cancer *71* (1993) 193–198.

[78] Picq, M., M. Dubois, A. F. Prigent et al.: Inhibition of the different cyclic nucleotide phosphodiesterase isoforms separated from rat brain by flavonoid compounds. Biochem. Int. *18* (1989) 47–57.

[79] Plunkett, E. R., R. L. Noble: The effects of injection of Lithospermum ruderale on the endocrine organs in the rat. Endocrinology *49* (1951) 1–7.

[80] Pontecorvi, A., J. Robbins: The plasma membrane and thyroid hormone entry into cells. Trends in Endocrinology and Metabolism *1* (1989) 90–94.

[81] Refetoff, S., R. E. Weiss, S. J. Usala: The syndromes of resistance of thyroid hormone. Endocr. Rev. *14* (1993) 348–399.

[82] Roger, C. R.: The nutritional incidence of flavonoids: Some physiological and metabolic considerations. Experientia *44* (1988) 725–733 (Review).

[83] Schreiber, G., A. R. Aldred, A. Jaworowski et al.: Thyroxine transport from blood to brain via transthyretin synthesis in choroid plexus. Am. J. Physiol. *258* (1990) R338–R345.

[84] Schroeder-van der Elst, J., D. Van der Heide, J. Köhrle: In vivo effects of flavonoid EMD 21388 on thyroid hormone secretion and metabolism in the rat. Am. J. Physiol. *261* (1991) E227–E232.

[85] Shinozuka, K., Y. Kikuchi, C. Nishino et al.: Inhibitory effect of flavonoids on DNA-dependent DNA and RNA polymerases. Experimentia *44* (1988) 882–885.

[86] Sourgens, H., H. Winterhoff, H. G. Gumbinger et al.: Antihormonal effects of plant extracts: TSH- and prolactin suppressing properties of Lithospermum officinale and other plants. Planta Med. *45* (1982) 78.

[87] Sousa, R. L., M. A. Marletta: Inhibition of cytochrome P-450 activity in rat liver microsomes by the naturally occurring flavonoid, quercetin. Arch. Biochem. Biophys. *240* (1985) 345–357.

[88] Southwell, B. R., W. Duan, D. Alcorn et al.: Thyroxine transport to the brain: Role of protein synthesis by the choroid plexus. Endocrinology *133* (1993) 2116–2126.

[89] Spanka, M., R.-D. Hesch, K. Irmscher et al.: 5′-Deiodination in rat hepatocytes: Effects of specific flavonoid inhibitors. Endocrinology *126* (1990) 1660–1667.

[90] Spanka, M., J. Köhrle, K. Irmscher et al.: Flavonoids specifically inhibit iodothyronine-deiodinase in rat hepatocytes. In: V. Cody, E. Middleton, J. B. Harborne et al. (Hrsg.): Plant Flavonoids in Biology and Medicine II: Biochemical, Cellular, and Medicinal Properties, S. 341–344. Alan R. Liss, New York 1988.

[91] Takahashi, I., S. Nakanishi, E. Kobayashi et al.: Hypericin and pseudohypericin specifically inhibit protein kinase C: Possible relation to their antiretroviral activity. Biochem. Biophys. Res. Commun. *165* (1989) 1207–1212.

[92] Thieme, H., C. Kitze: Über das Vorkommen von Flavonoiden in Melisse officinalis L. Pharmazie *28* (1973) 69–70.

[93] Van Hoof, L., D. A. Vanden Berghe, G. M. Hatfield et al.: Plant antiviral agents: V. 3-Methoxyflavones as potent inhibitors of viral-induced block of cell synthesis. Planta Med. *50* (1984) 513–517.

[94] Villar, A., M. A. Gasco, M. J. Alcaraz: Anti-inflammatory and anti-ulcer properties of hypolaetin-8-glucoside, a novel plant flavonoid. J. Pharm. Pharmacol. *36* (1984) 820–823.

[95] Weiß, R. F.: Lehrbuch der Phytotherapie. Hippokrates Verlag, Stuttgart 1991, 7. Ed.

[96] Winterhoff, H., H. Sourgens, F. H. Kemper: Antihormonal effects of plant extracts. Horm. Metab. Res. *15* (1983) 503–507.

[97] Wong, M.: Handbuch der Chinesischen Pflanzenheilkunde. Hermann Bauer Verlag, Freiburg i. Br. 1978.

Diskussion

Galvan:
Vielen Dank, Herr Köhrle, für diese sehr interessanten Ausführungen. Vielleicht werden unsere therapeutischen Möglichkeiten in absehbarer Zeit doch noch etwas besser.

Rachel:
Gibt es ein Präparat, das zum antithyreoidalen Einsatz der Flavonoide geeignet ist?

Köhrle:
Nein. Zuerst muß ich sagen, daß ich Biochemiker bin und kein Arzt, das vorneweg. Insofern muß ich mich distanziert dazu äußern. Das große Problem mit den auf dem Markt befindlichen Pflanzenextrakten ist die Stabilität der Inhaltsstoffe. Wir nehmen als normal mit unserer täglichen Nahrung mit Pflanzenprodukten ungefähr 1 bis 2 Gramm Flavonoide zu uns, von denen nur ein geringer Prozentteil antithyreoidal wirken sollte. Wir haben in der Anfangszeit zusammen mit der Gruppe in Münster versucht, diese auf dem Markt befindlichen Extrakte in bezug auf ihre In-vitro- und In-vivo-Aktivität im Tiermodell zu untersuchen und haben da eigentlich keine guten Resultate erzielt. Ich kann Ihnen leider keine verbindliche Antwort geben, wieviel Sie geben müßten, um diese Wirkung zu erzielen, und ich glaube, das große Problem ist die Instabilität der Flavonoide, die phenolische Komponenten sind, leicht oxydierbar in diesen wässerigen oder wässerig-äthanolischen Extrakten. Ich glaube, wir können da heute noch keine wissenschaftliche Antwort geben, weshalb wir uns für die synthetische Perspektive entschieden haben. Womit Sie auch noch rechnen müßten: mit diesen Pflanzenextrakten, darauf bin ich nicht eingegangen, können beträchtliche antigonadotrope Wirkungen auftreten. Ein Teil dieser Substanzen wird auch im Tiermodell und vermutlich auch dann bei höherer Applikation mit HCG interagieren und zum Beispiel mit den stimulierenden Hormonen FSH, TSH und LH.

Taran:
Wären die Flavonoide nicht eine ideale Therapieform für die seltenen zentralen T4/T3-Resistenzen und für Formen der nichtadäquaten TSH-Sekretion?

Köhrle:
Ich glaube, daß das sicher eine sehr interessante Perspektive ist, weil wir sehr überrascht waren, diesen ganz akuten TSH-Suppressionseffekt zu erzielen, und wir sind noch nicht so weit, daß wir heute die humane Applikation empfehlen dürfen oder können. Aber das ist sicher einer der ersten Punkte,

an die wir gedacht haben, insbesondere bei den T3-Analogen wie Triac oder ähnlichen DT4- oder DT3-Präparationen.

Scheiffele:
Herr Köhrle, waren diese Ratten, bei denen Sie die Substanz EMD 388.614 verabreicht haben, hypothyreot? Aus den Parametern kann man ja nicht erkennen, was mit der Stoffwechsellage ist.

Köhrle:
Wir haben verschiedene Modelle benutzt in der Serie, die wir mit der Gruppe von Herrn Braverman in Worcester durchgeführt haben. Wir haben thyreoidektomierte T4-substituierte Ratten benutzt. Auch die Gruppe in Münster hat thyreoidektomierte T4-substituierte Ratten benutzt, als wir uns auf die TSH-Achse bezogen haben. In den Experimenten mit Van der Heyde in vivo, wo wir die Dejodasehemmung gemacht haben, waren das euthyreote, nicht thyreoidektomierte Ratten, so daß der Effekt auch dann auftritt, insbesondere von den Flavonoiden, wenn wir zirkulierendes T4 haben. Das geht mit substituierten, aber auch mit den normalen.

Autonomous thyroid nodule and percutaneous ethanol injection: was it love at first sight?

L. Baschieri, F. Monzani, N. Caraccio, P. V. Lippolis, A. Casolaro, O. Goletti

Introduction

This report specifically deals with single autonomous nodules and percutaneous ethanol injection (PEI); multinodular goiters are indeed poor candidates for PEI, and they should receive standard treatment.

"Hot" nodules without goiter are usually dealt with by a wait-and-see strategy in case total suppression of extranodular tissue is not observed and thyroid hormones are in the normal range with low-normal TSH. Treatment is sometimes warranted for aesthetic concern caused by large nodules (which uncommonly happens with frankly hyperfunctioning nodules).

Also, it is straightforward that appropriate treatment should be provided when hyperthyroidism ensues. On the contrary, there is no general consensus as to when and how to treat "pre-toxic" adenoma, which meets the following criteria:

- no prominent symptoms or signs of hyperthyroidism;
- suppression of extranodular parenchyma;
- thyroid hormones within the normal range;
- undetectable TSH levels.

About 10% of patients with pre-toxic adenoma are commonly held to progress to hyperthyroidism; though, follow-up data are strikingly poor [7, 8, 11].

Moreover, when hyperthyroidism ensues, a substantial lag is observed in the clinical practice between laboratory and clinical evidence. Asking subjects about cardiac symptoms such as tachycardia and/or arrhythmia may reveal a larger number of symptomatic subjects.

Interestingly, circulating thyroid hormone spikes and increased metabolic clearance of thyroid hormones have been described in subjects otherwise classified as pre-toxic [1, 4].

With these premises, treating pre-toxic adenoma might appear convenient, provided we had a safe and simple therapy. Which we had not, at least before percutaneous ethanol injection.

Indeed, surgical treatment is not justified, while radioiodine entails a high risk for long-term iatrogenic hypothyroidism in these patients [5].

Pre-toxic adenomas therefore appeared good candidates for PEI. Indeed, we have found PEI to be safe and not to cause hypothyroidism (at least in our three-year follow-up).

Patients and methods

96 patients (76 females, 20 males; aged 48.7 $\pm$ 12.6 (mean $\pm$ SD)) with Autonomous Functioning Thyroid Adenoma (AFTA) (52 toxic; 44 pretoxic), who had refused standard treatments, were offered PEI as an alternative therapy and were enrolled in the study after going informed consent. Toxic patients received PEI (1.5 $\pm$ 0.8 ethanol/mL nodular volume) under sonographic guidance in 3–10 sessions (mean = 6.8); pretoxic (1.1 $\pm$ 0.4 ethanol/mL nodular volume) in 3–5 sessions (mean = 4.4). Ethanol is injected under sonographic guidance (we do not use anesthesia) until the nodule appears to be filled on the monitor; this phase lasts less than one minute. The needle, without syringe, is kept in place for some more seconds to prevent excessive intranodular pressure from developing. Manipulation and external compression are carefully avoided.

All patients received PEI once or twice weekly, in an outpatient mode.

Their pretreatment work-up included sonography, scintiscan and FNAB.

Hormonal profile was also assessed before each session and 3 hours later; in all patients TSH serum levels were undetectable basally and after TRH stimulation test (200 µg i. v.).

All patients with toxic adenoma received propranolol (60–80 mg/daily) during treatment; 18 patients received also antithyroid drugs (MMI 5–15 mg/daily).

Sonography and hormone evaluation were repeated every 3–6 months for 2 years. Scintiscan was performed 6 months after the last session of PEI.

Serum TT_4, TT_3, FT_4, FT_3 and Tg levels were measured by specific radioimmunoassay; TSH was evaluated by means of an ultrasensitive immunoradiometric method. Anti-Tg and anti-peroxydase autoantibodies were measured by radioimmunoassay. The coefficients of variation were as follows: (intraassay) $\leq$ 5% for TT_4 and TT_3; $\leq$ 5.2% for FT_4; $\leq$ 6.4% for FT_3; $\leq$ 3.8% for TSH in the low range; (interassay) $\leq$ 5% for TT_4 and TT_3; $\leq$ 8.1% for FT_4; $\leq$ 9.6% for FT_3; $\leq$ 5% for TSH in the low range. The normal ranges are: TT_4: 4.5–12.5 µg/dL; TT_3: 80–200 ng/dL; FT_4: 6.4–

15.0 pg/mL; FT_3: 2.8–5.6 pg/mL; TSH: 0.3–4.2 µUl/mL; Tg: < 48 ng/mL; anti-thyroid autoantibodies: ≤ 50 U/L.

Statistical analysis was carried out by Student's t test for paired data; statistical significance was assigned for $p < 0.05$. The difference between the Tg levels before each injection and one and three hours later was analyzed by 1-way ANOVA for repeated measures. Linear regression analysis was carried out to evaluate the relationship between nodular volume reduction and other parameters.

Results

The treatment was, generally, well tolerated; a transient burning sensation was referred during the injection in 19% of the sessions. No persistent complications took place during treatment: only four patients complained of pyrexia (up to 38.0°) lasting a day and three patients showed transient vocal cord dysfunction; spontaneous regression took place within two weeks, with laryngoscopic confirmation. Thereafter, patients interestingly did not refuse to continue their treatment.

In pretoxic patients, a small, symptomless increase in serum total and free T_4 and T_3 was observed during treatment; it is noteworthy that thyroid hormones always remained within the normal range. In detail, TT_4 and FT_4 significantly increased with respect to basal levels before each injection, but FT_4 returned toward basal values at the last session. On the other hand, TT_3, FT_3 and TSH did not significantly change during treatment.

Tg serum levels showed a three-fourfold increase after each injection; before the last session they were still significantly higher with respect to pretreatment values ($p < 0.05$).

At 3, 6, 12 and 24 follow-up, normal basal TSH concentrations were observed in all pretoxic patients ($p < 0.001$); serum FT_3, but not FT_4, was significantly lower ($p < 0.005$) with respect to pretreatment levels. Tg values, though still over the upper limit of the normal range, were significantly lower than basal levels ($p < 0.05$) (Tab. 1). At 6 months, a normal TSH response to TRH test was restored in all patients.

In 20 out of 52 toxic patients a moderate worsening in hyperthyroid symptoms (sweatness, tremors, palpitations, insomnia, nervousness) was referred with beginning of their treatment; on the other hand, symptoms at least partially remitted with the last sessions.

In fact, thyroid hormones showed increased levels 3 hours after each injection; this trend was no more evident at the last session. A significant increase of

Table 1 Free thyroid hormone, TSH and thyroglobulin serum levels in patients with pretoxic adenoma, before treatment and at follow-up

	pre-treatment	end-treatment	3 months	6 months	12 months	24 months
FT_4 (pg/mL)	10.1 ± 0.4	9.9 ± 0.5	9.3 ± 0.3	9.2 ± 0.4	9.0 ± 0.3	8.9 ± 0.3
FT_3 (pg/mL)	4.5 ± 0.1	3.6 ± 0.1**	3.7 ± 0.1**	3.7 ± 0.1**	3.6 ± 0.1**	3.4 ± 0.2**
TSH (µUI/mL)	0.05 ± 0.02	0.5 ± 0.1*	0.81 ± 0.08**	0.72 ± 0.1**	0.99 ± 0.11**	1.01 ± 0.07***
Tg (ng/mL)	184.6 ± 34.5	310.5 ± 59.0*	90.2 ± 25.7*	85.8 ± 19.2*	87.1 ± 14.1*	86.2 ± 15.3*

Data are expressed as mean ± SE * $p < 0.05$ vs pretreatment ** $p < 0.005$ vs pretreatment *** $p < 0.001$ vs pretreatment

Table 2 Free thyroid hormone, TSH and thyroglobulin serum levels in patients with toxic adenoma, before treatment and at follow-up

	pre-treatment	end-treatment	3 months	6 months	12 months	24 months
FT_4 (pg/mL)	15.5 ± 1.1	13.1 ± 0.9*	10.9 ± 0.8**	11.3 ± 0.7**	10.1 ± 0.8**	11.2 ± 0.8**
FT_3 (pg/mL)	6.9 ± 0.4	5.6 ± 0.3*	4.4 ± 0.3**	4.4 ± 0.3**	3.7 ± 0.2***	4.0 ± 0.3***
TSH (µUI/mL)	0.02 ± 0.03	0.04 ± 0.03	0.42 ± 0.11*	0.44 ± 0.10*	0.48 ± 0.09*	0.41 ± 0.09*
Tg (ng/mL)	229.9 ± 28.5	243.5 ± 36.9	124.0 ± 31.7*	118.8 ± 20.2*	116.3 ± 21.3*	108.2 ±+ 18.3*

Data are expressed as mean ± SE * $p < 0.05$ vs pretreatment ** $p < 0.005$ vs pretreatment *** $p < 0.001$ vs pretreatment

Table 3 Scintiscan 6 months after percutaneous ethanol injection therapy

	Toxic	Pretoxic	Totals
unchanged	8	0	8
reduced nodular uptake	5	0	5
extranodular uptake	34	33	67
cold nodules	5	11	16
totals	52	44	96

TT_4 and FT_4 was observed before the second injection ($p < 0.01$); on the other hand, before each injection, TT_3 and FT_3 never increased with respect to pretreatment levels. FT_3 and FT_4 were significantly lower at the last session ($p < 0.05$).

TSH secretion remained suppressed all over the treatment. Tg serum levels increased two-threefold with respect to preinjection values after each session, returning toward pretreatment values before the last session; also, during treatment, Tg concentrations were always lower in toxic patients than in pretoxic ones.

At 6 months follow-up, 44 out of 52 patients (84.6%) with toxic adenoma showed a clinical and biochemical remission of hyperthyroidism and a normal TSH response to TRH test, while a significant reduction in thyroid hormone and Tg levels was observed as a group ($p < 0.05$ for TT_3, TSH and Tg; $p < 0.005$ for FT_4 and FT_3 vs. pretreatment) (Tab. 2). Nonetheless, at scintiscan, 5 of them showed only a reduction of the nodular radionuclide uptake with persistent suppression of the extranodular tissue (Tab. 3). All 44 patients were still euthyroid at following controls. Anti-peroxydase and anti-Tg antibodies were still negative at 24 months follow-up in both groups.

For both toxic and pretoxic patients, the concentrations of TT_4, FT_4, TT_3, FT_3 and TSH were not significantly different in samples obtained one hour after each injection from those obtained at 3 hours. In contrast, ANOVA showed that at each session Tg sequentially increased from preinjection levels to those obtained 1 and 3 hours later ($p < 0.001$).

At follow-up, ultrasonographic studies showed a striking reduction (85–90%) in nodule volume in all patients. Particularly, in pretoxic patients nodule volume was 2.8 ± 0.6 mL at 3 months ($p < 0.0001$) and 1.9 ± 0.4 mL at 6 months ($p < 0.0001$) (Fig. 1); in toxic patients, respectively 6.9 ± 0.8 ($p < 0.001$) and 6.7 ± 0.9 ($p < 0.0001$) (Fig. 2). Structural modifications of the nodules were also evident at sonography, showing an hyperechogenic pattern with or without calcifications. Cytology was repeated, revealing fibrous tissue and in some cases scattered cells with regressive aspects.

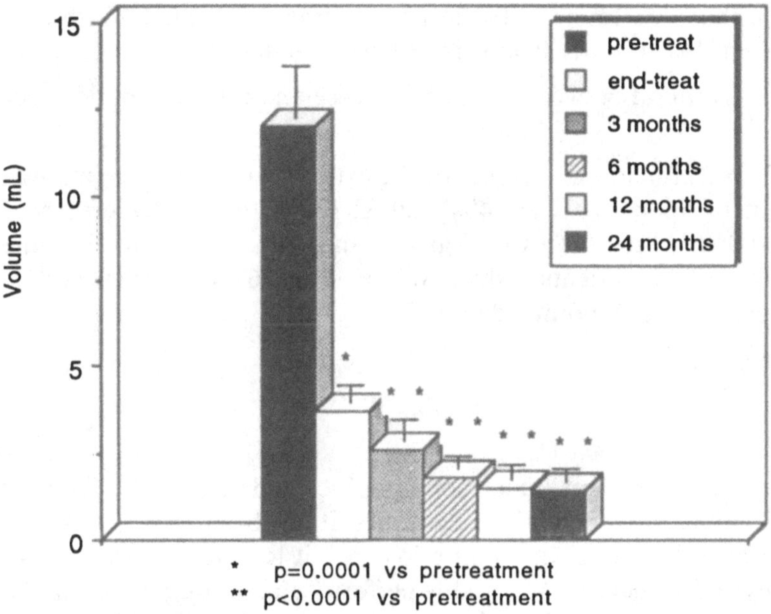

Fig. 1 Pretreatment and follow-up nodule volumes (mean ± SE) in patients with pretoxic thyroid adenoma.

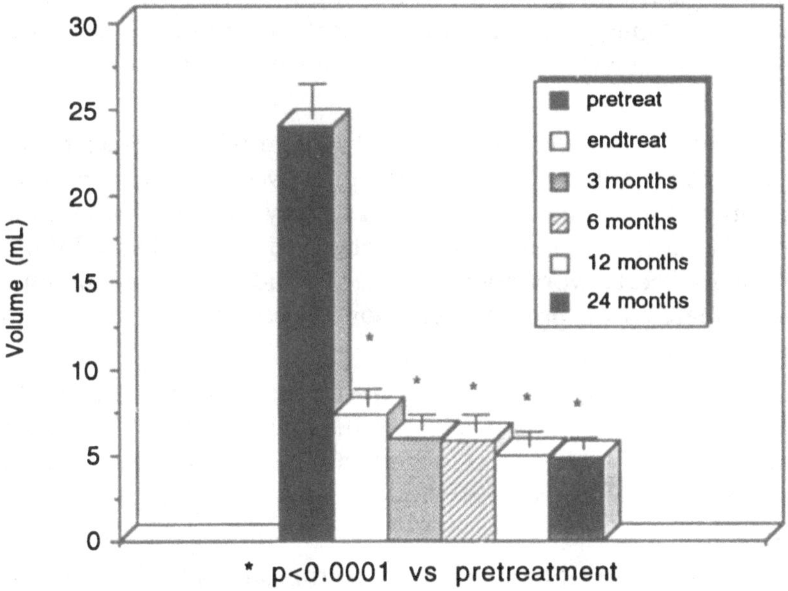

Fig. 2 Pretreatment and follow-up nodule volumes (mean ± SE) in patients with toxic thyroid adenoma.

A linear relationship was found between pre-treatment volume and volume decrease following PEI in both groups ($r = 0.98$; $p < 0.001$).

No correlation was found between volume decrease and the ethanol dose per mL of tissue.

At scintiscan (Tab. 3) functional activity of the extranodular parenchyma was found in 83 out of 96 patients (86.4%): 39/52 (75%) in the hyperthyroid group, 44/44 (100%) in the 'non-toxic' group. In detail, the nodule became 'cold' in 16 out of 96 patients, while in the other 67 cases the nodule appreciably decreased its radionuclide uptake.

Conclusions

Percutaneous ethanol injection under sonographic guidance of AFTA may offer several advantages over standard therapies: it has been proved risk-free and effective in focal lesions of different etiologies; it is devoid of those risks pertaining to thyroid surgery [3, 13], and is performed in an outpatient mode. Also, extranodular tissue is unaffected by the treatment. Finally, PEI may be justified as a prophylactic approach to pretoxic nodules before their possible toxic evolution [10–12].

In this study, pretoxic and toxic AFTAs were treated with PEI. No persistent complications took place during treatment: only four patients complained of pyrexia (up to 38.0°) lasting a day and three patients showed transient vocal cord dysfunction; spontaneous regression took place within two weeks, with laryngoscopic confirmation.

The hormonal profile was exhaustively assessed to determine whether major hormone surges were produced. Pretoxic patients showed a slight, symptomless increase in thyroid hormone levels, but these always remained within the normal range. The same phenomenon was observed in the hyperthyroid group, causing a moderate worsening of hyperthyroid symptoms in some patients (even if treated with propranolol): nonetheless, nobody refused to complete their treatment.

The dramatic increment in Tg levels during treatment is most likely due to the coagulative necrosis induced by ethanol in the nodular tissue; moreover, the previously mentioned permanence of ethanol within the nodule may account for the progressive Tg release which occurred one and three hours after each injection.

At 6 months follow-up, normal basal TSH concentrations and TSH response to TRH test were observed in all pretoxic and in over 80% of toxic patients. At scintiscan functional activity of the extranodular parenchyma was found in 83 out of 96 patients (86.4%): 39/52 (75%) in the hyperthyroid group, 44/44 (100%) in the 'non-toxic' group. These excellent results are at least equivalent to those obtained by ^{131}I treatment of toxic nodules [5].

All patients were still euthyroid at following controls. Anti-peroxydase and anti-Tg antibodies were still negative at 24 months follow-up in both groups: this apparently excludes that PEI, unlike radioiodine therapy [2], may evoke significant autoantibody response against thyroid antigenic material released as a result of ethanol damage to follicular cells.

Independently of basal volume, a striking nodular shrinkage was observed after treatment. Our results suggest that PEI may be an alternative to surgery even in patients with large nodules, in which ^{131}I therapy is contraindicated. The strong relationship between pretreatment volume and volume reduction demonstrates that we can approximately predict the volume shrinkage obtained with PEI.

In conclusion, the present study shows that PEI can be effectively extended to AFTA for both pretoxic and toxic nodules reducing the need for surgery or ^{131}I treatment. When a prophylactic approach to "pre-toxic" nodules is required in the clinical judgement, PEI may actually become the treatment of choice, as surgery and ^{131}I are clearly not indicated. However, relevant manual skills are required even though the procedure may appear simple. Indeed, in our equipe it is carried out only by surgeons who perform similar operations over liver, kidney, etc. This may be the reason why in our experience side effects are so rare and mild.

References

[1] Bianchi, R., G. C. Zucchelli, D. Giannessi et al.: Triiodothyronine turnover studies in euthyroid patients with autonomous thyroid nodules. Metabolism. *28* (1979) 163–165.

[2] Einhorn, J., A. Fagraeus, J. Jonsson: Thyroid antibodies in euthyroid subjects after iodine-131 therapy. Radiation Research *28* (1966) 296–301.

[3] Eyre-Brook, I. A., C. H. Talbot: The treatment of autonomous thyroid functioning nodules. Br. J. Surg. *69* (1982) 577–579.

[4] Faglia, G., P. Beck-Peccoz, F. Conti-Puglisi et al.: The role of circulating free thyroid hormones in the control of TSH secretion in humans. In: R. Ekins, G. Faglia, F. Pennisi, A. Pinchera (eds.): Free Thyroid Hormones, pp. 221–233, Excerpta Medica, Amsterdam–Oxford–Princeton 1979.

[5] Goldstein, R., I. R. Hart: Follow-up of solitary autonomous thyroid nodules treated with ^{131}I. New Engl. J. Med. *309* (1983) 1473–1476.

[6] Goletti, O., F. Monzani, N. Caraccio et al.: Percutaneous ethanol injection treatment of autonomously functioning single thyroid nodules: optimization of treatment and short term outcome. World J. Surg. *16* (1992) 784–790.

[7] Hamburger, J. I.: Evolution of toxicity in solitary non-toxic autonomously functioning thyroid nodules. J. Clin. Endocrinol. Metab. *50* (1980) 1089–1093.

[8] Langarten, S., R. P. Spencer: A study of the natural history of "hot" thyroid nodules. Yale J. Biol. Med. *46* (1973) 259–261.
[9] Monzani, F., O. Goletti, F. De Negri et al.: Autonomous thyroid nodule and percutaneous ethanol injection (letter). Lancet *337* (1991) 743.
[10] Monzani, F., O. Goletti, N. Caraccio et al.: Percutaneous ethanol injection treatment of autonomous thyroid adenoma: hormonal and clinical evaluation. Clin. Endocrinol. *36* (1992) 491–497.
[11] Orgiazzi, J. J., R. Mornex: Hyperthyroidism. In: M. A. Greer (ed.): Comprehensive Endocrinology. The Thyroid Gland, pp. 405–495, Raven Press, New York 1990.
[12] Paracchi, A., C. Ferrari, T. Livraghi et al.: Percutaneous intranodular ethanol injection: a new treatment for autonomous thyroid adenoma. J. Endocrinol. Invest. *15* (1992) 353–362.
[13] Thomas, C. G., R. D. Croom: Current management of the patient with autonomously functioning nodular goiter. Surg. Clin. North America *67* (1987) 315–328.

Sonographisch gezielte perkutane Alkoholinstillation in der Therapie dekompensierter autonomer Schilddrüsenadenome

W. Blank, B. Braun

Operation und Radiojodtherapie sind die traditionellen kurativen Behandlungsverfahren fokaler autonomer Bezirke mit Hyperthyreose [7]. Eine Alternative dazu ist die perkutane Alkoholinjektion. Ihre Wirksamkeit ist in mehreren Untersuchungen belegt [3, 5]. Dies entspricht den günstigen Erfahrungen mit der Alkoholinstillation in Nebenschilddrüsenadenome [6] und hepatozelluläre Karzinome [4].

Die beiden italienischen Studien [3, 5] wurden in einem Gebiet mit ausreichender alimentärer Jodzufuhr durchgeführt. Solitär auftretende autonome Adenome sind in diesen Gebieten neben dem Morbus Basesow die häufigste Ursache einer Hyperthyreose. In Jodmangelgebieten ist der „Jod-Basedow", die jodinduzierte disseminierte Autonomie, häufiger.

In unserer Studie wird der Stellenwert der Alkoholinstillation in einem Jodmangelgebiet am Rande der Schwäbischen Alb untersucht.

Patienten, Methodik

Im Zeitraum Juli 1992 bis August 1993 wurden 16 Patienten (5 Frauen, 11 Männer, Alter 51 – 85 Jahre) mit autonomen Schilddrüsenbezirken und hyperthyreoter Stoffwechsellage durch eine sonographisch gezielte perkutane Äthanolinstillation (PEIT) therapiert. Eine Operation oder eine Radiojodtherapie war wegen schwerer Grundkrankheiten (Herzinsuffizienz, Leukopenie unter Chemotherapie) nicht durchführbar oder wurde abgelehnt. 8 Patienten erhielten eine medikamentöse thyreostatische Therapie (Carbimazol) vor Beginn der PEIT. Alle Patienten hatten klinische Zeichen der Hyperthyreose, nicht meßbare TSH-Spiegel und erhöhte periphere Schilddrüsenhormonwerte (T3 und/oder T4). Die Ultraschalluntersuchung der Schilddrüse wurde mit einer 7,5 MHz-Linearsonde (Acuson 128 XP) mit Farbdopplereinheit durchgeführt. Die Knotenbezirke wurden ausgemessen und ihre Vaskularisation farbdopplersonographisch bestimmt.

Monitoring

Klinische Untersuchung, Labor (TSH, T3, T4), Farbdopplersonographie und Szintigraphie (99 m Technetium + uptake-Test) erfolgten vor, während und nach Abschluß der PEIT. Bei sonographisch verdächtigen Bezirken wurde zusätzlich eine diagnostische Feinnadelaspiration durchgeführt (4 Patienten).

Technik der Alkoholinstillation

Unter sonographischer Sicht wurden in durchschnittlich 5 Sitzungen im Abstand von 5 bis 7 Tagen je 2–4 ml 96%iger steriler Alkohol unter Lokalanästhesie zentral in das Adenom instilliert (s. Abb. 1). Bei Knoten > 3 cm erfolgte eine fächerförmige Instillation. Jede Behandlung wurde ausführlich fotodokumentiert. Mit der Farbdopplersonographie lassen sich die szintigraphisch gesicherten Bezirke durch ihre verstärkte Vaskularisation diskriminieren [2]. Echogene Bezirke („Schneegestöber") markieren die Perfusionsareale. Das umgebende Parenchymgewebe wird nicht perfundiert [1].

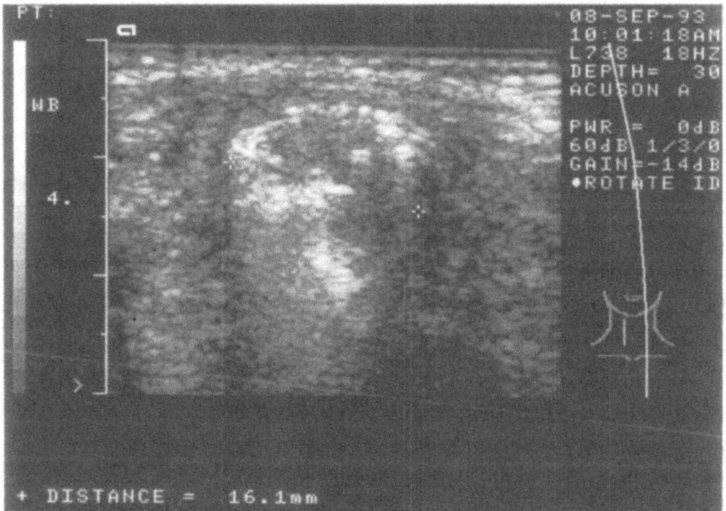

Abb. 1 Hyperthyreose bei autonomem Adenom. Therapie durch perkutane Alkoholinstillation. In Lokalanästhesie wurde 3 ml 96%iger Alkohol in das Adenom instilliert. Echogene Bezirke (Kreuze) markieren die Perfusionsareale. Nach zwei Monaten periphere Euthyreose und normales TSH erreicht.

Ergebnisse

Bei 11 Patienten fanden sich solitäre, bei 2 Patienten zwei, bei 3 Patienten mehrere autonome Bezirke (multifokale Autonomie).

Schilddrüsensonographie: Die Knotendurchmesser lagen zwischen 2 und 5 cm. Durch den zusätzlichen Informationsgewinn aus der Farbdopplersonographie konnte 15mal die Hyperthyreose differentialdiagnostisch richtig eingeordnet werden.

Im Verlauf der Alkoholinstillation wurde farbdopplersonographisch ein Rückgang der Vaskularisation und Bild-sonographisch eine Größenreduktion der Adenome mit teils zystischer Umwandlung dokumentiert.

Alkoholinstillation (PEIT): Pro Sitzung wurden 2–4 ml (1–2 ml pro ccm Knoten) 96%iger steriler Alkohol instilliert. Die Gesamtmenge betrug in 2–6 Sitzungen 9–36 ml.

Komplikationen: Die Behandlung wurde von allen Patienten gut toleriert. Nennenswerte Komplikationen traten keine auf (einmal eine kleine Einblutung und einmal eine Halsrötung).

Therapieergebnisse: Klinisch war bei 12 Patienten ein Totalerfolg (Euthyreose ohne weitere Carbimazoltherapie), bei 4 Patienten ein Teilerfolg (klinische Besserung, Euthyreose unter deutlich reduzierter Carbimazolgabe) zu erzielen. Szintigraphisch konnte bei 9 Patienten nur eine Reduktion der autonomen Bezirke erreicht werden, bei 7 Patienten waren die dekompensierten Adenome nicht mehr nachweisbar; das supprimierte Schilddrüsengewebe war wieder erkennbar. Der Beobachtungszeitraum betrug 2–12 Monate.

Diskussion

Traditionell werden autonome Bezirke der Schilddrüse mit Hyperthyreose kurativ durch Operation oder Radiojodbehandlung therapiert. Die operative Behandlung wird bevorzugt bei jungen Patienten oder bei Kompressionssymptomen (Trachealstenose, Gefäßeinengung) eingesetzt. Ältere Patienten werden meist der Radiojodtherapie zugeführt. Als Alternative zu diesen kurativen Verfahren wurde in jüngster Zeit bei autonomen Adenomen von der Arbeitsgruppe um Livraghi [3] und Monzani [5] die perkutane sonographisch gesteuerte Alkoholinjektion (PEIT) beschrieben. Das Verfahren hatte sich bei Nebenschilddrüsenadenomen [6] und hepatozellulären Karzinomen bewährt [4]. Im Adenom entsteht eine Koagulationsnekrose mit reaktiver Fibrose mit anschließendem Funktionsverlust. Gesundes paranoduläres Gewebe wird im Gegensatz zur Operation und zur Radiojodtherapie (bis 36% Hypothyreosen) geschont. Unsere Ergebnisse zeigen, daß die Farbdopplersonographie bei der Differenzierung der verschiedenen Hyperthyreoseformen zusätzlich wichtige Informationen liefert. Die szintigraphisch gesicherten Bezirke ließen sich problemlos (n = 15) infolge ihrer verstärkten Vaskularisation diskriminieren. Die Alkoholinstillation ist erfolgreich, wenn die autonomen Bezirke vollständig perfundiert werden (echogene Transformation des Knotens). Dazu waren 2–4 ml Alkohol je nach Knotengröße pro Sitzung (insgesamt 2–6 Sitzungen im Abstand von 5 bis 7 Tagen) notwendig.

Die Behandlung wurde von allen Patienten ohne wesentliche Nebenwirkungen toleriert. Die Wirksamkeit der Alkoholinjektion wurde durch Szintigraphie und durch Kontrolle der Schilddrüsenhormone dokumentiert. Alle 16 Patienten zeigten nach Beendigung der Therapie eine Normalisierung der Schilddrüsenhormonwerte, nur bei 4 Patienten war dazu noch eine Carbimazoltherapie mit allerdings deutlich reduzierter Dosis (5 mg) notwendig.

Während der Alkoholinjektionstherapie konnte parallel zur Normalisierung der Schilddrüsenhormonwerte farbdopplersonographisch ein Rückgang der Vaskularisation und Bild-sonographisch eine Größenreduktion der Adenome mit teils zystischer Umwandlung beobachtet werden.

Zusammenfassung

Die sonographisch gezielte perkutane Alkoholinjektion ist eine wirksame Methode zur funktionellen Ablation insbesondere solitärer autonomer Bezirke. Die Technik ist einfach, kostengünstig, risikofrei, auch ambulant durchführbar und besonders bei alten und multimorbiden Patienten eine Alternative zur Radiojod- oder operativen Therapie.

Literatur

[1] Blank, W.: Sonographisch gesteuerte Punktionen und Drainagen. In: B. Braun, R. Günther, W. B. Schwerk (Hrsg.): Ultraschalldiagnostik – Lehrbuch und Atlas. Ecomed Verlag Landsberg (in Druck).

[2] Braun, B.: Schilddrüse. In: B. Braun, R. Günther, W. B. Schwerk (Hrsg.): Ultraschalldiagnostik – Lehrbuch und Atlas. Ecomed Verlag Landsberg (1992).

[3] Livraghi, T., A. Parachhi, C. Ferrari et al.: Treatment of Autonomous Thyroid Nodules with Percutaneous Ethanol Injection: Preliminary Results. Radiology *175* (1990) 827–829.

[4] Livraghi, T.: Ultrasound guided percutaneous ethanol injection therapy of hepatic tumors and metastases. Z. Gastroenterol. *31* (1993) 260–264.

[5] Monzani, F., O. Goletti, N. Caraccio et al.: Percutaneous ethanol injection treatment of autonomous thyroid adenoma: hormonal and clinical evaluation. Clinical Endocrinology *36* (1992) 491–497.
[6] Solbiati, L., A. Giangrande, L. De Pra et al.: Percutaneous ethanol injection of parathyroid tumors under US guidance: treatment for secondary hyperparathyroidism. Radiology *155* (1985) 607–610.
[7] Thomas, C. G., R. D. Croom: Current management of the patient with autonomously functioning nodular goiter. Surgical Clinics of North America *67* (1987) 315–328.

Behandlung autonomer Schilddrüsenadenome durch intranoduläre Äthanolinjektionen unter Ultraschallkontrolle

K. W. Wenzel

Zusammenfassung

Eine Sklerotherapie mittels intranodulärer Äthanolinjektionen wurde bei 35 Patienten mit dekompensiertem autonomem Schilddrüsenadenom (DA) durchgeführt. 16 DA waren toxisch (TA) und 19 waren prätoxisch (PA). Bis auf ein sehr großes Adenom wurde in allen Fällen spätestens 3 Monate nach Abschluß der Behandlung eine euthyreote periphere Funktionslage erreicht. Ein positiver TRH-Test fand sich als Ausdruck der Rekompensation bei 6 von 16 (38%) TA und bei 18 von 19 (94%) PA. 17mal war die Rekompensation auch im Szintigramm nachweisbar. Die Sklerotherapie führte zu deutlicher Adenomschrumpfung. Schon 3 Monate nach Behandlungsabschluß hatte sich die Adenomgröße durchschnittlich auf die Hälfte verkleinert.

Der Therapieerfolg hängt im wesentlichen von der initialen Adenomgröße ab, weniger von der instillierten gesamten Äthanolmenge oder von dem Prozentsatz des instillierten gesamten Äthanolvolumens zum Adenomvolumen. Die Sklerotherapie ist daher eher bei Adenomen <25 ml erfolgversprechend und sollte bei Volumina >45 ml nicht versucht werden.

Die günstigen Ergebnisse werden beeinträchtigt durch eine erhebliche Schmerzhaftigkeit (72% lokaler Schmerz und 44% in Kiefer- und Ohrregion ausstrahlender Schmerz) sowie durch Komplikationsgefahr, vor allem Rekurrenzparesen (im eigenen Krankengut ein passagerer Fall).

Die Sklerotherapie von autonomen Schilddrüsenadenomen mittels intranodulärer Äthanolinjektionen ist durchaus als Alternative zu Operation oder Radiojodtherapie anzusehen. Sie sollte aber bei kritischer und vorsichtiger Handhabung in der Hand des erfahrenen Therapeuten bleiben.

Einleitung

Die im Jodmangelgebiet Deutschland häufigen autonomen Adenome der Schilddrüse werden bisher durch (die nicht risikofreie) Operation oder durch Radiojodtherapie ausgeschaltet. Letztere Behandlungsmethode muß in

Deutschland bei extrem restriktiven Vorschriften stationär durchgeführt werden, wodurch bei unzureichendem Bettenangebot Wartezeiten von 4 bis 6 Monaten keine Ausnahme sind.

Nach erfolgreichen Berichten über eine Sklerotherapie mittels Alkoholinjektionen bei Nebenschilddrüsenadenomen [1, 7] und bei kleinen malignen Lebertumoren [3] wurde Anfang 1991 ein Behandlungsversuch mit intranodulären Alkoholinjektionen bei DA begonnen. Äthanol wirkt durch Dehydratation und durch Proteindenaturierung des Gewebes im Adenom. Da die bisherigen Berichte gleichzeitig begonnener Studien offenbar die Nebenwirkungsgefahr beschönigen und kaum Beschreibungen dieser neuen Technik liefern, soll im folgenden die Methodik eingehender berücksichtigt werden.

Patienten

35 Patienten mit DA wurden in die Studie einbezogen. Kriterien waren negativer TRH-Test, „heißer" Knoten im ^{99m}Technetiumszintigramm, extranoduläres Parenchym im rechnerisch modifizierten Szintigramm und im Sonogramm. Alle Patienten wurden über die Behandlungsalternativen Operation oder Radiojodtherapie eingehend informiert. Bei 16 Patienten war die Funktionslage hyperthyreot („toxisch"), alle mit erhöhtem FT3 i. S.; in 6 Fällen lag FT4 ebenfalls oberhalb der Norm. Bei 19 Patienten waren FT3 und FT4 im Normbereich („prätoxisch").

Materialien und Methodik

7,5 MHz Schallkopf mit seitlicher Markierung der Mittellinie, 2 ml oder 5 ml Spritzen, G20- oder G22-Kanülen, 95% Äthanol in Durchstichflasche.

Nach Ultraschalluntersuchung und Volumenbestimmung des AA beim liegenden Patienten wird die Mittellinie des Schallkopfes (ohne Vorlaufstrecke) dem Adenom mittelständig aufgesetzt und die Kanüle im Winkel von 10° bis 15° in das Adenom eingeführt. Die Kanüle sollte unbedingt als weißer Fleck erkennbar sein (Abb. 1 a), was bei Gewebsveränderungen, insbesondere kleinen Verkalkungen bei älteren Patienten, schwierig sein kann. Auf- und Abwärtsbewegung der Kanüle (was nicht schmerzt) läßt die Kanülenspitze im allgemeinen erkennen. Der erste Äthanoltropfen stellt sich sofort als weißer Fleck dar, sollte jedoch wegen der Möglichkeit extranodulärer Läsionen nicht als Orientierungshilfe verwendet werden. Instillation weiteren Äthanols ergibt eine wolkenartige Weißung (Abb. 1 b), und in dunkel bleibende Bezirke kann nach Richtungsänderung der Kanüle weiteres Äthanol injiziert werden. Wei-

a) b)

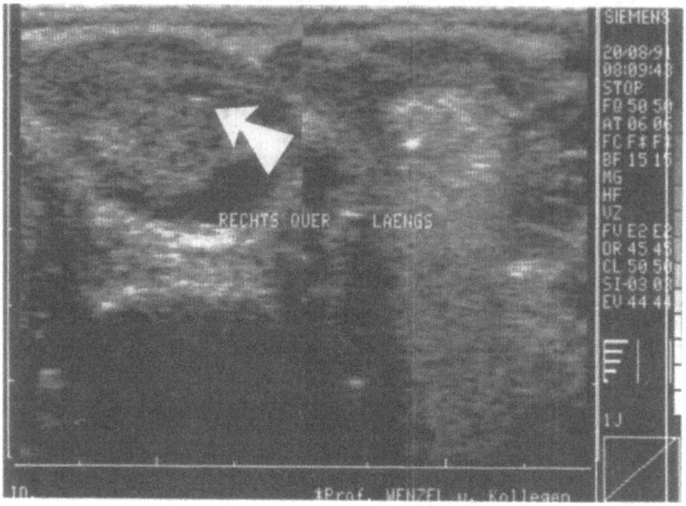

Abb. 1 Sonogramm während Sklerotherapie: a) Nadelspitze vor Injektion, b) Äthanolwolke sofort nach Injektion.

terführung der Kanüle bis ins dorsale Viertel des Adenoms sollte vermieden werden. Nach Beendigung der Instillation kann die Kanüle zwecks besserer Verteilung und intrakapsulärer Druckminderung noch 1 Min. belassen werden. Nach raschem Abziehen der Nadel wird dann vom Patienten ein Zellstofftupfer für ca. 5 Min. angedrückt, ohne das Adenom zu komprimieren. G20-Kanülen haben den Vorteil besserer Visibilität, anscheinend kann aber aus dem Stichkanal eher Äthanol aus dem Adenom quellen.

Erhebliche Schmerzen während und nach der Äthanolinjektion waren auch nach Erfahrung und nach Verbesserung der Technik häufig nicht zu vermeiden. Dabei ist zwischen zwei Schmerzqualitäten zu unterscheiden. Ein heftiger, oft in die Kieferregion oder zum Ohr ausstrahlender Schmerz während der Injektion ist bei einwandfreier Technik als intrakapsuläre Druckerhöhung im Adenom zu interpretieren. Dieser Schmerz klingt meist nach ca. 5 Min. ab, beeinträchtigt die Betroffenen jedoch erheblich. Ein nach der Injektion eintretender, manchmal länger persistierender Schmerz ist in der Regel darauf zurückzuführen, daß aus dem Stichkanal Äthanol ins parathyreoidale Gewebe gedrungen ist. Je kleiner das Äthanolvolumen (nicht >3 ml) und je kleiner die Kanüle ist, desto milder ist die Schmerzhaftigkeit.

Mangels Erfahrung erfolgte eine Prüfung der Schilddrüsenfunktion anfangs 6 Wochen nach 3 oder 4 Äthanolinjektionen; nach mehr Übersicht wurde die Anzahl der Injektionen je nach Adenomgröße erhöht (bis zu 13 Injektionen im Abstand von 3 bis 7 Tagen). Nachkontrollen wurden nach 3, 6 und 12

Monaten durchgeführt. Pro Sitzung wurden 1 bis 3 ml Äthanol injiziert; höhere Dosen wurden wegen dann verstärkter Schmerzhaftigkeit (Kapseldruck) vermieden.

Ergebnisse

Tab. 1 zeigt die schnelle Normalisierung der Funktionswerte nach Sklerotherapie. Bei einer Patientin mit sehr großem, deutlich hyperthyrotem Adenom (58 ml) wurde wegen persistierter FT3- und FT4-Erhöhung nach 13 Sitzungen abgebrochen. Bei den übrigen TA hatte sich FT4 nach 6 Wochen und FT3 nach 3 Monaten durchweg normalisiert. Bei den PA fanden faktisch keine Veränderungen der FT3- und FT4-Werte statt.
Wiedereinsetzende TSH-Sekretion wurde bei 6 von 16 TA und bei 18 von 19 PA erkennbar. Teilweise deutlich erhöhte Thyreoglobulinspiegel sanken langsam ab, blieben aber besonders bei TA im supranormalen Bereich.

Die deutliche Volumenabnahme der Adenome nach Sklerotherapie ist Abb. 2 zu entnehmen. Durchschnittlich war das Volumen nach 3 Monaten auf die Hälfte reduziert und war auch nach 6 und 12 Monaten noch kleiner geworden. Bei 3 TA, bei denen kein positiver TRH-Test erreicht worden war, wurde nach 12 Monaten eine Volumenvergrößerung gegenüber dem Wert nach 6 Monaten um 1.0, 2.7 und 4.5 ml beobachtet, ohne daß die euthyreote Funktionslage aufgehoben war.

Abb. 3a zeigt das typische Ergebnis der Gammakameraauntersuchung eines erfolgreich sklerotherapierten, dekompensierten PA; im Gegensatz zu diesem wurde in Abb. 3b trotz gleicher prozentualer Äthanolmenge bei einem größeren TA kein positiver TRH-Test erreicht. Bei den 24 Patienten mit positivem TRH-Test fand sich im Gammaszintigramm nur 17mal die Darstellung zuvor supprimierten Parenchyms.

Tab. 2 ergibt das (nicht gezielt beabsichtigte) Resultat, daß bei TA und PA sowohl bei restitutionierter TSH-Sekretion als auch bei persistierendem negativem TRH-Test in allen Gruppen im Durchschnitt das Äthanolgesamtvolumen 75% der Adenomgröße entsprochen hat und ebenfalls in allen Gruppen faktisch identisch 70% Adenomverkleinerung erreicht worden ist.

Nebenwirkungen

Lokale Schmerzen wurden nach 72% aller Injektionen, ausstrahlende Schmerzen bei 44% aller Behandlungen beklagt (Tab. 3). Bei zwei älteren Patienten bildete sich innerhalb einer Stunde ein ausgedehntes subkutanes Hämatom,

Tabelle 1 Schilddrüsen-Funktionswerte nach Äthanoltherapie

Schilddrüsen-parameter	vor Therapie toxisch prätoxisch	6 Wochen toxisch prätoxisch	3 Monate toxisch prätoxisch	6 Monate toxisch prätoxisch	1 Jahr toxisch prätoxisch	Normalbereich
FT4	17,0 ± 5,7	13,4 ± 5,3	13,0 ± 3,9*	13,2 ± 4,0*	12,9 ± 3,3*	5,0 – 19,5 ng/ml
	11,8 ± 3,1	11,7 ± 3,5	11,6 ± 3,4	11,2 ± 3,6	11,3 ± 2,5	
FT3	7,9 ± 1,2	6,2 ± 1,0	4,7 ± 0,9*	4,4 ± 0,4*	4,5 ± 0,6*	3,0 – 6,2 pg/ml
	5,2 ± 0,6	5,4 ± 0,8	5,0 ± 0,4	5,3 ± 0,4	5,2 ± 0,5	
TSH	0,01 ± 0,02	0,02 ± 0,02	0,02 ± 0,05	0,06 ± 0,06	0,08 ± 0,07	0,4 – 4,5 µE/ml
	0,07 ± 0,09	0,09 ± 0,11	0,62 ± 0,11*	0,52 ± 0,49*	0,82 ± 0,76**	
Tg	193 ± 89	171 ± 86	88 ± 53	76 ± 59*	68 ± 49*	<35 ng/ml
	87 ± 71	80 ± 72	59 ± 43	48 ± 39*	32 ± 29**	

* $p < 0.05$ vs. vor Therapie, ** $p < 0.01$ vs. vor Therapie

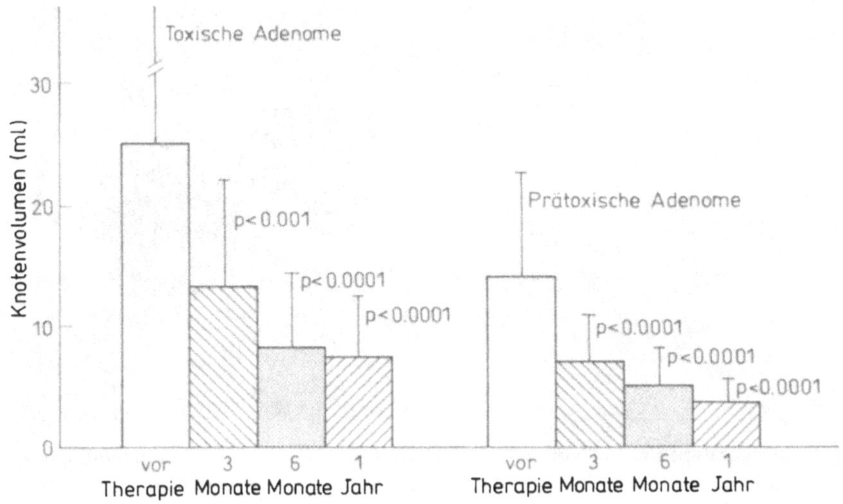

Abb. 2 Verkleinerung des Knotenvolumens vor und nach Sklerotherapie (p-Werte zum Ausgangsvolumen).

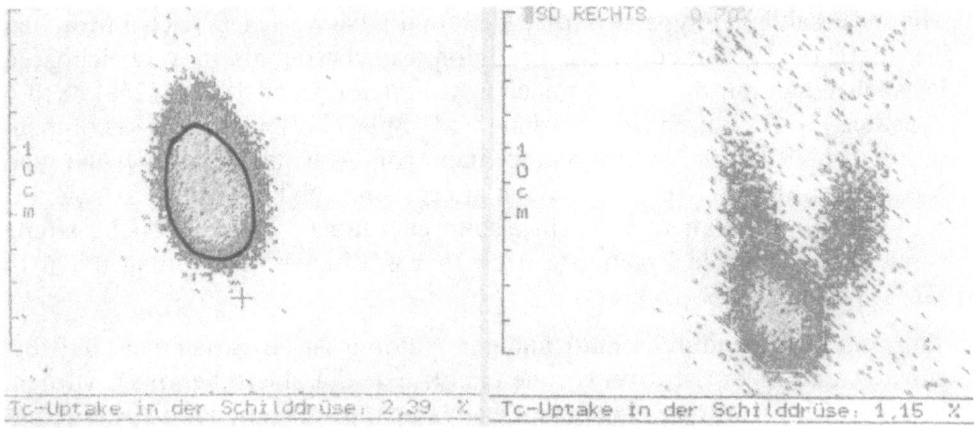

Abb. 3a 4 Äthanolinjektionen mit Gesamtvolumen 7.0 ml (78% des initialen Knotenvolumens). Posttherapeutischer TRH-Test 0,3 – 5,5 μU/ml. Initiales Knotenvolumen 9,0 ml, nach Sklerotherapie 3,5 ml (Verkleinerung um 61%).

welches keine Folgen nach sich zog. Eine Patientin erlitt nach der 4. schmerzhaften Injektion (zuvor 3 schmerzfreie Behandlungen) eine Rekurrensparese, die sich nach 4 Monaten besserte und nach einem Jahr völlig zurückgebildet war. Offenbar war es bei sehr flachem, kleinem Adenom zur Perforation in die retronoduläre Region gekommen.

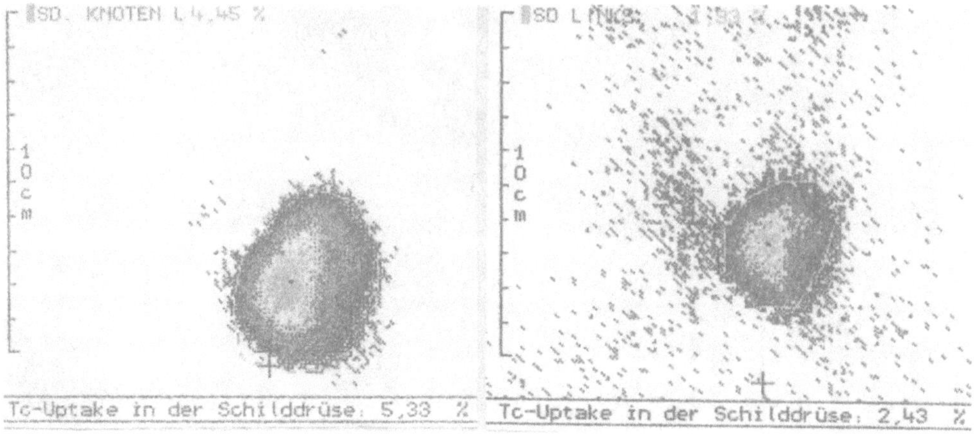

Abb. 3 b 5 Äthanolinjektionen mit Gesamtvolumen 11,0 ml (73% des initialen Knotenvolumens). Posttherapeutischer TRH-Test 0,1 – 0,3 µU/ml. Initiales Knotenvolumen 15,0 ml, nach Sklerotherapie 8,0 ml (Verkleinerung um 47%).

Diskussion

Mit der Beseitigung hyperthyreoter FT3- und FT4-Werte i. S. nach 3 Monaten bei 15/16 (94%) Patienten ist die Erfolgsrate besser als in vergleichbaren Parallelstudien mit 8/10 (80%) nach 3 Monaten [2] und 18/22 (82%) nach 6 Monaten [5]. Die durch nachweisbare TSH-Spiegel offenkundige Rekompensation bei 18/19 (95%) PA wurde auch von Martino et al. [4] und von Monzani et al. [5] in 100% der Fälle angegeben. Bei TA wurde TSH i. S. bei 6/16 (38%) der Patienten nachweisbar gegenüber 82% [5]. Nicht streng vergleichbar sind die Ergebnisse nach thyrostatischer Behandlung mit 6/19 (32%) [4] und 17/20 (85%) [6].

Aus dem Gruppendurchschnitt anderer Autoren ist zu entnehmen, daß bei günstigeren Ergebnissen von vornherein kleinere DA sklerotherapiert wurden. Wenn größere Adenome eingeschlossen waren (20 – 65 ml), wurde trotz Äthanolgesamtvolumens von 84 ml in bis zu 23 Sitzungen in 6/19 (32%) keine TSH-Sekretion nachweisbar [4]. Die aus der Übersicht der zitierten Arbeiten abzuleitende Vermutung, daß weder Zahl der Behandlungen noch gesamtes injiziertes Äthanolvolumen, noch das prozentuale Volumenverhältnis injizierten Äthanols zur Knotengröße von entscheidender Bedeutung für den Therapieerfolg sind, sondern daß offenbar die initiale Knotengröße der limitierende Faktor für den positiven Ausgang der Sklerotherapie ist, wird in Tab. 2 eindrucksvoll bestätigt. In 4 Untersuchungsgruppen mit positivem oder negativem posttherapeutischem TSH-Test bei TA oder PA wurde bei faktisch gleichem prozentualem Äthanolvolumen um 75% eine gleiche Knotenver-

Tabelle 2 Korrelation zwischen Knotenvolumen und Äthanoltherapie

	toxische Adenome			prätoxische Adenome	
	Gesamtzahl (n = 16)	pos. TRH-Test (n = 6)	neg. TRH-Test (n = 10)	pos. TRH-Test (n = 18)	neg. TRH-Test (n = 1)
initiales Knotenvolumen	25,5 ± 14,4 ml Bereich 11 – 58	13,0 ± 2,3 ml (11 – 18)	30,8 ± 13,4 ml (12 – 58)	14,0 ± 8,7 ml (6 – 40)	15,0 ml
Abnahme Knotenvolumen	69 ± 16% Bereich 40 – 94	77 ± 19% (48 – 94)	69 ± 15% (40 – 90)	71 ± 17% (43 – 92)	67%
% Volumen Äthanol zum Knotenvolumen	75 ± 13% Bereich 50 – 100	77 ± 13% (80 – 100)	73 ± 14% (50 – 90)	74 ± 26% (35 – 120)	46%

Tabelle 3 Nebenwirkungen und Komplikationen

	Monzani (n = 56)	Goletti (n = 25)	Martino (n = 37)	Papini* (n = 20)	eigene Serie (n = 35)
lokaler Schmerz	19%	23%	3,9%	„gering“	72%
ausstrahlender Schmerz			3,9%	„selten“	44%
passagere Rekurrensparese			2 Fälle	1 Fall	1 Fall
Fieber	1 Fall	1 Fall	1 Fall	1 Fall	
Hämatom					2 Fälle
„Thyreotox. Krise“				1 Fall	

* Xylocain

kleinerung um 70% erreicht. Entscheidend für das Persistieren eines negativen TRH-Testes war demnach das initiale Knotenvolumen. Daraus ergibt sich, daß für die Sklerotherapie eine Vorselektion erfolgen sollte: Oberhalb 25 ml Adenomgröße ist das Ergebnis eines positiven TRH-Testes – jedenfalls bei vertretbarer Anzahl von bis zu 12 Äthanolinjektionen – unwahrscheinlich, und oberhalb eines Volumens von 45 ml sollte eine Sklerotherapie gar nicht versucht werden.

Die Volumenabnahme der behandelten AA ist signifikant (Abb. 2) und war unabhängig vom funktionellen Resultat bei allen Knoten zu beobachten. Auch in Hinblick auf einen kosmetischen Effekt liefert die Sklerotherapie demnach befriedigende Ergebnisse. Die bei drei AA mit negativem TRH-Test gefundene Volumenzunahme nach einem Jahr Beobachtungszeit legt nahe, daß in allen Fällen häufig genug injiziert werden sollte, um möglichst einen positiven TRH-Test nach genügender Beseitigung von autonomem Gewebe zu erhalten.

Nur in 17/24 (71%) Fällen mit posttherapeutischem positivem TRH-Test wurde die Rekompensation auch szintigraphisch nachweisbar. Außer der Möglichkeit einer funktionellen Atrophie nach langjähriger Suppression ist anzunehmen, daß in einigen Fällen eine spätere Wiederholungsuntersuchung die Rekompensation gezeigt hätte. Die häufigere szintigraphische Rekompensation in einigen anderen Studien steht offensichtlich mit der Auswahl kleinerer DA in Zusammenhang. Die häufige Entwicklung kalter Knoten bei anderen Untersuchern [4, 5] (nur ein Fall in der eigenen Serie) ist mit der Applikation höherer Einzel- und Gesamtmengen des injizierten Äthanols in Zusammenhang zu sehen. Möglicherweise haben solche kalten Knoten funktionell eine günstigere Prognose, was aus der Beobachtung dreier gewachsener Adenome ein Jahr nach Sklerotherapie vermutet werden könnte.

Die Angaben über Nebenwirkungen zwischen der vorliegenden Untersuchung und den Veröffentlichungen aus Pisa sind diskrepant (Tab. 3): 72% Lokalschmerz gegenüber 23% [2], 3,9% [4], 19% [5] sowie 44% ausstrahlender Schmerz gegenüber 0% [2, 5] und 3,9% [4]. Diese Angaben sind umso erstaunlicher, als diese Arbeitsgruppen deutlich größere Äthanoleinzeldosen verabreicht haben: 10 ml [2], 5 ml [4], mindestens 32 ml (nur statistische Angaben) [5]. Solche Injektionsdosen waren wegen Schmerzhaftigkeit im eigenen Krankengut nicht tolerabel. Diesbezügliche ungünstige Erfahrungen scheinen auch Papini et al. [6] gemacht zu haben, die eine Vorinjektion mit 0,2–0,5 ml 2% Xylocain machen und auch nach Applikation des Äthanol 0,5 ml Xylocain nachspritzen. Diese Modifikation erscheint unbedingt empfehlenswert. Erhebliche Nebenwirkungen werden auch bei Äthanolsklerotherapie von Nebenschilddrüsenadenomen genannt [1]. Zu erwähnen ist, daß trotz teilweise starker Schmerzepisoden alle Patienten der eigenen Serie nach

Abschluß der Sklerotherapie angaben, sie würden sich gegenüber Operation oder Radiojodtherapie wieder für die Sklerotherapie entscheiden.

Erstaunlich erscheint auch, daß von anderen Arbeitsgruppen trotz der größeren Äthanolmengen keine Hämatome angegeben wurden, die hier zweimal auftraten (allerdings keine ernsthafte Komplikation bedeuteten).

Die bedenklichste Komplikation ist sicherlich die der Rekurrensparese, die als passagere Parese zweimal [4] und einmal [6] genannt wurde. Im eigenen Fall bei einem sehr flachen, kleinen Adenom trat erst nach 4 Monaten eine Stimmbesserung und nach einem Jahr eine völlige Rückbildung ein. (Nach Vortrag dieser Ergebnisse beim Heidelberger Kongreß erwähnten dem Autor gegenüber zwei Ärzte, daß bei ihnen beim Versuch der Sklerotherapie je einmal eine persistierende Rekurrensparese eingetreten sei). Wegen der Komplikationsgefahr wurde im eigenen Krankengut die Methode nicht auf Kollegen übertragen. Nach persönlicher Information aus Pisa wurden auch dort selbst bei andersnamigen Erstautoren alle Äthanolinjektionen nur von einem der Autoren (Goletti, dem Chirurgen der Gruppe) durchgeführt. Bei vorsichtiger Durchführung durch einen erfahrenen Therapeuten (siehe Methodik) sollten Rekurrensparesen vermeidbar sein.

Literatur

[1] Giangrande, A., A. Castiglioni, L. Solbatini et al.: Ultrasound-guided fine-needle ethanol injection into parathyroid glands in secondary hyperparathyroidism. Nephrol. Dial. Transplant *7* (1992) 412.

[2] Goletti, O., F. Monzani, N. Coraccio et al.: Percutaneous injection treatment of autonomously functioning single thyroid nodules: optimization of treatment and short term outcome. World J. Surg. *16* (1992) 784.

[3] Livraghi, T., D. Festi, F. Monti et al.: US-guided percutaneous alcohol injection of small hepatic and abdominal tumors. Radiology *161* (1986) 309.

[4] Martino, E., M. L. Murtas, A. Loviselli et al.: Percutaneous intranodular ethanol injection for treatment of autonomously functioning thyroid nodules. Surgery *112* (1992) 1161.

[5] Monzani, F., O. Goletti, N. Caraccio et al.: Percutaneous ethanol injection treatment of autonomous thyroid adenoma: hormonal and clinical evaluation. Clin. Endocrinol. *36* (1992) 491.

[6] Papini, E., C. Panunzi, C. M. Pacella et al.: Percutaneous ultrasound-guided ethanol injection: A new treatment of toxic autonomously functioning thyroid nodules. J. Clin. Endocrinol. Metab. *76* (1993) 411.

[7] Solbatini, L., A. Giangrande, L. De Pra et al.: Percutaneous ethanol injection of parathyroid tumors under US guidance: treatment for secondary hyperparathyroidism. Radiology *155* (1985) 607.

Conclusio

D. Emrich

Die Vorträge lassen sich entsprechend dem Programm in drei Abschnitte zusammenfassen:

1. „Blick über den Zaun" von Th. Olbricht, Essen

Der Morbus Basedow stellt mit hoher Wahrscheinlichkeit eine Autoimmunerkrankung dar, die wie andere durch wechselhaften Spontanverlauf und bei rein medikamentöser Therapie durch eine Rezidivrate von 40–60% gekennzeichnet ist. Es war deshalb verdienstvoll, daß Herr Olbricht die bisherigen Therapiestrategien meist auf Grund von Musterfällen im internationalen Vergleich zusammengetragen hatte. Dabei wurde deutlich:

1. daß der labordiagnostische Aufwand beträchtlich ist. Schwer verständlich erscheint die relativ hohe Häufigkeit von TSH Bestimmungen mit 56–94% im Vergleich zu Bestimmungen der Schilddrüsenhormonkonzentrationen mit 67–80%. Offensichtlich werden letztere nicht in allen Fällen für notwendig erachtet. Die Bestimmung von Antikörpern gegen Thyroxinperoxidase und Thyreoglobulin werden in Europa und Japan mit 61 bzw. 96% wesentlich häufiger durchgeführt als in den USA mit 22%. Die Bestimmung von TSH-Rezeptorantikörpern liegt in Deutschland mit 72% wesentlich höher als in allen anderen Regionen (7–38%). Dies ist wahrscheinlich Folge der Abgrenzungsschwierigkeiten von immunogener und nicht immunogener Hyperthyreose in Jodmangelgebieten. Hoch liegt auch der Anteil qualitativer und quantitativer nuklearmedizinischer Untersuchungen der Schilddrüse mit 58 bis 92%. Sein besonders hoher Anteil in den USA ist durch die dominante Bevorzugung der Radiojodtherapie erklärbar (Radiojodfunktionstest zur Abschätzung der zu verabreichenden Aktivität);

2. daß die thyreostatische Therapie trotz ihrer relativ hohen Rezidivrate in allen Regionen mit Ausnahme der USA, in denen die Radiojodtherapie mit fast 70% im Vordergrund steht, trotz ihrer relativ hohen Rezidivrate als Erstbehandlung bevorzugt wird und daß die operative Behandlung in allen Regionen in weniger als 10% der Fälle durchgeführt wird. Sie ge-

winnt nur dann einen höheren Anteil von ca. 50% in Europa (Jodmangelgebiet mit hoher Strumaprävalenz), wenn ein Strumavolumen von 80 ml vorliegt.

Bei der Wahl des Thyreostatikums, der Dosierung, der Durchführung als Mono- oder Kombinationstherapie finden sich z. T. deutliche Unterschiede. Die Mehrzahl plädiert für eine Mindestbehandlungsdauer von einem Jahr. Nach wie vor erscheinen prognostische Kriterien zur Beendigung der thyreostatischen Therapie im Einzelfall nicht ausreichend. Bisher unbestätigt ist die Beobachtung japanischer Autoren, daß eine zusätzliche Gabe von Thyroxin die Rezidivrate senkt.

Unkonventionelle Therapieformen wie die alleinige Gabe von Betablockern und organischen Jodverbindungen werden versucht, haben aber keine Verbreitung gefunden.

2. „Von Pflanzenextrakten zu Hormonantagonisten" von J. Köhrle, Würzburg

Obwohl Pflanzenextrakte mit thyreostatischer Wirkung seit langem zur Behandlung der Schilddrüsenüberfunktion eingesetzt werden, gelang es erst in den letzten Jahren, ihre Wirkungsmechanismen näher zu analysieren. Hieran hat die Arbeitsgruppe von Köhrle wesentlichen Anteil.

Die wirksamen Substanzen aus Lycopus, Lithospermum und Melisse sind Flavonoide. Sie zeigen folgende Wirkungen:

- Senkung der TSH-Produktion und -Inkretion durch Verdrängung der Bindung an den TSH-Rezeptor der Follikelepithelien, Minderung der Produktion der durch TSH und TSH-Rezeptorantikörper stimulierten Produktion von zyklischem AMP,
- Hemmung der Schilddrüsenhormonproduktion durch Wirkung auf die Thyroperoxidase,
- Hemmung der peripheren T4-Konversion zu T3 durch Wirkung auf die 5-Deiodasen.
- Verdrängung der Bindung von T4 und T3 an das thyroxinbindende Präalbumin (Transthyritin). Dies hat besondere Bedeutung für den T4-Transport über die Hirn-Liquorschranke.

Köhrle hält es für möglich, daß sich in Zukunft nach den vorliegenden Erkenntnissen Substanzen entwickeln lassen, die mit mehreren Angriffspunkten für die medikamentöse Therapie verschiedener Hyperthyreoseformen praktische Bedeutung gewinnen können.

3. Äthanolinjektion in autonome Bezirke

Ein Referat und zwei Beiträge beschäftigten sich mit der von italienischen Autoren 1990–92 erstmals eingesetzten definitiven Therapie der unifokalen Autonomie (autonomes Adenom) durch im Mittel 4–5malige perkutane Injektion von 2–5 ml 96%igem Alkohol in die Adenome. Diese kann ambulant durchgeführt werden. Die Auswahl der Patienten war nicht einheitlich. Eine weitgehende Ausschaltung des Adenoms gelang in ca. 80% der Fälle. Die auftretenden Schmerzen und Dysphagien halten sich nach übereinstimmender Meinung der Berichterstatter in Grenzen. Als Nebenwirkungen wurden in Einzelfällen beschrieben: Pyrexien, thyreotoxische Krise (2 Fälle), passagere Rekurrensparesen und vorübergehende T3-Anstiege. Der neue Therapieansatz, der weitgehend nur für eindeutig lokalisierbare unifokale Autonomien in Betracht kommt und manuelles Geschick und Erfahrung erfordert, bedarf nach Meinung des Berichterstatters einer Sicherung durch weitere systematische Untersuchungen. Dabei ist besonders die Rate der Nebenwirkungen genau zu analysieren. Hinzu kommt die Erstellung von Indikationskriterien (funktionelle Relevanz der Autonomie und Größe des Adenoms) sowie das Ausmaß der erzielbaren Volumenminderung besonders bei größeren Adenomen.

1.4 Hyperthyreose im Kindesalter

Diagnose und Behandlung der Hyperthyreose im Kindesalter: Ergebnisse einer Umfrage in Europa

H. Perrild

Einführung

Um einen Überblick über „state of the art“ 1993 von Diagnose und Therapie der Hyperthyreose im Kindesalter in Europa zu erhalten, haben wir an alle Mitglieder der ETA (Europäische Schilddrüse-Gesellschaft) und ESPE (Europäische Pädiatrische Endokrinologie-Gesellschaft) eine Umfrage gesandt (mit Hilfe des ETA/ESPE-Arbeitskreises A. Gruters-Kieslich, U. Feldt-Rasmussen, D. Grant, E. Martino und F. Delange). Von Oktober 1992 bis Ende Februar 1993 wurden 672 Briefe an ETA- und ESPE-Mitglieder verschickt. 99 kamen ausgefüllt zurück. 200 Kollegen erklärten, daß sie niemals Kinder behandelten. Viele ETA-Mitglieder arbeiten nur im Labor. Die Rückantworten kamen aus 22 Ländern, von 82 Einzelpersonen und 17 Gruppen, darunter 65 Pädiater, 22 Internisten, ein Chirurg, 10 Endokrinologen und ein Kollege ohne Hinweis auf das eigene Fachgebiet. 61 waren ESPE-Mitglieder und 40 ETA-Mitglieder. Die verschiedenen Länder und die Anzahl der Antworten auf die Umfrage sind in Tab. 1 angegeben.

Tabelle 1 Resultat der Umfrage über Diagnose und Behandlung der Hyperthyreose im Kindesalter in Europa 1993

Anzahl der ausgefüllten Fragebögen aus den einzelnen Ländern			
Deutschland	19	Schweden	4
Großbritannien	14	Spanien	3
Italien	11	Polen	3
Schweiz	6	Niederlande	3
Belgien	6	Türkei	3
Israel	5	Finnland	3
Frankreich	5	Österreich	2
Dänemark	5	Tschechoslowakei (ehem.)	1
		Bulgarien	1
		Schottland	1
		Irland	1
		Griechenland	1
		Portugal	1
		Ungarn	1
		Jugoslawien (ehem.)	1

Die Umfrage präsentierte den folgenden Fall: Ein 10 Jahre altes Mädchen litt über 6 Monate an Unruhe und Konzentrationsproblemen, also an Symptomen der Hyperthyreose: Puls 120/min, kleine moderate diffuse Struma, typische, aber minimale Augensymptome. Dies war die erste Phase des Krankheitsverlaufs. Klinischer Eindruck: unkomplizierte Graves-Erkrankung.

Anhand dieses Falles sollten die Kliniker ihre basale diagnostische und therapeutische Strategie angeben. Man konnte unter verschiedenen Möglichkeiten wählen.

Ergebnisse

Diagnostik

In-vitro-Schilddrüsendiagnostik: für 95% waren gesamtes T4 oder freies T4 obligat: 72% freies T4 und 70% gesamtes T4. Nur 2/3 würden auch gesamtes T3 und/oder freies T3 bestimmen und nur 14% einen freien T4-Index. Die meisten wollten auch TSH als initiales diagnostisches Screening wählen. Heute gehört TSH hoffentlich zu den neuen supersensitiven Assays, andernfalls wollten 32% auch einen TRH-Test machen. Auch die Antworten, welche Schilddrüsenautoantikörper man einsetzen sollte, waren interessant. Thyreoglobulinantikörper wurden von 78% verwendet, während nur 52% TPO-Antikörper verwendet haben. 60% wollten mikrosonale Antikörperassays anwenden. Dies erklärt sich vielleicht daraus, daß die neuen und spezifischen Anti-TPO-Antikörperassays noch nicht überall eingesetzt werden können und veraltete mikrosomale Antikörperassays noch verwendet werden. In 63% der Antworten gehörten TSH-Rezeptorantikörper zur routinemäßigen initialen Untersuchung.

In-vivo-Schilddrüsenuntersuchungen waren: ultrasonographische Bestimmung von Volumen: 56%; Ultrasonographie mit grauen Tönen: 41%. Nur 40% plädierten für ein diagnostisches Szintigramm. Die meisten deutschen Antworten zeigten alle drei Möglichkeiten auf.

Behandlung

Die Behandlungsempfehlungen für dieses 10 Jahre alte Mädchen mit unkomplizierter Graves-Krankheit stellten sich wie folgt dar: 99% waren für eine medikamentöse Therapie. Die Umfrage gab den Kollegen die Möglichkeit, für 12 Varianten zu diesem „Original-Fall" Therapieempfehlungen zu geben. Die Varianten für den vorliegenden Fall waren: 1. grosse Struma, 2. keine Struma, 3. schwerere Hyperthyreose, 4. Rezidiv 2 Jahre nach medikamentöser Therapie, 5. Rezidiv 4 Jahre nach Strumektomie, 6. ein Junge, 7. 14 Jahre alt, 8. 14 Jahre alt und mit einem autonomen Knoten, 9. 14 Jahre alt und mit Knotenstruma, 10. 3 Jahre alt und mit Knotenstruma, 11. 3 Jahre alt und mit kleiner Struma, 12. neonatale Graves-Krankheit. Nur bei wenigen Varianten wollten die Befragten von der Behandlungsempfehlung abweichen und eine andere Therapie wählen: Wenn der Patient einen autonomen Knoten hätte, würden 83% eine operative Behandlung wählen. Hätte ein 14jähriges Kind eine Knotenstruma, wählten 53% eine operative Behandlung. Falls der Patient eine große Struma hätte, dann würden sich 16% für eine operative Behandlung entscheiden. Ergäbe sich ein Rezidiv nach medikamentöser Behandlung, würde dies nur in 14% als Indikation für einen chirurgischen Eingriff gesehen.

Radiojod ist die initiale Therapiewahl für 18%, wenn die Patienten ein Rezidiv 4 Jahre nach einem chirurgischen Eingriff haben. Die medikamentöse Behandlung ist die Ausgangstherapiewahl für die meisten Kollegen. In Europa braucht man Carbimazol/Thiamazol/Methimazol, nur 16 verwenden PTU.

Wir fragten, welche Dosis man als initiale Therapie wählen sollte. Die Antwort: Für PTU betrug die mittlere Dosis 10 mg/kg (range: 5–15 mg/kg/Tag), für Carbimazol/Methimazol war die mittlere Dosis 0,8 mg/kg/Tag) (range 0,15–2 mg/kg/Tag). 66% nahmen auch Betablocker, nur wenige Sedativa.

Falls eine längere Behandlung nötig wäre, würde sie von 79% korrigiert. Die medikamentöse Behandlung würde von 39% verändert, wenn die Schilddrüsenhormone auf Normalwerte zurückgingen. 56% würden T4 hinzufügen. Die Therapie würde durchschnittlich 1,5 Jahre fortgesetzt. 89 würden einen festgelegten Zeitabschnitt für die Behandlung vorsehen. Einige wollten eine schrumpfende Struma, eine Negativentwicklung von TSH-Rezeptorantikörper oder eine Normalisierung von TSH mit supersensitiven Assay als Parameter zur Beendigung der Therapie wählen. Es ergab sich kein Konsens in dieser Frage, vielleicht nicht überraschend, wenn man die Literatur kennt.

Schlußfolgerung

Umfragen enthalten viele potentielle Möglichkeiten für Fehler. Diese Umfrage vermittelt aber einen Eindruck, wie eine Reihe von Experten Diagnostik und Behandlung der Hyperthyreose im Kindesalter angehen. Dieser Eindruck eröffnet eine notwendige Diskussion, so daß man die Probleme erkennt. Im Fall der Hyperthyreose im Kindesalter erfolgen Diagnostik und Behandlung immer noch mehr auf der Grundlage von Erfahrung und Tradition als auf wissenschaftlichen Beweisen. Deshalb glauben wir, daß eine kontrollierte klinische prospektive Untersuchung gemacht werden sollte. Das heißt, daß wir der ESPE vorschlagen werden, eine Multicenter-Studie in den kommenden Jahren durchzuführen.

Diskussion

Reinwein:
Herr Perrild, darf ich Sie zunächst einmal dafür beglückwünschen, daß Sie diese Studie gemacht haben? Ich glaube, das war unbedingt notwendig, daß man auch bei den Kindern eine prospektive Studie durchführt, das kann ich nur unterstützen. Was mich aber am Schluß bei der Aufstellung irritiert hat, war die Tatsache, daß Sie in Dänemark die Szintigraphie vor die Sonographie gesetzt haben. Ist das wirklich so üblich?

Perrild:
Wir denken, Szintigramm und Sonogramm zeigen dasselbe, wenn man wissen will, ob das Kind einen Knoten oder einen Morbus Basedow hat. Deshalb sind die beiden Verfahren für mich gleichwertig. Auch habe ich in der Literatur keine Angabe darüber gefunden, daß mit einem der beiden Verfahren sicherer eine Differenzierung zwischen einem typischen Morbus Basedow und einer Hashimoto-Thyreoiditis mit vorübergehender Hyperthyreose möglich ist.

Schumm-Draeger:
Darf ich Sie, Herr Perrild, fragen, inwieweit Sie in der Erstdiagnose die Szintigraphie bei den Kindern einsetzen und nicht überwiegend sonographieren. Also umschriebene Knoten wären dann zu erkennen, und welche Reihenfolge halten Sie üblicherweise ein? Wir würden auch bei den Erwachsenen eher die Sonographie an den Anfang stellen.

Perrild:
Die dänischen Pädiater setzen alle zuerst die Szintigraphie ein.

Börner:
Es ist eigentlich keine Frage, sondern eine Anmerkung: Es darf vielleicht von nuklearmedizinischer Seite folgendes gesagt werden: Hier in Deutschland machen wir es doch weitgehend so, daß wir bei Kindern die Sonographie in den Vordergrund stellen. Finden wir einen Herdbefund, dann folgt natürlich die Szintigraphie, aber nur in diesem Ausnahmefall, während wir bei Erwachsenen bei Morbus Basedow und bei der Hyperthyreose im allgemeinen Szintigraphie und Sonographie nebeneinanderstellen.

Besonderheiten der Therapie der Hyperthyreose im Kindesalter

F. Péter

1. Einleitung

Der kindliche Organismus unterscheidet sich in mehrerer Hinsicht von dem des Erwachsenen, deswegen können sich theoretisch die gleichen Krankheitsbilder in den zwei Altersgruppen unterschiedlich manifestieren. Diese Tatsache muß bei der Wahl der Behandlungsmethode beachtet werden.

Einzelne Gewebegruppen innerhalb eines Organs haben mit voranschreitendem Lebensalter zunehmend die Chance, autonom zu werden (z. B. autonomes Adenom); in geringerem Maße spielt jedoch auch der „Zeitfaktor" bei der Häufigkeit solcher Krankheitsbilder eine Rolle, bei denen neben der genetischen Disposition die auslösenden Umweltfaktoren eine große Rolle spielen (z. B. Morbus Basedow). Die Physiologie des Haushaltes vom Schilddrüsenhormon unterscheidet sich auch im Kindesalter von der des Erwachsenenalters, so erreicht beispielsweise der TSH-Spiegel im Alter von 20–25 Jahren von einem höheren Niveau aus allmählich den späteren ständigen Wert im Erwachsenenalter, während das freie Thyroxin (FT4) nach einigen Schwankungen durch eine ständige Erhöhung den späteren Wert im Erwachsenenalter erreicht [12]. Für die unterschiedliche Reaktion des Organismus in verschiedenen Altersstufen gibt es auch zahlreiche andere Beispiele, so die beschleunigte Verknöcherung bei hyperthyreotischen Kindern oder das seltenere Auftreten der endokrinen Orbitopathie [20]. Es ist bekannt, daß junge Gewebe Strahlen gegenüber empfindlicher sind als ältere [18], fraglich bleibt, ob die Gegner der Behandlung von Jugendlichen mit Isotopen diesen Unterschied richtig erwogen haben. Der Einfluß dieser Erkenntnis ist in den vergangenen Jahrzehnten in der Behandlungspraxis deutlich wahrzunehmen.

Die Bekanntgabe unseres 20jährigen Patientenmaterials gibt uns die Gelegenheit, diese Unterschiede zu demonstrieren und einige Schlußfolgerungen zu ziehen, die nur durch unsere lange Beobachtungszeit an einem relativ großen Material möglich wurden.

2. Patienten und Methoden

2.1 Patienten

Unter den Formen der Hyperthyreose kommt am häufigsten der Morbus Basedow vor. In den Jahren 1974–1993 betreuten wir 121 Kinder und Jugendliche mit dieser Diagnose (Jungen: 20, Mädchen: 101, Verhältnis 1 : 5). Bei der Analyse des Krankheitsbeginns (das Jahr, in dem sie bei uns oder in der überweisenden Einrichtung erstmalig unbehandelt erschienen) stellte sich heraus, daß wir 1986–1993 wesentlich mehr neue Kranke hatten (durchschnittlich 8,6 ± 2,6 Kranke/Jahr) als 1974–1985 (durchschnittlich 4,3 ± 2 Kranke/Jahr). Beim ersten Erscheinen betrug ihr Lebensalter 11,6 ± 3,1 (4–18), was allerdings völlig abweichend war (Tab. 1).

Tabelle 1 Einteilung der Jungen und Mädchen nach ihrem Lebensalter

	Jungen	Mädchen
10jährige oder jünger	9 (6)*	20 (11)*
über 10 Jahre	11	81
über 8 Jahre	14	90
Verhältnis	~ 1 : 1 (1 : 2)	~ 1 : 4 (1 : 9)

* 8 Jahre oder jünger

Weitere Formen: bei 11 Mädchen Hyperthyreose mit unifokaler Autonomie (Lebensalter: 12 ± 2,4), bei einem Geschwisterpaar Schilddrüsenhormonresistenz, bei einem Mädchen ein Schilddrüsenkarzinom mit Hyperthyreose.

2.2 Methoden

2.2.1 Laborverfahren

Die Messung des Gesamtthyroxins (T4) und des Trijodthyronins (T3) geschah während der gesamten Periode mit der standardisierten RIA-Methode, die im Haus angewendet wurde, die der freien Fraktionen (FT4, FT3) in den Jahren 1981–1990 mit RIA (Amersham), in den letzten Jahren mit dem FIA(Delfia)-Verfahren (FT4 seit 1990, FT3 seit 1991).

Die TSH-Bestimmung erfolgte mit RIA von 1975–1990 (Byk-Mallinckrodt), seit 1986 in zunehmendem Maße mit einer supersensitiven Technik, seit 1990 mit Delfia. Der TRH-Test wurde mit der i. v.-Gabe von 200 µg TRH durchgeführt, in den Blutproben von 0, 30 und 60 Minuten wurde das TSH bestimmt.

Die Messung des Thyreoglobulingehaltes im Serum erfolgte 1985–1990 mit der RIA-Methode (Biodata), 1990–1992 mit dem FIA-Verfahren (Delfia), in der letzten Zeit mit dem DYNOTEST (Henning).

Die Analyse des Antikörpers gegen den TSH-Rezeptor geschah mit dem TRAK-Verfahren (Henning), während der Nachweis der Antikörper gegen das mikrosomale Antigen und das Thyreoglobulin in den Jahren 1985–1990 mit der RIA „bridge" und seitdem mit der RIA(Henning)-Methode geschieht. Die Untersuchungen auf Anti-TPO werden seit 1990 mit der RIA-Methode (Henning) durchgeführt.

Die bildliche Darstellung der Schilddrüse geschieht seit 1975 in indizierten Fällen mit der Szintigraphie und 99mTc, die Volumetrie und Schilddrüsenstruktur untersuchen wir seit 1990 mit der Sonographie.

2.2.2 Therapeutische Methoden

Die kombinierte medikamentöse Therapie (Thiamazol + Schilddrüsenhormonpräparat) wurde in den Jahren 1974–1983 angewendet, seit 1984 aber grundsätzlich durch eine thyreostatische Monotherapie (Thiamazol) mit einem β-Blocker ergänzt. In dieser Periode wurde nur in 15 Fällen kürzer oder länger Thyroxin auch neben einer sehr niedrigen Thiamazoldosis gegeben. In der ersten Periode wurden 20–30 mg Thiamazol als Initialdosis und 5–10 mg als Erhaltungsdosis angewendet, in dem letzten Jahrzehnt nur 15–30 mg als Anfangsdosis und 2,5–5 mg für Dauertherapie.

Von 135 Patienten mit Hyperthyreose wurde bei 26 eine Schilddrüsenoperation durchgeführt (bei Basedow-Patienten: 18/121; wegen eines unifokalen autonomen Adenoms: 7/11, wegen eines Karzinoms mit Hyperthyreose: 1/1).

3. Ergebnisse

3.1 Laborverfahren unter dem Aspekt der Therapie

3.1.1 TRH-Test

In den Jahren 1975–1990 wurde bei 83 Basedow-Kranken (15 Jungen und 68 Mädchen) in 136 Fällen der TRH-Test durchgeführt (bei 51 Patienten einmal zur Erstellung der Diagnose, bei 32 Patienten insgesamt 65mal, um den Verlauf der Krankheit zu kontrollieren). TSH-Antwort (ΔTSH > 5 μE/ml) bekamen wir bei 14 Kranken in 18 Fällen; in 118 Fällen erhielten wir praktisch keine Reaktion. In den Jahren 1977–1985 wiederholten wir das Verfahren (nach vorschriftsmäßiger Vorbereitung) bei 26 Patienten jährlich (15) bzw. zweijährlich (11) ein- oder mehrmals (max. 5×). Am Ende des ersten Behandlungsjahres erhielten wir beim TRH-Test 8 positive und 7 negative Ergebnisse. Von den 8 Kranken, die eine normale TSH-Reaktion zeigten, hatten 5 einen Relapsus, 4 rezidivierten innerhalb eines Jahres. Am Ende des zweiten Behandlungsjahres führten wir 19 Tests durch und bekamen bei 6 eine TSH-Reaktion, in 13 Fällen nicht. Über kurz oder lang hatten von den 6 mit Reaktion 4 ein Rezidiv.

3.1.2 Die Untersuchung des TSH-Grundspiegels mit supersensitiver Technik (ssTSH)

Die in den letzten Jahren bei 60 unserer Patienten durchgeführten insgesamt 400 Untersuchungsergebnisse überzeugten uns bislang nur davon, daß bei der Diagnose der Basedow-Krankheit der TRH-Test in der Mehrzahl der Fälle überflüssig ist, der TSH-Basisspiegel gibt alleine genügend Hinweise. Weiterhin scheint es, daß bei einem niedrigen TSH-Spiegel (<0,1 μE/ml) es nicht ratsam ist, die Behandlung einzustellen, da zu solcher Zeit ein großes Risiko für einen Relapsus der klinischen Symptome besteht. Allerdings ist noch ein längerer Beobachtungszeitraum für die genauere Beurteilung der ssTSH-Untersuchungen während der Therapie notwendig.

3.1.3 TSH-Rezeptorautoantikörper (TRAK)

TRAK-Bestimmung führten wir von 1982 an in Kollaboration durch [16], seit 1985 bestimmen wir eigenständig den TRAb-Titer mit gleicher kommerzieller Methode [14]. Bis jetzt erfolgten 860 Untersuchungen an schilddrüsenkranken Kindern, 718 davon waren Basedow-Kranke. Unsere 53 Patienten können wir auf Grund wiederholter Untersuchungen (insgesamt 526) in drei Gruppen einteilen.

I. Gruppe (11 Kranke): Durchschnittlich in einem Beobachtungszeitraum von 4 Jahren (3–6 Jahre) erhielten wir ständig erhöhte (>15%) Werte für den TRAb-Titer bei durchschnittlich 11,3 (3–21) Untersuchungen/Person. Krankheitsverlauf: zwei Operationen, 6 bekommen momentan auch Thyreostatika, zwei haben eigenmächtig die Behandlung abgebrochen und befinden sich laut unseren Informationen 0,5 bzw. 1 Jahr in Remission. Von einem Kind haben wir seit 6 Jahren keine Information.

II. Gruppe (22 Kranke): Sie sind durchschnittlich 4,4 Jahre (0,5–10,5 Jahre) in Remission. Sie wurden nur 1,8 ± 0,9 Jahre (0,5–3,75) behandelt. Ihr TRAb-Titer senkte sich laufend, oftmals sehr schnell. Im Durchschnitt erhielten wir bei der 4. Probe (2.–9.) normale Werte (<15%). Bei der Nachuntersuchung (3–13, durchschnittlich 6,5 Untersuchungen/Person) hatten diese Kinder immer negative Werte.

III. Gruppe (20 Kranke): Wir beobachteten in einem Untersuchungszeitraum von durchschnittlich 5 (3–7) Jahren mit 13 (8–20) Untersuchungen/Person positive und negative Perioden (189 positive, 73 negative Resultate). Krankheitsverlauf: 5 Operationen, 7 werden auch jetzt noch behandelt. 7 befinden sich in Remission (durchschnittlich 3,5 Jahre), von einem Kind haben wir seit 4 Jahren keine Information.

3.1.4 Schilddrüsenantikörper

Wir untersuchten die Antikörper gegen mikrosomales Antigen (ATMS), Thyreoglobulin (ATg) und die Thyreoideaperoxydase (ATPO) in 279, 281 bzw. 56 Proben. Bei dem Versuch, einen Zusammenhang zwischen den Veränderungen der einzelnen Parameter zu finden, entdeckten wir eine Korrelation zwischen ATPO und TRAb sowie dem T3-Spiegel (Tab. 2).

Tabelle 2 Korrelation zwischen den einzelnen Parametern*

T_3	0,71				
TRAK	0,15	0,33			
ATMS	0,00	−0,02	−0,09		
ATg	0,10	0,11	−0,03	0,22	
ATPO	0,07	0,44	0,49	0,02	−0,03
	T_4	T_3	TRAK	ATMS	ATg

* Anzahl der Untersuchungen

3.1.5 Thyreoglobulinspiegel (Tg)

Bei 63 basedowkranken Kindern erfolgten 228 Untersuchungen des Tg-Wertes im Serum. Aus unseren Analysen geht in erster Linie hervor, daß die Untersuchungsergebnisse, die mit den früheren Untersuchungsmethoden gewonnen wurden, mit dem Spiegel des ATg-Titers in den Proben und nicht mit der Aktivität der Krankheit zusammenhängen. In unserer Praxis hat auch die Umstellung auf die DELFIA-Methode keine Lösung dieser Fehlermöglichkeit gebracht. Mit dem in der letzten Zeit angewandten Dynotest haben wir noch keine ausreichenden Erfahrungen.

3.1.6 Leukozytenzahl

Bei 24 Patienten wurde ein- oder mehrmals eine vorübergehende Leukopenie ($<4000/mm^3$) beobachtet, aber niemals eine Agranulocytose. Es gibt keinen signifikanten Unterschied in bezug auf die Häufigkeit der Leukopenie in Abhängigkeit von dem kombinierten und später monotherapeutischen Behandlungsprotokoll.

3.2 Ergebnisse in der Therapie

Die Behandlungsergebnisse dieser 102 Patienten, von denen wir in den letzten 8 Jahren sichere Informationen erhalten konnten, haben wir in einer Tabelle zusammengefaßt (Tab. 3).

Tabelle 3 Behandlungsergebnisse

Letzte Information	operiert	gegenwärtige Behandlung anderswo	bei uns	Remission	insgesamt
1993	7	5	28	35	75
1990–92	3	3	–	11	17
1985–89	8	–	–	2	10
Zusammen	18	8	28	48	102
%	17,7	35,3		47,0	

Alle Patienten, die vor 1983 behandelt wurden, sowie einige, die seitdem mit Thiamazol behandelt werden, erhielten neben dem Thyreostatikum anfangs Thyreoidea sicca (Thyranon), später Liothyronin und jetzt L-Thyroxin. In der folgenden Tabelle sind sie von den Patienten getrennt aufgeführt, die in den letzten 10 Jahren nur ein Thyreostatikum (und β-Blocker) erhielten (Tab. 4).

Tabelle 4 Therapieergebnisse in Abhängigkeit von dem angewendeten Protokoll

	Thyreostatikum und Schilddrüsenhormone	nur Thyreostatikum	insgesamt
operiert	11	5	16*
ohne Rezidiv	12	28	
z. Zt. in Remission			48
nach Rezidiv	7	1	
nach Rezidiv	2	5	
z. Zt. in Behandlung			36
laufend	–	29	
insgesamt	32	68	100

* Weitere zwei Kranke wurden ohne vorherige ständige Thyreostatikumbehandlung operiert.

Die subtotale Thyreoidektomie bei allen Basedow-Patienten führte zu einer Hypothyreose; sie bekommen L-Thyroxinsubstitution. Es wurde in den letzten 20 Jahren nach Thyreoidektomie in unserem Krankengut kein Rezidiv beobachtet. Die Adenome waren in 7 Fällen enukleiert, ohne daß eine Hypo- oder Hyperthyreose folgte, die anderen Patienten haben kompensiertes Hormonegleichgewicht und werden bei uns oder anderswo regelmäßig kontrolliert.

4. Diskussion

Es ist eine allgemeine Erfahrung, daß sich zuerst der T_4-, später der T_3- und im allgemeinen zuletzt der TSH-Spiegel normalisiert. Die T_3/T_4-Rate als Basedow-Rezidivmarker fanden wir im Kindesalter nicht so wertvoll, wie es bei Erwachsenen publiziert wird [15, 21]. Anhand der Ergebnisse der jährlich durchgeführten TRH-Untersuchungen haben wir uns bereits früher davon überzeugt, daß der prognostische Wert des TRH-Tests gering ist. Von den verschiedenen vorgeschlagenen Markern publizierte die Gruppe von Rapaport [19] im vorigen Jahr, daß die TSH-Werte bei hyperthyreoten Kindern für die Beurteilung der Schilddrüsenfunktionslage während thyreostatischer Behandlung nicht verwendbar sind. Die Empfindlichkeit ihrer Methoden (bis 1987 0,5 µE/ml; seitdem 0,1 µE/ml) ist heutzutage überholt. Dementsprechend kann man diese Frage noch nicht abschließen.

Nach Auffassung von amerikanischen pädiatrischen Endokrinologen stellt TRAK eine Hilfe bei der Diagnose, aber weniger für Therapieentscheidungen dar [3, 6]. Es war für uns ebenso wie für andere logisch, daß die Senkung der TRAK-Titer einen Ruhepunkt in der Pathogenese bedeutet. Leider mußten wir alle in Zusammenhang mit einem bestimmten Fall schwere Enttäuschungen hinnehmen, beispielsweise: der Hormonspiegel erreichte eher das ausgesprochen hyperthyreotische Niveau als der TRAK-Spiegel; oder der TRAK-Titer eines Patienten in Remission erhöhte sich plötzlich und unerwartet nach einer sehr kurzen Remissionszeit. Obwohl es einzelne Widersprüche gibt, fanden wir beim Vergleich der einzelnen Gruppen beachtenswerte Zusammenhänge [14].

Da wir seit mehr als zehn Jahren bei unseren Basedow-Patienten den Verlauf des TRAK-Titers ständig verfolgen, bedeuten die Erfahrungen, die auf diesem Gebiet gesammelt wurden, eine gewisse Hilfe bei der Rationalisierung der Behandlung.

Am Anfang der Krankheit kann die Erhöhung des TRAK-Spiegels sehr unterschiedlich sein, er sinkt aber im Laufe der Behandlung in der Mehrheit ständig. Die Senkungsgeschwindigkeit zeigt ebenfalls große individuelle Schwankungen, aber wenn wir die wiederholten Bestimmungen bei 24 Patienten betrachtet haben, konnten wir eine Halbwertzeit von 6,8 Monaten beobachten [15]. Daraus konnten wir mit Recht schlußfolgern, daß man in Fällen mit niedrigeren Ausgangswerten mit einer früheren Normalisierung rechnen kann als in den Fällen mit einem anfänglich extrem hohen TRAK-Titer. Die Gruppendurchschnitte der Ausgangswerte von den Kranken zeigen signifikante Unterschiede, wenn wir die unter 20% gesenkten Remissions-TRAK-Werte so ordnen, daß die Normalisierung im ersten beziehungsweise im zweiten Behandlungsjahr oder aber nach dem zweiten Behandlungsjahr erfolgte [15]. Es gibt natürlich eine große individuelle Streuung. Als Merkwürdigkeit kann man erwähnen, daß die Normalisierung des TRAK-Titers nach Strumektomie – wie bei Erwachsenen – langsam ist [11]. Nach 6 bzw. 12 Monaten nach der Operation fanden wir relativ hohe Werte (43,9–72,7% bzw. 23,1–64,2%), – in einem Fall 3 Jahre später noch immer 34% – bei substituierten hypothyreotischen Patienten.

Über die anderen Methoden, wie Tg-Spiegel in Serum [1, 24], Volumetrie und Echogenität der Schilddrüse [23, 24], ATPO-Titer [9] usw., gibt es noch keine Stellungnahmen in der pädiatrischen Literatur, und unsere eigenen Erfahrungen sind auch unzureichend.

Die chirurgische Therapie der kindlichen Hyperthyreose zog man früher in Europa und den USA der thyreostatischen Therapie vor [4, 10]. Nach den guten Erfahrungen mit Propylthiouracil [22] oder Methimazol [5, 8] setzte später der Trend ein, Thyreostatika als erste Methode zu wählen. Neuere Richtungen gehen überwiegend in den USA dahin, einerseits die Radiojodtherapie auch bei Kindern anzuwenden [5, 8], andererseits die niedrigste – noch wirksame – Dosis von Thyreostatika einmal täglich zu geben [2, 13, 17]. Beim Vergleich unserer zwei verschiedenen Behandlungsprotokolle (Thyreostatika in einer größeren Dosis + Schilddrüsenhormonpräparat oder Thyreostatika allein in kleinerer Dosis) konnten wir feststellen, daß die thyreostatische Monotherapie nicht nur einfacher und ihre Wirksamkeit besser kontrollierbar ist, sondern sie führt mindestens zu genauso guten Ergebnissen wie das frühere Protokoll.

Wir haben keinen Agranulozytosefall gesehen, und wir sollten weniger als 20% von unseren Patienten operieren lassen. Nach der Enukleation des Adenoms kam nie eine Hypothyreose vor; ohne Langzeitprophylaxe mit L-Thyroxin [7] haben wir kein Rezidiv in der Gruppe des autonomen Adenoms.

5. Zusammenfassung

1. Die thyreostatische Therapie finden wir auch heute als Methode der Wahl in der Behandlung der Hyperthyreose im Kindesalter.

2. Mit kleinerer Dosis, Monotherapie und kürzerer Behandlungsdauer kann man relativ gute Resultate erreichen.

3. Für die Beurteilung der Prognose haben wir keine optimale Methode, aber als Kompromiß kann die Bestimmung des TRAK-Spiegels bei der Mehrheit der Patienten hilfreich sein.

4. Mit den anderen und neueren Kandidaten als Rezidivmarker (Tg- und ssTSH-Spiegel, Schilddrüsenantikörpertiter, sonographische Bilder usw.) soll man mit präzisen Methoden weitere Erfahrungen sammeln.

Literatur

[1] Aizawa, T., M. Ishihara, Y. Koizumi et al.: Serum thyroglobulin concentration as an indicator for assessing thyroid stimulation in patients with Graves' diesease during antithyroid drug therapy. Am. J. Med. *89* (1990) 175–180.

[2] Benker, G.: Medikamentöse Therapie des Morbus Basedow. Therapie mit 10 oder 40 mg Methimazol? Endergebnisse des TRIAL. Akt. Endokr. Stoffw. *13* (1992) 2–8.

[3] Brown, R. S., L. P. Kertiles, C. Rosenfield et al.: Thyrotropin-receptor autoantibodies in children and young adults with Graves' disease. Am. J. Dis. Child. *140* (1986) 238–241.

[4] Buckingham, B. A., G. Costin, T. F. Roe et al.: Hyperthyroidism in children. A reevaluation of treatment. Am. J. Dis. Child. *135* (1981) 112–117.

[5] Collen, R. J., E. M. Landaw, S. A. Kaplan et al.: Remission rates of children and adolescents with thyrotoxicosis treated with antithyroid drugs. Pediatrics. *65* (1980) 550–556.

[6] Foley, Jr. Th. P., C. White, A. New: Juvenile Graves disease: usefulness and limitations of thyrotropin receptor antibody determinations. J. Pediatr *110* (1987) 378–386.

[7] Homoki, J., M. W. Teller: Konservative Strategien in der Therapie von Schilddrüsenerkrankungen im Kindesalter. Monatsschr. Kinderheilkd. *138* (1990) 115–120.

[8] Lippe, B. M., E. M. Landaw, S. A. Kaplan: Hyperthyroidism in children treated with long term medical therapy: twenty-five percent remission every two years. J. Clin. Endocrinol. Metab. *64* (1987) 1241–1245.

[9] Mann, K., B. Saller, R. Hörmann: Clinical relevance of immunological markers in Graves' disease. Exp. Clin. Endocrinol. *97* (1991) 224–230.

[10] Mäenpää, J., A. Kuusi: Childhood hyperthryoidism. Results of treatment. Acta Paediatr. Scand. *69* (1980) 137–142.

[11] Mori, Y., N. Matoba, S. Miura et al.: Clinical course and Thyroid Stimulating Hormone (TSH) Receptor Antibodies during surgical treatment of Graves' disease: World J. Surg. *16* (1992) 647–653.

[12] Nelson, J. C., S. J. Clark, D. L. Borut et al.: Age-related changes in serum free thyroxine during childhood and adolescence. J. Pediatr. *123* (1993) 899–905.

[13] Okuno, A., K. Yano, F. Inyaku et al.: Pharmacokinetics of methimazole in children and adolescents with Graves' disease. Acta Endocrinol (Copenh.) *115* (1987) 112–118.

[14] Péter, F.: Measurement of TSH receptor autoantibodies (TRAb) in children with hyperthyroidism. In: S. Nagasaki, K. Torizuka (eds.): The Thyroid 1988, pp. 167–170. Excerpta Medica, Amsterdam–New York–Oxford 1988.

[15] Péter, F., L. Blatniczky, H. Breyer: Basedow-Rezidiv-Marker im Kindes- und Jugendalter. In: W. Börner, B. Weinheimer (Hrsg.): Primäre Diagnostik und Verlaufskontrolle der Struma, S. 333–338. Walter de Gruyter, Berlin–New York 1991.

[16] Péter, F., B. Rees Smith, L. Blatniczky: Comparative study on diagnostic and prognostic value of FT_4 level, TRH test and TSH receptor binding assay in Graves' disease. (Abstr.) Pediat. Res. *18* (1984) 1223.

[17] Reinwein, D., H. D. Röher, D. Emrich: Therapie der Hyperthyreose. Aktueller Stand. Dtsch. Med. Wschr. *118* (1993) 1036–1043.

[18] Ron, E., B. Modam, D. Preston et al.: Thyroid neoplasia following low-dose radiation in childhood. Radiat. Res. *120* (1989) 516–531.

[19] Sills, J. N., M. N. B. Horlick, R. Rapaport: Inappropriate supression of thyotropin during medical treatment of Graves' disease in childhood. J. Pediatr. *121* (1992) 206–209.

[20] Stout, A. U., M. Borchert: Etiology of eyelid retraction in children: a retrospective study. J. Pediatr. Ophthalmol. Strabismus *30* (1993) 96–99.

[21] Takamatsu, J., K. Kuma, T. Mozai: Serum triiodothyronine to thyroxine ratio: a newly recognized predictor of the outcome of hyperthyroidism due to Graves' disease. J. Clin. Endocrinol. Metab. *62* (1986) 980–983.

[22] Vaidya, V. A., A. M. Bongiovanni, J. S. Parks et al.: Twenty-two years' experience in the medical management of juvenile thyrotoxicosis. Pediatrics *54* (1974) 565–570.
[23] Vitti, P., T. Rago, F. Mancusi et al.: Thyroid hypoechogenic pattern at ultrasonography as a tool for predicting recurrence of hyperthyroidism after medical treatment in patiens with Graves' disease. Acta Endocrinol. (Copenh.) *126* (1992) 128–131.
[24] Yamaguchi, Y., T. Inukai, A. Iwashita et al.: Changes in thyroid volume during antithyroid drug therapy for Graves' disease and its relationship to TSH receptor antibodies, TSH and thyroglobulin. Acta Endocrinol. (Copenh.) *123* (1990) 411–415.

Diskussion

Bauer:
Was ist der Grund, daß bei Kindern der Monotherapie offensichtlich der Vorzug gegeben wird, während sich bei Erwachsenen die Kombinationstherapie vielleicht durchsetzt?

Peter:
Es geschieht nicht nur, weil es vor 10 Jahren Mode war, sondern nach unseren Erfahrungen stört die Thyroxinzugabe unsere Diagnostik, und wir brauchen sie nicht. Manchmal, bei 2,5 mg Thiamazol, bekommen wir eine Hypothyreose, dann geben wir natürlich Thyroxin, aber das ist eine Seltenheit. Ich wollte zeigen, daß die Ergebnisse nicht schlechter sind, wenn wir die Monotherapie anwenden. Nach dieser japanischen Arbeit, die jetzt, glaube ich, sehr interessant ist, suchten wir diejenigen Patienten aus, die nach Beendigung der Monotherapie Schilddrüsenhormon Thyroxin bekamen, wegen großer Schilddrüse; leider rezidivierte die Mehrheit (mehr als 10) sehr schnell.

Blossey:
Gibt es bei Kindern besondere Aspekte mit der Differenzialtherapie Propylthiouracil oder Methimazol?

Peter:
Dazu kann ich nichts sagen, wir wenden Propylthiouracil nicht an.

Heidemann:
Ich glaube, diese Frage läßt sich relativ einfach beantworten: wir sind in Europa geprägt durch Carbimazol-, Methimazoltherapie und haben wenig Erfahrung mit Propylthiouracil, das ist eine Domäne der Amerikaner oder der Engländer. Ich würde nach wie vor sagen: Carbimazol, damit liegen die meisten Erfahrungen vor.

Perrild:
Wir haben in Dänemark eine Studiengruppe für Thyreotoxikose gehabt. Und wir haben 170 Patienten mit dieser Krankheit behandelt. Sie sehen die Nebenwirkungen von Carbimazol: 8 von 36, Thiamazol: 1 von 37 und PTU: 28 von 51 Patienten. Dies ist der Grund, warum wir Carbimazol und Thiamazol jetzt auch in Dänemark nehmen.

Spezielle Aspekte für die chirurgische Therapie der Hyperthyreose im Kindesalter

J. Witte, P. E. Goretzki, A. Müller, H. D. Röher

Die Schilddrüsenoperation ist etwa der dritthäufigste chirurgische Eingriff in Deutschland. Dies trifft hauptsächlich für Erwachsene zu, da im Kindesalter die Indikation zur Operation der Schilddrüse nur selten gegeben ist.

Im Zeitraum von 1986 bis 1992 (Abb. 1) wurden an der Chirurgischen Universitätsklinik Düsseldorf insgesamt 2893 Patienten wegen einer Schilddrüsenerkrankung operiert. Es waren lediglich 44 dieser Patienten (1,5%) zum Zeitpunkt der Operation jünger als oder gleich 18 Jahre. Mit 54% stellt die Operation der knotig veränderten Struma ohne Malignitätsverdacht und ohne Hyperthyreose den Hauptanteil der Operationen bei Erwachsenen dar. In der Gruppe der Kinder und Jugendlichen beträgt dieser Anteil nur 34%. Bei anderen Autoren ist die Struma mit Euthyreose ohne Karzinomverdacht auch im Kindesalter in bis über 60% die Hauptindikation zur Operation [1, 2].

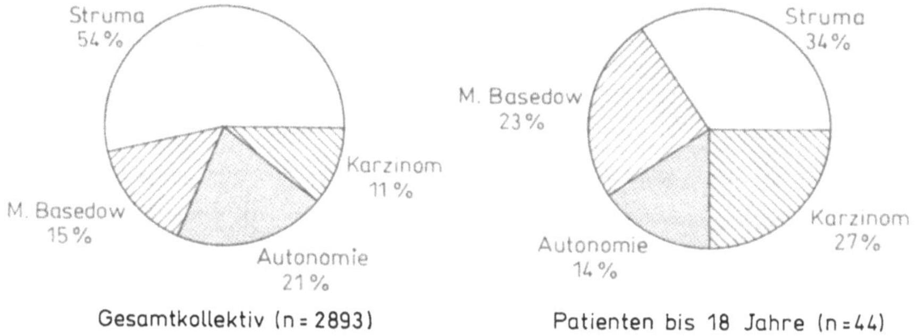

Abb. 1 Operationshäufigkeit bei Schilddrüsenerkrankungen 1986–1992, Düsseldorf.

Bei unseren 44 jugendlichen Patienten im Alter bis 18 Jahren war bei 15 Patienten (34%) die Indikation zur Operation eine knotige Schilddrüsenvergrößerung, bei 12 Patienten (27%) ein Schilddrüsenmalignom und bei 17 Patienten (39%) eine Form der Hyperthyreose. Dabei handelte es sich bei 6 Patienten um ein autonomes Adenom und bei 10 Patienten um einen M. Basedow. Bei einem Patienten wurde postoperativ die Diagnose einer Hashimoto-Thyreoiditis gestellt.

Im Vergleich zu den Erwachsenen sehen wir somit autonome Adenome bei Kindern und Jugendlichen eher seltener als immunogene Formen der Hyperthyreose [6, 8].

Auch war der Anteil der kindlichen und jugendlichen Patienten mit Schilddrüsenkarzinomen größer (25%) als der von Erwachsenen mit Schilddrüsenkarzinomen (11%) im Gesamtkollektiv der 2893 Patienten.

Frühe Hyperthyreoserezidive beim M. Basedow in über 60% [4], Nebenwirkungen der medikamentösen Therapie, mangelnde Alternative einer Radiojodtherapie und das erhöhte Schilddrüsenmalignomrisiko bei autonomen Adenom [3] stellen bei Kindern und Jugendlichen mit einer Hyperthyreose neben mechanischen Beeinträchtigungen die Indikationen zur Operation dar.

Bei unseren 10 Patienten mit einem M. Basedow schwankte die Anamnesedauer der Erkrankung vor Operation zwischen einem Monat und 5 Jahren. Bei allen Patienten wurde eine thyreostatische Therapie primär durchgeführt, teilweise in Kombination mit Thyroxin. Dabei schwankte die Dauer der medikamentösen Therapie zwischen 2 Wochen und 5 Jahren. In 4 Fällen (40%) kam es nach ein- bis fünfjähriger medikamentöser Therapie schon kurz nach Absetzen der Medikation zu einem Hyperthyreoserezidiv. Bei einem Patienten war selbst nach zweijähriger medikamentöser Therapie keine stabile Euthyreose zu erreichen und bei 3 Patienten war unter thyreostatischer Therapie innerhalb von 6 bis 24 Monaten eine beeinträchtigende Größenzunahme der Schilddrüse zu verzeichnen. Bei einem Patienten traten schon 2 Wochen nach medikamentöser Therapie petechiale Blutungen bei Thrombozytopenie auf, und in einem Fall klagte ein Patient nach dreijähriger medikamentöser Therapie zunehmend über eine Infektlabilität, ohne daß jedoch schon eine Agranulozytose zu verzeichnen gewesen wäre. Als Operationsverfahren wurde bei 8 Patienten mit einem M. Basedow (80%) eine subtotale Schilddrüsenresektion beidseits durchgeführt, und bei 2 Patienten erfolgte eine Hemithyreoidektomie auf der einen Seite mit subtotaler Resektion der Gegenseite (Tab. 1).

Tabelle 1 Chirurgische Therapie bei M. Basedow und autonomem Adenom, n = 16

	Teilres. eins.	HemiTx	Teilres. bds.	HemiTx + Teilres.	Tx
M. Basedow n = 10	–	–	8	2	–
auton. Adenom n = 6	3	1 (Ca)	–	1 (Rezidiv)	1 (Ca)

Wegen eines isolierten autonomen Adenoms wurden 3 der 6 Patienten (50%) mit einseitiger Teilresektion der Schilddrüse therapiert. Bei einem Patienten mit frühzeitigem Rezidiv eines autonomen Adenoms nach Operation in einem auswärtigen Krankenhaus erfolgte eine Hemithyreoidektomie derselben Seite und subtotale Resektion der Gegenseite. Wegen eines histologisch nachgewiesenen follikulären Schilddrüsenkarzinoms in einem autonomen Adenom wurde eine Hemithyreoidektomie und wegen eines papillären Schilddrüsenkarzinoms eine totale Thyreoidektomie durchgeführt (Tab. 2).

Tabelle 2 Histologie von autonomen Adenomen (n = 6) und M. Basedow (n = 10)

autonomes Adenom	3 foll.Adenome
n = 6	1 trab.Adenom (Rezidiv)
	1 foll.Sd.-karzinom
	1 pap.Sd.-karzinom
M. Basedow	10 Struma diff. mit Überfunktion
n = 10	

Bei einer Jugendlichen bestanden nach erfolgter subtotaler Schilddrüsenresektion beidseits wegen eines M. Basedow eine vorübergehende frühpostoperative Rekurrensparese rechts und ein vorübergehender Hypoparathyreoidismus.

Bei Kindern und Jugendlichen mit einem M. Basedow ist eine chirurgische Therapie immer dann zu erwägen, wenn eine erfolglose konservative medikamentöse Therapie zu verzeichnen ist, frühzeitig nach Absetzen der Medikation ein Hyperthyreoserezidiv auftritt oder Nebenwirkungen im Rahmen der medikamentösen Therapie zu verzeichnen sind. Inwieweit Kinder mit einem M. Basedow und foudroyanter Hyperthyreose sowie relativ großer Struma schon primär nach Erreichen der Euthyreose einer chirurgischen Therapie zugeführt werden sollten, bleibt dagegen weiterhin fraglich, muß jedoch in Anbetracht der hohen Rezidivrate (>60%) diskutiert werden. Die operative Therapie ist dagegen bei allen Kindern und jugendlichen Patienten mit einem autonomen Adenom zu vertreten, da hier eine konservative Therapie auch langfristig keine Heilung verspricht und speziell bei Jugendlichen bis 18 Jahren ein erhöhtes Schilddrüsenkarzinomrisiko (11,3%) [3] zu verzeichnen ist. Das chirurgische Vorgehen richtet sich, wie auch bei Erwachsenen, nach der zugrunde liegenden Erkrankung und strebt bei Patienten mit M. Basedow die subtotale oder fast totale Entfernung des Schilddrüsengewebes an (entweder beidseits fast total oder Hemithyreoidektomie auf der einen Seite und subtotale Resektion der Gegenseite).

Dagegen wird von uns für Patienten mit einem autonomen Adenom die einseitige Resektion mit Schnellschnitt oder im Falle follikulärer Neoplasien mit fraglichen Schnellschnittergebnissen direkt die Hemithyreoidektomie auf der einen Seite (Karzinomrisiko!) befürwortet.

Niedrige frühpostoperative Komplikationen mit einer einzigen frühpostoperativen Rekurrensparese und einem Hypoparathyreoidismus bei einer Patientin machen die Operation auch bei Jugendlichen unter 18 Jahren vertretbar.

Wegen des angestrebten kleinen Restes von Schilddrüsengewebe nach chirurgischer Therapie des M. Basedow sollte bei allen diesen Patienten eine langfristige Nachsorge und frühzeitige Substitution mit Schilddrüsenhormonen erfolgen, während die medikamentöse Therapie der Patienten mit einem autonomen Adenom abhängig von dem Ausmaß der Operation auch in der alleinigen Gabe von Jodid liegen kann.

Literatur

[1] Angerpointer, T. A., E. Britisch, D. Knorr, et al.: Surgery for benign and malignant diseases of the thyroid gland in childhood. Prog. Pediatr. Surg. *26* (1991) 21–27.

[2] Beyer, P. A., C. Müller, K. Heller et al.: Die Hemithyreoidektomie im Kindesalter. In: H. D. Röher, B. Weinheimer (Hrsg.): Schilddrüse 1991, S. 161–164. Walter de Gruyter, Berlin–New York 1992.

[3] Croom III, R. D., C. G. Thomas, R. L. Reddick et al.: Autonomously functioning thyroid nodules in childhood and adolescence. Surgery *102 (6)* (1987) 1101–1108.

[4] Csaky, G., G. Balazs, G. Bako et al.: Late results of thyroid surgery for hyperthyroidism performed in childhood. Prog. Pediatr. Surg. *26* (1991) 31–40.

[5] Desjardins, J. G., A. H. Khan, P. Montupet et al.: Management of Thyroid Nodules in Children: A 20-Year Experience. J. Pediatr. Surg. *22* (1987) 736–739.

[6] Ladurner, D., G. Riccabona: Surgical aspects of diseases of the thyroid gland in childhood. Prog. Pediatr. Surg. *26* (1991) 15–20.

[7] Pistor, G., K.-L. Waag, S. H. v. Kapherr: Chirurgische Strategien bei Schilddrüsenerkrankungen im Kindes- und Jugendalter. Z. Kinderchir. *45* (1990) 342–348.

[8] Rauh, V., H. P. Kujath, C. Reimers et al.: Indications, surgical treatment and after-care in juvenile hyperthyroidism. Prog. Pediatr. Surg. *26* (1991) 28–30.

[9] Waag, K.-L., E. Hanisch, F. Kollmann et al.: Erfahrungen mit der operativen Therapie von Schilddrüsenerkrankungen im Kindesalter. Z. Kinderchir. *43* (1988) 232–235.

[10] Zabransky, S.: Diagnostik und Therapie der Jodmangelstruma im Kindesalter. Der Kinderarzt *22* (1991) 1303–1306.

Diskussion

Grußendorf:
Herr Witte, wenn Sie sagen, ein autonomes Adenom mit einem Karzinom, heißt das ja eigentlich, bei diesem Kind hätte sich erst ein autonomes Adenom entwickelt und darin dann ein Karzinom. Ich bin der Meinung, daß es anders herum ist: daß es sich um ein Karzinom handelt, das mehr speichert. Oder haben Sie das irgendwie differenziert? Das heißt, bei all diesen Befunden bin ich der Meinung, daß es sich um mehrspeichernde Karzinome handelt und nicht um klassische autonome Adenome.

Witte:
Das kann durchaus sein, wir kennen die Ursache nicht genau. Wir gingen jetzt davon aus, weil die Eingangsdiagnose in unserer Klinik ‚autonomes Adenom' lautete und sich in diesem autonomen Adenom ein Karzinom gebildet hatte. Es kann natürlich genauso auch andersherum sein, das kann man im nachhinein nicht entscheiden.

Neonatale Hyperthyreose bei unbehandeltem maternalen M. Basedow – ein Fallbericht mit Literaturvergleich

C. Krüger, H. G. Dörr, M. Zant, C. Kändler, R. Beyer, W. Becker, F. Wolf, D. Harms

Einleitung

Es wird die Kasuistik eines Frühgeborenen mit neonataler Hyperthyreose bei unbehandeltem maternalen M. Basedow vorgestellt. Ziel der Vorstellung dieses seltenen Krankheitsbildes ist es, auf die Notwendigkeit einer adäquaten Diagnostik und Therapie bei Schilddrüsenerkrankungen in der Schwangerschaft hinzuweisen, da in dieser Situation auch der Fetus bzw. das Neugeborene in erheblichem Maße betroffen sein kann. Ferner soll das Bewußtsein für diese Erkrankung im Neugeborenenalter geschärft werden.

Kasuistik

Es handelt sich um ein eutrophes männliches Frühgeborenes der 34. Schwangerschaftswoche (SSW) mit einem Geburtsgewicht von 2130 g; die Länge betrug 44 cm, der Kopfumfang 30 cm. Bei der 28 Jahre alten Mutter (Zweitgravida, Zweitpara) war die Schwangerschaft unkompliziert verlaufen. In der 34. SSW kam es in einem auswärtigen Krankenhaus bei vorzeitigen Wehen zur vaginalen Entbindung. Der APGAR-Wert betrug 9/10/10. Es lag kein vorzeitiger Blasensprung vor, grünes Fruchtwasser wurde jedoch beobachtet. Am 2. Lebenstag traten Fieber bis 38,5°C und eine Splenomegalie auf; unter dem Verdacht auf eine Sepsis erfolgte die Verlegung in unsere Klinik. Bei Aufnahme fanden sich als pathologische klinische Befunde ein Ikterus sowie eine Hepatosplenomegalie, im Labor eine Thrombozytopenie, ein positives CRP sowie ein Gesamtbilirubin von 7,4 mg/dl. Ein Erregernachweis gelang nicht. Eine neonatale Infektion und ein Ikterus praecox wurden diagnostiziert, die Behandlung wurde mit Antibiotika über 10 Tage und Phototherapie durchgeführt.

Ende der 2. Lebenswoche (LW) war die Infektion behandelt, das Kind zeigte jedoch eine zunehmende Hyperexzitabilität, kurze Schlafphasen, Tachykardie

(>170/min), schlechte Gewichtszunahme (<5 g/kgKG/Tag), einen Gesichtsflush und einen Exophthalmus.

Bei der Mutter, die das Kind zu diesem Zeitpunkt erstmals selbst besuchte, fielen eine Struma Grad II und die klinischen Zeichen einer ausgeprägten Hyperthyreose (Exophthalmus, Mydriasis, Tachykardie, Unruhe, Schweißausbrüche, erhöhte Stuhlfrequenz) auf. Anamnestisch war zu erfahren, daß diese Symptomatik bereits in der 31. SSW begonnen hatte. Damals waren vom betreuenden Gynäkologen Schilddrüsenparameter bestimmt und eine Therapie mit 100 μg Jodid/Tag begonnen worden. Die Symptome hatten an Schwere jedoch eher zugenommen, die Struma war deutlich größer geworden.

Es wurde daraufhin die Diagnose einer neonatalen Hyperthyreose bei unbehandeltem M. Basedow der Mutter gestellt, welcher durch die Jodidgabe noch verstärkt worden war. Die in Tab. 1 dargestellten Laborparameter bestätigten die Diagnose, insbesondere der Nachweis von Antikörpern gegen den TSH-Rezeptor (TRAK) bei Mutter und Kind. Bereits in der 31. SSW hatten deutlich hyperthyreote Werte bei der Mutter vorgelegen, das TSH war allerdings noch nicht supprimiert. Dabei könnte es sich um eine Fehlbestimmung oder um die Verwendung eines insensitiven Assays gehandelt haben.

Tabelle 1 Laborwerte bei Diagnosestellung

		Patient (*23.2.93)		Mutter	
	Norm	7.4.93	13.4.93	31. SSW	27.4.93
TSH (μU/ml)	0,6–10	0,2	<0,1	2,04	0,02
fT4 (pg/ml)	8,0–20	62,5	50,0		72,7
TT4 (μg/dl)	4,5–13			38,4	
TT3 (ng/dl)	80–190			900	902,5
TRAK (U/l)	<15		54,1		684,6

Sonographisch war beim Kind eine Schilddrüsenvergrößerung auf 2,3 ml nachzuweisen, klinisch war die Struma nicht zu tasten. Autoantikörper gegen mikrosomales Antigen (MAK) oder Thyreoglobulin (TAK) waren nicht nachzuweisen.

Der Verlauf der Laborparameter unter Therapie ist in der Abbildung zu sehen. Wir behandelten nach Diagnosestellung mit 1 mg/kg/Tag Propranolol ab der 3. LW bis zum Ende der 8. LW, mit Lugolscher Lösung (ca. 25 mg/

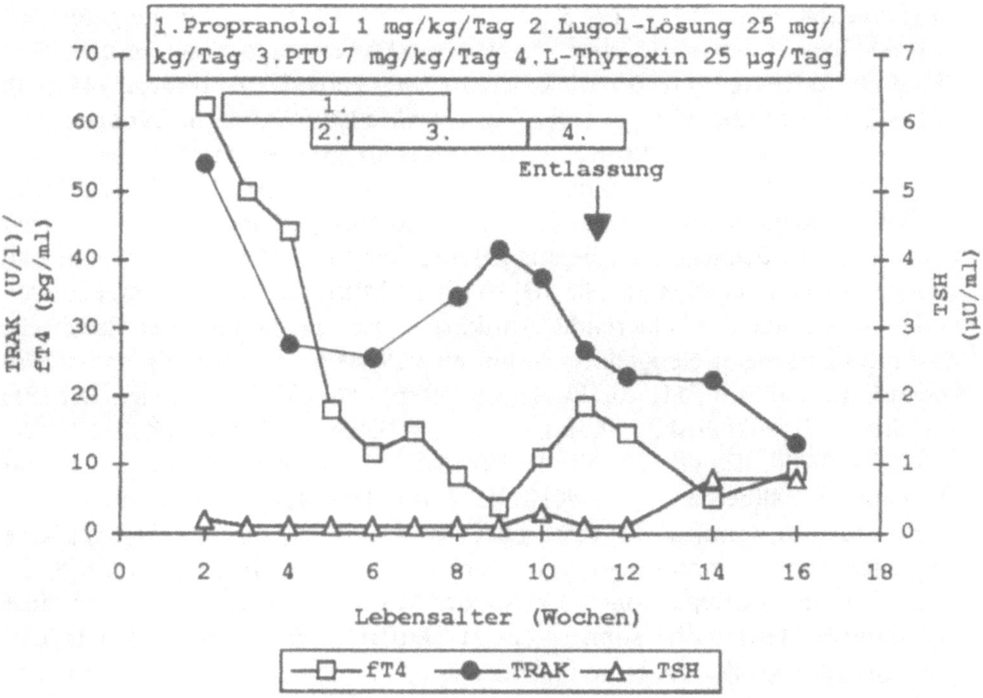

Abb. 1 Verlauf der kindlichen Schilddrüsenparameter unter Therapie.

kg/Tag Jodid) für 1 Woche (5. LW) und mit 7 mg/kg/Tag Propylthiouracil ab der 6. LW bis zum Ende der 9. LW.

Unter der Therapie kam es zu einer deutlichen Besserung und letztlich Normalisierung der Symptome, das Kind nahm auch gut an Gewicht zu (ca. 150 g/Woche), das Schilddrüsenvolumen war sonographisch rückläufig (10. Lebenswoche: 1,4 ml). Die Mutter wurde ebenfalls thyreostatisch behandelt (Carbimazol), sie stillte das Kind nicht mehr. Unter der Therapie mit PTU kam es dann noch zu einer leicht hypothyreoten Phase, so daß wir PTU absetzten und für 2,5 Wochen L-Thyroxin (25 µg/Tag) gaben. Insgesamt dauerte es 14 Wochen, bis das TSH nicht mehr supprimiert war, und 16 Wochen, bis die TSH-Rezeptorantikörper im Normbereich lagen.

Diskussion

Die neonatale Hyperthyreose ist eine insgesamt seltene Erkrankung, die fast ausschließlich im Rahmen eines maternalen M. Basedow durch die diaplazentare Übertragung von stimulierenden TSH-Rezeptorantikörpern im 2. und

3. Trimenon entsteht [11, 19, 25, 32, 36, 38, 47, 52, 59, 61]. In jüngerer Zeit wurde über einige Fälle einer neonatalen Hyperthyreose bei mütterlicher Hashimoto-Thyreoiditis (durch Übertritt stimulierender Antikörper) [11, 20, 24, 47, 61, 65] und über je einen Fall bei Mc-Cune-Albright-Syndrom [60] und bei partieller Schilddrüsenhormonresistenz [31] berichtet. In der Regel liegt bei der Mutter ein florider M. Basedow vor [25, 38, 47], teilweise zeigt sie jedoch keine Symptome [4, 27, 38, 57]. Allerdings können die Antikörper auch nach zurückliegender, bereits behandelter Erkrankung persistieren und auf den Feten übergehen [57, 62, 63]. Wird die Mutter thyreostatisch behandelt oder gehen auch blockierende Antikörper auf das Kind über, kann die Symptomatik beim Neugeborenen mit einer Verzögerung von Tagen bis Wochen auftreten [3, 6, 11, 20, 23, 25, 55, 59, 65, 66, 67]. Die meisten Berichte zu diesem Krankheitsbild stammen aus den USA und Japan [4, 13, 20, 24, 26, 27, 33, 36, 43, 49, 50, 57, 58, 59, 61, 65], in Deutschland gibt es nur vereinzelte Fallberichte [17, 40]. Die Häufigkeit des M. Basedow in der Gravidität wird auf 1 – 2 : 1000 geschätzt [6, 7, 11, 16, 19, 51, 52], eine neonatale Hyperthyreose entwickelt sich nur in jedem 70. – 100. Fall [6, 11, 38, 47], da in der Regel hohe Ak-Titer der Mutter vorliegen müssen. Ab einer bestimmten Titer-Höhe kann sogar das Auftreten einer neonatalen Hyperthyreose mit großer Sicherheit vorausgesagt werden [15, 43, 44, 55, 61, 65]. Die Inzidenz für Deutschland wird auf 10 – 20, max. 50 Fälle pro Jahr geschätzt, von denen viele aber nicht diagnostiziert werden (siehe unten) [32]. In sehr seltenen Fällen ist ein Persistieren der Symptomatik beim Neugeborenen beschrieben worden, hier wird die Entstehung eines autochthonen M. Basedow in der Neonatalperiode bei familiärer Disposition diskutiert [26, 27, 52, 58]. In unserem Fall war die Erkrankung der Mutter klinisch erst im 3. Trimenon aufgefallen, allerdings trotz eindeutig hyperthyreoter Laborparameter mit der Gabe von Jodid nicht adäquat behandelt worden. Vielmehr war es dadurch zu einer Verstärkung der mütterlichen Symptomatik gekommen. Vermutlich aufgrund der bald eingetretenen Geburt waren intrauterin keine Symptome beim Kind aufgefallen [6, 9, 19, 22, 25, 37, 38, 40, 45, 57] (siehe Tab. 2). Aus dem gleichen Grund hatte das Kind wohl auch keine Fehlbildungen, die signifikant häufiger bei neonataler Hyperthyreose beschrieben werden [41]. Die in der Neonatalperiode beobachteten Symptome unseres Patienten decken sich gut mit den in der Literatur beschriebenen, wie aus Tab. 2 ersichtlich wird [1, 11, 13, 16, 22, 25, 28, 33, 41, 45, 46, 47, 49, 50, 52, 53].

Allerdings wird auch deutlich, daß diese Symptomatik weitgehend unspezifisch ist und leicht häufigeren, typischen neonatalen Symptomen zugeordnet werden kann. Daraus erklärt sich die geringe Diagnosehäufigkeit. Es ist jedoch wichtig, diese Kinder zu diagnostizieren, da bei unbehandelter Erkrankung

Tabelle 2 Symptomatik der neonatalen Hyperthyreose im Literaturspiegel

Symptomatik der neonatalen Hyperthyreose laut Literaturangaben	Symptomatik beim eigenen Patienten
pränatal	pränatal
1. fetale Tachykardie, Herzrhythmusstörungen	–
2. Hydrops fetalis	–
3. intrauterine Wachstumsverzögerung	–
4. Struma	–
5. akzeleriertes Knochenalter	–
6. Fehlbildungen (prämature Nahtsynostose, Anenzephalus, Lippenspalte, Ohrmuscheldysplasie, Omphalozele, Analatresie)	–
7. vorzeitiger Blasensprung, vorzeitige Wehen	+
8. Fehlgeburt, intrauteriner Tod	–
postnatal	postnatal
1. Frühgeburt	+
2. SGA-Kind	–
3. Struma	+ (sonographisch)
4. Trachealkompression	–
5. Exophthalmus	+
6. Tachykardie	+
7. Herzrhythmusstörungen	–
8. Herzinsuffizienz	–
9. Hypertension	–
10. Gesichtsflush	+
11. Hyperthermie	–
12. Unruhe, Hyperexzitabilität	+
13. gieriges Trinkverhalten	+
14. schlechte Gewichtszunahme	+
15. Diarrhoe, Erbrechen	–
16. Fehlbildungen (Hydrozephalus, Ventrikulomegalie, prämature Nahtsynostose, Trigonozephalus, Mikrozephalus, Ohrmuscheldysplasie)	–
17. akzeleriertes Knochenalter	–
18. Hepatosplenomegalie (pathologische Leberwerte)	+
19. Ikterus	+
20. Thrombozytopenie	+
21. neonataler Tod	–
22. Spätfolge: Entwicklungsverzögerung	noch nicht zu beurteilen

eine Letalität bis zu 20% angegeben wird, z. B. bedingt durch kardiale Insuffizienz oder eine thyreotoxische Krise [13, 18, 26, 33, 47, 52].

Die Erkrankung verläuft in der Regel selbstlimitierend, meist sind die übertragenen Antikörper bei einer Halbwertszeit von 1 – 2 Wochen [30, 54] nach 12 – 16 Wochen abgebaut [18, 38, 47, 61]. Dennoch ist, wie in unserem Fall, oft eine thyreostatische und symptomatische Therapie erforderlich [11, 32, 38, 52]. Als Thyreostatika stehen Propylthiouracil (5 – 10 mg/kg/Tag), Carbimazol (0,5 – 1 mg/kg/Tag), Thiamazol (0,5 – 1 mg/kg/Tag) und Jodid in hoher Dosierung (z. B. Lugolsche Lösung 3 × 1 Tropfen/Tag (ca. 25 mg/Tag)) zur Verfügung [11, 25, 32, 38, 47]. Die meisten Erfahrungen in den USA wurden mit Propylthiouracil und Jodidgaben gesammelt [11, 25, 38, 47, 52]. In Europa wird vorwiegend eine thyreostatische Therapie mit Carbimazol durchgeführt [32]. In jüngerer Zeit sind 2 Berichte über die Therapie der neonatalen Hyperthyreose mit Kontrastmitteln erschienen [30, 56]. In beiden Fällen kam es zur raschen Heilung; größere Erfahrungen an Neugeborenen liegen jedoch nicht vor, so daß diese Therapieform als experimentell zu bezeichnen ist. Bei thyreostatischer Therapie muß auf eine iatrogene Hypothyreose geachtet werden [11], da diese über längere Zeit für die zerebrale Entwicklung des Säuglings schwerwiegende Folgen hätte. In dieser Phase muß dann bei sofortigem Absetzen des Thyreostatikums L-Thyroxin substituiert werden. Zusätzlich sind häufig Betablocker (z. B. Propranolol 1 – 2 mg/kg/Tag) und evtl. eine Digitalisierung erforderlich, um die kardiale Symptomatik zu beherrschen. Teilweise müssen die Kinder sediert werden. Auf ausreichende kalorische Zufuhr ist ebenfalls wegen des Hypermetabolismus zu achten [18, 25, 38, 47, 52]. Nach neueren Erkenntnissen kann die Mutter trotz thyreostatischer Behandlung das Stillen fortsetzen [12, 29].

Für die gesamte Problematik ist die Einbeziehung der mütterlichen Anamnese und Symptomatik essentiell, aber genauso entscheidend ist die richtige Diagnostik und Therapie bereits in der Schwangerschaft. Bei Struma oder anderen Symptomen, die auf eine Schilddrüsenerkrankung hinweisen, sind die entsprechenden Laborparameter und Untersuchungen zu veranlassen und richtig zu interpretieren. Zwar hat die Häufigkeit der Jodmangelstruma und die breite Anwendung der Jodidsubstitution gerade auch in der Schwangerschaft das Interesse besonders auf diese Problematik gelenkt; die Differentialdiagnose der Jodmangelstruma, wie sie in Tab. 3 dargestellt ist, darf aber in der Schwangerschaft nicht außer acht gelassen werden [2, 5, 6, 8, 10, 14, 21, 24, 34, 35, 39, 42, 51, 52, 64].

Die Auswirkungen auf den Feten und das Neugeborene können schwerwiegend sein, allein, wenn man an die schweren zerebralen Folgen bei fetaler oder neonataler Hypothyreose [48] oder an die zuvor beschriebene Morbidität und Mortalität bei mütterlicher Hyperthyreose denkt.

Tabelle 3 Differentialdiagnose der Struma in der Schwangerschaft

DD der Struma in der Schwangerschaft	Einfluß auf Fetus/Neugeborenes
1. schwangerschaftsinduziert (Durchblutung ⇧, Follikelgröße ⇧)	–
2. Jodmangel	Struma, Hypothyreose
3. M. Basedow	Hyperthyreose, Struma, Fehlbildungen, Abort, Frühgeburt,
4. Hashimoto-Thyreoiditis	Hypothyreose, Struma, Hyperthyreose, Fehlbildungen
5. autonomes Adenom	–
6. akute Thyreoiditis	–
7. subakute Thyreoiditis de Quervain	–
8. Karzinom	–
9. strumigene Substanzen (z. B. Thyreostatika, Lithium, Amiodarone, hohe Jodidzufuhr, Rauchen (Thiozyanat), Interleukin etc.)	Struma, Hypothyreose
10. inadäquate TSH-Sekretion, extrathyreoidale Tumore (Blasenmole, Struma ovarii)	je nach Ursache Hyper-, Eu-, Hypothyreose
11. iatrogene Hyper- oder Hypothyreose	je nach Ursache Hyper-, Eu-, Hypothyreose

Schlußfolgerung

1. Die neonatale Hyperthyreose ist eine seltene (ca. 20 Fälle/Jahr in Deutschland), aber potentiell lebensbedrohliche Erkrankung (unbehandelt bis zu 20% Letalität). Die Symptome sind zu Beginn oft unspezifisch und können leicht häufigeren neonatalen Problemen zugeordnet werden.

2. Es handelt sich in der Regel um eine selbstlimitierende Erkrankung, entsprechend der biologischen Halbwertszeit der stimulierenden Antikörper. Nur in seltenen Fällen ist der Beginn eines eigenständigen M. Basedow in der Neonatalperiode beschrieben worden.

3. Die Einbeziehung der mütterlichen Anamnese und Symptomatik vor und während der Schwangerschaft ist essentiell, wie unser Fallbeispiel eindrücklich zeigt.

4. Aus pädiatrischer Sicht ist zu fordern, daß bereits in der Schwangerschaft die richtige Diagnose gestellt und eine entsprechende Therapie begonnen wird. Die Differentialdiagnose der Jodmangelstruma in der Gravidität muß auch seltene Krankheitsbilder einschließen, zumal meist der Fetus mitbetroffen ist.

Literatur

[1] Balazs, R., S. Kovacs, W. A. Cocks et al.: Effect of thyroid hormone on the biochemical maturation of rat brain: postnatal cell formation. Brain Res. *25* (1971) 555–570.

[2] Bauch, K., W. Meng, F. E. Ulrich: Thyroid status during pregnancy and postpartum in regions of iodine deficiency and endemic goiter. Endocrinol. Exp. *20* (1986) 67–77.

[3] Bech, K., H. Bliddal, K. Siersbaek-Nielsen et al.: Production of non stimulatory immunoglobulins that inhibit TSH binding in Graves' disease after radioiodine administration. Clin. Endocrinol. *17* (1982) 395–402.

[4] Brookfield, D. S. K., H. E. McCandless, C. S. Smith: Thyrotoxicosis in a neonate of a mother with no history of thyroid disease. Archs. Dis. Childh. *51* (1976) 314–316.

[5] Brown, R. S., P. Keating, E. Mitchell: Maternal thyroid-blocking immunoglobulins in congenital hypothyroidism. J. Clin. Endocrinol. Metab. *70* (1990) 1341–1346.

[6] Burrow, G. N.: The management of thyrotoxicosis in pregnancy. N. Engl. J. Med. *313* (1985) 462–565.

[7] Burrow, G. N.: Thyroid Disease. In: G. N. Burrow, T. F. Ferris (eds.): Medical Complications During Pregnancy, 3rd ed., S. 224–253. W. B. Saunders, Philadelphia 1988.

[8] Chanoine, J. P., V. Toppea, P. Bourdoux et al.: Smoking during pregnancy: a significant cause of neonatal thyroid enlargement. Br. J. Obstet. Gynaecol. *98* (1991) 65–68.

[9] Check, J. H., I. Rezvani, D. Goodner et al.: Prenatal treatment of thyrotoxicosis to prevent intrauterine growth retardation. Obstet. Gynecol. *60* (1982) 122–124.

[10] Cheron, R. G., M. M. Kaplan, P. R. Larsen et al.: Neonatal thyroid function after propylthiouracil therapy for maternal Graves' disease. N. Engl. J. Med. *304* (1981) 525–528.

[11] Chopra, I. J.: Fetal and neonatal hyperthyroidism. Thyroid *2* (1992) 161–163.

[12] Cooper, D. S.: Antithyroid drugs. N. Engl. J. Med. *311* (1984) 1353–1362.

[13] Daneman, D., N. J. Howard: Neonatal thyrotoxicosis: intellectual impairment and craniosynostosis in later years. J. Pediatr. *97* (1980) 257–259.

[14] Danziger, Y., A. Pertzelan, M. Mimouni: Transient congenital hypothyroidism after topical iodine in pregnancy and lactation. Archs. Dis. Childh. *62* (1987) 295–296.

[15] Dirmikis, S. M., D. S. Munro: Placental transmission of thyroid-stimulating immunoglobulin. Br. Med. J. *2* (1975) 665–666.

[16] Drury, M. I., D. D. Sugrue, R. M. Drury: A Review of Thyroid Disease in Pregnancy. Clin. Exp. Obstet. Gynecol. *11* (1984) 79–89.

[17] Eyb, H., H. Sperger, M. Borkenstein et al.: Connatale Hyperthyreose durch diaplazentar übertragene Thyreotropin-Rezeptoren-Antikörper (TRAK). Klin. Pädiatr. *200* (1988) 74–77.

[18] Fisher, D. A.: Pathogenesis and therapy of neonatal Graves' disease. Am. J. Dis. Child. *130* (1976) 133–134.

[19] Fisher, D. A.: Neonatal thyroid disease in the offspring of women with autoimmune thyroid disease. Thyroid Today *9* (1986) 1–7.

[20] Fort, P., F. Lifshitz, M. Pugliese et al.: Neonatal thyroid disease: Differential expression in three successive offspring. J. Clin. Endocrinol. Metab. *66* (1988) 645–647.

[21] Francis, G., W. Riley: Congenital familial transient hypothyroidism secondary to transplacental thyrotropin-blocking autoantibodies. Am. J. Dis. Child. *141* (1987) 1081–1083.

[22] Grüters, A., H. Helge: Pädiatrische Aspekte des M. Basedow in der Schwangerschaft. Akt. Endokr. Stoffw. *13* (1992) 32–36 (Sonderheft).

[23] Hashim, F. A., F. M. Creagh, E. L. Hawrani et al.: Characterization of TSH antagonist activity in serum of patients with thyroid disease. Clin. Endocrinol. *25* (1986) 275–281.

[24] Hoffman, W. H., P. Sahasrananan, S. S. Ferandos et al.: Transient thyrotoxicosis in an infant delivered to a long-acting thyroid-stimulator (LATS)- and LATS protector-negative,

thyroid-stimulating antibody-positive woman with Hashimoto's thyroiditis. J. Clin. Endocrinol. Metab. *54* (1982) 354–356.

[25] Hollingsworth, D. R.: Neonatal Hyperthyroidism. In: F. Delange, D. A. Fisher, P. Malvaux (eds.): Pediatric Thyroidology, S. 210–222. Karger, Basel 1985.

[26] Hollingsworth, D. R., C. C. Mabry: Congenital Graves' disease: four familial cases with long-term follow-up and perspective. Am. J. Dis. Child. *130* (1976) 148–155.

[27] Hollingsworth, D. R., C. C. Mabry, J. M. Eckerd: Hereditary aspects of Graves' disease in infancy and childhood. J. Pediatr. *81* (1972) 446–459.

[28] Johnsonbaugh, R. E., R. N., Bryan, V. R. Hierlwimmer et al.: Premature craniosynostosis: a common complication of juvenile thyrotoxicosis. J. Pediatr. *93* (1978) 188–191.

[29] Kampmann, J. P., J. M. Hansen, K. Johansen et al.: Propylthiouracil in human milk. Revision of a dogma. Lancet *I* (1980) 736–737.

[30] Karpman, B. A., B. Rapoport, S. Filetti et al.: Treatment of neonatal hyperthyroidism due to Graves' disease with sodium ipodate. J. Clin. Endocrinol. Metab. *64* (1987) 119–123.

[31] Klett, M.: TSH-induzierte angeborene Hyperthyreose mit partieller Schilddrüsenhormonresistenz. In: Schilddrüse 1993, Posterpräsentation, Heidelberg 1993.

[32] Klett, M., C. Brack, P. Heidemann et al.: Angeborene Hyperthyreose: Häufigkeit – Symptomatik – Therapie. In: C. R. Pickardt, P. Pfannenstiel, B. Weinheimer (Hrsg.): Schilddrüse 1987, S. 126–131. Thieme, Stuttgart–New York 1989.

[33] Kopelman, A. E.: Delayed cerebral development in twins with congenital hyperthyroidism. Am. J. Dis. Child. *137* (1983) 842–845.

[34] l'Allemand, D., A. Grüters, P. Heidemann et al.: Iodine-induced alterations of thyroid function in newborn infants after prenatal and perinatal exposure to povidone iodine. J. Pediatr. *102* (1983) 935–938.

[35] Laurent, M., P. Betremieux, Y. Biron et al.: Neonatal hypothyroidism after treatment by amiodarone during pregnancy (letter). Am. J. Cardiol. *60* (1987) 942.

[36] Matsuura, N., J. Konishi, K. Fujieda et al.: TSH-receptor antibodies in mothers with Graves' disease and outcome in their offspring. Lancet *I* (1988) 14–17.

[37] Maxwell, K. D., K. K. Kearney, J. W. C. Johnson et al.: Fetal tachycardia associated with intrauterine fetal thyrotoxicosis. Obstet. Gynec. (N.Y.) *55, Suppl.* (1980) 18 S–22 S.

[38] McKenzie, J. M., M. Zakarija: Fetal and neonatal hyperthyroidism and hypothyroidism due to maternal TSH receptor antibodies. Thyroid *2* (1992) 155–159.

[39] Meberg, A., S. Mastein: Smoking during pregnancy – effects on the fetal thyroid function. Acta Paediatr. Scand. *75* (1986) 762–766.

[40] Meden, H., W. Rath: Kongenitale Hyperthyreose bei maternalem Morbus Basedow. Geburtsh. Frauenheilk. *99* (1989) 822–824.

[41] Momotani, N. K., K. Ito, N. Hamada et al.: Maternal hyperthyroidism and congenital malformation in the offspring. Clin. Endocrinol. (Oxf.) *20* (1984) 695–700.

[42] Momotani, N., J. Noh, H. Oyanagi et al.: Antithyroid drug therapy for Graves' disease during pregnancy: optimal regimen for fetal thyroid status. N. Engl. J. Med. *315* (1986) 24–28.

[43] Mortimer, R. H., S. A. Tyack, J. P. Galligan et al.: Graves' disease in pregnancy: TSH receptor binding inhibiting immunoglobulins and maternal and neonatal thyroid function. Clin. Endocrinol. *32* (1990) 141–152.

[44] Munro, D. S., S. M. Dirmikis, H, Humphries et al.: The role of thyroid stimulating immunoglobulins of Graves' disease in neonatal thyrotoxicosis. Br. J. Obstet. Gynaecol. *85* (1978) 837–843.

[45] Pekonen, F., K. Teramo, T. Mäkinen et al.: Prenatal diagnosis and treatment of fetal thyrotoxicosis. Am. J. Obstet. Gynecol. *150* (1984) 893–894.

[46] Penfold, J. L., D. A. Simpson: Premature synostosis: a complication of thyroid replacement therapy. J. Pediatr. *86* (1975) 360–363.

[47] Polk, D. H., D. A. Fisher: Disorders of the thyroid gland. In: H. W. Taeusch, R. A. Ballard, M. E. Avery (eds.): Schaffer and Avery's Diseases of the newborn, 6th ed., S. 954–964. W. B. Saunders, Philadelphia 1991.
[48] Porterfield, S. P., C. E. Hendrich: The role of thyroid hormones in prenatal and neonatal neurological development – current perspectives. Endocr. Rev. *14* (1993) 94–106.
[49] Riopel, D. A., D. E. Mullins: Congenital thyrotoxicosis with paroxysmal atrial tachycardia. Pediatrics *50* (1972) 140–144.
[50] Schonwetter, B. S., S. M. Libber, M. D. Jones et al.: Hypertension in neonatal hyperthyroidism. Am. J. Dis. Child. *137* (1983) 954–955.
[51] Schuler, W.: Funktionsstörungen und Erkrankungen der Schilddrüse in der Sprechstunde des Frauenarztes. GYNE *12* (1991) 73–78.
[52] Shulman, D. I., A. W. Root: Thyroid Dysfunction. In: A. Y. Sweet, E. G. Brown (eds.): Fetal and neonatal effects of maternal disease, S. 328–339. Mosby Year Book, St. Louis 1991.
[53] Stone, J. M., W. T. Greenough: Excess neonatal thyroxine: effects on learning in infant and adolescent rats. Dev. Psychobiol. *8* (1975) 479–488.
[54] Sunshine, P., H. Kusumoto, J. P. Kriss: Survival time of circulating longacting thyroid stimulator in neonatal thyrotoxicosis: implications for diagnosis and therapy of the disorder. Pediatrics *36* (1965) 869–876.
[55] Tamaki, H., N. Amino, M. Aozasa et al.: Universal predictive criteria for neonatal overt thyrotoxicosis requiring treatment. Am. J. Perinatol. *5* (1985) 152–158.
[56] Transue, D., J. Chan, M. Kaplan: Management of neonatal Graves' disease with iopanoic acid. J. Pediatr. *121* (1992) 472–474.
[57] Volpé, R., R. Ehrlich, G. Steiner et al.: Graves' disease in pregnancy years after hypothyroidism with recurrent passive transfer of neonatal Graves' disease in offspring. Therapeutic considerations. Am. J. Med. *77* (1984) 572–578.
[58] Wilroy, R. S., J. N. Etteldorf: Familial hyperthyroidism including two siblings with neonatal Graves' disease. J. Pediatr. *78* (1971) 625–632.
[59] Yagi, H., M. Takeuchi, K. Nagashima et al.: Neonatal transient thyrotoxicosis resulting from maternal TSH-binding inhibitor immunoglobulins. J. Pediatr. *103* (1983) 591–593.
[60] Yoshimoto, M., M. Nakayama, T. Baba et al.: A case of neonatal McCune-Albright syndrome with Cushing syndrome and hyperthyroidism. Acta Paediatr. Scand. *80* (1991) 984–987.
[61] Zakarija, M., J. M. McKenzie: Pregnancy-associated changes in the thyroid-stimulating antibody of Graves' disease and the relationship to neonatal hyperthyroidism. J. Clin. Endocrinol. Metab. *57* (1983) 1036–1039.
[62] Zakarija, M., S. Jin, J. M. McKenzie: Evidence supporting the identity in Graves' disease of thyroid-stimulating antibody (TSAb) and thyroid growth-promoting IgG (TGI) as assayed in FRTL5 cells. J. Clin. Invest. *81* (1988) 879–884.
[63] Zakarija, M., J. M. McKenzie, K. Banovac: Clinical significance of thyroid-stimulating antibody of Graves' disease. Ann. Int. Med. *93* (1980) 28–32.
[64] Zakarija, M., J. M. McKenzie, M. S. Eidson: Transient neonatal hypothyroidism: characterization of maternal antibodies to the thyrotropin receptor. J. Clin. Endocrinol. Metab. *70* (1990) 1239–1246.
[65] Zakarija, M., J. M. McKenzie, W. H. Hoffman: Prediction and therapy of intrauterine and late-onset neonatal hyperthyroidism. J. Clin. Endocrinol. Metab. *62* (1986) 368–371.
[66] Zakarija, M., J. M. McKenzie, D. S. Munro: Immunoglobulin G inhibitor of thyroid-stimulating antibody is a cause of delay in the onset of neonatal Graves' disease. J. Clin. Invest. *72* (1983) 1352–1356.

[67] Zakarija, M., J. M. McKenzie, D. S. Munro et al.: Delayed onset of neonatal Graves' disease due to interactions of thyroid-stimulating antibody (TSAb) and a thyroid direct inhibitor. Clin. Res. *30* (1982) 494 A.

Diskussion

Schumm-Drager:
Ich denke, die Exazerbation einer mütterlichen Hyperthyreose tritt häufiger unmittelbar nach der Entbindung ein. Es ist doch auch denkbar, daß sich über diese Schwangerschaft eine Hyperthyreose Morbus Basedow schon früher als in der 31. Woche hingezogen hat, das ist wahrscheinlich nicht nachzuvollziehen, oder?

Krüger:
Das ist leider nicht nachzuvollziehen, es gibt keine Seren, die von vorher datieren. Und auch aus der 31. Woche waren die Seren leider schon nicht mehr vorhanden.

Voigt:
Noch nie habe ich ein T3 von 900 bei Euthyreose in der Schwangerschaft gesehen, das gibt es nicht.

Weissel:
Wie erklären Sie normales TSH gleichzeitig mit extrem erhöhten T3-Spiegeln, die Sie für die 31. Schwangerschaftswoche der Mutter angeben? Bei normalen TSH-Spiegeln und Struma sind doch die Kollegen, die mit einer Jodidtherapie reagiert haben, in Schutz zu nehmen.

Krüger:
Das ist richtig. Diese Werte habe ich aus dem Laborbefund, den ein auswärtiges Labor in der 31. Woche gemacht hat. Entweder ist das ein falsch gemessener Wert mit einem nichtsensitiven TSH-Assay, oder zu diesem Zeitpunkt war die Stimulation durch die stimulierenden Antikörper noch nicht so ausgeprägt oder kurz erst in Gang gekommen, daß das TSH noch nicht ausreichend supprimiert war.

Heidemann:
Man hätte an eine Dysalbuminämie mit Hyperthyroxinämie und Trijothyroninerhöhung denken müssen.

Finke:
Soll jedes Neugeborene einer Mutter mit Morbus Basedow (aktuell behandelt) oder sogar nur in der Anamnese als potentieller Kandidat für neonatale Hyperthyreose angesehen werden? Spiegeln die mütterlichen TRAK-Konzentrationen das Risiko wider? Insgesamt ist doch die Rate von neonatalen Hyperthyreosen *sehr* gering. Es muß doch noch etwas dazukommen als nur die TRAK-Übertragung von der Mutter auf das Kind vor der Geburt.

Krüger:
Zur ersten Frage: die Häufigkeit eines Morbus Basedow in der Schwangerschaft wird mit 0,2% bis 0,5% angegeben. Von den Müttern mit Morbus Basedow werden die meisten behandelt, und ein Morbus Basedow bei einem Neugeborenen entsteht bei diesen Müttern etwa in 1%. Das heißt, es ist ein sehr seltenes Geschehen, es hängt auch von der Antikörpertiterhöhe ab, ob eine manifeste Hyperthyreose bei dem Neugeborenen entsteht. Insofern würde ich sagen, daß man nicht die ganze Schwangerschaft über die Titer engmaschig kontrolliert. Aber man sollte bei einem Morbus Basedow kontrollieren und ein Neugeborenes einer solchen Mutter zumindest einmal auf normale Konzentrationen von T3, T4 und TSH untersuchen.

Finke:
Wenn die Patientin Morbus Basedow hat, ist alles nicht so schwer, weil jeder daran denkt, da diese Patientin immer als Risikoschwangerschaft geführt wird. Wenn wir aber zunehmend Patienten mit früherem Lebensalter radiojodtherapieren, werden natürlich häufiger euthyreote oder T4-substituierte Patientinnen kommen. Und der Gynäkologe denkt natürlich nicht an die Antikörper. Meinen Sie, daß die Antikörperspiegel mit dem Auftreten etwas zu tun haben oder daß das korreliert?

Krüger:
Die Antikörperspiegel bei der Mutter oder beim Kind?

Finke:
Wir messen es natürlich nur bei der Mutter, zunächst einmal.

Krüger:
Ich denke schon, daß das mit dem Auftreten beim Kind zu tun hat. Auch bei Müttern, die eine Anamnese haben, die einmal einen Morbus Basedow hatten, ist es beschrieben worden, daß dann noch einmal trotz Euthyreose in der Schwangerschaft kindliche Erkrankungen vorgekommen sind. Auch diese Kinder würde man untersuchen.

1.5 Seltene Formen der Hyperthyreose

Hyperthyreose und Thyreoiditis

U. Bogner

Schilddrüsenentzündungen als Ursache von Hyperthyreosen sind nur selten und dann auf Grund besonderer klinischer und biochemischer Konstellationen ins differentialdiagnostische Kalkül einzubeziehen. Die subakute Thyreoiditis de Quervain ist die häufigste Entzündung, die mit einer Hyperthyreose einhergeht. Die postpartale Thyreoiditis hat ebenso wie die sog. „silent“ Thyreoiditis einen sehr milden Verlauf und wird daher häufig übersehen und vielleicht deswegen zu selten diagnostiziert. Vollständigkeitshalber seien noch Hyperthyreosen im Rahmen einer Autoimmunthyreoiditis („Hashitoxicosis“) und die Thyreoiditis nach externer Radiatio erwähnt, die jedoch Einzelfälle darstellen (Tab. 1).

Tabelle 1 Thyreoditiden als Ursache von Hyperthyreosen

Thyreoiditis de Quervain
postpartale Thyreoiditis
„silent“ Thyreoiditis
Hashitoxicosis
externe Radiatio

Thyreoiditis de Quervain

Die Thyreoiditis de Quervain wird mit zahlreichen anderen Synonymen wie akute Thyreoiditis simplex, nichtinfektiöse Thyreoiditis, subakute Thyreoiditis, Riesenzellthyreoiditis, granulomatöse Thyreoiditis etc. belegt [12]. Im deutschsprachigen Raum hat sich nach dem Erstbeschreiber die Bezeichnung Thyreoiditis de Quervain durchgesetzt.

Klinik

Das klinische Spektrum der Erkrankung kennt sowohl einen hochakuten Verlauf mit schwerem Krankheitsgefühl, hohen Temperaturen, starken Halsschmerzen und extremer Druckempfindlichkeit der Schülddrüse als auch eine moderate Verlaufsform, die mit mäßigen subjektiven Beschwerden, geringen Halsschmerzen und leichter Temperaturerhöhung einhergeht [7, 12]. Ursächlich handelt es sich wahrscheinlich um eine Virusinfektion, da Erkrankungen der oberen Luftwege häufig der klinischen Manifestation vorausgehen, obwohl Viruspartikel bisher noch nicht in den erkrankten Schilddrüsen nachgewiesen wurden.

Diagnostik

In der Initialphase ist charakteristischerweise die BSG deutlich beschleunigt (bis zu dreistellig), es liegt keine Leukozytose vor. Als allgemeine Zeichen der Infektion sind das C-reaktive Protein und die a2-Globuline in ca. der Hälfte der Patienten erhöht. Die Schilddrüsenhormone zeigen die Konstellation einer Hyperthyreose. Die Schilddrüsenantikörper sind in der Regel negativ. Das Szintigramm weist als typischen Parameter eine erniedrigte Technetiumaufnahme auf und differenziert dadurch diese Erkrankung von den anderen Formen der Hyperthyreose (M. Basedow, autonome Struma). Das Sonogramm der Schilddrüse zeigt in den befallenen Anteilen ein inhomogenes hyporeflexives Echomuster.

Verlauf

Hinsichtlich der Schilddrüsenfunktion ist der klinische Verlauf biphasisch mit initialer Hyperthyreose über 2–4 Monate, anschließender Hypothyreose mit meist nachfolgender Restitutio ad integrum [13]. Die Hyperthyreose beruht auf der Freisetzung von Hormonen durch den Zellzerfall infolge der Entzündung. Eine thyreostatische Therapie ist somit therapeutisch weder einsetzbar noch sinnvoll. Da die Hyperthyreose selbstlimitierend ist und meist relativ mild verläuft, reicht eine Behandlung mit Betablockern zur Milderung der Symptome aus. An die hyperthyreote Phase schließt sich meist eine leichte Form der Hypothyreose an, die in der Regel keine Substitution benötigt, da innerhalb einiger Wochen die Restitutio mit Euthyreose eintritt. Parallel zu der Erholung der Schilddrüse normalisieren sich auch die anderen Parameter. Der initial blockierte Tc-Uptake normalisiert sich ebenso wie das Echomuster im Sonogramm, wobei jedoch in einzelnen Fällen hyporeflexive Areale noch Jahre nach der Entzündung nachzuweisen sind [1]. Zu erwähnen ist, daß die Erkrankung auch einseitig beginnen und sich im Verlauf auf die gesamte Schilddrüse ausbreiten kann. Dem klinischen Verlauf folgend, breiten sich die verminderte Radioaktivitätsaufnahme und das hyporeflexive Echomuster im Sonogramm von einem Lappen auf den anderen aus.

Behandlung

Eine Glukokortikoidtherapie stellt die Standardtherapie dar, da sie regelhaft eine dramatische Rückbildung der Symptome innerhalb von wenigen Tagen induziert [7, 12]. Als Dosierung werden 30–50 mg/d Prednisolonäquivalente als Initialtherapie über 1–2 Wochen empfohlen mit anschließender symptomorientierter Reduzierung um 5–10 mg/Woche. Nach ca. 6–8 Wochen kann die Behandlung abgesetzt werden. Bei milden Verlaufsformen kann eine Behandlung mit nichtsteroidalen Antiphlogistika ausreichend sein (z. B. 3 g/d Acetysalicylsäure).

Postpartale Thyreoidits

Unter einer postpartalen Thyreoiditis (PPT) versteht man eine in der Regel biphasische Störung der Schilddrüsenfunktion, die innerhalb des ersten Jahres postpartal auftritt. Der Verlauf ist charakterisiert durch eine transiente, zwischen dem 1.–3. Monat postpartal auftretende Hyperthyreose, die im Szintigramm typischerweise eine erniedrigte Radionuklidaufnahme aufweist, im Gegensatz zu der Thyreoiditis de Quervain jedoch einen schmerzlosen Verlauf hat und dadurch von ihr abgegrenzt wird [11]. Der 1–2 Monate dauernden milden thyreotoxischen Phase schließt sich meist eine Phase der leichten Hypothyreose über 3–6 Monate an, bevor die Erkrankung in der Regel folgenlos ausheilt. Es treten jedoch auch Verlaufsformen mit alleinigem hyper- als auch hypothyreotem Intervall auf.

Die klinischen Symptome sind mild und bedürfen meist keiner Therapie. Falls erforderlich, ist eine Behandlung mit Betablockern ausreichend, während in der 2. Phase nur bei eindeutigen hypothyreoten Symptomen eine intermittierende L-Thyroxinbehandlung notwendig ist.

Die PPT wird heute als Autoimmunerkrankung aufgefaßt und in die Nähe der Hashimoto-Thyreoiditis gerückt. Für diese ätiologische Einordnung spricht das erhöhte Risiko a) des Auftretens der Erkrankung bei vorbestehendem Nachweis von mikrosomalen Antikörpern, b) der lymphozytären Infiltration der Schilddrüse und c) der Assoziation der HLA DR4 und DR5 [6, 10, 11].

In einer zusammenfassenden Analyse aller veröffentlichten Daten zur PPT fand Gerstein eine Inzidenz dieser Erkrankung von 4.9% [4]. Von insgesamt 1408 untersuchten Patienten wiesen 150 positive mikrosomale Antikörper vor der Erkrankung auf; 67 von ihnen entwickelten eine PPT, während die anderen 87 postpartal euthyreot blieben. Auch scheint die Titerhöhe der mikrosomalen Antikörper in der frühen Schwangerschaft eine prognostische Bedeutung zu besitzen, da hohe Titer mit einer symptomatischen postpartalen Hypothyreose assoziiert sind [5]. Meist heilt die PPT innerhalb eines Jahres postpartal aus. Othman et al. konnten jedoch nachweisen, daß 23% der PPT Patienten im Follow-up über 4 Jahre erhöhte TSH-Spiegel als Ausdruck einer erneuten Hypothyreose entwickelten [9], wobei auch in dieser Untersuchung das Hypothyreoserisiko mit der Höhe der mikrosomalen Antikörperspiegel in der Schwangerschaft korrelierte.

Die PPT ist zwar eine seltene Erkrankung, tritt jedoch in jodreichen wie jodarmen Gegenden gleichermaßen auf [11]. Die Erkrankung wird häufig übersehen, da die klinischen Symptome mild sind und leicht mit Beschwerden verwechselt werden können, die durch die Belastung postpartal entstehen.

„Silent" Thyreoiditis

Die „silent" oder auch als „painless"/schmerzlose Thyreoiditis bezeichnete Erkrankung ist unscharf charakterisiert, möglicherweise deshalb, weil sie subklinisch verläuft und deshalb nicht diagnostiziert wird. Es ist bisher nicht entschieden, ob sie eine besondere Verlaufsform der subakuten Thyreoiditis de Quervain darstellt oder ob sie ähnlich der postpartalen Thyreoiditis als Autoimmunerkrankung aufzufassen ist [3]. Typischerweise hat sie mit den genannten Erkrankungen die milde Hyperthyreose, die verminderte Tc-Aufnahme im Szintigramm und die vollständige Restitutio gemein [8]. Von der Thyreoiditis de Quervain unterscheidet sie sich durch die normale BSG und ev. vorhandene Antikörper (Tab. 2).

Tabelle 2 Zeichen der „silent" Thyroidits

milde Hyperthyreose (3–8 Wochen)
BSG normal
TcTu <1%
Schilddrüsenantikörper können auftreten
sonographisch leicht hyporeflexives Echomuster

„Hashitoxicosis"

Der Begriff der „Hashitoxicosis" wird gern im japanischen und auch amerikanischen Sprachraum angewandt und bezeichnet eine passagere Hyperthyreose, die auf Grund einer ausgeprägten Thyreoiditis rasch in eine Hypothyreose übergeht. Ob es sich hierbei um eine besondere Verlaufsform der Hashimoto-Thyreoiditis oder des M. Basedow handelt, kann nicht mit Sicherheit entschieden werden.

Thyreoiditis nach externer Bestrahlung

Externe Bestrahlungen mit ionisierenden Strahlen führen langfristig zu einer erhöhten Hypothyreose-, Knoten- und Malignomrate. Aus Einzelfallbeschreibungen ist jedoch bekannt, daß auf Grund eines akuten Zellunterganges auch Hyperthyreosen induziert werden können [2].

Literatur

[1] Benker, G., T. Olbricht, R. Windeck et al.: The sonographical and functional sequelae of de Quervain's subacute thyroiditis. Acra Endocrinol. *117* (1988) 425–441.

[2] Blitzer, J. B., F. P. Paolozzi, A. J. Gottlieb et al.: Thyrotoxic thyroiditis after radiotherapy for Hodgkin's disease. Arch. Intern. Med. *145* (1985) 1734–1735.

[3] Editorial: Is silent thyroiditis an autoimmune disease? Arch. Intern. Med. *148* (1988) 1907–1908.

[4] Gerstein, H. C.: How common is postpartum thyroiditis? Arch. Intern. Med. *150* (1990) 1397–1400.

[5] Janssen, R., S. Bernander, A. Karlsson et al.: Autoimmune thyroid dysfunction in the postpartum period. J. Clin. Endocrinol Metab. *58* (1984) 681–687.

[6] Jansson, R., J. Säfwenberg, P. A. Dahlberg: Influence of HLA-DR4 antigen and iodine status on the development of autoimmune postpartum thyroiditis. J. Clin. Endocrinol. Metab. *60* (1985) 168–173.

[7] Kujat, C., R. Dyck, J. Brederhooff et al.: Diagnostik und Therapie der subakuten Thyreoiditis deQuervain. Dtsch Med. Wschr. *116* (1991) 1439–1443.

[8] Miyakawa, M., T. Tsushima, N. Onoda et al.: Thyroid ultrasonography related to clinical and laboratory findings with silent thyroidits. J. Endocrinol. Invest. *25* (1992) 189–195.

[9] Othman, S., D. I. W. Phillips, A. B. Parkes et al.: A long-term follow-up of postpartum thyroiditis. Clin. Endocrinol. *32* (1990) 559–564.

[10] Pryds, O., H. H. Lervang, H. P. Ostergaard-Kristensen et al.: HLA-DR factors associated with postpartum hypothyroidism: an early manifestation of Hashimoto's thyroiditis? Tissue Antigens. *30* (1987) 34–37.

[11] Roti, E., C. H. Emerson: Postpartum thyroiditis. J. Clin. Endocrinol. Metab. *74* (1992) 4–5.

[12] Volpe, R.: Subactute (de Quervain's) thyroiditis. Clin. Endocrinol. Metab. *8* (1979) 81–95.

[13] Woolf, P. D.: Thyroiditis. Med. Clin. North. Am. *69* (1985) 1035–1048.

[14] Yamamoto, M., T. Sakurada, K. Yoshida et al.: Thyroid function and antimicrosomal antibody during the course of silent thyroiditis. Endocrinol. Japon. *34* (1987) 357–363.

Diskussion

Weissel:

Es steht mir zwar dem Alter nach nicht zu, aber ich wollte doch noch darauf hinweisen, daß die Palpation eine durchaus etablierte Methode ist und beim de Quervain einen ganz charakteristischen Befund hat, der unbedingt erwähnt werden sollte.

Bogner:
Das stimmt, Sie haben völlig recht, die Palpation zeigt ein sehr derbes Organ, wenn man überhaupt palpieren kann, weil die Patienten starke Schmerzen haben.

Kallee:
In einem Ihrer ersten Dias war in A und B kein Lobus Pyramidalis, in Abbildung C ein stark ausgeprägter Lobus Pyramidalis sichtbar. Wie erklären Sie sich das? Ist da inzwischen TSH produziert worden durch eine Hypothyreose, oder handelt es sich um den Beginn einer Autoimmunthyreoiditis mit Stimulation?

Bogner:
Da diese Bilder nicht von uns stammen, sondern einer Arbeit von Herrn Pfannenstiel entnommen sind, kann ich nur sagen, was er dazu geschrieben hat: daß in der Erholungsphase der Uptake verstärkt wird, und da hat sich auf einmal der Lobus Pyramidalis dargestellt.

Voigt:
Zunächst eine Anmerkung zur Thyreoiditis de Quervain. Die Diagnose ist klinisch dann sicher, wenn nach Stunden unter Cortison die Schmerzen weg sind, sonst stimmt an der Diagnose irgendetwas nicht, das wäre das erste. Das zweite, was ich bei Ihnen vermisse, ist das Thyreoglobulin. Das Thyreoglobulin ist bei der Primärdiagnostik immer erhöht und fällt rasant ab. Sie können in den Verläufen schon erahnen, sogar bevor es im Sonogramm sichtbar wird (in zarten echoarmen Strukturierungen), daß sich ein Rezidiv anbahnt, weil sie eben z. B. mit dem Cortison heruntergegangen sind und dieser offensichtliche Autoimmunprozeß wieder exazerbiert.

Bogner:
Sie haben recht, die Bedeutung von Thyreoglobulin ist auch in mehreren Arbeiten herausgestellt worden, nur ist es so: Sie haben einen anderen Parameter, der viel einfacher ist. Und zwar ist das die Klinik. Wenn es dem Patienten gut geht und wenn sich ein Rezidiv ankündigt, dann haben Sie sofort wieder Beschwerden. Ich glaube, die Assoziation mit dem Thyreoglobulin ist da deutlich schlechter.

Wenzel:
Die „silent"Thyreoiditis wurde mit Recht nur gestreift, und es ist auffällig, daß die früher meist in den USA fast immer epidemisch beschriebenen Fälle

in letzter Zeit in der Literatur kaum noch auftauchen. Es spricht einiges dafür, daß die früher beschriebenen Serien eher artifizielle Hyperthyreosen gewesen sind, wie sie von Braverman als „Hamburger Thyrotoxicosis" geschildert wurden (von fahrlässig arbeitenden Schlachtereien waren Rinderschilddrüsen mit dem Fleisch verarbeitet worden).

Bogner:
Ein kurzer Kommentar dazu: es gibt also auch Berichte über die „silent" Thyreoiditis aus Japan. Auch wenn inzwischen dort die amerikanische Ernährungsweise ein wenig Einzug gehalten hat, glaube ich nicht, daß man sie auch auf diese Form beziehen kann.

Grußendorf:
Wenn ich das eine Dia richtig gesehen habe, haben ja 40% der schwangeren Frauen, die positive Antikörper haben, eine postpartale Thyreoiditis. Da könnte man sich natürlich schon fragen, ob man bei schwangeren Frauen Antikörper bestimmen soll.

Bogner:
Es war die Zusammenfassung von drei prospektiven Studien, guten Studien, muß man sagen, die in einer Analyse von Herrn Gerstein [4] zusammen analysiert wurden. Er hatte mehrere retrospektive Studien aus dieser Analyse herausgenommen, so daß ich denke, daß diese Zahlen durchaus hart sind. Und es ist jetzt vor kurzem in der Acta Endocrinologica eine Arbeit dazu erschienen von einer japanischen Arbeitsgruppe, die im ersten Trimenon TPO-Antikörper bestimmt und dann die Schwangerschaften verfolgt haben. Und da war es auch ungefähr, daß 50% der Schwangeren, die TPO-Antikörper hatten, eine postpartale Thyreoiditis entwickelt haben.

Börner:
Könnten Sie noch zur Rezidivhäufigkeit der Thyreoiditis de Quervain Stellung nehmen, wie wir sie bei unserem Patientengut nicht selten beobachten?

Bogner:
Ich kann Ihnen leider keine klaren Daten dazu sagen, aber im Prinzip ist das völlig richtig, was Sie sagen. Möglicherweise hängt das damit zusammen, daß die Erkrankung an einem Lappen anfängt und dann auf den anderen Lappen übergreift, daß das die Rezidive sind, die man klinisch sieht.

Inappropriate TSH-Sekretion

G. Brabant, K. Ocran

Mit der Entwicklung sensitiver Meßsysteme für TSH sind in den letzten Jahren zunehmend biochemische Konstellationen identifiziert worden, bei denen die Serumkonzentrationen von TSH inappropriat hoch für die zirkulierenden Schilddrüsenhormonspiegel gemessen werden. Als Ursache dieser Veränderung muß zunächst ein Problem der TSH-Messung ausgeschlossen werden. Die TSH-Messung kann durch interferrierende heterophile Antikörper gestört werden und führt durch die Charakteristika der neuen Generation immunometrischer Testsysteme zur Messung falsch hoher TSH-Serumspiegel. Der Zusatz von normalem Tierserum zum Assay kann dies im Einzelfall verhindern [7]. Die Benutzung eines alternativen Testbestecks für die TSH-Messung erscheint allerdings häufig der einfachere Weg zu sein, welcher zusammen mit der Messung der Untereinheit des TSH's die Diagnose einer Interferenz im TSH-Assay sichert und teure weiterführende Diagnostik verhindert (Tab. 1). Wichtig erscheint auch, durch die Messung der freien Fraktion der Schilddrüsenhormone Veränderungen im Muster der Bindungsproteine auszuschließen, da Erhöhungen von *thyroxinbindendem Globulin* (TBG), der Albumin-Fraktion in der *familiären dysalbuminämischen Hyperthyroxinämie,* oder das Vorliegen von *Thyroxinantikörpern* bei Immunthyreopathien zu einer scheinbar inappropriaten TSH-Erhöhung bei allerdings intaktem Regelkreis führen (Tab. 1). Erst nach Ausschluß solcher Veränderungen kann von einer inappropriaten TSH-Sekretion ausgegangen werden. Ursachen einer inappropriaten TSH-Sekretion sind zum einen eine Resistenz gegen Schilddrüsenhormone durch eine Veränderung der Bindungsfähigkeit des nukleären Rezeptors für Trijodothyronin (T3), zum anderen ein hypophysärer TSH produzierender Tumor (Tab. 1).

Resistenz gegen Schilddrüsenhormone

Seit der Publikation des ersten Falles einer generalisierten Schilddrüsenhormonresistenz durch die Arbeitsgruppe um S. Refetoff 1967 [18] sind mehr als 300 Patienten mit einer Schilddrüsenhormonresistenz beschrieben worden. Die Erkrankung tritt gehäuft familiär auf (85% der Fälle) und betrifft beide Geschlechter gleich häufig [19]. Wie neue molekularbiologische Untersuchungen zeigen, basiert sie auf einer Mutation des T3-β-Rezeptors [26]. Bis auf

Tabelle 1

Ursachen einer inappropriaten TSH-Sekretion
Meßprobleme Störung der Bindungsproteine (TBG, FDH, TBPA-Exzess, T4-Antikörper) generalisierte Schilddrüsenhormonresistenz (GRTH) partielle, hypophysäre Schilddrüsenhormonresistenz (PRTH) TSH produzierende Hypophysentumoren
Diagnostik einer Schilddrüsenhormonresistenz
T3, T4, TSH, FT4 TBG TRH-Test α-Subunit/TSH ca. 1 kein Tumornachweis im MRT
Diagnostik eines TSH produzierenden Tumors
MRT α-Subunit/TSH >1 (meist >3 im Tumor) kein Anstieg von TSH im TRH-Test pathologische Sekretion anderer Hypophysenhormone (GH, PRL)

wenige Ausnahmen [4] ist dabei die Bindungsdomäne des T3-Rezeptors verändert. Nahezu jede Familie weist dabei eine andere Mutation in der Bindungsdomäne des Rezeptors als Ursache der Veränderungen auf [16, 23, 25, 27, 29]. Jüngste Untersuchungen der Arbeitsgruppe von B. Weintraub legen nahe, daß eine bestimmte Lokalisation der Mutation in der T3-Bindungsdomäne mit einer distinkten klinischen Symptomatik wie Hyperaktivität der Betroffenen verbunden sein könnte [16]. Diese Untersuchungen, welche grundsätzliche Bedeutung für unser Verständnis von Verhaltensstörungen erlangen könnten, ließen sich allerdings bislang nicht durch andere Arbeitsgruppen bestätigen.

Klinisch weisen die Patienten nahezu ausnahmslos eine Struma auf, die gewöhnlich einer diffusen Kolloidstruma entspricht. In einer kürzlich publizierten Übersicht von Refetoff [19] weisen lediglich 8% der Erkrankten ein normales Schilddrüsenvolumen auf. Neben diesem erwarteten Effekt einer chronischen Überstimulation der Schilddrüse durch TSH findet sich bei den Patienten ein breites Spektrum von Symptomen, welche von typischen Zeichen der Hypothyreose bis zum Vollbild des Kretinismus auf der einen Seite und zu Symptomen einer ausgeprägten Hyperthyreose mit Agitation, Tachykardie und Gewichtsverlust auf der anderen Seite reichen. Die wichtigsten klinischen Befunde sind in Tab. 2 zusammengefaßt und umfassen neben der Entwicklung einer Struma vor allem Störungen der mentalen Entwicklung, Taubheit, Störungen des Knochenwachstums und der Knochenreife sowie kardiale Symptome. Wie neue molekularbiologische Untersuchungen an verschiedenen Mitgliedern einer Familie mit einer identischen Mutation des T3-β-Gens belegen, ist die Unterscheidung in eine generalisierte und eine vorwiegend hypophysäre Form der Erkrankung nicht durch die Mutation selbst zu erklären, sondern möglicherweise durch eine Koregulation über andere Faktoren, welche mit dem Schilddrüsenhormonrezeptor interagieren [11, 17].

Tabelle 2

Symptome der Schilddrüsenhormonresistenz
– fast regelhafte Struma/Rezidivstruma (diffuse follikuläre Hyperplasie)
– klinisch euthyreot bis grenzwertig hypothyreot, bei vorwiegend hypophysärer Resistenz auch hyperthyreot
– Tachykardie (bei einem Drittel, trotz des insgesamt eher euthyreoten Bildes), Hyperaktivität, Konzentrationsstörung, verzögerte Knochenreifung, mentale Retardierung, Lernschwäche, Schwerhörigkeit
– die Ausprägung der Resistenz in verschiedenen Geweben kann unterschiedlich ausfallen, so daß klinische und biochemische Merkmale eines Überhanges und Mangels an Schilddrüsenhormonen nebeneinander existieren können
– T3, T4 u. TSH normal oder erhöht, TRH-Test normal od. gesteigert; ein neg. TRH-Test wird in der Regel nicht beobachtet [19]

Dies könnte auch verständlich machen, warum die Symptome der hypophysären Schilddrüsenhormonresistenz im Verlauf auch ohne therapeutische Intervention in ihrer Ausprägung wechseln können.

Die Arbeitsgruppe um Rösler [20] beobachtete in einer Familie, daß unter Therapie mit T3 eine rasche Normalisierung der klinischen Symptome bei Schilddrüsenresistenz auftrat. Dieser ungewöhnliche Verlauf einer generalisierten Schilddrüsenresistenz läßt an einen Defekt der Konversion von T4 zu T3 durch eine Störung des für die Umwandlung entscheidenden Enzyms, der Dejodase, denken. Eine solche Erkrankung konnte bislang nur indirekt wahrscheinlich gemacht werden. Die kürzlich erfolgte Klonierung des Enzyms läßt allerdings eine Überprüfung dieser Möglichkeit in nächster Zukunft zu [15].

TSH-produzierendes Hypophysenadenom

TSH-produzierende Hypophysentumoren sind außerordentlich seltene Erkrankungen mit lediglich ca. 170 bislang publizierten Fällen. Diese Tumoren produzieren große Mengen bioaktives TSH, und ihre Sekretion wird durch die normale Rückkopplung über Schilddrüsenhormone nicht adäquat unterdrückt. Fast alle Patienten mit einem TSH produzierenden Tumor zeigen die klassischen Symptome einer Hyperthyreose, wobei allerdings im Einzelfall milde Verläufe angetroffen werden. Darüber hinaus finden sich bei diesen Tumoren Zeichen, welche auch andere Hypophysentumoren aufweisen wie Gesichtsfeldausfälle und Ausfälle anderer hypophysärer Achsen. Die Kosekretion anderer hypophysärer Hormone durch den Tumor, insbesondere Prolaktin [3, 24] und GH [3, 14], läßt sich in ca. 25% der Erkrankten nachweisen.

Differentialdiagnose

Eine generalisierte wie die hypophysäre Form der Schilddrüsenhormonresistenz liegt vor, wenn bei erhöhtem TSH-Serumspiegel eine periphere Resistenz gegen Schilddrüsenhormone nachgewiesen werden kann. Ein solcher Nachweis kann durch die Gabe steigender Dosen von T3 und parallel durchgeführter Messung von Parametern der peripheren Schilddrüsenhormonwirkung nachgewiesen werden [19] (Tab. 3). Diese Tests sind auch für die Beurteilung des Ausmaßes der Hyperthyreose bei der hypophysären Verlaufsform der Resistenz wesentlich, da herkömmliche Methoden der Überprüfung des Schilddrüsenhormonstatus versagen. Neben der methodisch aufwendigen Messung des Grundumsatzes können hier eine Reihe von biochemischen Markern der Schilddrüsenfehlfunktion herangezogen werden wie die Messung des sexualhormonbindenden Globulins (SHBG), der Kreatinkinase (CK), des Cholesterins, die Messung der Knochenumsatzparameter wie der „Crosslinks" im Urin, der Telopeptidspiegel im Serum, der Mg-Ausscheidung im Urin oder der Parameter der Schilddrüsenwirkung am Herzen wie die Pulswellenerscheinungszeit und die Messung der myokardialen Kontraktilität (Tab. 3).

Tabelle 3 Parameter zur Beurteilung der Schilddrüsenhormonwirkung an peripheren Geweben (modifiziert nach [19])

Gewebe	Messung
Gesamtkörper	Grundumsatz [19]
Knochen	ICTP-Telopeptid, Prokollagen
Leber	SHBG; normal in GRTH [22]
	Ferritin
	Angiotensin Converting Enzyme (ACE)
Muskel	Kreatinin im Urin
Herz	Pulswellenerscheinungszeit [19]
	Myocardkontraktilität
zentr. und periph. Nervensystem	IQ; Achillessehnenreflexzeit
Lipidstoffwechsel	Cholesterin
Eiweißstoffwechsel	Kreatininkinase (CK) im Serum
	Harnstoff

In der Abgrenzung der Schilddrüsenhormonresistenz gegenüber einem hypophysären TSH-produzierenden Tumor ist die Bestimmung der α-Untereinheit des TSH nützlich. Während das molare Verhältnis von α-Untereinheit/TSH bei Patienten, welche nicht bei Ausfall der Gonaden erhöhte Gonadotropine aufweisen, 1 beträgt, steigt dieses bei hypophysären TSH-Adenomen auf Werte >3 an.

Nur 1/3 der TSH-produzierenden Tumoren reagiert auf die Stimulation mit TRH mit einem Anstieg von TSH, während alle Patienten mit einer generalisierten Form der Schilddrüsenhormonresistenz und mehr als 90% mit einer hypophysären Verlaufsform der Erkrankung eine deutlich positive TSH-Antwort im TRH-Test zeigen. Auch die Suppression durch T3 läßt sich wesentlich häufiger bei den schilddrüsenhormonresistenten Patienten erreichen als bei Patienten mit einem Hypophysentumor. Die Untersuchung mit bildgebenden Verfahren, vorzugsweise mittels Kernspintomographie, gibt keine ganz sichere Aussage und sollte nur in Verbindung mit den anderen Testverfahren überprüft werden, da der fehlende Nachweis einen Tumor nicht ausschließt und umgekehrt 3–20% der Bevölkerung nicht-funktionelle, inzidentell gefundene Hypophysentumoren aufweisen [6]. Das Verhältnis der T3 und T4-Serumspiegel entspricht dem Verhältnis, welches bei euthyreoten, nicht resistenten Gesunden gefunden wird, während dieses bei Immunthyreopathien wie bei TSH-produzierenden Adenomen häufig im Sinne einer vermehrten T3-Produktion verschoben ist [19]. Die szintigraphische Messung des „Uptakes" ist bei Patienten mit hypophysärer wie generalisierter Resistenz vermehrt [19].

Therapie der inappropriaten TSH-Sekretion

Wichtigste Stütze der Therapie einer generalisierten Schilddrüsenresistenz ist die korrekte Einordnung und die Vermeidung einer Therapie der erhöhten Schilddrüsenhormone. Dies gilt nicht für Patienten, welche nach Operation der Struma nur noch eine eingeschränkte Schilddrüsenreserve haben oder Zeichen einer peripheren Unterversorgung mit Schilddrüsenhormonen aufweisen. In diesen Fällen muß mit Thyroxin substituiert werden.

Da die üblichen Meßinstrumente zur Einstellung der Schilddrüsenfunktion (Schilddrüsenhormonmessungen, TSH-Bestimmung) versagen, muß die Therapie mit Thyroxin klinisch bzw. mit Hilfe der oben diskutierten Marker der peripheren Schilddrüsenwirkung dosiert werden. Ähnliches gilt auch für die Therapie der hypophysären Verlaufsform der Erkrankung, welche mit den Zeichen einer Hyperthyreose einhergeht. Hier fokussieren die Therapieversuche auf eine Unterdrückung der hypophysären TSH-Freisetzung, um die Strumabildung einerseits und die periphere Hyperthyreose andererseits zu unterdrücken. Eine Reihe von Therapieversuchen ist publiziert worden. So wird eine Behandlung mit Dopaminagonisten [9, 10, 21] wie auch eine Therapie mit subkutan applizierten Somatostatinanaloga [1, 2, 10] propagiert. Die Erfahrungen der Autoren sind mit beiden Therapieformen nicht gut, wobei bei der Somatostatinbehandlung noch der exzessiv hohe Preis Probleme aufwerfen kann. Günstiger sind unsere und andere Erfahrungen mit einer Behandlung mit Schilddrüsenhormonanaloga, welche am hypophysären T3-Rezeptor eine stärkere Wirkung mit Suppression von TSH ausüben als über Schilddrüsenhormonrezeptoren in peripheren Organen. Für zwei Präparate liegen größere Erfahrungen vor: TRIAC [9, 10, 13, 21], ein Analogon des T3-und D-Thyroxin, die rechtsdrehende Form von T4 [8, 12]. Für das in Deutschland leider aus dem Handel genommene TRIAC gilt, daß die Affinität zu dem für die Hypophyse spezifischen T3-β2 Rezeptor deutlich höher ist als für die nuklären T3-Rezeptoren der Peripherie. Die selektiv hypophysäre Wirkung des Hormons konnte kürzlich in eleganten Studien der Arbeitsgruppe um Burger [5] nachgewiesen werden. Über die internationale Apotheke ist das Präparat weiter in der BRD erhältlich und wird wie die anderen Präparate zur Therapie der Schilddrüsenhormonresistenz nach den Markern der peripheren Schilddrüsenhormonwirkung dosiert. Ähnlich positive Wirkungen sind von D-Thyroxin [8, 12] (Dynothel®) beschrieben (s. Tab. 4).

Patienten, bei denen ein hypophysärer TSH-produzierender Tumor nachgewiesen wurde, müssen operativ vorzugsweise durch eine transsphenoidale Entfernung des Tumors therapiert werden. Dies ist nur bei kleinen Adenomen möglich, während größere Tumoren transtemporal entfernt werden müssen. Wegen der hohen Zahl von Rezidiven dieser Tumoren muß sich zumeist eine Nachbestrahlung der Tumorregion anschließen. Auch hier kann ggf. eine supportive Therapie mit Dopaminagonisten bzw. mit Octreotid, einem Somatostatinanalogon, erfolgen, wenn der Tumor nicht oder nur unzureichend operativ angegangen werden kann. Postoperativ sollte in üblicher Weise eine Substitutionstherapie mit Schilddrüsenhormonen erfolgen.

Die Therapie einer inappropriaten TSH-Sekretion mit Hyperthyreose, sei sie durch eine Schilddrüsenhormonresistenz oder durch einen hypophysären TSH-produzierenden Tumor hervorgerufen, ist schwierig. Sie setzt große Erfahrung mit diesem seltenen Krankheitsbild voraus, da die üblichen Kriterien für die biochemische Einschätzung der Schilddrüsenfunktion nicht anwendbar sind. Daher sollte diese Behandlung einzelnen spezialisierten Zentren vorbehalten sein.

Tabelle 4

Dopaminagonist z. B. Bromocriptin	symptomatische Therapie möglich relativ hohes NW-Potential: Schwindel, Zephalgie, Übelkeit, Erbrechen Dosis*: ca. 7.5 mg/die [24]
Somatostatinanalogon z. B. Octreotid	keine sichere Wirksamkeit, Escape-Phänomen, hoher Preis NW. Diarrhoe/Steatorrhoe, abdominelle Krämpfe, Cholelithiasis, gestörte Glukosetoleranz Dosis*: 3 × 100 μg s.c. [1]
D-Thyroxin	guter suppressiver Effekt auf TSH-Sekretion wird zu D-T3 metabolisiert und bindet T3-Rezeptor mit einem Zehntel der Affinität [28] Veränderung von Cholesterin und SHBG durch hepatische Wirkung kardiale NW bei Präperationen mit hohen L-T4-Kontaminationen Dosis*: 2 mg/die; Steigerung auf 5 mg möglich [12]
TRIAC	Hohe Affinität zum T3-Rezeptor nur geringe periphere metabolische Aktivität Dosis*: bis ca. 2.8 mg/die

* Die angegebenen Dosierungen sind als orientierend anzusehen und bedürfen einer individuellen Anpassung.

Literatur

[1] Beck Peccoz, P., S. Mariotti, P. J. Guillausseau et al.: Treatment of hyperthyroidism due to inappropriate secretion of thyrotropin with the somatostatin analog SMS 201-995. J. Clin. Endocrinol. Metab. *68* (1989) 208–214.

[2] Beck Peccoz, P., G. Medri, G. Piscitelli et al.: Treatment of inappropriate secretion of thyrotropin with somatostatin analog SMS 201-995. Horm. Res. *29* (1988) 121–123.

[3] Beckers, A., R. Abs, C. Mahler et al.: Thyrotropin-Secreting Pituitary Adenomas: Report of Seven Cases. J. Clin. Endocrinol. Metab. *72* (1991) 477–483.

[4] Behr, M., U. Loos: A point mutation (Ala 229 to Thr) in the hinge domain of the c-erbA beta thyroid hormone receptor gene in a family with generalized thyroid hormone resistance. Mol. Endocrinol. *6* (1992) 1119–1126.

[5] Bracco, D., O. Morin, Y. Schutz et al.: Comparison of the metabolic and endocrine effects of 3,5,3′-triiodothyroacetic acid and thyroxine. J. Clin. Endocrinol. Metab. *77* (1993) 221–228.

[6] Burro, G. N., G. Wortzman, N. B. Rewcastel et al.: Microadenomas of the pituitary and abnormal sella tomograms in an unselected autopsy series. N. Engl. J. Med. *304* (1981) 156–158.

[7] Cohen, J. L.: Thyroid Stimulating Hormone and its Disorders. In: K. L. Becker (ed.): Principles and Practice of Endocrinology and Metabolism, J. B. Lippincott, Philadelphia 1990, pp. 144–152.

[8] Dorey, F., G. Strauch, J. P. Gayno: Thyrotoxicosis due to pituitary resistance to thyroid hormones. Successful control with D thyroxine: a study in three patients. Clin. Endocrinol. Oxf. *32* (1990) 221–228.
[9] Dulgeroff, A. J., M. E. Geffner, S. N. Koyal et al.: Bromocriptine and Triac therapy for hyperthyroidism due to pituitary resistance to thyroid hormone. J. Clin. Endocrinol. Metab. *75* (1992) 1071–1075.
[10] Faglia, G., P. Beck Peccoz, G. Piscitelli et al.: Inappropriate secretion of thyrotropin by the pituitary. Horm. Res. *26* (1987) 79–99.
[11] Franklyn, J. A.: Thyroid hormone resistance syndromes – are generalized and selective pituitary resistance part of the same disorder? Clin. Endocrinol. Oxf. *38* (1993) 235–236.
[12] Harmon, P., M. Bovier Lapierre, M. Robert et al.: Hyperthyroidism due to selective pituitary resistance to thyroid hormones in a 15-month-old boy: efficacy of D-thyroxine therapy. J. Clin. Endocrinol. Metab. *67* (1988) 1089–1093.
[13] Kunitake, J. M., N. Hartman, L. C. Henson et al.: 3,5,3′-triiodothyroacetic acid therapy for thyroid hormone resistance. J. Clin. Endocrinol. Metab. *69* (1989) 461–466.
[14] Lamberg, B. A., R. Pelkonen, A. Gordin et al.: Hyperthyroidism and acromegaly caused by a pituitary TSH- und GH-secreting tumour. Acta Endocrinol. Copenh. *103* (1983) 7–14.
[15] Mandel, S. J. M. J. Berry, J. D. Kieffer et al.: Cloning and in vitro expression of the human selenoprotein, type l iodothyronine deiodinase. J. Clin. Endocrinol. Metab. *75* (1992) 1133–1139.
[16] Mixson, A. J., R. Parrilla, S. C. Ransom et al.: Correlations of language abnormalities with localization of mutations in the beta-thyroid hormone receptor in 13 kindreds with generalized resistance to thyroid hormone: identification of four new mutations. J. Clin. Endocrinol. Metab. *75* (1992).
[17] Mixson, A. J., J. C. Renault, S. C. Ransom et al.: Identification of a novel mutation in the gene encoding the β-triiodothyronine receptor in a patient with apparent selective pituitary resistance to thyroid hormone. Clin. Endocrinol. Oxf. *38* (1993).
[18] Refetoff, S., L. T. DeWind, L. J. DeGroot: Familial Syndrome Combining Deaf-Mutism, Stippled Epiphyses, Goiter and Abnormally High PBI: Possible Target Organ Refractoriness to Thyroid Hormone. J. Clin. Endocrinol. Metab. *27* (1967) 279–294.
[19] Refetoff, S., R. E. Weiss, S. J. Usala: The Syndromes of Resistance to Thyroid Hormones. Endocr. Rev. *14* (1993) 348–399.
[20] Rösler, A., Y. Litvin, C. Hage et al.: Familial hyperthyroidism due to inappropriate thyrotropin secretion successfully treated with triiodothyronine. J. Clin. Endocrinol. Metab. *54* (1982) 76–82.
[21] Salmela, P. I., L. Wide, H. Juustila et al.: Effects of thyroid hormones (T4, T3), bromocriptine and Triac on inappropriate TSH hypersecretion. Clin. Endocrinol. Oxf. *28* (1988) 497–507.
[22] Sarne, D. H., S. Refetoff, R. L. Rosenfield et al.: Sex hormone-binding globulin in the diagnosis of peripheral tissue resistance to thyroid hormone: the value of changes after short term triiodothyronine administration. J. Clin. Endocrinol. Metab. *66* (1988) 740–746.
[23] Shuto, Y., I. Wakabayashi, N. Amuro et al.: A point mutation in the 3,5,3′-triiodothyronine-binding domain of thyroid hormone receptor-beta associated with a family with generalized resistance to thyroid hormone. J. Clin. Endocrinol. Metab. *75* (1992) 213–217.
[24] Takamatsu, J., T. Mozai, K. Kuma: Bromocriptine Therapy for Hyperthyroidism due to Increased Thyrotropin Secretion. J. Clin. Endocrinol. Metab. *58* (1984) 934–936.
[25] Takeda, K., S. Balzano, A. Sakurai et al.: Screening of nineteen unrelated families with generalized resistance to thyroid hormone for known point mutations in the thyroid hormone receptor beta gene and the detection of a new mutation. J. Clin. Invest. *87* (1991) 496–502.

[26] Usala, S. J., A. E. Bale, N. Gesundheit et al.: Tight linkage between the syndrome of generalized thyroid hormone resistance and the human c-erbA beta gene. Mol. Endocrinol. *2* (1988) 1217–1220.

[27] Usala, S. J., J. B. Menke, T. L. Watson et al.: A new point mutation in the 3,5,3′-triiodothyronine-binding domain of the c-erbA beta thyroid hormone receptor is tightly linked to generalized thyroid hormone resistance. J. Clin. Endicrinol. Metab. *72* (1991) 32–38.

[28] Weinberger, C., C. C. Thompson, E. S. J. C. Ong et al.: The c-erb-A gene encodes a thyroid hormone receptor. Nature *324* (1986) 641–646.

[29] Nomenclature of Thyroid Hormone Receptor β-Gene Mutations in Resistance to Thyroid Hormone: Consensus Statement from the First Workshop on Thyroid Hormone Resistance, July 10–11, 1993, Cambridge, United Kingdom. J. Clin. Endocrinol. Metab. *78* (1994) 990–993.

Diskussion

Finke:

Ich kann das nur bestätigen, daß die meisten Erklärungen für diese Konstellation Irrtümer sind (leichtere Irrtümer, schwierigere Irrtümer, Meßprobleme), aber letztendlich, wenn man sich sicher ist, daß diese Diagnose dahintersteckt, sind Sie heute auch in der Lage, das zu beweisen. Man könnte sich natürlich dann an ein Zentrum wenden, z. B. an Herrn Loos in Ulm, oder wir in Berlin können das dann an Hand der Sequenzierung des Betarezeptors für Schilddrüsenhormone nachweisen.

Brabant:

Wenn auch die Möglichkeiten bestehen, möchte ich aber an dieser Stelle doch darauf hinweisen, daß es einen erheblichen Aufwand bedeutet, nachzuweisen, daß eine Mutation, die man findet, auch phänotypisch wirklich verantwortlich ist für diese klinische Veränderung. Zum anderen ist die Therapieindikation letztlich nur gegeben für die hypophysäre Form. Und wenn man longitudinal solche Patienten beobachtet (wir haben 10 in Hannover in der Betreuung), dann sieht man, daß auch ohne Änderung der Therapie dieses Krankheitsbild sich ändert. Beobachtungen, die auch durch die Gruppe Beck-Peccoz in Mailand gemacht und sehr ausführlich dort untersucht worden sind. Es ist ein außerordentlich schwierig zu therapierendes Krankheitsbild, und die Mutation allein sagt zwar, daß diese Familie behaftet ist, aber man sollte hinsichtlich der Therapie dann doch immer sehr vorsichtig sein.

Weissel:

Im Rahmen der Therapie kann ich mich dem nicht ganz anschließen, ich habe es noch im Ohr: letztes Jahr bei der ATA-Sitzung hat John Lazarus aus Cardiff einen Fall beschrieben, der kritisch geworden ist und wo er sehr wohl hochdosiert sogar mit Thyreostatika eingestiegen ist. Es ist nicht so, daß

Thyreostatika überhaupt nicht verwendet werden sollen, das kam ein bißchen aus dem Bild heraus. Das ist, glaube ich, wichtig zu sagen.

Brabant:
Ich bin Ihnen dankbar, daß Sie mir Gelegenheit geben, das noch einmal zu präzisieren: dies galt nur für die generalisierte Form, die keine hyperthyreote Symptomatik aufweist, und das ist ein häufig gemachter Fehler: Schilddrüsenhormone sind hoch, das höhere TSH wird nicht ganz wahrgenommen, und dann werden Thyreostatika gegeben, was sicher falsch ist. Und ich wollte dies an dieser Stelle noch einmal ganz deutlich machen. Das gilt natürlich nicht für die hypophysäre Form mit einer Hyperthyreose, das ist selbstverständlich.

Weissel:
Wobei es ganz interessant ist, daß gerade dieser Fall zwischendurch gar nichts braucht, diese undulierende Verlaufsform scheint allen gemeinsam zu sein.

Hyperthyreose bei Trophoblastentumoren

B. Saller

1. Einleitung

Die mögliche Assoziation von Trophoblastentumoren mit einer Hyperthyreose ist seit langem bekannt. 1955 berichteten Tisne et al. erstmals über den Fall einer Patientin mit Blasenmole und gleichzeitiger Hyperthyreose [32]. Es folgten zahlreiche Berichte über Hyperthyreosen bei Patientinnen mit Blasenmole oder Chorionkarzinom, aber auch bei Patienten mit nichtseminomatösen Keinzelltumoren des Hodens [6, 9, 10, 13, 20, 23, 27, 28].

Die meisten dieser Untersuchungen haben nur kleine Fallzahlen eingeschlossen, so daß die Häufigkeit einer Hyperthyreose bei Trophoblastentumoren nur ungenau angegeben werden kann. Rajatanavin et al. [28] fanden eine hyperthyreote Stoffwechsellage bei 5 von 20 Patientinnen mit Trophoblastentumoren. In einer anderen Untersuchung konnte eine Hyperthyreose bei 30 von 52 Patientinnen mit Trophoblastentumoren nachgewiesen werden [9].

2. Klinisches Bild und Verlauf

Eine Hyperthyreose bei plazentaren Trophoblastentumoren oder Keimzelltumoren des Hodens zeigt charakteristischerweise eine enge Assoziation mit dem Verlauf der Grunderkrankung. Nach erfolgreicher Operation oder Chemotherapie ist mit einer raschen Normalisierung der Schilddrüsenfunktion zu rechnen (Abb. 1) [16]. Eine thyreostatische Therapie ist aus diesem Grund nur in Ausnahmefällen erforderlich.

Die enge Assoziation zwischen Tumorerkrankung und Hyperthyreose ließ früh an eine vom Tumor freigesetzte Substanz als Auslöser der Hyperthyreose denken und grenzt diese Hyperthyreoseform klar von anderen, häufigeren Formen ab, insbesondere von der Immunhyperthyreose und der funktionellen Autonomie. Befunde, die üblicherweise bei diesen häufigen Hyperthyreoseformen vorliegen, wie etwa der Nachweis von Autoantikörpern oder eine begleitende endokrine Ophthalmopathie bzw. der Nachweis autonomer Knoten, fehlen. Die Schilddrüse ist in der Regel normal groß oder nur gering vergrößert und weist keine knotigen Veränderungen auf.

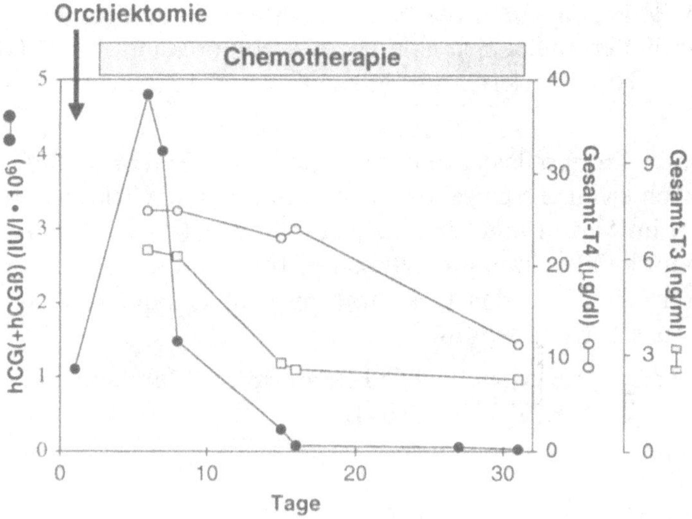

Abb. 1 Verlauf der hCG, T3- und T4-Spiegel nach Orchiektomie und anschließender Chemotherapie bei einem 32jährigen Patienten mit nichtseminomatösem Keimzelltumor des Hodens. Zu Beginn der Chemotherapie zeigt sich zunächst ein häufig zu beobachtender weiterer Anstieg der hCG-Spiegel im Serum.

In Strumaendemiegebieten ist allerdings ein zufälliges Zusammentreffen dieser Hyperthyreoseform mit einer Struma oder auch einer funktionellen Autonomie nicht ungewöhnlich.

Klinisch stehen meist die Symptome der Grunderkrankung im Vordergrund. Die Hyperthyreose zeigt einen milden oder sogar asymptomatischen Verlauf [23, 27]. Nur in wenigen Fällen wurden schwere Verlaufsformen mit ausgeprägter klinischer Hyperthyreosesymptomatik bis hin zur thyreotoxischen Krise beschrieben [6, 13, 22, 28].

3. Diagnose

Die Diagnose der Hyperthyreose wird durch die üblichen biochemischen Befunde gestellt. Das basale TSH ist supprimiert, die peripheren Schilddrüsenhormonparameter erhöht. Die bei Patientinnen mit Trophoblastentumoren erhöhten TBG-Spiegel machen in jedem Fall die Bestimmung des freien Hormonanteils erforderlich.

Eine früher in Einzelfällen beschriebene TSH-Erhöhung muß wohl mit einer Kreuzreaktion der früher verwendeten TSH-Assays mit hCG erklärt werden [23]. Mit den heute verwendeten spezifischen, immunometrischen Verfahren lassen sich bei diesen Patienten durchwegs supprimierte TSH-Spiegel nachweisen [9, 28]. In Einzelfällen findet sich eine alleinige Suppression des TSH bei normalen peripheren Hormonwerten im Sinne einer subklinischen Funktionsstörung.

Bei allen Patienten mit Trophoblastentumoren und hyperthyreoter Stoffwechsellage sind deutlich erhöhte Spiegel des Tumormarkers hCG (humanes Choriongonadotropin) im Serum und Urin nachzuweisen. HCG wird heute üblicherweise mit monoklonalen immunometrischen Testverfahren gemessen [25, 29]. Diese erfassen spezifisch das Gesamthormon hCG oder das Gesamthormon und die freie β-Kette von hCG.

Bei Patienten mit Hyperthyreose liegen die hCG-Serumspiegel durchweg über 100 000 mU/ml, meist sogar über 300 000 IU/L [16].

4. Schilddrüsenstimulation durch hCG?

Die enge Assoziation des Verlaufs der Hyperthyreose mit dem Verlauf der Tumorerkrankung und die in der Regel sehr hohen hCG-Spiegel im Serum legen nahe, daß hCG der für die Stimulation der Schilddrüse bei diesen Patienten verantwortliche Faktor ist.

HCG gehört wie TSH, LH und FSH in die Gruppe der Glykoproteinhormone und ist aus zwei nichtkovalent gebundenen Untereinheiten, einer α- und einer β-Untereinheit zusammengesetzt. TSH, LH und FSH werden im Hypophysenvorderlappen synthetisiert, hCG wird unter physiologischen Bedingungen von den Trophoblastenzellen der Plazenta gebildet.

Daneben wird hCG von nahezu allen Blasenmolen und Chorionkarzinomen der Frau sowie sehr häufig von den nichtseminomatösen Hodentumoren freigesetzt. Bei diesen Erkrankungen hat hCG seit langem einen gesicherten Stellenwert als Tumormarker [25].

Die α-Untereinheiten aller Glykoproteinhormone innerhalb einer Spezies sind identisch. Für die spezifische Hormonwirkung sind die β-Untereinheiten verantwortlich, die sich trotz gewisser Homologien in ihrer Sequenz unterscheiden. Das hCG-Molekül besitzt mit etwa 30% den höchsten Kohlenhydratanteil der Glykoproteinhormone.

Die Rezeptoren der Glykoproteinhormone konnten in den letzten Jahren in ihrer Struktur aufgeklärt werden. Sie weisen, wie die Glykoproteinhormone selbst, große strukturelle Ähnlichkeiten auf und bilden eine Untergruppe der G-Protein gekoppelten Rezeptoren. Sie bestehen aus einer Polypeptidkette mit sieben transmembranären Segmenten und einer großen extrazellulären Domäne [7, 34].

Die enge Beziehung zwischen hCG und TSH einerseits und ihren Rezeptoren andererseits läßt eine Interaktion von hCG mit dem TSH-Rezeptor und damit eine Stimulation der Schilddrüse durch hCG bei Patienten mit Trophoblastentumoren zunächst gut verständlich erscheinen.

Es ist jedoch derzeit weiterhin umstritten, ob hCG selbst eine schilddrüsenstimulierende Aktivität beim Menschen besitzt. Die folgenden Absätze sollen einen kurzen Überblick über die zu dieser Frage vorliegenden Befunde geben.

Schilddrüsenfunktion in der normalen Schwangerschaft

In der normalen Schwangerschaft gibt es Hinweise für eine TSH-ähnliche, schilddrüsenstimulierende Wirkung von hCG [12, 15]. TSH zeigt im Verlauf der Schwangerschaft ein spiegelbildliches Verhalten zu hCG. Die im Mittel niedrigsten TSH-Spiegel sind im Zeitraum des hCG-Gipfels während der 8.–12. Schwangerschaftswoche zu beobachten [4, 11]. In dieser Zeit liegen auch die Spiegel der freien Schilddrüsenhormone etwas höher als später in der Schwangerschaft. Auch besitzt Serum, das in diesem Zeitraum entnommen wurde, in vitro eine höhere schilddrüsenstimulierende Aktivität [3].

In letzter Zeit wurde auch über eine Assoziation erhöhter Schilddrüsenhormonparameter und sehr hoher hCG-Spiegel bei Patientinnen mit einer Hyperemesis gravidarum berichtet [21].

Ergebnisse von In-vivo- und In-vitro-Untersuchungen

Es ist seit langem bekannt, daß gereinigtes hCG in vivo eine schilddrüsenstimulierende Aktivität im McKenzie-Maus-Bioassay besitzt [26]. Mit diesem Assay konnte auch gezeigt werden, daß die schilddrüsenstimulierende Aktivität im Serum einer hyperthyreoten Patientin mit Blasenmole sich eindeutig von TSH unterscheidet und sich bei weiterer Reinigung wie hCG verhält [19].

Obwohl diese Befunde nahelegen, daß hCG eine thyreotrope Aktivität besitzt, konnte dieser Effekt beim Menschen in vivo bisher nicht eindeutig belegt werden. Die Injektion hoher Dosen von ungereinigtem hCG beim Menschen führte zwar zu einer Freisetzung von markiertem Jod aus der Schilddrüse, ein Anstieg der Schilddrüsenhormonkonzentration war in dieser Untersuchung jedoch nicht nachzuweisen [31].

In vitro zeigte gereinigtes hCG eine Hemmung der Bindung von markiertem TSH an Schilddrüsenmembranen [2, 5, 17], was eine Bindung von hCG an den TSH-Rezeptor nahelegt.

Betrachtet man Befunde zur funktionellen Stimulation der Schilddrüse durch hCG, so konnte an der Rattenschilddrüsenzellinie FRTL-5 eindeutig gezeigt werden, daß hCG zu einer Stimulation der Adenylatzyklase, der Jodaufnahme und sogar des Zellwachstums führt [8, 14, 18].

An Schilddrüsenzellen vom Menschen hat sich dieser stimulierende Effekt bisher nicht eindeutig nachweisen lassen [1]. Nur Carayon et al. berichteten über eine Stimulation der Adenylatzyklase an menschlichen Schilddrüsenmembranen durch hCG [5], dieser Effekt war jedoch nicht eindeutig dosisabhängig.

Ein wesentlicher Grund für diese widersprüchlichen Befunde ist wohl ein deutlicher Speziesunterschied im Ansprechen von Schilddrüsenzellen auf hCG. Amir et al. [1] konnten zeigen, daß hCG in Schilddrüsenmembranen der Maus zu einer deutlichen Stimulation der Adenylatzyklase führt, an menschlichen Schilddrüsenmembranen jedoch keinen stimulierenden Effekt besitzt.

Wichtig sind in diesem Zusammenhang erste Ergebnisse von Tomer et al., die an einer mit dem menschlichen TSH-Rezeptor transfizierten CHO-Zellinie über einen schilddrüsenstimulierenden Effekt von hCG berichteten [33].

5. Andere mögliche Schilddrüsenstimulatoren

Eine schilddrüsenstimulierende Wirkung von hCG an der menschlichen Schilddrüse kann auf Grund bisher vorliegender Befunde nicht eindeutig belegt werden. Welche Faktoren könnten neben hCG bei Patienten mit Trophoblastentumoren zu einer Stimulation der Schilddrüse führen?

Die enge Beziehung der Hyperthyreose zur Tumorerkrankung und zum Verlauf der hCG-Spiegel, die Befunde in der normalen Schwangerschaft und die Befunde der In-vitro-Untersuchungen legen nahe, daß, wenn nicht hCG selbst, dann ein eng mit hCG assoziierter Faktor für die thyreotrope Aktivität verantwortlich ist.

HCG besitzt eine ausgeprägte Mikroheterogenität mit Varianten, die sich besonders hinsichtlich ihres Kohlenhydratanteils unterscheiden. Diese Varianten lassen sich auf Grund ihrer unterschiedlichen pI-Werte in der isoelektrischen Fokussierung nachweisen.

Während Schwangeren-hCG vorwiegend hCG-Formen mit pI-Werten zwischen 4,15 und 6,5 aufweist, besitzt Tumor-hCG einen hohen Anteil an sauren Varianten mit einem niedrigeren pI-Wert (Abb. 2). Diese Varianten unterscheiden sich auch in der Größe von normalem Schwangeren-hCG und repräsentieren „superglykosilierte“ Formen mit einem hohen Kohlenhydratanteil.

Seit längerem ist bekannt, daß der Kohlenhydratanteil von hCG Einfluß auf seine Rezeptorbindung und seine biologische Aktivität hat [7].

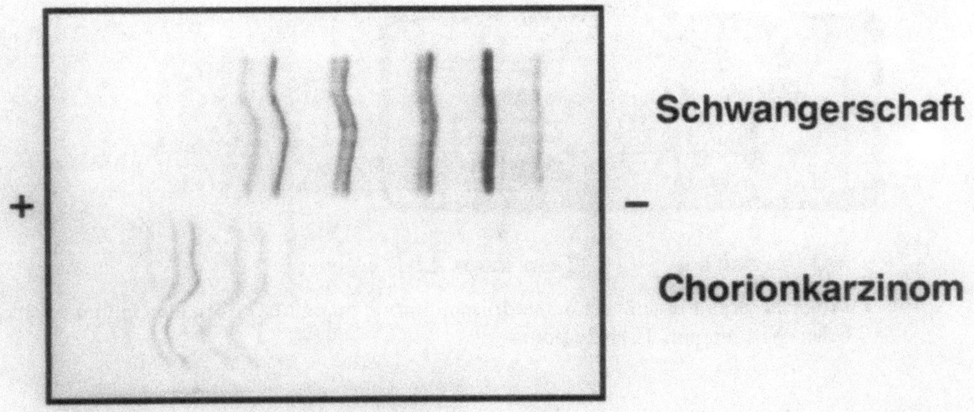

Abb. 2 Isoelektrische Fokussierung und anschließende Immunfärbung von Schwangeren-hCG und hCG einer Patientin mit Chorionkarzinom. Es zeigt sich eine deutliche Mikroheterogenität von hCG mit mehreren isoelektrischen Varianten und ein Überwiegen von sauren Varianten beim Chorionkarzinom.

Unsere Arbeitsgruppe konnte zeigen, daß saure hCG-Varianten von Patienten mit Trophoblastentumoren in vitro zu einer Stimulation der T3-Freisetzung aus menschlichen Schilddrüsen führen, während normales Schwangeren-hCG keine stimulierende Aktivität besitzt [24].

Neben diesen sauren Varianten mit schilddrüsenstimulierender Wirkung lassen sich in unreinen hCG-Präparationen auch alkalische Varianten nachweisen, die eine hemmende Wirkung an der Schilddrüse besitzen [17]. Diese Varianten sind teilweise desialinisiert, besitzen also einen erniedrigten Kohlenhydratanteil und wirken am TSH-Rezeptor als kompetitive Antagonisten des TSH.

Faßt man diese Befunde zusammen, so wissen wir heute, daß bei Patienten mit Trophoblastentumoren ein Spektrum von verschiedenen hCG-Varianten vorliegt (Abb. 3). Bei Patienten mit hCG-produzierenden Tumoren findet sich im Gegensatz zur normalen Schwangerschaft häufig ein hoher Anteil saurer hCG-Varianten mit möglicherweise schilddrüsenstimulierender Wirkung. Man kann nun annehmen, daß ein hoher Anteil von hCG-Varianten mit thyreotroper Aktivität auch in vivo zu einer Schilddrüsenstimulation bis hin zur klinisch manifesten Hyperthyreose führen kann.

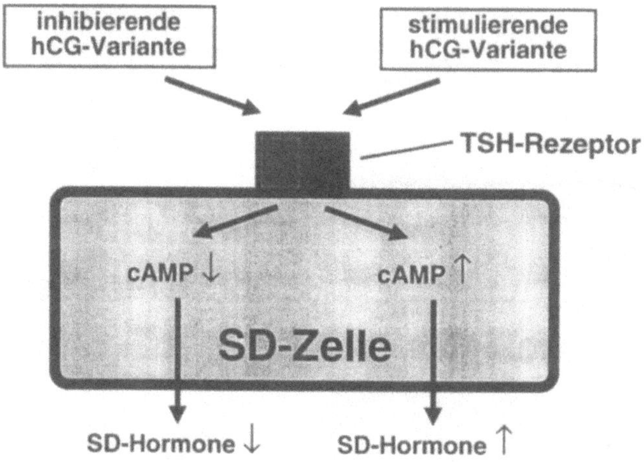

Abb. 3 Mögliche Beeinflussung der Schilddrüsenfunktion durch hCG-Varianten mit unterschiedlicher Wirkung am TSH-Rezeptor.

6. Zusammenfassung

Für die bei Patienten mit Trophoblastentumoren häufig beobachtete Hyperthyreose müssen pathogenetisch am ehesten vom Tumor freigesetzte Varianten des humanen Choriongonadotropins (hCG) verantwortlich gemacht werden.

Das klinische Bild der Hyperthyreose bei Trophoblastentumoren wird meist durch die Grunderkrankung geprägt. Eine schwere Hyperthyreosesymptomatik liegt nur selten vor.

Der Verlauf der Hyperthyreose ist eng mit dem Verlauf der Grunderkrankung assoziiert. Die aus diesem Grund rasche Normalisierung der Schilddrüsenstoffwechsellage nach erfolgreicher Operation oder Chemotherapie macht eine thyreostatische Therapie in der Regel nicht erforderlich.

Literatur

[1] Amir, S. M., K. Endo, R. Osathanondh et al.: Divergent responses by human and mouse thyroids to human chorionic gonadotropin in vitro. Mol. Cell. Endocrinol. *39* (1985) 31–37.

[2] Azukizawa, M., G. Kutzman, A. E. Pekary et al.: Comparison of the binding characteristics of bovine thyrotropin and human chorionic gonadotropin to thyroid plasma membranes. Endocrinology *101* (1977) 1880–1889.

[3] Ballabio, M., M. Poshychinda, R. P. Ekins: Pregnancy-induced changes in thyroid function: role of human chorionic gonadotropin as putative regulator of maternal thyroid. J. Clin. Endocrinol. Metab. *73* (1991) 824–831.

[4] Braunstein, G. D., J. M. Hershman: Comparison of serum pituitary thyrotropin and chorionic gonadotropin concentrations throughout pregnancy. J. Clin. Endocrinol. Metab. *42* (1976) 1123–1126.

[5] Carayon, P., G. Lefort, B. C. Nisula: Interaction of human chorionic gonadotropin and human luteinizing hormone with human thyroid membranes. Endocrinology *106* (1980) 1907–1916.

[6] Cohen, J. D., R. D. Utiger: Metastatic choriocarcinoma associated with hyperthyroidism. J. Clin. Endocrinol. *119* (1970) 365–376.

[7] Combarnous, Y.: Molecular basis of the specificity of binding of glycoprotein hormones to their receptors. Endocr. Rev. *13* (1992) 670–691.

[8] Davies, T. F., M. Platzer: HCG-induced TSH receptor activation and growth acceleration in FRTL-5 thyroid cells. Endocrinology *118* (1986) 2149–2151.

[9] Desai, R. K., R. J. Norman, I. Jialal et al.: Spectrum of thyroid function abnormalities in gestational trophoblastic neoplasia. Clin. Endocrinol. Oxf. *29* (1988) 583–592.

[10] Giralt, S. A., F. Dexeus, R. Amato et al.: Hyperthyroidism in men with germ cell tumors and high levels of β-human chorionic gonadotropin. Cancer *69* (1992) 1286–1290.

[11] Glinoer, D., P. de Nayer, P. Bourdoux et al.: Regulation of maternal thyroid during pregnancy. J. Clin. Endocrinol. Metab. *71* (1990) 276–287.

[12] Glinoer, D.: Maternal thyroid function in pregnancy. J. Clin. Endocrinol. Invest. *16* (1993) 374–378.

[13] Hershman, J. M., H. P. Higgins: Hydatidiform mole: a cause of clinical hyperthyroidism. N. Engl. J. Med. *284* (1971) 573–577.

[14] Hershman, J. M., H.-Y. Lee, M. Sugawara et al.: Human chorionic gonadotropin stimulates iodide uptake, adenylate cyclase, and deoxyribonucleic acid synthesis in cultured rat thyroid cells. J. Clin. Endocrinol. Metab. *67* (1988) 74–79.

[15] Hershman, J. M.: Role of human chorionic gonadotropin as a thyroid stimulator. J. Clin. Endocrinol. Metab. *74* (1992) 258–259.

[16] Hershman, J. M.: Trophoblastic tumors. In: L. E. Braverman, R. D. Utiger (Hrsg.): Werner's and Ingbar's The Thyroid, S. 705–709. Lippincott, Philadelphia 1992.

[17] Hoermann, R., S. M. Amir, S. H. Ingbar: Evidence that partially desialylated variants of human chorionic gonadotropin (hCG) are the factors in crude hCG that inhibit the response to thyrotropin in human thyroid membranes. Endocrinology *123* (1988) 1535–1543.

[18] Hoermann, R., H. T. Keutmann, S. M. Amir: Carbohydrate modifications transform human chorionic gonadotropin into a potent stimulator of adenosine 3′,5′-monophosphate and growth responses in FRTL-5 thyroid cells. Endocrinology *128* (1991) 1129–1135.

[19] Kenimer, J. G., J. M. Hershman, H. P. Higgins: The thyrotropin in hydatidiform moles is human chorionic gonadotropin. J. Clin. Endocrinol. Metab. *40* (1975) 482–491.

[20] Kennedy, R. L., E. Sheridan, J. Darne et al.: Thyroid function in choriocarcinoma: demonstration of a thyroid stimulating activity in serum using FRTL-5 and human thyroid cells. Clin. Endocrinol. Oxf. *33* (1990) 227–237.

[21] Kennedy, R. L., J. Darne, R. Davies et al.: Thyrotoxicosis and hyperemesis gravidarum associated with a serum activity which stimulates human thyroid cells in vitro. Clin. Endocrinol. Oxf. *36* (1992) 83–89.

[22] Kim, J. M., K. Arakawa, V. McCann: Severe hyperthyroidism associated with hydatidiform mole. Anesthesiology *44* (1976) 445–448.

[23] Lemon, M., B. R. Bevan, T. C. Li et al.: Thyroid function in trophoblastic disease. Brit. J. Obstet. Gynaecol. *94* (1987) 1084–1088.

[24] Mann, K., N. Schneider, R. Hoermann: Thyrotropic activity of acidic isoelectric variants of human chorionic gonadotropin from trophoblastic tumors. Endocrinology *118* (1986) 1558–1566.

[25] Mann, K., B. Saller, R. Hoermann: Clinical use of hCG and hCGβ determinations. Scand. J. Clin. Lab. Invest. *53, Suppl. 216* (1993) 97–104.

[26] Nisula, B. C., G. S. Taliadouros, P. Carayon: Primary and secondary biologic activities intrinsic to the human chorinic gonadotropin molecule. In: S. Segal (Hrsg.): Chorionic gonadotropin, S. 17–22. Plenum Press, New York 1980.

[27] Norman, R. J., R. W. Green-Thompson, I. Jialal et al.: Hyperthyroidism in gestational trophoblastic neoplasia. Clin. Endocrinol. (Oxf.) *15* (1981) 395–401.

[28] Rajatanavin, R., L. Chailurkit, S. Srisupandit et al.: Trophoblastic hyperthyroidism: clinical and biochemical features of five cases. Am. J. Med. *85* (1988) 237–241.

[29] Saller, B., R. Clara, G. Spöttl et al.: Testicular cancer secretes intact human choriogonadotropin (hCG) and its free β-subunit: evidence that hCG (+hCG-β) assays are the most reliable in diagnosis and follow-up. Clin. Chem. *36* (1990) 234–239.

[30] Soutter, W. P., R. Norman, R. W. Green-Thompson: The management of choriocarcinoma causing severe thyrotoxicosis. Brit. J. Obstet. Gynaecol. *88* (1981) 938–943.

[31] Sowers, J. R., J. M. Hershman, H. E. Carlson et al.: Effect of human chorionic gonadotropin on thyroid function in euthyroid men. J. Clin. Endocrinol. Metab. *47* (1978) 898–901.

[32] Tisne, L., J. Barzelatto, C. Stevenson: Estudio de function tiroidea durante el estado gravido-puerperal con el yodo radioactivo. Bol. Soc. Chilena de Obstet. y. Ginec. *20* (1955) 246.

[33] Tomer, Y., G. K. Huber, T. F. Davies: Human chorionic gonadotropin (hCG) interacts directly with recombinant human TSH receptors. J. Clin. Endocrinol. Metab. *74* (1992) 1477–1479.

[34] Vassart, G., J. E. Dumont: The thyrotropin receptor and the regulation of thyrocyte function and growth. Endocr. Rev. *13* (1992) 596–611.

Diskussion

Reinwein:
Sie haben die Kennedy-Studie erwähnt. Wieviele von den Patienten mußten thyreostatisch behandelt werden?

Saller:
Ich kann es Ihnen jetzt von dieser Studie sagen, aber ich denke, maximal ein Drittel der Patienten werden thyreostatisch behandelt, weil, wenn die Chemotherapie einsetzt, es sehr rasch zu einem Abfall der HCG und parallel auch der Schilddrüsenhormone kommt, so daß der Effekt häufig in der Zeit eintritt, wo Sie dann auch den Effekt der Thyreostatika erwarten können.

Wenzel:
Maximal jeder 3. Patient?

Saller:
Ja.

Bogner:
Es war immer wieder die Frage, ob die Hyperemesis gravidarum eventuell mit unterschiedlichen HCG-Spiegeln einhergeht über eine Hyperthyreose. Können Sie dazu noch etwas kommentieren?

Saller:
Ja, es stehen wirklich mehrere Daten jetzt im Raum, daß bei diesen Patienten mit einer Hyperemesis in der Tat höhere HCG-Spiegel vorliegen als bei anderen und auch höhere Schilddrüsenhormonparameter, daß es sich also um eine Hyperthyreose handelt. Der Weg von diesen erhöhten HCG- und Schilddrüsenhormonparametern zur Hyperemesis ist noch reine Spekulation, aber für einen Zusammenhang gibt es doch jetzt deutliche Hinweise.

Finke:
Als Sie versucht haben, den rekombinanten TSH-Rezeptor mit HCG zu stimulieren, ist es nicht gelungen. Die Konzentration von HCG im Trophoblastentumor könnte über eine Low affiniti binding eine solche Stimulation doch zustande bringen; denn der LH-Rezeptor und der TSH-Rezeptor sind doch extrazellulär so verschieden, daß eine spezifische Stimulation über diesen Rezeptor nicht denkbar ist.

Saller:
Dazu liegt eine Arbeit aus der Gruppe von Davis vor, die gezeigt hat, daß es zu einer Cyclic-AMP-Stimulation durch HCG kommt, aber ob sich das wirklich reproduzieren läßt, ist fraglich.

Mann:
Normales Schwangeren-HCG hat auch am rekombinanten CHO-TSH-Rezeptor nur eine geringe biologische Wirkung. Die schilddrüsenstimulierende Wirkung geht aber wahrscheinlich von den tumorspezifischen sauren, isoelektrischen Varianten mit hohem Kohlenhydratanteil aus. Diese Varianten machen bei Patienten mit Trophoblastentumoren (Chorionkarzinome, Blasenmolen, nichtseminomatöse Hodentumoren) ca. 10 bis 30% des Gesamt-HCG aus, bei Schwangeren ist dieser Anteil auf 1 bis 3% beschränkt. Die Qualität (veränderter Kohlenhydratanteil) und weniger die Quantität (Höhe des HCG-Serumspiegels) bestimmen die biologische Wirkung in vitro und in vivo.

Seltene Formen der Hyperthyreose: Struma ovarii

A. Kroiss

Die Struma ovarii ist ein seltener Tumor und fällt in die Gruppe der Keimzelltumoren und hier wieder in die Gruppe der Teratome, und zwar in die monodermalen und hochspezialisierten Teratome (Tab. 1).

Tabelle 1 Histologische Klassifikation der Ovarialtumoren

Keimzelltumoren
Teratome
1. Unreife
2. Reife
a) solide
b) zystische
I. Dermoidzyste (reifes zystisches Teratom)
II. Dermoidzyste mit maligner Transformation
3. monodermale und hochspezialisierte
a) Struma ovarii
b) Karzinoid
c) Struma ovarii und Karzinoid
d) andere

Die Erstbeschreibung von Schilddrüsengewebe in Ovarialtumoren stammt von Böttlin aus dem Jahre 1889. Daß es sich dabei um Teratome und Dermoide handelt, wird seit Pick 1901 akzeptiert [zitiert 7, 24]. Die Struma ovarii ist definiert als „ein Teratom", bei dem ausschließlich Schilddrüsengewebe vorhanden ist oder das einem Teratom entspricht, welches sich in hohem Grad aus Schilddrüsengewebe zusammensetzt [16, 26, 28]. Es sollten daher definitionsgemäß nur Ovarialtumore, die sich überwiegend und zum größten Teil aus Schilddrüsengewebe zusammensetzen, physiologische Aktivität oder pathologische Aberation aufweisen, als Struma ovarii bezeichnet werden [26]. Das Schilddrüsengewebe ist zwar meist benigne [20], maligne Erkrankungen [15] und Metastasen [32, 35] sind beschrieben, wenngleich außerordentlich selten. Bei etwa 5% kann man eine Struma ovarii maligna annehmen [2, 3, 4, 5, 8, 9, 10, 12, 23, 27, 33, 34, 36, 37].

Der Anteil der Teratome an allen ovarialen Neubildungen beträgt etwa 15–20%. Eine Struma ovarii wird unter den Teratomen in 2–3% angenommen. In etwa 14% kann eine Hyperthyreose auftreten. Die in der Literatur angegebenen Prozentzahlen von Schilddrüsengewebe in Ovarialtumoren schwanken sehr stark und werden zwischen 1.5 und 28.8 angegeben [14].

Blackwell und Mitarbeiter fanden in einer Analyse von 225 Dermoidtumoren einen Anteil von Schilddrüsengewebe bis 13% [1]. Wenn man in großen Übersichten wie von Smith [30], Dalgaard und Wetteland [7] sichtet, werden es über 300 Patienten sein, die bis jetzt dokumentiert wurden. Zweifellos hängt aber der prozentuale Anteil von der Sorgfalt der Untersucher ab, von denen nach Schilddrüsenanteilen gesucht wird. Plaut [25] berichtete bereits 1933, daß eine Struma ovarii sich gleich verhält wie eine Halsschilddrüse und sich daher eine Hyperthyreose entwickeln kann. Es ist daher verwunderlich, daß es nicht öfter zu einer Überfunktion der Schilddrüse [22] bei dieser Grundkrankheit kommt, beziehungsweise nicht öfter dokumentiert werden konnte. Symptome einer Hyperthyreose werden bei etwa 5% laut Judd bei Patienten mit Struma ovarii gefunden [14].

Hyperthyreose wird meist durch einen Morbus Basedow und durch eine toxische Knotenstruma oder Autonomie ausgelöst. Eine kleine Zahl von Patienten hat eine Hyperthyreose, die aus anderen Gründen ausgelöst wird [29], wobei immer wieder von der Struma ovarii berichtet wird. Meist wird auf Grund eines „Fallberichtes", einer Patientenbeschreibung, bei der man annimmt, daß es sich um eine Hyperthyreose, ausgelöst durch eine Struma ovarii, gehandelt hat, eine Literaturübersicht angeschlossen oder zumindest diskutiert [6, 13, 31]. Die Richtigkeit der angegebenen Prozentzahlen für das Vorkommen einer Überfunktion ist daher schwer abzuschätzen. Die exakte Diagnose einer Überfunktion wurde präoperativ bei wenigen Patienten gestellt. Oft werden insuffiziente Funktionstests bzw. klinische Beobachtungen herangezogen, um einen operierten Ovarialtumor als Quelle für eine Überfunktion zu beweisen. Einige echte Fälle wurden wahrscheinlich nicht beschrieben, so daß es schwierig ist, hier exakte Prozentzahlen anzugeben. Als mir die ehrenvolle Aufgabe übertragen wurde, über dieses Thema zu sprechen, sah ich es daher als meine primäre Aufgabe, nicht die publizierten Fälle von Struma ovarii und Überfunktion hinsichtlich der Richtigkeit zu überprüfen, ob 300 oder mittlerweile 400 Patienten in der gesamten Literatur beschrieben wurden, sondern an Hand gut dokumentierter Fälle Hinweise abzuleiten, ob man nicht doch präoperativ eine Hyperthyreose, ausgelöst durch Struma ovarii, diagnostizieren kann.

Hier ein Beispiel einer gut dokumentierten und diskutierten Struma ovarii mit Hyperthyreose von Lazarus et al. [18]: Mit 22 Jahren wurde die Patientin wegen eines M. Basedow (Exophthalmus rechts, Tachykardien und diffus vergrößerte Struma) behandelt und subtotal strumektomiert. Die Familienanamnese in Richtung Schilddrüsenerkrankungen und Autoimmunerkrankungen war negativ. Die Patientin hatte zwei normale Schwangerschaften und Geburten (8 und 10 Jahre nach der Schilddrüsenoperation) und keinerlei Auffälligkeiten im Beckenbereich. Mit 40 Jahren entwickelte sie eine Unterfunktion und wurde auf Thyroxintherapie eingestellt. Die Dosis mußte aber laufend reduziert werden, da die Patientin kurze Zeit später über einen Tumor klagte. 18 Monate war sie ohne Hormontherapie im euthyreoten Bereich.

Mit 45 Jahren fanden sich wieder ein Exophthalmus rechts und eine Vitiligo, doch keine Schilddrüsenvergrößerung bei niedrigem Schilddrüsenuptake (<5% 4 Stunden und 24 Stunden nach der Applikation). Die Patientin erhielt 3 Monate J-131 (8 mCi $\cong$ 300 MBq), Carbimazol und Propanolol. Nach weiteren 4 Monaten war die Patientin klinisch und labormäßig wieder hyperthyreot. TSH-Wert war normal (3.2 mU/l; Normalwert < 5) und auf 200 µg TRH i. v. nicht stimulierbar. Ein Ganzkörperprofilscan mit J-131 zeigte eine Aktivitätsanreicherung im Becken und nur minimale Anreicherung im Halsbereich.

Die klinische Untersuchung ergab Hinweise auf eine Tumormasse im kleinen Becken vom Ovar ausgehend. Der Ultraschall bestätigte die Diagnose.

Drei Tage nach der Operation, die ohne Probleme für die Patientin verlaufen war, fand sich keine Anreicherung im Bereich des Beckens beim Profilscan. Histologisch fand sich ein hyperplastisches Schilddrüsengewebe. Die Schilddrüsenhormonwerte sanken, die Patientin wurde hypothyreot und konnte mit 0.15 mg L-Thyroxin gut eingestellt werden.

Auf Grund der vorliegenden Befunde war es den Autoren möglich, die Hyperthyreose, ausgelöst durch eine Struma ovarii, zu beweisen. Der Beweis, daß die stimulierenden Antikörper die Hyperthyreose auf Grund einer Struma ovarii ausgelöst haben, gelang aber nicht eindeutig.

Der Hinweis auf die Struma ovarii wurde vom Profilscan geliefert!

Ein weiterer gut dokumentierter Patientenbericht stammt von March et al. [19], dem zufolge die Diagnose bereits präoperativ gestellt werden konnte:

Eine 81jährige Frau klagte über Tachykardien, Unruhe, Gewichtsverlust. Die Schilddrüse war normal groß und zeigte keinen Knoten. Im Beckenbereich wurde ein großer harter Tumor palpiert. Die Schilddrüsenhormonparameter waren im hyperthyreoten Bereich, im EKG Vorhofflimmern und Flattern mit Ventrikelaktionen von 120–150/min.

Der Tc-99m-Scan (10 mCi), mit Pinhol durchgeführt, zeigte eine geringe Tracerakkumulation mit einem 24-Stundenuptake von 2.6% (normal 10–35%). Wegen des bekannten Beckentumors wurde auch über dem Becken gemessen. Die Messung ergab Aktivität im Tumorbereich mit Verdrängung der Blase. Dieser Uptake zeigte sich auch mit Jod-131 und blieb bestehen bei Blasenentleerung.

Das Röntgenbild des Abdomens zeigte einen Weichteiltumor mit Verkalkung, im CT eine Tumormasse von 15 cm im größten Durchmesser mit Verdrängung des Uterus und der Blase nach rechts mit der CT-Diagnose: Teratom.

Der Tumor wurde chirurgisch entfernt und als vom linken Ovar ausgehend beschrieben. Es fanden sich einige flüssigkeits- und talggefüllte Zysten. Der Tumor enthielt mehr als 50% seines Volumens Schilddrüsengewebe. Die Diagnose einer benignen Struma ovarii wurde gestellt. Eine Woche nach dem chirurgischen Eingriff war die Patientin hypothyreot. Der Schilddrüsenscan wurde 2 Monate später wiederholt und zeigte eine normale Schilddrüse im Scan und einen normalen 24-Stundenuptake von 16%. Somit kann angenommen werden, daß nach dem Ende des suppressiven Effektes der Schilddrüsenhormone, die von der Struma ovarii produziert wurden, sich auch die Schilddrüse wieder normalisierte. Der Zustand der Patientin besserte und normalisierte sich.

Die bereits präoperative Diagnose konnte durch die Tc-99m und auch J-131-Szintigraphie des Halses (niedriger Uptake) und des Beckens (hoher Uptake) bei Hyperthyreose gestellt werden.

Von Kung et al. [17] wurde eine Rezidivhyperthyreose während einer Schwangerschaft beschrieben, bedingt durch Struma ovarii und Graves' disease:

Eine 40 Jahre alte Frau wurde wegen einer Rezidivhyperthyreose zur Behandlung aufgenommen. Die Schilddrüse war diffus vergrößert. 4 Jahre vorher war die Patientin thyreostatisch behandelt worden und seit einem Jahr in Remission. Bei der Untersuchung bestanden Herzklopfen, Schwitzen, Gewichtsverlust und Größenzunahme der Schilddrüse. In der Familie waren keine Strumen bekannt, auch keine Autoimmunerkrankungen. Die Schilddrüsenhormone lagen im hyperthyreoten Bereich. Die Patientin erhielt 226 MBq-Jod-131 zur Therapie. 3 Monate später war die Patientin euthyreot, 2 weitere Monate später hyperthyreot und schwanger. Es wurde eine Carbimazoltherapie bis zur 38. SSW gegeben. Im Ultraschall fanden sich ein normaler Fetus und keine Hinweise auf einen Beckentumor. In der 41. SSW traten plötzlich Schmerzen im rechten Unterbauch auf. Die Laparatomie ergab die Torsion einer hämorhagischen Zyste 5 × 4 cm, aber keinen Aszites. Die Zystektomie wurde durchgeführt. Das Kind wurde mittels Kaiserschnitt zur Welt gebracht. Das Kind zeigte eine normale Schilddrüse. 19 Tage nach der Sectio und Tumorentfernung fanden sich deutlich hyperthyreote Werte, und die Patientin wurde auf Thyreostatika eingestellt. Histologie der Ovarialzyste: Struma ovarii. Nach Bekanntwerden der Histologie des entfernten Tumors wurde die Therapie mit Thyreostatika gestoppt. Die Patientin war 6 Monate euthyreot, dann kam es wieder zu einem Rezidiv, und die Patientin erhielt Jod-131. Die Patientin blieb dann während der weiteren zweijährigen Beobachtungszeit euthyreot.

Ein eindeutiger Zusammenhang zwischen dem Ovarialtumor und den stimulierenden Thyreotropinrezeptorantikörpern konnte auf Grund der vorliegenden Befunde nicht hergestellt werden.

Yeh et al. publizierten 1973 [36] den Fall einer Patientin mit einer Struma ovarii mit Hyperthyreose, die mit allen damals zur Verfügung stehenden diagnostischen Mitteln untersucht wurde:

Eine 64jährige Patientin, bei der 2 Jahre vor der Aufnahme eine Unterfunktion der Schilddrüse diagnostiziert und die mit Thyreoidea sicca behandelt worden war.

Bei der Patientin war ein Beckentumor festgestellt worden, sie klagte über Gewichtsverlust. Klinische Symptome: sehr schlanke Frau mit unregelmäßigem Puls, Tremor und geringer Lidverzögerung, die Halsschilddrüse mit Knoten im linken unteren Pol und der bereits beschriebene Beckentumor, im EKG Vorhofflimmern. I. V.-Pyelographie: Beckentumor mit Verkalkung. Schilddrüsenhormontests waren im hyperthyreoten Bereich. Scan mit Tc-99m und Jod-131 waren praktisch gleich: schlechter Uptake mit verstärkter Speicherung im linken unteren Schilddrüsenpolbereich. Der 24-Stundenspeicher mit Jod-131 zeigte einen verstärkten Beckenuptake. Die Patientin entwickelte Abdominalbeschwerden. Eine Notfallslaparatomie mußte durchgeführt werden. Es fand sich ein gedrehter Tumor des Ovars rechts, der entfernt wurde. Der Tumor zeigte 9 Tage nach der Jod-131-Applikation noch immer deutlich Aktivität. Histologie: Struma ovarii.

Postoperativ fand sich bei der Jod-131-Szintigraphie kein pathologischer Uptake im Becken, und es fanden sich normale Hormonwerte.

Judd et al. [14] fanden bei ihrer Auswertung der Patientinnen der Mayoklinik von 1900–1959 42 Patienten mit einer Struma ovarii, von denen 4 Patienten mit Überfunktion näher beschrieben wurden. Sie meinten zum Schluß, daß ein guter Kliniker die Diagnose einfach stellen könnte. Es gibt aber trotz besserer diagnostischer Möglichkeiten wenig gut dokumentierte Fallbeispiele, die – vor allem präoperativ – die Diagnose Struma ovarii mit Hyperthyreose eindeutig dokumentieren. Bei CT-Untersuchungen und MR-Untersuchungen kann man zwar die Tumormassen lokalisieren, aber keine Artdiagnostik hinsichtlich der Frage Struma ovarii betreiben. Die Tumormassen zeigen solide Elemente und multiple Zysten, die zum Teil Fett- und Flüssigkeitsspiegel aufweisen. Verkalkungen finden sich nur im CT [11, 21].

Der erfahrene Kliniker sollte bei einer Patientin mit Hyperthyreose und Beckentumor oder Hyperthyreose, die durch die Halsschilddrüse nicht erklärbar ist, die Struma ovarii in das diagnostische Konzept einbauen. Wenn eine hyperthyreote Patientin einen geringen Uptake von Tc-99m oder J-131 im Halsbereich zeigt und einen hohen Uptake im Beckenbereich, so ist dieser Befund hochgradig suspekt auf Struma ovarii.

Literatur

[1] Blackwell, W. J., M. B. Dockerty, J. C. Masson et al.: Dermoid cysts of the ovary: Their clinical and pathologic significance. Amer. J. Obstet. Gynec. *51* (1946) 151–172.

[2] Brunskill, P. J., T. P. Rollason, H. O. Nocholson: Malignant follicular variant of papillary struma ovarii. Histopathology *17* (1990) 574–576.

[3] Butterwegge, M., J. Placke, U. Gethmann: Struma ovarii und Karzinoid: Falldarstellung eines seltenen Ovarialtumors. Geburtshilfe Frauenheilkd. *49* (1989) 832–833.

[4] Clement, P. B., R. H. Young, R. E. Scully: Clinical syndroms associated with tumors of the female genital tract. Semin. Diagn. Patholg. *8* (1991) 204–233.

[5] Clement, P. B., R. H. Young: Florid mesothelial hyperplasia associated with ovarian tumors: A potential source of error in tumor diagnosis and staging. Int. J. Gynecol. Pathol. *12* (1993) 51–58.

[6] D'Addato, F., G. Lenzi, F. Malagnino: A case of struma ovarii in a 92–year-old woman. Clin. Exp. Obstet. Gynecol. *16* (1989) 3–5.

[7] Dalgaard, J. B., P. Wetteland: Struma ovarii: A follow-up study of twenty cases. Acta Chir. Scand. *112* (1956) 1–17 (bezogen Pick, L.: Cited by Dalgaard and Wetteland).

[8] DeBakay, L., F. DeLehoczky: Cerebral metastasis of ovarian struma. Obstet. Gynecol. Surv. *1* (1946) 226–228.

[9] Debold, P., A. Buchholz, A. Hohlbein: Struma ovarii-short report of two cases. Zentralbl. Gynakol. *112* (1990) 1433–1436.

[10] Gonzalez-Angulo, A., R. H. Kaufmann, C. D. Baumgardt et al.: Adenocarcinoma of the thyroid arising in struma ovarii (malignant struma ovarii), a report of two cases and review of the literature. Obstet. Gynecol. *27* (1963) 567–576.

[11] Hahn, S. T., S. H. Park, Y. W. Bahnk et al.: Struma ovarii simulating a teratodermoid cyst. Computed tomographic findings in one case. Radiologe *31* (1991) 89–91.

[12] Hasleton, P. S., P. Kelehan, J. S. Whittaker et al.: Benign and malignant struma ovarii. Arch. Pathol. Lab. Med. *102* (1978) 180–184.

[13] Izumi, T., Y. Araki, H. Satoh et al.: A case report of postoperative thyroid crisis accompanied with struma ovarii. JPN. J. Anesthesiol. *39* (1990) 391–395.

[14] Judd, E. S., L. A. Buie: Hyperthyroidism associated with struma ovarii. Arch. Surg. *84* (1962) 112–117.

[15] Kempers, R. D., M. B. Dockerty, D. L. Hoffman et al.: Struma ovarii – ascitic, hyperthyroid, and asymptomatic syndromes. Annals of Internal Medicine *72* (1970) 883–893.

[16] Kroiss, A., K. Janata, W. Grünberger et al.: Maligne Struma ovarii. Schilddrüse 1991 (1992) 467–470.

[17] Kung, A. W. C., J. T. C. Ma, Ch. Wang et al.: Hyperthyroidism during pregnancy due to coexistence of struma ovarii and Graves' disease. Postgrad. Med. J. *66* (1990) 132–133.

[18] Lazarus, J. H., A. R. Richards, M. J. Macpherson et al.: Struma ovarii: A case report. Clin. Endocrinol. *27* (1987) 715–720.

[19] March, D. E., A. G. Desai, C. H. Park et al.: Struma ovarii: Hyperthyroidism in a postmenopausal woman. J. Nucl. Med. *29* (1988) 263–265.

[20] Marcus, C. C., S. L. Marcus: Struma ovarii: a report of 7 cases and a review of the subject. Am. J. Obstet. Gynecol. *81* (1961) 752–762.

[21] Matsumoto, F., H. Yoshioka, T. Hamada et al.: Struma ovarii: CT and MR findings. Journal of Computer Assisted Tomography *14* (1990) 310–312.

[22] Morgan, L. S.: Hormonally active gynecologic tumors. Semin. Surg. Oncol. *6* (1990) 83–90.

[23] O'Connell, M. E. A., C. Fisher, C. L. Harmer: Malignant struma ovarii: Presentation and management. BR. J. Radiol. *63* (1990) 360–363.

[24] Oberdisse, K., E. Klein, D. Reinwein: Die Krankheiten der Schilddrüse. G. Thieme, Stuttgart 1980.
[25] Plaut, A.: Ovarian struma: A morphologic, pharmacologic, and biologic examination. Amer. J. Obstet. Gynec. *25* (1933) 351–359.
[26] Ro, J. Y., A. A. Sahin, A. K. El-Naggar et al.: Intraluminal crystalloids in struma ovarii: Immunohistochemical, DNA flow cytometric, and ultrastructural study. Arch. Pathol. Lab. Med. *115* (1991) 145–149.
[27] Rosenblum, N. G., V. A. LiVolsi, P. R. Edmonds et al.: Malignant struma ovarii. Gynecol. Oncol. *32* (1989) 224–227.
[28] Sailer, S.: Struma ovarii. A report of two cases. Am. Clin. Pathol. *13* (1943) 271.
[29] Seif, F. J.: Dystope, heterotope und teratomatöse Strumabildung. Schilddrüse 1991 (1992) 237–243.
[30] Smith, F. G.: Pathology and Physiology of Struma ovarii. Arch. Surg. *53* (1946) 603–623.
[31] Spitzer, D., A. Staudach, R. Haidbauer et al.: Struma ovarii, ein seltener Ovarialtumor. Zentb. Gynäkolg. *112* (1990) 1299–1302.
[32] Thomas, R. D., V. B. Batty: Metastatic malignant struma ovarii: Two case reports. Clin. Nucl. Med. *17* (1992) 577–578.
[33] Wierrani, F., F. Gill, W. Grünberger: Struma ovarii maligna. Geburtsh. und Frauenheilk. *52* (1992) 499–500.
[34] Woodruff, J. D., R. L. Markley: Struma ovarii: demonstration of both pathologic change and physiologic activity: Report of four cases. Obstet. Gynec. *9* (1957) 707–719.
[35] Woodruff, J. D., J. Th. Rauh, R. L. Markley: Ovarian Struma. Obstet. Gynecol. *27* (1966) 194–201.
[36] Yeh, E. L., C. Robert, P. Ruetz et al.: Radionuclide study of struma ovarii. J. Nucl. Med. *14* (1973) 118–121.
[37] Zakhem, A., G. Aftimos, R. Kreidy et al.: Malignant struma ovarii: Report of two cases and selected review of the literature. J. Surg. Oncol. *43* (1990) 61–65.

Diskussion

Wenzel:

Sie sagten, 300 Fälle an Struma ovarii seien in der Weltliteratur beschrieben. Andererseits hatten Sie ein Diagramm, daß 8% an ovarialen Tumoren solche Struma ovarii wären. Das wäre doch ein Widerspruch.

Kroiss:

Es gibt in der ganzen Weltliteratur 300 bis nicht ganz 400 Fälle (an 400 kommt keiner, wenn man alle Statistiken durchschaut). Ich habe mich wahrscheinlich bei den Prozenten schlecht ausgedrückt. Wenn man die 300 Patienten der Weltliteratur nimmt, so kann man seriöserweise annehmen, daß 10% papilläre oder Schilddrüsenkarzinome sind und etwa 15% einigermaßen dokumentierte hyperthyreote Fälle.

Wenzel:

Wahrscheinlich ist die Inzidenz insgesamt doch höher, weil nicht jede Beobachtung veröffentlicht wird. Ich habe zwei Fälle mit Hyperthyreose erlebt, von denen einer besonders interessant ist, weil er TRAK-positiv war.

Kroiss:
Ja, ich habe auch in Österreich Kollegen gefragt und gehört, daß sie einzelne Fälle von Struma ovarii beobachteten, denen es aber eben nicht so bedeutend erschien wie mir, sie zu publizieren.

Weissel:
Ein bischen kommt es, glaube ich, auch immer auf die Kooperationsfreudigkeit zwischen Gynäkologen und uns an, und die ist nicht immer die beste.

Reinwein:
Wir hatten auch einen Fall, aber es stellte sich dann als Fehldiagnose heraus. Bei der Gelegenheit hatten wir uns mit der Literatur beschäftigt und uns umgehört. Wir stellten fest, daß kaum einer darüber Erfahrung hat und, daß die Literatur darüber steinalt ist. Wenn man die Originalarbeiten ansieht, da kann ich Ihre Aussagen bestätigen: die Dokumentation von Hyperthyreosen ist sehr, sehr vage. Die Angabe von Struma ovarii kommt häufig vor. Aber das heißt ja nicht, daß auch Hyperthyreosen vorliegen.

Kroiss:
Darum wollte ich über alle vier Patienten aus den letzten 15 Jahren berichten, die dokumentieren, daß Hyperthyreose vorgelegen hat.

Kallee:
Auch bei der benigne metastasierenden Struma Langhans gibt es Formen, die jahrelang euthyreot bleiben und nach einiger Zeit plötzlich hyperthyreot werden können.

Jodinduzierte Hyperthyreose

P. M. Schumm-Draeger

Definition

Die Entwicklung einer Schilddrüsenüberfunktion in direktem kausalem Zusammenhang mit einer vorangegangenen Jodzufuhr wird als jodinduzierte Hyperthyreose bezeichnet.

Pathophysiologie und Pathogenese jodinduzierter Hyperthyreosen

Bei der morphologisch und funktionell gesunden Schilddrüse entstehen weder nach akuten noch chronischen Jodbelastungen klinisch relevante Veränderungen. Zwei bedeutsame Mechanismen des Schilddrüsenstoffwechsels machen eine Anpassung des Organes an große Schwankungen des Jodangebotes möglich. Dies ist zum einen der Wolff-Chaikoff-Effekt und zum anderen die Hemmung der Jodaufnahme des Thyreozyten durch die Zufuhr hoher Joddosen. Die in Abb. 1 zusammenfassend schematisch dargestellten Regulationsmechanismen der Schilddrüsenhormonsynthese, einschließlich der Wirkung verschiedener Therapeutika, legen das derzeitige pathophysiologische Konzept dar, wobei der eigentliche Wirkablauf bei vielen Schritten experimentell

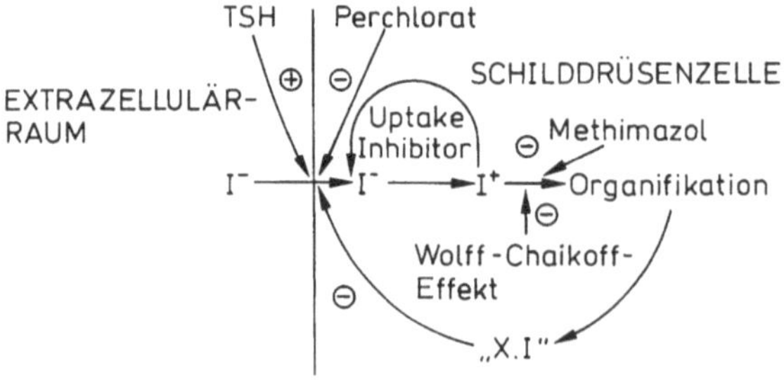

Abb. 1 Regulationsmechanismen der Schilddrüsenhormonsynthese (modifiziert nach [15]). TSH: Thyreoidea-stimulierendes Hormon. „X.I.“: Spezifische jodierte Substanz des Schilddrüsenhormonstoffwechsels. Eine Hemmung der Jodaufnahme durch die Schilddrüsenzelle bei Jodexzeß setzt die Organifikation des verabreichten Jods voraus. Es wird vermutet, daß eine spezifische jodierte Substanz „X.I.“ dann die Jodaufnahme inhibiert, ihre Konzentration und Aktivität variiert mit dem Gehalt an organischem Jod der Schilddrüse. TSH fördert, Perchlorat hemmt die Jodaufnahme der Schilddrüsenzelle.
Methimazol hemmt die Organifikation des Jods und wirkt damit vergleichbar dem Wolff-Chaikoff-Effekt, der bei Jodexzeß eintritt.

nicht endgültig belegt ist. Zusammenfassend muß davon ausgegangen werden, daß nach der Zufuhr hoher Joddosen unmittelbar der Wolff-Chaikoff-Effekt einsetzt und eine inadäquat gesteigerte Hormonsynthese dadurch verhindert, daß Jodid zwar in die Schilddrüsenzellen gelangt, jedoch nicht in Schilddrüsenhormon eingebaut wird und zum großen Teil in die Zirkulation zurück diffundiert und renal ausgeschieden wird. Erst einige Tage nach der Zufuhr hoher Joddosen kommt es auch zur Hemmung des schilddrüsenmembranständigen Jodtransportsystems, das zur Abnahme der intrathyreoidalen Jodkonzentration und zur Aufhebung des Wolff-Chaikoff-Effektes führt. Dieser als Escape-Phänomen bezeichnete Mechanismus verhindert eine übermäßig lange Blockade der Hormonsynthese und damit eine Hypothyreoseentwicklung. Wie bereits erwähnt, ist der Ablauf des Wolff-Chaikoff-Effektes bis heute nicht vollständig geklärt, wie auch im Zusammenhang mit der Hemmung der Jodaufnahme in die Schilddrüsenzelle zwar eine organische Jodverbindung als Regulativ diskutiert wird, aber bis heute nicht eindeutig bewiesen ist.

Der Angriffspunkt des therapeutisch eingesetzten Perchlorates besteht ebenfalls in einer Hemmung der Jodaufnahme in die Schilddrüsenzelle, der Hauptwirkmechanismus des Thyreostatikums Methimazol besteht in einer Synthesehemmung der Schilddrüsenhormone (Abb. 1).

Pathogenetisch stellt die jodinduzierte Hyperthyreose kein einheitliches Krankheitsbild dar. Während im Jodmangelgebiet mit der häufigen Entwicklung von Schilddrüsenautonomien die Ursache einer jodinduzierten Hyperthyreose gut zu definieren ist, läßt sich die Auslösung einer jodinduzierten Hyperthyreose in ausreichend jodversorgten Gebieten schwieriger zuordnen. Außer der hier selten auftretenden Schilddrüsenautonomie müssen thyreoiditische Prozesse und intrathyreoidale Stoffwechselstörungen in die pathogenetischen Überlegungen einbezogen werden. Inwieweit die Auslösung einer jodinduzierten Hyperthyreose bei funktionell und morphologisch völlig normalen Schilddrüsen schließlich doch auf autoimmunologische Prozesse der Schilddrüse zurückzuführen ist, muß in zukünftigen Untersuchungen geklärt werden.

Zusammenfassend ist zu sagen, daß in Abhängigkeit von der Ausgangssituation des jeweiligen Patienten nach der Zufuhr hoher Joddosen die Schilddrüsenfunktionslage im Bereich des Normalen verbleiben kann, bei einer bereits bestehenden Neigung zur Hyperthyreose (Schilddrüsenautonomie, Morbus Basedow, Thyreoiditis) eine latente oder manifeste Hyperthyreose entstehen kann und, vor allem in ausreichend jodversorgten Gebieten, im Rahmen des Wolff-Chaikoff-Effektes auch eine hypothyreote Stoffwechsellage nach Zufuhr hoher Joddosen sich entwickeln kann.

Gefährdete Patientengruppe

Aus den Überlegungen zur Pathophysiologie und Pathogenese jodinduzierter Hyperthyreosen ist abzuleiten, daß es sich hier ganz überwiegend um ein Patientenkollektiv mit klinisch relevanter Schilddrüsenautonomie aus dem Jodmangelgebiet handelt. In zahlreichen Untersuchungen konnte gezeigt werden, daß die Häufigkeit des Vorliegens einer Schilddrüsenautonomie mit dem Lebensalter der Patienten deutlich ansteigt und hier insbesondere diejenigen Patienten mit einer Struma nodosa betrifft. Beispielhaft und besonders eindrucksvoll erscheinen die Ergebnisse von Bähre et al. [1], die eindeutig belegen, daß mindestens 65% der über 45jährigen Patienten im Jodmangelgebiet mit einer Struma nodosa des Grades II einen unzureichenden Suppressionseffekt im Schilddrüsenszintigramm im Sinne einer klinisch relevanten Schilddrüsenautonomie aufweisen. Bereits in der Gruppe der 36 bis 45jährigen Patienten konnte dieser Befund bei immerhin fast 40% erhoben werden. Hierzu vergleichsweise selten wird die Ursache einer jodinduzierten Hyperthyreose eine Autoimmunthyreoiditis bzw. eine Hyperthyreose Typ Basedow, vor allem bei jungen Patienten, sein.

Jodhaltige Substanzen

Eine überaus große Zahl verschiedenster Medikamente und Diagnostika enthalten Jod in organisch oder anorganisch gebundener Form. Tab. 1 gibt eine Übersicht der wichtigsten in der klinischen Praxis eingesetzten jodhaltigen Substanzen und zeigt, daß insbesondere verschiedene ionische und nichtionische Röntgenkontrastmittel, aber auch Desinfektionsmittel, Dermatika, Ophthalmika, Rhinologika und Geriatrika sowie das Antiarrhythmikum Amiodarone (Cordarex®) eine erhebliche Rolle spielen. Insbesondere die gerade beim älteren multimorbiden, durch das Vorliegen einer Schilddrüsenautonomie besonders gefährdeten Patienten häufig durchgeführten diagnostischen Eingriffen mit Röntgenkontrastmitteln sind vielfach Ausgangspunkt einer jodinduzierten Hyperthyreose. Auch die neueren nichtionischen Röntgenkontrastmittel enthalten nicht weniger Jod als die früheren ionischen Präparate. Wenn auch die jodhaltigen Moleküle nicht unmittelbar von der Schilddrüse aufgenommen werden, so doch das in der Kontrastmittellösung enthaltene freie Jodid. Die zum Beispiel im Rahmen einer Herzkatheteruntersuchung verabreichten Jodmengen nichtionischer Kontrastmittel belaufen sich im Mittel auf nahezu 70 g (30 – 100 g), wobei die im Serum bestimmte Gesamtjod- und Jodidmenge sowie die Urinjodausscheidung sich erst 3 Wochen nach der Untersuchung mit Kontrastmittel wieder normalisiert haben

Tabelle 1 Wichtigste Medikamente, Desinfektionsmittel und Röntgenkontrastmittel mit klinisch bedeutsamen Jodmengen*)
(nach Unterlagen von J. Herrmann und H. L. Krüskemper, Dtsch. Med. Wschr. 103, 1434 (1978). G. Hintze, Med. Diss. Göttingen 1981 sowie E. Meinhart und D. Hötzel, Institut für Ernährungswissenschaft, Bonn [hrsg. vom Arbeitskreis Jodmangel, 1989]).

Indikationsgebiete	Handelspräparate (Auswahl)
Antiarrhythmika	Cordarex
Dermatika	Animbo-Tinktur, Locacorten-Vioform, Medicrucin rosé, Millicorten-Vioform, Sermaform, Virunguent, Zostrum
Desinfizientien	Betaisodonna, Braunovidon, Braunol
Geriatrika	Geriatric Pharmaton, Poikigeron, Seniovita
Grippemittel	Mandrorhinon
Lipidsenker	Dynothel, Eulipos
Ophthalmika	Augentropfen: Stullin N, Durajod, Ger N i. D. Ophthiole, IDU, Katarakton, Pherajod, Senirakt, Solan, Vitrolent
Rhinologika	Ornatos
Röntgenkontrastmittel	Angiografin, Bilibyk, Bilimiro, Biliscopin, Biloptin, Cholebrine, Conray, Dionosil, Endomirabil, Ethibloc, Hexabrix, Hytrast, Iopamiro, Isovist, Lipiodol, Omnipaque, Rayvist, Solutrast, Telebrix, Ultravist, Urografin, Uromiro, Urovison, Urovist
sonstige	jodhaltige Algenpräparate (z. B. Parkelp), jodhaltige Zahnpasta (z. B. Jod Kaliklora), Lugol'sche Lösung

* Anmerkung: Die Tabelle enthält lediglich eine Auswahl der Medikamente, bei denen eine Jodaufnahme von mehr als 300 µg/Tag in Abhängigkeit von der Art der Applikation und der Dosierung angenommen werden kann [8 a].

[10]. Von großem Interesse sind die Ergebnisse der Arbeitsgruppe um Mann et al. [8], die erstmals auch für eine endoskopische Untersuchung (ERCP) und die Verwendung nichtionischer Kontrastmittel zeigen konnten, daß auch hier eine beträchtliche Jodaufnahme der Schilddrüse erfolgt, die zu einem signifikant ausgeprägten Anstieg des Gesamtjods und freien Jods im Serum führt, und auch hier eine Normalisierung in den Bereich der Ausgangswerte erst etwa 3 Wochen nach der Untersuchung wieder erreicht wird. Eine Hyperthyreoseentwicklung bei den entsprechend voruntersuchten euthyreoten Patienten war in den Untersuchungen von Rendl [10] bzw. Mann et al. [8] nicht aufgetreten.

Das Antiarrhythmikum Amiodarone (Cordarex®) stellt eine wichtige Substanz zur Therapie schwerer Herzrhythmusstörungen dar. Eine Tablette mit 200 mg Amiodarone enthält etwa 74 mg Jod, davon stehen mindestens 6 mg nach Dejodierung pro Tag dem Schilddrüsenstoffwechsel zur Verfügung. Zusammenfassend ergibt sich aus der umfassenden Literatur zu Effekten von Amiodarone auf den Schilddrüsenstoffwechsel, daß sowohl Hypo- als auch Hyperthyreosen im Verlauf einer Langzeittherapie ausgelöst werden können. Wiederum sind Patienten aus dem Jodmangelgebiet mit Schilddrüsenautonomien, vor allem im höheren Lebensalter, durch eine Hyperthyreoseentwicklung unter Therapie mit Amiodarone gefährdet. Auf spezielle Probleme der Diagnostik und Therapie der jodinduzierten Hyperthyreose unter einer Amiodaronetherapie wird später eingegangen.

Häufigkeit einer Jodkontamination und Abschätzung des individuellen Risikos des Patienten, eine jodinduzierte Hyperthyreose zu entwickeln

Die exakte Abschätzung des Risikos für die Entwicklung einer jodinduzierten Hyperthyreose eines Patienten gestaltet sich äußerst schwierig. Zur Abschätzung des individuellen Hyperthyreoserisikos nach Jodapplikation müssen die folgenden Parametergrößen zur Verfügung stehen: Sowohl die Menge des verfügbaren Jodids, die Masse bzw. das Volumen autonomen Schilddrüsengewebes als auch der Aktivitätsgrad des autonomen Schilddrüsengewebes sollten bekannt sein, um eine Aussage machen zu können. Bis heute liegen keine zuverlässigen klinischen Studien dazu vor, ab welcher Gesamtmenge einer Jodzufuhr ein autonomes Schilddrüsengewebe mit einer bestimmten Masse und Funktionssteigerung schließlich für den Patienten eine Hyperthyreose nach der Jodzufuhr entstehen läßt.

Tabelle 2 Prophylaxe jodinduzierter Hyperthyreosen/thyreotoxischer Krisen (bei Kontrastmittelgaben)

	Perchlorat (mg/die)	Thiamazol (mg/die)	Therapie Beginn	Dauer
Verdacht auf Hyperthyreoserisiko	Tag 1 : 1200 (dann: 3 × 400 (p. o.)	–	1 Tag vor Jodexposition	2 Wochen*
gesicherte Hyperthyreose	Tag 1 : 1200 dann: 3 × 400 (p. o.)	3 × 80 initial i. v. später p. o.	1 Tag vor Jodexposition	8–12 Wochen*

* vor und 2wöchentlich bis 12 Wochen nach Jodexposition: Kontrollen der Schilddrüsenfunktions-, Leukozyten-/Thrombozytenwerte

In älteren Untersuchungen zeigten Steidle und Mitarbeiter [14], daß nach Durchführung einer oralen Cholezystographie fast 30% und nach Durchführung einer Infusionsurographie etwa 5% der Patienten biochemisch die Konstellation einer latenten Hyperthyreose entwickelten. Die Hyperthyreosefrequenz nach Kontrastmittelgabe wurde mit 15% angegeben. Eine Jodkontamination bei Patienten mit funktioneller Autonomie wurde von Pickardt [9] bei über 60% von Patienten mit einer manifesten Hyperthyreose und bei 80% der Patienten mit einer Grenzhyperthyreose vermutet bzw. nachgewiesen. Die von Lederbogen und Reinwein [7] ermittelten Daten zur Jodkontamination bei thyreotoxischen Krisen zeigte, daß von insgesamt 195 Patienten mit einer thyreotoxischen Krise diese bei 74 Patienten durch eine Jodkontamination verursacht wurden, die Patienten wiesen mit über 60% eine nichtimmunogene Hyperthyreose mit Schilddrüsenautonomie auf.

Schneider et al. [12] untersuchten Patienten nach bis zu 1jähriger Gabe von Jodid (200 µg/die) und zeigten, daß in Abhängigkeit des autonomen Schilddrüsenvolumens (kritische Grenze: 8 ml) und mit TcTU-Suppressionswerten über 3% bei 5,5% der Patienten eine manifeste Hyperthyreose auftrat. Kreisig et al. [6] zeigten nach Gabe von 500 µg Jodid pro Tag bei 40% der Patienten mit initialen TcTU-Suppressionswerten größer als 1% eine TSH-Suppression. Joseph [5] beschrieb bei Patienten mit kompensierter Schilddrüsenautonomie nach zweijähriger Gabe von 100 µg Jodid pro Tag keine Hyperthyreoseentwicklung bei nichtsupprimierten TSH-Werten.

Eine aktuelle Untersuchung von Sandrock et al. [11] zeigte bei 375 unbehandelten euthyreoten Patienten mit solitärem autonomem Schilddrüsenadenom, daß die Inzidenz zur Entwicklung einer Hyperthyreose unabhängig von einer Jodzufuhr bei etwa 4,1% pro Jahr liegt.

Zusammenfassend ist davon auszugehen, daß bei einem unselektierten Patientengut im Jodmangelgebiet bei etwa 5–10% mit manifesten und bei bis zu 30% der Patienten mit latenten Hyperthyreosen zu rechnen ist. Aus den zitierten Arbeiten ergibt sich, daß eine exakte Abschätzung des Hyperthyreoserisikos nach Jodzufuhr nicht möglich ist. Gerade in diesem Zusammenhang ist eine besonders sorgfältige Diagnostik dieser Patienten, vor allem bevor eine Jodapplikation erfolgt, durchzuführen.

Besondere Problematik jodinduzierter Hyperthyreosen

Das besondere Problem in der Behandlung jodinduzierter Hyperthyreosen stellt zum einen die häufig nicht charakteristische klinische Symptomatik vor allem des älteren Schilddrüsenpatienten dar, darüber hinaus ergeben sich abweichende Konstellationen der Labor- und nuklearmedizinischen Diagnostik, und schließlich ist nach erfolgter Jodzufuhr häufig ein konservativ therapeutisches Vorgehen erschwert bis insuffizient.

Zahlreiche Untersuchungen belegen, daß die klinische Symptomatik des älteren Patienten mit Hyperthyreose häufig mono- bis oligosymptomatisch verläuft und nicht selten dadurch fehlgedeutet wird. Insbesondere der multimorbide ältere Patient mit begleitenden kardialen Erkrankungen kann zum Beispiel außer einer Tachyarrhythmie keine wesentlichen weiteren Symptome der Hyperthyreose aufweisen. Die unklare Gewichtsabnahme des älteren Patienten wird häufiger im Sinne eines Tumorleidens als im Hinblick auf eine Hyperthyreose gedeutet.

Biochemisch finden sich bei der jodinduzierten Hyperthyreose im Falle des schwerstkranken Patienten häufig irreführende, im Normbereich oder sogar erniedrigt vorliegende Werte der Gesamthormone (Gesamt-T3 und -T4), und auch die Bestimmung der freien Schilddrüsenhormone ist hier oft nicht zuverlässig. Der supprimierte Serum-TSH-Wert bei gleichzeitig erhöhten bindungsfreien Schilddrüsenparametern ist oft der entscheidende richtungsweisende Befund. Insbesondere unter der Einnahme von Amiodarone sind das klinische Bild der Hyperthyreose und die Labordiagnostik dadurch verschleiert, daß die Einnahme von Amiodarone zum einen die Herzfrequenz senkt, so daß die mit einer Tachykardie einhergehende Hyperthyreosesymptomatik sehr spät oder gar nicht zum Ausdruck kommt. Darüber hinaus führt Amiodarone zu einer Konversionshemmung von T4 zu T3, so daß normale bis niedrige Serum-T3-Werte trotz bestehender Hyperthyreose gefunden werden können.

Eine nuklearmedizinische Diagnostik nach erfolgter Jodzufuhr ist ohne Aussagekraft, da die Schilddrüse das im Rahmen des Szintigrammes applizierte Radionuklid nicht aufnehmen kann. Zum Knotennachweis verbleibt die rein morphologische Diagnose mittels des Sonogramms.

Erhebliche Probleme bestehen im Zusammenhang mit der konservativen Behandlung jodinduzierter Hyperthyreosen, da ein außerordentlich schlechtes Ansprechen auf die etablierte Thyreostatikatherapie überaus häufig ist. Dies ist zweifellos darin begründet, daß ein so großer Jodpool in der Schilddrüse zur Schilddrüsenhormonsynthese vorliegt, daß trotz des eingangs erläuterten Wolff-Chaikoff-Effektes und auch nach einsetzendem Escape-Phänomen eine ständig weiter erhöhte Schilddrüsenhormonsynthese vonstatten geht und den Angriffspunkt der Thyreostatika vom Thionamidtyp behindert.

Benker und Olbricht [2] zeigten in einer prospektiven multizentrischen Studie sehr eindrucksvoll, daß im Falle einer Jodkontamination das Erreichen einer euthyreoten Stoffwechsellage unter der Einnahme auch hoher Dosen von Thiamazol deutlich länger dauerte als bei den Patienten ohne Jodkontamination. Eigene experimentelle Untersuchungen belegten [13], daß eine nach der Jodkontamination einsetzende thyreostatische Therapie erfolglos ist und nur eine kombinierte Gabe von Perchlorat und Thiamazol vor Einsetzen der Jodkontamination die Hyperthyreoseentwicklung bei autonomen transplantierten menschlichen Schilddrüsengeweben verhindern konnte.

Nicht selten entwickelt sich aus der jodinduzierten Hyperthyreose des älteren Patienten eine krisenhafte Situation, die auf Grund des Versagens der konservativen Behandlungsmaßnahmen oft nur durch eine Frühoperation der Schilddrüse und damit der Entfernung des Jodpools eine Überlebenschance für den Patienten bietet [3, 4].

Prophylaxe jodinduzierter Hyperthyreosen

Auf Grund des Gesagten ergibt sich, daß die Prophylaxe jodinduzierter Hyperthyreosen insbesondere im Jodmangelgebiet eine große Bedeutung hat. Eine sorgfältige Diagnose, die als Screening-Parameter die Bestimmung des basalen TSH-Wertes und möglichst eine sonographische Untersuchung der Schilddrüse vor der Jodapplikation einschließen sollte, ist im Jodmangelgebiet zwingend, um schwere Hyperthyreosen und thyreotoxische Krisen effektiv zu vermeiden. Falls eine Jodapplikation im Rahmen eines diagnostischen Eingriffes unvermeidlich ist, sollte bei ausreichend zur Verfügung stehender Zeit zunächst die Schilddrüsenerkrankung, d. h. die Hyperthyreose definitiv behandelt werden. Im Falle nicht ausreichender Zeit und zwingender Jodapplikation muß eine prophylaktische Therapie mit der kombinierten Gabe von Perchlorat und Thiamazol unter sorgfältiger Überwachung der Schilddrüsenfunktionsparameter vor der Jodgabe eingeleitet und entsprechend der in Tab. 2 zusammengefaßten Vorgehensweise auch nach der Jodapplikation fortgeführt werden.

Eine derzeit von der Sektion Schilddrüse der Deutschen Gesellschaft für Endokrinologie (Koordinator Prof. Dr. K. Mann) initiierte prospektive Studie zur prophylaktischen Therapie von Patienten mit latenter Hyperthyreose vor Kontrastmittelgaben bzw. Jodapplikation wird geeignet sein, aus klinischer Sicht die Frage optimaler therapeutischer Strategien der Prophylaxe einer jodinduzierten Hyperthyreose genauer zu definieren.

Literatur

[1] Bähre, M., R. Hilgers, C. Lindemann et al.: Thyroid autonomy: sensitive detection in vivo and estimation of its functional relevance using quantified high-resolution scintigraphy. Acta Endocrinol. *117* (1988) 145–153.

[2] Benker, G., Th. Olbricht: Medikamentöse Therapie der Hyperthyreose. In: P. Pfannenstiel (Hrsg.): Diagnose und Therapie hyperthyreoter Zustände, S. 28–54. PMI Verlag GmbH, Frankfurt/Main 1990.

[3] Dralle, H., W. Lang, D. P. Pretschner et al.: Operationsindikation und chirurgisches Vorgehen bei jodinduzierten Hyperthyreosen. Langenbecks Arch. Chir. *365* (1985) 79–89.

[4] Hintze, G., J. Köbberling, K. H. Usadel: Schwere jodinduzierte Hyperthyreose – eine mögliche Indikation zur Thyreoidektomie, insbesondere bei Thyreotoxikose mit Koma. Inn. Med. *6* (1989) 161–164.
[5] Joseph, K., J. Mahlstedt, R. Gronnermann et al.: Verlaufsuntersuchungen bei Patienten mit autonomem Schilddrüsengewebe (AFTT). Nuc. Compact *10* (1979) 206–211.
[6] Kreisig, T., C. R. Pickardt, K. Stalla et al.: Abschätzung des Hyperthyreoserisikos nach Jodkontamination von euthyreoten Strumapatienten mit kompensierter Autonomie. In: H.-D. Röher, B. Weinheimer (Hrsg.): Schilddrüse 1991. Therapie der Struma, S. 393–399. Walter de Gruyter, Berlin–New York 1992.
[7] Lederbogen, S., D. Reinwein: Epidemiologische Daten zur thyreotoxischen Krise, eine retrospektive Untersuchung. Akt. Endokr. Stoffw. *13* (1992) 82–84.
[8] Mann, K., J. Rendl, R. Busley et al.: Systemic iodine absorption during endoscopic application of radiographic contrast agents for ERCP. Acta Endcrinol. (im Druck).
[8a] Pfannenstiel, P., Saller, B. (Hrsg.): Schilddrüsenkrankheiten. Diagnose und Therapie. Berliner Medizinische Verlagsanstalt, Berlin 1991.
[9] Pickardt, C. R.: Iodine and thyroid autonomy. An overview. In: D. Reinwein, P. C. Scriba (Hrsg.): The various types of hyperthyroidism, S. 57–60. Urban/Schwarzenberg, München, Wien, Baltimore 1990.
[10] Rendl, J., Th. Schmidt, W. Börner: Beeinflussen nichtionische Röntgenkontrastmittel die Schilddrüsenparameter? In: W. Börner, B. Weinheimer (Hrsg.): Schilddrüse 1991. Therapie der Struma, S. 53–62. Walter de Gruyter, Berlin–New York 1992.
[11] Sandrock, D., T. Olbricht, D. Emrich et al.: Long-term follow-up in patients with autonomous thyroid adenomas. Acta Endocrinol. *128* (1993) 51–55.
[12] Schneider, D., K. Joseph: Werden Patienten mit unifokaler thyreoidaler Autonomie durch Optimierung der täglichen Jodzufuhr gefährdet? In: W. Börner, B. Weinheimer (Hrsg.): Schilddrüse 1991. Therapie der Struma, S. 400–405. Walter de Gruyter, Berlin–New York 1992.
[13] Schumm-Draeger, P.-M., K. H. Usadel, R. Senekowitsch et al.: Effekt einer thyreostatischen Therapie bei jodinduzierter Hyperthyreose – Untersuchungen an xenotransplantierten Geweben immunogener sowie nicht-immunogener Hyperthyreoseformen. In: C. R. Pickardt, P. Pfannenstiel, B. Weinheimer (Hrsg.): Schilddrüse 1987, S. 253–258. Thieme Verlag, Stuttgart, New York 1989.
[14] Steidle, B., S. Grehn, F. J. Seif: Jodinduzierte Hyperthyreose durch Kontrastmittel. Dtsch. Med. Wschr. *104* (1979) 1435–1438.
[15] Wiersinga, W. M., J. L. Touber, M. D. Trip et al.: Uninhibited thyroidal uptake of radioiodine despite iodine excess in Amiodarone-induced hypothyroidism. J. Clin. Endocrinol. Metab. *63* (1986) 485–491.

Diskussion

Börner:

Ich wollte Sie fragen, ob nicht das besondere Problem bei Amiodarone darin liegt, daß Metabolit und Jod aus diesem Kontrastmittel im Fettgewebe abgelagert und langsam wieder freigegeben werden, so daß über Monate bis Jahre hinweg dies zu einer Störung des Jodhaushaltes führt.

Schumm-Draeger:
Selbstverständlich. Es kommt zu dieser langsamen Freisetzung, das habe ich nicht im einzelnen hervorgehoben, sondern ich habe nur die Gesamtmenge und die tagtäglich freigesetzte Menge einer 200 mg-Tablette dargestellt und dann die daraus sich ergebende Problematik genannt.

Weissel:
Ich möchte erwähnen, daß auch andere Mittel hohe Joddosen enthalten. Das ist aber nicht die Frage. Wie diagnostizieren Sie jetzt wirklich die Hyperthyreose bei einem amiodaronebehandelten Patienten? T4 geht nicht, TSH geht nicht.

Schumm-Draeger:
Das ergibt sich zum einen aus Klinik und Anamnese, und es ist die Frage, inwieweit ...

Weissel:
Klinik geht nicht, ich verfolge 120 Patienten mit Amiodarone, Klinik kann man vergessen.

Schumm-Draeger:
Klinik ist besonders schwierig. Sie sind mit der Biochemie nicht immer, aber doch häufig dann verlassen und können unter Kenntnis der Situation, wenn palpatorisch, sonographisch oder szintigraphisch Schilddrüsenknoten nachgewiesen werden, bei Anstieg der Herzfrequenz trotz der Amiodaronetherapie eine Hyperthyreoseentwicklung annehmen.

Weissel:
Bei uns hat sich eine T3-Bestimmung sehr bewährt, das ist eigentlich die einzige Indikation. Wenn das T3 erhöht ist, dann ist der Patient hyperthyreot, weil es vom Amiodarone selber erniedrigt sein müßte. Ich habe keine Hyperthyreose gesehen (bis jetzt zumindest, vielleicht widerspricht mir jemand) mit erhöhtem T4, erniedrigtem TSH und normalem T3. Das ist meine Erfahrung, ich stelle sie gerne in den Raum.

Schumm-Draeger:
Ich denke, es gibt durchaus Patienten, die ein zumindest noch im oberen oder im mittleren Normbereich liegendes T3 haben und in der Tat hyperhyreot sind, das ist auch unter Amiodarone denkbar, so wie wir und andere es gesehen haben, und trotzdem besteht eine schwere Hyperthyreose. Es ergibt sich eigentlich aus dem Mechanismus dieser Medikation.

Grußendorf:
Frau Schumm, wir haben in Düsseldorf auf einen Vorschlag von Herrn Krüskemper alle Patienten, die eine latente Hyperthyreose hatten, thyreostatisch mit Thiamazol behandelt. Als Prophylaxe haben wir nie Probleme damit gehabt. Haben Sie damit Erfahrung, oder wollten Sie immer Perchlorat nehmen? Ich mache das auch weiterhin und schlage weiterhin Thiamazol vor.

Schumm-Draeger:
Also wir haben – wenn Prophylaxe – immer auch mit dem Aufnahmehemmer des Jodes in die Schilddrüsenzelle behandelt und ebenfalls gute Erfahrungen gesammelt. Es fällt mir schwer, mir vorzustellen, daß ausschließliche Synthesehemmung ausreicht, wenn viel Jod in den Organismus gelangt, eine Hyperthyreose effektiv zu verhindern. Ich glaube, prospektiv ist es wirklich nicht abgesichert, was hier mehr bringt, aber man wird sehen.

Voigt:
Zur Frage, wann eine Hyperthyreose bei Amiodarone wahrscheinlich ist: sie ist wahrscheinlich, wenn das T3 in der oberen Hälfte des Normbereiches ist oder darüber. Wenn es darunterliegt, haben die Patienten wahrscheinlich keine Hyperthyreose.

Lederbogen:
Die Kardiologen aus der Klinik sagen, daß bei Patienten unter Amiodarone, die stabil eingestellt sind und bei denen plötzlich Tachycardien auftreten, man sehr sorgfältig nach der Schilddrüse schauen muß, auch wenn die Patienten bei normalen Schilddrüsenbefunden initial euthyreot waren. Zweitens ist noch einmal darauf hinzuweisen, daß auch Monate nach Absetzen des Amiodarones immer noch Hyperthyreosen auftreten können. Wir kennen selbst einen Fall in der thyreotoxischen Krise. Das bezog sich auf das letzte Argument eben noch, daß dieser Patient schwersthyperthyreot war und trotzdem ein nur gering erhöhtes T3 hatte.

Jodidtherapie bei komplizierter Thyreotoxikose

E. Kallee, D. Luft, J. Saal, B. Steinke, R. Wahl

Thyreotoxische Krisen [1], in ihrer schwersten Form mit Koma („thyroid storm"), sind seit etwa 20 Jahren zusehends seltener geworden. Dieser Rückgang ist sicher zum Teil auf die Entwicklung neuer jodhaltiger Röntgenkontrastmittel zurückzuführen und auf den Rückgang der Anwendung von lebergängigen Kontrastmitteln sowie von Kontrastmitteln zur Lymphographie oder Myelographie mit langer Verweildauer [2]. Ferner werden jodhaltige Antidiarrhoika hierzulande nicht mehr gebraucht. Außerdem sind viele röntgenologische Untersuchungen im Laufe der Zeit durch sonographische und andere Methoden ersetzt worden. Nicht zuletzt werden Hyperthyreosen heutzutage früher erkannt als in den vergangenen Jahrzehnten.

Dennoch treten immer wieder einzelne unvermeidbare Fälle von komplizierter Thyreotoxikose auf. Bei den Komplikationen handelt es sich meist um Agranulozytosen, um Panmyelopathien oder – wie im vorliegenden Fall – um eine Panmyelophthise. Solche lebensbedrohlichen Zustände sind im allgemeinen bei Hyperthyreosen durch Thyreostatika aus der Reihe der Thionamide verursacht. In diesen Fällen kommt als einziges zuverlässiges Thyreostatikum ohne hämatologische Nebenwirkungen [3] Jodid in sehr hohen Dosen in Frage, auch wenn die Hyperthyreose durch jodhaltige Substanzen ausgelöst oder exazerbiert war. Versuche mit Plasmapherese oder mit Lithiumblockade sind in solchen Fällen nicht indiziert. Dagegen hat sich die Jodidtherapie bei uns in 36 Fällen von thyreotoxischer Krise [1] und in einigen Fällen von Thionamidunverträglichkeit bewährt.

Kasuistik

Eine 33jährige Jugoslawin ohne Deutschkenntnisse entwickelte ein Jahr nach einer Geburt eine Autoimmmunhyperthyreose, die vermutlich durch Jodgaben zur Strumatherapie und durch Sitzbäder mit Polyvidonjod wegen einer post partum aufgetretenen Analfistel aktiviert wurde. Die Patientin hatte auswärts als Thyreostatikum 5 mg/d Carbimazol (neo-morphazole®) in Kombination mit 50 µg/d Levothyroxin erhalten. Unter dieser fragwürdigen Kombinationstherapie trat eine Agranulozytose mit eitriger Tonsillitis auf. Nach Absetzen des Thionamidthyreostatikums erholte sich das Knochenmark.

Drei Monate später, während der Ferien in der Heimat, bildete sich ein Hyperthyreoserezidiv, das jetzt – trotz ausdrücklicher Warnung – mit einem anderen Thionamid behandelt wurde, mit 10 mg/d Thiamazol (Favistan®). Daraufhin entwickelte sich eine schwere Panmyelophthise mit einer Leukopenie bis 200/µl und einem Rückgang der Thrombozyten auf 6000/µl. Infolge einer multiplen bakteriellen und mykotischen Sepsis mit Pilzpneumonie entstand ein Low-T4,T3-Syndrom mit einer Pseudonormalisierung der T4- und T3-Spiegel bei stark vermindertem TSH-Spiegel.

Therapie

Die Thyreotoxikose wurde zunächst in einem auswärtigen Krankenhaus – bei drei- bis vierfach über der Norm liegenden FT4- und FT3-Werten – mit insgesamt 1200 mg Proloniumiodid (Endojodin®, nicht mehr im Handel) [= 715 mg I^-] innerhalb von drei Tagen anbehandelt, also mit ca. 240 mg Jodid/d. Nach zweitägiger Unterbrechung wurde nach der Verlegung in unsere Klinik auf 400 mg Natrium-/Kalium-Jodid + 100 mg Vitamin C pro Tag per infusionem umgesetzt (Rezept für die in jeder Apotheke herstellbare Jodidlösung siehe Zusammenfassung). Daraufhin besserte sich das klinische Bild der Thyreotoxikose allmählich innerhalb von drei Wochen. Unter der symptomatischen Therapie der Infektionen und der Panmyelophthise erholte sich auch das Knochenmark, wobei im Zuge der klinischen Besserung des überaus schweren Krankheitsbildes die Schilddrüsenhormone im Serum auf nur noch mäßig erhöhte Werte wieder anstiegen, weil das Low-T4,T3-Syndrom im Verlauf der Besserung des Allgemeinzustandes wieder verschwand (Tab. 1).

Tabelle 1 Verlauf einiger Parameter der Schilddrüsenfunktion unter Jodidtherapie einer Thyreotoxikose mit Panmyelophthise

Datum	9.09.86[a]	15.09.	25.09.	28.09.	13.10.86	27.10.[b]
T4	8 µg/dl[c]	2 µg/dl	15 µg/dl[d]	19 µg/dl[e]	15 µg/dl	10 µg/dl
FT4	2,3 ng/dl	0,5 ng/dl	3,6 ng/dl	–	2,3 ng/dl	2,0 ng/dl
T3	–	39 ng/dl	–	–	334 ng/dl	118 ng/dl
FT3	–	113 pg/dl	–	–	927 pg/dl	291 pg/dl
TBG	1,5 mg/dl	1,6 mg/dl	–	–	2,5 mg/dl	2,4 mg/dl
TSH	0,04 mE/l	–	0,01 mE/l	–	–	0,3 mE/l

[a] am Aufnahmetag; zuvor 1 Woche in auswärtigem Krankenhaus anbehandelt
[b] eine Woche nach Strumaresektion
[c] im auswärtigen Krankenhaus FT4 und FT3 eine Woche zuvor sehr stark erhöht, jetzt Low-T4,T3-Syndrom wegen Sepsis und Pneumonie
[d] anschließend nur noch 20 mg Jodid/d
[e] danach wieder 400 mg Jodid/d

Durch ein Mißverständnis anläßlich der Rückverlegung auf eine Allgemeinstation erhielt aber die Patientin mehrere Tage nur noch 20 mg Jodid pro Tag, wodurch das T4 vorübergehend von 15 auf 19 µg/dl anstieg. Nach erneuter Gabe von 400 mg Jodid/d kehrte das T4 zu nur noch mäßig erhöhten Werten von 15 µg/dl zurück.

Nach weiteren drei Wochen waren die Leukozytenwerte normal, und die Thrombozyten waren auf 69 000 bis 100 000 angestiegen. Die Patientin konnte nun bei leicht erhöhtem T4 und normalem FT4 zur subtotalen Strumaresektion in die Chirurgie verlegt werden. Postoperativ wurde die Jodidtherapie abgesetzt. Bei ansonsten normalem Blutbild blieb aber eine Neigung zur Thrombopenie mit schwankenden Thrombozytenzahlen bestehen. Der stationäre Aufenthalt betrug insgesamt 2 Monate.

Zusammenfassung

1. Bei einer Patientin mit exazerbierter Autoimmunhyperthyreose trat nach Thiamazol bei bekannter Unverträglichkeit gegenüber Carbimazol eine Panmyelophthise auf. Die Hyperthyreose ließ sich durch hochdosierte Jodidtherapie (400 *Milligramm* (!) pro Tag) beherrschen.
2. Um Mißverständnissen vorzubeugen, empfiehlt es sich, diese hohe Dosierung schriftlich in Worten und mit Ausrufungszeichen wie bei beabsichtigter Überschreitung von Maximaldosen anzuordnen.
3. Bei Knochenmarkschädigung durch Thyreostatika ist Jodid das Thyreostatikum der Wahl.
4. Rp.: Natr.jodat. 0,47
   Kal.jodat. 0.03
   Aq.ad 5,00
   D.: ad amp., steril.
   S.: 10%ige Natrium-/Kalium-Jodidlösung [= 100 mg/ml] zur langsamen intravenösen Injektion (drei bis fünf Minuten) oder zur Infusion. Nur zusammen mit 100 bis 200 Milligramm Vitamin C injizieren; c. f.; vor Licht schützen.

Literatur

[1] Kallee, E., R. Wahl, K. H. Secker et al.: Thyreotoxische Krisen: Symptomatik und Therapie. Med. Klin. *68* (1973) 1689–1696 und 1733–1738.

[2] Kallee, E., R. Wahl, J. Bohner et al.: Thyrotoxicosis induced by iodine-containing drugs. Journal of Molecular Medicine *4* (1980) 221–224.

[3] Kallee, E.: Nutzen und Risiko der Jodprophylaxe bei Kernreaktorunfällen. Internist *22* (1981) 304–307.

Diskussion

Hackenberg:
Vielen Dank, Herr Kallee. Warum ist die Patientin nicht nach der Hyperthyreosephase schon operiert oder radiojodtherapiert worden?

Kallee:
Es war nicht mehr möglich, wegen der Thrombopenie. Die Chirurgen machen so etwas nicht. Und warum soll man die Patientin mit Thrombozyten auffüllen, wenn man die Möglichkeit hat, die Hyperthyreose mit Jod zu kurieren.

Hackenberg:
Ja, ich meine, nach der ersten Hyperthyreosephase hätte die Patientin eigentlich operiert werden müssen.

Kallee:
Ich hatte vergessen zu sagen, es war eine Jugoslawin, die kein Deutsch konnte, und die erste Behandlung war in Jugoslawien erfolgt und auch die zweite mit Favistan, und durch die Sprachschwierigkeiten gab es Mißverständnisse.

Mann:
Herr Kallee, ich glaube, wir sollten aus den Einzelfällen auch immer irgendetwas Allgemeines lernen. Und was mir an Ihren Ausführungen auffällt, ist, daß Sie nicht hinzugefügt haben, daß, wenn längere Zeit mit so hohen Joddosen behandelt wird, irgendwann der Wolff-Chaikoff-Effekt nachläßt und daß dann sehr wohl wieder Jod in die Schilddrüse hineinkommt. Dann wird eine Hyperthyreose sehr schwer behandelbar. In solchen Notsituationen machen wir natürlich nach initialer hoher Jodiddosierung eine Operation.

Kallee:
Herr Mann, wenn Sie das Bild genau angeschaut haben, sehen Sie, daß es dann, wenn Sie die hohen Dosen von 400 – 500 mg geben, eben nicht passiert. Nur nach dem Absetzen der Jodbehandlung sollten Sie sicherheitshalber operieren, denn die Krankheit wird damit nicht geheilt.

Mann:
Richtig, ich glaube, das sollte gesagt sein.

Schilddrüsenantikörper vor und nach Plummerung bei Patienten mit Morbus Basedow

W. Reinhardt, Th. Olbricht, F. Jockenhövel, K. Cissewski, S. Lederbogen, U. Krause, D. Reinwein

Einleitung

Die Auswirkungen von Jod auf autoimmune Schilddrüsenerkrankungen sind sowohl im Tiermodell als auch bei Patienten untersucht. So berichten einige Autoren über eine Erhöhung der Inzidenz an lymphozytärer Thyreoiditis und der Schilddrüsenantikörper im Tiermodell [1, 2]. Auch bei Patienten mit autoimmunen Schilddrüsenerkrankungen kommt es nach einer längeren, hochdosierten Jodidgabe zu einem Anstieg der Schilddrüsenantikörper [3, 6]. Allerdings ist der Einfluß des Jods auf den Pathomechanismus bislang unklar.

Manche Autoren sprechen von einer Verminderung der Vaskularisation der Schilddrüse unter einer hochdosierten Jodidgabe [4, 8]. So werden Patienten mit Morbus Basedow in einigen chirurgischen Zentren mit einer hochdosierten Jodgabe (Plummerung) auf die Operation vorbereitet.

Die hier durchgeführte Untersuchung geht der Frage nach, ob eine kurzfristige hochdosierte Jodzufuhr einen Einfluß auf den Antikörperstatus bei Patienten mit Morbus Basedow hat.

Methoden

Wir untersuchten 10 Patienten (8 w, 2 m) mit Morbus Basedow unter thyreostatischer Therapie präoperativ vor und nach hochdosierter Jodzufuhr (Lugol'sche Lösung) über 10 Tage in einer Gesamtdosis von 780 mg Jodid. 6 Patienten (3w, 3 m) dienten unter alleiniger niedrigdosierter thyreostatischer Therapie während dieses Zeitraums als Kontrollgruppe.

Folgende Parameter wurden ermittelt: TSH-Rezeptorantikörper (Radiorezeptor-Assay, Fa. Henning), Normwert <5 U/l; Anti-TPO-Antikörper (Pia-Anti-TPO, Fa. Organon), Normwert <100 U/ml; Anti-Tg-Antikörper (Pia-Anti-Tg), Normwert <100 U/ml; FT_4 (ACS, Fa. Corning), Normwerte 10–25 pmol/l. Die Antikörper wurden jeweils für einen Patienten in einem Assay bestimmt.

Ergebnisse

Die Patienten waren in beiden Gruppen innerhalb des Beobachtungszeitraums euthyreot (Abb. 1). Es kam in beiden Gruppen zu einem leichten, nicht signifikanten Rückgang der FT4-Konzentration. In der Patientengruppe, die die hochdosierte Jodidtherapie erhielt, waren 9 von 10 TSH-Rezeptorantikörper-positiv und 7 von 10 TPO-Antikörper-positiv (Abb. 2). In der Kontrollgruppe waren 5 von 6 Patienten TSH-Rezeptorantikörper-positiv und 6 von 6 TPO-Antikörper-positiv (Abb. 2). Unter der Therapie kam es innerhalb des Beobachtungszeitraums nur zu geringen, nicht signifikanten Schwankungen im Antikörperstatus. Es zeigte sich sowohl eine Zu- als auch eine Abnahme der Antikörpertiter. Auch in der Kontrollgruppe zeigten sich keine Unterschiede (Abb. 2).

Diskussion

Diese Untersuchungen zeigen, daß eine kurzfristige, hochdosierte Jodidmedikation zu keinen signifikanten Änderungen hinsichtlich des Antikörperstatus bei Patienten mit Morbus Basedow führt. Beide Gruppen von Patienten waren während des Beobachtungszeitraums euthyreot, und es kam zu keinen signifikanten Änderungen bezüglich der Schilddrüsenfunktion. Wilson et al. beobachteten (in einem etwas differenten Studienprotokoll) einen Anstieg der TSH-Rezeptorantikörper unter einer Jodidapplikation [9]. Bei den Thyreoglobulinantikörpern und den mikrosomalen Antikörpern kam es ebenfalls nicht zu einem Anstieg. Die Patienten von Wilson et al. erhielten nur Jodid ohne gleichzeitige thyreostatische Therapie, und die Kontrollgruppen bestanden aus Patienten, die nur Carbimazol bzw. keine Medikation bekamen. Ein Effekt einer gleichzeitigen niedrigdosierten thyreostatischen Therapie auf die Antikörperbildung, wie in unserer Studie, kann nicht ganz vernachlässigt werden, allerdings scheint dies jedoch nur eine untergeordnete Rolle zu spielen. Im Tiermodell gibt es nämlich Hinweise dafür, daß eine durch hohe Dosen Jod induzierte lymphozytäre Infiltration der Schilddrüse und ein damit einhergehender Anstieg des Antikörpertiters nur mit einer hochdosierten Thyreostatikamedikation zu unterdrücken war [5]. In der zitierten Studie hatte eine niedrigdosierte thyreostatische Therapie keinen Effekt auf Inzidenz und die Antikörperbildung der jodinduzierten lymphozytären Thyreoiditis.

Der Einfluß von Jod auf autoimmune Schilddrüsenerkrankungen ist sehr komplex. So wird unter anderem einem höher jodierten Thyreoglobulin eine

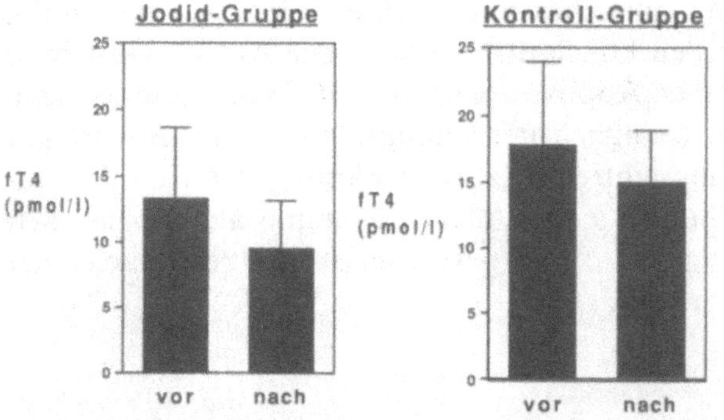

Abb. 1 FT4-Konzentrationen vor und nach hochdosierter zehntägiger Jodidgabe.

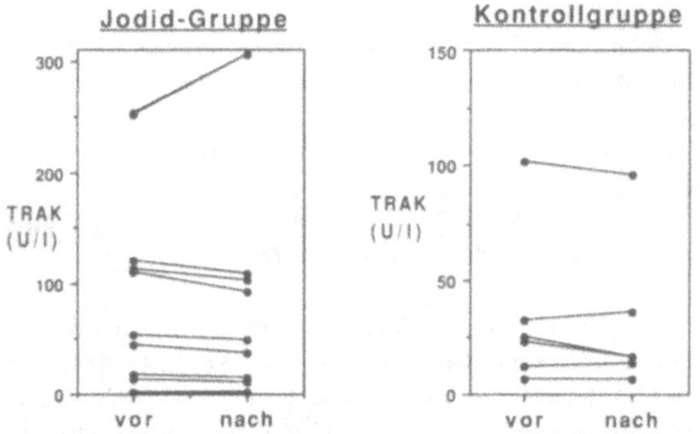

Abb. 2 a Verlauf der TSH-Rezeptor-AK vor und nach hochdosierter zehntägiger Jodidgabe.

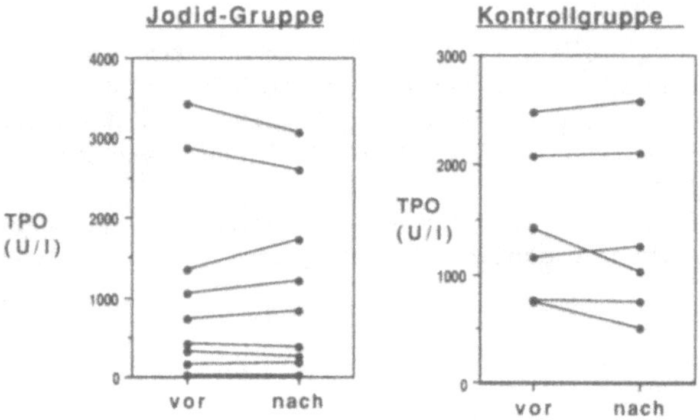

Abb. 2 b Verlauf der TPO-AK vor und nach hochdosierter zehntägiger Jodidgabe.

stärkere immunogene Wirkung zugeschrieben als einem niedrig jodierten [7]. Eine mögliche Erklärung für den konstanten Verlauf der Antikörpertiter in unserer Studie kann in der kurzen Applikationsdauer (10 Tage) zu sehen sein. In dieser Zeit kann eventuell bezüglich der immunologischen Antwort auf zellulärer Ebene eine Änderung eintreten (z. B. Änderung der intrathyreoidalen Lymphozytensubpopulation), jedoch nicht auf humoraler Ebene. Mit einer entsprechenden Änderung des Antikörperstatus ist somit erst nach einer längeren Applikationsdauer zu rechnen [6].

Literatur

[1] Allen, E. M. M. C. Appel, L. E. Braverman: The effect of iodine ingestion on the development of spontaneous lymphocytic thyroiditis in the diabetes-prone BB/W rat.Endocrinology *118* (1986) 1977.

[2] Bagchi, N., T. R. Brown, E. Urdaniva: Induction of autoimmune thyroiditis in chickens by dietary iodine. Science *230* (1985) 325.

[3] Braverman, L. E., K. A. Woeber, S. H. Ingbar: Induction of myxedema by iodide in patients euthyroid after radioiodine or surgical treatment of diffuse toxic goitre. New England Journal of Medicine *281* (1969) 816–821.

[4] Michaelkiewicz, M., L. J. Huffman, J. M. Connors et al.: Alterations in thyroid blood flow induced by varying levels of iodine intake in the rat.Endicrinology *125* (1989) 54–60.

[5] Reinhardt, W., M. C. Appel, S. Alex et al.: The inhibitory effect of large doses of methimazole on iodine induced lymphocytic thyroiditis and serum anti-thyroglobulin antibody titers in BB/Wor rats. J. Endocrinol. Invest. *12* (1989) 559–563.

[6] Roti, E., E. Gardini, R. Minelli et al.: Effects of chronic iodine administration on thyroid status in euthyroid subjects previously treated with antithyroid drugs for Grave's hyperthyroidism. J. Clin. Endocrinol. Metab. *76* (1993) 928–932.

[7] Sundick, R. S., D. M. Herdegen, T. R. Brown et al.: The incorporation of dietary iodine into thyroglobulin increases its immunogenicity. Endocrinology *120* (1987) 2078.

[8] Weissel, M., A. Kurtaran, F. Frühwald et al.: In-vivo evidence for iodine-induced increase of thyroid blood flow by color-coded Doppler sonography (CCDS) in man. Ann. d'endocrinol. *50*, Abst. (1989) 151.

[9] Wilson, R., J. H. McKillop, J. A. Thomson: The effect of pre-operative potassium iodide therapy on antibody production. Acta endocrinol. *123* (1990) 531–534.

Diskussion

Hackenberg:
Vielen Dank, Herr Reinhardt, Sie haben ein weiteres Argument für die These von Herrn Olbricht geliefert, daß die Plummerung eigentlich überflüssig ist. Auch aus diesen Gründen.

Mann:
Herr Reinhardt, hatten Sie im Verlauf Gelegenheit zu schauen, ob später an den Antikörpern eine Änderung eintrat?

Reinhardt:
Sie meinen über 10 Tage hinaus? Nein, die sind alle nach 10 Tagen der Operation zugeführt worden.

Seltene Hyperthyreoseformen: Interferon-induzierte Thyreopathien

K. Badenhoop, K. H. Usadel

Interferone werden zunehmend in der Behandlung maligner und chronisch entzündlicher Erkrankungen eingesetzt. Interferone gehören zu der Gruppe der Zytokine, die als Botenstoffe von Zellen des blutbildenden und lymphatischen Systems gebildet werden. In Deutschland zugelassen für die Behandlung der Haarzelleukämie, in den USA zusätzlich für die Behandlung des AIDS-Kaposi-Sarkoms und der Kondylomata acuminata, werden Interferone auch für die Behandlung der chronischen viralen Hepatitis und einiger proliferativer Erkrankungen eingesetzt, so z. B. bei malignen Karzinoidtumoren, metastasierendem Hypernephrom, essentieller Kryoglobulinämie und anderen Erkrankungen.

Es werden drei Arten von Interferonen unterschieden: Interferon-alpha (IFN-alpha), Interferon-beta (IFN-β) und Interferon-gamma (IFN-gamma). Interferon-alpha wird von peripheren Blutlymphozyten synthetisiert, Interferon-beta von Fibroblasten und Interferon-gamma von T-Lymphozyten und Natural-Killerzellen. Interferon-alpha und -beta zählen zu den Klasse-I-Interferonen, die an den gleichen Rezeptor binden. Intrazellulär wird über verschiedene Second-messenger-Systeme die Proteinbiosynthese gehemmt. Dies geschieht über die Induktion einer 2′-5′Oligoadenylatsynthese in peripheren Leukozyten. 2′-5′Oligoadenylate aktivieren eine latente Ribonuklease, durch die mRNA degradiert wird. Dies hat in der Regel eine antiproliferative und antivirale Wirkung zur Folge.

Durch die Steigerung der MHC (Haupthistokompatibilitätskomplex – major-compatibility-complex) Klasse-I-Genexpression wird die Antigeneigenschaft und die MHC-Klasse I gesteuerte Immunreaktion gesteigert. Die antiproliferative Wirkung von Interferon-alpha wird in der Behandlung verschiedener Neoplasien und viraler Infektionen eingesetzt. Die Interferonbehandlung hat neben der spezifischen antiproliferativen Wirkung eine Reihe von Nebenwirkungen, so daß zu einem Teil (in bis zu 20%) mit Wirkungen auf den Schilddrüsenstoffwechsel zu rechnen ist.

Erstmals berichtete die Gruppe um Karlsson 1986 [5] über die Behandlung von Patienten mit Karzinoidtumoren mit humanem Leukozyteninterferon. Bei diesen Patienten war in über 20% der Fälle die Exazerbation einer Schilddrüsenautoimmunität aufgetreten. Die Nebenwirkungsrate mit humanem Interferon behandelter Patienten betrug 22%, wenn die Entwicklung einer Schilddrüsendysfunktion und/oder das Auftreten von Schilddrüsenantikörpern in Betracht gezogen wurden [9, 10]. Eine ähnliche Prävalenz von 20% Schilddrüsenautoimmunität wurde bei Patienten beobachtet, die mit rekombinantem Interferon behandelt worden waren.

Die Behandlung mit einem anderen Zytokin, Interleukin-2 allein oder in Kombination mit Lymphokin aktivierten Killerzellen (LAK) war von Atkins und Mitarbeitern (1991) [1, 2] untersucht worden. Dort wurde über eine gestörte Schilddrüsenfunktion bei 15% aller untersuchten Patienten (n = 115) berichtet.

1. Alpha-Interferon-Therapie bei malignen Karzinoiden

Rönnblom et al. [13, 14] faßten 1991 ihre Erfahrungen über Autoimmunphänomene während der Alpha-Interferon-Behandlung maligner Karzinoid-Tumor-Patienten zusammen. 135 konsekutive Patienten mit malignen Karzinoidtumoren und Lebermetastasen waren mit Leukozyteninterferon oder mit Alpha-Interferon 2b behandelt worden. Vor der Therapie waren bei keinem der Patienten Autoimmunphänomene beobachtet worden. Antikörpertiter gegen Schilddrüsenantigene wurden bei insgesamt 27 Patienten nachgewiesen, davon bei 16 vor der Therapie. Eine Schilddrüsenerkrankung entwickelte sich bei 60% der antikörperpositiven Patienten, aber nur bei 7% der antikörpernegativen. Ferner zeigte sich ein *Anstieg der Antikörpertiter gegen Schilddrüsenmikrosomen, Thyreoglobulin und der antinukleären- und Paritalzellantikörper* bei Patienten mit vorbestehenden Antikörpertitern. Die Mehrzahl der antikörperpositiven Patienten und derjenigen, die eine Schilddrüsenerkrankung entwickelten, waren Frauen (13 von 18). Von den 18 Patienten litten drei an einer Hyperthyreose (ohne TSH-Rezeptorantikörper), 10 an einer Hypothyreose und fünf an einer biphasischen Thyreoiditis, ähnlich einer Hashimoto-Thyreoiditis. 4 Patienten entwickelten eine perniziöse Anämie, zwei eine Vaskulitis und ein Patient ein dem Lupus erythematodes ähnliches Krankheitsbild.

Das Zeitintervall der Krankheitsentwicklung reichte von 3 bis 54 Monaten. Insgesamt war damit bei 19% der mit Interferon behandelten Karzinoidpatienten eine Autoimmunerkrankung aufgetreten. Da diese Phänomene nicht bei Karzinoidpatienten ohne Behandlung oder mit alleiniger Chemotherapie aufgetreten waren, kann der Alpha-Interferon-Behandlung eine ursächliche Rolle für die Autoimmunität zugeschrieben werden [14].

2. Alpha-Interferon-Therapie bei der Behandlung der chronisch viralen Hepatitis

Kürzlich wurde über den Verlauf der Schilddrüsenfunktion und -antikörper bei Patienten berichtet, die wegen einer chronisch viralen Hepatitis mit Alpha-Interferon behandelt worden waren [6]: 28 Patienten (davon 25 Männer, 3 Frauen; 20 Patienten mit einer chronischen Hepatitis B, 8 Patienten mit einer chronischen Hepatitis C). Die Patienten wurden mit rekombinantem Interferon-alpha 2b, 3 Millionen Einheiten s.c. 3mal pro Woche für 6 Monate insgesamt behandelt und bis zu 6 Monaten nach Therapieende nachverfolgt. Ein Patient entwickelte eine Morbus Basedow-Hyperthyreose im 6. Monat der Interferontherapie, die thyreostatisch behandelt wurde und auch nach Absetzen des Interferons persistierte. Eine weitere Patientin zeigte erhöhte antimikrosomale Antikörpertiter, ohne daß eine Schilddrüsenfunktionsstörung auftrat. Die insgesamt niedrigere Inzidenz von Schilddrüsenautoimmunerkrankungen in dieser Gruppe könnte durch die – im Vergleich zu den Karzinoidpatienten – um die Hälfte niedrigere Dosis von Alpha-Interferon und über den höheren Anteil von männlichen Patienten mit chronisch viraler Hepatitis zu erklären sein [6]. Auch könnte der andere immungenetische Hintergrund dieser Population aus Korea eine Rolle spielen.

In einer anderen Serie entwickelten nur 6 von 237 (2,5%) mit Alpha-Interferon behandelte Patienten mit chronisch viraler Hepatitis C eine Hyperthyreose oder eine Hypothyreose, begleitet von Thyreoglobulin – und mikrosomalen Antikörpern, die eine definitive Behandlung erforderlich machten [11].

3. Alpha-Interferon-Therapie bei der Behandlung proliferativer Syndrome: myelodysplastisches Syndrom, essentielle Kryoglobulinämie

In einer österreichischen Untersuchung wurden 45 Patienten mit myeloproliferativen oder myelodysplastischen Syndromen für einen Zeitraum von 1 bis 4 Jahren mit Alpha-Interferon behandelt [7]. Während der Behandlung stieg die Rate von Schilddrüsenautoimmunaffektionen auf über 20%, insbesondere bei denen, die bei Beginn der Behandlung bereits nachweisbare Schilddrüsenantikörper hatten. Nach Absetzen des Alpha-Interferons sank der Prozentsatz der Autoimmunität und auch die Rate der Schilddrüsenfunktionsstörungen [7].

In einer Fallbeschreibung wurde eine 40jährige Patientin mit einer essentiellen Kryoglobulinämie geschildert, die unter einer Alpha-Interferon-Therapie

Schilddrüsenhormon(T3- und T4-)antikörper entwickelte [12]. Diese Patientin hatte jedoch ca. ein Jahr vor Beginn der Alpha-Interferon-Therapie eine Hyperthyreose begleitend mit einer Struma gehabt, die erfolgreich thyreostatisch und mit Jod behandelt worden war. Da diese Patientin trotz erhöhter Schilddrüsenhormonwerte ein normales TSH und keine hyperthyreote Klinik aufwies, konnte der Verdacht auf Schilddrüsenhormonantikörper erhärtet werden (Tab. 1).

Tabelle 1 Alpha-Interferon-Therapie: Induktion möglicher Schilddrüsenerkrankungen. Übersicht über Publikationen 1991–1993

Autoren	Jahr	Zahl der Patienten	Haupterkrankung	Schilddrüsen-autoimmun-erkrankung	andere Autoimmun-erkrankungen
Rönnblom	1991	135	Karzinoid	18 gesamt 3 Hyperthyreosen 10 Hypothyreosen	7
Chung	1993	28	chronisch virale Hepatitis	2 gesamt 1 Hyperthyreose	–
Lisker-Melman	1992	237	chronisch virale Hepatitis	6 (2,5%) 3 Hyperthyreosen 3 Hypothyreosen	–
Gisslinger	1992	45	myelodysplastisches Syndrom	12 (>20)	–
Taniguchi	1992	9	chronisch virale Hepatitis	2	–
Sauter	1992	1	metastasierendes Hypernephrom	Hypothyreose (transient hyperthyreot, hypothyreot)	–
Papo	1992	1	Kryoglobulinämie	Schilddrüsen-hormonantikörper	–

4. In-Vitro-Untersuchungen zur Interferonwirkung an Schilddrüsenzellen

Interferone werden konstitutiv im menschlichen Organismus produziert, wobei Alpha-Interferon in Milz, Leber, Niere und peripheren Blutleukozyten gefunden werden kann [17]. Das Muster der spontanen Interferon-alpha 1- und Interferon-alpha 2-Transkriptraten (untersucht mit Hilfe des sehr sensitiven S1 Kartierungsassays) differiert dabei bei den stimulierten Interferon-alpha-Transkripten von den virusinduzierten Blutleukozyten, wo Alpha 1- und Beta 1-Interferon-Transkripte dominieren [17]. Diese Befunde legen nahe, daß eine konstitutive Alpha-Interferon-Produktion durch den Organismus einen wichtigen Faktor in der Protektion gegen virale Infektionen oder die Entwicklung von Neoplasien darstellt.

Alpha-Interferon induziert MHC-Klasse-1-Antigenexpression und nicht Klasse II, was hingegen die Hauptwirkung des Gamma-Interferons darstellt. Die Induktion der Autoimmunität durch Alpha-Interferon ist daher über die Steigerung der MHC-Klasse-I-Genexpression zu erklären [6].

Die In-vitro- und tierexperimentellen Untersuchungen zur Schilddrüsenautoimmunität haben sich bisher vorwiegend auf das Zytokin Gamma-Interferon konzentriert. Gamma-Interferon induziert MHC-Klasse-II-Genexpression in Schilddrüsenepithelzellen und steigert die konstitutive MHC-Klasse-I-Genexpression. Da bei Schilddrüsengeweben, die bei Patienten mit Morbus Basedow oder Hashimoto-Thyreoiditis untersucht werden konnten, eine aberrante MHC-Klasse-II-Expression beobachtet wurde, wurde hierin ein Triggermechanismus für die Autoimmunreaktion vermutet [4, 16]. Die in vitro beobachteten erhöhten Gamma-Interferon-Konzentrationen in histologischen Schilddrüsenpräparaten bei Patienten mit Hashimoto- bzw. fokaler Thyreoiditis und Morbus Basedow korrelieren mit der – in räumlicher Nähe – gefundenen MHC-Klasse-II-Expression auf Schilddrüsenepithelien, die lymphozytäre Filtrate in der Nachbarschaft aufweisen [8].

Da diese aberrante Klasse-II-Expression auch bei anderen Schilddrüsenerkrankungen beobachtet werden kann, stellt sie keinen spezifischen Indikator für die Induktion einer Autoimmunität dar [3].

5. Zusammenfassung

1. Schilddrüsenfunktionsstörungen können bei bis zu 20% der Patienten, die mit Alpha-Interferon behandelt werden, auftreten. Diese Funktionsstörungen werden begleitet von einem Anstieg der Schilddrüsenantikörpertiter, so daß von einer Autoimmunpathogenese der thyreoidalen Dysfunktion ausgegangen werden kann. Bisher vorgelegte Untersuchungen zeigen aber unterschiedliche Affektionsraten, von 2,5% der Patienten, die wegen einer chronischen Virushepatitis mit Alpha-Interferon behandelt wurden, bis hin zu 20% der wegen maligner Karzinoide behandelten. Diese unterschiedlichen Erkrankungsraten könnten wegen unterschiedlicher Dosen des rekombinanten Alpha-Interferons oder genetischer Unterschiede unter anderem erklärbar sein.

2. Vorbestehende Schilddrüsenerkrankungen oder Schilddrüsenantikörper erhöhen das Risiko einer Exazerbation der Schilddrüsenautoimmunität.

3. Während Hypothyreosen und passagere Thyreoiditiden mit biphasischem Verlauf in der Literatur vorherrschen, sind manifeste Hyperthyreosen vom

Typ Morbus Basedow seltener beschrieben. Eine Fallbeschreibung weist auf die Möglichkeit der Entwicklung von Schilddrüsenhormonantikörpern hin.

4. In den meisten Untersuchungen sind mehr Frauen von der Alpha-Interferon induzierten Schilddrüsenautoimmunität betroffen. Männer mit vorbestehenden Schilddrüsenantikörpern erfahren jedoch in gleichem Ausmaß eine Exazerbation von Schilddrüsenautoimmunerkrankungen.

Fazit:

Mit Alpha-Interferon behandelte Patienten haben ein erhöhtes Risiko für eine Schilddrüsenerkrankung, insbesondere bei vorbestehenden Schilddrüsenantikörpern oder länger zurückreichender Thyreopathie. Die klinische Manifestation kann von Hypothyreose, Hyperthyreose bis hin zu biphasischem oder klinisch blandem Verlauf reichen. Patienten, die einer Alpha-Interferon-Therapie unterzogen werden, sollten deshalb auf Schilddrüsenfunktion und Schilddrüsenantikörper untersucht werden.

Literatur

[1] Atkins, M. B., M. W. Mier, D. R. Parkinson et al.: Hypothyroidism after treatment with interleukin-2 and lymphokine-activated killer cells. N. Engl. J. Med. *318* (1988) 1557–1563.

[2] Atkins, M. B., K. K. Kaplan, P. A. Demchak et al.: Thyroid dysfunction after high-dose interleukin-2 therapy: an update. In: W. A. Scherbaum, U. Bogner, B. Weinheimer, G. F. Bottazzo (Hrsg.). Autoimmune thyroiditis, S. 271–281. Springer Verlag, Berlin 1991.

[3] Badenhoop, K., S. Fischer, O. Frankenberger et al.: HLA class II gene expression in human thyroid cells. Exp. Clin. Endocrinol. *100* (1992) 17–21.

[4] Bottazzo, G. F., R. Pujol-Borell, T. Hanafusa et al.: Role of aberrant HLA-DR expressions and antigene presentation in induction of endocrine autoimmunity. Lancet *2* (1983) 1115–1118.

[5] Burman, P., T. H. Töttermann, K. Öberg et al.: Thyroid autoimmunity in patients on long term therapy with leukocyte-derived interferon. J. Clin. Endocrinol. Metab. *63* (1986) 1086–1090.

[6] Chung, Y.-H., Y. K. Shong: Development of thyroid autoimmunity after administration of recombinant human interferon-alpha2b for chronic viral hepatitis. Am. J. Gastroenterology *88 (2)* (1993) 244–247.

[7] Gisslinger, H., B. Gilly, W. Woloszczuk et al.: Thyroid autoimmunity and hypothyroidism during long-term treatment with recombinant interferon-alpha. Clin. Exp. Immunol. *90(3)* (1992) 363–367.

[8] Hamilton, F., M. Black, M. A. Farquharson et al.: Spatial correlation between thyroid epithelial cells expressing class II MHC moleculres and interferon-gamma-containing lymphocytes in human thyroid autoimmune disease. Clin. exp. Immunol. *83* (1991) 64–68.

[9] Karlsson, F. A., P. Burman, K. Öbert et al.: Thyroid autoimmunity induced by interferon therapy. In: W. A. Scherbaum, U. Bogner, B. Weinheimer, G. F. Bottazzo (Hrsg.): Autoimmune thyroiditis, S. 293–296. Springer Verlag, Berlin 1991.

[10] Karlsson-Parra, A., P. Burman, K. Öberg et al.: Autoantibodies to epithelial cells in patients on long term therapy with leukocyte-derived interferon-alpha (IFNa). Clin. Exp. Immunol. *81* (1990) 72–75.

[11] Lisker-Melman, M., A. M. Di Bisceglie, S. J. Usala et al.: Development of thyroid disease during therapy of chronic viral hepatitis with interferon alpha. Gastroenterology. *102(6)* (1992) 2155–2160.

[12] Papo, T., E. Oksenhendler, M. Izembart et al.: Antithyroid hormone antibodies induced by interferon-alpha. J. Clin. Endocrinol. Metab. *75* (1992) 1484–1486.

[13] Rönnblom, L. E., G. V. Alm, K. Öberg: Autoimmune phenomena in patients with malignant carcinoid tumors during interferon-alpha treatment. Acta Oncologica *30(4)* (1991) 537–540.

[14] Rönnblom, L. E., G. V. Alm, K. Öberg: Autoimmunity after alpha-interferon therapy for malignant carcinoid tumors. Ann. Intern. Med. *115* (1991) 178–183.

[15] Sauter, N. P., M. B. Atkins, J. W. Mier et al.: Transient thyrotoxicosis and persistent hypothyroidism due to acute autoimmune thyroiditis after Interleukin-2 and Interferon-alpha therapy for metastatic carcinoma: A case Report. Am. J. Med. *92* (1992) 441–444.

[16] Todd, I., R. Pujol-Borrell, L. J. Hammond et al.: Interferon-gamma induces HLA-DR expression by thyroid epithelium. Clin. Exp. Immunol. *61* (1985) 265–273.

[17] Tovey, M. G., M. Streuli, I. Gresser et al.: Interferon messenger RNA is produced constitutively in the organs of normal individuals. Proc. Natl. Acad. Sci. USA *84* (1987) 5038–5042.

Diskussion

Langsteger:

Vielen Dank, Herr Badenhoop, für diese schöne Übersicht über diese Thematik. Ich glaube, daß sie auch deswegen besonders wichtig ist, weil die Indikationsstellung der Interferontherapie einzeln oder in Kombinationen in den letzten Jahren deutlich zugenommen hat und auch zunehmen wird.

Hehrmann:

Haben diese Patienten auch lokale Beschwerden, z. B. ähnlich wie bei einer Thyreoiditis de Quervain?

Badenhoop:

Über lokale Beschwerden im Sinne von Schmerzen in der Schilddrüse und entzündliche lokale Infiltrate habe ich nichts gefunden.

Galvan:

Die Unberechenbarkeit des immunologischen Geschehens unter Interferon kann an Hand einer meiner Patientinnen dokumentiert werden: eine 70jährige Patientin mit polymorphzelligem Schilddrüsenkarzinom und einer Hypothyreose bei Immunthyreoiditis entwickelte unter Interferontherapie eine Basedow-Hyperthyreose mit massivem Exophthalmus, der eine Retrobulbärbestrahlung erforderte.

Badenhoop:
Das ist sehr interessant, insbesondere, wenn eine Hashimoto-Thyreoiditis vorbestanden hat und es zu einer Stimulation der restlich noch vorhandenen Schilddrüsenzellen kommen konnte.

Bogner:
Die Daten bisher bezogen sich alle auf Interferon. Ist das nicht unter Interleukin beschrieben worden, daß so etwas auftritt?

Badenhoop:
Ja.

Bogner:
Hatten die Patienten in der Regel vor Behandlungsbeginn Hinweise auf eine autoimmune Thyreopathie?

Badenhoop:
Zur ersten Frage: auch unter Interleukin-2-alpha ist das beschrieben worden, aber in der letzten Zeit ist eben Interferon-alpha zunehmend ins Blickfeld geraten. Zum zweiten Teil der Frage: es ist so, daß in den Studien, die ich dazu gefunden habe, zum Teil Patienten voruntersucht waren. Und da gab es einen Teil, die hatten vorbestehende Antikörper, und einen Teil, die hatten keine vorbestehenden Antikörper. Die, die bereits Antikörper hatten, neigten stärker dazu, eine Hypothyreose zu entwickeln. Aber der Großteil hatte vorher keine Schilddrüsenfunktionsuntersuchungen.

Hyperthyreose vom Typ M. Basedow bei primärer Nebennierenrindeninsuffizienz

M. Ventz, M. Lehsnau, G. Knappe, H. Gerl, R. Michael

Der idiopathische M. Addison kann bekanntlich allein oder in Kombination mit anderen auch endokrinen organspezifischen Autoimmunerkrankungen vorkommen (Tab. 1). Schmidt [8] beschrieb erstmals 1926 das gemeinsame Auftreten von lymphozytärer Thyreoiditis und nichttuberkulöser Nebennierenerkrankung bei 2 Patienten. 1981 wurde von Neufeld et al. [6] mit der Einführung des Begriffs „Polyglanduläres Autoimmunsyndrom" (PGA) eine Klassifikation verschiedener Autoimmunerkrankungen aufgestellt. Unter der Bezeichnung PGA II werden die Koexistenz von idiopathischem M. Addison, autoimmunen Schilddrüsenerkrankungen und/oder Diabetes mellitus Typ I bei einem Patienten zusammengefaßt. Ziel dieser Studie war es, besonders die Prävalenz des M. Basedow beim idiopathischen M. Addison herauszuarbeiten. Ferner sollte die zeitliche Relation der Manifestation beider Erkrankungen und das Vorkommen von Schilddrüsenautoantikörpern bei idiopathischem M. Addison untersucht werden.

Tabelle 1 Polyglanduläres Autoimmunsyndrom Typ 2

M. Addison
Autoimmunthyreoiditis
(M. Basedow, Hashimoto-Thyreoiditis, primäres Myxödem)
Diabetes mellitus Typ I (IDDM)
häufig assoziierte andere Autoimmunerkrankungen
Vitiligo
atrophische Gastritis/perniziöse Anämie
primärer Hypogonadismus
Alopezie
Myasthenie
Sprue

Material und Methodik

In einer retrospektiven Studie wurden 97 Krankenblätter (52 Frauen, 45 Männer) von Addisonpatienten der Jahre 1967–1992 mit einem Durchschnittsalter von 37,1 (13–80 Jahren) ausgewertet. Die Diagnose war neben der Klinik durch erniedrigte Kortisolausscheidungen im 24-Std.-Harn und fehlende Kortisolstimulation im ACTH-Kurztest mit 0,25 mg Synacthen® i.v. gesichert. Die Therapie der Patienten bestand in der Gabe von 5–7,5 mg Prednisolon pro Tag sowie 0,05–0,2 mg Fludrokortison pro Tag. Eine idiopathische Nebennierenrindeninsuffizienz wurde angenommen, wenn folgende Ausschlußkriterien erfüllt waren: keine anamnestischen Hinweise auf eine Tuberkulose, kein Nachweis einer Lungen- oder extrapumonalen Tuberkulose, kein röntgenologischer bzw. computertomographischer Befund einer Nebennierenverkalkung oder -vergrößerung und keine Hinweise für andere destruktive Nebennierenerkrankungen. Bei 34 Patienten mit idiopathischem M. Addison wurden die Schilddrüsenautoantikörper (TRAK, Anti-TPO und TAK) bestimmt (Tab. 2).

Tabelle 2 Schilddrüsenantikörperbestimmungsmethoden

Antikörper	Methode	Grenztiter
TSH-Rezeptorantikörper (TRAK)	Radiorezeptorassay zur Bestimmung der TSH-Rezeptorautoantikörper im Humanserum (TRAK-Assay Henning)	14 U/ml
antithyreoidale Peroxydase-antikörper (Anti-TPO)	Radioimmunoassay zur Bestimmung von Antikörpern gegen die thyreoidale Peroxydase im Humanserum (DYNO-Test anti-TPO Henning)	100 U/ml
Thyreoglobulinantikörper (TAK)	Radioligandenassay zur Bestimmung von Thyreoglobulin im Humanserum (TGYRAK-Assay Henning)	200 U/ml

Ergebnisse

Bei 16 Patienten (3 Frauen, 13 Männer) wurde eine tuberkulöse Genese des M. Addison bestätigt. Von den verbleibenden 81 Patienten (49 Frauen, 32 Männer), bei denen eine Autoimmungenese des M. Addison angenommen werden muß, waren zusätzlich 8 (7 Frauen, 1 Mann) an einem M. Basedow erkrankt. Bei einer dieser Patientinnen manifestierte sich noch eine endokrine Orbitopathie nach Radiojodtherapie, wobei ein Typ-I-Diabetes mellitus schon bekannt war (Carpenter-Syndrom). 3 Patientinnen litten an einer lymphozytären Thyreoiditis (davon 1 Myxödem) und 3 an einem Diabetes mellitus Typ I. Der M. Basedow trat zeitlich fünfmal vor, einmal gleichzeitig und zweimal nach Manifestation des M. Addison auf (Tab. 3). Positive Schilddrüsenautoantikörperbefunde konnten bei 48,38% (Tab. 4) der Untersuchten nachgewiesen werden.

Tabelle 3 Zeitliche Relation des Manifestationsalters des M. Basedow im Vergleich zum M. Addison

Nr.	M. Basedow	M. Addison	vorher
1 w	26	46	20 Jahre
2 w	44	53	9
3 w	31	39	8
4 w	21	54	33
5 m	24	27	3
6 w	16	16	gleich
			später
7 w	60	46	14
8 w	34	28	6

Tabelle 4 Häufigkeit der Schilddrüsenautoantikörper beim M. Addison

positive SD-Antikörperbefunde	48
TRAK	23%
Anti-TPO	43%
TAK	16%

Diskussion

Der M. Basedow ist nach unseren Ergebnissen die häufigste Begleiterkrankung beim idiopathischen M. Addison im Rahmen des PGA II, gefolgt von der lymphozytären Thyreoiditis und dem Diabetes mellitus Typ I. Auch die Untersuchungen von Nerup et al. [5], Papadopoulus et al. [7], Seif et al. [10] und Kasperlik-Zaluska [3] ergaben eine Häufung des M. Basedow bei der idiopathischen Nebennierenrindeninsuffizienz. Bei Papadopoulus et al. [7] lag die Frequenz mit 22,7% und bei Seif et al. [10] mit 43% wesentlich höher als bei uns. Eine unseren Ergebnissen entsprechende Prävalenz wurden von Nerup [5] mit 7,8% und Kasperlik-Zaluska et al. [3] mit 12% angegeben. Seltener wird der M. Basedow beispielsweise in der Arbeit von Hampel et al. [1] gefunden. Die unterschiedlichen Ergebnisse sind durch die Selektion, die differierende Größe der Patientengruppen und die verschiedenen Beobachtungszeiträume in den einzelnen Studien erklärbar. Die Hyperthyreose kann dem M. Addison vorausgehen, kann sich gleichzeitig manifestieren oder bei bestehender Nebennierenrindeninsuffizienz auftreten. Übereinstimmende Ergebnisse wurden von verschiedenen Arbeitsgruppen vorgelegt [2, 5, 7]. Die lymphozytäre Thyreoiditis trat in den meisten Fällen erst nach Manifestation des M. Addison auf [7].

Positive Schilddrüsenautoantikörperbefunde bei Patienten mit idiopathischem M. Addison sind auch von anderen Autoren beschrieben worden. Die Frequenz schwankt zwischen 50–83,3% [1, 7, 10]. Diese Befunde sprechen für eine immunogene Disposition, die im Zusammenhang mit einer genetischen Fixierung zu sehen ist [1]. Bekannt ist eine hohe Frequenz von HLA B 8, DR 3 und DR 4 sowie von einigen DRQ-Subtypen bei diesen Patienten [4, 9]. Ferner sind für das Manifestwerden einer Autoimmunerkrankung unspezifische Umwelteinflüsse, die zur Präsentation von verschiedenen Zellbestandteilen mit den Klasse-II-Antigenen führen und so die Immunkaskade einleiten, erforderlich [11]. In diesen speziellen Fällen kann das Kortisoldefizit ein wichtiger Faktor für die gestörte humorale und zellvermittelte Immunität sein und die Entwicklung der Autoimmunität fördern [3]. Allerdings sprechen die positiven Antikörperbefunde zwar für einen Autoimmunprozeß, aber nicht für eine Erkrankung. Da diese Prozesse zur Zeit schwer zu beeinflussen sind und erst die klinische Manifestation behandlungswürdig erscheint, sollten die Patienten jährlich auf das Vorkommen von anderen Immunopathien untersucht werden.

Es ist zu schlußfolgern, daß bei Patienten mit M. Addison gehäuft ein M. Basedow vorkommt, wobei die Krankheit vor, gleichzeitig bzw. nach Manifestation des M. Addison auftreten kann. Umgekehrt ist bei M. Basedow in seltenen Fällen mit einer Manifestation der autoimmunen Nebennierenrindeninsuffizienz zu rechnen. Die lymphozytäre Autoimmunthyreoiditis in ihrer hyper- oder atrophen Form ist in unserem Krankengut seltener vertreten und wird meist erst nach Diagnosestellung des M. Addison beobachtet. Die positiven Schilddrüsenautoantikörperbefunde sprechen für den Ablauf eines Autoimmungeschehens in der Schilddrüse, eine Behandlungsbedürftigkeit ergibt sich erst mit dem Eintreten einer Funktionsstörung bzw. des Manifestwerdens einer Erkrankung.

Literatur

[1] Hampel, R., E. Männchen, S. Krabbe et al.: Beziehungen des idiopathischen Morbus Addison zum pluriglandulären Autoimmunsyndrom. Z. Klin. Med. *44* (1989) 1489–1491.

[2] Knappe, G., K. Schönherr, H. Gerl et al.: Coincidence of Graves'-Basedow's disease and Addison's disease. Analysis of 100 cases of primary adrenal failure. Exp. Clin. Endocrinol. *97* (1991) 377.

[3] Kasperlik-Zaluska, A. A., B. Migdalska, B. Czarnocka et al.: Association of Addison's disease with autoimmune disorders – a long-term observation of 180 patients. Postgrad. Med. J. *67* (1991) 984–987.

[4] Maclaren, N. K., W. J. Rilese: Inherited susceptility to autoimmune Addison's disease is linked to human leukocyte antigen DR3 and/or DR4, except when associated with type I autoimmune polyglandular syndrome. J. clin. Endocrin. Metab. *62* (1986) 455–459.
[5] Nerup, J.: Addison's disease-clinical studies. Acta endocrinol. *76* (1974) 127–141.
[6] Neufeld, M., N. K. Maclaren, R. M. Blizzard: Two types of autoimmune Addison's disease assoziated with different polyglandular autoimmune (PGA) syndromes. Medicine *60* (1981) 355–362.
[7] Papadopoulos, K. I., B. Hallengren: Polyglandular autoimmune syndrom type 2 in patients with idiopathic Addison's disease. Acta endocrinol. *122* (1990) 472–478.
[8] Schmidt, M. B.: Eine biglanduläre Erkrankung (Nebennieren und Schilddrüse) bei Morbus Addison. Verh. Dtsch. Path. Ges. Jena *21* (1926) 212–221.
[9] Schrezenmeier, J., H. Wallaschofski, B. Wick et al.: HLA DQ alpha-Subtypes in pluriglandular autoimmunity. Exp. Clin. Endocrinol. *101* (1993) 166.
[10] Seif, F., L. Schaaf, E. Grossmann et al.: Idiopathischer M. Addison und Autoimmunthyreopathie. Med. Klin. *82* (1987) 215–221.
[11] Tomer, Y., T. F. Davies: Infection, Thyroid disease, and Autoimmunity. Endocrine Reviews *14* (1993) 107–120.

Diskussion

Hackenberg:
Herr Ventz, ich kann dazu eine Ergänzung machen: ich habe vor zwei Jahren eine Patientin beobachten können mit einem Morbus Addison, der bekannt war. Diese Patientin wurde schwanger, Addison und Schwangerschaft sind eine seltene Kombination. Die Patientin wurde durch Schnittentbindung wegen einer EPH-Gestose entbunden, entwickelte ein HELLP-Syndrom, bei dem man nicht weiß, welche Autoimmunprozesse sich abspielen. Sie bekam dann vier Monate später eine Hyperthyreose vom Typ Morbus Basedow.

Grußendorf:
Herr Ventz, auffällig ist, daß die positiven Antikörperbefunde relativ selten in Ihrem Kollektiv des Morbus Basedow waren, nur ungefähr 50% und TRAK ungefähr 20% positiv. Liegt das eventuell an den langen Verläufen, die Sie wahrscheinlich beobachtet haben?

Ventz:
Ja, sicherlich. Von den Hyperthyreosen hatten beispielsweise nur fünf noch positive TRAK-Antikörper. Da waren also drei, die klinisch gar nicht manifest waren, und das sind natürlich Verläufe, die bis zu 30 Jahren schon einen Morbus Addison hatten.

Grußendorf:
Aber die Diagnose Morbus Basedow war trotzdem sicher?

Ventz:
Die war eigentlich sicher, eine TRAK-Bestimmung gab es natürlich vor 30 Jahren noch nicht.

Pethke:
Wie häufig ist (Inzidenz, Prävalenz) das Schmidt-Syndrom (polyglanduläre Autoimmunerkrankung) bei Patienten mit und/oder Autoimmunthyreoiditis?

Ventz:
Wenn wir rechnen, daß die Prävalenz vom Basedow ungefähr 0,5% in der Bevölkerung ist und vom Addison 40 bis 60 auf 1 Million Einwohner, dann ist das relativ gering.

Zusammenfassung

K. W. Wenzel

Mancher mag sich nach dem eben an uns vorbeigeflimmerten Licht- und Schattenspiel seltenerer Hyperthyreoseformen etwas verwirrt fühlen, und auch dem Referenten fällt es schwer, ein zusammenfassendes Dach darüber zu zimmern, jedoch alle die geschilderten Sonderformen kommen vor und sollten bei häufiger Frequenz von Schilddrüsenpatienten – wie unter den Anwesenden in der Regel anzunehmen ist – mit in der Differentialdiagnostik bedacht werden.

Herr *Bogner* erläuterte bei verschiedenen Thyreoiditisformen auftretende hyperthyreote Zustände, die in der Regel die erfreuliche Eigenschaft haben, passager zu bleiben. Erhöhte T3/T4-Konzentrationen in der Peripherie während des Anfangsstadiums einer Thyreoiditis de Quervain stammen aus zerstörten Thyreozyten, ebenso wohl auch bei manchmal vorkommender hyperthyreoter Stoffwechsellage nach externer Radiatio der Halsgegend.

Bei einer Übersicht von 1480 Patientinnen mit postpartaler Thyreoiditis wurde in 1,2% der Fälle eine Hyperthyreose beobachtet. Um die „Silent" Thyreoiditis ist es in der Literatur etwas ruhiger geworden – nicht zuletzt auch, nachdem eine größere „Hyperthyreoseepidemie" in Iowa/USA als „Hamburger Hyperthyreose" dekuvriert werden konnte (Hackfleisch war mit Rinderschilddrüsen durchsetzt). Bei der gelegentlich erwähnten „Hashitoxicosis" handelt es sich um eine Immunhyperthyreose, bei der destruktive Prozesse allmählich zur Hypothyreose führen.

Herr *Branbant* ging ausführlich auf Meßprobleme ein, die immer erst ausgeschlossen werden müssen, bevor das seltenere Bild der „inappropiaten TSH-Sekretion" mit weiterführender Diagnostik ins Auge gefaßt wird. In der Literatur sind ca. 400 Fälle von Schilddrüsenhormonresistenz (und dadurch vermehrter TSH-Sekretion) sowie 170 Fälle von TSH-produzierenden Hypophysentumoren bekannt.

Herr *Saller* berichtete über hyperthyreote Störungen bei Trophoblastentumoren. Erhöhte T3/T4-Werte können bei 20 – 50% der Blasenmolen und Chorionkarzinomen auftreten, gehen aber mit wenig ausgeprägter Symptomatik einher und weisen typischerweise niemals eine Orbitopathie auf. Hohe HCG-Spiegel zu Anfang einer Schwangerschaft führen statistisch gesehen zu erniedrigten TSH-Spiegeln und in Einzelfällen zu Hyperthyreosen. Ob die

Hyperemesis gravidarum mit solchen hyperthyreoten Entgleisungen zusammenhängt, wird in der Literatur uneinheitlich diskutiert.

Herr *Kroiss* hat die 4 in der Literatur auffindbaren Einzelfälle über Hyperthyreosen bei Ovarialtumoren dargestellt. Da die Struma ovarii nicht extrem selten ist, erscheint es wahrscheinlich, daß wegen des Einzelfallcharakters solche Fälle zu selten zur Veröffentlichung kommen. (Auch der Referent hat wegen fehlender Kooperation des betroffenen Pathologen einen solchen lange verkannten Casus nicht publiziert.)

Frau *Schumm-Draeger* gab einen wichtigen Überblick über jodinduzierte Hyperthyreosen, die eher häufig sind und bei 4% euthyreoter Strumen spontan auftreten. Es ist zu bedenken, daß nach neueren Röntgenkontrastmitteln noch 3–4 Wochen hohe Jodidmengen im Blut zirkulieren. Amiodaroneinduzierte Hyperthyreosen sind eher im Jodmangelgebiet zu erwarten (Untersuchungen aus der Mayo-Klinik/USA deuten darauf hin, daß Hyperthyreosen bei ausreichender Jodversorgung offenbar durch Thyreozytenschädigung nach Amiodarone zustande kommt).

Da die Hälfte thyreotoxischer Krisen jodausgelöst ist, sollte bei bekannter Struma (oder gar bekannter Autonomie) das individuelle Risiko abgeschätzt werden. D. Emrich hat dafür die Bestimmung des „kritischen Volumens" von 10 ml autonomen Schilddrüsengewebes angegeben. Gröber geschätzt sollte bei einer Technetiumaufnahme von >2–3% Vorsicht geboten sein.

Diagnostische Probleme der Erkennung und Beurteilung jodinduzierter Hyperthyreosen ergeben sich aus den diversen Veränderungen, insbesondere der T3/T4-Werte im Serum, bei nichtthyreoidalen Erkrankungen, und das verstärkt bei den oft oligosymptomatischen alten Patienten.

Als Therapie jodinduzierter Hyperthyreosen hat sich die Kombination von Perchlorat *und* Thiourazil bewährt. Nach eigenen experimentellen Daten sollte die Gabe von 1,2 g $KClO_3$ p.o. vor Jodapplikation zur Prophylaxe ausreichend sein.

Herr *Kallee* schilderte einen therapieresistenten Fall einer Hyperthyreose, die durch 400 mg Jodid pro die behoben werden konnte. Es ist allerdings zu bedenken, daß nach Gabe des Röntgenkontraststoffes Iopanidol langfristig Entgleisungen eintreten.

Herr *Reinhardt* hat gefunden, daß nach Plummerung von Basedow-Strumen kaum Veränderungen von TRAK und Anti-TPO nachweisbar waren (er widerspricht damit einer Mitteilung aus Glasgow/Groß Britannien).

Herr *Badenhoop* gab eine Literaturübersicht der bis zu 20% auftretenden Schilddrüsenstörungen während oder nach Interferonbehandlung. In der Mehrzahl handelt es sich um die Entwicklung von Hypothyreosen. Hyperthyreosen sind meist passager; nur zwei echte Basedow-Hyperthyreosen nach Interferon sind beschrieben worden. Falls die Primärkrankheit überstanden wird, sollte allerdings vermehrtes Augenmerk auf solche Autoimmunphänomene gerichtet werden.

Herr *Ventz* berichtete schließlich über ein polyglanduläres Autoimmunsyndrom, welches bei der großen Zahl von 81 nichttuberkulösen Fällen von M. Addison beobachtet werden konnte. Achtmal trat ein M. Basedow auf, 5mal fand sich die Hyperthyreose vor Ausbildung der Nebennierenerkrankung. In 3 weiteren Fällen wurde eine Immunthyreoiditis gefunden.

Fazit dieser interessanten Sitzung: Die Medizinkunde wird noch interessanter und effektiver, wenn Sie lieber einmal zu viel an die geschilderten, selteneren Krankheitsbilder denken.

1.6 Schilddrüse und Knochen

Schilddrüsenhormone und Knochenstoffwechsel

M. Peterlik

1. Einleitung

Schilddrüsenhormone sind nicht nur für die Reifung und das Längenwachstum des Knochens von besonderer Bedeutung, was angesichts der allgemein bekannten Folgen einer angeborenen oder frühkindlichen Hypothyreose keiner weiteren Erläuterung bedarf, sondern beeinflussen in ganz spezifischer Weise die zellulären Umbauprozesse, denen der Knochen ja nicht nur bis zum Abschluß des Längenwachstums, sondern auch über den Zeitraum der Skelettentwicklung hinaus, das heißt während des ganzen Lebens, unterworfen ist. Aus klinischen Beobachtungen war schon seit langem klar, daß eine Hypothyreose im Erwachsenenalter mit einer Verlangsamung des „Knochenstoffwechsels“ im Sinne einer relativen Verminderung des Knochenabbaus einhergeht, was sich einerseits u. a. in einer geringeren Kalzium-, Phosphat- und Hydroxyprolinausscheidung im Harn und andererseits in einer Zunahme der Knochendichte manifestiert (vgl. dazu [15]). Umgekehrt ist aber der „Knochenstoffwechsel“ bei Überfunktion der Schilddrüse derart gesteigert, daß es trotz erhöhter Knochenneubildung zu einem relativen Überwiegen der Resorptionsprozesse und daher zu entsprechenden Osteodystrophien kommt [1, 3, 24, 25].

Abgesehen von diesen klinischen Befunden – wie sie z. B. von Perry [28] zusammengefaßt wurden – sind unsere Kenntnisse über die zellulären Wirkungsmechanismen von Schilddrüsenhormonen, die für die Kalzium- und Phosphathomöostase im allgemeinen und für den Knochenstoffwechsel im besonderen relevant sind, sehr gering. Ich möchte im folgenden einen Überblick über einige experimentelle Untersuchungen geben, deren Ergebnisse die Hypothese unterstützen, daß Schilddrüsenhormone deshalb eine wichtige Rolle in der Kalzium- und Phosphathomöostase und damit auch im Knochenstoffwechsel spielen, weil sie ähnlich wie das Steroidhormon 1,25-Dihydroxyvitamin D_3 ($1{,}25(OH)_2D_3$) auf dessen klassische Zielorgane (Darm, Niere und Knochen) wirken oder, wo das nicht der Fall ist, in permissiver Weise die genomischen Wirkungen des Vitamin D deutlich verstärken.

Aus vielen Beobachtungen läßt sich ableiten, daß Schilddrüsenhormone den Knochenumbau („bone remodelling“, „Knochenstoffwechsel“) in zweifacher

Weise regulieren können, nämlich indirekt, d. h. durch systemische Effekte, wie in der Übersicht von Cross et al. [11] im einzelnen beschrieben, und über lokale direkte Wirkungen auf Osteoblasten sowie auf Osteoklasten.

2. Systematische Wirkungen und Wechselwirkungen mit Vitamin D

2.1 Schilddrüsenhormone und Vitamin D: gegenseitige Regulation der Hormonbiosynthese

Eine Limitierung der synergistischen Wirkung der beiden steroidartigen Hormone ergibt sich allerdings aus der Möglichkeit der wechselseitigen Hemmung ihrer Biosynthese: Besonders pathophysiologisch bedeutsam ist die Tatsache, daß Schilddrüsenhormone die Biosynthese des 1,25-Dihydroxyvitamin D_3 in der Niere hemmen [5], während 1,25$(OH)_2D_3$ – zumindest „in vitro“ – die TSH-induzierte Jodidaufnahme in Schilddrüsenfollikelepithelzellen reduziert [4]. Inwieweit dieser Effekt über eine Stimulierung der TRH-induzierten TSH-Freisetzung durch 1,25$(OH)_2D_3$ [33, 39] und damit durch vermehrte Bildung von Thyroxin (T_4) in der Schilddrüse wieder ausgeglichen werden kann, läßt sich allerdings noch nicht abschätzen. Es sind Schilddrüsenhormone und Vitamin D daher in einem wesentlich komplexeren Regulationsmechanismus involviert, als man aus der Parallelität ihrer Wirkungen auf der Ebene der Zielorgane und -zellen ableiten könnte.

2.2 Einfluß von Schilddrüsenhormonen auf Kalzium- und Phosphattransport in Darm und Niere

Die Absorption von Kalzium aus dem Darmlumen erfolgt zum größten Teil auf dem transzellulären Weg, wobei das unter dem Einfluß von Vitamin D synthetisierte kalziumbindende Protein Calbindin insofern eine große Rolle spielen dürfte, als es erst einen effektiven intrazellulären Kalziumtransfer von der Bürstensaummembran zum basolateralen Anteil der Plasmamembran der Enterozyten ermöglicht [7]. Die Schilddrüsenhormone Thyroxin und Trijodthyronin (T_3) können zwar die Synthese von Calbindin in Abwesenheit von Vitamin D nicht induzieren und haben somit keinen direkten Einfluß auf die transzelluläre Kalziumabsorption im Darm, doch können sie in permissiver Weise die Wirkung von 1,25$(OH)_2D_3$ auf die „de novo“-Synthese des Calbindins erhöhen [9] und damit das Ausmaß der von Vitamin D abhängigen intestinalen Kalziumabsorption beträchtlich steigern [12–14].

Die permissive bzw. synergistische Wirkung – wie später noch zu erläutern sein wird – des T_3 auf genomische Effekte von 1,25$(OH)_2D_3$ kann auf molekularer Ebene dadurch erklärt werden, daß T_3 durch Bindung an seinen zytoplasmatischen Rezeptor (T_3R) als zusätzlicher Transkriptionsfaktor bei der Expression 1,25$(OH)_2D_3$-sensitiver Gene wirkt: Das kann einerseits durch die hohe Sequenzhomologie des T_3R mit dem Vitamin-D-Rezeptor (VDR) [16] oder auch durch das Vorkommen mehrerer einander überlappender sogenannter „hormone response elements" in der Promotorregion verschiedener Gene [37] bedingt sein, so daß deren Aktivität – wie das z. B. beim Calbindin der Fall ist [27] – durch Bindung des VDR und T_3R gesteuert werden kann.

Über den Einfluß von Schilddrüsenhormonen auf die Kalziumrückresorption in der Niere liegen keine experimentellen Befunde vor. Unter der Annahme, daß – zumindest im distalen Konvolut – ähnliche Verhältnisse wie im Dünndarm herrschen, da in diesem Nephronabschnitt der transepitheliale Kalziumtransport weitgehend von 1,25$(OH)_2D_3$ gesteuert wird (vgl. [8]), wäre auch in diesem Fall ein permissiver Effekt von Schilddrüsenhormonen auf die 1,25$(OH)_2D_3$-abhängige Synthese von Calbindin und den renalen Kalziumtransport denkbar.

Na^+-abhängige Transportsysteme sind für die Aufnahme von anorganischem Phosphat (Pi) sowohl aus dem Lumen des Dünndarms als auch für die Rückresorption im proximalen Tubulus der Niere verantwortlich [10, 29, 31]. Sowohl T_4 als auch T_3 können „in vitro" die Aktivität der entsprechenden „sekundär aktiven" Na^+/Pi-Kotransportsysteme an der luminalen Plasmamembran von Enterozyten [12–14] wie auch von Nierentubuluszellen [17] erhöhen. Zusätzlich konnte auch eine synergistische Wirkung von T_3 und 1,25$(OH)_2D_3$ auf den intestinalen Na^+/Pi-Transport nachgewiesen werden [12–14]. Über entsprechende Untersuchungen an der Niere ist bis dato nichts bekannt.

3. Schilddrüsenhormone und Knochenumbau

3.1 „Bone Remodelling"

Unter „bone remodelling" versteht man die in lokalen Untereinheiten, den sogenannten „basic multicellular units", zyklisch ablaufenden Umbauvorgänge, die aus der engen Kopplung von osteoklastärer Resorption und Knochenneubildung durch Osteoblasten („resorption/formation coupling") resultieren. Bei Schilddrüsenfunktionsstörungen kommt es sowohl zu einer Veränderung der Zyklusdauer als auch zu einer relativen zeitlichen Verschiebung der einzelnen Phasen, was sich zwangsläufig in einer Störung des „bone resorption/formation couplings“ äußern muß. Wir können daher annehmen, daß die Schilddrüsenhormone sowohl die Neubildung als auch den Abbau der mineralisierten Matrix beeinflussen.

3.2 Schilddrüsenhormone und Osteoblastenaktivität

Während in der Initialphase der Knochenneubildung die Proliferation von Osteoblasten und die gleichzeitige Synthese von Matrixproteinen, wie z. B. Kollagen Typ I, und Proteoglykanen von besonderer Bedeutung sind, so ist zur Erzielung einer ausreichenden Mineralisierung und damit Strukturierung des neugebildeten Knochens die weitere Differenzierung der Osteoblasten und gleichzeitige Expression spezialisierter Zellfunktionen, wie z. B. die Induktion der alkalischen Phosphatase und die Synthese von Osteocalcin, notwendig [38].

Der Nachweis für das Vorkommen des T_3R in Osteoblasten stellt die notwendige Voraussetzung für einen spezifischen Effekt von Schilddrüsenhormonen auf die Aktivität von Osteoblasten dar [22, 32]. Dementsprechend fanden Varga et al. [40] mindestens sechs Gene in osteoblastären MC3T3-E1-Zellen, die selektiv durch T_3 in Abhängigkeit vom Differenzierungsgrad reguliert werden.

Für die Beeinflussung der Knochenneubildung durch Schilddrüsenhormone ist von besonderer Bedeutung, daß T_3 die Proliferation und Differenzierung von Osteoblasten – u. a. auch über Regulation der endogenen Prostaglandinsynthese – beeinflussen kann [41] und dabei insbesondere den Gehalt an mRNS für den Insulin-like-Growth-Factor I (IGF-I), einen der wichtigsten Wachstumsfaktoren im Knochengewebe, in osteoblastären Zellen erhöht [35, 42]. T_3 ist auch in der Lage, in osteoblastären Zellen eines bestimmten Phänotyps die Transkription des Prokollagen-α-1(I)-gens zu verstärken, wobei dieser Effekt durch eine synergistische Wechselwirkung mit $1{,}25(OH)_2D_3$ noch gesteigert werden kann [43]. Weitere differenzierte Osteoblastenfunktionen, die von T_3 beeinflußt werden können, sind die Synthese von Osteopontin [43] und Osteocalcin [32]. Allerdings gibt es auch gegenteilige Befunde [30], nach denen T_3 selbst keine Wirkung auf die Osteocalcinsynthese zeigt, diese jedoch im Falle einer Induktion durch $1{,}25(OH)_2D_3$ signifikant vermindert.

3.3 Schilddrüsenhormone und Osteoklastenaktivität

Eine Reihe von experimentellen Untersuchungen stützt die Hypothese einer direkten osteolytischen Wirkung von Schilddrüsenhormonen: Ausgehend von älteren Studien von Mundy et al. [26], konnten Klaushofer et al. [21] und Hoffman et al. [19] eine dosisabhängige Stimulierung der osteoklastären Resorption von Röhrenknochen der fötalen Ratte und von Parietalknochen der neugeborenen Maus durch T_4 und T_3 in der Organkultur beobachten. Interessanterweise konnte dieser Effekt durch Unterdrückung der endogenen Prostaglandinsynthese im letztgenannten System teilweise gehemmt werden. Eine gaschromatographisch/massenspektrometrische Analyse der unter Schilddrüsenhormonwirkung freigesetzten Prostanoide ergab, daß für die osteolytische Wirkung neben PGE_2 vor allem PGI_2 (= Prostazyklin) in Frage kommt.

In den letzten Jahren wurden zahlreiche Zytokine und Wachstumsfaktoren, wie z. B. IL-1, EGF, TGF-β u. a., als Mediatoren der osteoklastären Resorption identifiziert. Ihnen ist gemeinsam, daß sie – ähnlich wie die Schilddrüsenhormone – die Knochenresorption über einen prostaglandinabhängigen und -unabhängigen Mechanismus stimulieren können (vgl. z. B. [20]). Es war daher naheliegend, daran zu denken, daß die osteolytische Wirkung der Schilddrüsenhormone auch auf einem indirekten Effekt, d. h. auf der Freisetzung von Zytokinen oder Wachstumsfaktoren aus dem Knochengewebe, beruhen könnte: Lakatos und Stern [23] wiesen in diesem Zusammenhang auf eine mögliche Mitwirkung von immunregulatorischen Zytokinen bei der durch T_4 „in vitro" induzierten Knochenresorption hin. Eine selektive Hemmung des entsprechenden Effekts von T_3 durch einen monoklonalen Anti-TGF-β-Antikörper spricht für die Involvierung dieses Faktors im Wirkungsmechanismus des Schilddrüsenhormons [18].

Eine synergistische Wirkung von T_3 mit $1{,}25(OH)_2D_3$ konnte auch in Bezug auf die Stimulierung der Knochenresorption beobachtet werden [11]. Da – wie im Fall von T_3 – für die osteolytische Wirkung von $1{,}25(OH)_2D_3$ eine Beteiligung von Zytokinen und auch zu einem gewissen Teil von Prostaglandinen postuliert wird (vgl. [11]), könnte eine Interaktion der beiden Hormone auf einem noch nicht identifizierten Schritt im Rahmen der Osteoklastenrekrutierung und -aktivierung für die eindrucksvolle Verstärkung der resorptiven Wirkung von geringen Konzentrationen an $1{,}25(OH)_2D_3$ durch ebenfalls niedrige T_3-Konzentrationen in der Organkultur von Mäusekalvarien verantwortlich sein [11].

Nach den Befunden von Allain et al. [2] und Britto et al. [6] kann T_3 Osteoklasten nicht direkt, sondern nur nach Wechselwirkung mit Osteoblasten aktivieren. Es wäre denkbar, daß durch die Fähigkeit der Schilddrüsenhormone, aus Osteoblasten Prostaglandine freizusetzen [41], sowohl die Aktivierung von Osteoklasten als auch die Proliferation von Osteoblasten ausgelöst und damit ein effektives „resorption/formation coupling" erreicht würde.

Schilddrüsenhormone sind in der Lage, die Knochenresorption nicht nur durch Aktivierung von Osteoklasten, sondern auch auf dem Weg der Osteoklastogenese zu fördern: Werden adhärente Knochenmarkszellen der Maus einige Tage kultiviert, so entstehen bei gleichzeitiger Anwesenheit von $1,25(OH)_2D_3$ im Kulturmedium vielkernige Zellen mit „in vitro" nachweisbarer Osteoklastenaktivität. Obwohl T_3 allein keinen Effekt auf die Entstehung von osteoklastenartigen Zellen aus undifferenzierten Vorläuferzellen hat, kann das Schilddrüsenhormon die Zahl der durch $1,25(OH)_2D_3$ induzierten Zellen signifikant steigern [34]. Im Zusammenhang mit der Diskussion um die Möglichkeit einer erhöhten Knochenresorption als Folge einer Thyroxinsubstitution in der Menopause (vgl. dazu z. B. [36]) soll darauf hingewiesen werden, daß die Anwesenheit von 17β-Östradiol im Kulturmedium die synergistische Wirkung von T_3 und $1,25(OH)_2D_3$ weitgehend supprimiert [34].

Literatur

[1] Adams, P. H., J. Jowsey, P. J. Kelly et al.: Effect of hyperthyroidism on bone and mineral metabolism in man. Quart. J. Med. *141* (1967) 1–15.

[2] Allain, T. J., T. J. Chambers, A. M. Flanagan et al.: Triiodothyronine stimulates rat osteoclastic bone resorption by an indirect effect. J. Endocrinol. *133* (1992) 327–331.

[3] Auwerx, J., R. Bouillon: Mineral and bone metabolism in thyroid disease: a review. Quart. J. Med. (New Series) *60* (1968) 737–752.

[4] Berg, J. P., P. A. Torjesen, E. Haug: $1,25(OH)_2D_3$ attenuates iodide uptake in a rat thyroid cell line. Abstr. 8. Workshop on Vitamin D. Paris, July 5–10, 1991.

[5] Bouillon, R., E. Muls, P. De Moor: Influence of thyroid function on the serum concentration of 1,25-dihydroxyvitamin D3. J. Clin. Endocrinol. Metab. *51* (1980) 793–797.

[6] Britto, J. M., A. J. Fenton, G. C. Nicholson: Thyroid hormones stimulate osteoclastic bone resorption indirectly via osteoblasts. J. Bone Min. Res. *7* (Suppl. 1) (1992) S302.

[7] Bronner, F.: Intestinal calcium transport: the cellular pathway. Miner. Electrolyte Metab. *16* (1990) 94–100.

[8] Bronner, F.: Renal calcium transport: mechanisms and regulation – an overview. Am. J. Physiol. *257* (1989) F707–F711.

[9] Corradino, R. A., L. M. Brewer: Hormonal regulation of tissue weight and responsiveness to vitamin D in the embryonic chick organ culture. In: F. Bronner, M. Peterlik, (Hrsg.): Calcium and Phosphate Transport Across Biomembranes, S. 275–278. Academic Press, New York 1981.

[10] Cross, H. S., H. Debiec, M. Peterlik: Mechanism and regulation of intestinal phosphate absorption. Miner. Electrolyte Metab. *16* (1990) 115–124.

[11] Cross, H. S., K. Klaushofer, M. Peterlik: Triiodothyronine and 1,25-dihydroxyvitamin D_3: actions and interactions at the gene, cell and organ level. In: F. Bronner, M. Peterlik (Hrsg.): Extra- and Intracellular Calcium and Phosphate Regulation. From Basic Research to Clinical Medicine, S. 93–109, CRC Press, Boca Raton 1992.

[12] Cross, H. S., M. Peterlik: Calcium and inorganic phosphate transport in embryonic chick intestine: triiodothyronine enhances the genomic action of 1,25-dihydroxycholecalciferol. J. Nutr. *118* (1988) 1529–1534.

[13] Cross, H. S., M. Peterlik: Differentiation-dependent expression of $1,25(OH)_2D_3$ actions on absorptive processes in cultured chick intestine: modulation by triiodothyronine. Acta endocrinol. (Copenh.) *124* (1991) 679–684.

[14] Cross, H. S., D. Pölzleitner, M. Peterlik: Intestinal phosphate and calcium absorption: joint regulation by thyroid hormones and 1,25-dihydroxyvitamin D3. Acta endocrinol. (Copenh.) *113* (1986) 96–103.

[15] Deftos, L. J.: The thyroid gland in skeletal and calcium metabolism. In: L. V. Avioli, S. M. Krane (Hrsg.): Metabolic Bone Disease, Vol. II., S. 447–457, Academic Press, New York 1978.

[16] Evans, R. M.: The steroid and thyroid hormone receptor superfamily. Science *240* (1988) 889–895.

[17] Espinosa, R. E., M. J. Keller, A. N. K. Yusufi et al.: Effect of thyroxine administration on phosphate transport across renal cortical brush border membrane. Am. J. Physiol. *246* (1984) F133–F139.

[18] Fratzl-Zelman, N., K. Klaushofer, O. Hoffmann et al.: A TGF-β-directed monoclonal antibody inhibits the effect of thyroid hormones on prostaglandin-mediated bone resorption in neonatal mouse calvaria. Calcif. Tissue Int. *48* (Suppl.) (1991) A44.

[19] Hoffmann, O., K. Klaushofer, K. Koller et al.: Indomethacin inhibits thrombin-, but not thyroxin-stimulated resorption of fetal rat limb bones. Prostaglandins *31* (1986) 601–608.

[20] Hoffmann, O., K. Klaushofer, H. Gleispach et al.: Gamma interferon inhibits basal and interleukin 1-induced prostaglandine production and bone resorption in neonatal mouse calvaria. Biochem. Biophys. Res. Comm. *143* (1987) 38–43.

[21] Klaushofer, K., O. Hoffmann, H. Gleispach et al.: Bone-resorbing activity of thyroid hormones is related to prostaglandin production in cultured neonatal mouse calvaria. J. Bone Min. Res. *4* (1989) 305–312.

[22] Krieger, N. S., T. S. Stappenbeck, P. H. Stern: Characterization of specific thyroid hormone receptors in bone. J. Bone Min. Res. *3* (1988) 473–478.

[23] Lakatos, P., P. H. Stern et al.: Effects of cyclosporine and transforming growth factor β1 on thyroid hormone action in cultured fetal rat limb bones. Calcif. Tissue Int. *50* (1992) 123–128.

[24] Melsen, F., L. Mosekilde: Morphometric and dynamic studies of bone changes in hyperthyroidism. Acta Pathol. Microbiol. Scand. *85* (1977) 141–150.

[25] Mundy, G. R., L. G. Raisz: Thyrotoxicosis and calcium. Metabolism *2* (1979) 285–292.

[26] Mundy, G. R., J. L. Shapiro, J. G. Bandelin et al.: Direct stimulation of bone resorption by thyroid hormones. J. Clin. Invest. *58* (1976) 529–534.

[27] Perret, C., A. Bréhier, F. l'Horset et al.: Analysis of rat calbindin-9k promotor, regulation by $1{,}25(OH)_2D_3$. J. Bone Min. Res. *4* (Suppl. 1) (1989) 100.

[28] Perry III, H. M.: Thyroid hormones and mineral metabolism. In: W. A. Peck (Hrsg.): Bone and Mineral Research, Vol. 6, S. 113–137 Elsevier, Amsterdam 1989.

[29] Peterlik, M.: Intestinal phosphate transport. In: A. Martonosi (Hrsg.): The Enzymes of Biological Membranes, Vol. 3, S. 287–320, Plenum Press, New York 1985.

[30] Pirskanen, A., A. Mahonen, P. H. Mäenpää: Modulation of $1{,}25(OH)_2D_3$-induced osteocalcin synthesis in human osteosarcoma cells by other steroidal hormones. Mol. Cell. Endocrinol. *76* (1991) 149–159.

[31] Quamme, G. A., R. J. Shapiro: Membrane controls of epithelial phosphate transport. Can. J. Physiol. Pharmacol. *65* (1987) 275–286.

[32] Rizzoli, R., J. Poser, U. Bürgi: Nuclear thyroid hormone receptors in cultured bone cells. Metabolism *35* (1986) 71–74.

[33] Sar, M., W. E. Miller, W. E. Stumpf: Effects of 1,25(OH)2 vitamin D3 on thyrotropin secretion in vitamin D deficient male rats. Physiologist *24* (1981) 70.

[34] Schiller, C., F. Katzgraber, K. Redlich et al.: 17β-Estradiol and triiodothyronine affect osteoclast formation and function. Abstr. 5th Workshop on Cells and Cytokines in Bone and Cartilage, Davos, April 1994. Bone and Mineral *25* (1994) (Suppl. 1) S51.

[35] Schmid, C., I. Schläpfer, E. Futo: Triiodothyronine (T_3) stimulates insulin-like growth factor (IGF)-1 and IGF binding protein (IGFBP)-2 production by rat osteoblasts in vitro. Acta Endocrinol. (Copenh.) *16* (1992) 467–473.
[36] Schoutens, A., E. Laurent, M. Markowicz et al.: Serum triiodothyronine, bone turnover, and bone mass changes in euthyroid pre- and postmenopausal women. Clacif. Tissue Int. *49* (1991) 95–100.
[37] Schüele, R., M. Müller, C. Kaltschmid et al.: Many transcription factors interact synergistically with steroid receptors. Science *242* (1988) 1418–1420.
[38] Stein, G. S., J. B. Lian, T. A. Owen: Relationship of cell growth to the regulation of tissue-specific gene expression during osteoblast differentiation. FASEB J. *4* (1990) 3111–3123.
[39] Törnquist, K., C. Lamberg-Allardt: Effect of 1,25-dihydroxyvitamin D3 on TSH secretion from rat pituitary cells in culture. Acta endocrinol. (Copenh.) *114* (1987) 357–361.
[40] Varga, F., H. Glantschnig, K. Klaushofer: Subtractive hybridization of differentially regulated mRNAs in triiodothyronine (T3) treated MC3T3-E1 cells. J. Bone Min. Res. *8* (Suppl. 1) (1993) S376.
[41] Varga, F., H. J. Leis, R. Pichler et al.: The effect of triiodothyronine (T3) on proliferation, differentiation and prostaglandin synthesis of MC3T3-E1 cells in long term cultures. Calcif. Tissue Int. *52* (Suppl. 1) (1993) S25.
[42] Varga, F., M. Rumpler, K. Klaushofer: Triiodothyronine increases insulin-like growth factor mRNA levels in the osteoblastic cell line MC3T3-E1. J. Bone Min. Res. *7* (Suppl. 1) (1992) S247.
[43] Williams, G. R., R. Bland, M. C. Sheppard: Thyroid hormone regulation of gene expression in cells of distinct osteoblast phenotype. J. Bone Min. Res. *8* (Suppl. 1) (1993) S295.

Diskussion

K. W. Wenzel:

Sie haben über sehr wichtige neue Ergebnisse des Einflusses von Schilddrüsenhormon auf den Abbau von Knochenmasse berichtet. Leider sprachen Sie jedoch immer pauschal von „Schilddrüsenhormon“, obwohl doch offenbar T3 und nicht T4 die Osteoklastentätigkeit fördert. Die Tatsache, daß T3 und nicht T4 auf den Knochenstoffwechsel einwirkt, läßt sich aus klinischen Beobachtungen bei postmenopausalen Frauen [1] und bei Hyperthyreosen [2] ableiten, ebenso übrigens auch aus experimentellen Daten, die T3-Rezeptoren an Knochenzellen [3, 4] und T3-Effekte bei osteoblastenartigen Zellkulturen zeigten [5, 6].

Die Unterscheidung von T3- bzw. T4-Einfluß auf den Knochen ist deshalb so wichtig, weil, ausgelöst durch zwei methodisch insuffiziente Bostoner Publikationen im Jahre 1987 über angeblich verminderte Knochendichte nach L-Thyroxinbehandlung, in den USA bereits eine Phobie gegenüber Behandlung mit L-T4 eingetreten ist. Eine Metaanalyse von 19 diesbezüglichen Veröffentlichungen, die ich kürzlich für eine endokrinologische Zeitschrift zu begutachten hatte, macht einen solchen schädlichen Einfluß von L-T4 auf den Knochen allerdings unwahrscheinlich.

Referenzen:
[1] Schoutens: Calcif. Tissue Int. *49* (1991) 95–100.
[2] Manicourt: Clin. Endocrin. *10* (1979) 407–412.
[3] Rizzoli: Metabolism *35* (1986) 71–74.
[4] Sato: Endocrinology *120* (1987) 1873–1881.
[5] Schmid: Acta Endocrin. *111* (1986) 213–216.
[6] Ernst; FEBS Lett. *220* (1987) 1873–1881.

Peterlik:
Wenn Sie mich zum Unterschied hinsichtlich der Wirkung von T4 und T3 ansprechen, dann muß ich Ihnen ehrlicherweise sagen, daß in den meisten In-vitro-Systemen mehr oder minder abhängig von der Konzentration, das wissen wir ja alle, T4 und T3 gleichsinnig wirken. Was den Knochen betrifft, da gibt es ganz eigenartige Verhältnisse. Ich weiß nicht, ob das auf den Menschen übertragbar ist, daß die Dosiswirkungskurve des T3, ich habe sie nicht gezeigt, schon bei wesentlich niedrigeren Konzentrationen Sättigung erreicht und der Knochenabbau mit T3 wesentlich mehr stimulierbar ist als mit T4. Zu dem, was das bedeutet, muß man allerdings sagen, daß wir dann schon in Konzentrationsbereiche kommen, die sicherlich supraphysiologisch sind, auch wenn man davon absieht, daß man in der Organkultur von Haus aus eher Konzentrationsbereiche in der oberen Grenze der Norm verwenden muß.

Ghafari:
Wir wissen, daß Jodmangel mehr Schilddrüsenkrankheiten verursacht. Kommen auch die Knochenkrankheiten in diesen Bereichen häufiger vor?

Peterlik:
Das ist eine Frage, die ich Ihnen absolut nicht beantworten kann, ich glaube, da müßten die Vorsitzenden mehr darüber wissen.

Ziegler:
Jodmangel führt bei stärkerem Ausmaß zur Hypothyreose, diese ist mit verlangsamtem Knochenstoffwechsel verbunden, der wiederum in eher vermehrter Knochenmasse mündet. Als eine Osteopenie bzw. Osteoporose verursachende Situation ist also nur die Hyperthyreose zu diskutieren.

Schilddrüsenhormone und Osteoporose

Ch. Wüster

Einleitung und Geschichtliches zur „thyreotoxischen Osteopathie“

Im Gegensatz zu den offensichtlich dystrophischen Skelettveränderungen beim infantilen Myxödem sind klinisch manifeste Osteopathien bei Hyperthyreose selten. Die Hyperthyreose wird auf der anderen Seite als Ursache in den meisten Listen sekundärer Osteoporosen immer mit aufgeführt. Die Häufigkeit von Osteopathien bei Hyperthyreose hat sich im Laufe der Jahrzehnte verändert. So beschreiben Ascanaci und Ruthishauser 1933 [2] noch die eigene Krankheit der Osteodystrophia fibrosa bei Basedow-Kranken, und auch Williams und Morgan [41] beschreiben 1940 die thyreotoxische Osteoporose, wie sie vom Erstbeschreiber v. Recklinghausen 1891 charakterisiert worden war [28]. Williams und Morgan schreiben von einer Prävalenz der Osteoporose von 73% bei Patienten mit Hyperthyreose. Die Häufigkeiten werden dann in jüngeren Jahren seltener, so beschreiben Ryckewaert und Mitarbeiter 1968 nur noch 50 Fälle in der Literatur [33]. Meunier und Mitarbeiter veröffentlichten 1972 die erste größere Zusammenfassung, in der sie von 6% Knochenerkrankungen bei 187 hyperthyreoten Patienten berichten [22]. Susan Fraser und Mitarbeiter veröffentlichten 1971 die ersten Frakturraten und beschreiben 19,6 Wirbelfrakturen bei 1000 Patientenjahren [10]. Die thyreotoxischen Knochenveränderungen scheinen hierbei vorwiegend die postmenopausalen Frauen zu betreffen und sind nicht von der Stärke der Hyperthyreose abhängig [22]. Zum selben Zeitpunkt erschien die erste Veröffentlichung, die mit einfachen radiologischen Verfahren den Knochenverlust besonders der Kortikalis bei Hyperthyreose beschrieb [21]. Inzwischen sind ausgiebige Arbeiten zum Thema Schilddrüsenhormone und Knochen- sowie Mineralstoffwechsel veröffentlicht (siehe Auwerx und Bouillon 1986 sowie Mundy und Raisz 1979) [1, 24].

Knochen-Histologie bei Hyperthyreose

Die Hyperthyreose führt zu einem Stadium des verstärkten Knochenumbaus mit negativer Knochenmassenbilanz, dies führt zu akzelleriertem und irrevesiblem Verlust an Spongiosa. Die trabekuläre Ausdünnung in Kombination mit verstärktem Knochenumbau resultiert in einer gehäuften perforativen Resorption, die kortikale Porosität ist gesteigert, und die gesteigerte endostale Resorption ist von einem kortikalen Knochenmassenverlust gefolgt. Nach histologischen Untersuchungen von Eriksen et al. ist die Knochenumbauzeit bei der Hyperthyreose ca. 100 Tage, somit deutlich kürzer als die 200 Tage bei Normalpersonen [7]. Die angebaute Knochendicke beträgt in dieser Zeit nur 50 µm im Vergleich zu 60 µm bei Normalpersonen, dies zeigt also die negative Knochenbilanz bei der Hyperthyreose.

Knochenmarker bei Hyperthyreose

Ähnliche Veränderungen wie bei der Histologie spiegeln die Knochenmarker im Serum und Urin wider. So ist das Serum Osteocalcin als Marker des Knochenaufbaus bzw. -umbaus bei Patienten mit Hyperthyreose erhöht [12, 20, 36]. Stepan et al. [36] fanden eine negative Korrelation zwischen dem basalen TSH und der als Z-Wert dargestellten Differenz zwischen Hydroxyprolin und knochenalkalischer Phosphtase. Der Knochenabbau ist ebenfalls gesteigert, dies wird sichtbar an den erhöhten Pyridinolin-Crosslinks im Urin, dem derzeit wohl empfindlichsten Marker für die Knochenresorption [15]. Diese Autoren zeigten allerdings signifikante Veränderungen nur bei den postmenopausalen Frauen, bei prämenopausalen Frauen mit Hyperthyreose wurden weder ein erhöhtes Osteocalcin noch erhöhte Pyridinoline im Urin gemessen.

Knochendichte bei Hyperthyreose

Frau Fraser und Mitarbeiter haben wohl 1971 die umfangreichste Untersuchung zur Knochendichte bei Hyperthyreosepatienten veröffentlicht [10]. Sie zeigte eine verminderte Knochendichte bei manifester Hyperthyreose, insbesondere bei älteren Patienten. Sie unterteilte dann weiterhin in Patienten, die strumareseziert waren (jüngere Patienten), und ein Kollektiv von Patienten, das radiojodtherapiert worden war (ältere Patienten). Auch hier zeigte sich wieder, daß nur bei dem radiojodtherapierten Kollektiv, d. h. also bei den älteren Patienten, die Knochendichte bei einem Teil der Patienten erniedrigt lag.

Verlaufsstudien nach Hyperthyreose sind wesentlich seltener durchgeführt worden. Toh et al. beschrieben 1985 siebzehn Männer, die zwei Jahre nach einer durchgemachten Hyperthyreose erneut untersucht wurden [39]. Dabei wurde die Knochendichte am Unterarm gemessen, ein Meßort, der vorwiegend den kortikalen Knochen mißt. In den zwei Jahren nach Hyperthyreose war die Knochendichte dabei unverändert. Im Gegensatz dazu berichteten Rosen et al. 1992 [30] über eine deutliche Zunahme der Knochendichte bei 11 Patienten fünf Jahre nach durchgemachter Hyperthyreose. Dabei wurde die Knochendichte an der LWS gemessen. Die lumbale Knochendichte stieg dabei signifikant um 11% im Vergleich zu Kontrollen an [30]. Dies läßt also die Vermutung zu, daß möglicherweise Patienten, die in jüngeren Jahren eine Hyperthyreose durchmachen, den Knochenmassenverlust wieder aufholen können, während ältere Menschen, insbesondere postmenopausale Frauen, diese Möglichkeit nicht mehr haben. Eigene Untersuchungen bei 20 Patienten mit Morbus Basedow, bei denen die Knochendichte an der LSW mittels DXA (LUNAR DPX-L) gemessen wurde, zeigt die Abb. 1. Sie bestätigt die obengenannten Angaben aus der Literatur. Kein Patient hatte eine deutlich erniedrigte Knochendichte. Beachtungswert ist allerdings dabei, daß die Hyperthyreose 1993 wahrscheinlich wesentlich früher erkannt und behandelt wurde, als dies z. B. 1971 (im Jahr der Publikation der Arbeit von Fraser [10] möglich war.

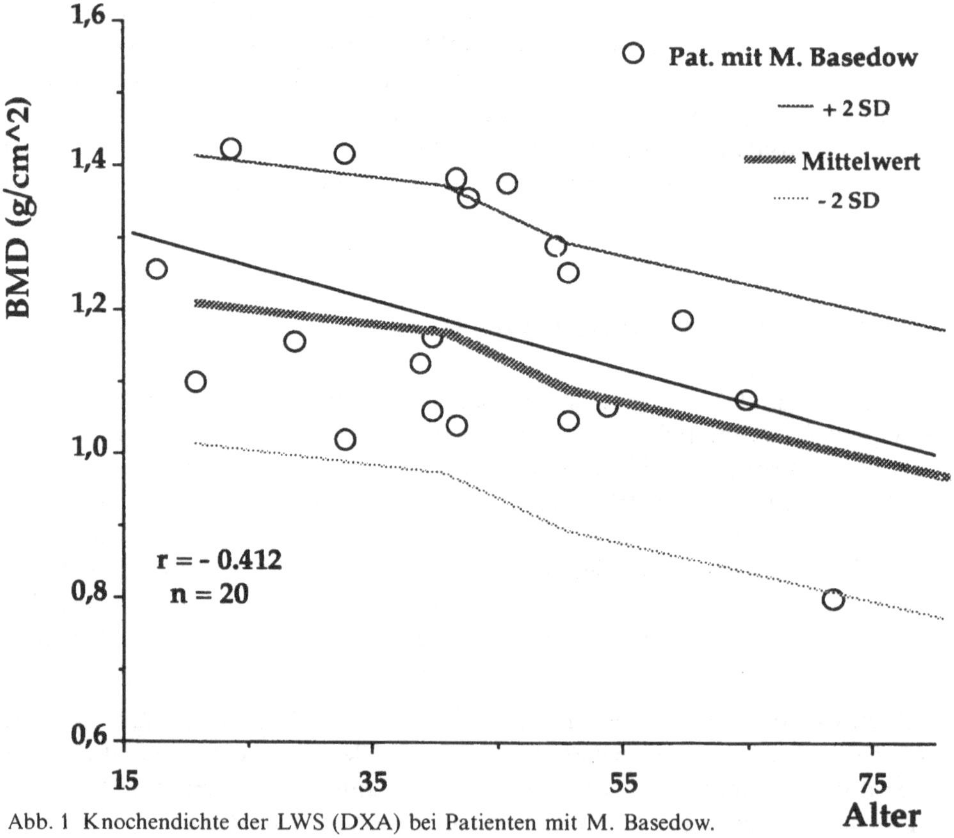

Abb. 1 Knochendichte der LWS (DXA) bei Patienten mit M. Basedow.

Osteoporoserisiko bei L-Thyroxintherapie

Dieses Thema hat in der Vergangenheit zu einer Verunsicherung von Ärzten und Patienten geführt. Einige Patienten sollen auf Grund einer Osteoporoseangst sogar die lebensnotwendige L-Thyroxinsubstitution bei primärer Hypothyreose abgesetzt haben. Die Verwirrung stammt aus der Vermischung von verschiedenen Indikationen für eine L-Thyroxintherapie mit unterschiedlichen Verfahren zur Knochendichtemessung und deren Bedeutung für eine Frakturentwicklung. Daher soll vorab verdeutlicht werden, daß die Knochendichtemessung mit den photonen- bzw. röntgenabsorptiometrischen Methoden nicht geeignet ist, die Diagnose einer Osteoporose zu sichern. Sie stellt lediglich einen Risikofaktor für die Entwicklung einer Osteoporose dar. Dies entstammt aus prospektiven Studien, die gezeigt haben, daß, je niedriger die Knochendichte liegt, das Risiko, im weiteren Leben Frakturen zu erleiden, erhöht ist. Die Bedeutung einer Knochendichtemessung für das Frakturrisiko ist somit vergleichbar mit der Bedeutung der Messung des Blutdrucks bezüglich des Risikos, einen Schlaganfall zu erleiden. Weiterhin muß bei diesem Thema unterschieden werden zwischen der angewandten Dosis des L-Thyroxins: Unterschieden werden muß zwischen Patienten, die TSH-suppressiv behandelt wurden, und Patienten, die unter L-Thyroxintherapie ein normales basales TSH haben. Diese Unterscheidung war vor der Einführung der supersensitiven TSH-Bestimmungsmethoden noch nicht möglich.

Knochendichte bei L-Thyroxinsubstitution bei Hypophyseninsuffizienz

Die Arbeitsgruppe des Autors untersuchte Patienten, die mit verschiedenen Hormonen wegen einer Hypophyseninsuffizienz substituiert wurden. Darunter waren auch Patienten, die L-Thyroxin einnahmen. Insgesamt hatten diese Patienten eine erniedrigte Knochendichte [43]. Unterscheidet man allerdings zwischen den Patienten, die L-Thyroxin bekamen, und denen, die dieses Hormon nicht ersetzt bekommen mußten, finden sich hier keine Unterschiede der lumbalen Knochendichte (Abb. 2) [45].

Knochendichte unter L-Thyroxintherapie (Metaanalyse)

Tab. 1 faßt die derzeit veröffentlichten Studien zusammen. Hierbei wird deutlich, daß insbesondere die früheren Arbeiten auch Patienten mit einer Hyperthyreose in der Anamnese mit eingeschlossen haben. Wurden die Hy-

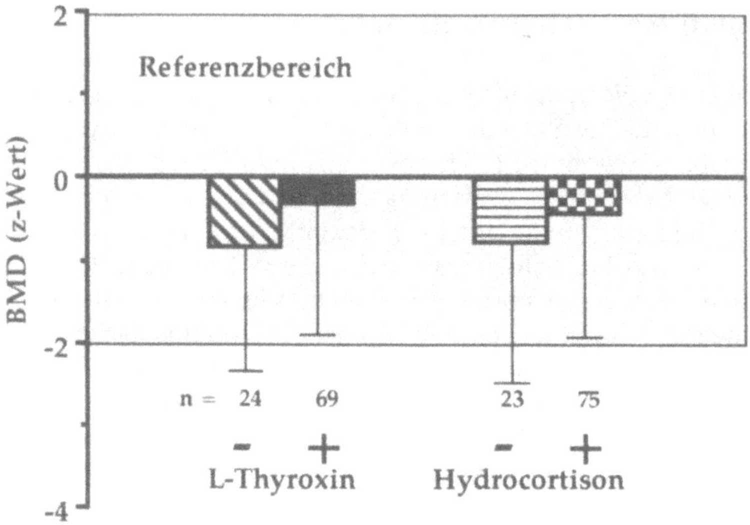

Abb. 2 Einfluß der Hormonsubstitution auf die Knochendichte der LWS von Patienten mit Hypophyseninsuffizienz.

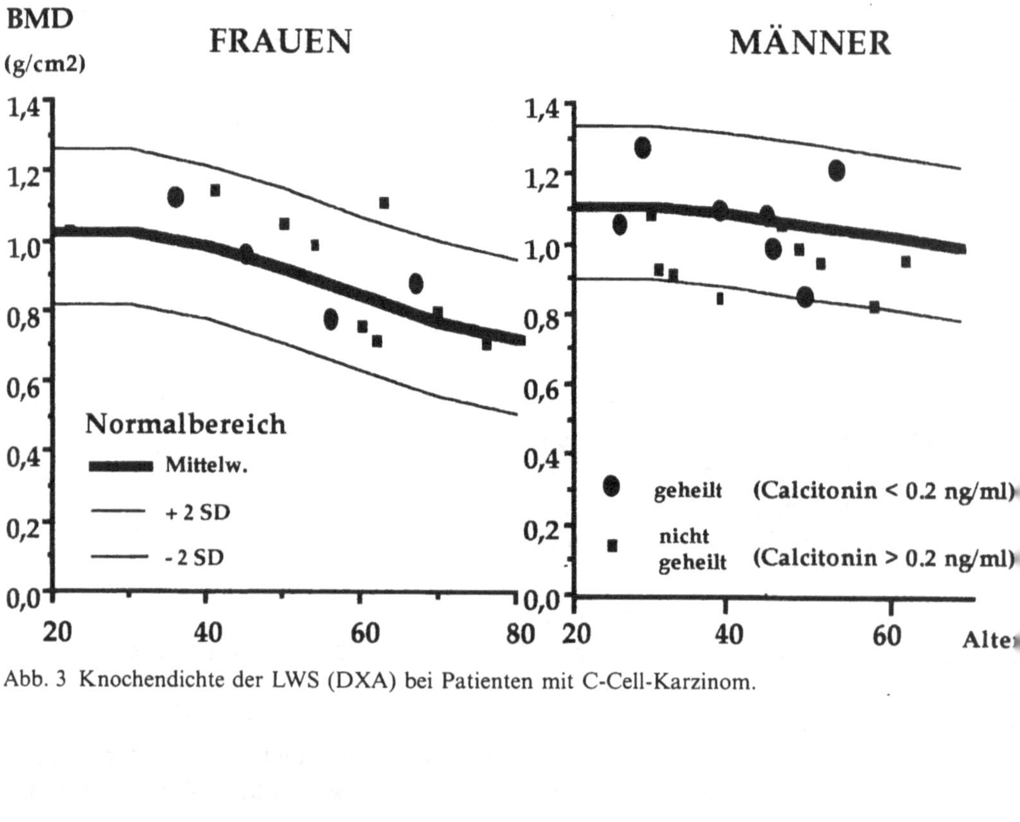

Abb. 3 Knochendichte der LWS (DXA) bei Patienten mit C-Cell-Karzinom.

perthyreosepatienten bei diesen Untersuchungen ausgeschlossen [1, 14], zeigte sich häufig keine Differenz zwischen den T 4-behandelten Patienten und den Kontrollen. Erwähnenswert ist allerdings noch die Arbeit von Diamond et al. 1991, die einen deutlichen Effekt der Menopause bei Patienten, die wegen eines Schilddrüsenkarzinoms total thyreoidektomiert gewesen waren, aufzeigten. Bei diesen total thyreoidektomierten Patienten wurde diskutiert, ob hierfür nicht das Fehlen des endogenen Calcitonins mit verantwortlich sei. Zwei Arbeitsgruppen haben die Knochendichte bei Patienten mit C-Zellkarzinom gemessen, also Patienten, die endogen erhöhtes Calcitonin haben [16, 44]. Beide Arbeitsgruppen zeigten keine Veränderung der Knochendichte bei diesen Patienten mit hohem endogenem Calcitonin (Abb. 3).

Eine Metaanalyse aller Knochendichteergebnisse nach Langzeit-Thyroxin-Therapie zeigt Abb. 4, auf der die Knochendichte als Z-Wert (Abweichung vom altersentsprechenden und geschlechtsangeglichenen Altersmittelwert) an LWS, Schenkelhals und Unterarm aufgetragen wurde. Die schwarzen Säulen markieren die prämenopausalen Frauen, die schraffierten Säulen die postmenopausalen Frauen und die offenen Säulen die Männer. Die Abbildung zeigt deutlich, daß lediglich bei den postmenopausalen Frauen ein erhöhtes Osteoporoserisiko erkennbar ist. Bemerkt werden muß aber, daß alle Mittelwerte hier im Bereich des Referenzbereiches zwischen +2 SD und −2 SD liegen. Abb. 5 zeigt dann die Patientenkollektive, unterschieden nach Diagnosen. Die linke Seite der Abbildung zeigt die Patienten, die untersucht worden sind wegen Langzeit-Thyroxin-Therapie nach totaler Thyreoidektomie wegen eines Schilddrüsenkarzinoms. Auch hier sind es wieder die postmenopausalen Frauen, deren Mittelwert im unteren Normbereich liegt. Bei den gemischten Kollektiven auf der rechten Abbildungshälfte finden sich auch die Werte der lumbalen Knochendichte von prämenopausalen Frauen im unteren Normbereich, dies ergänzt also das über Hyperthyreose Gesagte.

Frakturrisiko unter L-Thyroxintherapie

Zwei Arbeiten haben kürzlich die eigentliche Frakturrate bei Patienten unter L-Thyroxintherapie untersucht [18, 34]. Abb. 6 zeigt die Ergebnisse aus der Arbeit von Leese et al. Die Graphik macht deutlich, daß lediglich die älteren Patienten (> 65 Jahre) mit supprimiertem TSH (schwarze Säule) eine etwas höhere allgemeine Frakturrate hatten, dies erreichte jedoch nicht die statistische Signifikanz. Bezüglich der Schenkelhalsfrakturrate sah dies ähnlich aus. Abb. 7 faßt die Ergebnisse der Arbeit von Solomon 1993 [34] zusammen, die Patienten mit und ohne Schilddrüsenerkrankung untersuchten. Die Patienten mit Schilddrüsenerkrankungen (schwarze Säulen) hatten keine erhöhten Frakturraten. Dies betraf sowohl Schenkelhals-, Wirbel- als auch Radiusfrakturen.

Tabelle 1 Übersicht über Studien zum Effekt einer Langzeit-L-Thyroxin-Therapie auf die Knochendichte

Autor	Jahr	n	Frauen prä-	Frauen postm.	Männer	Grund-erkrankung	Dauer (J) der T_4-Therapie	Methode	Unter-arm	LWS	Femurhals	Kommentar
Prospektive Studien												
									prozentuale Abnahme pro Jahr			
[4] Coindre	1986	15		13	2	Hypothyreose	0.5	Histol.	−17%TBV	+45% TRS	+78% OS	−5% Calc. Rate
[29] Ribot	1990	10	2	4	4	Hashimoto	1 J.	DPA		−5.4%	−7.0%	
[35] Stall	1990	8		x		mixed	1.9	DP/SPA	−0.13%	−1.30%	−0.28%	8 mit norm. TSH
		10		x					−1.18%	−2.90%	−1.39%	10 mit suppr. TSH
[39] Toh	1990	35			x	mixed	3	SPA	n. s.			
[32] Ross	1992	8		x		Hypothyreose	1.1	SP/DXA	−0.43%	−0.86%		
Querschnittsstudien												
									Z-Werte			
[16] Hurley	1987	16	x	x		TX wegen	6−30	DPA	+0.33	+0.17		kein Unterschied
					x	Kropf		SPA	+0.51	+0.60		zw. prä- u. postm.
[42] Wüster	1989	10	x	x		TX/Ca	6	DPA		−0.79		
[11] Gam	1991	29		x		mixed	>5	DPA		+0.15		
[13] Gonzalez	1991	16	x			TX/Ca	8.3	DPA	+0.67	+0.2		
		34		x			7.8	SPA	−0.59	−0.36		
		5			x		11.8		+0.13	+0.91		
[14] Greenspan	1991	28	x			mixed	12	QCT		−0.39	−0.36	wenn Hyperth.
		28		x			15			−0.01	−0.39	ausgeschl. ∅ Diff.
[9] Franklyn	1992	18	x			TX/Ca	7.7	DXA		+0.23	+0.77	
		26		x			8.1			−0.33	−0.15	
		5			x		7.9			−0.14	−0.52	

Tabelle 1 (Fortsetzung)

Autor	Jahr	n	Frauen prä-	postm.	Männer	Grund-erkrankung	diT_4-Thera-pie Dauer (J)	Methode	Unter-arm	LWS	Femurhals	Kommentar
[25] Muller	1992	25	x	x		mixed	12	DXA		+0.15	−1.35	
[40] Wenzel	1992	13	x			TX/Ca	5	SPA	−0.25			
[31] Ross	1987	28	x			mixed	>5	SPA	−0.58			incl. „alte“ Hyperth.
[36] Paul	1988	31	x			mixed	5	DPA		−0.20	−1.30	incl. „alte“ Hyperth.
[5] Demeester-Mirkine	1990	9	x			primäre Hypothyreose	3.3	SPA	−1.0			
[29] Ribot	1990	21	x	x		mixed	>2	DPA		+0.20		21 mit TSH normal
		28	x	x		TX/Ca	>2			+0.20		28 mit TSH suppr.
[37] Taelman	1990	36	x			Euth. Struma	5.8	SPA	−0.45			
		24		x			10		−1.30			
[1] Adlin	1991	19		x		mixed	5	DPA		−0.77	−0.56	s. Komm. Greensp.
[6] Diamond	1991	14	x			TX/Ca	10.7	SPA	−0.60	+0.15	−1.1	
		10		x			5.9	DPA	−1.10	−1.55	−2.25	
[15] Harvey	1991	20	x			primäre						normale Marker
		20		x		Hypothyreose						erhöhte Marker
[17] Kung	1991	26	x			Hashimoto	7.5	DXA (Tb)	−0.65	−0.70	−1.50	
[36] Stepan	1992	20	x			TX/Ca	6.0	DPA		+0.55		Teilw. T3-Ther.
		25		x			7.4			−1.08		
		13			x		4.6			+0.33		
[27] Pioli	1992	15	x			Subtot. TX	12−36	?	n. s.	−0.30		
[19] Lehmke	1992	50	25	16	9	TX/Ca	1−>10	OCT LWS		+0.42		z = +0.08 b. postm.
								SPA Arm	±0.00			
								SPA Calc			−1.28	Z = −2.2 b. postm.
[23] Mudde	1992	23	6	17		Str. multinod.	0	SPA	−0.69			vs. euthyr. Struma
[18] Leese	1992	1180	15%	75%	10%	Hypothyreose	8.6			keine erhöhte Frakturprävalenz		

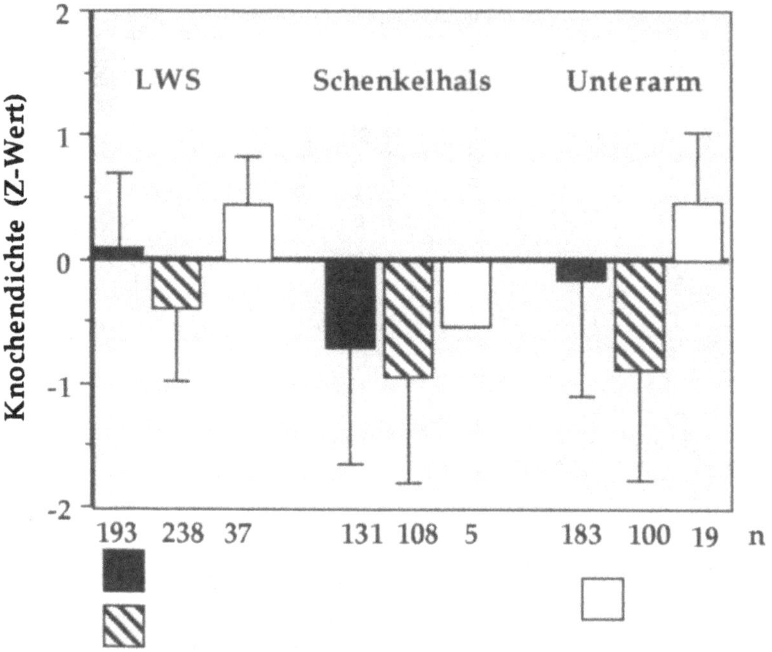

Abb. 4 Knochendichte nach Langzeit-L-Thyroxin-Therapie (Metaanalyse).

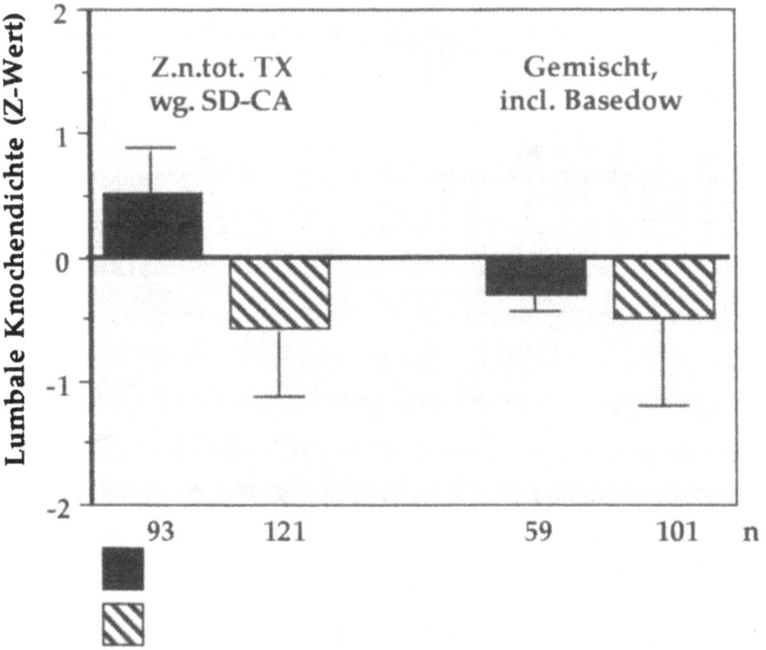

Abb. 5 Knochendichte nach Langzeit-L-Thyroxin-Therapie (Metaanalyse).

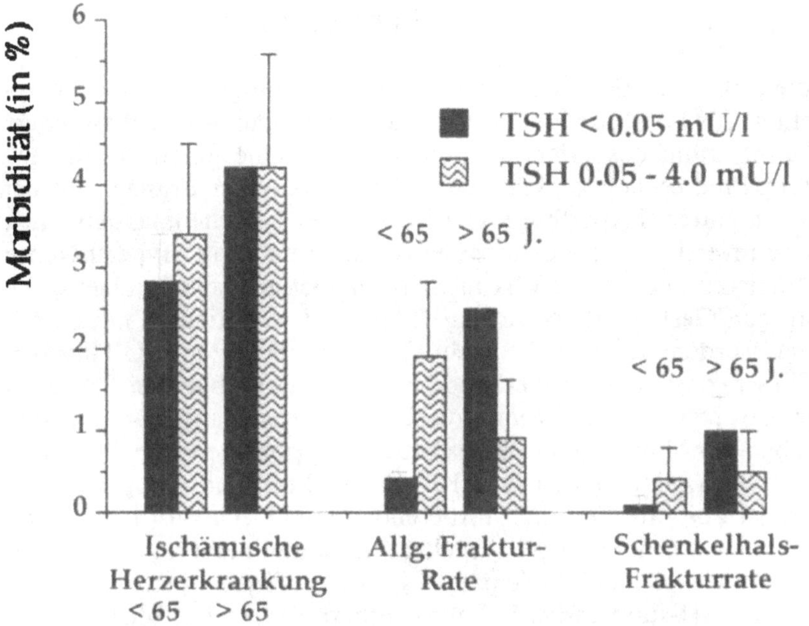

Abb. 6 Morbidität bei Patienten unter L-Thyroxin-Therapie (nach [18]).

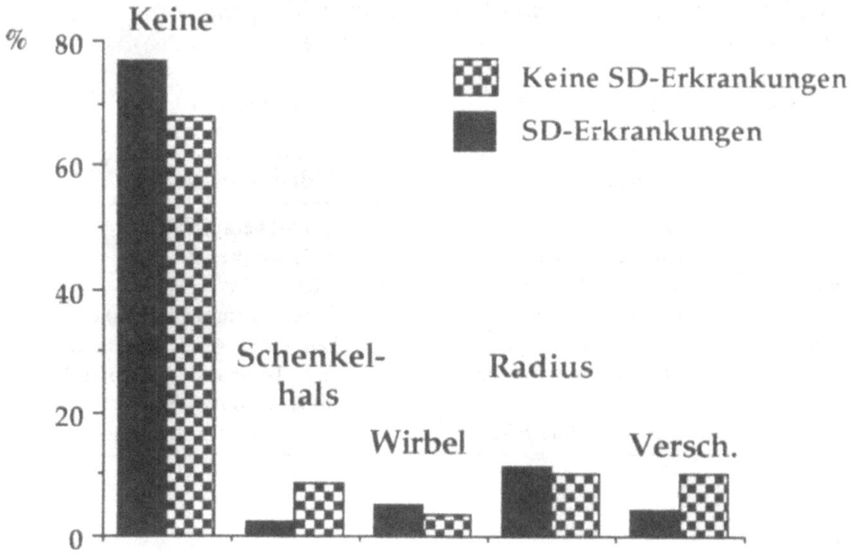

Abb. 7 Frakturraten bei Patientinnen mit und ohne SD-Erkrankungen (nach [34]).

Zusammenfassung und praktische Empfehlungen

Tab. 2 faßt die bisherigen Befunde und Ergebnisse zusammen. Die Hyperthyreose stellt einen Risikofaktor für die Knochendichte dar. Bleibt diese lange genug unerkannt, kann besonders im höheren Alter eine manifeste thyreotoxische Osteopathie erkennbar sein. Bei prämenopausalen Frauen und bei Männern ist ein durch Hyperthyreose verursachter Knochenmassenverlust möglicherweise reversibel. Bei postmenopausalen Frauen mit Hyperthyreose ist ein Frakturrisiko erkennbar, was nicht reversibel erscheint, daher sollte hier eine Östrogen/Gestagentherapie eingeleitet werden. Patienten mit euthyreoter Struma werden heute nicht mehr TSH-suppressiv mit L-Thyroxin behandelt. Ein Frakturrisiko ist hierbei daher nicht erkennbar. Bei Patienten mit primärer bzw. sekundärer Hypothyreose ist die lebenslange L-Thyroxinsubstitution ebenfalls ohne Risiko. Bei sekundärer Hypothyreose bei Patienten mit Hypophysenerkrankungen ist eine Knochendichteerniedrigung zwar erkennbar, diese ist aber auf den intermittierenden Geschlechtshormonmangel und den Wachstumshormonmangel zurückzuführen und nicht auf die zusätzliche L-Thyroxintherapie. Bei Patienten mit totaler Thyreoidektomie sollte unverändert eine TSH-suppressive L-Thyroxintherapie durchgeführt werden. Diese ist bei prämenopausalen Frauen und Männern ohne Risiko für den Knochen. Bei postmenopausalen Frauen und bei Patienten mit anderen Risikofaktoren (z. B. Glukokortikoidtherapie) sollten prophylaktische Maßnahmen für den Knochen eingeleitet werden, z. B. eine Östrogen/Gestagentherapie oder bei Männern Kalzium- und Vitamin D-Gaben.

Tabelle 2 Praktische Empfehlungen zum Problem Schilddrüse und Knochen

Diagnose	prämenopausale Frauen Männer	postmenopausale Frauen Risikopat. (z. B. + GC o. ä.)
euthyreote Struma	L-T4 ± Jodid ohne osteotropes Risiko	L-T4-Therapie nicht TSH-suppressiv
Hyperthyreose	BMD-Verlust möglicherweise reversibel	mögl. Frakturrisiko, daher Hormonsubstitution
Hypothyreose prim./sek.	lebenslange L-T4-Substitution ohne Risiko	kein erkennbares Frakturrisiko sek.: T4-unabh. Frakturrisiko
Totale TX	TSH-suppr. L-T4-Therapie ohne Risiko	mögl. Frakturrisiko, daher Hormonsubstitution

Literatur

[1] Adlin, E. V., A. H. Maurer, A. D. Marks et al.: Bone mineral density in postmenopausal women treated with L-Thyroxine. Am. J. Med. 90 (1991) 360–366.

[2] Askanazy, M., E Rutishauser: Die Knochen der Basedow-Kranken. Beitrag zur latenten Osteodystrophia fibrosa. Virch. Arch. Path. Anat. *291* (1933) 653–681.

[3] Auwerx, J., R. Bouillon: Mineral and bone metabolism in thyroid disease: a review. Qu. J. Med. *232* (1986) 737–752.
[4] Coindre, J. M., J. P. David, L. Rivière et al.: Bone loss in hypothyroidism with hormone replacement. A histomorphometric study. Arch. Intern. Med. *146* (1986) 48–53.
[5] Demeester, N., P. Bergmann, J. J. Body et al.: Calcitonin and bone mass status in congenital hypothyroidism. Calcif. Tiss. Int. *46* (1990) 222–226.
[6] Diamond, T., I. Nery, I. Hales: A therapeutic dilemma: suppressive doses of thyroxine significantly reduce bone mineral measurements in both premenopausal and postmenopausal women with thyroid carcinoma. J. Clin. Endocrinol. Metab. *72* (1991) 1184–1188.
[7] Eriksen, E. F., L. Mosekilde, F. Melsen: Trabecular bone remodelling and bone balance in hyperthyroidism. Bone *6* (1985) 421–428.
[8] Faber, J., K. Overgaard, A. Jarløv: Bone mineral content in premenopausal women with nontoxic goitre and reduced serum TSH. Presentation at the 66th Am. Thyroid. Ass. 1992.
[9] Franklyn, J. A., J. Betteridge, J. Daykin et al.: Long-term thyroxine treatment and bone mineral density. Lancet *340* (1992) 9–13.
[10] Fraser, S. A., D. A. Smith, J. B. Anderson et al.: Osteoporosis and fractures following thyrotoxicosis. Lancet i (1971) 981–983.
[11] Gam, A. N., G. F. Jensen, K. Hasselstrøm et al.: Effect of thyroxine therapy on bone metabolism in substituted hypothyroid patients with normal or suppressed levels of TSH. J. Endocrinol. Invest. *14* (1991) 451–455.
[12] Garrel, D. R., P. D. Delmas, L. Malaval et al.: Serum bone gla protein: a marker of bone turnover in hyperthyroidism. J. Clin. Endocrinol. Metabol. *62* (1986) 1052–1055.
[13] Gonzalez, D. C., C. A. Mautelen, P. H. Correa et al.: Bone mass in totally thyroidectomized patients. Role of calcitonin and exogenous thyroid treatment. Acta Endocrinol. *124* (1991) 521–525.
[14] Greenspan, S. L., F. S. Greenspan, N. M. Resnick et al.: Skeletal integrity in premenopausal and postmenopausal women receiving long-term L-thyroxine therapy. Am. J. Med. *91* (1991) 5–14.
[15] Harvey, R. D., K. C. McHardy, I. W. Reid et al.: Measurement of bone collagen degradation in hyperthyroidism and during thyroxine replacement therapy using pyridinium cross-links as specific urinary markers. J. Clin. Endocrin. Metabol. *72* (1991) 1189–1194.
[16] Hurley, D. I., R. D. Tiegs, H. W. Wahner et al.: Axial and appendicular bone mineral density in patients with long-term deficiency or excess of calcitonin. N. Engl. J. Med. *317* (1987) 537–541.
[17] Kung, A. W. C., K. K. Pun: Bone mineral density in premenopausal women receiving long-term physiological doses of levothyroxine. JAMA *265* (1991) 2688–2691.
[18] Leese, G. P., R. T. Jung, C. Guthrie et al.: Morbidity in patients on L-thyroxine: a comparison of those with a normal TSH to those with a suppressed TSH. Clin. Endocrinol. *37* (1992) 500–503.
[19] Lehmke, J., U. Bogner, D. Felsenberg et al.: Determination of bone mineral density by quantitative computed tomography and single photon absorptiometry in subclinical hyperthyroidism: a risk of early osteopenia in postmenopausal women. Clin. Endocrinol. *36* (1992) 511–517.
[20] Lukert, B. P., J. C. Higgins, M. M. Stoskopf: Serum osteocalcin is increased in patients with hyperthyroidism and decreased in patients receiving glucocorticoids. J. Clin. Endocrinol. Metabol. *62* (1986) 1056–1058.
[21] Meeme, H. E., D. L. Schatz: Simple radiologic demonstration of cortical bone loss in thyrotoxicosis. Radiology 97 (1970) 9–15.
[22] Meunier, P. J., G. G. S. Bianchi, C. M. Edouard et al.: Bony mainfestations of thyrotoxicosis. Orthop. Clin. N. Amer. *3* (1972) 745–774.

[23] Mudde, A. H., F. J. L. Reijnders, A. C. Nieuwenhuijzen Kruseman: Peripheral bone density in women with untreated multonodular goitre. Clin. Endocrin. *37* (1992) 35–39.
[24] Mundy, G. R., L. G. Raisz: Thyrotoxicosis and calcium metabolism. Miner Electrolyte Metab. *2* (1979) 285–292.
[25] Muller, C., T. A. Bayley, J. E. Harrison et al.: Suppressive thyroxine therapy does not affect bone mass. Presentation at the 66th Am. Thyroid. Ass. 1992.
[26] Paul, T. I., J. Kerrigan, A. M. Kelly et al.: Long-term L-thyroxine therapy is associated with decreased hip bone density in premenopausal women. JAMA *259* (1988) 3137–3141.
[27] Pioli, G., M. Pedrazzoni, E. Palummeri et al.: Longitudinal study of bone loss after thyroidectomy and suppressive thyroxine therapy in premenopausal women. Acta Endocrinol. *126* (1992) 238–242.
[28] v. Recklinghausen, F. C.: Die fibröse oder deformierende Ostitis, die Osteomalazie und die osteoplastische Karzinose in ihren gegenseitigen Beziehungen. In Festschrift R. Virchow (1891), p. 20.
[29] Ribot, C., F. Tremoilliereres, J. M. Pouilles et al.: Bone mineral density and thyroid hormone therapy. Clin. Endocrinol. *33* (1990) 143–153.
[30] Rosen, C. J., R. A. Adler: Longitudinal changes in lumbar bone density among thyrotoxic patients after attainment of euthyroidism. J. Clin. Endocrinol. Metabol. *75* (1992) 1531–1534.
[31] Ross, D. S., R. M. Neer, E. C. Ridgway et al.: Subclinical hyperthyroidism and reduced bone density as a possible result of prolonged suppression of the pituitary-thyroid axis with L-thyroxine. Am. J. Med. *82* (1987) 1167–1170.
[32] Ross, D. S.: Bone density is not reduced during short-term administration of levothyroxine to postmenopausal women with subclinical hypothyroidism. A randomized prospective study. Presentation at the 66th Am. Thyroid. Ass. 1992.
[33] Ryckewaert, A., P. Bordier, L. Miravet et al.: L'osteose thyreoidienne. Sem. Hôp. (Paris) *44* (1968) 222–229.
[34] Solomon, B. L., L. Wartofsky, K. D. Burman: Prevalence of fractures in postmenopausal women with thyroid disease. Thyroid *3* (1993) 17–23.
[35] Stall, G. M., S. Harris, I. J. Sokoll et al.: Accellerated bone loss in hypothyroid patients overtreated with L-thyroxine. Ann. Int. Med. *113* (1990) 265–269.
[36] Stépân, J. J., Z. Limanova: Biochemical assessment of bone loss in patients on long-term thyroid hormone treatment. Bone Miner. *17* (1992) 377–388.
[37] Taelman, P., J. M. Kaufman, X. Janssens et al.: Reduced forearm bone mineral content and biochemical evidence of increased bone turnover in women with euthyroid goitre treated with thyroid hormone. Clin. Endocrinol. *33* (1990) 107–117.
[38] Toh, S. H., P. H. Brown: Bone mineral content in hypothyroid male patients with hormone replacement: a 3-year study. J. Bone Miner. Res. *5* (1990) 463–467.
[39] Toh, S. H., B. C. Claunch, P. H. Brown: Effect of hyperthyroidism and its treatment on bone mineral content. Arch. Intern. Med. *145* (1985) 883–886.
[40] Wenzel, K. W.: Bone minerals and levothyroxine. Lancet (Letter) *340* (1992) 435.
[41] Williams, R. H., H. J. Morgan: Thyrotoxic osteoporosis. Int. Clin. *2* (1940) 48–52.
[42] Wüster, Chr., H. W. Minne, J. Wüster et al.: Bone mineral content in non-osteoporotic patients. Positive influences of calcitonin. J. Bone, Min. Res. *4* (Suppl. 1) (1989) 158.
[43] Wüster, Chr., E. Slenczka, R. Ziegler: Erhöhte Prävalenz von Osteoporose und Arteriosklerose bei konventionell substituierter Hypophysenvorderlappeninsuffizienz: Bedarf einer zusätzlichen Wachstumshormonsubstitution? Klin. Wochenschr. *69* (1991) 769–773.
[44] Wüster, C., F. Raue, C. Meyer et al.: Long-term excess of endogenous calcitonin in patients with medullary thyroid carcinoma does not affect bone mineral density. J. Endocrinology *134* (1992) 141–147.
[45] Wüster, Chr.: Growth hormone and bone. Acta endocrinologica *128* (Suppl. 2) (1993) 14–18.

Diskussion

Wenzel:
Ich habe eine Frage an die versammelten Osteologen: diese Studien, die allenfalls etwas bei älteren Frauen zeigen, sind oft an totalthyreoidektomierten Frauen gemacht worden. Wie sehr muß man da berücksichtigen, daß die kein Calcitonin produzieren?

Wüster:
Ich hatte in der Arbeit, die wir an den C-Zellkarzinompatienten gemacht haben, gezeigt, daß diese Patienten totalthyreoidektomiert waren, aber ein Teil von ihnen war nicht geheilt. Diese Patienten hatten also noch verstreute C-Zellen, die hatten also noch Calcitonin. Und zwischen den beiden Gruppen waren keine Unterschiede zu sehen, insofern glauben wir nicht, daß in diesen Kollektiven Calcitonin einen knochenbeeinflussenden Faktor hat.

Grußendorf:
Ich habe den Vergleich im Rahmen dieser Vorlesung nicht ganz verstanden, d. h., es ging da nicht um Schilddrüsenhormontherapie, sondern Du wolltest das Problem lösen und herausfinden, ob Calcitonin die Osteoporose beeinflußt.

Wüster:
Ich wollte beide Probleme lösen. Diese Patienten sind teilweise schon suppressiv behandelt, wir haben die Patienten auch unterteilt in die, die ein supprimiertes TSH hatten, und die, die normales TSH hatten. Da gab es sicher auch keinen Unterschied in bezug auf keinen der Parameter.

Reinwein:
Haben Sie Ihre totalthyreoidektomierten Patienten mit Schilddrüsenkarzonim einmal daraufhin untersucht, welche von ihnen auch parathyreoidektomiert waren? Und wurde die Knochendichte bei ihnen auch mit ins Kalkül genommen? Finden sich Unterschiede?

Wüster:
Auch das haben wir untersucht, ich kann Ihnen die Arbeit zuschicken. Wir haben in diesem Kollektiv ungefähr 25 Parameter von 40 C-Zellkarzinompatienten untersucht, unter anderem natürlich auch den Hypoparathyreoidismus und die Gabe von Kalzium und Vitamin D, und fanden in keinen Parametern Unterschiede. Der einzige Unterschied war, daß die nichtgeheilten Patienten etwas geringeres Körpergewicht hatten und dadurch eine etwas geringere Knochendichte am Radius. Aber diese Knochendichte am Radius

ging auf mit dem niedrigeren Gewicht, weil die Dichtemessung durch das Gewicht beeinflußt war. Das war der einzige Faktor, der in der ganzen Multivarianzanalyse statistisch signifikant war. Wir haben Tumorstaging gemacht bei den Patienten, wir haben die Stadien untersucht, weil wir gedacht haben, daß vielleicht die Patienten, die eine Tumorkrankheit haben, dadurch mehr gefährdet sind. Auch da fand sich kein Unterschied.

Heckhausen:
Die wichtigste Ursache für die Osteoporose in der Postmenopause ist Östrogenmangel. Dieses Risiko wird bei der Hyperthyreose unwesentlich gesteigert. Kann man jetzt nicht vielleicht so argumentieren, daß eine postmenopausale Frau, die eine Hyperthyreose hat, dann für die Dauer der Hyperthyreose mit Östrogenen behandelt werden soll, wenn ich das Risiko der Schenkelhalsfraktur vermindern will?

Wüster:
Danke, daß Sie mein letztes Dia noch einmal subsumiert haben. Postmenopausale Patientinnen und postmeonopausale Patientinnen nach totaler Thyreoidektomie sollten mit Östrogen substituiert werden.

Schilddrüsenhormongabe – ein Risikofaktor für spätere Osteoporose?

H.-Chr. Schober

Eine Beeinflussung des Knochenstoffwechsels durch Schilddrüsenhormone (SD-Hormone) ist vielfach belegt [8, 14, 15, 16, 17]. Dieses Wissen ist Anlaß, das Risiko therapeutischer SD-Hormongaben bei der Strumaprophylaxe, bei der Hypothyreosetherapie und in der Behandlung von SD-Karzinomen hinsichtlich eines Knochenverlustes zu untersuchen.

Unter einem SD-Hormonexzeß wird der Knochenumbau beschleunigt [5, 16]. Das heißt, die Zahl der Remodelingzyklen steigt an, ein größerer Anteil der Knochenoberflächen wird an- und abgebaut. Bei unveränderter Resorptionstiefe der Osteoklasten ist die osteoblastäre Wiederauffüllung vermindert und es resultiert pro Umbauzyklus ein Nettoknochenverlust am trabekulären Knochen [5]. In der Kortikalis führt das gesteigerte Remodeling zu einer Zunahme der Porosität [16].

Histomorphometrisch entwickelt sich rasch nach Einsetzen des SD-Hormonüberschusses ein trabekulärer Knochenverlust [3, 24], wobei die Verlustrate mit zunehmender Dauer geringer wird [24]. Eine entsprechende Abnahme der Knochendichte sowohl im Achsen- als auch im peripheren Skelett und eine kortikale Aufblätterung werden beschrieben [11, 14, 22]. Trotz dieser pathomorphologischen Veränderungen an trabekulären und kortikalen Strukturen sind Berichte über eine Zunahme von Frakturen bei Hyperthyreosen eher selten. Fraser et al. [8] berichten über signifikant mehr Frakturen und eine verminderte Knochendichte bei an Hyperthyreose Erkrankten. Einzelne Fälle mit klinisch manifester Knochenstoffwechselstörung werden berichtet [2, 6, 23]. Aufgrund dieser Berichte ist das Risiko einer SD-Hormontherapie für die Knochenstabilität zu evaluieren.

Die komplexe Regulation und Beeinflussung des Knochenstoffwechsels erfordern eine Gliederung der Problematik.

1) Nach welcher Krankheits-/Behandlungsdauer tritt ein Knochenverlust ein?
2) Besteht eine Korrelation zwischen Knochenverlust und Dosis der SD-Hormone?
3) Beeinflußt eine vorangegangene Hyperthyreose das Verhalten der Knochendichte?
4) Verstärkt die SD-Hormongabe den postmenopausalen Knochenverlust?

5) Ist der Knochenverlust reversibel?
6) Sind alle Skelettregionen in gleicher Weise gefährdet?

SD-Hormone werden entweder als Ersatz fehlender eigener Hormone oder zur Begrenzung oder Verhinderung des Wachstums der Schilddrüse appliziert. Die Therapieziele werden modernerweise durch die Messung des sensitiven TSH objektiviert. Beim SD-Karzinom, einem Krankheitsbild, bei dem stets suppressive Hormondosen eingesetzt werden, führte eine im Durchschnitt 7,9jährige L-Thyroxin-Therapie mit 191 $\pm$ 50 µg/d densitometrisch zu keinem signifikanten Knochenverlust, weder im Schenkelhalsbereich, noch in der Wirbelsäule [7]. Prämenopausal konnte auch von anderen Untersuchern keine Dichteminderung im Bereich der LWS gefunden werden [4, 13, 26]. Bei Gabe von T3 oder T3/T4 Mischungen und nach einer Behandlungsdauer von durchschnittlich 6,3 Jahren wird prämenopausal keine Knochendichteminderung im LWS-Bereich beschrieben [26]. In dieser Untersuchung blieb die Knochendichte von Männern unbeeinflußt [26].

Differierende Befunde liegen für das periphere Skelett vor. Übereinstimmend beschreiben Diamond et al. [4] und Wenzel [29] keine Minderung der Knochendichte am distalen und proximalen Radius bei prämenopausalen Frauen. Auch am Calcaneus wird in dieser Altersgruppe keine Dichteminderung gefunden [13]. Dagegen findet sich im Schenkelhalsbereich eine Dichteminderung von etwa 11% [4]. Ein besonders deutlicher Verlust von 12,8% ausschließlich im Schenkelhals bei prämenopausalen Frauen findet sich in einer früheren Studie [18].

Hypothyreote Patienten wurden nach Stellung der Diagnose prospektiv untersucht. Die Ergebnisse sind nicht einheitlich. Die Untersuchung an Männern, deren Knochendichte am distalen Radius gemessen wurde, zeigt im Verlauf von 3 Jahren keine konstanten Veränderungen, eine Minderung der Knochendichte wurde nicht beschrieben [28]. In den Untersuchungen von Ribot et al. [19], die 4 Männer und 6 Frauen prospektiv kontrollierten, kommt es dagegen zu einer stetigen Knochendichteminderung im Verlauf eines Jahres. Dabei vermindert sich die Dichte in den LWK 2–4 um etwa 4,7%, im Schenkelhals um etwa 8% und am Trochanter um 8,5%. Der stärkste Abfall ist nach 6 Monaten feststellbar. Auch bei diesem Grundleiden wird bei prämenopausalen Frauen unter der Hormonsubstitution keine Minderung der Knochendichte im LWS-Bereich, dagegen aber im Schenkelhals gefunden [12].

Bei 29 Frauen, die wegen einer Hypothyreose nach Hashimoto-Thyreoiditis mit L-Thyroxin behandelt wurden, erfolgte eine Trennung nach supprimiertem ($< 0,15$) und nicht supprimiertem ($> 0,15$) TSH [9]. Zwischen beiden Gruppen sind Unterschiede in der Knochendichte im Schenkelhals- und LWS-Bereich nicht nachweisbar.

Frühere Studien an Patienten, die SD-Hormon zur Strumatherapie erhielten, zeigen eine Minderung der Knochendichte am Unterarm [21, 27]. Der Verlust beträgt nach 5 und mehr Jahren etwa 5% und nach 10 und mehr Jahren etwa 9% [21]. Im Vergleich mit späteren Studien, die FT4, T3 und TSH kontinuierlich zur Einstellung ihrer Patienten nutzten, erhielten diese Patienten zu hohe SD-Hormondosen [20]. Ein Teil der Patienten wurde mit T3-Präparationen behandelt [27]. Hypothyreote Patienten, die aus einer großen Population aufgrund ihres erniedrigten TSH-Spiegels ausgewählt wurden, wiesen einen signifikant größeren jährlichen Dichteverlust von 2,89% im LWS-Bereich auf, verglichen mit einer gesunden Vergleichsgruppe [25]. An Radius und Schenkelhals fanden sich tendenziell gleiche, aber nicht signifikante Verlustraten [25].

Mehrere Studien, deren Untersuchungsgruppen Patienten nach durchgemachter Hyperthyreose einschließen, zeigen eine Knochendichteminderung des Achsen- und peripheren Skeletts [1, 10]. In diesen kürzlich publizierten vergleichenden Untersuchungen sind die Patientengruppen und Therapieziele heterogen, so daß sowohl Ersatz- als auch suppressive Dosen verabfolgt wurden [1, 10]. Die angegebenen L-Thyroxin-Dosierungen zwischen 120 und 200 μg/d sind daher nicht eindeutig zuzuordnen. In beiden Untersuchungen wurden die FT4-Werte im Normbereich geführt, das sensitive TSH war trotzdem in ⅔ und ¾ der Fälle supprimiert. Deshalb muß eine subtile Aufarbeitung erfolgen. Diese zeigt, daß die Knochendichteminderung im Schenkelhalsbereich überwiegend bei den früher hyperthyreoten Patienten auftritt [1, 10].

Der Nachweis einer Knochendichteminderung nach vorangegangener Hyperthyreose deutet auf eine mögliche, nur partielle Reversibilität des dabei eingetretenen Knochenverlustes hin. Krolner et al. [11] finden in ihrer Vergleichsstudie eine Minderung um 12,6% bei Hyperthyreose und unter der thyreostatischen Therapie eine jährliche Zuwachsrate von 3,7%. Saggese et al. [22] kontrollierten Kinder bis zu 36 Monaten nach Einleitung der thyreostatischen Therapie. Die Knochendichte am distalen Radius stieg im Verlauf kontinuierlich an und lag nach 36 Monaten noch 1,2–2,1% unter der Altersnorm. Auch histomorphometrisch wird ein Jahr nach Beginn der thyreostatischen Therapie noch immer ein um etwa 15% vermindertes Knochenvolumen festgestellt [24].

Zusammenfassend belegen die vorliegenden Studien, daß selbst eine langjährige Therapie mit L-Thyroxin bei einem exakten Monitoring von FT4 und modernerweise des TSH unter Vermeidung von T3-Erhöhungen zu keinem klinisch relevanten Knochenverlust führt. Zu hohe Hormondosen scheinen den Knochenverlust jedoch zu befördern. Risikogruppen sind Patienten mit früher durchgemachter Hyperthyreose sowie postmenopausale Frauen. Bei diesen Patienten sollte eine sorgfältige Einstellung der SD-Hormonparameter erfolgen, die Knochendichtemessung zur Verlaufskontrolle ist zu empfehlen. Als besonders gefährdete Skelettregion stellt sich der Schenkelhals dar. Weitere prospektive Studien müssen zeigen, ob es zu einer Häufung von Schenkelhalsfrakturen bei SD-Hormonsubstitution kommt.

Literatur

[1] Adlin, E. V., A. H. Maurer, A. D. Marks et al.: Bone mineral density in postmenopausal women treated with L-thyroxine. Am. J. Med. *90* (1991) 360–366.

[2] Bornemann, M., J. R. Saxon, G. S. Kidd: Osteoporosis unmasked by hyperthyroidism in a young man with osteogenesis imperfecta. Arch. Intern. Med. *147* (1987) 1947–1948.

[3] Coindre, J. M., J. P. David, L. Riviere et al.: Bone loss in hypothyreoidism with hormone replacement. A histomorphometric study. Arch. Intern. Med. *146* (1986) 48–53.

[4] Diamond, T., L. Nery, I. Hales: A therapeutic dilemma: suppressive doses of thyroxine significantly reduce bone mineral measurements in both premenopausal and postmenopausal women with thyroid carcinoma. J. Clin. Endocrinol. Metab. *72* (1991) 1184–1188.

[5] Eriksen, E. F., L. Mosekilde, F. Melsen: Trabecular Bone Remodeling and Bone Balance in Hyperthyroidism. Bone *6* (1985) 421–428.

[6] Fallon, M. D., H. Perry, M. Bergfeld et al.: Exogenous hyperthyroidism with osteoporosis. Arch. Intern. Med. *143* (1983) 442–444.

[7] Franklyn, J. A., J. Betteridge, J. Daykin et al.: Long-term thyroxine treatment and bone mineral density. Lancet *340* (1992) 9–13.

[8] Fraser, S. A., J. B. Anderson, D. A. Smith et al.: Osteoporosis and fractures following thyrotoxicosis. Lancet *1* (1971) 981–984.

[9] Gam, A. N., G. F. Jensen, K. Hasselstrom et al.: Effect of thyroxine therapy on bone metabolism in substituted hypothyroid patients with normal or suppressed levels of TSH. J. Endocrinol. Invest. *14* (1991) 451–455.

[10] Greenspan, S. L., F. S. Greenspan, N. M. Resnick et al.: Skeletal integrity in premenopausal and postmenopausal women receiving long-term L-thyroxine therapy. Am. J. Med. *91* (1991) 5–14.

[11] Krolner, B., J. Vesterdal Jorgensen, S. Pors Nielsen: Spinal bone mineral content in myxoedema and thyrotoxicosis: Effects of thyroid hormone and antithyroid treatment. Clin. Endocrinol. *18* (1983) 439–446.

[12] Kung, A. W., K. K. Pun: Bone mineral density in premenopausal women receiving long-term physiological doses of levothyroxine. JAMA *265* (1991) 2688–1691.

[13] Lehmke, J., U. Bogner, D. Felsenberg et al.: Determination of bone mineral density by quantitative computed tomography and single photon absorptiometry in subclinical hyperthyroidism: a risk of early osteopenia in post-menopausal women. Clin. Endocrinol. (Oxf.) *36* (1992) 511–517.

[14] Meema, H. E., D. L. Schatz: Simple radiologic demonstration of cortical bone loss in thyrotoxicosis. Radiology (1970) 9–15.

[15] Meunier, P., G. G. S. Bianchi, C. M. Eduard et al.: Bony manifestations of thyrotoxicosis. Orthoped. Clin. of North America *3* (1972) 745–774.

[16] Mosekilde, L., F. Melsen: Effects of antithyroid treatment on calcium-phosphorus metabolism im hyperthyroidism. II. Bone histomorphometry. Acta Endocrinol. (Copenh.) *87* (1978) 751–758.

[17] Mosekilde, L., F. Melsen, J. P. Bagger et al.: Bone changes in hyperthyroidism: interrelationships between bone morphometry, thyroid function and calcium-phosphorus metabolism. Acta Endocrinol. *85* (1977) 515–517.

[18] Paul, T. L., J. Kerrigan, A. M. Kelly et al.: Long-term L-thyroxine is associated with decreased hip bone density in premenopausal women. JAMA *259* (1982) 3137–3141.

[19] Ribot, C., F. Tremollieres, J. M. Pouilles et al.: Bone mineral density and thyroid hormone therapy. Clin. Endocrinol. (Oxf.) *33* (1990) 143–153.

[20] Ross, D. S.: Monitoring L-thyroxine therapy: lessons from the effects of L-thyroxine on bone density. Am. J. Med. *91* (1991) 1–4.

[21] Ross, D. S., R. M. Neer, E. C. Ridgway et al.: Subclinical hyperthyroidism and reduced bone density as a possible result of prolonged suppression of the pituitary thyroid axis with L-thyroxine. Am. J. Med. *82* (1987) 1167–1170.

[22] Saggese, G., S. Bertellone, G. I. Baroncelli: Bone mineral rarifization and calciotropic hormones in children with hyperthyroidism. Effects of methimazole therapy. J. Endocrinol. Invest. *13* (1990) 587–592.

[23] Schober, H. C., K. Abendroth, J. Dabels: Größenabnahme als Ausdruck der Knochenstoffwechselstörung bei Hyperthyreose. Z. gesamte inn. Med. *44* (1989) 557.

[24] Schober, H. C., A. Seiter, K. Abendroth et al.: Reversible cancellous bone loss following hyperthyroidism. In: C. Christiansen, K. Overgaard (Hrsg.): Osteoporosis 1990, S. 1708–1709. Osteopress ApS 1990.

[25] Stall, G. M., S. Harris, L. J. Sokoll et al.: Accelerated bone loss in hypothyroid patients overtreated with L-thyroxine. Ann. Intern. Med. *113* (1990) 265–269.

[26] Stepan, J. J., Z. Limanova: Biochemical assessment of bone loss in patients on long-term thyroid hormone treatment. Bone Miner. *17* (1992) 377–388.

[27] Tealman, P., J. M. Kaufman, X. Janssens et al.: Reduced forearm bone mineral content and biochemical evidence of increased bone turnover in women with euthyroid goitre treated with thyroid hormone. Clin. Endocrinol. (Oxf.) *33* (1990) 107–117.

[28] Toh, S. H., P. H. Brown: Bone mineral content in hypothyroid male patients with hormone replacement: a 3-year study. J. Bone Miner. Res. *5* (1990) 463–467.

[29] Wenzel, K. W.: Bone minerals and levothyroxine (letter). Lancet *340* (1992) 435–436.

Diskussion

Ziegler:

Die Abnahme des trabekulären Volumens bei den unter 40jährigen bedeutet nicht automatisch höheres Knochenrisiko, solange die Vernetzung nicht tangiert wird. Und wenn ich Ihre Zahlen sehe, daß eine gewisse Ausheilung erfolgt, dann spricht das dafür, daß das Trabekelnetz noch vorhanden ist, so daß ich als These sagen würde – und auch die Frage –, haben Sie noch Connectivität ausgezählt in diesen Biopsien. Das echte Risiko würde ich dort beginnend sehen, wenn Volumen und gleichzeitig die Vernetzung zurückgehten.

Schober:

Ja, Herr Ziegler, vielen Dank für diese Frage, ich hatte noch ein Dia, das zeigen sollte, was alles kaputtgehen muß, damit Knochen überhaupt frakturieren: die Trabekelzahl, die Trabekeldicke, die Trabekelconnektivität, die Struktur. Und man muß natürlich auch die Struktureinleitung in die Corticalis sehen. Dieses alles ist nicht untersucht, so daß ich denke, daß man erst dann zu einer endgültigen Aussage kommen kann, wenn auch diese anderen Punkte miterfaßt sind. Zur zweiten Gruppe, zu den Nachbiopsierten, gehören auch ältere Patientinnen. Das ist also eine heterogene Gruppe aus Jüngeren und Älteren, so daß man diese zweite Gruppe mit dem Wiederanstieg auch mit Vorsicht betrachten muß.

2 Neues zur Diagnostik und Therapie der Schilddrüsenerkrankungen

2.1 Diagnostik

Messung der Jodidkonzentration im Urin mit „Paired-ion, reversed-phase high-performance liquid chromatography“ und elektrochemischer Detektion

J. Rendl, S. Seybold, W. Börner

Einführung

Die Bestimmung der Jodkonzentration im Urin spielt bei allen epidemiologischen Studien im Zusammenhang mit Jodsupplementation eine große Rolle, insbesondere für die Diagnose des Jodmangels [1] und für die Überprüfung der Patientencompliance im Rahmen der Strumabehandlung und -prophylaxe [15].

Mehrere Methoden existieren für die Bestimmung von Jod in biologischem Material [5, 6, 7, 18, 19]. Die am meisten verwendeten Techniken sind die colorimetrischen Cer-Arsen-Assays, die auf dem katalytischen Effekt von Jodid in der Redoxreaktion zwischen dem gelben Cer (IV) und Arsen (III) basieren, was zum farblosen Cer (III) und Arsen (V) führt [16, 17]. Die Reduktion des gelben Cers wird spektrophotometrisch bei 410 nm gemessen. Viele Labors verwenden einen Autoanalyzer, z. B. den Technicon-Autoanalyzer II, oder benutzten die vereinfachte Methode von Wawschinek [20].

Alle diese Methoden jedoch sind anfällig gegenüber Jodkontaminationen und anderen interferierenden Substanzen wie z. B. Thiozyanat und Urochromen, die an der katalytischen Reaktion teilnehmen. Eine aufwendige Digestion der Urinproben vor der endgültigen photometrischen Messung ist daher unumgänglich [13]. Die katalytische Natur dieser Assays allerdings erfordert striktes Einhalten der Testprozeduren, um fehlerhafte Ergebnisse zu vermeiden. Der automatisierte Technicon-Autoanalyzer II mit Digestion der Proben gilt zwar als anerkanntes Referenzverfahren, ist aber kommerziell leider nicht mehr erhältlich.

Eine alternative, automatisierbare Methode zur Jodbestimmung in Urin stellt die Ionenchromatographie dar, insbesondere die „Paired-ion, reversed-phase high-performance liquid chromatography“ (HPLC) [2, 3, 8, 9, 10, 12, 14]. Gegenüber der „klassischen“ Ionenchromatographie bietet sie eine Reihe von Vorteilen: erstens erfordert sie keine teuren Ionenaustauschersäulen, die etwa fünfmal so teuer sind wie Reversed-phase-Säulen. Zweitens ist eine zusätzliche Investition in eine chromatographische Ausrüstung nicht erforderlich, da die

Methode auf jeder gängigen HPLC-Anlage, wie in vielen Labors vorhanden, durchgeführt werden kann.

Ziel der vorliegenden Arbeit ist daher zum einen die Präsentation einer relativ einfachen, automatisierbaren Methode zur Messung von Jodkonzentrationen im Urin mit der HPLC-Technik und zum anderen der Vergleich mit dem Technicon-Autoanalyzer II mit Probendigestion als anerkanntem Referenzverfahren.

Material und Methoden

Apparat

Die HPLC-Anlage umfaßte folgende Komponenten: eine Waters®-Model-510-HPLC-Pumpe, einen Waters®-717-Autosampler, einen Waters®-460-elektrochemischen-Detektor und ein Waters®-Temperatur-Kontroll-System, bestehend aus dem Temperaturkontrollmodul und einem Säulenofen. (Alle Komponenten von Waters® Chromatography Division, Millipore, Milford, MA, USA). Der elektrochemische Detektor schloß als spezifische Subkomponenten eine Ag/AgCl-Referenzelektrode, eine Silberarbeitselektrode sowie ein 50 µ Gasket mit ein, letzteres definierte ein Zellvolumen von 2,5 µL. Autosampler und Detektor waren on-line mit einem Power-Mate-386/25-Personal-Computer (NEC Corporation®, Japan) verbunden, auf dem eine 810 Baseline-Chromatography-Software von Waters® installiert war. Als Chromatographiesäule diente eine Resolve-C18-reversed-phase-Säule, 3,9 × 150 mm, 90 Å, 5 µm (Waters®), die bei 35 °C im Säulenofen gehalten wurde.

Mobile phase

Die mobile Phase bestand aus 0,01 M Dinatriumhydrogenphosphat dodecahydrat ($Na_2HPO_4 \cdot 12H_2O$), 0,001 M Titriplex® III, 0,01 M Tetrabutylammoniumphosphat und 0,006 M Di-n-butylamin in HPLC grade Wasser. Der pH der resultierenden mobilen Phase wurde mit 85% Orthophosphorsäure (H_3PO_4) auf 7,0 eingestellt. Vor Gebrauch wurde die mobile Phase durch ein 0,45 µm Filter filtriert und unter Vakuum entgast.

Urinproben

177 Spontanurine wurden von 48 Patienten gesammelt, die in verschiedenen Gruppen auf drei unterschiedliche Arten (nur Jodid, nur Levothyroxin und Kombinationstherapie) strumabehandelt wurden. Vor Behandlung, 3, 6 und 12 Monate nach Therapiebeginn wurden spontane Urinproben genommen und 20 mL aliquots bei −20 °C eingefroren. Jede Probe wurde sowohl mit der HPLC als auch mit dem Technicon-Autoanalyzer gemessen.

Probenvorbereitung

Vor Injektion von 50 µL Aliquots in die HPLC wurden die Urine auf C18-SEP-PAK-PLUS®(Waters)-Extraktionssäulen gegeben. Vor Gebrauch sind die Extraktionssäulen mit 10 mL Methanol und 10 mL Wasser zu konditionieren. Dann werden 3 mL Aliquots der Urinproben durch die Säulen gedrückt. Die ersten zwei mL werden verworfen, der dritte wird aufgefangen. Semiautomatische Probenvorbereitung mit einem Waters-Vakuum-Manifold® erlaubt eine Präparation von ca. 50 Proben pro Stunde.

HPLC-Analyse und Run-Bedingungen

50 µL Aliquots wurden entweder von wäßrigen Standardlösungen oder von Eluaten der Extraktionssäulen in die HPLC injiziert. Isokratische HPLC erfolgte mit einem Flow von 1,0 mL/min mit elektrochemischer Detektion bei einer Potentialdifferenz von + 0,10 Volt vs. Ag/AgCl. Eine Integratorsensitivität von 1,0 Volt entsprach einer Full-Scale-Detektorsensitivität von 50 Nanoampere. Die Jodkonzentrationen wurden automatisch aus den Peakhöhen berechnet.

Optimierung

Zur Wahl des optimalen Operationspotentials für die Jodidbestimmung mit der oben angegebenen mobilen Phase wurde eine Stromspannungskurve mit Hilfe repetitiver Injektionen einer Standardlösung (1,6 µmol/L Kaliumjodid) bei verschiedenen Potentialen erstellt. Erhöht man das Potential in 0,05 Volt-Schritten, so zeigt sich keine weitere Zunahme des Detektorsignals mehr bei einem Arbeitspotential von + 0,10 Volt. Dieses Potential wurde daher unter Routinebedingungen benutzt, da es das kleinstmögliche im Plateaubereich der Stromspannungskurve war, welches das Rauschen minimierte.

Technicon-Autoanalyzer

Die Bestimmung von Jodkonzentrationen mit dem Technicon-Autoanalyzer II, basierend auf der Digestionsmethode, ist ausführlich in der Literatur beschrieben [1, 4, 11]. Die Durchführung der Analysen erfolgte durch Aspiration von 250 µL Aliquots der nicht präparierten Urinproben, was den Gesamtjodgehalt der Proben ergab. Identische Volumina von Eluaten derselben Urinproben wurden unmittelbar nach den Nativurinen aspiriert, um den ungebundenen Jodanteil zum Vergleich mit der HPLC zu messen.

Ergebnisse

Typische, für die Ergebnisse der HPLC repräsentative Chromatogramme sind in Abb. 1 für eine Standardlösung mit 1,18 µmol/L Kaliumjodid und in Abb. 2 für eine Urinprobe dargestellt, die etwa die gleiche Jodidkonzentration (1,04

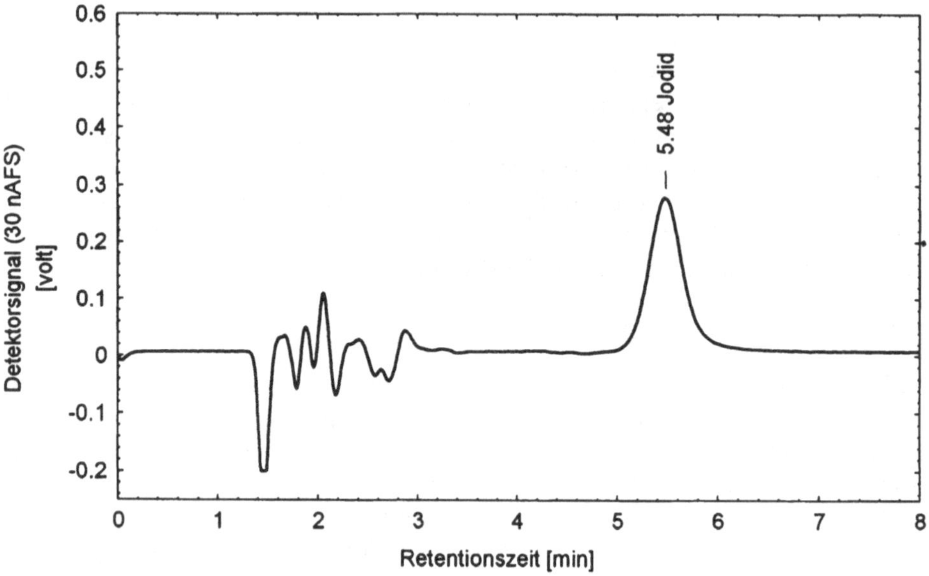

Abb. 1 Chromatogramm von 50 µL einer Standardlösung mit einer Konzentration von 1,18 µmol/L Kaliumjodid (59 pmol Jodid). Elektrochemische Detektion mit 0,6 Volt Integratorsensitivität entsprechen 30 nA Full-Scale-Detektorsensitivität.

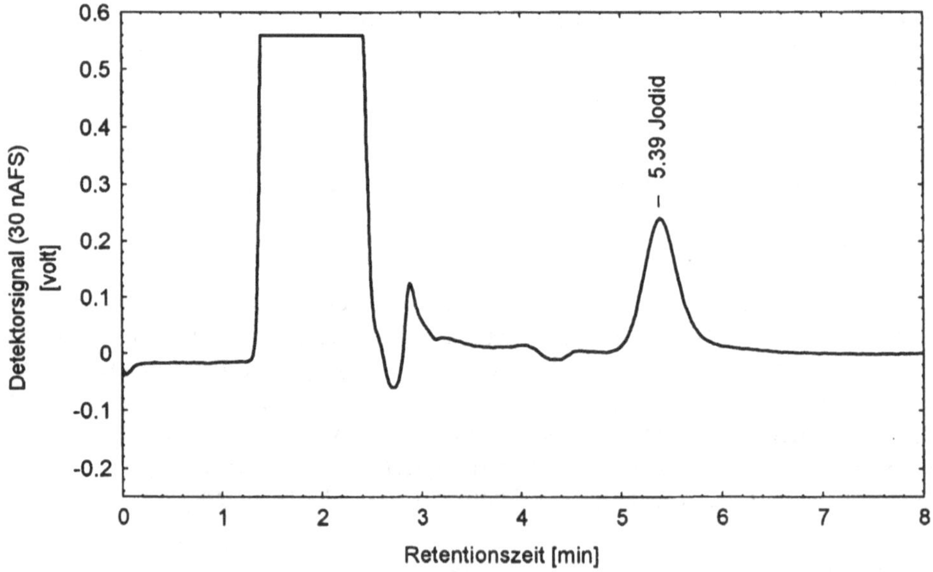

Abb. 2 Chromatogramm von 50 µL einer Urinprobe mit einer Jodidkonzentration von 1,04 µmol/L (52 pmol).

μmol/L) enthält. Die Retentionszeit für Jodid beträgt 5,4 min, die gesamte Analysedauer für eine Probe 7,5 min. Die Detektorresponse ist linear im Bereich zwischen 0,2 μmol/L und 1,6 μmol/L (80 pmol Jodid; s. Abb. 3). Proben mit höheren Jodkonzentrationen wurden vor der Probenvorbereitung verdünnt.

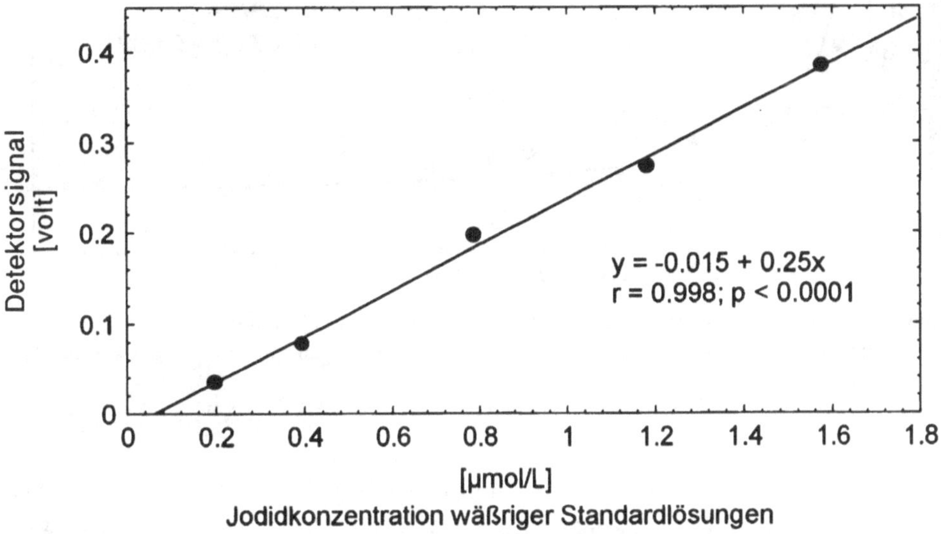

Abb. 3 Linearer Bereich des Detektors bis 1,6 μmol/L (80 pmol Kaliumjodid).

Die Nachweisgrenze der HPLC beträgt 2 pmol entsprechend einem Signal-Rausch-Verhältnis von 3. Dieselbe minimal nachweisbare Jodidmenge (analytische Assaysensitvität) ergibt sich auf Grund der Jodidkonzentration, die man bei einem Variationskoeffizienten (VK) von 10% im Präzisionsprofil erhält (Abb. 4). Die Nachweisgrenze von 2 pmol entspricht einer minimal nachweisbaren Jodidkonzentration von 0,04 μmol/L.

Präzision

Das Präzisionsprofil der HPLC in Form des Within-Assay-VK ist in Abb. 4 dargestellt. Das Profil basiert auf 10fachen Bestimmungen acht verschiedener Urinproben. Wie leicht zu sehen ist, liegt der VK < 5% oberhalb der Nachweisgrenze. Für einen Poolurin mit einer Konzentration von 452 nmol/L beträgt der Intra-Assay-VK 3,9% entsprechend einer Standardabweichung (SD) von 18 nmol/L. Der Inter-Assay-VK ist 5% (23 nmol/L), berechnet aus 10 Messungen desselben Poolurins über einen Zeitraum von 4 Wochen.

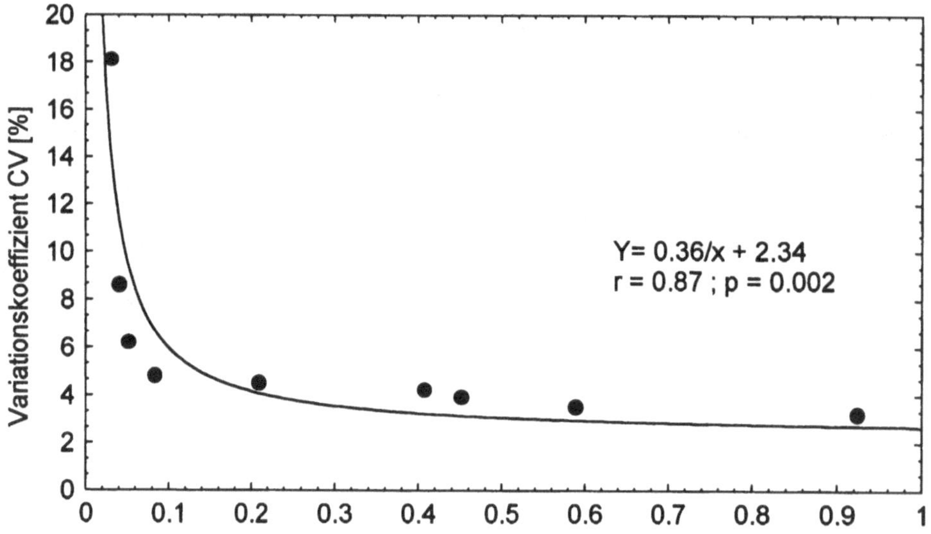

Abb. 4 Within-Assay-CV-Profil der HPLC, basierend auf 10fachen Bestimmungen 9 verschiedener Urine. Die gezeigte Kurve wurde mit Hilfe nicht linearer Regressionsanalyse berechnet.

Recovery

Um mögliche Interferenzeffekte durch unbekannte Substanzen im Urin festzustellen, wurden 4 Urine mit Jodidkonzentrationen zwischen 0,22 μmol/L und 0,87 μmol/L mit steigenden Mengen von Kaliumjodid versetzt und analysiert. Die Steigung zwischen der gemessenen und zugesetzten Jodidmenge wurde für jede Probe bestimmt. Die Ergebnisse mit den entsprechenden Regressionsgeraden sind in Abb. 5 dargestellt. Zwischen den einzelnen Steigungen zeigte sich kein statistisch signifikanter Unterschied ($p = 0{,}19$). Die mittlere Steigung betrug 0,90, somit ergaben sich keine feststellbaren Interferenzeffekte und eine fast vollständige Recovery für Jodid in Übereinstimmung mit der berechneten mittleren Recovery von 95%.

Vergleich mit dem Technicon-Autoanalyzer

Zur Evaluierung der HPLC-Methode wurde der Jodgehalt in den Eluaten von 177 Spontanurinen sowohl mit der HPLC als auch mit dem Technicon-Autoanalyzer bestimmt. Die Resultate sind in Abb. 6 gegeben. Regressionskoeffizient und Steigung unterscheiden sich nicht signifikant von 1 bzw. von 0.

Mißt man dieselben Urinproben ohne Probenvorbereitung mit dem Technicon-Autoanalyzer, was gleichbedeutend ist mit der Bestimmung des Gesamtjodgehalts der Proben, so erhält man die Daten wie in Abb. 7 gezeigt. In diesem Falle ist der Regressionskoeffizient signifikant von 1 verschieden.

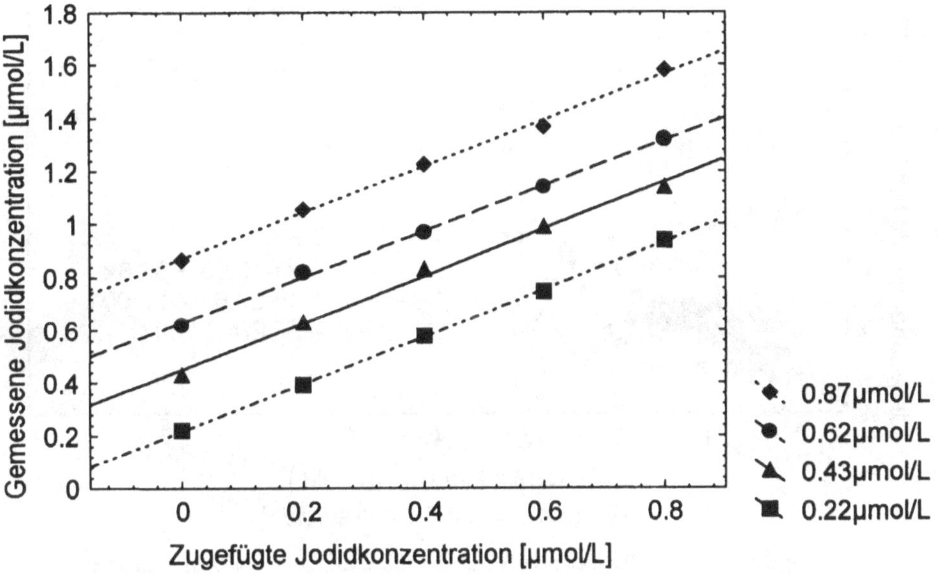

Abb. 5 Recovery von Jodid in vier verschiedenen Urinen mit unterschiedlichen Konzentrationen. Jeder Punkt repräsentiert den Mittelwert aus zwei Experimenten.

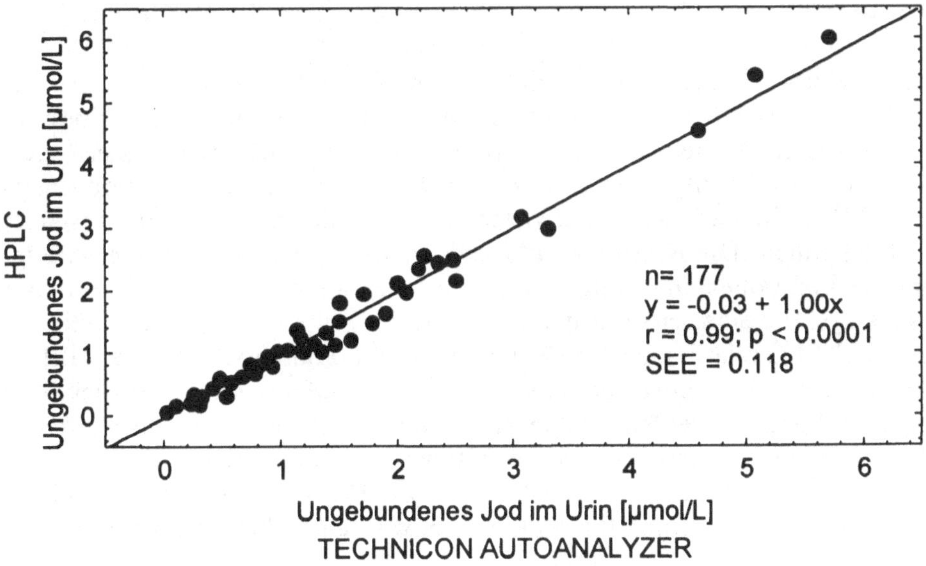

Abb. 6 Vergleich beider Methoden durch Bestimmung des Jodidgehalts in den Eluaten von 177 Spontanurinen.

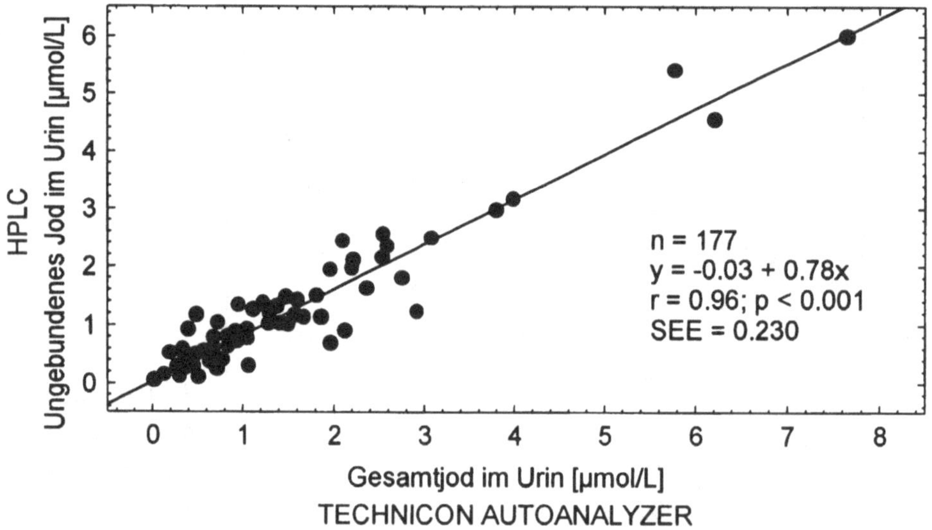

Abb. 7 Messung des Urinjods: Vergleich zwischen HPLC und Technicon-Autoanalyzer. Bei den Analysen mit dem Technicon-Autoanalyzer wurden 250 µL Aliquots der nicht präparierten Urine aspiriert, was der Bestimmung des Gesamtjods im Urin entspricht.

Diskussion

Die Ergebnisse zeigen deutlich, daß die beschriebene Methode eine genaue und kosteneffektive Alternative zu den bestehenden Verfahren zur Jodbestimmung im Urin darstellt. Sie ist relativ einfach durchzuführen und erfordert nicht die Anschaffung einer zusätzlichen HPLC-Ausrüstung, da konventionelle HPLC-Anlagen, wie sie in vielen Labors vorkommen, dafür verwendet werden können. Die Recovery für Jodid ist hervorragend. Störende, interferierende Komponenten waren nicht festzustellen wegen der hohen Selektivität des Assays, die einerseits auf der Spezifität der Silberelektrode für Jodid bei dem gewählten relativ niedrigen Potential beruht, andererseits auf der HPLC-Technik selbst. Ionen, welche Silbersalze bilden und somit mit der Elektrode reagieren können, werden im Gegensatz zum Jodid auf der Chromatographiesäule nicht retiniert und erzeugen daher nur unmittelbar nach dem Totvolumen einen Peak. Störende Peaks im HPLC-Profil, die zu einer Verschlechterung der Peakerkennung führen könnten, wurden deshalb nicht beobachtet.

Verglichen mit den wenigen HPLC-Assays, die bisher in der Literatur für die Jodmessung in biologischem Material beschrieben sind [2, 3, 8, 9, 10, 12, 14], hat die vorgeschlagene Methode den Vorteil, daß isokratische HPLC mit einer niedrigen Flowrate von 1,0 mL/min und einer dennoch relativ kurzen Retentionszeit von 5,4 min durchgeführt wird. Beide Faktoren tragen erheblich zum Kosten-Nutzen-Effekt bei, weil weniger mobile Phase verbraucht wird und mehr Proben pro Zeit gemessen werden können.

Die vorliegende Studie vergleicht zum ersten Mal Daten, welche von denselben Spontanurinen hinsichtlich ihres Jodgehaltes sowohl mit der HPLC als auch mit dem Technicon-Autoanalyzer gemessen wurden. Wie erwartet, ergibt sich eine fast vollständige Übereinstimmung hinsichtlich der Jodbestimmung in den Probeneluaten, was der Messung des ungebundenen Jods entspricht, da organisch gebundenes Jod durch die Probenvorbereitung entfernt wird. Gute Übereinstimmung ergab sich ebenfalls, wenn man das Gesamtjod, gemessen mit dem Technicon-Autoanalyzer in den nicht präparierten Proben, mit dem ungebundenen Jod, bestimmt in den Eluaten mit der HPLC, vergleicht. In diesem Fall ist die beobachtete Korrelation ebenfalls sehr hoch, aber der Regressionskoeffizient unterscheidet sich von 1, da ungebundenes Jod im Urin (anorganisches Jod) nicht vollständig mit dem Gesamtjodgehalt der Urinproben übereinstimmt. Die gesamte Jodausscheidung im Urin wird deshalb von der HPLC leicht unterschätzt. Die untere Nachweisgrenze von 0,04 µmol/L ist für beide Methoden gleich.

Die konventionelle Jodbestimmung im Urin mit colorimetrischen Verfahren, wie z. B. dem Technicon-Autoanalyzer, kann daher durch die bequemere HPLC-Methode ersetzt werden. Dies ist insofern von Bedeutung, als der Technicon-Autoanalyzer II mit Probendigestion kommerziell nicht mehr erhältlich ist.

Literatur

[1] Bourdoux, P.: Measurement of iodine in the assessment of iodine deficiency. IDD Newsletter. February *4* (1988) 8–12.

[2] Buchberger, W.: Determination of iodide and bromide by ion chromatography with post-column reaction detection. J. Chromatogr. *439* (1988) 129–135.

[3] De Kleijn, J. P.: Simple, sensitive and simultaneous determination of some selected inorganic anions by high-performance liquid chromatography. Analyst *107* (1982) 223–225.

[4] Gochmann, N.: Eine vollautomatische Bestimmung des proteingebundenen Jods im Serum. Automation in der analytischen Chemie, Technicon-Symposium 1964.

[5] Helwig, H. L., W. A. Reilly, J. N. Castle: A method for concentrating and determining iodide in urine. J. Lab. Clin. Med. *49* (1957) 490–493.

[6] Hoch, H., C. G. Lewallen: Cerate-Arsenite measurement of iodine in the subnanogram range. Clin. Chem. *15* (1969) 204–215.

[7] Hoch, H., S. L. Sinnett, T. H. McGavack: The determination of iodine in biological Material. Clin. Chem. *10* (1964) 799–823.

[8] Hurst, W. J., K. P. Snyder, R. A. Martin: The determination of iodine in milk and milk chocolate by anion HPLC. J. Liq. Chromatogr. *6* (1983) 2067–2077.

[9] Hurst, W. J., J. W. Stefovic, W. J. White: HPLC determination of iodine in serum using paired ion chromatography with electrochemical detection. J. Liq. Chromatogr. *7* (1984) 2021–2030.

[10] Klee, G. G., I. W. Schloegel, H. Gharib: HPLC Determination of urinary iodide concentration [abstract]. Endocrinology *121* (Suppl.) (1988) 18.
[11] Ködding, R., H. L. Krüskemper: Teilmechanisierte Bestimmung von protein-gebundenem Jod (PBJ) im Serum. In: H. Breuer, D. Hamel, H. L. Krüskemper (eds.): Methoden der Hormonbestimmung, S. 141–149. Georg Thieme, Stuttgart 1975.
[12] Lookabaugh, M., I. S. Krull, W. R. LaCourse: Determination of iodide and thiosulfate by paired-ion, reversed-phase high-performance liquid chromatography with ultraviolet absorbance, electrochemical and conductimetric detection. J. Chromatogr. *387* (1987) 301–312.
[13] May, W., D. Wu, C. Eastman et al.: Evaluation of automated urinary iodine methods: Problems of interfering substances. Clin. Chem. *36* (1990) 865–869.
[14] Odink, J., J. J. P. Bogaards, H. Sandman: Excretion of iodine in 24-h urine as determined by ion-pair reversed-phase liquid chromatography with electrochemical detection. J. Chromatogr. *431* (1988) 309–316.
[15] Rendl, J., S. Seybold, K. Schlißke et al.: Iodine excretion, compliance of patients and changes in thyroid volume during therapy of endemic goitre. In: F. Delange, J.T. Dunn, D. Glinoer (eds.): Iodine deficiency in Europe: A continuing concern, p. 434. Plenum Press, New York 1993.
[16] Sandell, E. B., I. M. Kolthoff: Chronometric catalytic method for the determination of micro quantities of iodine. J. Amer. Chem. *56* (1934) 1426.
[17] Sandell, E. B., I. M. Kolthoff: Micro determination of iodine by a catalytic method. Mikrochim. Acta *1* (1937) 9–25.
[18] Sanz, M. C., T. Brechbühler, I. J. Green: The ultramicro-determination of total and protein-bound iodine. Clin. Chim. Acta *1* (1958) 570–576.
[19] Wayne, E. J., D. A. Koutras, W. D. Alexander: Clinical Aspects of Iodine Metabolism, pp. 73. Blackwell, Oxford 1964.
[20] Wawschinek, O., O. Eber, W. Petek et al.: Bestimmung der Harnjodausscheidung mittels einer modifizierten Cer-Arsenitmethode. Berichte der ÖGKC *8* (1985) 13–15.

Erste Ergebnisse und Methoden zum Nachweis von Antifibroblasten-Antikörpern (aFA) bei Patienten mit endokriner Ophthalmopathie

P. Scheibner, F. Tatzber, K. Müllner, P. Pfragner, H. Esterbauer, E. Brunner, O. Eber

Einleitung

Retroorbitales Bindegewebe und retrookuläre Augenmuskel sind die Zielstrukturen des Autoimmun-/Entzündungsprozesses bei endokriner Ophthalmopathie, einer schilddrüsenfunktionsassoziierten, eigenständigen Erkrankung noch unklarer Genese.

Mehr als 90% der Immunhyperthyreosen zeigen histologische, mehr als 60% zeigen klinische Zeichen einer endokrinen Ophthalmopathie (E. O.).

Nach derzeitigem pathogenetischem Verständnis kommt es durch einen Entzündungs-/Immunprozeß mit selektiver lymphozytärer Infiltration des perimysealen und retrobulbären Bindegewebes zur Stimulation retroorbitaler Fibroblasten (Fb).

Vor allem Bahn, Smith und Heufelder konnten in einigen Arbeiten eindrucksvoll beweisen, daß mit diesem „Immunprozeß" neben noch zu klärenden weiteren Faktoren eine z. T. vermutlich streßinduzierte Heat-shocked-Protein-72-Antigen-, weiter eine 23 kDa retroorbitale Fb-Ag-Präsentation und eine Fb-stimulierende Zytokinwirkung (IFN y, IL 1, TGF β) von ursächlicher Bedeutung sind [4, 7]. So aktivierte Fibroblasten produzieren vermehrt saure, hydrophile Mucopolysaccharide (Glykosaminoglykane) und Kollagen. Die konsekutive Volumenzunahme, verbunden mit einem reaktiven Ödem, werden für die klassische klinische Präsentation der E. O. – für Proptosis und Diplopie – verantwortlich gemacht.

Ziel unserer Untersuchungen war es, an Fibroblasten bindende Antikörper mittels eines selbstentwickelten Elisa's nachzuweisen und deren Bedeutung bei Patienten mit endokriner Ophthalmopathie unterschiedlichen Aktivitätsgrades sowie verschiedenen Schilddrüsendysfunktionen und thyreologisch und ophthalmologisch gesunden Kontrollen zu beleuchten.

Vergleichbar der Annahme stimulierender Antikörper als Auslöser der Immunhyperthyreose wurden weiter Seren von E. O.-Patienten und Kontrollen in einem Proliferationsbioassay auf deren fibroblastenstimulierende Potenz untersucht und morphologisch die Antifibroblasten-(aFA)-IgG-Bindung umkehrmikroskopisch nachgewiesen.

Patienten und Methoden

1. Fibroblasten-Elisa

1.1 Fibroblasten-Elisa-Kollektiv

Gruppe 1:
25 E. O.-Patienten unterschiedlichen Aktivitätsgrades,
20 thyreologisch und ophthalmologisch gesunde Kontrollen.

Gruppe 2:
Einem Subkollektiv von augenärztlich evaluierten
10 Patienten mit akuter E. O. und
9 Patienten mit stabiler E. O. wurden
10 Patienten mit Immunhyperthyreose ohne klinische E. O.,
10 Patienten mit Hashimoto-Thyreoiditis (ohne klinische E. O.) und
7 Kontrollen (thyreologisch und ophthalmologisch unauffällig)
gegenübergestellt.

1.2 Fibroblasten-Elisa-Methode

3 verschiedene Fibroblastenzellkulturen (humane retrookuläre Gewebsfibroblasten, gewonnen von Augenoperationen, humane anerkannte Zellinie Fe Sin [ATCC CRL 1106] und fetale bovine Fibroblasten) wurden über 2 Passagen in vitro kultiviert und nach Konfluenz solubilisiert. Nach Ablösung mit Trypsin und Ultraschall erfolgte die Verdünnung in Carbonatpuffer 1 : 100 bzw. 1 : 1000.

Nach Inkubation mit 1 : 21 verdünnten Patientenseren bzw. Kontrollseren sowie Zugabe eines Antihuman-IgG-HRP-Konjugates wurden gebundene Antifibroblasten-IgG bzw. Antifibroblasten-IgM-Moleküle nachgewiesen.

2. Proliferationsbioassay

2.1 Proliferationsbioassay-Kollektiv

4 Patienten mit akuter E. O. (augenärztlich evaluiert),
4 Patienten mit stabiler E. O. (augenärztlich evaluiert),
4 thyreologisch und ophthalmologisch gesunde Kontrollen.

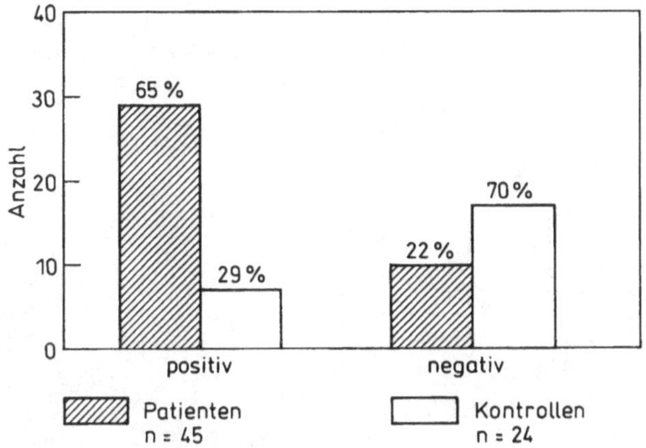

Abb. 1 Fe-Sin Fibroblasten 1:1000 ($p < 0{,}05$, Chi-Quadrat-Test).

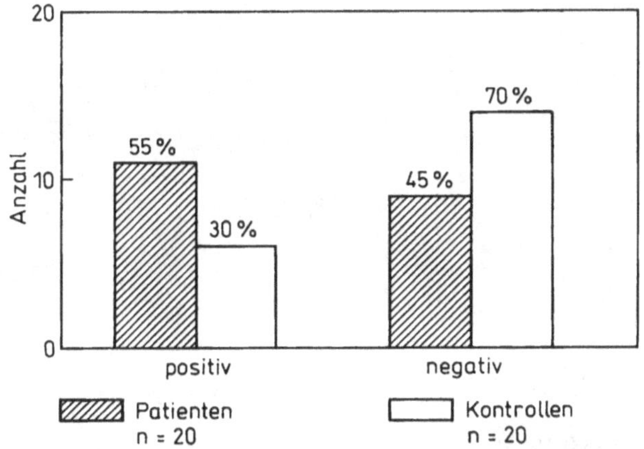

Abb. 2 Fe-Sin Fibroblasten 1:100 (n.s., Chi-Quadrat-Test).

2.2 Proliferationsbioassay-Methode

Humane Fe Sin-Fibroblasten wurden in einer Konzentration von 5×10^4 Zellen pro ml ausgesät und über 6 Tage in Medium (MEM und 10%igem FCS) mit Patienten und Kontrollen in 10%iger Endkonzentration inkubiert. Mit einem modifizierten Formazanassay (EZ4U) wurde die metabolische Aktivität (entspricht der Mitochondrienaktivität) bestimmt und photometrisch bei 640 nm die Absorption gemessen. Die Auswertung erfolgte mit TMB (Tetramethylbenzidin) und H_2O_2. Nach Alkoholfixation wurden die Zellen mit Antihuman-IgG-HRP-Konjugat inkubiert und mit TMB gefärbt. Morphologische Veränderungen wurden nach Analogfärbung mit Proxidase in situ mit einem Umkehrmikroskop nachgewiesen und dokumentiert.

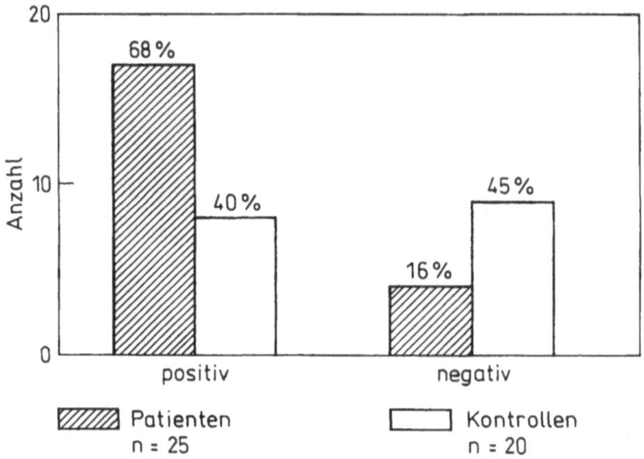

Abb. 3 Humane retro-orbitale Fibroblasten 1:1000 ($p < 0{,}05$, Chi-Quadrat-Test).

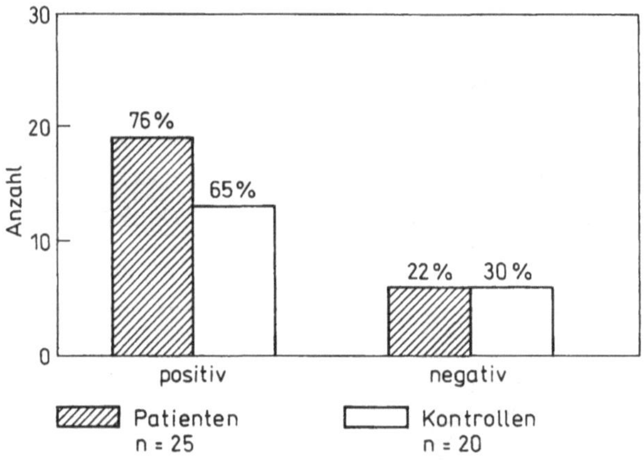

Abb. 4 Humane retro-orbitale Fibroblasten 1:100 (n.s., Chi-Quadrat-Test).

Ophthalmologische Evaluationsmethoden zur Differenzierung von akuter und stabiler E. O.

Blicktonometrie nach Goldmann, Augenmuskelultraschall, Fundusuntersuchung, Gesichtsfeldvisuskontrolle, pleoptische Untersuchung und Motilitätsprüfung, Orbita-CT.

Ergebnisse

1. Selbstentwickelter Fb-Elisa

a) Hochsignifikant positiver Nachweis von aFA-IgGs bei E. O.-Patienten gegenüber Kontrollen,
bessere Resultate von humanen retrookulären Gewebsfibroblasten und humaner Zellinie Fe Sin versus bovinen Kalbsfibroblasten (KFB) (Abb. 1–4),
b) Verdünnung 1 : 1000 erzielt bessere Ergebnisse als 1 : 100 (Abb. 1–4),
c) weitgehender Ausschluß unspezifischer Bindung durch überwiegend negative aFA-IgG-Titer bei Elisa mit fetalen Kalbsfibroblasten (KFB) (Abb. 5).

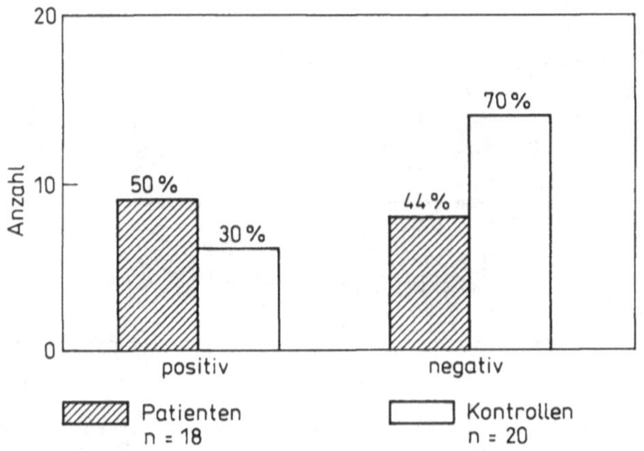

Abb. 5 Fetale Kalbs-Fibroblasten (n.s., Chi-Quadrat-Test).

2. aFA-IgG/IgM bei Patienten mit E. O. (akut–stabil) und immunogenen Schilddrüsendysfunktionen bzw. Kontrollen

Bei stabiler E. O. zeigen sich (Tab. 1 + 2):

a) signifikant höhere aFA-Titer als bei akuter E. O., jedoch kein Unterschied gegenüber Immunhyperthyreose ohne E. O.,
b) kein signifikanter Unterschied zwischen aFA-IgG- und IgM-Titern.

Bei akuter E. O. zeigen sich (Tab. 1 + 2):

a) signifikant geringere aFA-Titer als bei stabiler E. O. und als bei Immunhyperthyreose ohne E. O.,
b) (erwartungsgemäß) signifikant höhere aFA-IgM- als IgG-Titer.

Tabelle 1 aFA-IgG/IgM bei Patienten mit E. O. (akut – stabil) und immunogenen Schilddrüsendysfunktionen bzw. Kontrollen (Borderline-Messungen wurden auf Grund fehlender Zuordbarkeit in der Tabelle nicht berücksichtigt)

Kollektiv	positiv		negativ	
	IgG	IgM	IgG	IgM
E. O. aktiv	20%	40%	70%	30%
E. O. stabil	77%	66%	11%	22%
Hyperthyr. ohne E. O.	80%	90%	20%	10%
Hashimoto ohne E. O.	40%	30%	60%	60%
Kontrollen	0%	0%	100%	100%

Tabelle 2 Berechnung des Signifikanzniveaus der aFA-IgG/IgM im T-Test (verteilungsfrei)

	E. O. akut		E. O. stabil		Immun Hyper		Hashimoto		Kontrolle	
E. O. akut	–	(–)	0,01	(0,01)	0,01	(0,01)	n. s.	(n. s.)	n. s.	(n. s.)
E. O. stabil	0,01	(0,01)	–	(–)	n. s.	(n. s.)	n. s.	(n. s.)	0,01	(0,01)
ImmHyper	0,01	(0,01)	n. s.	(n. s.)	–	(–)	n. s.	(n. s.)	0,01	(0,01)
Hashimoto	n. s.	(n. s.)	n. s.	(n. s.)	n. s.	(n. s.)	–	(–)	n. s.	(n. s.)
Kontrolle	n. s.	(0,05)	0,01	(0,01)	0,01	(0,01)	n. s.	(n. s.)	–	(–)

0,01 p < 0,01
0,05 p < 0,05
n. s. nicht signifikant
( ) IgM

3. *Proliferationsbioassay* (Tab. 3):

a) Nachweis signifikant pos. Proliferationsstimulation bei Seren mit akuter E. O., verglichen mit stabiler E. O. und Kontrollen,
b) morphologischer Beweis der IgG-Bindung an Fibroblasten durch umkehrmikroskopische Bilddokumentation der Blaufärbung (hier nicht abgebildet).

Tabelle 3 Proliferationsbioassay

Gruppe		Mittelwert ± Stdabweichung	Signifikanzniveau
E. O.-akut	(n = 4)	2,496 ± 0,394	p < 0,01 vs. Ko.
E. O.-chronisch	(n = 4)	2,144 ± 0,115	n. s.
Kontrolle	(n = 4)	1,944 ± 0,173	n. s.
alle Patienten	(n = 8)	3,320 ± 0,339	p < 0,01 vs. Ko.
Kontrollen	(n = 8)	1,874 ± 0,206	

Diskussion

Wir konnten mit unserem Elisa Antikörper messen, die an Fibroblasten binden. Entgegen den Angaben in der Literatur fanden wir sowohl bei aFA-IgG als auch bei aFA-IgM hochsignifikante Unterschiede zwischen E. O.-Patientenseren und Kontrollen [1]. Weiter konnten wir, abermals widersprüchlich zu den Ergebnissen zahlreicher Augenmuskel-Antikörper-Untersuchungen [5, 8], hochsignifikante aFA-IgG/IgM-Unterschiede zwischen Seren von Patienten mit akuter und stabiler E. O. messen.

Bemerkenswerterweise waren aFA-IgG/IgM-Titer im aktiven E. O.-Krankheitsstadium hochsignifikant niedriger [2].

Bei Immunhyperthyreose-Pat.-Seren mit und ohne E. O. fanden auch wir keine signifikanten Unterschiede an aFA-Titern [2].

In Sensitivität und Spezifität scheint der aFA-Elisa, verglichen mit den Ergebnissen zahlreicher AMAK-Assays, zumindest ebenbürtig, in der Verfügbarkeit jedoch zweifellos weit überlegen zu sein [5, 6, 8, 9].

Im Proliferationsbioassay konnten wir zeigen, daß Seren von E. O.-Pat. (bei akuter E. O. ausgeprägter als bei stabiler) hochsignifikant positive Stimulationspotenz auf Fb-Kulturen besitzen. Da die Expression identifizierter „streßinduzierter" HSP 72 kDa [3] in der Fe Sin-Zellkultur unwahrscheinlich erscheint, wir jedoch umkehrmikroskopisch deutlich die IgG-Bindung an Fb bei E. O.-Pat.-Seren, nicht jedoch bei Kontrollen dokumentieren konnten, scheinen weitere Antigene, evtl. das ubiquitär an Fb vorhandene [3] 23 kDa-Antigen, von Bedeutung.

Die funktionelle Konsequenz von aFA (evtl. nur ein Epiphänomen) und deren pathogenetische Signifikanz bleiben nach wie vor zu klären.

Literatur

[1] Bahn, R. S., C. A. Gorman, G. E. Woloschak et al.: Human retroocular fibroblasts in vitro: a model for the study of Graves' ophthalmopathy. J. Clin. Endocrinol. Metab. *65* (1987) 665–670.

[2] Bahn, R. S., C. A. Gorman, C. M. Johnson et al.: Presence of antibodies in the sera of patients with Graves' disease recognizing a 23 kDa fibroblast protein. J. Clin. Endocrinol. Metab. *69* (1989) 622–628.

[3] Bahn, R. S., A. E. Heufelder: Retroocular fibroblasts: important effector cells in Graves' ophthalmopathy. Thyroid *2* (1992) 82–84.

[4] Heufelder, A. E., W. E. Wenzel, R. S. Bahn: Cell surface localization of a 72 kDa heat shock protein in retroocular fibroblasts from patients with Graves' ophthalmopathy. J. Clin. Endocrinol. Metab. *74* (1992) 732–736.

[5] Kahaly, G., R. Moncayo, C. Stover et al.: Relationsship of eye muscle antibodies with HLA phenotypes and thyroid-stimulating immunoglobulins in endocrine orbitopathy. Res. Exp. Med. *191* (1991) 137–144.
[6] Kahaly, G., R. Moncayo, U. Bemetz et al.: Eye muscle antibodies in endocrine exophthalmos. Horm. Metab. Res. *21* (1989) 137–142.
[7] Korducki, J. M., S. J. Loftus, R. S. Bahn: Stimulation of glycosaminoglycan production in cultured human retroocular fibroblasts. Invest. Ophthalmol. Vis. Sci. *33* (1992) 2037–2042.
[8] Salvi, M., N. Bernard, A. Miller et al.: Prevalence of antibodies reactive with a 64 kDa eye muscle membrane antigen in thyroid-associated ophthalmopathy. Thyroid *1* (1991) 207–212.
[9] Wall, J. R.: Pathogenesis and management of thyroid associated ophthalmopathy: an update. Thyroid Today *13* (1991) 1–3.
[10] Zhang, Z. G., G. Medeiros-Neto, A. Ciakona et al.: Studies of cytotoxic antibodies against eye muscle antigens in patients with thyroid-associated ophthalmopathy. Acta Endocrinol. Copenh. *121* (1989) 23–30.

Entwicklung eines Festphasenenzymimmunoassays zur Bestimmung von Autoantikörpern gegen die Schilddrüsenhormone T_3 und T_4

H.-J. Knopf, C. Zahn, G. Müller

Bedingt durch den Regulationsmechanismus des Organismus zur Konstanthaltung des Schilddrüsenhormonspiegels ist es möglich, aus Befundkonstellationen der einzelnen Hormonparameter diagnostische Schlüsse zu ziehen. Analytisch bedingt können Autoantikörper gegen Schilddrüsenhormone die gemessene Hormonkonzentration beeinflussen [3, 4]. Bisher wurden diese Antikörper mittels Fällungsreaktionen nachgewiesen, wobei unspezifische Effekte nicht auszuschließen sind [1, 2].

Es wurde ein spezifischer, praktikabler Festphasenenzymimmunoassay (ELISA) aufgebaut, wobei die nachzuweisenden Autoantikörper die an der festen Phase gebundenen Hormone spezifisch erkennen. Der Nachweis der gebundenen Antikörper erfolgt nach entsprechenden Waschschritten mit einem Protein A-POD-Konjugat, das auch den Einsatz tierischer Antiseren zu Kontrollzwecken ermöglicht. Die anschließend vom gebundenen Enzymkonjugat umgesetzte Substratmenge (photometrische Bestimmung) ist ein Maß für die vorhandenen Autoantikörper.

Als optimal erwies sich eine Beschichtung von Mikrotiterplatten (Fa. NUNC) mit einer Hormonkonzentration von 0,23 mmol/l T_4 bzw. 2,80 mmol/l T_3. Bei einer Serumverdünnung von 1 : 50 wurde eine gute Abgrenzung pathologischer Seren von Normalseren erreicht. Zur Unterdrückung der unspezifischen Bindung wurde dem Wasch- und Inkubationspuffer Tween 80 (0,05%) zugesetzt. Ein Einfluß von Antithyreoglobulinantikörpern auf den Test konnte erst bei einem Titer größer als eine Million festgestellt werden.

Literatur

[1] Benvenga, S., F. Trimarchi, J. Robbins: Circulating thyroid hormone autoantibodies. J. Endocrinol. Invest. *10* (1987) 605–619.

[2] Copping, S., P. G. H. Byfield: The role of thyroid hormone autoantibodies in serum transport. Acta Endocrinologica *121* (1989) 551–559.

[3] Heyma, P., L. C. Harrison: Autoantibodies to thyroid hormones: association with falsely low hormone levels measured by "Amerlex" assay. Clinica Chimica Acta *161* (1986) 239–242.

[4] Trimarchi, F., S. Benvenga, G. Costante et al.: Identification and characterisation of circulating thyroid hormone autoantibodies in thyroid diseases, in autoimmune non thyroid illness and in lymphoreticular system disorders. J. Endocrinol. Invest. *6* (1983) 203–209.

Serum-Thyreoglobulin bei hospitalisierten chronischen geriatrischen Patienten: eine Screening-Studie

I. Szabolcs, W. Bernard, F. A. Horster

Einführung

Die Bedeutung der Thyreoglobulin (Tg)-Bestimmung ist im postoperativen „Follow up" der differenzierten Schilddrüsenkarzinome unumstritten [7, 13, 16]. Darüber hinaus wird der Thyreoglobulinspiegel auch als ein – wenn auch nicht spezifischer – Parameter der unzureichenden Jodversorgung [2, 11], der Strumagröße [3, 12, 17] angesehen. Auch bei der Immunhyperthyreose [15] und in Fällen von autonomen Adenomen [4, 9] kann der Tg-Spiegel erhöht sein.

Über die Beziehung des Tg-Spiegels zum Alter gibt es wenige Daten: Nakamura et al. (1984) [10] fanden bei gesunden alten Leuten keine altersabhängige Veränderung. Hintze et al. (1991) [6] zeigten bei älteren Strumaträgern eine Korrelation der Strumagröße mit dem Tg-Wert. Bei chronischen hospitalisierten geriatrischen Patienten ist bislang keine systematische Tg-Untersuchung durchgeführt worden.

Patienten und Methoden

Es sind 226, über 60 Jahre alte, hospitalisierte chronische (vorwiegend wegen Rehabilitation nach einem zerebrovasculären Insult oder nach einem Trauma oder einer Endoprotheseimplantation) Patienten (90 Männer und 136 Frauen) und 82, 20–40 Jahre alte, gesunde Kontrollpersonen (34 Männer und 48 Frauen) untersucht worden.

Der klinische Zustand der geriatrischen Patienten ist an Hand des Pflegezustandes in 4 Schweregrade eingeteilt worden. 4 der Kontrollpersonen hatten einen subnormalen TSH-Wert und wurden daher beim Erstellen des Tg-Normbereiches nicht berücksichtigt.

Tg ist mit Henning-DYNO-Test-Tg-IRMA (Interassay-VK: 3,5%), TSH, T4, T3 and FT4 mit Corning-Magic-Methoden untersucht worden. Die Verteilung der Tg-Werte ist nicht normal, daher wurde mit den log-Tg-Werten gerechnet.

Ergebnisse

Der für das untersuchte Jodmangelgebiet spezifische Tg-Normbereich wurde aus den Daten der Kontrollpersonen als < 45 ng/ml (Mittelwert 16,6 ng/ml, Median: 11,9 ng/ml, 2,5–97,5% Intervall = 2,1–45 ng/ml) berechnet. Ein geschlechtsspezifischer Unterschied konnte nicht festgestellt werden.

Die Ergebnisse sind in den Abbildungen 1 bis 4 dargelegt. Es konnte gezeigt werden:

- Euthyreote (TSH 0,5–3,6 mU/l) geriatrische Patienten ohne Struma haben keinen erhöhten Tg-Mittelwert, aber das Vorkommen von erhöhten Werten (> 45 ng/ml) ist signifikant größer. Einen geschlechtsabhängigen Unterschied der Tg-Werte haben wir nicht gefunden.
- Strumapatienten und Patienten mit Hyperthyreose (klinische oder latente, das heißt TSH < 0,1 mU/l) hatten einen höheren Tg-Mittelwert und ein häufigeres Vorkommen von erhöhten Werten.
- Bei euthyreoten geriatrischen Patienten ohne Struma ließ sich weder eine altersabhängige Veränderung noch eine Veränderung bezüglich des klinischen Zustandes im Tg-Mittelwert und im Vorkommen von erhöhten Tg-Werten feststellen.

Bei 123 nichtselektierten geriatrischen Patienten haben wir die Tg-Bestimmung nach einem und/oder nach zwei Monaten wiederholt. Die Konstanz der Tg-Werte, auch verglichen mit den parallelen TSH-Werten, ist in Tabelle 1 aufgeführt.

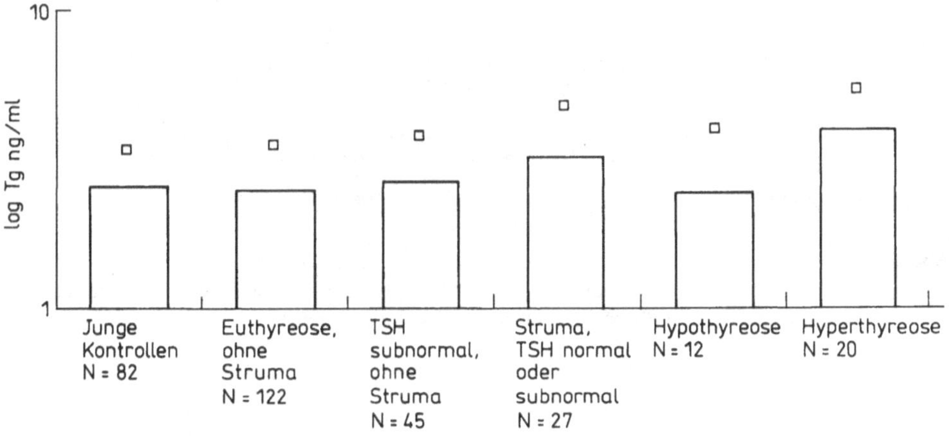

Abb. 1 Mittlere Thyreoglobulinwerte (log M ± SD) bei hospitalisierten chronischen geriatrischen Patienten. Mittelwert der Gruppe mit Struma und der Gruppe mit Hyperthyreose höher (beide p < 0,001) als bei euthyreoten Patienten ohne Struma.

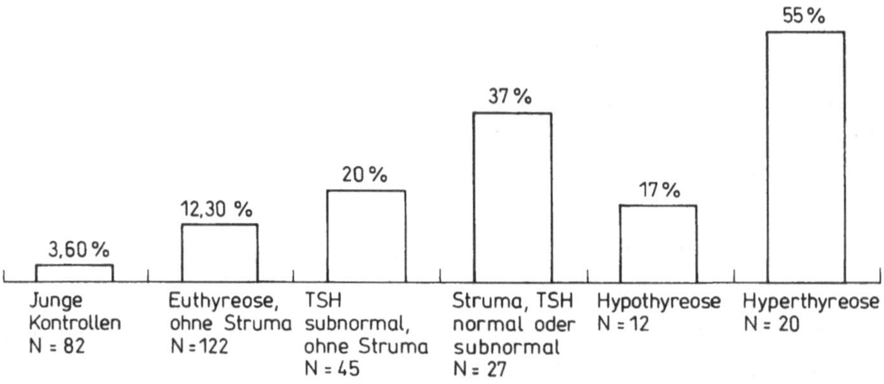

Abb. 2 Das Vorkommen von erhöhten (> 45 ng/ml) Thyreoglobulinwerten in % bei hospitalisierten chronischen geriatrischen Patienten. Das Vorkommen von erhöhten Werten bei euthyreoten geriatrischen Patienten ohne Struma war höher als bei den Kontrollpersonen: $\chi^2(1) = 4{,}54$; $p = 0{,}03$.

Das Vorkommen von erhöhten Werten war höher bei Strumapatienten mit normalem oder subnormalem TSH, $\chi^2(1) = 9{,}69$; $p = 0{,}0003$, und bei Patienten mit Hyperthyreose, $\chi^2(1) = 20{,}98$; $p < 0{,}001$, als bei euthyreoten geriatrischen Patienten ohne Struma.

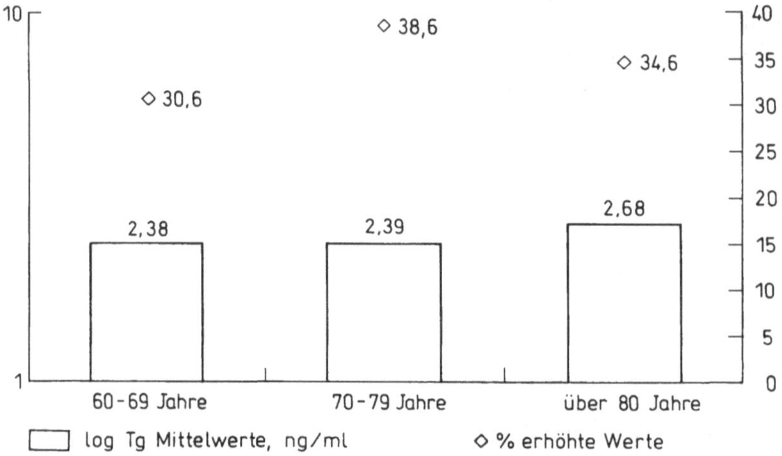

Abb. 3 Die Veränderung der Thyreoglobulinmittelwerte und das Vorkommen von erhöhten (> 45 ng/ml) Werten mit zunehmendem Alter bei hospitalisierten chronischen geriatrischen Patienten: kein altersabhängiger signifikanter Unterschied.

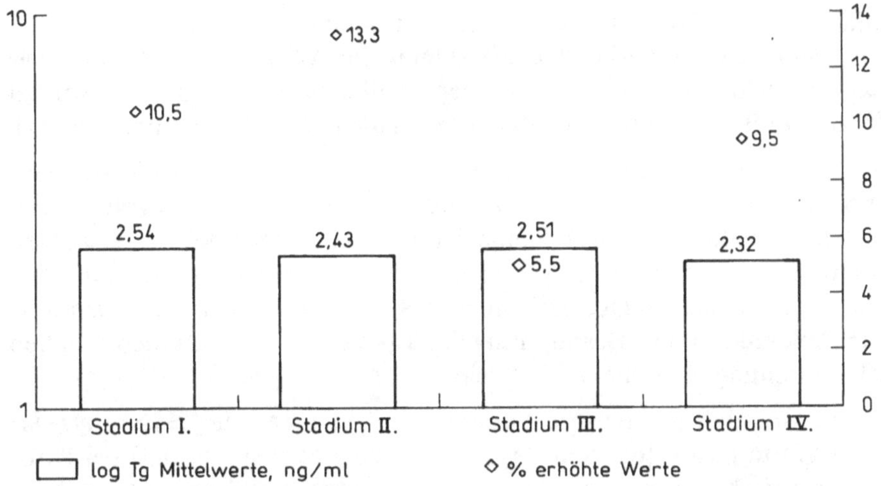

Abb. 4 Die Veränderung der Thyreoglobulinmittelwerte und das Vorkommen von erhöhten (> 45 ng/ml) Werten mit der Verschlechterung des klinischen Zustandes bei hospitalisierten chronischen geriatrischen Patienten: kein signifikanter Unterschied.

Tabelle 1 Die Beständigkeit des Serum-Thyreoglobulin-Spiegels bei hospitalisierten chronischen geriatrischen Patienten

Kontrolluntersuchung nach einem Monat (N = 97)		
bei normalem Ausgangswert:	Kontrollwert normal:	72
	Kontrollwert erhöht:	1
bei erhöhtem Ausgangswert:	Kontrollwert erhöht:	23
	Kontrollwert normal:	1
Kontrolluntersuchung nach zwei Monaten (N = 26)		
bei normalem Ausgangswert:	Kontrollwert normal:	19
	Kontrollwert erhöht:	1
bei erhöhtem Ausgangswert:	Kontrollwert erhöht:	6
	Kontrollwert normal:	0

Damit gab es insgesamt nur in 3/123 Fällen einen Übergang des Thyreoglobulinwertes von einem Meßbereich in den anderen. Zum Vergleich: Der TSH-Wert hat sich inzwischen in 19/123 Fällen verändert ($\chi^2(1) = 12{,}78$, $p = 0{,}0012$).

Besprechung

Die Untersuchungen zeigen, daß das Alter selbst und der klinische Zustand der geriatrischen Patienten, die „Nonthyroid illnesses", wahrscheinlich keinen Einfluß auf den Tg-Spiegel ausüben. Ein häufigeres Vorkommen von erhöhten Tg-Werten bei euthyreoten Patienten ohne Struma ist wahrscheinlich Resultat des Jodmangels oder/auch der Autonomie der Schilddrüse. Dies könnte möglich sein, wenn man bedenkt, daß die strumigene Wirkung des Jodmangels im Alter durch die Altersinvolution der Schilddrüse ausgeglichen werden kann [5] und daß die Autonomie oft mit normalem TSH-Wert einhergeht [1].

Bei hospitalisierten chronischen geriatrischen Patienten kommt die Autonomie der Schilddrüse sehr oft vor [1, 14], und nicht selten ist es ziemlich schwer, die latenten – vielleicht nur durch einen subnormalen TSH gekennzeichneten – Autonomien von den „Nonthyroid illnesses" der Hochbetagten zu differenzieren, denn letztere zeigen sich auch des öfteren in Form einer subnormalen TSH-Sekretion. Die Bestimmung des Tg-Wertes könnte in diesen Fällen von differentialdiagnostischem Wert sein.

Es ist nicht neu, daß geriatrische Patienten mit Struma oder Hyperthyreose höhere Tg-Werte haben [6]. Neu dagegen ist die Feststellung, daß bei chronischen geriatrischen Patienten der Tg-Wert weitgehend konstant ist, konstanter als der TSH-Wert. Dies könnte ein weiteres Argument sein, um uns zu veranlassen, die Tg-Bestimmung als einen ergänzenden Parameter bei der Screening-Untersuchung der hospitalisierten chronischen geriatrischen Patienten einzusetzen.

Zusammenfassung

Durch eine Screening-Untersuchung von 226 hospitalisierten chronischen geriatrischen Patienten aus einem Jodmangelgebiet haben wir folgende Feststellungen machen können:

1. Bei hospitalisierten chronischen geriatrischen Patienten läßt sich keine altersabhängige Veränderung des Thyreoglobulinspiegels feststellen, das Vorkommen der erhöhten Werte ist aber auch bei euthyreoten Patienten ohne Struma häufiger als bei jüngeren Personen.

2. Der klinische Zustand, das heißt die „Nonthyroid illnesses" der geriatrischen Patienten haben keinen Einfluß auf den Thyreoglobulinwert.

3. Bei hospitalisierten chronischen geriatrischen Patienten ist der Thyreoglobulinwert weitgehend konstant, konstanter als der TSH-Wert.

Literatur

[1] Bähre, M., R. Hilgers, C. Lindemann et al.: Thyroid autonomy; sensitive detection in vivo and estimation of its functional relevance using quantified high-resolution scintigraphy. Acta Endocrinol. (Copenh.) *117* (1988) 145–153.

[2] Feldt-Rasmussen, U., L. Hegedüs, H. Perrild et al.: Relationship between serum thyroglobulin, thyroid volume and serum TSH in healthy non-goitrous subjects and the relationship to seasonal variations in iodine intake. Thyroidol. Clin. Exp. *1* (1989) 115–118.

[3] Fenzi, G. F., C. Cecceralli, E. Macchia et al.: Reciprocal changes of serum thyroglobulin and TSH in residents of a moderate endemic goitre region. Clin. Endocrinol. *23* (1985) 115–122.

[4] Gärtner, G., A. Hainzinger, R. C. Pickardt: Evidence for autonomous thyroglobulin release from euthyroid and hyperthyroid nodular goiter – thyroglobulin a possible helpful parameter in diagnosis of non-malignant thyroid disorders. Klin. Wschr. *61* (1983) 737–741.

[5] Gönczi, J., I. Szabolcs, Zs. Kovács et al.: Ultrasonography of the thyroid gland in hospitalized chronic geriatric patients: thyroid volume, its relationship to age and disease, and the prevalence of diffuse and nodular goitre. Journal of Clinical Ultrasound (in press).

[6] Hintze, G., J. Windeler, J. Baumert et al.: Thyroid volume and goitre prevalence in the elderly as determined by ultrasound and their relationships to laboratory indices. Acta Endocrinol. (Copenh.) *124* (1991) 12–18.

[7] Hüfner, M., H. P. Stumpf, M. Grußendorf et al.: A comparison of the effectiveness of 131-J whole body scans and plasma Tg determinations in the diagnosis of metastatic differentiated carcinoma of the thyroid: a retrospective study. Acta Endocrinol. (Copenh.) *104* (1983) 327–332.

[8] Lima, N., M. Knobel, G. Medeiras-Neto: Long-term effect of iodized salt on serum thyroglobulin levels in endemic goitre patients. Clin. Endocrinol. *24* (1986) 635–541.

[9] Madeddu, G., A. R. Casu, A. Marrosu et al.: Serum thyroglobulin in patients with autonomous thyroid nodules. Clin. Endocrinol. *21* (1984) 377–382.

[10] Nakamura, S., S. Sakata, Y. Minamori et al.: Serum thyroglobulin (Tg) concentration in healthy subjects: absence of age- and sex-related differences. Endocrinol. Jpn. *31* (1984) 93–98.

[11] Pedersen, K. M., K. G. Borlum, P. R. Knudsen et al.: Urinary iodine excretion is low and serum thyroglobulin high in pregnant women in parts of Denmark. Acta Obstet. Gynecol. Scand. *67* (1988) 413–416.

[12] Roti, E., E. Gardini, L. D'Amato et al.: Goiter size and thyroid function in an endemic goiter area in northern Italy. J. Clin. Endocrinol. Metab. *63* (1986) 558–563.

[13] Schneider, A. B., B. R. Line, J. M. Goldman et al.: Sequential serum thyroglobulin determinations, J-131 scans, and J-131 uptakes after triiodothyronine withdrawal in patients with thyroid cancer. J. Clin. Endocrinol. Metab. *53* (1981) 1199–1206.

[14] Szabolcs, I., Chr. Ploenes, W. Bernard et al.: Screening of geriatric patients for thyroid dysfunction with thyrotropin-releasing hormone test, sensitive thyrotropin and free thyroxine estimation. Horm. Metab. Res. *22* (1990) 298–302.

[15] Uller, R. P., A. J. Van Herle: Effect of therapy on serum thyroglobulin levels in patients with Graves disease. J. Clin. Endocrinol. Metab. *46* (1978) 747–755.

[16] Van Herle, A. J., R. P. Uller: Elevated serum thyroglobulin: a marker of metastases in differentiated thyroid carcinomas. J. Clin. Invest. *56* (1975) 272–277.

[17] Vermiglio, F., S. Benvenga, R. Melluso et al.: Increased serum thyroglobulin concentration and impaired thyrotropin response to thyrotropin-releasing hormone in euthyroid subjects with endemic goiter in Sicily: their relation to goiter size and nodularity. J. Endocrinol. Invest. *9* (1986) 389–396.

Diskussion

Kahaly:
Darf ich etwas provokativ werden: was war eigentlich das Ziel, was war die Fragestellung? Sie wollten Thyreoglobulin als Screening, und was können Sie jetzt sagen?

Szabolcs:
Die Fragestellung war, ob man Screening-Untersuchungen bei geriatrischen Patienten machen sollte. Ich denke, bei chronisch hospitalisierten geriatrischen Patienten müßte man eine Screening-Untersuchung machen. Eine weitere Fragestellung, ob man TG dabei verwenden sollte oder nicht, würde ich dahingehend beantworten, daß es vielleicht eine Beihilfe sein könnte, TG bei den Patienten zu bestimmen, über die ich gesprochen habe. Bei dem Problem: subnormales TSH, vielleicht keine Struma, weiß ich nicht genau, ob dieses subnormale TSH von einer Autonomie oder von der „Nonthyroid illnesses" kommt. Ich kann natürlich bei über 80jährigen keine Suppressivszintigraphie durchführen, weil ich ihnen nicht 4 Wochen Thyroxin geben kann. Ich meine, daß bei diesen Patienten die TG-Bestimmung nützlich sein könnte.

Thiocyanat im Serum bei euthyreoter Struma, Hyper- und Hypothyreose

Th. Olbricht, U. Krause, S. Lederbogen, D. Reinwein

Einleitung

Thiocyanat (SCN) findet sich unter physiologischen Bedingungen im Blutserum. Durch ein sehr gutes Komplexbildungsvermögen wird dem Ion eine wichtige Rolle bei der Regulierung enzymatischer Reaktionen zugeschrieben. Seine halogenartigen Eigenschaften bedingen eine nach heutigem Kenntnisstand als gesichert zu bezeichnende Wechselwirkung mit dem Jodstoffwechsel bzw. der Schilddrüse [3, 10]. SCN soll, wahrscheinlich TSH-abhängig, in der Schilddrüse gespeichert, synthetisiert und teilweise metabilisiert werden [8]. Auch beeinflußt es die Aktivität der Schilddrüse; eine Hemmung der peroxidaseabhängigen Jodoxidation und der Jodination durch SCN sind beschrieben [4]. Unbestritten ist auch, daß erhöhte SCN-Konzentrationen bei Jodmangelpatienten strumigen wirken können, allerdings gibt es bei dieser Reaktionsweise Responder und Non-Responder [7, 8, 11]. Je nach Ausmaß des Jodmangels und der Thiocyanatwerte, auch in Abhängigkeit von den Rauchgewohnheiten, sind unterschiedlich ausgeprägte Zusammenhänge beobachtet worden [1, 2, 3].

Als bedeutende Quelle des SCN-Ions oder von Vorläufersubstanzen (Cyanide, organische Nitrile, andere cyanogene Substanzen) kommen Nahrungsmittel (hauptsächlich Kohlgewächse) und Tabakkonsum (pro Zigarette Aufnahme von 1,34 mg SCN in Form von Cyanid oder Nitrilen) in Betracht [2, 9, 10].

Bestimmung von Thiocyanat im Serum

Die Bestimmung von SCN im Serum erfolgte mittels HPLC (modifiziert nach Michigami [5, 6]) mit direkter Detektion durch Messung der UV-Absorption bei 195 nm. Die Detektionsgrenze liegt bei einer Stoffmenge von 0,1 µg/ml SCN. Das Verfahren ist im gesamten Meßbereich von effektiv ca. 0,3 µg/ml bis ca. 9 µg/ml linear und bietet eine gute Reproduzierbarkeit. Die mittlere Abweichung der Lauf-zu-Lauf-Präzision liegt bei 0,5 ± 0,3% und die der Tag-zu-Tag-Präzision bei 0,9 ± 0,6%. Der Wert der mittleren Wiederfindung, getestet bei Zusatz von 0,1/1/5/10 µg SCN/ml Serum, beträgt 101 ± 8%.

Ergebnisse

Die Messungen der Thiocyanatserumkonzentrationen bei Nichtrauchern und Rauchern bestätigen die deutliche Abhängigkeit vom Tabakkonsum. Während die SCN-Konzentration bei den Nichtrauchern 3,3 ± 2,2 µg/ml (Bereich 0,8–8,8) betrug, waren sie bei starken Rauchern mit 11,1 ± 3,1 µg/ml auf das 3–4fache erhöht. Abb. 1 zeigt die mittleren SCN-Konzentrationen in Abhängigkeit von den Rauchgewohnheiten.

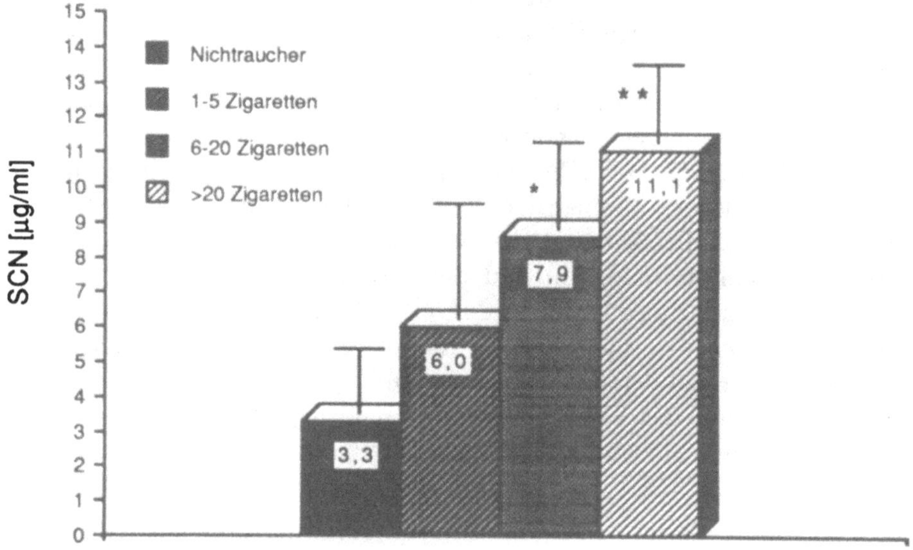

Abb. 1 Thiocyanatserumkonzentrationen bei Nichtrauchern und bei Rauchern mit unterschiedlichen Rauchgewohnheiten.

Eine signifikant positive Korrelation zwischen Schilddrüsenvolumen und Rauchgewohnheiten ließ sich nicht nachweisen; Raucher hatten allenfalls tendenziell gering größere Schilddrüsen. Die Bestimmung der SCN-Werte bei euthyreoten Nichtrauchern zeigte ebenfalls keine signifikante Korrelation zum Schilddrüsenvolumen. Die SCN-Konzentration bei Schilddrüsengesunden betrug 3,3 ± 2,2 µg/ml und bei euthyreoter Struma 3,0 ± 1,8 µg/ml (Abb. 2).

Bei 20 Patienten mit florider Hyperthyreose fanden sich mit 3,5 ± 2,4 vergleichbare SCN-Werte wie bei euthyreoter Struma oder Schilddrüsengesunden. Dagegen lagen die Konzentrationen von SCN bei hypothyreoten Patienten bei teilweiser Überlappung mit 1,8 ± 1,1 µg/ml signifikant niedriger ($p < 0{,}05$) (Abb. 3). Bei zwei von drei Patienten beobachteten wir nach

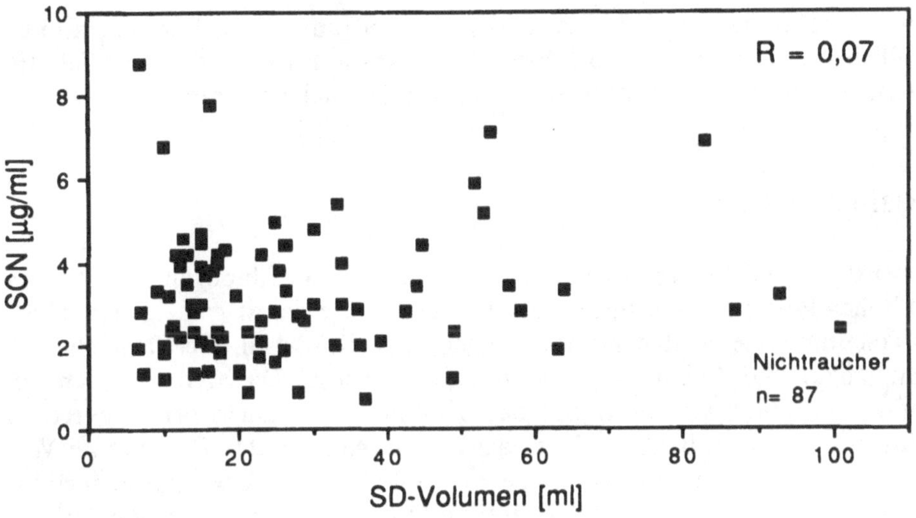

Abb. 2 Thiocyanatserumkonzentration und Schilddrüsenvolumen bei euthyreoten Nichtrauchern.

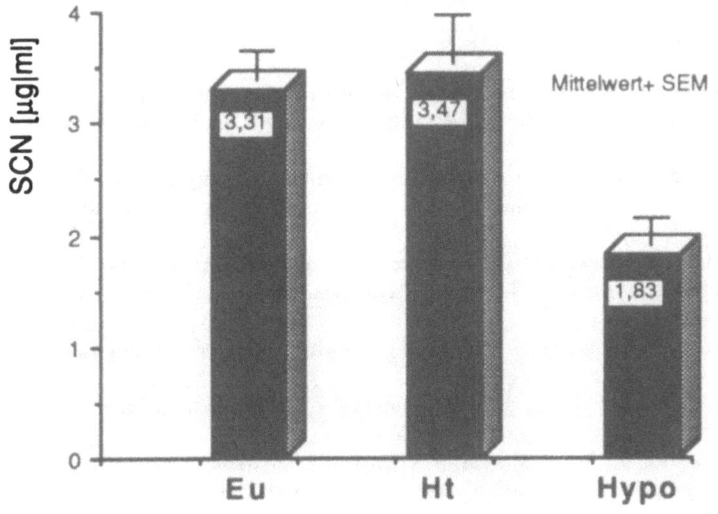

Abb. 3 Mittlere Thiocyanatserumkonzentrationen bei Schilddrüsengesunden (Eu), Patienten mit florider Hyperthyreose (Ht) und Patienten mit manifester Hypothyreose (Hypo).

subtotaler Strumaresektion einer euthyreoten Struma einen Konzentrationsabfall der SCN-Werte von 5,1 bzw. 7,7 µg/ml auf 1,6 bzw. 4,9 µg/ml. Im dritten Fall blieb die Konzentration unverändert bei 3,5 µg/ml.

Zusammenfassung

Es wurde ein HPLC-Verfahren zur Bestimmung von Thiocyanat im Serum mit hoher Präzision und Spezifität entwickelt. Die damit gemessenen Thiocyanatserumwerte zeigten im Jodmangelgebiet Nordrhein-Westfalen die bekannte deutliche Abhängigkeit vom Tabakkonsum. Dagegen ließ sich ein Einfluß der Thiocyanatwerte auf das Schilddrüsenvolumen bei euthyreoten nichtrauchenden Probanden nicht nachweisen. Auch hatten Raucher im Vergleich zu Nichtrauchern keine größeren Schilddrüsen. Weitere Untersuchungen bei unterschiedlicher Schilddrüsenfunktion weisen aber auf eine Wechselbeziehung zwischen Schilddrüse und Thiocyanatstoffwechsel hin. Niedrige SCN-Werte bei atrophischer Thyreoiditis und ein Konzentrationsabfall nach Strumaoperation machen die Schilddrüse als wichtigen Ort für die SCN-Synthese wahrscheinlich.

Literatur

[1] Christensen, S. B., U. B. Ericsson, L. Janzon et al.: Influence of cigarette smoking on goiter formation, thyroglobulin, and thyroid hormone levels in women. J. Clin. Endocrinol. Metab. *58* (1984) 615–618.

[2] Foss, O. P., P. G. Lund-Larsen: Serum thiocyanate and smoking: interpretation of serum thiocyanate levels observed in a large health study. Scand. J. Clin. Lab. Invest. *46* (1986) 245–251.

[3] Kramer, A., W. Meng, D. Reinwein et al.: Experimentelle und epidemiologische Untersuchungen zu Wechselbeziehungen von Thiocyanat und Schilddrüsenfunktion. Z. gesamte Hyg. *36* (1990) 383–387.

[4] Maloof, F., M. Soodak: Oxidation of thiocyanate, another index of thyroid function. Endocrinol. *78* (1966) 1198–1204.

[5] Michigami, Y., T. Takahashi, F. He et al.: Determination of thiocyanate in human serum by ion chromatography. Analyst *113* (1988) 389–392.

[6] Peyton, J., C. Savanapridi, L. Yu et al.: Ion-pair extraction of thiocyanate from plasma and its gas chromatographic determination using on-column alkylation. Anal. Chem. *56* (1984) 1692–1695.

[7] Reinwein, D.: Der Rhodanidstoffwechsel in der normalen und pathologischen Schilddrüse. Klin. Wschr. *39* (1961) 1216–1219.

[8] Sanchez-Martin, J., M. Mitchell: Effect of thyrotropin upon the intrathyroidal metabolism of thicyanate-S35. Endocrinol. *67* (1960) 325–331.

[9] Thürkow, B., G. Jess, W. Weuffen: Vergleichende Untersuchungen zur Bestimmung von Thiocyanat in biologischen Materialien. Pharmazie *37* (1982) 264–269.

[10] Weuffen, W., Cl. Franzke, B. Thürkow: Zur alimentären Aufnahme, Analytik und biologischen Bedeutung des Thiocyanats. Die Nahrung *28* (1984) 341–355.
[11] Yamada, T., A. Jones: Effect of thiocyanate, perchlorate and other anions on plasma protein-thyroid hormone interaction in vitro. Endocrinol. *82* (1968) 47–53.

Diskussion

Kallee:
Kann es auch sein, daß unter Ihren Fällen mit der niedrigen Thiocyanatausscheidung solche mit Leber'scher Krankheit waren?

Lederbogen:
Ich möchte wissen, was Leber'sche Krankheit ist.

Kallee:
Die Leber'sche Krankheit ist eine Anomalie, bei der Rhodanese in der Leber fehlt. Und diese Patienten werden blind durch die Opticusatrophie, sobald sie anfangen zu rauchen.

Lederbogen:
Es handelt sich hierbei um gesunde Kollegen und Mitarbeiter der Klinik.

Kahaly:
Herr Lederbogen, es gibt in den letzten zwei-drei Jahren mehrere Publikationen, die den Zusammenhang zwischen Rauchen und endokriner Orbitopathie zeigen. Hatten Sie die Gelegenheit, das in Ihrer Klinik in Essen zu untersuchen? Und eine zweite kurze Frage: es gibt bei Ihnen zwischen Hyper- und Hypothyreose keine Unterschiede bezüglich des Spiegels, habe ich das falsch verstanden?

Lederbogen:
Nein, es gibt zwischen euthyreoten und hyperthyreoten Patienten keinen Unterschied. Aber zwischen eu- und hypothyreoten. Die Frage mit den endokrinen Orbitopathien ist bisher noch nicht systematisch untersucht worden.

Eber:
Können Sie sagen, wie hoch der Thiocyanatspiegel im Essener Wasser ist? In Graz betrug der Thiocyanatspiegel ungefähr das Eineinhalbfache des Serumwertes.

Lederbogen:
Nein, das kann ich nicht beantworten.

Eber:
Daher die Frage, ich wollte es Ihnen nur erklären.

Farbcodierte Doppler-Sonographie zur Differenzierung der Hyperthyreose

B. Braun, W. Blank, P. Gelinsky

Einleitung

Die ätiologische Differenzierung der Hyperthyreose stellt ein häufiges klinisches Problem dar. Untersuchungen aus jüngerer Zeit haben gezeigt, daß die farbcodierte Doppler-Sonographie über die konventionelle B-Bildsonographie hinaus wichtige funktionstopographische Informationen liefert und somit zur Differenzierung der verschiedenen Hyperthyreoseformen beitragen kann.

Ziel der vorliegenden Untersuchung war es, die Aussagekraft der farbcodierten Doppler-Sonographie in der Differenzierung der verschiedenen Hyperthyreoseformen zu klären.

Patienten und Methodik

In einem Zeitraum von 10 Monaten wurden 60 konsekutive Patienten mit klinisch und biochemisch gesicherter Hyperthyreose mittels konventioneller B-Bildsonographie, mit der farbcodierten Doppler-Sonographie und mittels Szintigraphie untersucht. In der prospektiv angelegten Untersuchungsreihe verweigerten 6 Patienten die Szintigraphie. Die Sicherung der Hyperthyreose erfolgte bei supprimiertem TSH mittels negativem TRH-Test und Nachweis erhöhter peripherer Hormone (T3, T4). Ergänzend wurden bei gezielter Fragestellung TSH-Rezeptorantikörper (TRAK) und Antikörper gegen mikrosomales Antigen (MAK) bestimmt. Die Untersuchungsbefunde wurden von verschiedenen über die Untersuchungsbefunde der anderen bildgebenden Verfahren nicht informierten Untersuchern erhoben, miteinander verglichen und konnten zum Teil operativ, zum Teil durch Verlaufsuntersuchungen gesichert werden.

Bei der sonographischen Untersuchung wurden die Schilddrüsengröße volumetrisch bestimmt und die Echogenität des Organs in Relation zum korrespondierenden M. Sternocleidomastoideus beurteilt. Zur Differenzierung zwischen Thyreoiditis und Immunhyperthyreose wurde die lokale Dolenz der Schilddrüse bei Fingerpalpation unter direkter sonographischer Kontrolle herangezogen.

Bei der farbcodierten Doppler-Sonographie wurde bei konstanter Verstärkung aspektiv die intraparenchymale Vaskularisation der Schilddrüse beurteilt. Bei Nachweis fokaler Veränderungen wurde zwischen Randvaskularisation (Halo) und verstärkter Binnenvaskularisation der Knoten differenziert. Auf direkte Darstellung der Schilddrüsenarterien und Erhebung eines Doppler-Frequenzspektrums sowie die Bestimmung von Widerstandsindices wurde verzichtet.

Die Untersuchungen erfolgten mit einem Computersonographiegerät (Acuson 128 XP) mit einem 7,5 MHz-Multi-array-Transducer. Die Untersuchungszeit für eine Schilddrüsenuntersuchung lag bei 5 bis 15 Minuten.

Die Durchführung der Szintigraphie erfolgte in standardisierter Gammakameratechnik nach Technetiumgabe mit quantitativer Auswertung der Szintigramme und Bestimmung globaler sowie regionaler Funktionsparameter und Messung der thyreoidalen Pertechnataufnahme.

Ergebnisse

Die Ergebnisse sind zusammenfassend in Tabelle 1 dargestellt. Die konventionelle Sonographie hat eine hohe Treffsicherheit in der Erkennung des M. Basedow, sofern die Immunhyperthyreose nicht in einer Struma nodosa auftritt. Die Erkennung der Thyreoiditis de Quervain (N = 4) gelang durch den Nachweis ausgeprägter Inhomogenitäten des Schilddrüsenparenchyms und die lokale Dolenz bei Fingerpalpation. Die postpartale Thyreoiditis (N = 3) war mittels konventioneller Sonographie nicht vom M. Basedow zu differenzieren. Im Nachweis/Ausschluß der unifokalen, multifokalen und disseminierten Autonomie war keine Aussage möglich.

Tabelle 1 Einteilung der Hyperthyreosen (n = 60)

	Sonographie (n = 60) richtig/insgesamt	Szintigraphie (n = 53) richtig/gesamt
multifokale/dissem. Autonomie	25/30	26/30
M. Basedow	11/13	8/12
autonomes/unifokales Adenom	7/ 9	8/ 9
Hyperthyreosis factitia	3/ 3	2/ 2
Thyreoiditis de Quervain	3/ 3	∅
Post-partum-Thyreoiditis	2/ 2	∅

Die farbcodierte Doppler-Sonographie hat eine hohe Treffsicherheit in der Erkennung des Morbus Basedow (vaskuläres Inferno, Abb. 1). Die Differenzierung von der postpartalen Thyreoiditis und der Thyreoiditis de Quervain

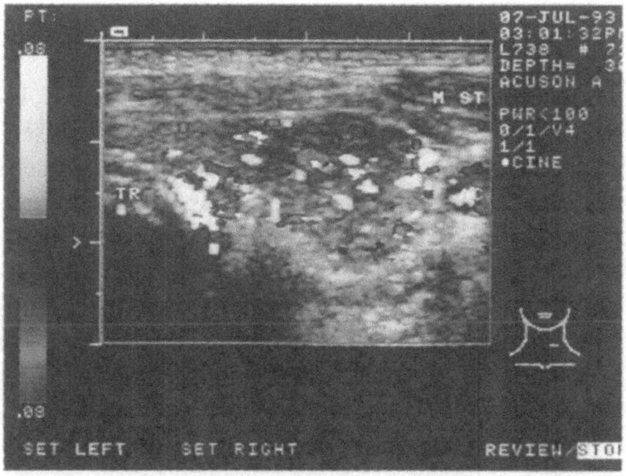

Abb. 1 Morbus Basedow. Querschnitt li. Schilddrüsenlappen. Typisches vaskuläres Inferno, echoarmes Schilddrüsenparenchym im Vergleich zum M. sternocleidomastoideus.

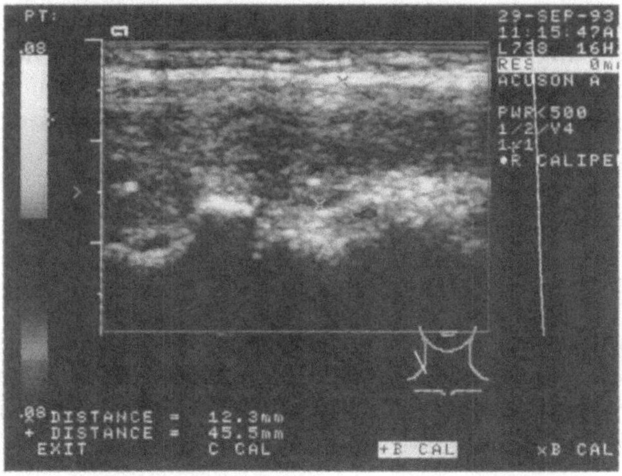

Abb. 2 Thyreoiditis de Quervain mit geringer Hyperthyreose. Längsschnitt re. Schilddrüsenlappen mit echoarmem, inhomogenem Parenchym. Wenig Vaskularisation, lokale Dolenz.

(Abb.2) ist sicher möglich, da beide Erkrankungen mit geringer Vaskularisation einhergehen. Probleme bestehen in der Unterscheidung von der disseminierten Autonomie bei großen Knotenstrumen. Die unifokale und multifokale Autonomie sind dagegen mit hoher Treffsicherheit zu erkennen. Die Hyperthyreosis factitia ist durch sehr echogenes Parenchym und normale oder sogar reduzierte Vaskularisation gekennzeichnet.

Diskussion

Die Sonographie hat einen hohen Stellenwert in der morphologischen Diagnostik von Schilddrüsenerkrankungen. In der Beurteilung von Schilddrüsenfunktionsstörungen hat sich die farbcodierte Doppler-Sonographie als sehr aussagekräftige Methode erwiesen. Durch Nachweis verstärkter Vaskularisation und insbesondere verstärkter Binnenvaskularisation in einzelnen Knoten können autonome Adenome in den meisten Fällen von nicht aktiven adenomatösen Knoten differenziert werden. Der M. Basedow zeigt das typische vaskuläre Inferno und ist von anderen Schilddrüsenerkrankungen, die mit echoarmem Parenchym und mit Hyperthyreose einhergehen, wie der postpartalen Thyreoiditis und der Thyreoiditis de Quervain, sicher zu differenzieren. Die farbcodierte Doppler-Sonographie zeigt beim M. Basedow das typische vaskuläre Inferno. Es ist bei anderen Schilddrüsenerkrankungen, die mit Hyperthyreose einhergehen können, wie der postpartalen Thyreoiditis und der Thyreoiditis de Quervain, nicht nachweisbar.

Szintigraphisch sind unifokale und multifokale Autonomien sicher erkennbar. Probleme bestehen in der Unterscheidung der disseminierten Autonomie vom M. Basedow und der Erkennung eines M. Basedow in einer Knotenstruma. Bei 2 Patienten mit jodinduzierter Hyperthyreose bei disseminierter Autonomie war infolge Jodblockade nach artefizieller Jodgabe keine diagnostische Aussage möglich.

Zusammenfassung

Klinischer Befund, Sonographie und farbcodierte Doppler-Sonographie lassen in den meisten Fällen eine Differenzierung der verschiedenen Hyperthyreoseformen zu. Die Bestimmung von Antikörpern (TRAK, MAK) und der Einsatz der Szintigraphie sollten gezielt und nicht obligat erfolgen.

Literatur

[1] Braun, B.: Schilddrüse. In: B. Braun, R. Günther, W. Schwerk (Hrsg.): Ultraschalldiagnostik – Lehrbuch und Atlas. ecomed-Verlag, Landsberg/Lech 1992.

[2] Cordes, U., A. Meyer zu Starten, J. Happ: Die quantitative sonographische Grauwertanalyse bei Patienten mit akuter Immunhyperthyreose. Akt. Endokr. *14* (1993) 79–83.

[3] Gutekunst, R., W. Hafermann, T. Mansky et al.: Ultrasonography related to clinical and laboratory findings in lymphocytic thyroiditis. Acta Endocrinologica *121* (1989) 129–135.

[4] Pfannenstiel, P., A. Stoye: Änderungen des Ultraschallmusters unter der medikamentösen Behandlung des M. Basedow. Akt. Endokr. Stoffw. *13* (1992) 16–19.

[5] Sievers, K. W., K. Krause, T. Plajer et al.: Duplexsonographische Beurteilung der Basedow-Struma unter Jod-Therapie. Ultraschall in Med. *14* (1993) 132–135.
[6] Vitti, P., T. Rago, F. Mancusi et al.: Thyroid hypoechogenic pattern at ultrasonography as a tool for predicting recurrence of hyperthyroidism after medical treatment in patients with Grave's disease. Acta Endocrinologica *126* (1992) 128–131.

Diskussion

Gratz:
Sind Sie tatsächlich der Meinung, daß eine Studie mit n = 60 Patienten die Aussage rechtfertigt, daß auf die Szintigraphie in der Differentialdiagnose bzw. zum Nachweis der Autonomie zugunsten der farbcodierten Doppler-Sonographie verzichtet werden kann?

Braun:
Also für unseren klinischen Alltag ja, generell ist das sicher noch etwas zu früh, das war eine Pilotuntersuchung. Im Rahmen einer Doktorarbeit machen wir gerade eine größere prospektive Studie, und die ersten Daten bestätigen, daß wir eigentlich den Morbus Basedow so exzellent erkennen können, daß wir keinen großen Sinn darin sehen, ihn szintigraphisch noch zu verifizieren.

Voigt:
Haben Sie das echoreiche Organ nur bei der Hyperthyreosis facticia oder grundsätzlich unter Thyroxin gesehen?

Braun:
Es gibt ganz interessante Unterlagen, zuletzt publiziert von Herrn Cordes aus Mainz, daß man bei Suppression ein zunehmend echodichtes Gewebe findet. Und wir können das auch sehen beim dekompensierten autonomen Adenom, daß man das umgebende Schilddrüsenparenchym recht echogen erkennen kann. Ich denke, daß da ein Zusammenhang besteht zwischen Suppression und Parenchymdichte bzw. Reflexibilität.

Bestimmung des funktionellen autonomen Volumens unabhängig von seiner intrathyreoidalen Verteilung

D. Emrich, U. Erlenmaier, M. Pohl, H. Luig

Bei der funktionellen Autonomie bestehen in der Praxis zwei Probleme:

1. Die Abschätzung des Hyperthyreoserisikos in der euthyreoten Phase, das bei der hohen Prävalenz der Autonomie in der Bundesrepublik unerläßlich erscheint, und

2. die Bestimmung des Zielvolumens zur Optimierung einer Radiojodtherapie.

Ihre Lösung wäre durch ein Verfahren möglich, das die Bestimmung des funktionellen autonomen Volumens unabhängig von der Verteilung des autonomen Gewebes in der Schilddrüse erlaubt. Denn mit Hilfe der Sonographie gelingt es nur bei einer begrenzten Zahl vorwiegend unifokaler Autonomien, das autonome Volumen direkt zu bestimmen. Aus diesen Gründen haben wir einen funktionellen Ansatz zur Ermittlung des autonomen Volumens gewählt, der einfach und praktikabel ist.

Hierzu bestimmten wir bei 23 Schilddrüsengesunden mit sonographisch und szintigraphisch unauffälliger Schilddrüse die globale thyreoidale Tc-Aufnahme vor und unter Suppression mit Thyroxin (2 Wochen 75 µg, 2 Wochen 150 µg) und das Schilddrüsenvolumen mit Hilfe der Sonographie. Dabei ergab sich im Mittel eine ^{99m}Tc-Aufnahme vor Suppression (TcU) von 3,7 ± 1,4% und unter Suppression (TcUs) von 0,44 ± 0,24%. Das mittlere Schilddrüsenvolumen (Vs) betrug 18,2 ± 2,9 ml. Die fehlende vollständige Suppression unter diesem Thyroxinregime spricht dafür, daß auch die gesunde Schilddrüse autonome Follikel enthält. Dieses stimmt mit den autoradiographischen Untersuchungen der Arbeitsgruppe von Studer gut überein [3]. Unter dieser Annahme läßt sich das mittlere autonome Volumen (Va) bei Schilddrüsengesunden wie folgt ermitteln:

$$\frac{\mathrm{TcU}}{\mathrm{TcU_s}} = \frac{\mathrm{Vs}}{\mathrm{Va}} \tag{1}$$

$$\mathrm{Va} = \frac{\mathrm{TcUs} \times \mathrm{Vs}}{\mathrm{TcU}} = 2{,}2\ [\mathrm{ml}]$$

Mit dieser „Eichung“ läßt sich nun das autonome Volumen bei jeder Schilddrüse mit Autonomie in der euthyreoten Phase mit Hilfe des TcUs und in der hyperthyreoten Phase mit Hilfe des TcU (endogene Suppression) durch folgende Proportionalität berechnen:

$$\frac{\bar{V}a\ (\text{Schilddrüsengesunde})}{Va} = \frac{\bar{T}cUs\ (\text{Schilddrüsengesunde})}{TcUs\ (\text{Euthyreose})\ \text{oder}\ TcU\ (\text{Hyperthyreose})} \tag{2}$$

$$Va = \frac{2{,}2}{0{,}44} \times TcUs\ (\text{Euthyreose})\ \text{oder}\ TcU\ (\text{Hyperthyreose})$$

$$Va = 5 \times TcUs\ \text{oder}\ TcU\ (\text{ml})$$

Wir haben die Richtigkeit dieses Ansatzes bei 35 Patienten mit unifokaler Autonomie geprüft. Davon waren 30 nach den Hormonkonzentrationen euthyreot und 7 hyperthyreot. Es wurden nur Patienten herangezogen, bei denen das autonome Areal durch Echominderung gut abgenzbar war und keine zystischen Veränderungen aufwies. Setzte man das sonographisch und funktionelle ermittelte autonome Volumen in Beziehung, ergab sich eine gute Proportionalität (Abb. 1). Aus der Regressionsgleichung ließ sich mit

$$Va = 5 \times TcUs\ \text{oder}\ TcU + 0{,}6\ (\text{ml}) \tag{3}$$

eine fast identische Beziehung für das autonome Volumen ableiten, wie wir es mit Hilfe der Schilddrüsengesunden ermittelten.

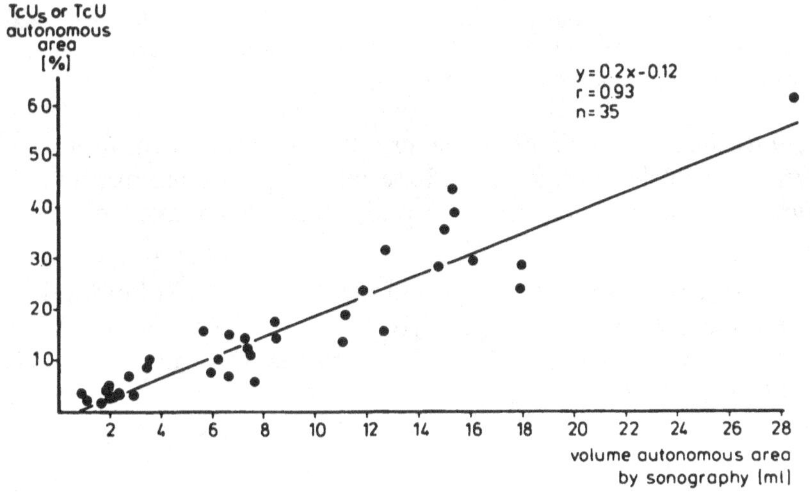

Abb. 1 Korrelation von TcU_s (euthyreote Phase) und TcU (hyperthyreote Phase) mit dem sonographisch bestimmten autonomen Volumen bei 35 Pat. mit unifokaler Autonomie.

Wichtig ist, daß das Verfahren nur eingesetzt werden kann, wenn keine Jodkontamination vorliegt.

Wir haben nun angenommen, daß man mit Hilfe dieser Beziehung das autonome Volumen unabhängig von seiner Verteilung ermitteln kann. Hierzu haben wir an Hand von 86 Patienten mit Struma und Euthyreose und 88 Patienten mit Hyperthyreose auf dem Boden einer Autonomie die kumulative Sensitivität und Spezifität des Verfahrens ermittelt (Abb. 2). Dabei ergab sich, daß oberhalb eines funktionellen autonomen Volumens von 10 ml mit einer Hyperthyreose zu rechnen ist und daß ab einem autonomen Volumen von 20 ml alle Patienten hyperthyreot sind. Das kritische autonome Volumen, wie es Joseph und Mahlstedt einmal bezeichneten [2], lag bei 16 ml. Hier betrug die Sensitivität des Verfahrens 0,88 und seine Spezifität 0,87.

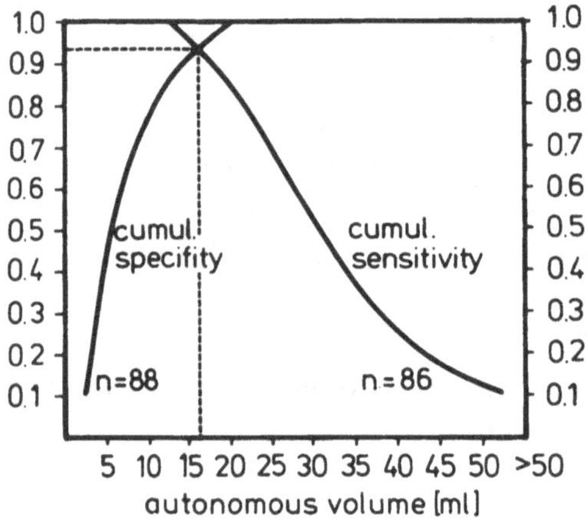

Abb. 2 Kumulative Sensitivität und Spezifität des mit der angeführten Methode bestimmten autonomen Volumens an Hand von 86 euthyreoten Pat. mit Autonomie und 88 Pat. mit Hyperthyreose auf dem Boden einer Autonomie.

Auch der Nachweis einer Beziehung des so ermittelten autonomen Volumens mit dem Delta-TSH in der euthyreoten Phase und der T3-Konzentration in der hyperthyreoten Phase spricht für eine funktionelle Richtigkeit des Verfahrens [1].

Unsere Ergebnisse lassen sich wie folgt zusammenfassen: Mit Hilfe des dargestellten Verfahrens läßt sich das Hyperthyreoserisiko bei Autonomie in der euthyreoten Phase abschätzen. Gleichzeitig gestattet es, das autonome Zielvolumen für die Radiojodbehandlung in der eu- und hyperthyreoten Phase zu bestimmen.

Literatur

[1] Emrich, D., U. Erlenmaier, M. Pohl et al.: Determination of the autonomously functioning volume of the thyroid. Eur. J. Nucl. Med. *20* (1993) 410–414.

[2] Joseph, K., J. Mahlstedt: Früherkennung potentieller Hyperthyreosen im Struma-Endemiegebiet. Dtsch. med. Wschr. *105* (1980) 1113–1118.

[3] Peter, H. J., H. Gerber, H. Studer et al.: Pathogenesis of heterogenity in human multinodular goiter. J. Clin. Invest. *76* (1985) 1992–2002.

Diskussion

Kallee:
Es gibt sicher auch kleinere Adenome als 10 ml, die eine erhebliche Hyperthyreose verursachen können, denn das Entscheidende ist ja nicht nur das Volumen. Auch kleine Adenome können einen rasant beschleunigten Umsatz von Schilddrüsenhormonen haben. Das können Sie mit Technetium natürlich nicht bestimmen, sondern da müßten Sie Jod-123 einsetzen.

Emrich:
Herr Kallee, wieviel kleine Adenome von 100 haben Sie mit Hyperthyreose?

Kallee:
Das müßte ich erst einmal retroperspektiv untersuchen.

Emrich:
Denn ich meine, man muß einfach mit Zahlen arbeiten. Und wir haben ein relativ breites Spektrum. Natürlich gibt es das. Aber entscheidend ist doch, wie hoch die Treffsicherheit ist. Daß Sie das nicht mit 100% schaffen, sehe ich ein. Aber wenn Sie sagen können, ab 10 ml ist das höhere Hyperthyreoserisiko gegeben und nur die Patienten würden Sie einer definitiven Therapie zuführen, dann ist das für die Praxis sehr wichtig.

Kallee:
Es gibt kleine Adenome, die erhebliche hyperthyreote Beschwerden machen mit niedrigem TSH-Spiegel.

Unterscheiden sich hyperthyreote funktionelle Autonomien von euthyreoten hinsichtlich ihres TcTU's oder ihres autonomen Volumens? Diskriminanzanalyse von funktionellen Schilddrüsenautonomien bei endogener TSH-Suppression

E. Werner, J. Rendl, M. Scheubeck, W. Börner

Fragestellung

Die funktionelle Relevanz einer Autonomie hängt von Menge und Aktivität der autonomen Zellen ab. In dieser Studie untersuchten wir, ob sich die Relevanz einer Autonomie mit dem sonographisch ermittelten autonomen Volumen und dem TcTU unter Suppression als Parameter für die autonome Masse bzw. deren Aktivität klinisch sinnvoll abschätzen läßt. Da es zudem denkbar ist, daß auch regressive Veränderungen in autonomen Arealen deren funktionelle Relevanz beeinflussen, untersuchten wir als weitere Parameter die Quotienten aus TcTU und autonomem Volumen („spezifischer TcTU"), bzw. aus autonomem Volumen und Gesamtvolumen („relatives autonomes Volumen").

Patienten und Methodik

Wir werteten 268 Patienten mit endogener TSH-Suppression und nachgewiesener funktioneller fokaler Autonomie retrospektiv aus. Eine Jodkontamination wurde anamnestisch ausgeschlossen. Wir bestimmten FT4, FT3, TSH und den 20min.-TcTU (37 MBq Tc99m-Pertechnetat). Das Schilddrüsengesamtvolumen und das autonome Volumen wurden sonographisch unter der Modellannahme eines Rotationsellipsoides ermittelt.

Weiter berechneten wir das „relative autonome Volumen" und den „spezifischen TcTU". Auf Grund der In-vitro-Testparameter wurden die Patienten in euthyreote und hyperthyreote unterteilt. Mit dem U-Test überprüften wir zunächst, welche Parameter (TcTU, autonomes Volumen, Gesamtvolumen, relatives autonomes Volumen, spezifischer TcTU) sich in beiden Gruppen unterscheiden. Anschließend ermittelten wir mit einer Diskriminanzanalyse kritische Werte für diese Parameter und prüften deren Relevanz durch Berechnung von Sensitivität, Spezifität und Treffsicherheit für das Vorliegen einer Hyperthyreose.

Ergebnisse

Die untersuchten Parameter unterscheiden sich signifikant in beiden Gruppen (Tab. 1). Bei dem Gesamtvolumen und dem spezifischen TcTU besteht allerdings eine große Überlappung der 1s-Bereiche, so daß diese beiden Parameter keiner weiteren Analyse unterzogen wurden. Die Diskriminanzanalyse der restlichen Parameter ermittelte folgende kritische Werte: TcTU: 4,7%; autonomes Volumen: 13 ml; relatives autonomes Volumen: 0,39 (Tab. 2–4).

Tabelle 1

Mittelwerte und einfache Standardabweichung der untersuchten Parameter in beiden Patientengruppen mit funktioneller Autonomie und endogener TSH-Suppression

Parameter	euthyreote Patienten	hyperthyreote Patienten	Signifikanzniveau
TcTU (%)	3,3 ± 2,1 (N = 169)	6,0 ± 3,7 (N = 94)	0,001
autonomes Volumen (ml)	9,5 ± 9,5 (N = 169)	24,6 ± 22,8 (N = 98)	0,001
Gesamtvolumen (ml)	48,3 ± 33,6 (N = 169)	54,3 ± 32,2 (N = 98)	0,05
relatives autonomes Volumen	0,23 ± 0,21 (N = 169)	0,48 ± 0,31 (N = 98)	0,001
spezifischer TcTU	0,88 ± 2,3 (N = 169)	0,38 ± 0,28 (N = 94)	0,001

Tabelle 2

Auftrennung in euthyreote und hyperthyreote Patienten durch einen Grenz-TcTU von 4,7%

	Anzahl der tatsächlich hyperthyreoten Pat.	Anzahl der tatsächlich euthyreoten Pat.	gesamt
TcTU > 4,7%	55	25	80
TcTU ≦ 4,7%	39	144	183
gesamt	94	169	263

Für das Vorliegen einer Hyperthyreose ergeben sich:

Sensitivität:	58,5%
Spezifität:	85,3%
Treffsicherheit:	68,7%

Tabelle 3

Auftrennung in euthyreote und hyperthyreote Patienten durch ein autonomes Volumen von 13 ml

	Anzahl der tatsächlich hyperthyreoten Pat.	Anzahl der tatsächlich euthyreoten Pat.	gesamt
autonomes Volumen > 13 ml	63	36	99
autonomes Volumen ≦ 13 ml	35	133	168
gesamt	98	169	267

Für das Vorliegen einer Hyperthyreose ergeben sich:

Sensitivität:	64,3%
Spezifität:	78,7%
Treffsicherheit:	63,6%

Tabelle 4

Auftrennung in euthyreote und hyperthyreote Patienten durch ein relatives autonomes Volumen von 0,39

	Anzahl der tatsächlich hyperthyreoten Pat.	Anzahl der tatsächlich euthyreoten Pat.	gesamt
relatives autonomes Volumen > 0,39	58	29	87
relatives autonomes Volumen ≦ 0,39	40	140	180
gesamt	98	169	267

Für das Vorliegen einer Hyperthyreose ergeben sich:

Sensitivität:	59,2%
Spezifität:	82,8%
Treffsicherheit:	66,7%

Diskussion

Der TcTU, das autonome Volumen und das relative autonome Volumen können etwa gleich gut zwischen euthyreoten und hyperthyreoten Patienten unterscheiden. Die ermittelten Grenzwerte trennen jedoch nur mäßig gut zwischen beiden Gruppen. Für das autonome Volumen wird ein ähnlicher kritischer Wert auch von anderen Arbeitsgruppen [1, 2] gefunden; es lassen sich allerdings in der vorliegenden Studie an einer großen Patientenzahl nicht die von den anderen Autoren angegebenen Sensitivitäten und Spezifitäten erreichen. So waren in dieser Studie 36 von 99 Patienten (36%) trotz eines autonomen Volumens > 13 ml euthyreot. Das relativ gute Trennvermögen des relativen autonomen Volumens zeigt, daß es nicht nur auf die absolute autonome Masse ankommt, sondern auch darauf, welchen Anteil das autonome Gewebe an der Gesamtschilddrüse hat, weil hierdurch die regressiven Veränderungen in den autonomen Bezirken mitberücksichtigt werden.

Zusammenfassung

1. Es lassen sich nur mit einer großen Unsicherheit klinisch relevante Grenzwerte für den TcTU, das autonome Volumen und das relative autonome Volumen angeben.
2. Für das Auftreten einer Hyperthyreose scheint das Verhältnis von autonomer Masse zur Masse der Gesamtschilddrüse ebenso wichtig zu sein wie die absolute autonome Masse.
3. Autonome Areale in großen regressiv veränderten Schilddrüsen sind offensichtlich funktionell weniger aktiv als gleich große autonome Areale in weniger stark regressiv umgewandelten Schilddrüsen.

Danksagung

Die Autoren danken Frau Dr. Haubitz vom Rechenzentrum der Universität Würzburg für die Beratung bei der statistischen Auswertung und für das Zurverfügungstellen der statistischen Auswerteprogramme.

Literatur

[1] Emrich, D., U. Erlenmaier, M. Pohl et al.: Bestimmung des funktionellen autonomen Volumens der Schilddrüse. Nucl. Med. *32* (1993) A 17.

[2] Kreisig, T., C. R. Pickardt, C. Vaitl et al.: Regionaler 99m-Tc-Uptake der Schilddrüse in Kombination mit Sonographie bei fokaler Autonomie. In: W. Börner, B. Weinheimer (Hrsg.): Schilddrüse 1989. Walter de Gruyter, Berlin – New York 1991.

Diskussion

Hüfner:
Mich erstaunen zwei Sachen: einmal hat Professor Emrich heute früh noch relativ enge Grenzen angegeben, in denen er das Risikokollektiv beschreiben kann, während nach Ihren Untersuchungen eigentlich der Vorhersagewert sehr gering ist. Und das zweite, was mich erstaunt, ist, daß bei diesen Untersuchungen die Jodversorgung oder der Jodstatus dieses untersuchten Patienten überhaupt nicht irgendwie berücksichtigt wird.

Werner:
Bei uns wurden Patienten, die jodkontaminiert waren, ausgeschlossen.

Hüfner:
Es geht nicht um die Kontamination, sondern auch um kleinere Veränderungen, sagen wir einmal 200 µg. Ich weiß nicht, wo Sie die Grenze für die Kontamination setzen.

Werner:
Sie geben gleich mit Ihrer Vermutung der Jodversorgung eine Antwort auf Ihre Frage: unsere Diskrepanz zwischen unseren Befunden und denen von Herrn Emrich. Unserer Ansicht nach läßt sich eben eine enge Korrelation zwischen autonomem Volumen und der Funktionalität bzw. dem TcTu nur dann angeben, wenn alle Patienten eine gleiche Jodversorgung haben. Man müßte eigentlich die Jodausscheidung mitmessen, um dann den Rest an Streuung in der Varianzanalyse mitzuerklären, und könnte dann wahrscheinlich eine gute Aussage treffen.

Bottermann:
Wenn man da einhaken darf: Unser klinisches Problem sind die Patienten, die aus irgendeinem Grund jodexponiert werden (Röntgenkontrastmittel). Immer wieder erleben wir die Überraschung, daß sie plötzlich hyperthyreot werden. Also die Frage: Abhängigkeit der Menge autonomen Volumens von der Jodversorgung oder der präexistenten Jodversorgung? Das wäre etwas, was klinisch relevant ist, was nun einmal geklärt werden sollte. Da würde ich mich interessieren, wie die Meinungen der drei Gruppen aus Marburg, aus Göttingen und jetzt aus Würzburg dazu sind. Der Kliniker möchte klare Zahlen haben, mit denen er etwas anfangen kann.

Werner:
Diese Frage läßt sich mit unserer Studie nicht so gut klären, weil wir nur eine Querschnittserhebung gemacht haben. Dazu wird sicher Professor Joseph

mehr sagen können, der Patienten prospektiv untersucht und denen Jod zugeführt hat. Bei uns war es nur eine Querschnittsuntersuchung.

Maier:
Noch einmal eine Frage zum kritischen Volumen: Sie müssen bei den autonomen Adenomen unterscheiden, wie die feingeweblich aufgebaut sind. Es kommt letztlich darauf an, wieviel Thyreozyten in diesem autonomen Adenom sind. Es gibt histologisch makrofollikuläre Adenome mit viel Kolloid, und es gibt auf der anderen Seite mikrofollikuläre Adenome mit sehr wenig Kolloid. Die Zahl der Thyreozyten darin verhält sich wie 1 : 10. Das heißt, es kommt letztlich darauf an, wieviel Thyreozyten in diesem Volumen vorhanden sind. Das scheint mir ganz maßgeblich zu sein, wenn man kritisches Volumen berechnen will.

Werner:
Also diese Parameter, die Sie nennen, lassen sich sonographisch nicht feststellen. Wir haben nur die autonome Masse untersucht.

Börner:
Die letzte Diskussionsbemerkung würde darauf hinweisen, daß das Volumen allein nicht relevant ist.

Werner:
Das war das Ergebnis der Studie.

Rendl:
Man kann Herrn Hüfner völlig recht geben. Die Angabe absoluter Volumina macht keinen Sinn, insbesondere ohne Kenntnis der Jodausscheidung. Wenn man schon die Volumina ohne Jodkontamination nicht vernünftig trennen kann, wie soll man das mit Jodkontamination machen? Wir halten das nicht für sinnvoll, uns nach absoluten Voluninaangaben zu richten. Und Sie wissen, auch die Streuung im Sonogramm ist ja 30% allein, um das auszumessen. Und die meisten sind regressiv verändert. Man kriegt die kritische Masse sonographisch auch nicht richtig heraus.

Maul:
Ich gehe davon aus, daß Professor Emrich nicht im Saal ist, sonst hätte er sich wahrscheinlich selbst gemeldet. Ich denke, das sind Dinge, die vermischt werden, und möchte dazu kurz Stellung nehmen: Professor Emrich hat heute morgen eine ganz spezielle Gruppe gehabt, bei der er auch gesagt hat, daß diese Adenome z. B. keine zystischen Veränderungen hatten, und hat im Prinzip ein kritisches Volumen angegeben. Und das nächste, was er gesagt

hat, war, daß man dieses kritische Volumen unabhängig, wie es verteilt ist, auch z. B. mit supprimiertem TcTu messen kann, also etwas ganz anderes, als das was hier diskutiert wird. Im Prinzip würde er mit Sicherheit zustimmen, daß man aus dem Volumen allein solche Rückschlüsse nicht ziehen kann.

Werner:
Bei uns lag eine fokale Autonomie vor, uni-, bi- oder trifokal, die alle ausgemessen und dann auch summiert wurden.

2.2 Beobachtung und Behandlung von Schilddrüsenerkrankungen

Jodausscheidung, Patientencompliance und Änderungen im Schilddrüsenvolumen unter Strumatherapie

J. Rendl, S. Seybold, W. Börner

Einleitung

Die Vorstellung zur Pathogenese der Jodmangelstruma haben sich in der letzten Zeit geändert. Es ist mittlerweile allgemein anerkannt und durch experimentelle Studien [2, 9, 10] längst belegt, daß intrathyreoidale Wachstumsfaktoren durch den Jodmangel aktiviert werden und vor allem eine Hyperplasie der Thyreozyten hervorrufen. Die Standardtherapie der Jodmangelstruma in Form der Verabreichung von Schilddrüsenhormonen ist deshalb in letzter Zeit sehr in Frage gestellt worden [1, 4]. Die alleinige Gabe von Jodidtabletten, evtl. kombiniert mit Schilddrüsenhormonen, findet zunehmend Verbreitung [6]. Während bei der Einnahme von Schilddrüsenhormonen die Patientencompliance mit Hilfe der T4- und TSH-Spiegel überprüft werden kann, läßt sich bei reiner Jodidtherapie die Compliance nur durch Messung der Urinjodausscheidung kontrollieren. Eines der vorrangigen Ziele dieser Studie war daher, den Zusammenhang zwischen Patientencompliance und Änderungen im Schilddrüsenvolumen zu untersuchen.

Patienten und Methodik

Drei Arten der medikamentösen Strumabehandlung wurden hinsichtlich Jodausscheidung, Patientencompliance und Änderungen des Schilddrüsenvolumens miteinander verglichen. Die Studie wurde prospektiv über einen Zeitraum von 12 Monaten bei 49 Patienten durchgeführt. Die Zuordnung der Patienten zu den einzelnen Gruppen (Tab. 1) erfolgte randomisiert.

Alle Patienten waren sowohl klinisch als auch biochemisch (Tab. 2) euthyreot und hatten eine diffuse Struma ohne Hinweis für Herdbefunde im Sonogramm oder eine funktionelle Autonomie im Szintigramm (Tab. 2). Die Complicance der Patienten war definiert als Jodausscheidung im Urin pro Gramm Kreatinin in Relation zur verordneten Jodmenge, wobei 100 µg Levothyroxin 62,5 µg Jod entspricht. Die Patienten wurden 3, 6 und 12 Monate nach Therapiebeginn erneut klinisch, biochemisch und sonographisch untersucht.

Die statistische Auswertung erfolgte mit nichtparametrischen Tests (Mann-Whitney-U-Test und Kruskal-Wallis-Median-Test).

Tabelle 1 Medikation, Alter und Geschlechtsverteilung der Patienten in den einzelnen Therapiegruppen

Gruppe	A n = 14	B n = 17	C n = 18
– Therapie (Monate m)	Jodid	Levothyroxin	Jodid + Levothyroxin
	[μg]	[μg]	[μg]
Mittel 0– 3 m	100	128 (100–150)	103 (100–150)
3– 6 m	216.7	136,8	117
Bereich	(100–500)	(100–187,5)	(100–150)
6–12 m	230,8	130,5 (100–150)	111 (100–150)
– Alter (Jahre)			
Mittel	38,7	30,4	33,3
Bereich	(25– 59)	(14– 42)	(20– 49)
– Geschlecht m: männlich w: weiblich	7 m + 7 w	5 m + 12 w	10 m + 8 w

Tabelle 2

Sonographie	– Schilddrüsenvolumen ($V = \Pi/6*a*b*c$) – keine nachweisbaren Herdbefunde
Szintigraphie	– 37 MBq 99m-Tc-Pertechnetat – 20 min TcTU – homogener Uptake
Labor	– FT_4, FT_3, TSH in den Normbereichen – Urinjodausscheidung (Technicon-AA)

Tabelle 3 Schilddrüsenvolumina (V) vor Therapie und nach 12 Monaten (Mittelwerte, bzw. Mediane und ihre Bereiche)

Gruppe	A	B	B
V [ml]			
– vor Therapie	36,2 (19,0–80,6)	32,8 (20,1–48,3)	36,5 (23,9–75,1)
– nach 12 Monaten	30,1 (20,9–49,7)	24,7 (13,9–41,5)	27 (11,8–66,0)
– p-Value (Kruskal-Wallis-Test)	0,332	0,014	0,002
– p-Value (Mann-Whitney-U-Test)	0,409	0,012	0,005

Ergebnisse

Die Mittelwerte bzw. Mediane der Schilddrüsenvolumina (V) vor Therapie und am Therapieende nach 12 Monaten sind zusammen mit den entsprechenden p-Werten für signifikante Volumenreduktion in Tab. 3 zusammengestellt.

Die mittlere Volumenabnahme war signifikant in den Gruppen B und C. Keine statistisch signifikante Volumenreduktion ergab sich in Gruppe A (reine Jodidtherapie). Die Veränderungen im Schilddrüsenvolumen über die gesamte Behandlungsdauer sind in den Abb. 1a–c dargestellt, die zugehörige Urinjodausscheidung sowie die entsprechenden Complicanceverläufe in den Abb. 2a–c bzw. Abb. 3a–c. Die Ergebnisse der Jodausscheidung im Urin sind in Tab. 4 aufgelistet.

Vergleicht man die mittleren Veränderungen der Schilddrüsenvolumina mit den zugehörigen Urinjodausscheidungen, so erkennt man antiparallele Verläufe. Es bestehen daher signifikante Korrelationen zwischen ihnen. Diese sind in den Abb. 4a–c aufgetragen.

Der maximale therapeutische Effekt hinsichtlich Volumenreduktion war in den Gruppen B und C nach 6 Monaten erreicht, in Gruppe A dagegen erst zwischen dem 6. und 12. Monat. Der Grund für diesen Unterschied liegt in den sehr unterschiedlichen Werten für die Compliance der drei Gruppen. In Gruppe A nimmt die Compliance zwischen dem 3. und 6. Behandlungsmonat ab, gefolgt von einem Wiederanstieg in der zweiten Therapiehälfte mit entsprechender Volumenabnahme.

Während die Schilddrüsenvolumina in den Gruppen B und C signifikant zurückgingen, ist in Gruppe A keine statistisch signifikante Reduktion nachzuweisen. Ein statistisch signifikanter Unterschied zwischen allen drei Gruppen hinsichtlich ihrer therapeutischen Effektivität der Volumenreduktion existiert dennoch nicht, wie aus den Abb. 5a–c hervorgeht.

Tabelle 4 Mittelwerte der Jodausscheidung im Urin (µg Jod/g Kreatinin) im Verlauf der Therapie

Gruppe	A	B	C
– vor Therapie	32,2	26,0	24,8
	(13,8– 53,8)	(2,9– 65,4)	(7,01– 45,3)
– nach 3 Monaten	110,4	81,0	158,9
	(42,2–193,2)	(17,8–231,1)	(22,8 –371,9)
– nach 6 Monaten	87,1	109,8	167,3
	(27,6–211,2)	(12,5–252,2)	(18,7 –346,8)
– nach 12 Monaten	277,5	54,0	137,2
	(40,6–922,9)	(10,0–121,5)	(16,8 –302,1)

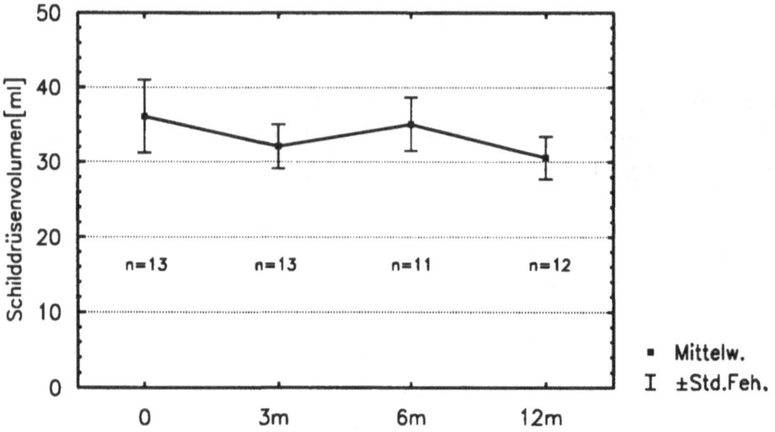

Abb. 1a Änderungen im Schilddrüsenvolumen unter Behandlung mit Jodid.

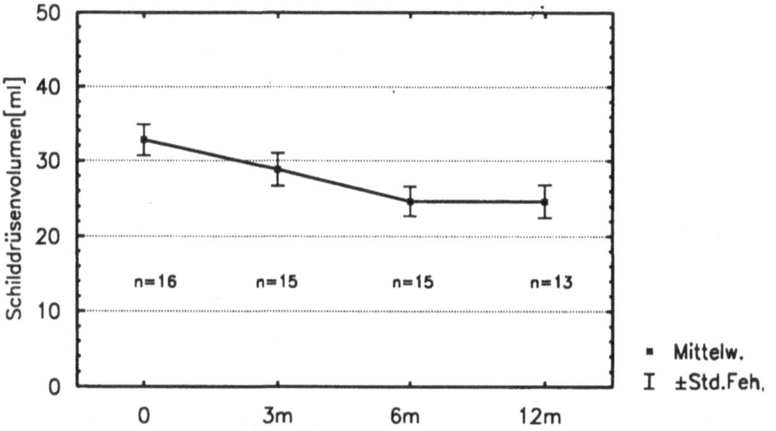

Abb. 1b Änderungen im Schilddrüsenvolumen unter Behandlung mit Levothyroxin.

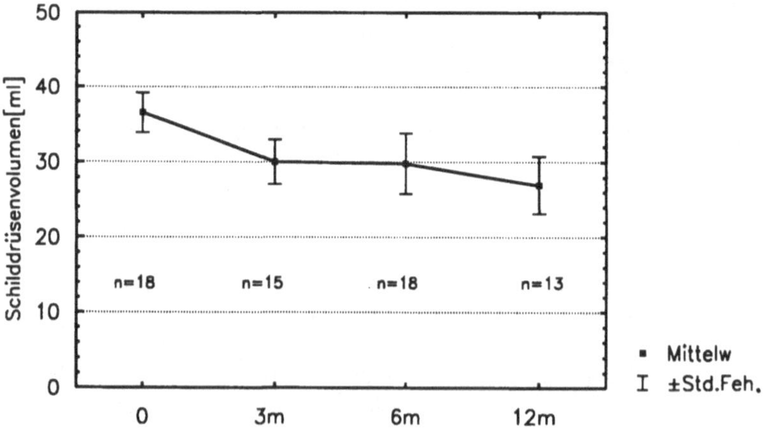

Abb. 1c Änderungen im Schilddrüsenvolumen unter Behandlung mit Levothyroxin + Jodid.

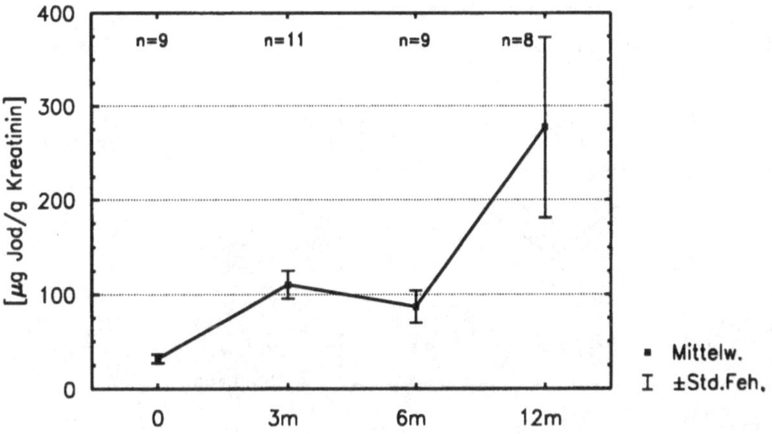

Abb. 2a Jodausscheidung im Urin unter Behandlung mit Jodid.

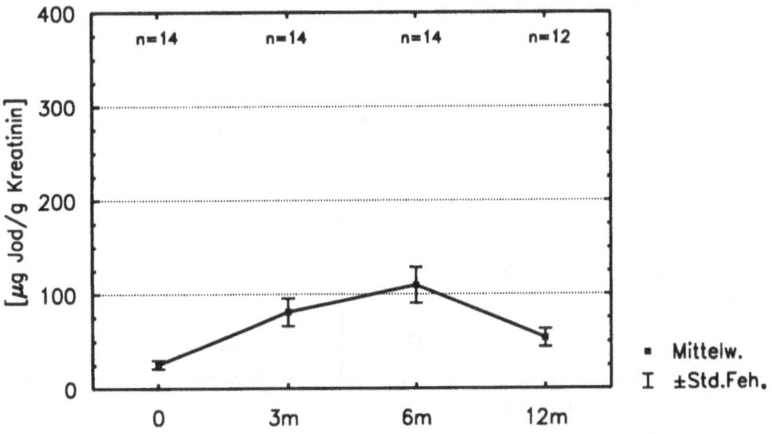

Abb. 2b Jodausscheidung im Urin unter Behandlung mit Levothyroxin.

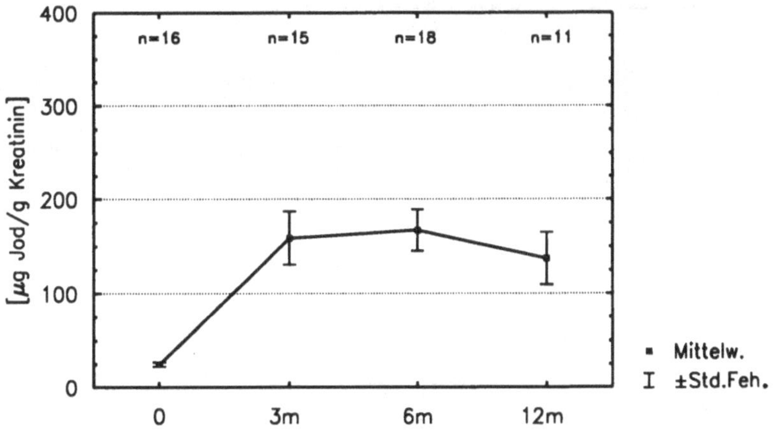

Abb. 2c Jodausscheidung im Urin unter Behandlung mit Levothyroxin + Jodid.

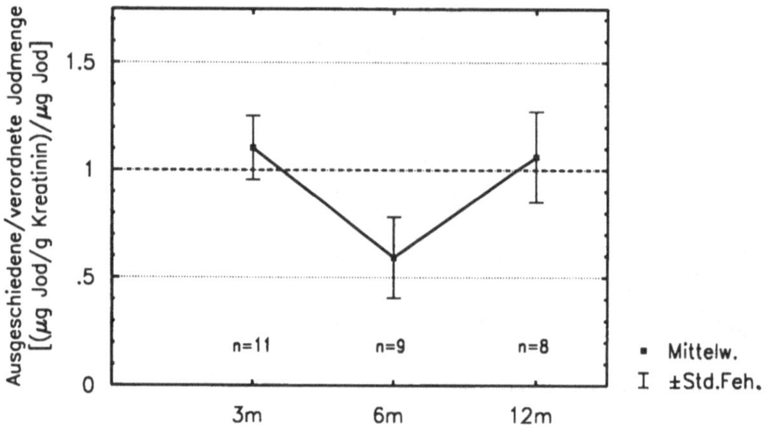

Abb. 3a Compliance der Patienten unter Behandlung mit Jodid.

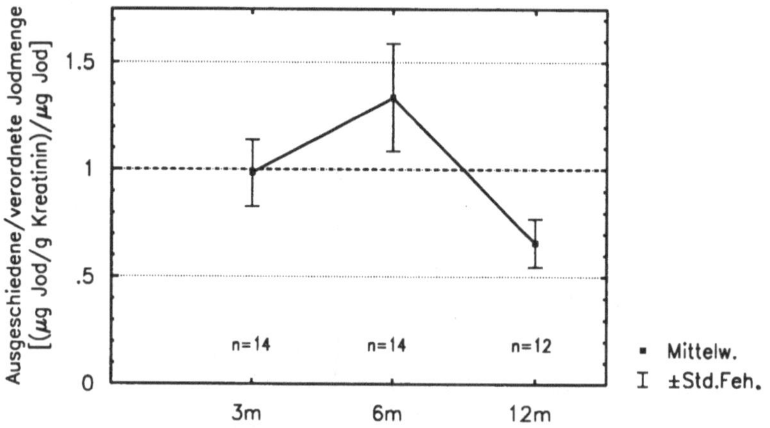

Abb. 3b Compliance der Patienten unter Behandlung mit Levothyroxin.

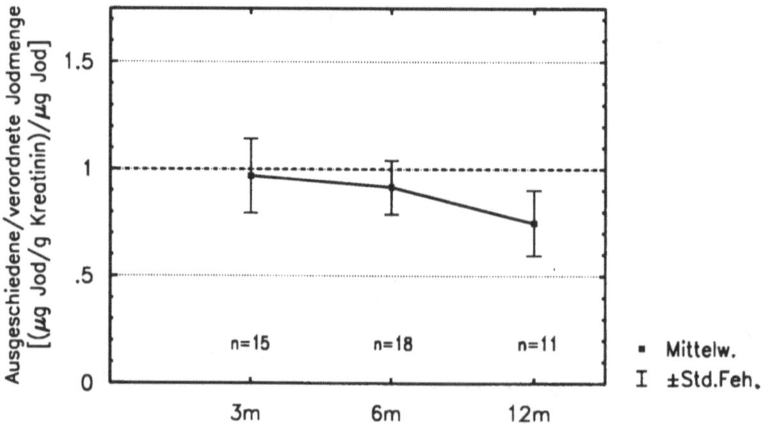

Abb. 3c Compliance der Patienten unter Behandlung mit Levothyroxin + Jodid.

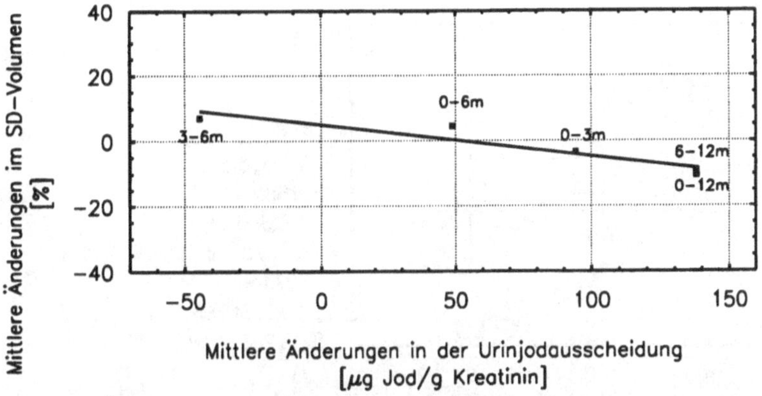

Abb. 4a Korrelation zwischen mittleren Änderungen im Schilddrüsenvolumen und der Urinjodausscheidung während der Behandlung mit Jodid.
Y = 4,97 – 0,09∗X, r = –0,94, p = 0,02

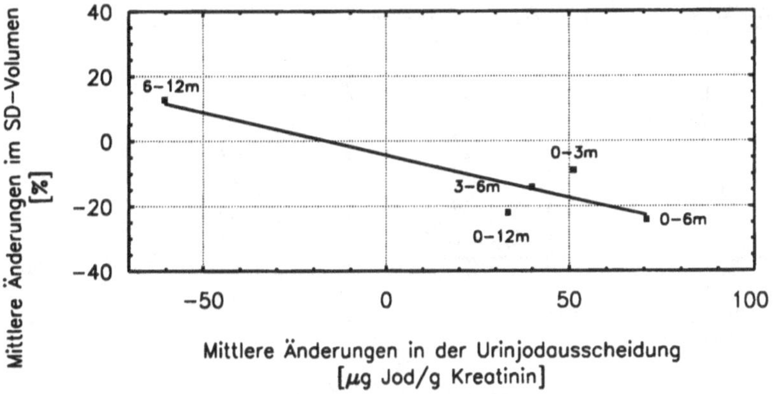

Abb. 4b Korrelation zwischen Änderungen im Schilddrüsenvolumen und der Urinjodausscheidung während der Behandlung mit Levothyroxin.
Y = –4,29 – 0,26∗X, r = –0,90, p = 0,04

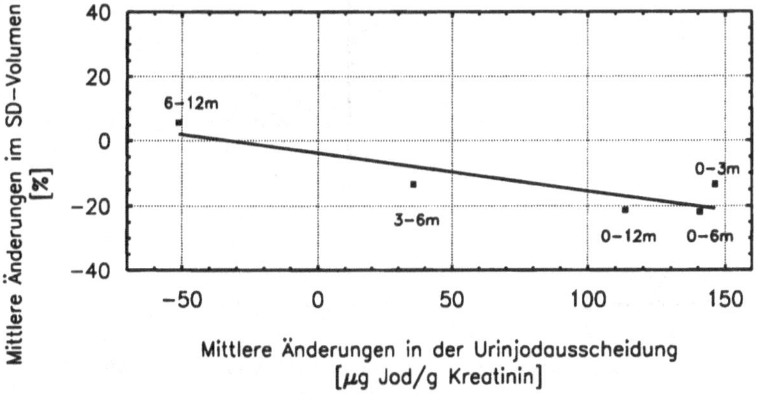

Abb. 4c Korrelation zwischen mittleren Änderungen im Schilddrüsenvolumen und der Urinjodausscheidung während der Behandlung mit Levothyroxin + Jodid.
Y = –3,87 – 0,12∗X, r = –0,87, p = 0,05

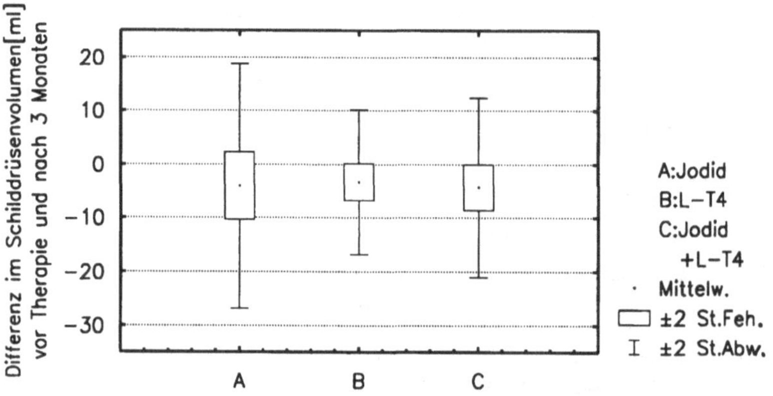

Abb. 5a Vergleich der Gruppen hinsichtlich des therapeutischen Effektes nach 3 Monaten. Kruskal-Wallis-Test: Chi-square = 2,3215, p = 0,3133

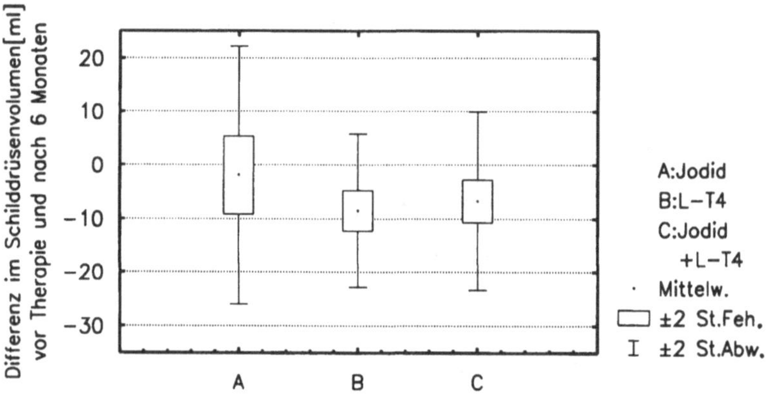

Abb. 5b Vergleich der Gruppen hinsichtlich des therapeutischen Effektes nach 6 Monaten. Kruskal-Wallis-Test: Chi-square = 3,0949, p = 0,2128

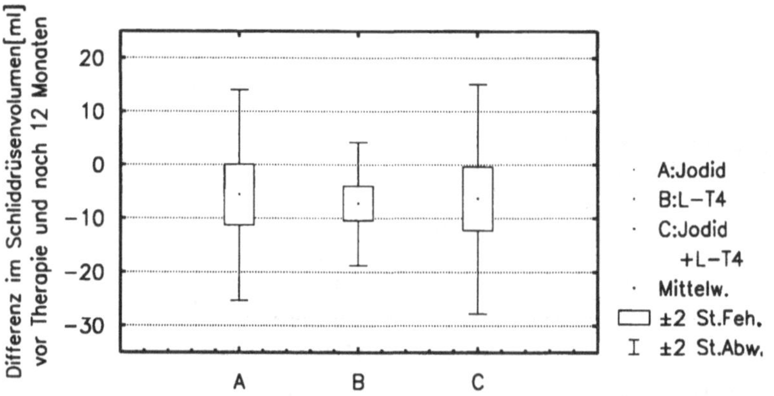

Abb. 5c Vergleich der Gruppen hinsichtlich des therapeutischen Effektes nach 12 Monaten. Kruskal-Wallis-Test: Chi-square = 1,8732, p = 0,3920

Schlußfolgerung

Im Gegensatz zu früheren Studien [2, 3, 7, 8] konnte in der vorliegenden prospektiv angelegten Studie mit einer allerdings nur relativ geringen Anzahl von Patienten pro Behandlungsgruppe kein statistisch signifikanter Unterschied zwischen den drei Behandlungsmodalitäten hinsichtlich der therapeutischen Effektivität nachgewiesen werden. In allen Gruppen nimmt die Jodausscheidung im Urin unter der Therapie signifikant zu, und die mittleren Änderungen des Schilddrüsenvolumens korrelieren gut mit den entsprechenden Veränderungen der Urinjodausscheidung. Dies legt den Schluß nahe, daß der Haupteffekt jeglicher Strumatherapie auf der Jodzufuhr beruhen dürfte. Andererseits war in der Gruppe A der reinen Jodidbehandlung kein signifikanter Rückgang des Schilddrüsenvolumens festzustellen. Ursächlich dafür allerdings ist die niedrige Compliance in dieser Patientengruppe während der ersten 6 Monate. In den darauffolgenden Monaten jedoch nahm die Complicance wieder zu, gefolgt von einer statistisch signifikanten Volumenreduktion ($p = 0{,}07$). Die Ergebnisse zeigen in eindrucksvoller Weise die größten Schwächen aller Studien, die sich mit der Therapie der Jodmangelstruma befassen: relativ niedrige Anzahl von Patienten pro Behandlungsgruppe, große statistische Streuungen der Daten, insbesondere große Unterschiede in der Compliance innerhalb und zwischen den einzelnen Gruppen. Differenzen hinsichtlich der therapeutischen Effektivität unterschiedlicher Behandlungsregime, wie sie von früheren Studien gefunden wurden, könnten somit allein auf Complianceeffekten beruhen. Als wesentliche Konsequenz ergibt sich daher, daß bei allen zukünftigen Therapiestudien die Compliance mitberücksichtigt werden muß.

Literatur

[1] Gärtner, R.: Strumatherapie mit Schilddrüsenhormon oder Jodid? Dtsch. med. Wschr. *112* (1987) 987–989.

[2] Gärtner, R., W. Greil, R. Demharter et al.: Involvement of cyclic AMP, iodide and metabolites of arachidonic acid in the regulation of cell proliferation of isolated porcine thyroid follicles. Mol. Cell. Enocr. *42* (1985) 145–155.

[3] Hintze, G., D. Emrich, J. Köbberling: Therapie of endemic goitre. Controlled study on the effect of iodine and thyroxine. Hormone metab. Res. *17* (1985) 362.

[4] Hintze, G., J. Köbberling: Iodine vs thyroxine. A changing concept of therapy in endemic goitre? Klin. Wschr. *65* (1987) 583–589.

[5] Hotze, A., A. Bockisch, M. Horst: Vergleich der Wirksamkeit von reinem Levothyroxin und einem Levothyroxin-Jodid-Kombinationspräparat in der Therapie der blanden Struma. Nuc. Compact. *19* (1988) 154–159.

[6] Pfannenstiel, P.: Jodmangelstruma: Diagnose-Therapie-Prävention. Dt. Ärztebl. *15* (1990) 715–719.

[7] Pfannenstiel, P.: Therapie der endemischen Struma mit Levothyroxin und Jodid. Dtsch. Med. Wschr. *24* (1988) 326–331.
[8] Schumm, P. M., K. H. Usadel, P. H. Althoff et al.: Strumalangzeittherapie mit Thyroxin und Jodid. Inn. Med. *10* (1983) 203–207.
[9] Scriba, P. C.: Über den Kropf. Endokrin. Inform. *16* (1992) 167–174.
[10] Stübner, D., R. Gärtner, W. Greil: Hypertrophy and hyperplasia during goitre growth and involution in rats-separate bioeffects of TSH and iodine. Acta endocr. (Kbh.) *116* (1987) 537–548.

Diskussion

Horster:
Gibt es eine Differenz in der Jodausscheidung bei Patienten, die keine Schilddrüse mehr haben, mit und ohne Substitution mit Thyroxin; denn daran könnte man ja erkennen, wieviel aus dem Thyroxin ...

Rendl:
Nein, es waren keine dabei und auch keine ohne Schilddrüse.

Horster:
... und eine basale Jodausscheidung und dann Jodausscheidung unter Thyroxin, es wäre interessant zu wissen, wieviel.

Rendl:
Ja, das werten wir gerade aus an unseren Karzinompatienten, bei denen wir die Jodausscheidung gemessen haben. Aber da haben wir noch keine Daten.

Eber:
Darf ich noch fragen: Ihre Jodbestimmungen haben Sie in Abhängigkeit von der Einnahme des Medikamentes im nüchternen Zustand gemacht, oder wann wurde, da Sie ja nur eine Portion bestimmen, Jod im Harn bestimmt?

Rendl:
Ja, das waren alles Zufallsbefunde.

Eber:
Nach Möglichkeit vor der Einnahme?

Rendl:
Nein, nach der Einnahme. Es ist so, daß der Patient meistens am Vormittag zu uns kommt und unter laufender Behandlung das in der Frühe schon eingenommen hat.

Eber:
Haben Sie schon einmal versucht, den 24-Stunden-Harn mit dieser Jodbestimmung zu kontrollieren?

Rendl:
Nein, kennen Sie Daten, wie sich 24-Stunden-Urine mit den zufällig gesammelten Proben unter Therapie verhalten?

Eber:
Es gibt eklatante Unterschiede.

Kahaly:
Ihre Gruppe, wenn ich das richtig gelesen habe, die 100 μg Jodid eingenommen hat, schied nach 6 oder 12 Monaten Therapie 300 μg Jodid aus. Wie erklären Sie das?

Rendl:
Sie sind auch dem Fehler unterlegen, daß Sie nicht genau draufgeschaut haben: die Dosis wurde in dem Zeitraum zwischen 3 und 6 Monaten und 6 und 12 Monaten gesteigert.

Kahaly:
Danke.

Strumarezidivprophylaxe mit und ohne L-Thyroxin bei 104 Patienten; retrospektive Langzeitbeobachtung über 6,4 Jahre

A. H. Rzepka, Th. Olbricht, D. Reinwein

Die Literaturangaben über die Rezidivhäufigkeit der Struma nach Operation sind sehr different [1–9]; alleine im Jodmangelgebiet schwanken diese Angaben zwischen 10% und 81% ohne und zwischen 1,7% und 30,7% mit medikamentöser Strumarezidivprophylaxe [1, 6, 9]. Die Gründe dafür sind u. a. Unterschiede in der Selektion des Krankengutes und der Beobachtungszeit, regionale Unterschiede sowie unterschiedliche Definition und Untersuchungsmethoden des Strumarezidives.

Wegen dieser differierenden Resultate der medikamentösen Strumarezidivprophylaxe haben wir retrospektiv unsere Beobachtungen bei Patienten mit Zustand nach Strumaoperation in einem Jodmangelgebiet zusammengestellt.

Methoden

Bei der Auswertung wurden nur die Patienten berücksichtigt, die länger als ein Jahr zuvor operiert und mindestens dreimal nachuntersucht wurden. Obligate Verlaufsparameter waren die Schilddrüsensonographie inklusive Volumetrie, Serumthyreoglobulin und TSH.

Bei unserem Krankengut handelt es sich um 104 Patienten, 89 Frauen und 15 Männer, mit einer mittleren Beobachtungszeit von etwa 6,4 Jahren (± 0,7 J.), die im Durchshnitt vier- bis fünfmal nachuntersucht wurden (min. 3/max. 12).

Von den 104 Patienten wurden 32 nicht medikamentös behandelt, während 72 eine medikamentöse Strumarezidivprophylaxe erhielten. 50 der 72 Patienten mit einer medikamentösen Strumarezidivprophylaxe erhielten L-Thyroxin, 5 Jodid und 17 eine Kombinationstherapie, bestehend aus Jodid und L-Thyroxin.

79 Patienten wurden beidseitig subtotal und die übrigen 25 Patienten selektiv thyreoidektomiert.

Als Strumarezidiv definiert wurde ein Anstieg des initial im Normbereich liegenden Schilddrüsenvolumens auf Werte > 18 ml bei Frauen und > 25 ml bei Männern.

Ergebnisse

Da 23 der 104 Patienten bereits bei der ersten Vorstellung ein oberhalb des Normbereiches (siehe Definition) liegendes Schilddrüsenvolumen hatten, wurden sie aus dem ersten Teil der Auswertungen, betreffend das Strumarezidiv, zunächst ausgeklammert. Somit berücksichtigten wir im ersten Teil der Auswertungen 81 Patienten, davon wurden 56 medikamentös behandelt, während bei den anderen 25 Patienten keine medikamentöse Strumarezidivprophylaxe erfolgte.

Mit 28,0% (7 von 25) traten Strumarezidive bei den nicht medikamentös behandelten Patienten etwa dreimal so häufig auf wie bei den mit einer medikamentösen Strumarezidivprophylaxe mit 8,9% (5 von 56) ($p < 0,05$) (siehe Abb. 1).

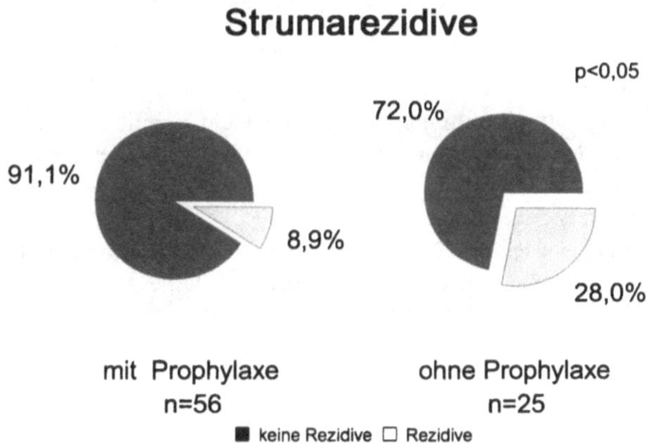

Abb. 1 Häufigkeit der Strumarezidive in Abhängigkeit davon, ob eine medikamentöse Strumarezidivprophylaxe durchgeführt wurde oder nicht (± SEM).
– Abkürzungen: n = Gesamtanzahl der Pat. in der betreffenden Gruppe;
– die Gesamtzahl der o. g. Pat. = 81, denn 23 Pat. hatten bereits initial ein oberhalb des Normbereiches liegendes Schilddrüsenvolumen.

Von den 56 Patienten mit einer medikamentösen Strumarezidivprophylaxe wurden 39 mit L-Thyroxin behandelt. Darunter traten in nur zwei Fällen Strumarezidive auf, was einem Anteil von 5,1% entspricht. Da lediglich in fünf Fällen eine reine Jodidmedikation durchgeführt wurde, sind statistische Aussagen bezüglich der Rezidivhäufigkeit unter dieser Medikation nicht sinnvoll. Bei 12 der insgesamt 81 hier ausgewerteten Patienten wurde eine Kombinationstherapie, bestehend aus L-Thyroxin und Jodid, durchgeführt. Hierbei entwickelten 3 Patienten (25%) eine Rezidivstruma; bei diesen drei Patienten handelte es sich um Frauen mit an der oberen Grenze des Normbereiches liegendem initialem Schilddrüsenvolumen. Auffällig sind die Unterschiede der Schilddrüsenvolumina bei der Erstvorstellung in den einzelnen Therapiegruppen. Bei den mit L-Thyroxin behandelten Patienten war das durchschnittliche initiale Schilddrüsenvolumen mit 7,5 ml ($\pm$ 0,7) signifikant niedriger als in der Patientengruppe, die mit der Kombinationstherapie, bestehend aus L-Thyroxin und Jodid, behandelt wurde (10,6 ml $\pm$ 1,4) ($p < 0,05$), sowie ebenfalls signifikant niedriger als in der Patientengruppe, die keine medikamentöse Strumarezidivprophylaxe erhielt (10,6 ml $\pm$ 0,9) ($p < 0,001$). Insgesamt wurden bei 12 der 81 Patienten Strumarezidive festgestellt, was einer relativen Häufigkeit von 14,8% entspricht.

Werden die Patienten, bei denen ein Strumarezidiv aufgetreten war, zusammengefaßt, so läßt sich auch in dieser Gruppe ein signifikant höheres initiales Schilddrüsenvolumen ($p < 0,001$) sowie ein ebenfalls initial höheres Thyreoglobulin ($p < 0,05$) nachweisen (siehe Tab. 1). Signifikante Unterschiede bezüglich des Alters, der Beobachtungszeit sowie des initialen TSH lagen nicht vor.

Tabelle 1 Besonderheiten der Rezidivstruma
– Abkürzungen: n absol. = absolute Anzahl der Pat.; n. s. = nicht signifikant; Alter = Alter der Pat. zu Beginn der Beobachtung; J. = Jahre; Beob.zeit = Beobachtungszeit; TSH-0 = initiales Serum-TSH; TG-0 = initiales Serum-Thyreoglobulin; SD-Vol.-0 = initiales Schilddrüsenvolumen;
– die Gesamtzahl der o. g. Pat. = 81, denn 23 der insgesamt 104 Pat. hatten bereits initial ein oberhalb des Normbereiches liegendes Schilddrüsenvolumen.

	Rezidiv	kein Rezidiv	
n absol. (%)	12 (14,8)	69 (85,2)	Zs. 81
Frauen : Männer	11 : 1	58 : 11	
Alter ± SEM (J.)	55 ± 3,8	54 ± 1,5	n. s.
Beob.zeit ± SEM (J.)	6,8 ± 2,0	5,8 ± 0,8	n. s.
TSH-0 ± SEM (µU/ml)	1,01 ± 0,31	2,87 ± 1,23	n. s.
SD-Vol.-0 ± SEM (ml)	13,9 ± 1,0	8,2 ± 0,6	$p < 0,001$
TG-0 ± SEM (ng/ml)	28,0 ± 5,6	14,4 ± 3,2	$p < 0,05$

Angesichts der deutlichen Unterschiede der Ausgangsschilddrüsenvolumina wurde im zweiten Schritt der Einfluß der einzelnen Therapieformen auf die Schilddrüsenvolumenänderungen untersucht, wobei in dieser Auswertung auch die 23 Patienten mit initial höherem Schilddrüsenvolumen eingeschlossen werden konnten.

Sowohl die absolute wie auch die relative durchschnittliche Schilddrüsenvolumenzunahme bei den Patienten ohne medikamentöse Strumarezidivprophylaxe war mindestens zweimal so groß wie den medikamentös behandelten Patienten (siehe Abb. 2).

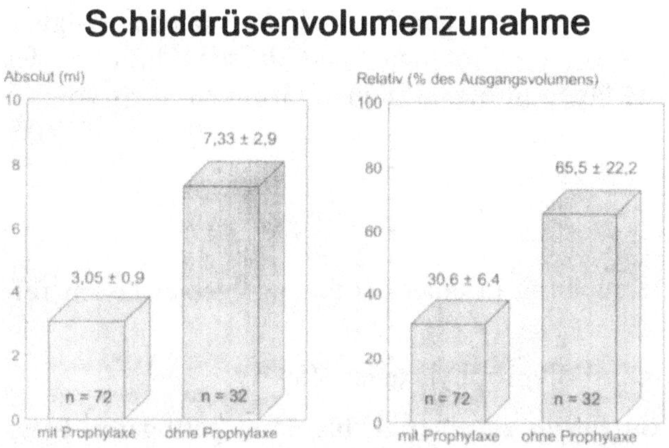

Abb. 2 Schilddrüsenvolumenzunahmen in Abhängigkeit davon, ob eine medikamentöse Strumenrezidivprophylaxe durchgeführt wurde oder nicht (± SEM).
– Abkürzungen: n = Gesamtanzahl der Pat.; n. s. = nicht signifikant;
– die Gesamtzahl der o. g. Pat. = 104, die 23 Pat. mit initial oberhalb des Normbereiches liegendem Schilddrüsenvolumen eingeschlossen.

Tabelle 2 Schilddrüsenvolumenzunahme in Abhängigkeit von der Therapieform
– Abkürzungen: MRP = medikamentöse Strumarezidivprophylaxe; n. s. = nicht signifikant; Volumenzunahme = Schilddrüsenvolumenzunahme; rel. Vol.zunahme = relative Schilddrüsenvolumenzunahme; L-Th. = L-Thyroxin;
– die Gesamtzahl der o. g. Pat. = 104, die 23 Pat. mit initial oberhalb des Normbereiches liegenden Schilddrüsenvolumen eingeschlossen.

	keine MRP	L-Thyroxin	Jodid	Jodid + L-Th.
Zahl der Pat.	32	50	5	17
Volumenzunahme (ml)	7,3 ± 2,9	3,2 ± 1,0	4,2 ± 2,1	2,1 ± 2,5
rel. Vol.zunahme (%)	66 ± 22	31 ± 8	72 ± 39	18 ± 9

* Werte ± SEM

In der Tabelle 2 wurden die einzelnen Therapieformen aufgeschlüsselt. Sowohl die absolute wie auch die relative durchschnittliche Schilddrüsenvolumenzunahme in der Patientengruppe ohne Therapie war mehr als doppelt so hoch wie bei den mit L-Thyroxin behandelten Patienten. Da nur 5 der Patienten eine alleinige Jodidtherapie erhielten, sind statistische Aussagen in dieser Gruppe nicht sinnvoll. Neu und unerwartet war der Unterschied im Vergleich zu den Patienten, die mit einer Kombinationstherapie, bestehend aus Jodid und L-Thyroxin, behandelt wurden; sowohl die absolute wie auch die relative durchschnittliche Schilddrüsenvolumenzunahme in der Patientengruppe ohne Therapie war mehr als dreimal so hoch wie bei den Patienten, die mit dieser

Kombinationstherapie behandelt wurden. Signifikante Unterschiede bezüglich des Alters, der Beobachtungszeit, des initialen Schilddrüsenvolumens, des Thyreoglobulins und des TSH lagen in den einzelnen Gruppen nicht vor.

Zusammenfassung

Die Ergebnisse unserer Untersuchung in einem Jodmangelgebiet lassen folgende Aussagen zu:

1. Die medikamentöse Strumarezidivprophylaxe ist effektiv.

2. Die L-Thyroxinmedikation führte zu einer 5- bis 6mal geringeren Strumarezidivhäufigkeit und zu einer mehr als 50%igen Reduktion der absoluten und relativen durchschnittlichen Schilddrüsenvolumenzunahme.

3. Die Kombinationstherapie, bestehend aus Jodid und L-Thyroxin, führte zu einer noch geringeren Schilddrüsenvolumenzunahme als die alleinige L-Thyroxingabe.

Die hier nicht näher aufgeführten initialen Thyreoglobulin- und TSH-Werte hatten – wie erwartet – keinen prädiktiven Wert über den weiteren Verlauf der operierten Struma.

Allerdings möchten wir aus unseren bisherigen Daten noch nicht die endgültige und verbindliche Empfehlung ableiten, bei Patienten nach einer Strumaoperation eine Kombinationstherapie aus L-Thyroxin und Jodid einzusetzen. Diese Fragestellung sollte zuvor in einer prospektiven Studie genauer geprüft werden.

Literatur

[1] Antonelli, A., A. Campatelli, B. Alberti et al.: L-T4 Suppressive therapy effectiveness in prevention of nodular thyroid recurrence after surgery: a prospective randomized, double blind study. J. Endocrinol. Invest. *15* (suppl. 5) (1992) 69.

[2] Berglund, J., L. Bondesson, S. B. Christensen et al.: Indications for thyroxine therapy after surgery for nontoxic benign goitre. Acta Chir. Scand. *156* (1990) 433.

[3] Berghout, A., W. M. Wiersinga, H. A. Drexhage et al.: The long-term outcome of thyroidectomy for sporadic non-toxic goitre. Clin. Endocrinol. *31* (1989) 131.

[4] Geerdsen, J. P., L. Frolund: Recurrence of nontoxic goitre with and without postoperative thyroxine medication. Clin. Endocrinol. *21(5)* (1984) 529.

[5] Hegedus, L., J. M. Hansen, D. Veiergang et al.: Does prophylactic thyroxine treatment after operation for non-toxic goitre influence thyroid size? Br. Med. J. Clin. Res. Ed. *294(6575)* (1987 Mar. 28) 801.

[6] Ibis, E., G. Erbay, G. Aras et al.: Postoperative goitre recurrence rate in Turkey. Acta Endocrinol. Copenh. *125(1)* (1991 Jul.) 33.

[7] Pimpl, W., R. Rieger, H. W. Waclawiczek et al.: Current aspects of preventation of struma recurrence. Zentralbl. Chir. *114(9)* (1989) 593.

[8] Ronga, G., S. Giri, M. G. Ceselli et al.: Postoperative recurrence of simple goitre and replacement therapy. Study of 210 patients. Ital. J. Surg. Sci. *19(1)* (1989) 57.

[9] Steiner, H.: Rezidivprophylaxe nach Schilddrüsenoperationen. Wien. Med. Wschr. *5* (1977) 161.

Klassifikation von 445 Patienten mit Hypothyreose in einem Jodmangelgebiet

Ch. Jaspers, A. Kirbas, D. Reinwein

Patienten und Methoden

Die Verteilung der Hypothyreoseformen in einem Jodmangelgebiet ist nicht sicher bekannt. Vor allem stellt sich die Frage nach der Häufigkeit immunogener Formen. Wir untersuchten retrospektiv insgesamt 445 Patienten, die sich vom Januar 1970 bis zum April 1990 mit der primären Diagnose einer Hypothyreose in der Endokrinologischen Ambulanz der Universitätsklinik Essen vorgestellt hatten. Nicht berücksichtigt wurden Patienten, die zunächst unter anderen Diagnosen erfaßt wurden und die die Hypothyreose erst sekundär, z. B. durch eine Radiojodtherapie einer Hyperthyreose, erwarben. Die untersuchten Patienten entstammten einem Jodmangelgebiet (Jodurie 60 – 70 μg/die). Die Diagnosestellung einer Hypothyreose lag bei 55% der Patienten weniger als 1 Jahr, bei 25% 1 – 5 Jahre und bei 10% mehr als 10 Jahre zurück.

Ergebnisse

Die Geschlechtsverteilung entsprach mit 81% Frauen und 19% Männern den aus der Literatur bekannten Angaben. Das durchschnittliche Alter betrug 44,2 ± 21,6 bzw. 36,3 ± 21,6 Jahre (p n. s.). Bei 397 (91%) Patienten lag eine primäre, bei 37 (8,5%) eine sekundäre und bei 2 (0,5%) eine tertiäre Hypothyreose vor.

Bei den primären Hypothyreosen wurde eine manifeste Form bei erniedrigtem freiem bzw. Gesamtthyroxin i. S. bei erhöhtem basalem TSH i. S. (> 4,0 mU/l), eine subklinische Form bei TSH-Erhöhung und normalen FT4- bzw. T4-Werten festgestellt. Eine Autoimmunthyreoiditis wurde bei erhöhten mikrosomalen (MAK > 1 : 6400) und/oder Thyreoglobulinantikörpertitern (TAK > 1 : 160) bzw. bei Vorliegen eines typischen Punktionsbefundes („Lymphozytäre Thyreoiditis") diagnostiziert. Die diesbezüglich nicht klassifizierbaren Hypothyreosen wurden als „idiopathische Hypothyreosen" bezeichnet.

Den primären Hypothyreosen lag bei 161 Patienten (40,6%) eine Autoimmunthyreoiditis, bei 156 Patienten (37,3%) eine idiopathische, bei 10% eine posttherapeutische, bei 9,3% eine kongenitale und bei 2,3% eine medikamenteninduzierte Form zugrunde. Es handelte sich bei 83% der Patienten um eine manifeste, bei 15% um eine subklinische und bei 2% um eine transiente Hypothyreose.

Autoimmunthyreoiditiden vs. idiopathische Hypothyreosen

Alter: Bezüglich der Autoimmunthyreoiditiden fand sich der aus der Literatur bekannte Altersgipfel zwischen 50 – 60 Jahren (mittleres Alter bei Diagnose: 55,0 ± 1,2 Jahre), während die idiopathischen Hypothyreosen eine gleichmäßigere Verteilung aufwiesen (mittleres Alter 42,7 ± 3,0 Jahre) (Abb. 1).

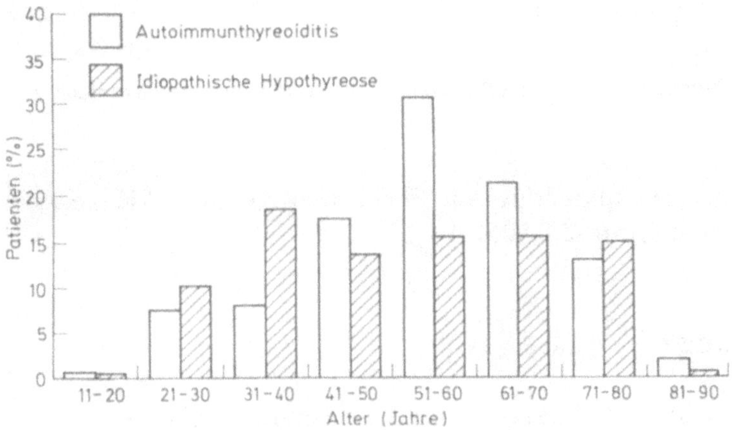

Abb. 1 Altersverteilung der Patienten mit Autoimmunthyreoiditis bzw. idiopathischer Hypothyreose.

Schilddrüsenvolumina: Die Schilddrüsengröße (Abb. 2) war bei Autoimmunthyreoiditiden und idiopathischen Hypothyreosen nicht signifikant unterschiedlich (10,5 ± 1,2 vs. 9,2 ± 0,84 ml).

Autoimmunologische Begleiterkrankungen: 44 Patienten wiesen ein oder mehrere autoimmunologische Begleiterkankungen auf, u. a. Vitiligo (n = 17), Morbus Addison (n = 12), Diabetes mellitus Typ I (n = 8). Diese fanden sich bei 15,5% der Patienten mit Autoimmunthyroiditis und bei 11,2% der Patienten mit idiopathischer Hypothyreose.

Basale TSH-Werte: Wir verglichen bei den Patienten, bei denen die Hypothyreose in unserer Ambulanz diagnostiziert worden war, die basalen TSH-Werte vor Therapie. Es fanden sich bei den Autoimmunthyreoiditiden (MAK und/ oder TAK erhöht; n = 76) durchschnittlich signifikant höhere Werte (55,9

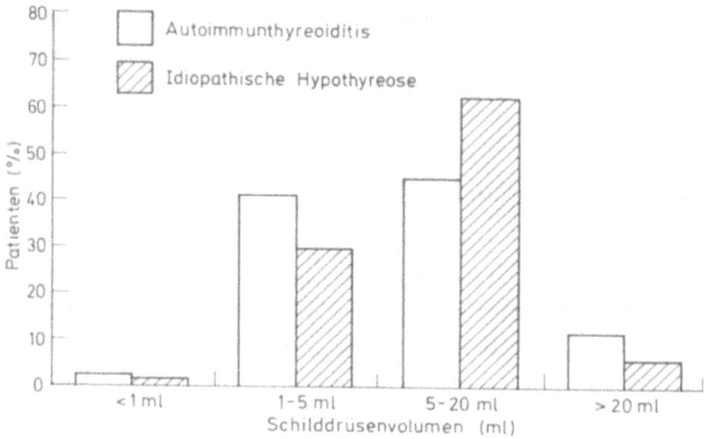

Abb. 2 Schilddrüsenvolumina bei Patienten mit Autoimmunthyreoiditis bzw. idiopathischer Hypothyreose.

± 6,9 mU/l) als bei den idiopathischen Formen (MAK + TAK negativ; n = 47) (20,9 ± 5,6 mU/l; $p < 0{,}005$).

Zusammenfassung

Auch bei unseren in einem Jodmangelgebiet durchgeführten Untersuchungen stellten Autoimmunthyreoiditiden die häufigste Ursache einer Hypothyreose dar. Die zweithäufigsten Formen waren idiopathische Hypothyreosen. Die vergleichbaren Daten insbesondere hinsichtlich der Schilddrüsenvolumina und der begleitenden Autoimmunerkrankungen unterstützen die Annahme, daß möglicherweise auch ihnen Autoimmunthyreoiditiden zugrunde liegen. Auffällig sind allerdings die signifikant niedrigeren basalen TSH-Werte vor Therapie bei den idiopathischen Hypothyreosen im Vergleich zu den Autoimmunthyreoiditiden. Diese Befunde entsprechen u. a. Ergebnissen von Untersuchungen, die in einem jodreichen Gebiet (Japan) durchgeführt wurden [2]. Hierbei wies nur ca. die Hälfte aller Patienten mit primärer Hypothyreose erhöhte Schilddrüsenantikörpertiter auf und hatte höhere TSH-Werte bei Diagnosestellung als AK-negative hypothyreote Patienten. Dabei ließ sich bei den hypothyreoten Patienten gegenüber euthyreoten Vergleichspersonen eine höhere Jodausscheidung im Harn nachweisen. Da Jodexpositionen bei Autoimmunthyreoiditiden zu einer hypothyreoten Stoffwechsellage führen können, spricht dies ebenfalls dafür, daß den AK-negativen Hypothyreosen möglicherweise Autoimmunthyreoiditiden zugrunde liegen. Die Jodausscheidung wurde bei unseren Patienten allerdings nicht bestimmt. Einschränkend ist ferner anzumerken, daß zum einen die Schilddrüsen-AK-Titer bei Autoimmunthyreoiditiden im Verlauf schwanken bzw. verschwinden können, jedoch longitudinale Titerkontrollen bei unseren Patienten nicht durchgeführt wurden. Zum anderen könnten sich durch neuere Bestimmungsmethoden (Thyroxin-Peroxidase-AK, TSH-blockierende AK) bei einem höheren Anteil von hypothyreoten Patienten Hinweise auf eine autoimmune Genese ergeben [4, 5]. Zur weiteren Abklärung dieses Sachverhaltes sind somit prospektive Studien mit entsprechenden Bestimmungsmethoden erforderlich.

Literatur

[1] Braverman, L. E., S. H. Ingbar, A. G. Vagenakis et al.: Enhanced susceptibility to iodide myxedema in patients with Hashimoto's disease. Journal of Clinical Endocrinology and Metabolism *32* (1971) 515–521.

[2] Konno, N., K. Yuri, H. Taguchi et al.: Screening for thyroid diseases in an iodine sufficient area with sensitive thyrotrophin assays, and serum thyroid autoantibody and urinary iodide determinations. Clinical Endocrinology *38* (1993) 273–281.

[3] McLachlan, S. M., B. Rapoport: The molecular biology of thyroid peroxidase: Cloning, expression and role as autoantigen in autoimmune thyroid disease. Endocrine Reviews *13* (1992) 192–206.

[4] Roti, E., E. Gardini, R. Minelli et al.: Prevalence of anti-thyroid peroxidase antibodies in serum in the elderly: Comparison with other tests for anti-thyroid antibodies. Clinical Chemistry *38* (1992) 88–92.

[5] Takasu, N., T. Yamada, M. Takasu et al.: Disappearance of thyrotropin-blocking antibodies and spontaneous recovery from hypothyreoidism in autoimmune thyreoiditis. N. Engl. J. Med. *326* (1992) 513–518.

[6] Volpé, R.: Autoimmune Thyreoiditis. In: L. E. Braverman, R. D. Utiger (Hrsg.): Werner and Inbar's. The Thyroid, S. 921–933, 6. Aufl. 1991.

Diskussion

Hüfner:
Welche Art von Hypothyreose hatten Sie angenommen?

Jaspers:
Das sind die Hypothyreosen, so habe ich das definiert, bei denen wir weder durch Antikörper noch durch Punktion – es ist nicht bei allen eine Punktion durchgeführt worden – sagen können, es handelt sich um eine Hashimoto-Thyreoiditis.

Hüfner:
Ja, aber Sie revozieren das Ganze doch zum Schluß, indem Sie sagen, wahrscheinlich sind das einfach leicht ausgeprägte Formen der Autoimmunthyreoiditis, dem ich zustimmen würde.

Jaspers:
Das ist letztendlich in der ganzen Literatur die bisher unbewiesene Annahme, daß es sich hierbei um mildere Formen handelt. Ich kann es natürlich nicht beweisen.

Schilddrüsenvolumen und Wachstumshormonsubstitution bei Erwachsenen mit Hypophysenvorderlappeninsuffizienz

P. Kann, B. Piepkorn, G. Kahaly, J. Beyer

Einleitung

Es ist seit langem bekannt, daß Wachstumshormon Einfluß auf das Volumen der Schilddrüse nehmen kann. So weisen akromegale Patienten in einem hohen Prozentsatz Vergrößerungen der Schilddrüse auf [1, 2].

Ziel unserer Untersuchung war es, zu überprüfen, ob eine Substitution mit Wachstumshormon bei Erwachsenen mit einer dokumentierten Insuffizienz der somatotropen Achse bei sonst regelrechter Substitution anderer insuffizienter Hypophysenvorderlappenfunktionen zu einer Zunahme des Schilddrüsenvolumens führt.

Methoden

Es wurden 20 erwachsene Patienten in eine randomisierte, doppelblinde Studie einbezogen. Es handelte sich um Patienten mit einer Hypophysenvorderlappeninsuffizienz, die seit mindestens einem Jahr eine stabile, suffiziente Substitutionstherapie erhielten. Es lag ferner vor Studienbeginn eine mittels Argininbelastung nachgewiesene, nicht substitutierte Insuffizienz der somatotropen Achse vor. In 16 Fällen bestand eine Insuffizienz der thyreotropen Achse. Über den gesamten Untersuchungszeitraum von 12 Monaten konnten 18 Patienten (14 mit thyreotroper Insuffizienz) beobachtet und ausgewertet werden. Es handelte sich um 8 Frauen und 10 Männer, 24–59 Jahre alt (42 $\pm$ 11 Jahre), mit folgenden Grunderkrankungen: 7 hormoninaktive Hypophysenadenome, 6 Prolaktinome, 2 Kraniopharyngeome, 1 Trauma, 1 Morbus cushing, 1 Fall idiopathisch.

Während des ersten halben Jahres erhielt die Hälfte der Patienten 0,25 Einheiten gentechnisch hergestelltes Wachstumshormon pro kg Körpergewicht, pro Woche verteilt auf tägliche subkutane Injektionen, die andere Hälfte erhielt Placebo. Während der ersten vier Wochen wurde die halbe Dosis verabreicht. Im zweiten Halbjahr erhielten beide Gruppen Verum, wiederum nach vierwöchigem Einschleichen mit halber Dosis.

Das Schilddrüsenvolumen wurde zu Beginn der Studie, nach 6 Monaten und nach 12 Monaten durch den gleichen Untersucher (P. K.) sonographisch bestimmt.

Ergebnisse

Das Schilddrüsenvolumen betrug bei den 18 ausgewerteten Patienten zu Beginn der Studie 12,2 ± 7,3; 9,9/2,9 – 27,4 ml (Mittelwert ± Standardabweichung; Median/Spannweite). Nach 6 Monaten wurde ein Schilddrüsenvolumen von 11,8 ± 7,4; 10,1/3,0 – 28,8 ml gemessen. Das Schilddrüsenvolumen zum Ende des zweiten Halbjahres, in dem alle Patienten mit Verum mediziert wurden, betrug 12,5 ± 8,2; 10,9/2,1 – 31,7 ml (Abb. 1).

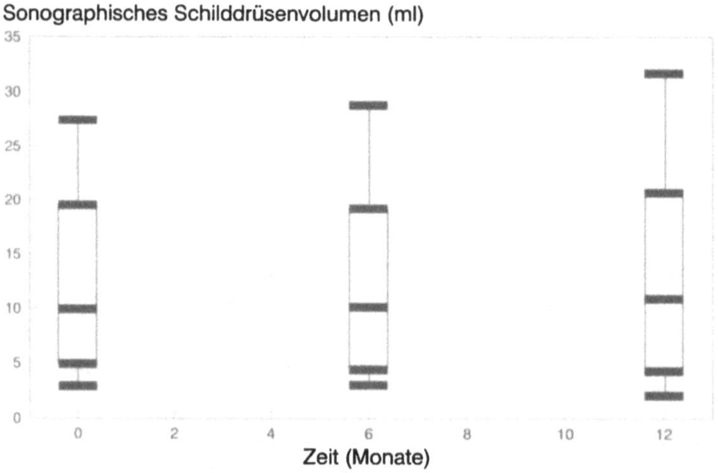

Abb. 1 Darstellung der Schilddrüsenvolumina von 18 hypophysenvorderlappeninsuffizienten Patienten mit Median, Maximum, Minimum sowie ± 1 Standardabweichung zum Zeitpunkt Studieneintritt, 6 Monate und 12 Monate, die im ersten Halbjahr mit gentechnisch hergestelltem Wachstumshormon vs. Placebo und im zweiten Halbjahr alle mit Wachstumshormon 0,25 E pro kg Körpergewicht und Woche (halbe Dosis während der ersten 4 Wochen) substituiert wurden. Signifikante Veränderungen wurden nicht nachgewiesen.

Signifikante Unterschiede zwischen den Schilddrüsenvolumina zu den verschiedenen Untersuchungszeitpunkten ergaben sich nicht.

Diskussion

Bereits vor Öffnung der Blindung und des Randomisierungsschlüssels kann gesagt werden, daß die an einem kleinen Kollektiv erhobenen Daten darauf hindeuten, daß es über den Zeitraum von 6 bzw. 12 Monaten unter einer Substitution mit Wachstumshormon in der gewählten Dosierung nicht zu einer klinisch relevanten Änderung des Schilddrüsenvolumens kommt. Eine weitere Verlaufsbeobachtung über einen längeren Zeitraum ist allerdings erforderlich und wird durchgeführt.

Literatur

[1] Miyakawa, M., M. Saji, T. Tsushima et al.: Thyroid volume and serum thyroglobulin levels in patients with acromegaly: correlation with plasma insulin-like growth factor I levels. J. Clin. Endocrinol. Meba. *67* (1988) 973–978.

[2] Olbricht, Th., F. Jockenhövel, D. Reinwein: Klinik und Diagnostik der Struma mit und ohne funktionelle Autonomie bei Akromegalie. Med. Welt *42* (1991) 1027–1032.

Diskussion

Knappe:
Die Untersuchungen sind wichtig, um unerwünschte Effekte der Wachstumsthormontherapie auszuschließen. Man wird hierfür aber noch eine längere Beobachtungszeit benötigen. Da es sich um eine Substitution des Hormons handelt, wird man bei richtiger Dosierung aber kaum eine Struma wie bei der Akromegalie zu erwarten haben.

Kann:
Es ist aus Dosisfindungsstudien bekannt, daß damit IGF-1-Spiegel im Referenzbereich erzielt werden und keineswegs pathologisch hohe Spiegel wie bei der Akromegalie. Aber wir werden diese Patienten diesbezüglich über weitere Jahre beobachten.

Reinwein:
Haben sich die Schilddrüsenparameter unter der Substitution mit Wachstumshormon geändert?

Kann:
Ja, es ist aus der Literatur bekannt und mehrfach belegt, daß der Bedarf an exogen zuzuführendem Levothyroxin bei den Patienten unter Substitution mit Wachstumshormon steigen kann. Wir mußten bei dieser Gruppe von 18 Patienten einem 39jährigen Patienten die Dosis entsprechend nach oben adaptieren.

Hypophysäre Schilddrüsenhormonresistenz mit neonataler Hyperthyreose

M. Klett, D. Schönberg

Einleitung

Das Syndrom der generalisierten Schilddrüsenhormonresistenz ist seit der Erstbeschreibung durch Refetoff [5] wiederholt Gegenstand weiterführender Untersuchungen gewesen. Das familiär auftretende Krankheitsbild ist charakterisiert durch eine Struma mit gesteigerter Schilddrüsenhormonproduktion, im hyperthyreoten Bereich liegende T3- und T4-Konzentrationen und eine in der Regel euthyreote Stoffwechsellage. Erklärt wird die bestehende Diskrepanz durch einen generalisierten Mangel an Schilddrüsenhormonrezeptoren, der Art und Ausmaß der Störung und die relative Resistenz gegenüber therapeutischen Maßnahmen verständlich macht.

Beobachtungen an über 200 Fällen weisen darauf hin, daß das Syndrom der Schilddrüsenhormonresistenz in unterschiedlichen Ausprägungsformen auftreten kann.

Refetoff [6] unterscheidet 1. eine generalisierte, klinisch euthyreote Form, bei der alle Systeme betroffen sind, 2. eine periphere Form mit unveränderter Funktion der Hypophyse und 3. eine selektive, auf eine hypophysäre Störung der Steuerungsfunktion von TSH beschränkte Form. Neuere Vorstellungen gehen allerdings davon aus, daß fließende Übergänge zwischen den genannten Varianten bestehen [1]. Die nachstehende Fallbeschreibung zeigt Wege zur Diagnosestellung und zu einer erfolgreichen Behandlung am Beispiel einer im Neugeborenenalter entdeckten selektiv hypophysären Schilddrüsenhormonresistenz mit einem nunmehr seit zwölf Jahren beobachteten Therapieverlauf.

Fallbeschreibung

Ein im Januar 1981 reif geborenes Mädchen (Geburtsgewicht 3030 g) fiel im Neugeborenen-Hypothyreose-Screening durch einen mäßig erhöhten TSH-Wert von 40 U/l auf. Bei Kontrolle fand sich im Serum ein normaler TSH-Wert von 2,0 bzw. 3,6 U/l. Auffällig waren jedoch erhöhte periphere Schilddrüsenhormonwerte (T3 4,4 ng/ml, T4 32,7 µg/dl) in Verbindung mit einer sichtbaren und offenbar in ihrer Größe zunehmenden Struma Stadium II. In den ersten 4 Lebenswochen fiel das Neugeborene nach zunächst normalem Gedeihen durch vermehrte Unruhe und eine Trink- und Gedeihstörung mit Gewichtsabnahme bzw. Gewichtsstillstand auf. Gleichzeitig wurde eine Tachykardie um 170/Min. registriert. Die Struma hatte sich weiter auf ca. Pflaumengröße beidseits vergrößert und war von diffuser Konsistenz. Im Alter von sechs Wochen erfolgte die stationäre Aufnahme. Der basale TSH-Wert von 5,8 U/l zeigte im TRH-Test nach 30 Min. einen Anstieg auf 62 U/l, nach 60 Min. auf > 100 U/l. Gesamt T4 mit 16,0 µg/dl und freies T4 mit 2,9 ng/dl lagen an der oberen Normgrenze für das Lebensalter. Gesamt T3 war mit 6,3 ng/ml deutlich erhöht. TBG erschien mit 29 mg/l normal. Antikörper gegen Thyreoglobulin und Mikrosomen sowie TRAK und TSI waren negativ. Im zytologischen Präparat fand sich eine proliferative Aktivität wie bei reaktiver Hyperplasie. Die 123-Jodszintigraphie zeigte eine seitendifferente Nuklidaufnahme mit Rechtsbetonung, jedoch keinen Hinweis auf ein Adenom. Das Muster der übrigen hypophysären Hormone (Wachstumshormon, LH, FSH und Prolaktin) befand sich in Übereinstimmung mit den für das Lebensalter gültigen Normwerten. Computertomographisch stellte sich die Hypophyse normal groß dar.

Familienanamnestisch fand sich bei der Mutter eine euthyreote diffuse Struma Stadium II. Beim Vater bestand gleichfalls eine Struma Stadium II, die palpatorisch jedoch eine deutlich knotig veränderte und derbe Konsistenz aufwies. Labordiagnostisch wurde ein normaler T4-Wert, jedoch ein an der oberen Normgrenze befindlicher T3-Wert registriert. Ein zweijähriger Bruder der Patientin war nach Angaben der Eltern klinisch offenbar unauffällig; er fiel den Eltern erst im Alter von 10 Jahren wegen einer allmählich größer werdenden Struma auf. Eine daraufhin durchgeführte Schilddrüsendiagnostik ergab erhöhte Werte für FT3 (9,9 pg/ml) und FT4 (4,1 ng/dl). Der Basalwert für TSH lag mit 2,9 mU/ml im oberen Normbereich.

Therapie und Verlauf

Die Ausgangssituation war gekennzeichnet durch eine klinisch eindeutige und labordiagnostisch überwiegend durch T3-Erhöhung charakterisierte Hyperthyreose, die in Verbindung mit einem basal grenzwertigen TSH-Wert (Streubereich 3,6–7,9 U/l) und einer deutlichen TSH-Antwort auf TRH-Stimulation (60 bzw. > 100 U/l) bestand. Unter der Vorstellung, daß die auf hypophysärer Ebene vermutete Rückkopplungsstörung durch die Gabe von biologisch kaum aktivem rechtsdrehendem Thyroxin eine Supprimierung von TSH ermöglichen könnte, wurde eine Behandlung mit D-Thyroxin eingeleitet. Die Patientin zeigte unter einer initialen Dosierung von 2 x 250 µg täglich eine rasche Rückbildung der Struma, die sich innerhalb von 14 Tagen vollständig normalisierte. Während eines vier Wochen später unternommenen Auslaßversuchs zeigte sich innerhalb weniger Wochen eine erneute Größenzunahme der Schilddrüse, was die Wiederaufnahme der Behandlung mit D-Thyroxin veranlaßte.

Labordiagnostisch war unter dieser Behandlung TSH auf Werte zwischen 1 und 2 U/l rückläufig, eine Supprimierung von TSH kam jedoch nicht zustande. Die klinischen Zeichen der Hyperthyreose normalisierten sich mit dem Rückgang der Struma. Schwierigkeiten bereitete die exakte Bestimmung der peripheren Schilddrüsenhormone T3 und T4 wegen der im Radioimmunoassay miterfaßten Anteile der rechtsdrehenden Form von Thyroxin und seiner Metaboliten. In den folgenden Behandlungsjahren wurden daher konstant erhöhte Konzentrationen gemessen, die für T4 im Streubereich zwischen 15 und 20 µg/dl, für FT4 zwischen 3,5 und 4,9 ng/dl, für T3 zwischen 3,2 und 2,8 ng/ml lagen. TSH war zu keiner Zeit supprimiert, lag aber im normalen Basalbereich. Die Dosierung von D-Thyroxin orientierte sich klinisch an der Befindlichkeit, dem Schilddrüsenvolumen und der Entwicklung des Knochenalters. Obwohl im ersten Lebensjahr eine Akzeleration des Knochenalters bestand, verlief die Entwicklung von Wachstum, Knochenalter und Intelligenz insgesamt unauffällig und bewegte sich entlang der 50. Perzentile. Die erzielten Schulleistungen waren durchschnittlich.

In etwa halbjährlichen Abständen war eine Dosissteigerung von D-Thyroxin erforderlich. Trotz einer Dosierung von 2 mg täglich fand sich im sechsten Lebensjahr ein deutlich vergrößertes Schilddrüsenvolumen von 8,3 ml (Altersnorm 3,2 ml). TSH erreichte basal 2,3 U/l mit einem Anstieg auf 8,8 U/l 30 Min. nach TRH-Stimulation (Tab. 1). Labordiagnostisch bestand eine Hy-

Tabelle 1 TSH und periphere Schilddrüsenhormonkonzentrationen vor Behandlungsbeginn im 3. Lebensmonat und während Behandlung mit D-Thyroxin (jeweils vor und nach TRH-Stimulation mit 200 µg/1,73 m^2)

Alter	TSH (U/l)		T4 (µg/dl)	FT4 (ng/dl)	T3 (ng/ml)	FT3 (pg/ml)
vor Behandlg.	0′	5,8	16,0	2,9	6,3	
(3. Monat)	30′	62				
	60′	>100				
2 Wo. nach	0′	2,1	18,4	3,8	3,5	
Beh.-Beginn	30′	14,8				
	60′	9,5				
im 6. Lebens-	0′	2,3	16,6	3,9	3,5	8,7
jahr	30′	8,8				
	60′	6,8	15,9	3,7	4,1	

perthyroxinämie (T4 16,6 µg/dl, FT4 3,9 ng/dl) und eine grenzgradig erhöhte T3-Konzentration von 3,5 ng/ml. Um die für eine hypophysäre TSH-Supprimierung offensichtlich nicht ausreichenden hypophysären T3-Konzentrationen zu erhöhen, wurde die Behandlung von D-Thyroxin zunächst probeweise auf die Kombination von 20 µg L-T3 und 50 µg L-T4 umgesetzt. Aus klinischer Sicht fand sich eine gute Verträglichkeit, insbesondere traten keine Symptome einer Hyperthyreosis factitia auf. Vielmehr war bei klinischer Euthyreose das Schilddrüsenvolumen wieder rückläufig. In der Zeit bis zum 12. Lebensjahr war eine Dosisanpassung auf einen T4-Anteil von 75 µg täglich erforderlich. Während die T3-Konzentrationen weiterhin im hyperthyreoten Bereich verblieben, lagen die FT4-Konzentrationen in der Größenordnung um 2,6 ng/dl; die basalen TSH-Konzentrationen waren auf Werte unter 1 U/l rückläufig (Abb. 1). Die körperliche und geistige Entwicklung verlief weiterhin ungestört.

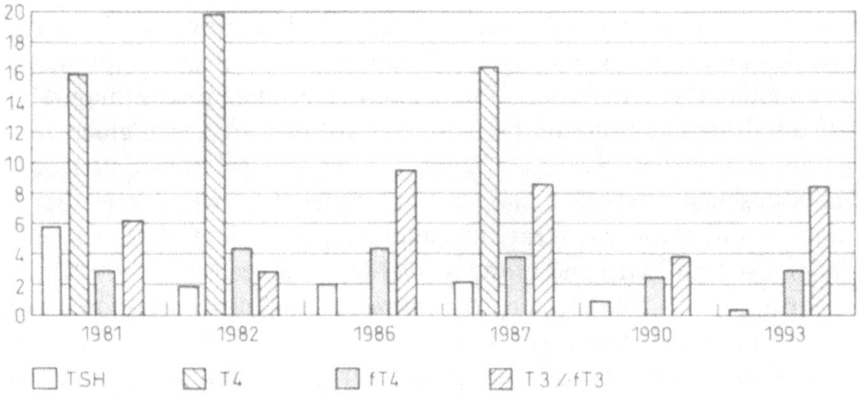

Abb. 1 Darstellung der Schilddrüsenfunktion von der Neugeborenenperiode bis zum 12. Lebensjahr
(nur Basalwerte ohne TRH-Stimulation; T3/FT3: bis 1982 Gesamt-T3, ab 1986 freies T3)
(verwendete Maßeinheiten: TSH (U/l), T4 (µg/dl), T3 (ng/ml), FT3 (pg/ml).

Diskussion

Seit Einführung des Hypothyreose-Screening für Neugeborene ist bekannt, daß infolge von Reifungs- und Adaptationsstörungen während der Neugeborenenperiode sogenannte inadäquate Hyperthyreotropinämien auftreten, die in der Regel transienten Charakter haben und keine klinisch erkennbaren Störungen der Schilddrüsenfunktion aufweisen [4]. Im Verlauf der letzten 10 Jahre wurden den Verfassern jedoch drei Fälle in Deutschland mitgeteilt, die neben einer überschießenden TSH-Sekretion typische klinische Zeichen einer meist milden Hyperthyreose in Verbindung mit einer Neugeborenenstruma aufwiesen. In zwei Fällen hat sich der Verdacht auf das Vorliegen einer partiellen Schilddrüsenhormonresistenz bestätigt. Ein drittes Neugeborenes litt vermutlich an einer Adaptationstörung im Sinne einer transienten Hyperthyreotropinämie.

Der Versuch im Rahmen des T4-Screening-Programms in Quebec, Kanada, eine Aussage über die Inzidenz der Schilddrüsenhormonresistenz bei Neugeborenen zu erhalten, schlug fehl. Unter 220000 Neugeborenen wurden 4 Verdachtsfälle entdeckt, darunter drei Fälle einer transienten Hyperthyreoxinämie und ein Fall einer angeborenen Autoimmunhyperthyreose [6]. Nachdem zwischenzeitlich aus der Weltliteratur vorwiegend bei Erwachsenen über 200 Fälle bekannt sind, darunter etwa 60 Fälle mit hypophysärer Resistenz, ist die Prävalenz der Erkrankung sehr gering und zählt als angeborene Form zu den sehr seltenen Krankheitsbildern.

Der vorgestellte Fall verdeutlicht, daß die selektiv hypophysäre Form der Schilddrüsenhormonresistenz bereits angeboren zur klinischen Symptomatik einer angeborenen Hyperthyreose führen kann. Die Diagnosestellung wird unterstützt durch den anamnestischen Hinweis auf das Vorliegen einer mütterlichen oder väterlichen Struma. Wegen des im Neugeborenenalter eher moderaten klinischen Verlaufs kann, wie im Falle des zwei Jahre älteren Bruders unserer Patientin, das Krankheitsbild zunächst leicht übersehen und erst zu einem späteren Zeitpunkt entdeckt werden. Verwechslungen mit einer Jodmangelstruma sind deshalb vorprogrammiert. So führte auch die beim Vater unserer Patientin entdeckte Konstellation einer nodös veränderten Struma mit grenzgradiger T3-Erhöhung zu einer Thyroidektomie. Ähnliche Fallbeschreibungen finden sich bei Gershengorn [2] und Hamon [3].

Zur Behandlung der hypophysären T3-Resistenz werden im Schrifttum unterschiedliche Therapieansätze vertreten. Während über Erfolge einer Kombinationsbehandlung mit T3 berichtet wird, vertreten andere Autoren die Auffassung, daß durch den Einsatz von 3,5,3'-Trijodthyreoessigsäure (TRIAC) gute Behandlungserfolge erzielbar sind [1, 7]. Unter Berücksichtigung der Behandlungsökonomie und der allgemeinen Verfügbarkeit sollte, auch im Hinblick auf den bei unserer Patientin beschriebenen Behandlungserfolg, die Wirksamkeit der gegenüber TRIAC einfacheren und kostengünstigeren Behandlung mit T3 oder einer T3/T4-Kombination im Einzelfall erprobt werden. Bei der Behandlung erwachsener Patienten scheint sich auch Bromocriptin zu bewähren [1]. Wegen seiner ungünstigen Auswirkung auf andere hypophysäre Hormone und damit auf das Wachstum und die Geschlechtsentwicklung ist sein Einsatz unter dieser Indikationsstellung im Kindesalter jedoch als obsolet anzusehen.

Bei der Behandlung mit T3 ist im Einzelfall nicht absehbar, ob die zugeführte Dosis möglicherweise zu einer Hyperthyreosis factitia führt. Daß dies bei unserer Patientin nicht der Fall war, obwohl sie bereits in der Neugeborenenzeit wegen klinischer Hyperthyreosezeichen aufgefallen war, erscheint allenfalls hypothetisch erklärbar infolge einer jahrelangen „Gewöhnung" an erhöhte T3-Konzentrationen. Ähnliche Beobachtungen sind bei Kindern mit angeborener Hypothyreose bekannt, die sehr frühzeitig entdeckt und behandelt wurden. Etwa ein Drittel dieser Patienten benötigt sukzessiv eine erhöhte Substitutionsdosis, um einen TSH-Anstieg zu vermeiden. Die peripheren Schilddrüsenhormonkonzentrationen bewegen sich dabei im oberen Normbereich für das Lebensalter [4].

Die Diagnosestellung der Schilddrüsenhormonresistenz im Neugeborenenalter wird erleichtert durch die Trias Struma, TSH-Erhöhung und Erhöhung der peripheren Schilddrüsenhormonkonzentrationen. Die klinischen Zeichen der Hyperthyreose können moderat sein und führen vermutlich nur in einem Teil der Fälle zum klinischen Bild der Neugeborenenhyperthyreose. Da es sich um ein familiäres Leiden handelt, erscheint wesentlich, daß der Schilddrüsenstatus der Eltern in die Diagnosestellung einbezogen wird. Eine Abgrenzung gegenüber TSH-produzierenden Tumoren ist mit hoher Treffsicherheit durch eine Bestimmung des alpha-TSH/TSH Verhältnisses möglich [6]. Weil Tumoren vermehrt alpha-TSH produzieren, ist das Verhältnis alpha-TSH/TSH bei Tumorpatienten > 1, bei Schilddrüsenhormonresistenz < 1 [6].

Zusammenfassung

Ein im Alter von sechs Wochen unter dem klinischen Bild einer Struma mit neonataler Hyperthyreose stationär aufgenommener weiblicher Säugling wurde im Jahr 1981 als selektiv hypophysäre Form einer Schilddrüsenhormonresistenz diagnostiziert. Auf die Behandlung mit D-Thyroxin zeigten sich eine rasche Rückbildung der Struma und eine Normalisierung der klinischen Hyperthyreosesymptomatik. Labortechnisch normalisierte sich der anfänglich leicht erhöhte TSH-Wert, war jedoch trotz ständig erhöhter peripherer Schilddrüsenhormonkonzentrationen nicht supprimiert. Im Vorschulalter zeigten sich trotz mehrfacher Dosissteigerung eine erneute Zunahme des Schilddrüsenvolumens und vermehrte Unruhe. Im sechsten Lebensjahr wurde die Patientin deshalb auf eine Kombinationsbehandlung mit 20 µg T3 und 50 µg L-T4 umgesetzt, die zu einem Rückgang der Symptome führte. Seither hat sich die Patientin bis zu ihrem 12. Lebensjahr ungestört weiterentwickelt.

Literatur

[1] Beck-Peccoz, P., E. Forlani, D. Cortelazzi et al.: Pituitary resistance to thyroid hormones. Horm. Res. *38* (1992) 66–72.

[2] Gershengorn, M. C., B. D. Weintraub: Thyrotropin-induced hyperthyroidism caused by selective pituitary resistance to thyroid hormone. J. Clin. Invest. *56* (1975) 633–642.

[3] Hamon, D., M. Borier-Lapierre, M. Robert et al.: Hyperthyroidism due to selective pituitary resistance to thyroid hormone in a 15 month old boy: efficacy of D-thyroxine therapy. J. Clin. Endocrinol. Metab. *67* (1988) 1089–1093.

[4] Klett, M.: Jodversorgung und Schilddrüsenfunktionsstörungen bei Neugeborenen. Med. Welt *42* (1991) 59–63.

[5] Refetoff, S., T. De Wind, L. J. De Groot: Familial syndrome combining deaf-mutism, stippled epiphyses, goiter and abnormal high PBI: Possible target organ refractoriness to thyroid hormone. J. Clin. Endocrinol. Metab. *27* (1967) 279–285.

[6] Refetoff, S., M. Charbonneau, D. H. Sarne et al.: Resistance to thyroid hormones and screening. In: F. Delange, D. A. Fisher, D. Glinoer (eds.): Research in congenital hypothyroidism, p. 165–172, Nato ASI Series, Plenum Press, New York 1989.

[7] Salmela, P. I., L. Wide, H. Juustila et al.: Effects of thyroid hormones (T4, T3), bromocriptine and TRIAC on inappropriate TSH hypersecretion. Clin. Endocrinol. (Oxf.) *28* (1988) 497–507.

Diskussion

Bogner:

Diese Patientin hatte wahrscheinlich doch ein Rezeptorresistenzsyndrom, was ja familiär auch vorliegen muß. Haben Sie die Eltern untersuchen können?

Klett

An den Vater kommen wir leider nicht mehr heran, und damals (1981) haben die Untersuchungen zu keinen Ergebnissen geführt. Der Vater hatte mikrosomale Antikörper, aber mehr war da nicht zu sehen, die Mutter hatte keine.

Bogner:

TSH?

Klett:

Ja, da waren normale Verhältnisse; der Vater hatte ein relativ hohes T3, aber er kam aus einer Jodmangelgegend und hatte eine knotige Struma, die etwa ein halbes Jahr, nachdem das Kind bei uns war, entfernt wurde.

Kahaly:

Herr Klett, hatten Sie die Gelegenheit, das Triac einzusetzen?

Klett:
Nein.

Eber:
Wie hoch war der Prozentsatz von L-Thyroxin in ihrem DT4-Präparat?

Klett:
Da müßten wir die Firma Henning fragen. Ich denke, daß da natürlich ein bestimmtes Mischverhältnis vorhanden ist, das aber niedrig sein soll. Ich kann es nicht beantworten.

Eber:
Es ist deshalb wichtig, weil Sie ja Milligrammdosen geben beim DT4.

Fehldiagnose einer Autonomie bei Patienten mit chronischer Autoimmunthyreoiditis

M. Grußendorf

Die Diagnose eines dekompensierten autonomen Adenoms der Schilddrüse ist normalerweise eine „prima vista"-Diagnose bei der Beurteilung eines Szintigramms, das ein mehrspeicherndes Areal einer sonst minderspeichernden Schilddrüse bzw. Struma zeigt [3]. Trotzdem sollte bei solchen Patienten (bei euthyreoter Stoffwechsellage) auf jeden Fall noch ein Suppressionsszintigramm durchgeführt werden [1, 4]. Hierauf wird jedoch immer wieder verzichtet.

In letzter Zeit wurden uns mehrfach Patienten mit solchen „klassischen Befunden" vorgestellt, bei denen z. T. schon eine Radiojodtherapie geplant war. Weitere Untersuchungen zeigten jedoch, daß es sich hierbei lediglich um eine „Pseudoautonomie" handelte.

Kasuistiken

Fall 1: Patientin, M. R., 39 Jahre alt, Struma seit 3 Jahren bekannt, keine Therapie.

Lokalbefund: Struma I–II mit kirschgroßem Knoten links, klinisch Euthyreose.

Sonographie: Linkssseitig vergrößerte Schilddrüse, Volumen rechts 9 ml, links 15 ml. Angedeutete Echoarmut. Palpabler Knoten ist echoreicher, Volumen 7 ml. Rechts kranial echoreiches Areal, Durchmesser 1,7 cm, nicht palpabel.

Quant. Szintigraphie (s. Abb. 1): Linksseitig vergrößerte Schilddrüse, Technetiumuptake mit 5,3% hochnormal. Deutliche Mehrspeicherung links im Bereich des palpablen Knotens, hier wird ca. die Hälfte der gesamten Aktivität eingelagert.

Labor: FT4 1,6 ng%, Gesamt-T3 1,0 ng/ml, TSH 1,4 nU/ml Anti-TG-Ak 50 U/ml, Anti-TPO-Ak > 10 000 U/ml.

Beurteilung: Verdacht auf kompensierte Autonomie links, Suppressionsszintigramm empfohlen.

14 min p.i.

cpm	qcm	cpm /qcm	cpmmax /qcm	Uptake Tc	Uptake /100qcm
14615.	18.6	785.1	2632.	5.3%	28.%
8282.1	5.4	1539.	2632.	3%	56.%

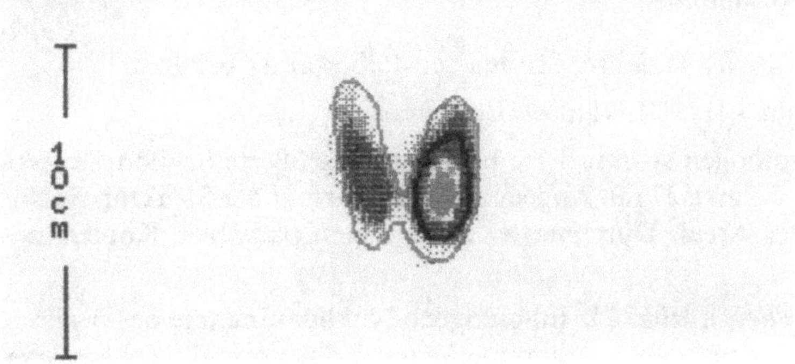

Tc Uptake 30.03.1993	Tc Uptake 12.01.1993	Uptake neu /Uptake alt
1%	5.3%	.188
.5%	3%	.166

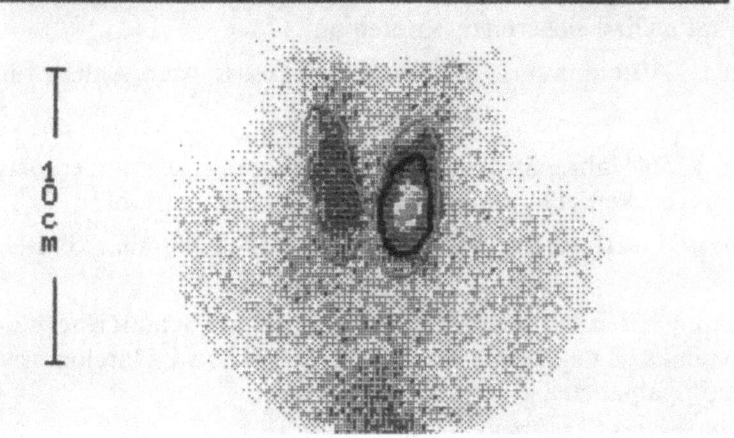

Abb. 1 Pat. 1: Szintigramm und Suppressionsszintigramm

a) Im Nativszintigramm Verdacht auf dekompensiertes autonomes Adenom links, vom Gesamt-TC-Uptake (5,3%) werden ca. 3/5 (3%) im palpablen Knoten aufgenommen.

b) Unter suppressiver Therapie identische Suppression der Nuklidaufnahme sowohl in der gesamten Schilddrüse als auch im „autonomen Knoten“.

Suppressionsszintigramm (unter L-Thyroxin 100 seit 6 Wochen): Ausgeprägte, identische Suppression der Nuklidaufnahme sowohl im mehrspeichernden Knoten links als auch im restlichen Gewebe auf ca. 18% des Ausgangswertes.

Diagnose: Chronische Autoimmunthyreoiditis, Struma I – II, Euthyreose, kein Anhalt für eine Autonomie.

Fall 2: Patientin, P. Z., 31 Jahre, Struma seit Pubertät ist bekannt.

Lokalbefund: Struma II – III, klinisch Euthyreose.

Sonographie: Inhomogen strukturierte beidseits vergrößerte Schilddrüse, Volumen rechts 29 ml, links 27 ml. Angedeutete Echoarmut der Struktur. Rechts zentral echoreiches Areal, Durchmesser 2 cm, einem palpablen Knoten entsprechend.

Quant. Szintigraphie (s. Abb. 2): Inhomogene Nuklidaufnahme der beidseits vergrößerten Schilddrüse, Technetiumuptake mit 3,5% normal. Mehrspeicherung im Bereich des palpablen Knotens rechts kranial.

Labor: FT4 1,3 ng%, T3 1,0 ng/ml, TSH 0,6 uU/ml Anti-TG-Ak 50 U/ml, Anti-TPO-Ak 5300 U/ml.

Suppressionsszintigramm (unter L-Thyroxin 100 seit 2 Monaten): Deutliche Suppression der Nuklidaufnahme auf 11% des Ausgangswertes, identische Suppression auch im mehrspeichernden Knoten auf 12%.

Diagnose: Struma II, Autoimmunthyreoiditis, Eurthyreose, kein Anhalt für Autonomie.

Fall 3: Patient, M. K., 67 Jahre, Struma seit Jahren bekannt, jetzt andernorts Radiojodtherapie wegen Verdacht auf autonomes Adenom empfohlen.

Lokalbefund: Struma II – III, retrosternal eintauchend, Puls 68/min., klinisch Eutyhreose.

Sonographie: Inhomogen strukturierte, beidseits vergrößerte Schilddrüse, Volumen rechts 43 ml, links 78 ml. Rechts kaudal echoarmes Areal, Durchmesser 2 cm, nicht eindeutig palpabel.

Quant. Szintigraphie (s. Abb. 3): Inhomogene Nuklidaufnahme der beidseits vergrößerten Schilddrüse, Technetiumuptake mit 1% granzgradig niedrig. Deutliche Minderspeicherung in beiden Seitenlappen, lediglich im Bereich des echoarmen Areals rechts kaudal normale Nuklideinlagerung, hier wird 1/2 der gesamten Aktivität gespeichert.

Labor: FT4 1,1 ng%, FT3 3,0 pg/ml (2,2 – 4,7), TSH 7,9 uU/ml Anti-TG-Ak 150 U/ml, Anti-TPO-Ak 6750 U/ml.

Diagnose: Autoimmunthyreoiditis, Struma II – III, latente Hypothyreose, kein Anhalt für Autonomie.

12 min p.i.

cpm	qcm	cpm /qcm	cpmmax /qcm	Uptake Tc	Uptake /100qcm
9242.2	25.4	363.8	973.2	3.5%	13.%
2272.2	3.9	578.3	973.2	.8%	21.%

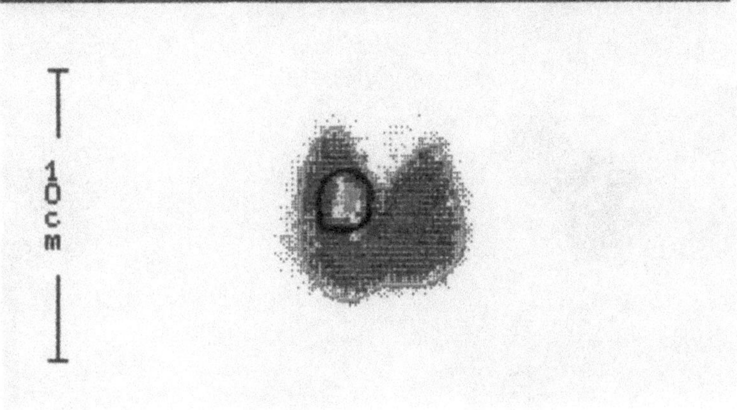

Tc Uptake 13.08.1993	Tc Uptake 19.05.1993	Uptake neu /Uptake alt
.4%	3.5%	.114
.1%	.8%	.125

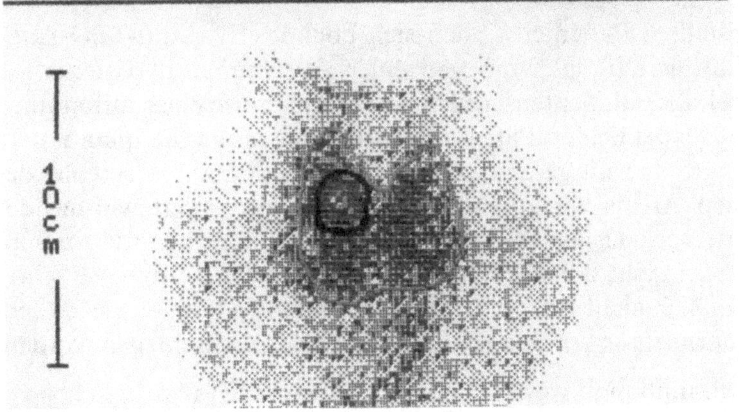

Abb. 2 Pat. 2: Szintigramm und Suppressionsszintigramm

a) Im Nativszintigramm umschriebene Mehrspeicherung rechts kranial Gesamt-TC-Uptake 3,5%, im Knoten werden 0,8% aufgenommen.

b) Im Suppressionsszintigramm identische Suppression der Technetiumaufnahme sowohl in der gesamten Schilddrüse als auch im mehrspeichernden Knoten auf 11 bzw. 12% des Ausgangswertes.

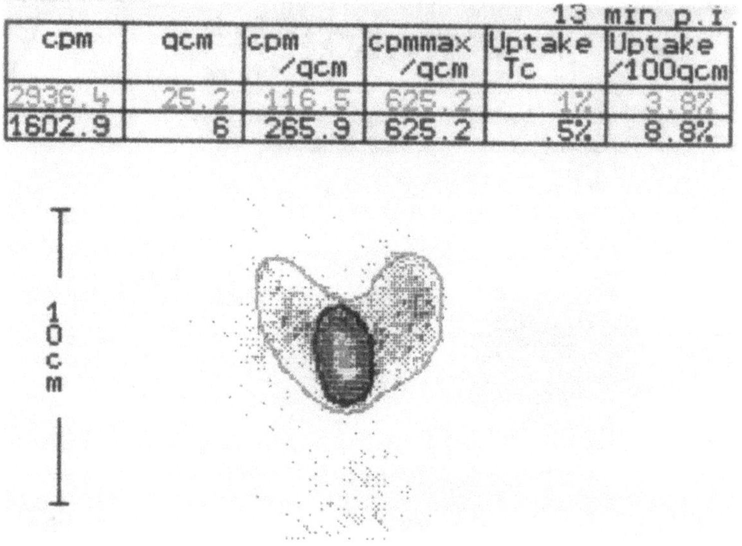

Abb. 3 Pat. 3: Im Nativszintigramm szintigraphisch Bild eines „dekompensierten autonomen Adenoms".

Diskussion

Bei allen 3 vorgestellten Patienten finden sich hochpositive Anti-TPO-Antikörper, somit Hinweis auf das Vorliegen einer Autoimmunthyreoiditis [5]. Szintigraphisch bei allen Patienten „prima vista"-Diagnose eines autonomen Adenoms, bei den ersten beiden Patienten wurde dies durch die quantitative Suppressionsszintigraphie ausgeschlossen: die Nuklidaufnahme sowohl des fraglich autonomen Areals wurde ebenso deutlich supprimiert wie die des umliegenden minderspeichernden Gewebes. Beim 3. Patienten wurde ein Suppressionsszintigramm nicht durchgeführt, da die latente Hypothyreose schon allein zeigte, daß es sich nicht um eine Autonomie handeln konnte. Bei diesem Patienten war andernorts sogar eine Radiojodtherapie vorgeschlagen worden!

Pathophysiologisch muß man wohl annehmen, daß gerade in vorbestehenden Strumen mit minderspeichernden Arealen die Empfindlichkeit der Thyreozyten bezüglich der Antikörperwirkung verschieden ausgeprägt ist. Daher kann es zu dem Phänomen kommen, daß früher eher minderspeichernde Areale jetzt im Verlauf der Autoimmunthyreoiditis das meiste Nuklid einlagern [2, 6]. Systematische Untersuchungen diesbezüglich sind uns nicht bekannt. Auffällig ist jedoch, daß wir gerade in letzter Zeit immer mehr solche Patienten sehen, möglicherweise weil vermehrt darauf geachtet wird. Es handelt sich somit um ein nicht so seltenes Phänomen.

Schlußfolgerungen

1. Auch wenn der szintigraphische Befund eines dekompensierten autonomen Adenoms eindeutig erscheint, sollte immer neben der Sonographie ein Suppressionsszintigramm durchgeführt werden, wenn TSH nicht supprimiert ist.

2. Bei solchen Patienten sollten immer Schilddrüsenantikörper bestimmt werden.

3. Bei Vorliegen einer latenten oder manifesten Hypothyreose und einem mehrspeichernden Areal im Szintigramm kann ein dekompensiertes autonomes Adenom auch ohne die Durchführung eines Suppressionsszintigramms eindeutig ausgeschlossen werden.

Literatur

[1] Bähre, M., R. Hilgers, C. Lindemann et al.: Thyroid autonomy, sensitive detection in vivo and estimation of its functional relevance using quantified high-resolution scintigraphy. Acta Endocrinol. (Copenh.) *117* (1988) 145.

[2] Baker, B. A., H. Gharib, H. Markowitz: Correlation of thyroid antibodies and cytologic features in suspected autoimmune thyroid disease. Am. J. Med. *74* (1983) 941.

[3] Hamburger, J. I.: Solitary autonomously functioning thyroid lesions. Diagnosis, clinical features and pathogenetic considerations. Am. J. Med. *58* (1975) 740.

[4] Joseph, K.: Methodik der szintigraphischen Diagnostik bei Schilddrüsenautonomie. Der Nuklearmediziner *12* (1989) 175.

[5] Scherbaum, W. A., G. Stöckle, J. Wichmann et al.: Immunological and clinical characterization of patients with untreated euthyroid and hypothyroid autoimmune thyroiditis. Antibody spectrum, response to TRH and clinical study. Acta Endocrinol. (Copenh.) *100* (1982) 373.

[6] Yoshida, H., N. Amino, K. Yagawa et al.: Association of serum antithyroid antibodies with lymphocytic infiltration of the thyroid gland: study of seventy autopsied cases. J. Clin. Endocrinol. Metab. *46* (1978) 859.

Diskussion

Hüfner:
Meinst Du, daß der Knoten und die übrige Schilddrüse unterschiedlich von der Autoimmunthyreoiditis befallen sind?

Grußendorf:
Ja, das meine ich. Und das ist das Bild, welches man relativ häufig bei chronischer Autoimmunthyreoiditis sieht. Zytologisch war dieser Knoten auch nachweisbar.

Voigt:
Sie hatten den Knoten punktiert. Wir hatten uns schon darüber unterhalten. Haben Sie auch eine Zytologie von dem Schilddrüsengewebe daneben gewonnen? Meine Frage ist, handelt es sich um eine fokale Autoimmunthyreoiditis, oder ist die gesamte Schilddrüse betroffen? Das hätte man vielleicht durch ein zweites Punktat festgestellt.

Grußendorf:
Nein, das habe ich nicht gemacht.

Eber:
Eine Szintigraphie mit Jod haben Sie, glaube ich, auch nicht gemacht im Sinne des Differenzscannings, früher ein heißer und später ein kalter Knoten.

Grußendorf:
Nein, das habe ich nicht gemacht.

Untersuchungen zur körperlichen Leistungsfähigkeit bei Schilddrüsenfunktionsstörung

J. Hellermann, G. Kahaly

Einleitung

Die Klinik des erhöhten Schilddrüsenstoffwechsels zeigt eine allgemeine Muskelschwäche, Herzrasen und Kurzatmigkeit. Durch den erhöhten Zellstoffwechsel erscheinen das Herz und die Lunge besonders betroffen. Dies drückt sich in einer verminderten körperlichen Leistungsfähigkeit aus [2, 3].

Zur Prüfung der Leistungsfähigkeit wird die Spiroergometrie angewandt, eine Methode, die zur Überprüfung der Anpassungsfähigkeit des Herz-Kreislauf- und Lungensystems auf körperliche Belastung mit Hilfe des Gasstoffwechsels dient [10]. Nur wenige Studien haben sich bisher mit dieser Thematik befaßt (4, 5, 6, 9]. Die Arbeiten wurden zum Teil mit eingeschränkten Fragestellungen durchgeführt [6, 9]. Somit bleibt unklar, ob primär das kardiale oder das pulmonale System leistungslimitierend wirkt. Die in früheren Arbeiten benutzte maximale Belastung spiegelt nicht die Alltagsbeanspruchung wider, und es ergibt sich kein Anhalt über das Herzfrequenzverhalten während der Belastung [5, 7].

In dieser Arbeit untersuchten wir mit Hilfe der Spiroergometrie die körperliche Leistungsfähigkeit bei erhöhter Schilddrüsenaktivität sowie die Reversibilität der Veränderungen nach Therapie. Es wurde der Einfluß der Hyperthyreose auf kardiopulmonale Parameter gemessen. Es erfolgte eine Bestimmung von Ventilationsgrößen und Herzfrequenzverhalten bei submaximaler Belastung.

Methode

In der vorliegenden Studie wurden im Zeitraum vor April 1989 bis März 1992 spiroergometrische Untersuchungen bei 12 unbehandelt hyperthyreoten weiblichen Patienten mit Morbus Basedow durchgeführt. Nach Einleitung einer thyreostatischen Therapie mit Thiamazol 2,5–20 mg/die wurden die Patientinnen in Euthyreose nach im Mittel 11 Monaten erneut untersucht.

Als Kontrollkollektiv galten 18 weibliche Patienten, bei denen durch komplette Herzkatheteruntersuchung eine organische Herzerkrankung ausgeschlossen werden konnte.

Die Patientendaten sind aus Tabelle 1 ersichtlich.

Tabelle 1 Patientendaten

	Patientinnen		Kontrollen
	hyperthyreot	euthyreot	
Anzahl	12		18
Alter [Jahre]	23 – 69 (41 ± 14)		45 – 60 (54 ± 4)
TT_3 [ng/dl]	326 (± 161)	139 (± 17)	
TSH [mE/l]	0,07 (± 0,09)	0,67 (± 0,6)	

Die Belastung erfolgte auf dem Fahrradergometer in halbliegender Position. Es wurde ein Rampenprotokoll mit einer kontinuierlichen Leistungssteigerung von 20 Watt/min bis zur physischen Ermüdung durchgeführt. Zur Berechnung der anaeroben Schwelle (AT) wurde die V-Slope-Methode nach Beaver angewendet [1]. Diese beschreibt bei etwa 60% der maximalen Leistung den Übergang der aeroben Glukoseverwertung zur anaeroben Laktatbildung [10].

An der anaeroben Schwelle wurden fortlaufend Herzfrequenzanstieg (Ruhe bis AT) [△ Schlag/min], Atemfrequenz AF [1/min] und Atemzugvolumen V_T [ml] gemessen. Außerdem wurde die Beziehung Herzfrequenz zu Sauerstoffaufnahme (HF/VO_2), als Steigung der Regressionsgerade, berechnet.

Alle Daten sind als Mittelwerte mit Standardabweichung dargestellt. Vergleiche zwischen den Gruppen erfolgten mit Hilfe des Wilcoxon-Testes. Außerdem wurde eine multiple Adjustierung nach Bonferroni Holm vorgenommen. Das Signifikanzniveau betrug $p < 0{,}05$.

Ergebnisse

Die Ergebnisse der kardialen Veränderungen sind aus Tabelle 2 zu ersehen.

Der Herzfrequenzanstieg von Ruhe bis zur anaeroben Schwelle ist in der Gruppe der hyperthyreoten Patientinnen signifikant geringer als nach erfolgter Therapie ($p = 0{,}007$) und im Vergleich zur Kontrolle ($p = 0{,}009$).

In der Beziehung Herzfrequenz zu Sauerstoffaufnahme zeigt sich in der Analyse der Steigung der Regressionsgeraden ein signifikant verminderter Anstieg bei Hyperthyreose im Vergleich zur Euthyreose ($p = 0{,}001$) und im Vergleich mit der Kontrollgruppe ($p = 0{,}004$).

Die Ergebnisse der pulmonalen Veränderungen sind aus Tabelle 3 zu ersehen.

Das Atemzugvolumen gleicht in der hyperthyreoten Gruppe dem der Kontrolle und unterscheidet sich signifikant vom gestiegenen Zugvolumen in Euthyreose ($p = 0{,}021$).

Die Atemfrequenz verhält sich umgekehrt dem Atemzugvolumen und unterscheidet sich in ihrem Abfall nach erfolgter Therapie signifikant von den Werten bei Hyperthyreose ($p = 0{,}0043$).

Tabelle 2 Kardiale Parameter

	Hyperthyreose	Euthyreose	Kontrolle
HF-Anstieg [Δ Schlag/min]	28 ± 8	33 ± 14	40 ± 13
HF/VO_2	2,1 ± 0,9	3,4 ± 1,3	3,6 ± 1,3

Tabelle 3 Pulmonale Parameter

	Hyperthyreose	Euthyreose	Kontrolle
V_T [ml]	1124 ± 134	1352 ± 323	1228 ± 258
AF [1/min]	24 ± 2,6	21 ± 3	24,8 ± 6

Diskussion

Die in dieser Arbeit vorgestellten Ergebnisse zeigen eine eingeschränkte körperliche Leistungsfähigkeit bei Hyperthyreose auf dem Fahrradergometer bei submaximaler Belastung. Die Patientinnen haben eine erhöhte Herzfrequenz in Ruhe und einen im Vergleich zu Kontrollpersonen geringeren Herzfrequenzanstieg bei Belastung. Dieses führt dazu, daß die Beziehung Herzfrequenz zu Sauerstoffaufnahme eine verminderte Steigung aufweist. Weiterhin lassen sich ein reduziertes Atemzugvolumen sowie eine Erhöhung der Atemfrequenz bei Hyperthyreose feststellen.

Bei Hyperthyreose ist die Frage weiterhin ungelöst, ob hauptsächlich kardiale oder pulmonale Funktionsstörungen die verminderte Leistungsfähigkeit bedingen [5].

Die kardiale Anpassung an die Belastung erfolgt über das Herzzeitvolumen, welches dem Produkt von Schlagvolumen und Herzfrequenz entspricht. Da das Schlagvolumen bei 40% der maximalen Sauerstoffaufnahme seine volle Kapazität erreicht, kann die weitere Anpassung an den gesteigerten Sauerstoffbedarf der Peripherie nur über die Herzfrequenz geschehen [2, 3]. Diese nicht unbegrenzt mögliche Frequenzsteigerung trägt damit entscheidend zur Leistungslimitierung bei. In der vorliegenden Studie konnte eine erhöhte Herzfrequenz bei Hyperthyreose schon in Ruhe nachgewiesen werden, so daß der Frequenzanstieg bis zur anaeroben Schwelle relativ geringer als in der Kontrolle und euthyreoten Gruppe ausfällt. Dies drückt sich in der Beziehung Herzfrequenz zu Sauerstoffaufnahme aus, die, bedingt durch den verminderten Herzfrequenzanstieg, eine deutlich verminderte Steigung der Regressionsgraden zeigt. Wahrscheinlich ist nicht die erhöhte Herzfrequenz, sondern der verminderte Frequenzanstieg für die Leistungslimitierung verantwortlich.

In der Betrachtung der pulmonalen Parameter an der anaeroben Schwelle zeigen die vorliegenden Studienergebnisse, daß das Atemminutenvolumen bei Hyperthyreose im wesentlichen über die Atemfrequenz und in euthyreotem Zustand über das Zugvolumen reguliert wird.

In der vorliegenden Studie konnten wir ein gestörtes Frequenzverhalten bei Hyperthyreose während submaximaler Belastung nachweisen. Inwieweit dieses als leistungslimitierender Mechanismus dient, bleibt unklar, da zum Beispiel keine Parameter zur direkten Stoffwechselsituation (i. e. S. Laktat) im Gewebe gemessen wurden.

Literatur

[1] Beaver, W. L., K. Wassermann, B. L. Whipp: A new method for detecting the anaerobic threshold by gas exchange. J. Appl. Physiol. *60* (1986) 2020–2027.

[2] Kahaly, G.: Schilddrüsenfunktionsstörung und Herzkreislaufsystem. In: J. Beyer, G. Kahaly (Hrsg.): Folgeerkrankungen von Schilddrüsenfunktionsstörungen, S. 51–76. PMI Verlag, Frankfurt/Main 1991.

[3] Kahaly, G., R. Erbel, Mohr-Kahaly et al.: Kardiale Beteiligung bei Morbus Basedow. Med. Welt *42* (1991) 1018–1026.

[4] Karova, A.: Changes in the compensatory-adaptation reaction of the body under physical exertion in patients with hyperthyroidism. Folia Med. (Plovdiv) *29* (1987) 52–63.

[5] Kendrick, A. H., J. F. O'Reilly, G. Laszlo: Lung function and exercise performance in hyperthyroidism before and after treatment. Quart. J. Med. *256* (1988) 615–627.

[6] Maciel, B. C., L. Gallo, J. A. Neto et al.: Autonomic control of heart rate during dynamic exercise in human hyperthyroidism. Clin. Sci. *75* (1988) 209–215.

[7] Massey, D. G., M. R. Becklake, J. M. McKenzie et al.: Circulatory and ventilatory response to exercise in thyrotoxicosis. New Engl. J. Med. *276* (1967) 1104–1112.

[8] Stein, M., P. Kimbel, R. L. Johnson: Pulmonary function in hyperthyroidism. J. Clin. Invest. *40* (1961) 348–363.

[9] Tulea, E., F. R. Schneider, G. R. Lungi et al.: Functional response of hyperthyroid patients with beta adrenoceptor blockade to exercise. Physiologie *12* (1985) 26–37.

[10] Wassermann, K., W. L. Beaver, B. J. Whipp: Gas exchange theory and the lactic acidosis (anaerobic) threshold. Circulation *81* (1990) 14–30.

2.3 Schilddrüsenmalignität

Die Wertigkeit der ^{99m}Tc-MIBI-Szintigraphie in der Rezidivdiagnostik bei differenzierten Schilddrüsenkarzinomen

H. Elser, I. Mattern-Alvarez, P. Georgi

Einleitung

Seit wenigen Jahren wird die Szintigraphie mit ^{99m}Tc-MIBI (2-methoxyisobutylisonitril) zur Darstellung von Rezidiven oder Metastasen bei Patienten mit differenzierten Schilddrüsenkarzinomen eingesetzt. Ähnlich wie die ^{201}Thaliumszintigraphie kann ^{99m}Tc-MIBI zur Verlaufskontrolle bei differenzierten Schilddrüsenkarzinomen verwendet werden [5]. Über den Anreicherungsmechanismus für ^{99m}Tc-MIBI im Tumor ist bisher sehr wenig bekannt. Stark negativ geladene Mitochondrien- und Plasmamembranen sollen für die perfusionsabhängige Anreicherung im Tumorgewebe verantwortlich sein [6, 12]. Aufgabe dieser Studie war es, die klinische Wertigkeit der MIBI-Szintigraphie für die postoperative Nachsorge des differenzierten Schilddrüsenkarzinoms zu bestimmen.

Patienten und Methoden

64 MIBI Szintigramme wurden bei 45 Patienten mit differenzierten Schilddrüsenkarzinomen im Zeitraum von September 1990 bis August 1993 durch-

Tabelle 1 Patienten und histologische Klassifikation

45 Patienten und histologische Klassifikation	
	33 Pat. 1 ×
	8 Pat. 2 ×
	1 Pat. 3 ×
	3 Pat. 4 × untersucht
	Histologie:
	30 papilläre
	20 follikuläre
	9 onkozytäre
	4 gemischt pap-foll.
	1 diff. SD-Karzinom

geführt. Alle Patienten waren thyreoidektomiert. Auf Grund ansteigender Thyreoglobulinwerte im Serum wurde ein Rezidiv oder eine Metastasierung vermutet. Die Ergebnisse der MIBI-Szintigraphie verglichen wir mit dem Radiojodszintigramm, das entweder zur Rezidivsuche oder als Posttherapieaufnahme angefertigt wurde, und den Serumthyreoglobulinwerten. Szintigraphisch suspekte Halslymphknoten wurden unter sonographischer Kontrolle punktiert oder biopsiert. Bei unklaren Lungenherden diente eine Röntgenthoraxaufnahme oder eine Computertomographie der Lunge zum Vergleich. Bei unklaren Skelettbefunden verglichen wir mit den Radiojod- und mit den Knochenszintigrammen sowie zusätzlich mit den Röntgenbefunden oder CT-Befunden.

Thyreoglobulin

Alle Thyreoglobulinwerte wurden mit Hilfe eines Radioimmunoassays (Henning GmbH) untersucht. Um falsch negative Werte zu vermeiden, bestimmten wir außerdem die Thyreoglobulinantikörper im Serum und fertigen Wiederfindungsuntersuchungen an. Diese wurden enzymatisch (Elias Medizintechnik) ermittelt. Die Serumproben für das Thyreoglobulin und die Schilddrüsenfunktion (TSHb, FT3 und FT4) entnahmen wir jeweils am Tag der MIBI-Szintigraphie.

^{131}J-Ganzkörperszintigraphie

Die ^{131}J-Szintigraphie wurde während der Radiojodtherapie (4 GBq) und ein Jahr nach der Therapie (370 MBq) durchgeführt. Um eine möglichst hohe endogene Stimulation zu erzielen und gleichzeitig die hypothyreote Phase für den Patienten zu verkürzen, haben wir folgendes Absatzschema angewandt: 6 Wochen vor der Radiojodtherapie wurde die Suppression von Levothyroxin auf Liothyronin (Thybon®) umgeändert. Diese Medikation wurde 15 Tage vor der Therapie abgesetzt. Die Werte für das basale TSH lagen in allen Fällen höher als 35 IE/ml, in der Regel jedoch über 50 IE/ml. Die Aufnahmen wurden 24 h, 48 h und 72 h nach der Applikation angefertigt, in Ausnahmefällen sogar noch später.

^{99m}Tc-MIBI-Szintigraphie

Für eine Untersuchung applizierten wir 400 – 600 MBq ^{99m}Tc-MIBI intravenös in eine Fußvene. Anschließend wurden Sequenzaufnahmen der Hals-Thorax-Region, statische Bilder des Schädels und planare Ganzkörperaufnahmen hergestellt. Bei unklaren Befunden wurden SPECT-Aufnahmen angefertigt. Als pathologisch galt ein Befund dann, wenn eine asymmetrische Speicherung des Tracers vorlag. Eine diffuse Lungenmetastasierung wurde bei der Auswertung wie eine solitäre Metastase bewertet.

Ergebnisse

Befunde, Sensitivität und Spezifität der Untersuchungsverfahren (Tab. 2–4)

Am häufigsten stellten sich im MIBI-Szintigramm Lokalrezidive und zervikale Lymphknotenmetastasen dar (33 von 35 Befunden). Entzündlich vergrößerte Lymphknoten (ein Fall mit zytologisch spezifischer Entzündung) speichern im MIBI-Szintigramm nicht. Pulmonale Metastasen waren weniger häufig positiv. Ein Nachteil der MIBI-Szintigraphie ist, daß sich die volle Ausdehnung bei einer diffusen Lungenmetastasierung nicht darstellt. In diesen Fällen zeigte erst die Computertomographie die volle Ausdehnung. Hingegen können umschriebene Lungenmetastasen ab 1 cm Größe gut erkannt werden. Nur in einem Fall trat ein falsch positiver Lungenbefund im MIBI-Szintigramm auf. Es handelte sich um eine Patientin mit V. a. einer diffusen Lungenmetastasierung. Im Posttherapieszintigramm mit ^{131}J und im Computertomogramm bestätigte sich der Befund jedoch nicht. Bei zwei Patienten konnte ein Lungenbefall nur durch das ^{131}I-Szintigramm nachgewiesen werden. Knochenmetastasen speichern ebenfalls ^{99m}Tc-MIBI. Insgesamt konnten 15 von 18 Metastasen nachgewiesen werden. Das ^{131}J-Szintigramm war seltener positiv. Das Knochenszintigramm war nur in 28% der Fälle positiv.

Tabelle 2 Vergleich der Szintigraphie mit ^{99m}Tc-MIBI und ^{131}J

Befunde (richtig positiv)	Halslymphknoten und Lokalrezidive	Lungenfiliale	Skelettfiliae
gesamt	35	31	18
^{99m}Tc-MIBI	33	24	15
^{131}J	22	12	8

Tabelle 3 Sensitivität von ^{99m}Tc-MIBI im Vergleich zu ^{131}J-GK

[%]	^{99m}Tc-MIBI	^{131}J-GK
Halslymphknotenmetastasen und Lokalrezidive	94,3	62,8
Lungenbefall	77,4	38,7
Skelettbefall	83	44,4

Tabelle 4 Spezifität der Untersuchungsverfahren

	[%]
^{99m}Tc-MIBI	91,7
^{131}J-GK	95,8
Tg (supp), (cut off = Tg >5 ng/ml)	85

Prädikativer Wert (Tab. 5, Abb. 1 u. 2)

Positive MIBI-Befunde korrelieren streng mit ansteigenden Thyreoglobulinwerten und sind weitgehend unabhängig von den basalen TSH-Werten. Der Anteil positiver Befunde nimmt besonders ab Thyroglobulinwerten ≥ 10 ng/ml zu. Insgesamt kamen 3 falsch positive MIBI-Anreicherungen vor. In einem Fall handelte es sich um eine Patientin mit V. a. diffuser Lungenmetastasierung. 2 Patienten wurden szintigraphiert unter dem Verdacht einer Knochenmetastasierung. Bei allen 3 Patienten traten die falsch positiven MIBI-Befunde bei Tg supp-Werten < 10 ng/ml auf.

Tabelle 5 Prädikative Werte für ^{99m}Tc-MIBI

positiver prädikativer Wert	0,96
negativer prädikativer Wert	0,87

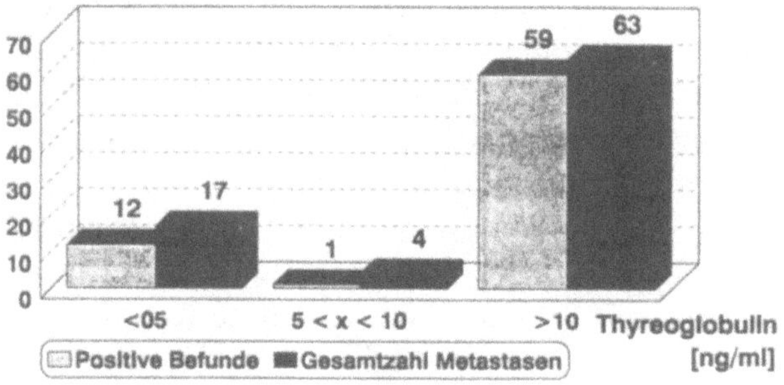

Abb. 1 Abhängigkeit der MIBI-Befunde von den Thyreoglobulinwerten unter Suppression (TSHb $< 0{,}01$).

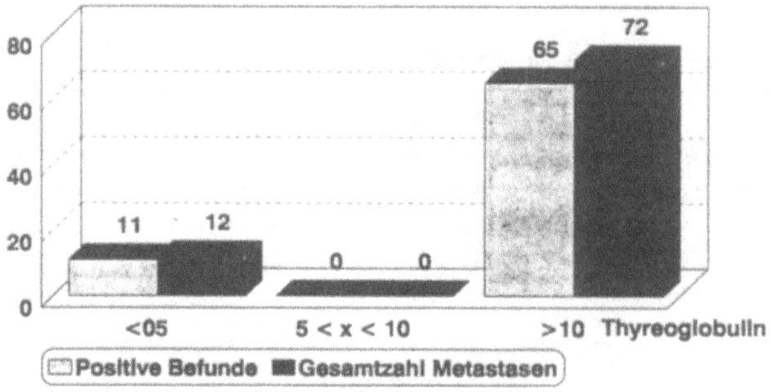

Abb. 2 Abhängigkeit der MIBI-Befinde von den Thyreoglobulinwerten unter endogener Stimulation (TSHb > 35 IE).

Diskussion

Die Sensitivität des ^{131}J-Posttherapieszintigramms schwankt in der Literatur zwischen 77% [13] und 83% [10]. In der eigenen Studie liegt sie in Abhängigkeit von der Tumorlokalisation zwischen 39% bei Lungenmetastasen und 63% bei Lokalrezidiven. Dieser Unterschied kann durch die im Vergleich zu den anderen Studien geringere Patientenzahl bedingt sein. Wir hatten außerdem einen hohen Anteil an onkozytären Schilddrüsenkarzinomen. Gegenüber der ^{131}J-Szintigraphie zeigte die MIBI-Szintigraphie eine höhere Sensitivität (Tab. 3). Nachteilig ist die physiologische Speicherung in den Speicheldrüsen. Diese kann teilweise durch Aufnahme von ungebundenem Technetium und teilweise durch Aufnahme in die in diesen Organen zahlreich vorhandenen Mitochondrien erklärt werden. Auch in der ^{131}J-Szintigraphie kommt es zu einer physiologischen Speicherung in den Speicheldrüsen und in den axillären Schweißdrüsen. Norby [11] fand außerdem im ^{131}J-Szintigramm bei 95% aller Patienten einen erhöhten Uptake im Nasenbereich ohne pathologische Bedeutung. Ein weiterer Vorteil der Szintigraphie mit ^{99m}Tc-MIBI ist die bessere Bildqualität und höhere Auflösung durch das verwendete Nuklid 99m-Technetium.

Bei der Darstellung von Lungenmetastasen gibt es wichtige Unterschiede im Speicherverhalten von ^{131}J und von ^{99m}Tc-MIBI: Bei unserer Untersuchung war eine diffuse Lungenmetastasierung durch das ^{131}J-Szintigramm häufiger zu erkennen als im ^{99m}Tc-MIBI-Szintigramm. Bei umschriebenen Lungenbefunden lag die Sensitivität des ^{99m}Tc-MIBI höher.

Da das ^{99m}Tc-MIBI nach Applikation relativ lange an der Gefäßwand haftet und so unter Umständen durch infraklavikulär gelegene Venenklappen falsch positive Befunde bei Applikation in eine Armvene auftreten können, applizierten wir alle Patienten in eine Fußvene. Dieses Verfahren hat sich in der Praxis bewährt. Die Rate falsch positiver Lungenbefunde konnte so erheblich reduziert werden. Nur in einem Fall trat ein falsch positiver Lungenbefund auf.

Die Tumorszintigraphie mit ^{131}J ist abhängig von der applizierten Dosis. So fanden Spies und Mitarbeiter 1989 [14] im Posttherapieszintigramm bei 46% der Patienten zusätzliche pathologische Befunde, die im zuvor durchgeführten diagnostischen Scan (185 MBq) nicht auftraten. Die Sensitivität des ^{131}J-Szintigramms kann nach Briele [4] durch Spätaufnahmen (96 h und später) verbessert werden. Ferner ist die Speicherung des ^{131}J im Tumorgewebe streng abhängig von der Stoffwechsellage. Für eine ausreichende Speicherung sollte deshalb der basale TSH-Spiegel über 30 IE liegen, dies macht ein Absetzen der substitutiven und suppressiven Therapie vor dem ^{131}J-Szintigramm erforderlich. Der Patient kommt folglich in dieser Zeit in eine iatrogene Hypothyreose. Ein Vorteil der Szintigraphie mit ^{99m}Tc-MIBI ist, daß die Schilddrüsenmedikation nicht abgesetzt werden muß.

Bei dem Vorliegen von Skelettmetastasen ist die Speicherung im ^{131}J-Szintigramm bei der Mehrheit aller Patienten für eine sichere Diagnostik nicht ausreichend. Auch durch ein zusätzliches Knochenszintigramm mit ^{99m}Tc-MDP kann der Nachweis nicht entscheidend verbessert werden. So ergab sich bei den Untersuchungen von Babushkin 1989 [1] für Knochenmetastasen beim follikulären Schilddrüsenkarzinom eine Sensitivität von 66% und beim papillären Schilddrüsenkarzinom von 42%. Auch in der vorliegenden Studie waren bei den Patienten mit V. a. Knochenmetastasen Knochenszintigramme angefertigt worden. Es ergab sich eine Sensitivität von 28%, dagegen hatte die ^{99m}Tc-MIBI-Szintigraphie eine Sensitivität bei Knochenmetastasen von 83%.

Eine hohe Anzahl falsch positiver Befunde im ^{131}J-Szintigramm findet man bei den sogenannten onkozytären Schilddrüsenkarzinomen (Hürthle-Zellkarzinomen). Die Ergebnisse der ^{99m}Tc-MIBI-Szintigraphie sind hier vergleichbar mit der ^{201}Thaliumszintigraphie [5]. Sie entsprachen in unserer Studie den Ergebnissen bei den anderen differenzierten Schilddrüsenkarzinomen. Auch in bezug auf das Speicherverhalten gab es keine Unterschiede.

Bei relativ großen Restschilddrüsenvolumen können im ^{131}J-Scan in Einzelfällen Metastasen nicht zur Darstellung kommen. Durch die Szintigraphie mit ^{99m}Tc-MIBI ließen sich bei einer Patientin zusätzliche Halslymphknotenmetastasen, eine Lungenmetastase und eine Humeruskopfmetastase lokalisieren, diese waren im ^{131}J-Scan falsch negativ.

Nach mehrfachen Radiojodtherapien wird häufig eine abnehmende ^{131}J-Speicherung im Tumorgewebe beobachtet. Die Rezidivdiagnostik wird dadurch erschwert. Wir haben im ^{99m}Tc-MIBI-Szintigramm keine Änderung im Speicherverhalten nach vorausgehenden Radiojodtherapien feststellen können.

Ein wichtiger Vorteil der ^{131}J-Szintigraphie ist die hohe Spezifität der Jodspeicherung. In der Literatur schwanken die Angaben zwischen 83% [7] und 98% [13]. Dagegen handelt es sich bei der ^{99m}Tc-MIBI-Szintigraphie um eine tumorunspezifische Anreicherung. Positive Anreicherungen werden von Hirntumoren (Meningeom), Lungentumoren und Osteosarkomen berichtet [2]. Folglich ist eine sichere Interpretation des ^{99m}Tc-MIBI-Befundes nur im Zusammenhang mit erhöhten Thyreoglobulinwerten im Serum möglich.

Zusammenfassung

Wir berichten über 45 Patienten mit differenzierten Schilddrüsenkarzinomen, bei denen nach der Operation und einer Radiojodtherapie auf Grund ansteigender Thyreoglobulinwerte ein Rezidiv oder Metastasen vermutet wurden.

Die Ergebnisse der ^{99m}Tc-MIBI-Szintigraphie verglichen wir mit dem ^{131}J-Ganzkörperszintigramm und den Serumthyreoglobulinwerten. Szintigraphisch suspekte Halslymphknoten wurden unter sonographischer Kontrolle punktiert oder biopsiert. Bei unklaren Lungenherden diente eine Röntgenthoraxaufnahme oder eine Computertomographie der Lunge zum Vergleich. Bei unklaren Skelettbefunden verglichen wir mit der ^{131}J-Ganzkörperszintigraphie und zusätzlich mit den Röntgenbefunden oder CT-Befunden.

Die ^{99m}Tc-MIBI-Szintigraphie erwies sich als sehr sensitives Verfahren in der Metastasensuche besonders bei Halslymphknotenmetastasen und Lokalrezidiven. Bei Patienten mit Lungenmetastasen waren umschrieben Lungenherde im ^{99m}Tc-MIBI-Szintigramm gut zu erkennen. Eine diffuse Lungenmetastasierung stellt sich im ^{131}J-Szintigramm besser dar. Bei Knochenmetastasen war die ^{99m}Tc-MIBI-Szintigraphie dem ^{131}J-Szintigramm überlegen. Die Ergebnisse der ^{99m}Tc-MIBI-Szintigraphie sind weitgehend unabhängig von der Höhe der basalen TSH-Spiegel, so daß ein Absetzen der Schilddrüsenmedikation nicht erforderlich ist. Besonders hoch ist die Sensitivität ab Thyreoglobulinspiegel unter Suppression über 10 ng/ml. Die Bildqualität des ^{99m}Tc-MIBI-Szintigramms ist auf Grund des verwendeten Nuclids 99mTc besser als im ^{131}J-Szintigramm. Besonders eignet sich die ^{99m}Tc-MIBI-Szintigraphie zur Verlaufskontrolle von nicht Jod speichernden onkozytären Karzinomen (Hürthle-Zellkarzinomen) und bei Patienten mit einer großen Restschilddrüse nach der Operation oder mit abnehmender J-Speicherung nach mehreren Radiojodtherapien. Ein Nachteil ist die physiologische Speicherung in den Speicheldrüsen.

Schlußfolgerungen

Die ^{99m}Tc-MIBI-Szintigraphie eignet sich zur Verlaufskontrolle von differenzierten Schilddrüsenkarzinomen.

Vorteile:
- Ein Absetzen der suppressiven Therapie ist nicht erforderlich.
- Der Uptake im Tumorgewebe ist unabhängig von der Größe der Restschilddrüse und der Zahl der vorausgegangenen Radiojodtherapien.

Nachteile:
- Ein pulmonaler Befall zeigt sich selten in voller Ausdehnung.
- Die physiologische Speicherung in den Speicheldrüsen.

Einschränkung:
- Die ^{99m}Tc-MIBI-Szintigraphie sollte erst ab Thyreoglobulinwerten unter Suppression größer als 10 ng/ml durchgeführt werden.

Literatur

[1] Babushkin, V. V., L. S. Zvekotkina, A. Z. Naumenko: X-ray and scintigraphic diagnosis of thyroid cancer metastatic to bone. Med. Radiol. Mosk. *34* (1989) 20–25.

[2] Ballon, H. R., D. Fink-Bennett, S. S. Stoffer: Technetium-99m-sestamibi uptake by recurrent Huerthle cell carcinoma of the thyroid. J. Nucl. Med. *33* (1992) 1393–1295.

[3] Brendel, A. J., B. Lambert, M. Guyot et al.: Low levels of serum thyroglobulin after withdrawal of thyroid suppression therapy in the follow up of differentiated thyroid carcinoma. Eur. J. Nuc. Med. *16* (1990) 35–38.

[4] Briele, B., A. Hotze, F. Grunwald et al.: Erhöhte Sensivität der Ganzkörperszintigraphie mit 131-J für den Nachweis jodspeichernder Metastasen durch spätere Aufnahmezeitpunkte. Nukl. Med. *29* (1990) 264–268.

[5] Briele, B., A. Hotze, J. Kropp et al.: Vergleich von 201T1 und 99mTc-MIBI in der Nachsorge des differenzierten Schilddrüsenkarzinoms. Nukl. Med. *30* (1991) 115–124.

[6] Chen, L. B.: Mitochondrial membrane potential in living cells. Ann. Rev. Cell. Biol. (1988) 155–181.

[7] Degrossi, O. J., I. B. Rozados, S. Damilano et al.: Serum thyroglobulin and whole-body scanning as markers in the follow-up differentiated thyroid carcinomas. Medicina. B. Aires *51* (1991) 291–295.

[8] Georgi, P., D. Emrich, Heidenreich et al.: Radiojodtherapie des differenzierten Schilddrüsenkarzinoms – Empfehlungen der Arbeitsgemeinschaft Therapie der Deutschen Gesellschaft für Nuklearmedizin. Nukl. Med. *4* (1992) 151 ff.

[9] Georgi, P.: Übereinstimmungen und Diskrepanzen bei der Radiojodtherapie des differenzierten Schilddrüsenkarzinoms – 2. Heidelberger Therapiegespräch der Nuklearmediziner am 1. 2. 91. Nukl. Med. *4* (1992) 145 ff.

[10] Ikekubo, K., M. Hino, H. Ito et al.: The early detection of metastatic differentiated thyroid cancer using 131-I-total body scan and treatment with 131 I. Kaku Igaku. *28* (1991) 247–259.

[11] Norby, E. H., J. Neutze, D. van Nostrand et al.: Nasal radioiodine activity: a prospective study of frequency, intensity, and pattern. J. Nucl. Med. *31* (1990) 52–54.

[12] Piwinca-Worms, D., M. L. Chiu, J. G. Kronauge: Membrane potential-sensitive retention of Tc-99m MIBI in cultured chick heart cells. Radiology (1989) 173–281.

[13] Sorge van Boxtel, R. A., B. L. van Eck-Smit, B. M. Goslings: Comparison of serum thyreoglobulin, 131I and 201T1 scintigraphy in the postoperative follow-up of differentiated thyroid cancer. Nucl. Med. Commun. *14* (1993) 365–372.

[14] Spies, W. G., C. H. Wojtowicz, S. M. Spies et al.: Value of post-therapy whole-body I-131 imaging in the evaluation of patients with thyroid carcinoma having undergone high-dose I-131 therapy. Clin. Nucl. Med. *14* (1989) 793–800.

Diskussion

Eber:

Sie haben drei falsch positive Resultate bei TG-Werten unter 10, ist das richtig? Das waren supprimierte TG-Werte?

Elser:
Ja, das war ein supprimierter TG-Wert. Das TG macht manchmal falsch negative Befunde, deshalb wollten wir das MIBI-Szintigramm zum Vergleich bringen.

Birke:
Zu welcher Zeit nach MIBI-Injektion machen Sie die Aufnahmen?

Elser:
Die Injektion erfolgt direkt neben der Kamera, und dann werden dynamische Aufnahmen über 10 Minuten gemacht. Wir haben gesehen, daß das Maximum der Speicherung in der Regel nach 3 bis 4 Minuten erreicht wird.

Hüfner:
Wieviel Prozent war die Korrelation zur Radiojodspeicherung?

Elser:
In diesem Kollektiv ist die Sensitivität der Jodszintigraphie im Vergleich zu anderen Patientenkollektiven niedrig; und zwar weil wir mit über einem Sechstel einen relativ hohen Anteil an onkozytären Schilddrüsenkarzinomen hatten. Das heißt, es könnte sein, daß das dadurch bedingt ist. Aber die Sensitivität ist an sich sehr hoch für den Nachweis von Karzinomen.

Intraoperative Rezidivlokalisation von medullären Schilddrüsenkarzinomen mittels einer Gammasonde: erste klinische Ergebnisse

S. Adams, R. P. Baum, H. J. C. Wenisch, G. Herrmann, A. Niesen, A. Encke, G. Hör

Einführung

Die Prognose des medullären Schilddrüsenkarzinoms hängt vor allem von der Ausdehnung der Erkrankung (Primärtumorstadium) und damit vom Zeitpunkt der Diagnosestellung ab. Bei einer Fernmetastasierung überleben nach zehn Jahren weniger als 30% der Patienten [8]. Die Chemotherapie brachte enttäuschende Ergebnisse mit teilweise gravierenden Nebenwirkungen. Auch die perkutane Bestrahlung von zervikalen Lymphknotenmetastasen zeigt nur einen geringen Response [2]. Die Operation ist zur Behandlung von Rezidiven medullärer Schilddrüsenkarzinome das Verfahren der Wahl. Bei der Suche nach lokalen Rezidiven bzw. Metastasen ist der Operateur auf die Lokalisation der Befunde durch anatomisch-morphologisch orientierte bildgebende Verfahren (Röntgen-CT, MR, Sonographie) angewiesen. Diese besitzen jedoch häufig keine ausreichende Spezifität [9]. Auch einige nuklearmedizinische Verfahren (Tl-201-Szintigraphie, J-123-MIBG-Rezeptorszintigraphie und die Immunszintigraphie mit In-111 markierten Anti-CEA-Antikörpern) brachten nur eine unwesentliche Verbesserung der Sensitivität beim Nachweis von Metastasen [5, 12], während sich die Szintigraphie mit Technetium-99m markiertem Penta-DMSA (Tc-99m-V-DMSA), einem fünfwertigen Salz der Bernsteinsäure und dem In-111 markierten Somatostatinanalogon Pentetreotide (Octreoscan) als deutlich sensitiver erwiesen [3, 10]. Die präoperative Szintigraphie mit Tc-99m-V-DMSA und Octreoscan in Doppelnuklidtechnik erlaubt die Selektion des optimal anreichernden Radiopharmazeutikums in den Metastasen, ohne die Aufnahmezeit wesentlich zu erhöhen. Hierdurch steigen jedoch die Chancen für eine intraoperative Lokalisation durch Auswahl des optimalen Tracers.

Ziel der vorliegenden Untersuchungen war die intraoperative Lokalisation von Metastasen und Tumorrezidiven medullärer Schilddrüsenkarzinome mittels einer handgeführten Gammasonde (Tecprobe 2000, Stratec Electronics, Birkenfeld) [11].

Patienten und Methoden

Von unserer gemeinsamen Arbeitsgruppe, bestehend aus Chirurgen, Nuklearmedizinern und Pathologen, wurden bisher 8 Patienten mit lokoregionären Rezidiven oder Lymphknotenmetastasen medullärer Schilddrüsenkarzinome mit intraoperativem Einsatz der Gammasonde operiert (ein Patient wurde zweimal mittels Sonde operiert). Alle Patienten wiesen deutlich erhöhte Calcitoninwerte (bis max. 12000 pg/ml) auf, bei zwei waren die CEA-Werte mit über 150 ng/ml deutlich erhöht, bei den anderen Patienten lagen die CEA-Werte im Normbereich.

Präoperative Szintigraphie

Eine präoperative Stagingszintigraphie wurde bei allen Patienten mit Tc-99m-Penta-DMSA sowie mit Indium-111 markiertem Octreoscan in Doppelnuklidtechnik durchgeführt. Durch die Verwendung verschiedener Radiopharmazeutika und die simultane Gammakameraaufnahme in differenten Energiefenstern (Fensterbreite = 15%, Cross-over < 5%) war es möglich, die am besten speichernde Substanz für die intraoperative Metastasenlokalisation zu ermitteln. Bei allen Patienten wurde ein Ganzkörperszintigramm sowie multiple, überlappende Regionalaufnahmen und eine Emissionscomputertomographie (SPECT) in Doppelnuklidtechnik 4 Stunden post injectionem angefertigt. Spätere Aufnahmen erfolgten 24 bis 48 h p. i. (Octreoscan).

Präoperative Tracerinjektion

Präoperativ wurde den Patienten entsprechend dem Ergebnis der Doppelnuklidszintigraphie erneut entweder 400 MBq Tc-99m-Penta-DMSA (am Morgen des Operationstages, 5 Patienten) oder 150 MBq Indium-111-Octreoscan (24 h präoperativ, 3 Patienten) injiziert. Bei 4 Patienten ergab die Doppelnuklidszintigraphie eine bessere Speicherung mit Tc-99m-V-DMSA im Vergleich zur Octreoscanszintigraphie. In drei Fällen waren sowohl Somatostatinrezeptoren als auch ein Penta-DMSA-Uptake nachweisbar. Bei einem Patienten mit C-Zellkarzinom war nur die Octreoscanszintigraphie positiv (siehe Tab. 1).

Bei allen Patienten wurden die szintigraphisch nachgewiesenen lokalregionären Rezidive bzw. Lymphknotenmetastasen mit Hilfe der TecProbe 2000 lokalisiert.

Tabelle 1 Ergebnisse der präoperativen Doppelnuklidszintigraphie

Patient	Tc-99m-V-DMSA	Octreoscan
B. B.	positiv	positiv
O. H.	positiv	negativ
G. H. (2 ×)	positiv	negativ
P. C.	positiv	positiv
G. G.	positiv	negativ
K. G.	negativ	positiv
Z. C.	positiv	positiv

Morphologische Diagnostik

Sämtliche Patienten wurden vor der Doppelnuklidszintigraphie mit den konventionellen bildgebenden Verfahren wie Sonographie, Computertomographie oder der Kernspintomographie untersucht (Tab. 2).

Tabelle 2 Ergebnisse konventioneller bildgebender Verfahren

Patient	CT	NMR	SONO
B. B.	negativ	LK-Met.	negativ
O. H.	negativ	ND	negativ
G. H. (2 ×)	LK-Met.	LK-Met.	negativ
P. C.	negativ	ND	negativ
G. G.	LK-Adenitis	LK-Adenitis	ND
K. G.	ND	ND	LK-Met.
Z. C.	ND	falsch positiv	ND

ND = nicht durchgeführt

Ergebnisse

Bei drei Patienten mit medullären Schilddrüsenkarzinomrezidiven gelang es mittels der handgeführten Gammasonde, alle in der Doppelnuklidszintigraphie lokalisierten Foci komplett zu entfernen. In drei weiteren Fällen konnte eine fast komplette Reduktion der Lymphknotenmetastasen erreicht werden. Eine weitere Patientin zeigte eine massive intrapulmonale Metastasierung, so daß von eingreifenden operativen Maßnahmen abgesehen wurde. Im Falle einer ossären Metastase (Manubrium sterni) konnte mittels der Stratecsonde die Filia durch den Operateur lokalisiert und reseziert werden. Alle intraoperativ ermittelten Metastasen wurden histologisch als solche verifiziert. Intraoperativ entnommene und im Gammacounter gemessene Gewebeproben ergaben Tumor-To-Non-Tumor Ratios zwischen 36 und 126 zu 1. Durch den intraoperativen Einsatz der handgeführten Gammasonde konnten im Vergleich zu den konventionellen bildgebenden Verfahren 12 Metastasen zusätzlich identifiziert werden (siehe Tab. 3).

Tabelle 3 Intraoperative Tumorlokalisation: zusätzlich identifizierte Läsionen im Vergleich zu den morphologisch bildgebenden Verfahren (CT, SONO)

Patient	Sonde
B. B.	1 LK-Met.
O. H.	4 LK-Met.
G. H. (2×)	3 LK-Met.
P. C.	multiple pulmonale Met.
G. G.	3 LK
K. G.	0
Z. C.	1 oss. Met.

Schlußfolgerungen

Durch die Entwicklung von radioaktiv markierten niedermolekularen, rezeptor-bzw. tumoraffinen Substanzen, wie zum Beispiel dem Indium-111 markierten Somatostatinanalogon Octreoscan, wurde es möglich, tumorassoziierte Rezeptoren und einen gesteigerten Tumormetabolismus nuklearmedizinisch darzustellen. Durch die Rezeptorszintigraphie konnten Somatostatinrezeptoren bei einer Vielzahl von neuroendokrinen Tumoren (z. B. medullären Schilddrüsenkarzinomen) auf nicht invasivem Wege nachgewiesen werden [3, 4, 7]. Die rasche renale Elimination (geringe Molekülgröße) von Octreoscan [1] bei gleichzeitig hoher Rezeptorendichte im Tumor ergibt frühzeitig hohe Tumor-zu-Untergrund-Verhältnisse, die für eine erfolgreiche intraoperative Tumorlokalisation unabdingbar sind. Das Technetium-99m markierte Tc-99m-V-DMSA ist ebenfalls auf Grund seiner niedermolekularen Struktur, der raschen renalen Elimination und der guten szintigraphischen Darstellbarkeit von medullären Schilddrüsenkarzinommetastasen für die intraoperative Tumorlokalisation geeignet [11]. Durch unsere Untersuchungen konnte gezeigt werden, daß es durch die Auswahl geeigneter Radiopharmazeutika möglich ist, den optimalen Tracer für die intraoperative Sondendiagnostik zu selektieren. Die während der Operation entnommenen und im Gammacounter gemessenen Gewebeproben ergaben hohe Tumor-To-Non-Tumor Ratios von 36 bis 126 : 1. Bei der intraoperativen Lokalisation von Phäochromocytomen mittels einer handgeführten Gammasonde berichtet die Arbeitsgruppe um M. Ricard et al. von Ratios vor und nach Resektion der Tumore von 4 bis zu 25 [13]. Bei der Operation von Osteoidosteomen konnten Kirchner et al. das Risiko einer inkompletten Resektion durch die Verwendung einer handgeführten Gammasonde deutlich senken [6]. Die vorliegenden Untersuchungen weisen einen neuen Weg zur intraoperativen Lokalisation von Tumoren, Metastasen bzw. Rezidiven auf, der möglicherweise häufiger eine komplette chirurgische Resektion ermöglicht.

Literatur

[1] Bakker, W. H., E. P. Krenning et al.: In vivo use of radioiodinated somatostatin analogue: dynamics, metabolism and binding to somatostatin receptor-positive tumors in man. J. Nucl. Med. *32* (1991) 1184–1189.

[2] Buhr, H. J. et al.: C-Zell-Carcinom – Spezielle Therapie. Chirurg *62* (1991) 529–535.

[3] Dörr, U., K. Frank-Raue et al.: The potential value of somatostatin receptor scintigraphy in medullary thyroid carcinoma. Nucl. Med. Commun. *14* (1993) 439–445.

[4] Dörr, U., U. Räth et al.: Improved visualization of carcinoid liver metastases by Indium-111 pentetreotide scintigraphy following treatment with cold somatostatin analogue. Eur. J. Nucl. Med. *20* (1993) 431–433.

[5] Guerra, U. P., C. Pizzocaro, et al.: New tracers for the imaging of the medullary thyroid carcinoma. Nucl. Med. Commun. *10* (1989) 285–295.

[6] Kirchner, B., A. Hillmann et al.: Intraoperative, probe-guided curettage of osteoid osteoma. Eur. J. Nucl. Med. *20* (1993) 609–613.

[7] Kwekkeboom, D. J., E. P. Krenning et al.: Somatostatin analogue scintigraphy in carcinoid tumors. Eur. J. Nucl. Med. *20* (1993) 283–292.

[8] Mahler, C., J. Verhelst et al.: Long-term treatment of metastatic thyroid carcinoma with the somatostatin analogue Octreotide. Clin. Endocrinol. *33* (1990) 261–269.

[9] Mancuso, A. A., R. H. Harnsberger et al.: Computed tomography of cervical and retropharyngeal lymph nodes: Normal anatomy, variants of normal, and applications in staging head and neck cancer (II). Radiology *148* (1993) 715–723.

[10] Patel, R. B., B. Patel et al.: Clinical evaluation of Tc-99m-(V)-dimercapto succinic acid (DMSA) for imaging medullary carcinoma of thyroid and its metastases. Eur. J. Nucl. Med. *13* (1988) 507–510.

[11] Perkins, A.: Perioperative nuclear medicine. Eur. J. Nucl. Med. *20* (1993) 573–575.

[12] Reiners, Chr., Chr. Eilles et al.: Immunoscintigraphy in medullary thyroid cancer using an 123-I- or 111-In-labelled monoclonal anti-CEA antibody fragment. Nucl.-Med. *25* (1986) 227–231.

[13] Ricard, M., F. Tennebaum et al.: Intraoperative detection of pheochromocytoma with iodine-125 labelled meta-iodobenzylguanidine: a feasibility study. Eur. J. Nucl. Med. *20* (1993) 426–430.

Diskussion

Weißel:

Eine rein technische Frage: wie werden diese Gewebsproben entnommen? Arbeiten Sie in einem strahlengeschützten OP, oder wie funktioniert das?

Nießen:

Nein. Die Strahlenbelastung ist außerordentlich gering. Das wurde gemessen und errechnet.

Wertigkeit verschiedener diagnostischer Parameter bei der Erkennung von Frührezidiven bei Patienten mit Schilddrüsenkarzinomen

S. Weiß, E. Henke, R. Schnorrfeil

Einführung

Die frühzeitige Erkennung von Tumorrezidiven bei Patienten mit differenzierten Schilddrüsenkarzinomen hat unzweifelhaft entscheidende Bedeutung für deren Prognose [1, 3, 6].

Bislang wird in der Nachsorge der Patienten der Thyreoglobulinbestimmung eine zentrale Bedeutung beigemessen. Nur bei einem Teil der gesicherten Tumorrezidive ließ sich jedoch ein pathologisch erhöhter Thyreoglobulinwert erkennen. Dies steht auch in Übereinstimmung mit anderen Autoren [2, 4, 5, 7].

Wir prüften daher die Wertigkeit verschiedener diagnostischer Parameter bei der Nachsorge von Schilddrüsenkarzinomen.

Methoden/Ergebnisse

In unsere Untersuchung wurden insgesamt 396 Patienten einbezogen, die auf Grund eines Schilddrüsenkarzinomes durch Thyreoidektomie mit anschließender Radiojodtherapie und ggf. externer Radiatio behandelt wurden. Die Tabellen 1 und 2 zeigen die Anteile der verschiedenen Tumortypen und deren Rezidivhäufigkeit im Rahmen der Nachsorge. Auffällig ist dabei der hohe Anteil an Rezidiven bei medullären Schilddrüsenkarzinomen.

Bei den differenzierten SD-Karzinomen erfolgte routinemäßig die Kontrolle des Thyreoglobulinspiegels einschließlich der In-vitro-Parameter und Thyreoglobulinantikörper. Zusätzlich wurde die Sonographie der Halsregion und die Feinnadelbiopsie bzw. Stanzbiopsie verdächtiger Regionen durchgeführt. Jährlich wurde der Thorax geröntgt und bei suspekten Befunden die CT-Untersuchung veranlaßt. Bei entsprechender Beschwerdesymptomatik, routinemäßig jedoch in dreijährigem Abstand, erfolgte die Knochenszintigraphie. Bei Rezidivverdacht führten wir den Radiojodtest nach Unterbrechung der suppressiven Therapie durch.

Tabelle 1 396 Patienten Z. n. Thyreoidektomie und Radiojodtherapie

SD-Karzinom	Anzahl	Prozent
papillär	197	49,5
follikulär	171	43,0
medullär	20	5,1
anaplastisch	7	1,8
andere	1	0,3

Tabelle 2 Rezidivhäufigkeit bei Schilddrüsenkarzinomen

SD-Karzinom	Anzahl	Prozent
papillär	26	13,1
follikulär	9	5,2
medullär	8	40,0
anaplastisch	3	43,0
gesamt	46	11,6

In der Auswertung der Daten (vgl. Abb. 1) zeigte sich, daß unter suppressiver Therapie nur bei 71% der gesicherten Rezidive ein pathologisch erhöhter Thyreoglobulinspiegel bestand. Bei etwa einem Drittel aller Patienten befand

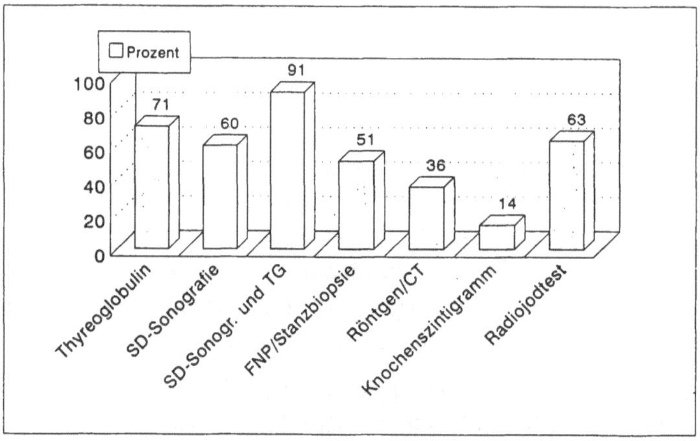

Abb. 1 Wertigkeit verschiedener Rezidivnachweismethoden bei Schilddrüsenkarzinomen (außer medulläre SD-CA) – 35 Patienten.

sich der Thyreoglobulinwert im Normbereich. Umgekehrt wurden falsch positive Werte nicht gefunden. Die Sonographie der Halsregion zeigte für das Lokalrezidiv eine Sensitivität von ca. 95%. Ihre Spezifität ist jedoch geringer. Die Wertigkeit der Untersuchung ist weiterhin stark abhängig von der Erfahrung des Untersuchers. Jeder suspekte Befund sollte durch Feinnadelbiopsie bzw. Stanzbiopsie abgeklärt werden. Dabei liegt die untere Grenze der Treffsicherheit bei ca. 8 Millimetern. Außerhalb der Halsregion gelegene Rezidive werden durch die anderen bildgebenden Verfahren erfaßt.

Bei Patienten mit medullären Schilddrüsenkarzinomen wurden routinemäßig Kalzitoninbestimmungen, die Sonographie der Halsregion, die Feinnadelbiopsie bzw. Stanzbiopsie verdächtiger Regionen, die Somatostatinrezeptorszintigraphie und die Knochenszintigraphie durchgeführt.

Bei allen gesicherten Rezidiven medullärer SD-Karzinome bestanden pathologische Kalzitoninwerte. Andererseits sind bei einem Teil der Patienten pathologische Kalzitoninwerte ohne Rezidivnachweis mit bildgebenden Verfahren nachweisbar. Diese „falsch positiven" Kalzitoninwerte sind jedoch Anlaß zu kurzfristigen Kontrolluntersuchungen. Dabei ist von einer diffusen, miliaren Metastasierung bzw. Mikrometastasen auszugehen, die von bildgebenden Verfahren nicht zu erfassen sind. Bei in der Halsregion lokalisierten Rezidiven steht die Ultraschalluntersuchung, gekoppelt mit der Feinnadelbiopsie bzw. Stanzbiopsie verdächtiger Regionen, in ihrer Wertigkeit an erster Stelle. Zu einem festen Bestandteil bei der Erkennung von Rezidiven wurde die Somatostatinrezeptorszintigraphie. Ihre Sensitivität ist jedoch auf Grund von somatostatinrezeptor-negativen Tumoren eingeschränkt. Die übrigen Szintigraphiemethoden besitzen eine eher untergeordnete Bedeutung. Röntgen- und CT-Untersuchungen des Thorax sollten routinemäßig durchgeführt werden, da ein relativ hoher Anteil der Rezidive im Bereich des Mediastinums gefunden wurde. Die Wertigkeit der verschiedenen Untersuchungsverfahren wird aus Abbildung 2 deutlich.

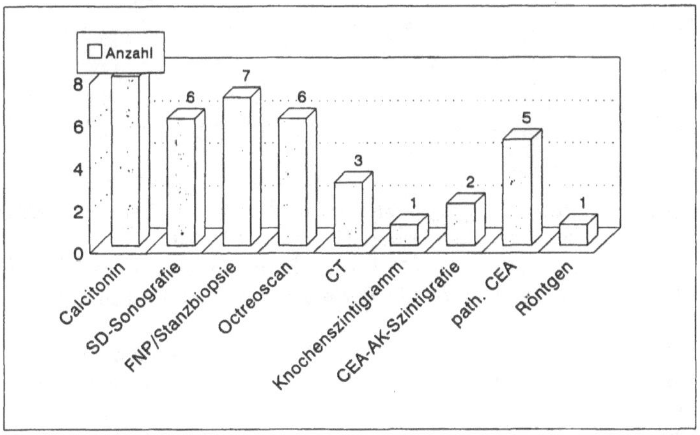

Abb. 2 Wertigkeit verschiedener Rezidivnachweismethoden bei medullären Schilddrüsenkarzinomen – 8 Patienten.

Abschließend soll kurz auf die bei uns erhobenen Parameter des Knochenstoffwechsels eingegangen werden. Wie die folgende Darstellung zeigt, konnte keine signifikante Verschlechterung der Knochendichte nach suppressiver Schilddrüsenhormontherapie festgestellt werden (vgl. Abb. 3).

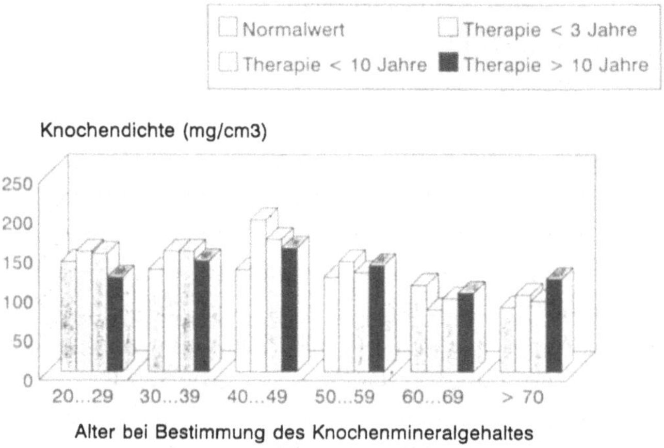

Abb. 3 Knochenmineralgehalt bei Frauen (n = 229) (nach suppressiver SD-Hormontherapie).

Zusammenfassung

Erst die sinnvolle Kombination der verschiedenen Untersuchungsmethoden erlaubt es, bei der Nachsorge von Schilddrüsenkarzinomen Rezidive frühzeitig zu erkennen. Dabei besitzen die Sonographie der Halsregion und die Somatostatinrezeptorszintigraphie (medulläre SD-Karzinome) eine herausragende Bedeutung.

Literatur

[1] Black, E. G., M. C. Sheppard: Serum thyroglobulin measurements in thyreoid cancer: evaluation of „false" positive results. Clin. Endocrinol. *35* (1991) 519–520.

[2] Degrossi, O. J., I. B. Rozados, S. Damilano et al.: Serum thyroglobulin and whole body scanning as markers in the follow-up of differentiated thyroid carcinomas. Medicina-B-Aires *51* (1991) 291–295.

[3] Glanzmann, C., U. M. Lütolf: Papilläres und follikuläres Schiddrüsenkarzinom: Langzeitverlauf bei 339 Patienten des USZ 1960 bis 1988 und Übersicht. Schweiz. Rundschau Med. *81(15)* (1992) 457–467.

[4] Harvey, R. D., N. A. Matheson, P. S. Grabowski et al.: Measurement of serum thyroglobulin is of value in detecting tumur recurrence following treatment of differentiated thyroid carcinoma by lobectomy. Br. J. Surg. *77* (1990) 324–326.

[5] Ruiz-Garcia, J., J. M. Rui-de-Almodovar, N. Olea et al.: Thyroglobulin level as a predictive factor of tumoral recurrence in differentiated thyroid cancer. J. Nucl. Med. *3* (1991) 395–398.
[6] Samaan, N. A., P. N. Schultz, R. C. Hickey et al.: The results of various modalities of treatment of well differentiated thyroid carcinoma: a retrospective review of 1599 patients. J. of Clin. Endocrinol. and Metabol. *75* (1992) 714–717.
[7] Yasuhiro, I., A. Hidaka, K. Kasagi et al.: Follow up study of postoperative patients with thyroid cancer and serum thyroglobulin measurement. J. Nucl. Med. *32* (1990) 2098–2100.

Schilddrüsenkarzinom und Hyperthyreose

M. Auersperg, M. Hočevar, M. Us-Krašovec, T. Movrin, B. Novak

Dem Andenken von Herrn Prof. Dr. Marjan Erjavec (†) in Dankbarkeit gewidmet.

Einleitung

Daten über die Häufigkeit des gleichzeitigen Auftretens von Hyperthyreose und Schilddrüsenkarzinom zeigen eine große Schwankung von unter 1% [7, 23] bis 20% [24]. In frühen Arbeiten wird auf die Seltenheit einer solchen Koinzidenz hingewiesen; meist werden nur Einzelfälle beschrieben [1, 6, 9, 17, 25, 27, 28, 30, 31, 32]. In neuerer Zeit wird jedoch auf Grund von retrospektiven Analysen größerer Serien über eine höhere Häufigkeit, meistens von 5–10%, berichtet [2, 3, 5, 8, 12, 20, 21, 23, 24, 26, 29, 34].

Problemstellung

In Slowenien, das ein jodarmes Gebiet ist, gibt es bis jetzt außer dem Bericht über einen einzelnen Fall [32] keine Daten über das gemeinsame Auftreten der beiden Krankheiten. Das Ziel dieser Arbeit ist demnach, die Häufigkeit von Hyperthyreose bei Patienten mit Schilddrüsenkarzinom in Slowenien, einem Staat mit etwa 2 Mio. Einwohnern, festzustellen.

Patienten und Methoden

Eine retrospektive Analyse der Dokumentation von 880 Patienten mit Schilddrüsenkarzinom, die in den Jahren 1972–1993 am Institut für Onkologie in Ljubljana behandelt worden sind, ist vorgenommen worden. Die Hyperthyreose wurde auf Grund der klinischen Symptome und relevanter Tests (TSH, TT_3, TT_4, TRH-Test, FT_3, FT_4, Szintigraphie, Sonographie, Autoantikörper gegen mikrosomales Antigen und gegen TSH-Rezeptor) zur Zeit der Krebsdiagnose festgestellt. Patienten, die in der Vergangenheit vor dem Auftreten des Schilddrüsenkarzinoms wegen Hyperthyreose behandelt worden sind, sind aus dieser Studie ausgeschlossen. Es ist allerdings herauszustellen, daß die aufgeführten Tests in Abhängigkeit von der Entwicklung der Diagnostik in den 21 Jahren, die von der retrospektiven Studie erfaßt sind, teilweise eine bedeutende Erhöhung der Empfindlichkeit erfahren haben. Die morphologische Diagnose des Karzinoms wurde bei 26 von 37 Patienten histologisch und zytologisch, in 6 Fällen aus Primärtumoren oder Metastasen nur zytologisch und bei 5 Patienten nur histologisch festgestellt. Die Lokalisation von Tumoren wurde palpatorisch und an Hand einer pathologischen Beurteilung von anatomisch orientierten Resektionspräparaten festgestellt und mit Szintigrammen verglichen. Auf Grund dieses Vergleichs wurden die Tumoren als szintigraphisch kalt, warm oder heiß klassifiziert. Die Patienten mit Hyperthyreose wurden in 3 Kategorien klassifiziert: M. Basedow, unifokale und multifokale Autonomie.

Für die statistische Auswertung wurden folgende Tests herangezogen: T-Test, Chi^2, Mann-Whitney nonparametrischer Test.

Ergebnisse

Unter den 880 Patienten mit Schilddrüsenkarzinom wurde in 37 Fällen (4,2%) zum Zeitpunkt der Krebsdiagnose eine Hyperthyreose festgestellt (M. Basedow bei 8, unifokale Autonomie bei 13 und eine multifokale Autonomie bei 15 Patienten, unsichere Daten für 1 Patienten). Unter den 37 Patienten waren 28 Frauen und 9 Männer. Die Altersspanne war von 16 bis 84 Jahre, der Mittelwert betrug 58,6, die Standardabweichung (σ) 15,7. Die Patienten mit M. Basedow waren jünger (Altersmittelwert 43,3, σ 14,4 Jahre) als die Patienten mit fokaler Autonomie (Altersmittelwert 62,8 σ 13,4 Jahre). Die Differenz ist statistisch signifikant ($p < 0{,}001$). Die morphologische Diagnose war: follikuläres Karzinom bei 20, papilläres bei 10, insuläres bei 2, Hürthlezellenkarzinom bei einem, anaplastisches Karzinom bei 3 und medulläres Karzinom bei einem Patienten. Bei 18 von 37 Patienten wurden zur Zeit der Krebsdiagnose auch Metastasen entdeckt.

Der Mittelwert der Tumordiameter bei follikulären Karzinomen betrug 9,1 cm ($\sigma = 6{,}4$), bei papillären 3,5 ($\sigma = 1{,}8$). Die Diameterdifferenz beider Karzinomtypen ist statistisch signifikant ($p < 0{,}05$).

In 20 Fällen wurde das Karzinom bereits präoperativ zytologisch diagnostiziert, 4 Tumoren waren zytologisch verdächtig, in 3 Fällen war die zytologische Diagnose follikuläre Neoplasie und in 5 Fällen falsch negativ (Tab. 1). Bei 2 von 5 falsch negativen zytologischen Diagnosen, die auf Grund einer Punktion

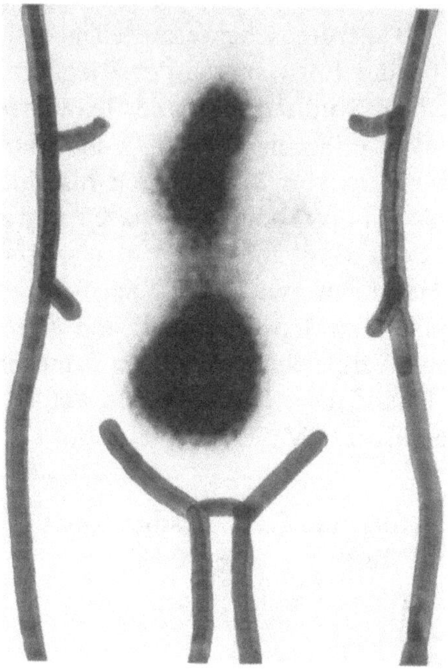

Abb. 1 Ganzkörperszintigramm mit ^{131}J (5 mCi) bei einer Patientin mit metastasierendem follikulärem Karzinom mit einer eindeutigen pathologischen Anreicherung im Abdomen, die vom Diaphragma bis ins Becken reicht.

Tabelle 1 Zytologische Diagnose bei 32/37 Patienten, bei denen eine Feinnadelaspirationsbiopsie durchgeführt wurde.

Zytologische Diagnose	
Karzinom	20
verdächtig	4
follikuläre Neoplasie	3
falsch negative Diagnose	5

der Schilddrüse gestellt worden sind, war eine korrekte Diagnose durch Punktion von Metastasen möglich. In einem dieser Fälle wurde eine synchrone Metastase im Humerus punktiert und im anderen eine sonographisch dirigierte Punktion aus metachronen, funktionierenden Metastasen in retroperitonealen Lymphknoten vorgenommen. Szintigraphische Befunde für den zweiten Fall sind in den Abb. 1–3 dargestellt.

In zytologischen Präparaten wurden in manchen Fällen auch sogenannte marginale Vakuolen („fire flares") beobachtet, die in der Literatur zur Zeit nur bei Hyperthyreosen und benignen Strumen beschrieben werden [19]. Die marginalen Vakuolen beim Karzinom sind nur in einem Fall beschrieben [22].

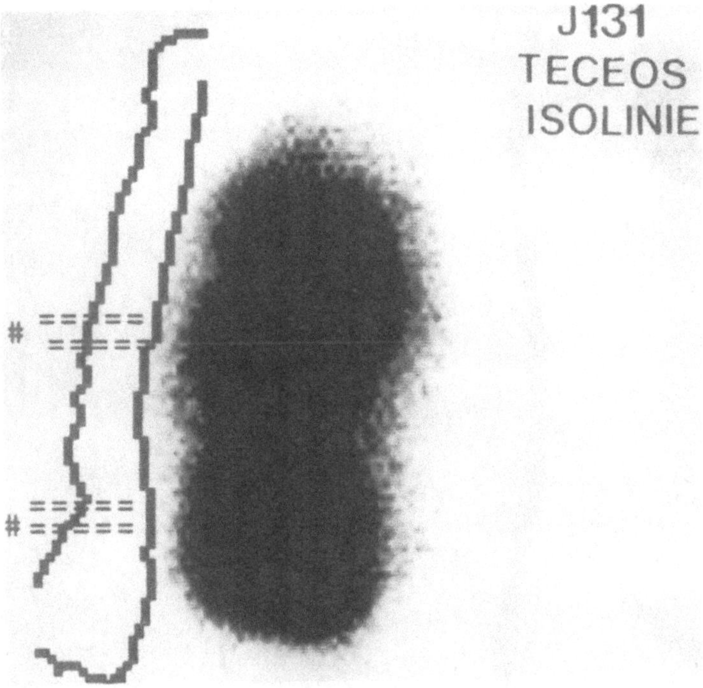

Abb. 2 Dieselbe Patientin wie in Abb. 1, Zweikanalaufnahme (^{131}J 5 mCi und Tc^{99m} DPD-Teceos 20 mCi), Seitenaufnahme: eine physiologische Anreicherung von Teceos in der Wirbelsäule und eine eindeutige pathologische Anreicherung von ^{131}J in Lymphknotenmetastasen im Retroperitoneum.

Die zytologische Studie unserer Arbeitsgruppe zeigte, daß marginale Vakuolen auch bei Karzinomen gefunden werden können [33].

Bei 4 Patienten führte eine routinemäßige pathohistologische Bearbeitung zur falsch negativen Diagnose. Bei 2 von diesen Patienten wurde auf Grund eines klinisch suspekten Befundes die pathologische Bearbeitung mit Serienschnitten und Spezialfärbungen (Faktor 8, Ulex europeus) komplettiert. Erst auf diese Weise wurde ein sicherer Beweis für eine vaskuläre und kapsuläre Invasion möglich und die Diagnose eines follikulären Karzinoms mit Sicherheit gestellt. Bei 2 Patienten mit falsch negativer histologischer Diagnose wurde ein Karzinom erst aus metachronen Metastasen diagnostiziert. Bei 2 Patienten wurde auf Grund des definitiven pathologischen Befundes ein okkultes Karzinom festgestellt.

Bei insgesamt 21 Patienten mit follikulärem Tumortyp, bei 8 mit papillärem, bei 2 mit anaplastischem und bei einem mit medullärem Karzinom standen Daten über T_3- und T_4-Werte zur Verfügung. Für 3 Patienten mit follikulärem, 2 mit papillärem und einem mit anaplastischem Karzinom waren die Daten unvollständig.

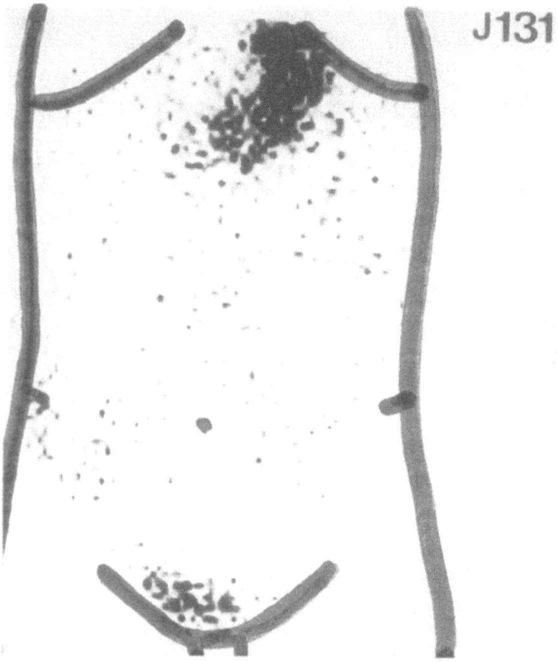

Abb. 3 Dieselbe Patientin wie in Abb. 1 und 2, Ganzkörperszintigraphie nach 3 erfolgreichen Behandlungen mit ^{131}J (150 mCi), keine pathologische Anreicherung von ^{131}J.

Von insgesamt 21 Patienten mit follikulären Tumoren waren bei 6 Patienten T_3 und T_4 erhöht, während bei 15 Patienten nur T_3 eine Erhöhung erfahren hat. Von 8 Patienten mit papillärem Karzinom, für die komplette Daten über T_3 und T_4 vorlagen, war nur bei 2 Patienten T_3 allein erhöht, und T_3 und T_4 bei 6 Patienten. Bei allen 3 Patienten mit anaplastischem Karzinom waren beide Hormone T_3 und T_4 erhöht (Tab. 2). Eine alleinige Erhöhung der T_3-Werte war signifikant häufiger ($p < 0,05$) bei follikulären verglichen mit papillären und anaplastischen Karzinomen.

Tabelle 2 Erhöhung der T_3- und T_4-Werte bei verschiedenen Karzinomtypen (Daten für 32 Patienten)

Karzinomtyp	$\uparrow T_3$	$\uparrow T_3 + T_4$
follikulär, insulär und Hürthlezellen	15/21	6/21
papillär	2/ 8	6/ 8
anaplastisch	3/ 3	3/ 3

In 35 von 37 Fällen, bei denen ein Vergleich des Szintigramms mit der Lokalisation von Tumoren möglich war, waren 15 Karzinome szintigraphisch heiß, 15 kalt, 3 große Karzinome hatten im Bereich des Tumors kalte und warme Areale, 2 Karzinome waren okkult und deswegen nicht sichtbar auf Szintigrammen.

Diskussion

In frühen Arbeiten ist nur über wenige Fälle des gemeinsamen Auftretens von Karzinom und Hyperthyreose berichtet worden [6, 17, 25, 30, 32]. Es überwog die Auffassung, daß diese Kombination nur sehr selten auftritt. Neuere Studien an Großserien von Patienten haben gezeigt, daß die Kombination von Karzinom und Hyperthyreose öfter auftritt, als man früher dachte. Schweizer Autoren führen sogar eine Häufigkeit von 10–20% an [24]. Als Ursache einer größeren Häufigkeit können bessere Diagnostik, systematische Auswertung großer Serien [2, 16], möglicherweise aber auch die durch eine erhöhte Jodzufuhr veränderte Kasuistik gelten.

Die Inzidenz von 4,2% in der vorliegenden Serie ist vergleichbar mit Daten von Untersuchungen aus Jodmangelgebieten [12, 13, 23].

Daten aus Studien, die alle Patienten mit einer Kombination von Karzinom und Hyperthyreose einschlossen [2, 4, 8], sind mit Daten der vorliegenden Studie nicht vergleichbar, da hier nur Patienten mit gleichzeitiger Diagnose von Karzinom und Hyperthyreose herangezogen worden sind. Würden in dieser Studie auch Patienten, die vor der Karzinomdiagnose auf Hyperthyreose behandelt worden sind, eingeschlossen sein, so würde die Inzidenz etwa 10% betragen, was mit der Mehrzahl der Befunde in Karzinomserien vergleichbar wäre [2, 18, 23].

Die Häufigkeit der Kombination von beiden Krankheiten ist außer von geographischen Einflüssen auch von der Auswahl der Patienten abhängig. Bei Serien mit Karzinom ist die Inzidenz von Hyperthyreose höher (10–20%) [11, 23, 14] als die Inzidenz von Karzinom in Serien von Hyperthyreosen (0,4–9%) [2, 4, 5, 7, 23, 29, 34].

Bei Patienten mit Hyperthyreose wird das Karzinom oft erst bei der histologischen Untersuchung entdeckt. Der Grund dafür ist, daß diese Karzinome oft okkult papillär sind [3, 4, 7, 13, 16, 20]. Ein Karzinom wurde meistens vor der Operation nur bei Patienten mit Metastasen vermutet [3, 5, 18].

Beim M. Basedow waren die Karzinome meist okkult papillär. Wenn aber ein Patient mit M. Basedow einen szintigraphisch kalten Knoten hat, besteht eine zweifache Wahrscheinlichkeit, daß dieser Knoten ein Karzinom verbirgt, im Vergleich mit euthyreoter Struma [15, 16]. In unserer Patientengruppe mit 8 Basedow-Patienten hatte nur ein Patient ein okkultes Karzinom. Die übrigen

Tumoren waren größer. Die Ursache ist möglicherweise eine selektionierte Serie am Onkologischen Institut.

In dieser Studie war der Durchmesser der papillären Karzinome signifikant kleiner als derjenige der follikulären Karzinome. Eine mögliche Erklärung wäre, daß die zytologische Diagnose von papillären Karzinomen einfacher ist als diejenige von follikulären. Auf Grund dessen kommen die Patienten eher zur Behandlung.

In Berichten über Schilddrüsenkarzinome und Hyperthyreose wird die zytologische Diagnostik selten erwähnt [11, 23, 24]. Über gute Ergebnisse der Zytologie wurde von der Salzburger Gruppe berichtet [23], indem Galvan über eine korrekte zytologische Diagnose bei 9/14 (64%) Patienten berichten konnte. In dieser Serie waren jedoch nur 4 follikuläre Karzinome, die für die zytologische Diagnostik höchst problematisch sind. Nach Gharib [10] bleiben bei routinemäßigen zytologischen Untersuchungen 10–30% solcher Tumoren unklassifiziert.

Die diagnostischen Kriterien bei Feinnadelaspirationsbiopsien beruhen auf der Morphologie der Tumorzellen und der Zusammensetzung der bioptischen Probe. Auf Grund dieser Kriterien kann man ein follikuläres Adenom von einem hochdifferenzierten Karzinom nicht unterscheiden. Deswegen wurde der Terminus „follikuläre Neoplasie" eingeführt. Das ist eine Entität, bei der der Zytologe das biologisch maligne Potential des Tumors nicht voraussagen kann. Deswegen muß man solche Tumoren chirurgisch entfernen und mit Hilfe einer histologischen Untersuchung feststellen, ob eine vaskuläre und/ oder kapsuläre Invasion vorliegt, was ein Zeichen der Malignität wäre.

Bei der vorliegenden Serie von 32 Pateinten mit Karzinom und Hyperthyreose, bei denen eine Feinnadelbiopsie durchgeführt worden ist, war die Diagnose falsch negativ bei 5 Patienten (15%). Analysierte man jedoch nur follikuläre Karzinome, so ergab sich eine falsch negative Diagnose bei 4 Patienten (19%).

Über die Zytologie bei szintigraphisch heißen Knoten gibt es sehr wenig Literatur. Liel berichtet über 24 heiße Knoten, von denen 23 benigne kolloide Knoten waren und nur in einem Fall eine follikuläre Neoplasie vorlag [14]. In der vorliegenden Serie von Karzinomen wurden szintigraphisch 15 heiße, ein warmes und 4 mit heißen und warmen Arealen festgestellt. Die zytologische Diagnose in derselben Serie ergab 14 Karzinome, einen Verdacht auf Karzinom, 3 follikuläre Neoplasien und 2 falsch negative Diagnosen. Die Schlußfolgerung dieser Ergebnisse ist, daß auch bei heißen Knoten eine zytologische Untersuchung indiziert ist, da auch diese Knoten ein Karzinom enthalten können.

In einigen Fällen sind in der vorliegenden Studie in zytologischen Präparaten auch marginale Vakuolen beschrieben. Diese Beobachtung spricht dafür, daß die marginalen Vakuolen nicht nur für benigne hyperthyreote Strumen charakteristisch sind, sondern daß man sie auch bei Karzinomen findet.

Bei der vorliegenden Serie von 37 Patienten war die Verteilung von Karzinomtypen anders als bei anderen Autoren. In der Literatur wird vorwiegend über papilläre Karzinome berichtet [4, 16, 20, 26]. Im Unterschied dazu hatten in dieser Untersuchung nur 10/37 Patienten ein papilläres Karzinom, 23 ein follikuläres, 3 ein anaplastisches und ein Patient ein medulläres Karzinom. Der große Anteil von Patienten mit follikulären und anaplastischen Karzinomen hängt möglicherweise mit der noch immer zu niedrigen Jodversorgung in diesem Gebiet zusammen.

Im Unterschied zu dem von Behar [4] analysierten Patienten hat eine Bestrahlung der Halsregion der in dieser Studie untersuchten Patienten in ihrer Kindheit nicht stattgefunden.

Schlußfolgerung

- Die Häufigkeit der Hyperthyreose in einer Gruppe von 880 Patienten mit Schilddrüsenkarzinom beträgt 4,2% (37 Patienten).
- Die zytologische Untersuchung kann eine präoperative Diagnose ermöglichen. Bei 29/33 Patienten, bei denen eine Feinnadelaspirationsbiopsie durchgeführt wurde, wurde eine Indikation für eine Behandlung auch auf Grund des zytologischen Befundes gewonnen. In der vorliegenden Serie von Karzinomen und synchronen Hyperthyreosen war mehr als die Hälfte von Tumoren szintigraphisch heiß, was beweist, daß auch heiße Knoten ein Karzinom enthalten können. Deswegen sollten auch diese einer zytologischen Untersuchung unterworfen werden, insbesondere bei Knotenwachstum.
- Die Erhöhung von T_3 alleine war signifikant häufiger bei follikulären Karzinomen im Vergleich mit anderen Tumortypen.

Zusammenfassung

In einer retrospektiven Studie ist die Dokumentation von 880 Patienten mit Schilddrüsenkarzinom, die in den Jahren 1972–1993 behandelt worden sind, ausgewertet worden. Bei 37/880 (4,2%) der Patienten (29 Frauen, 9 Männer, Alter 16–84 Jahre) wurde synchron mit dem Karzinom eine Hyperthyreose diagnostiziert. Die morphologische Diagnose war: follikuläres Karzinom bei 20 Patienten, papilläres bei 10, insulläres bei 2, Hürthlezellenkarzinom bei einem, anaplastisches bei 3 und medulläres Karzinom bei einem Patienten.

Mehr als die Hälfte der Karzinome war szintigraphisch heiß, woraus folgt, daß man auch szintigraphisch heiße Knoten zytologisch oder histologisch überprüfen soll.

Literatur

[1] Abs, R., J. Verhelst, E. Schoofs et al.: Hyperfunctioning metastatic follicular thyroid carcinoma in Pendred's syndrome. Cancer *67* (1991) 2191–2193.

[2] Ahuja, S., H. Ernst: Hyperthyroidism and thyroid carcinoma. Acta Endocrinol. *124* (1991) 146–151.

[3] Balázs, Gy., G. Csáky, G. Lukács et al.: Gemeinsames Vorkommen von Hyperthyreose und Schilddrüsenkarzinom. Chirurg. *49* (1978) 699–703.

[4] Behar, R., M. Arganini, T.-C. Wu et al.: Graves' disease and thyroid cancer. Surgery *100* (1986) 1121.

[5] Blondeau, Ph., A. Legros, L. René: Les cancers thyroidiens masqués par une hyperthyroidie. 12 observations. J. Chir. *111* (1976) 271–288.

[6] Bowden, W. D., R. E. Jones: Thyrotoxicosis associated with distant metastatic follicular carcinoma of the thyroid. South. Med. J. *79* (1986) 483–486.

[7] Dobyns, B. M., G. E. Sheline, J. B. Workman et al.: Malignant and benign neoplasms of the thyroid in patients treated for hyperthyroidism: a report of the Cooperative Thyrotoxicosis Therapy Follow-up Study. J. Clin. Endocrinol. Metab. *38* (1974) 976–998.

[8] Edmonds, C. J., M. Tellez: Hyperthyroidism and thyroid cancer. Clin. Endocrinol. *28* (1988) 253–259.

[9] Ehrenheim, Ch., P. Heintz, O. Schober et al.: Jodinduzierte T3-Hyperthyreose beim metastasierenden follikulären Schilddrüsenkarzinom. Nucl. Med. *25* (1986) 201–204.

[10] Gharib, H., J. R. Goelner, A. R. Zinsmeister et al.: Fine needle aspiration biopsy of the thyroid: the problems of suspicious cytologic finding. Ann. Inter. Med. *101* (1984) 25–28.

[11] Haid, A., G. Zimmermann, H. Fritzsche et al.: Synchrones Auftreten von Neoplasien der Schilddrüse und hyperthyreoten Knotenstrumen im Endemiegebiet. Chirurg. *60* (1989) 39–43.

[12] Hancock, B. W., R. F. Bing, S. M. Dirmikis et al.: Thyroid carcinoma and concurrent hyperthyroidism. Cancer *39* (1977) 298–302.

[13] Krause, U., T. Olbricht, K. Metz et al.: Häufigkeit von Schilddrüsenkarzinomen bei Hyperthyreose. Dtsch. Med. Wschr. *116* (1991) 201–206.

[14] Liel, Y., H. J. Zirkin, R. J. Sobel: Fine needle aspiration of the hot thyroid nodule. Acta Cytol. *32* (1988) 866–867.

[15] Livadas, D., A. Psarras, D. A. Koutras: Malignant cold thyroid nodules in hyperthyroidism. Br. J. Surg. *63* (1976) 726–728.

[16] Mazzaferri, E. L.: Thyroid cancer and Graves' disease. J. Clin. Endocrinol. Metab. *70* (1990) 826–829.

[17] McLaughlin, R. P., D. A. Scholz, W. M. McConahey et al.: Metastatic thyroid carcinoma with hyperthyroidism: two cases with functioning metastatic follicular thyroid carcinoma. Mayo Clin. Proc. *45* (1970) 328–335.

[18] Müller, O. A., B. Leisner, U. Löhrs et al.: Hyperthyreose mit Struma maligna. Verh. Dtsch. Ges. Inn. Med. *87* (1981) 590–593.

[19] Nilsson, G.: Marginal vacuoles in fine needle aspiration biopsy smears of toxic goiter. Acta Path. Microbial. Scand. 80 (1972) 289–293.

[20] Ozaki, O., K. Ito, K. Kobayashi et al.: Thyroid carcinoma in Graves' disease. World J. Surg. *14* (1990) 437–441.
[21] Pacini, F., R. Elisei, G. C. Di Coscio ete al.: Thyroid carcinoma in thyrotoxic patients treated by surgery. J. Endocrinol. Invest. *11* (1988) 107–112.
[22] Pitts, W. C., G. J. Berry: Marginal vacuoles in metastatic thyroid carcinoma. Diagn. Cytopathol. *5* (1989) 200–202.
[23] Rieger, R., W. Pimpl, S. Money et al.: Hyperthyroidism and concurrent thyroid malignancies. Surgery *106* (1989) 6–10.
[24] Rösler, M., C. Wimpfheimer, Ch. Ruchti et al.: Hyperthyreose bei maligner Struma. Nucl. Med. *23* (1984) 293–300.
[25] Sandler, M. P., B. Fellmeth, K. E. Salhany et al.: Thyroid carcinoma masquerading as a solitary benign hyperfunctioning nodule. Clin. Nucl. Med. *13* (1988) 410–415.
[26] Satta, M. A., G. De Rosa, A. Testa et al.: Thyroid cancer in suppressed contralateral lobe of patients with hot thyroid nodule. Eur. J. Cancer *8* (1993) 1190–1192.
[27] Scherübl, H., F. Raue, P. Georgi et al.: Hyperthyreose durch ein hormonproduzierendes follikuläres Schilddrüsencarcinom. Klin. Wochenschr. *67* (1989) 304–307.
[28] Schwartz, R. W., D. E. Kenady, M. Bensema et al.: Medullary thyroid cancer and Graves' disease. Surgery *105* (1989) 804–807.
[29] Shapiro, S. J., N. B. Friedman, S. L. Perzik et al.: Incidence of thyroid carcinoma in Graves' disease. Cancer *26* (1970) 1261–1270.
[30] Tschawrakow, G., M. Welkow: Über das Graham-Karzinom der Schilddrüse. Zentralbl. Pathol. *137* (1991) 78–81.
[31] Valenta, L., T. Lemarchand-Béraud, J. Nemec et al.: Metastatic thyroid carcinoma provoking hyperthyroidism, with elevated circulating thyrostimulators. Am. J. Med. *48*, (1970) 72–76.
[32] Varl, B.: Hyperthyreosis and Addison disease caused by functioning metastases of thyroid carcinoma 15 years after thyroidectomy (case report). (in slovene). Zdrav. Vestn. *28* (1959) 339–346.
[33] Volavšek, M., M. Us-Krašovec, M. Auersperg et al.: Marginal vacuoles in fine needle aspirates of follicular thyroid carcinoma. Diagn. Cytopathol. (in press).
[34] Wahl, R. A., P. Goretzki, H. Meybier et al.: Coexistence of hyperthyroidism and thyroid cancer. World J. Surg. *6* (1982) 385–390.

Hyperthyreose und Schilddrüsenkarzinom: Ergebnisse einer regionalen Erhebung

J. Winter, W. Back, S. Mehl, R. Paschke, M. Knoll, R. Frentzel-Beyme

Vor 99 Jahren beschrieb von Eiselsberg erstmalig eine Überfunktion, verursacht durch eine krebsige Schilddrüsenmetastase im Sternum [13]. Seither sind immer wieder in der Literatur Fälle von Hyperthyreosen beschrieben, ausgelöst durch endokrin überaktive Schilddrüsenkarzinome oder deren Metastasen [4, 5, 12]. Während bis in die 60er Jahre die Koinzidenz von Karzinom und Hyperthyreose als Rarität angesehen, eine Überfunktion sogar als Ausschlußkriterium für ein Malignom gewertet wurde, mehren sich in den letzten Jahren die Mitteilungen über das gemeinsame Vorkommen dieser Erkrankungen.

Die Tabelle 1 zeigt einige exemplarische Literaturangaben über die Häufigkeit von Karzinomen bei Hyperthyreose und von Hyperthyreosen in Schilddrüsenkarzinomkollektiven. Etwa 2% aller Patienten mit einem M. Basedow

Tabelle 1 Literaturübersicht: a, Schilddrüsenkarzinom bei Hyperthyreose

1982	Wahl	Hyperthyreose	n = 702	NPL n = 18 (2,6%)
1985	Wenisch	Hyperthyreose	n = 361	NPL n = 9 (2,5%)
1988	Pacini	Hyperthyreose	n = 179	NPL n = 11 (6,1%)
1989	Sarda	M. Basedow	n = 140	NPL n = 4 (2,8%)
1989	Haid	Hyperthyreose	n = 1512	NPL n = 27 (1,8%)
1990	Winter	M. Basedow	n = 85	NPL n = 1 (1,2%)
1990	Ozaki	M. Basedow	n = 739	NPL n = 15 (2,0%)
1991	Krause	Hyperthyreose	n = 226	NPL n = 6 (2,6%)

b, Hyperthyreose bei Schilddrüsenkarzinom

1982	Wahl	NPL n = 554	Hyperthyreose	n = 23 (4,2%)
1984	Rösler	NPL n = 273	Hyperthyreose	n = 53 (19,4%)
1988	Edmonds	NPL n = 502	Hyperthyreose	n = 10 (1,9%)
1989	Haid	NPL n = 163	Hyperthyreose	n = 27 (16,5%)
1993	Winter	NPL n = 410	Hyperthyreose	n = 52 (12,7%)

oder einem M. Plummer haben gleichzeitig ein Karzinom. Die Raten von Hyperthyreosen in Karzinomkollektiven schwanken zwischen 1% und 20%. Diese divergenten Mitteilungen waren der Anlaß, das große Kollektiv des eigenen regionalen Schilddrüsenkarzinomregisters von 410 Pateinten auf dieses für Differentialdiagnostik und auch Therapie wichtige Problem zu untersuchen. Mit Unterstützung des Tumorzentrums Heidelberg/Mannheim wurden zwischen 1986 und 1991 410 neu entdeckte Schilddrüsenkarzinome registriert. Im gleichen Zeitraum wurden 64 Rezidivoperationen bei bekannten Karzinomträgern durchgeführt. Von den 410 Patienten waren 278 Frauen (67,8%) und 132 Männer (32,2%), im Verhältnis Männer : Frauen wie 1 : 2,1. Das Durchschnittsalter betrug 52,4 Jahre. In 82% handelte es sich um differenzierte Karzinome: papilläre Karzinome 51%, follikuläre Karzinome 31%. Medulläre Karzinome hatten einen Anteil von 8,5%, undifferenzierte 5,6%. Diese Häufigkeiten der einzelnen Tumortypen entsprechen den Literaturangaben über vergleichbare Kollektive. Am Register waren über 30 Institutionen und Kliniken beteiligt. Die Verlaufserhebungen erfolgten vor allem in Zusammenarbeit mit den behandelnden Hausärzten.

Von den 410 Patienten waren 2,4% hypothyreot, 84,9% euthyreot, 4,4% latent hyperthyreot und 8,3% manifest hyperthyreot; das „hyperthyreote" Subkollektiv umfaßte somit 52 Patienten. Das Durchschnittsalter der Hyperthyreoten war mit 55,5 Jahren (19 – 84 Jahren) höher als im Gesamtkollektiv. 72,7% aller Patienten mit hochdifferenzierten Follikelkarzinomen waren älter als 45 Jahre. Frauen waren in dieser Gruppe überproportional vertreten (Quotient Männer : Frauen = 1 : 5,5), die Verteilung ist ähnlich wie bei benignen Schilddrüsenerkrankungen.

Die präoperative szintigraphische Diagnostik ergab bei 33 Patienten (63,5%) eine umschriebene Mehrspeicherung, nur bei 13 Patienten war zusätzlich ein Speicherdefekt bekannt. Bei 61,5% der Patienten war eine Autonomie gesichert, bei 9,6% fraglich. Über die Hälfte der Patienten (51,2%) wurde in der direkten präoperativen Phase zum Erreichen der Euthyreose thyreostatisch behandelt.

Die histologische Klassifizierung der hyperthyreoten Patienten zeigte gegenüber dem Gesamtkollektiv keine Unterschiede: 50% waren papillär, 34,6% follikulär, 7,7% medullär und 5,7% undifferenziert. Auch die Aufschlüsselung der Tumorstadien war in beiden Kollektiven vergleichbar: 70% der Patienten boten ein frühes Stadium I oder II (im hyperthyreoten Subkollektiv waren 30% im Stadium I, im Gesamtkollektiv waren es 40%). Die Stadien III und IV waren mit 19,2%/17,5% bzw. 9,6%/9,5% nahezu identisch. In der TNM-Klassifikation fanden sich jedoch einige auffällige Unterschiede: 14 hyperthyreote Patienten hatten einen Primärtumor unter 1 cm Größe (pT1), entsprechend 26,9%; im Gesamtkollektiv waren es nur 14,6%. Auch die Häufigkeit des Nachweises von tumorbefallenen regionären Lymphknoten war unterschiedlich: im Gesamtkollektiv hatten 13,7% ein pN1-Stadium, bei den hyperthyreoten nur 3,8%, entsprechend 2 Patienten.

Die Betrachtung der durchgeführten Operationen zeigt ebenfalls auffällige Unterschiede. Sämtliche Operationen wurden unter der Diagnose „Schilddrüsenüberfunktion" vollzogen, bei keinem der 52 Patienten war das Karzinom präoperativ bekannt. Eine totale Thyreoidektomie wurde nur bei 29 Patienten durchgeführt (55,7%), in 21 Fällen erfolgte das Vorgehen zweizeitig; gemäß den für das Tumorzentrum Heidelberg/Mannheim erarbeiteten Therapieempfehlungen für das Schilddrüsenkarzinom [2] muß die totale Thyreoidektomie für 2 Patienten mit okkulten papillären pT1-Tumoren als Overtreatment angesehen werden. Die im Vergleich zum Gesamtkollektiv niedrige Rate von totalen Thyreoidektomien (55,7% zu 75,1%) bzw. hohe Rate subtotaler Thyreoidektomien (38,5%), im Gesamtkollektiv 18,9%, 8 davon zweizeitig, mag eine Erklärung in der hohen Rate von 23,1% an okkulten papillären Karzinomen in der hyperthyreoten Gruppe haben. Bei einigen Patienten aber, die auf Grund des Tumortyps oder des Stadiums eine totale Thyreoidektomie benötigt hätten, unterblieb dies, und es resultierte letztendlich nur eine subtotale Resektion. Die Tabelle 2 gibt eine Übersicht der durchgeführten Operationen wieder.

Tabelle 2 Durchgeführte Operationen

subtotale Thyreoidektomie	n = 20 (38,5%) Rate Gesamtkollektiv zum Vergleich: 18,9% 8 × zweizeitiges Vorgehen
totale Thyreoidektomie	n = 29 (55,7%) Rate Gesamtkollektiv zum Vergleich: 75,1% 21 × zweizeitiges Vorgehen

Besonderes Interesse gilt der Koinzidenz von M. Basedow und Karzinom. Literaturangaben sprechen von einer höheren Agressivität des Schilddrüsenkarzinoms bei gleichzeitiger Immunhyperthyreose [1]. Im eigenen Kollektiv ist diese Konstellation sehr selten, nur 3 der 52 Patienten hatten nachweislich einen M. Basedow, so daß hierzu keine verwertbaren Angaben möglich sind.

Die bisherige Nachbeobachtung hat für das hyperthyreote Subkollektiv im Vergleich zu den eu- und hypothyreoten Patienten an Hand der Überlebenskurve nach Kaplan und Meier keine signifikanten Unterschiede für die Prognose ergeben ($p = 0,623$). Allerdings ist die Nachbeobachtungszeit bislang als noch kurz einzustufen.

Zusammenfassung

Auch bei einer Überfunktion der Schilddrüse kann gleichzeitig ein Karzinom vorliegen, wobei tatsächlich endokrin überaktive Karzinome eher selten sind. Meist liegt eine Koinzidenz von Hyperthyreose/Autonomie und Karzinom vor. Finden sich also in der Diagnostik bei einer hyperthyreoten Schilddrüse im Szintigramm oder im Ultraschall suspekte Areale, so bedürfen diese unabhängig vom Funktionszustand der Schilddrüse einer definitiven histologischen Klärung (Operation). Aber auch ohne verdächtige Schilddrüsenbezirke kann in einer hyperthyreoten Schilddrüse ein Karzinom vorliegen; manche papillären Karzinome haben nur einen Durchmesser von wenigen Millimetern, sie können einer oberflächlichen Diagnostik entgehen, aber dennoch – wie die Erfahrung zeigt – schon regional metastasieren. Die Rate der okkulten papillären Karzinome war in der eigenen Untersuchung hoch.

Liegt bei einem Patienten, der wegen einer Überfunktion der Schilddrüse operiert wurde, gleichzeitig ein Karzinom vor, welches in aller Regel zufällig gefunden wurde, so dürfen bezüglich der operativen Radikalität keine Zugeständnisse gemacht werden. In der eigenen Untersuchung war die Rate der totalen Thyreoidektomie im Vergleich zu niedrig und die der subtotalen Resektionen vergleichsweise hoch. Inwieweit diese Operationsverfahren, die nicht immer den gängigen Standards entsprochen haben, einen Einfluß auf die langfristige Prognose haben, kann jetzt noch nicht abgeschätzt werden, bislang haben hyperthyreote Patienten mit einem Schilddrüsenkarzinom keine schlechtere Prognose.

Literatur

[1] Belfiore, A., M. R. Garofalo, D. Giuffrida et al.: Increased Aggressiveness of Thyroid Cancer in Patients with Graves' Disease. J. Clin. Endocrinol. Metab. *70* (1990) 830–835.

[2] Buhr, H. J., P. Georgi, Ch. Herfarth et al.: Das Schilddrüsenkarzinom. Empfehlungen für eine standardisierte Diagnostik, Therapie und Nachsorge. Schriftenreihe des Tumorzentrums Heidelberg/Mannheim. Onkologischer Arbeitskreis Heidelberg/Mannheim. 2. Auflage, 1993.

[3] Edmonds, C. J., M. Tellez.: Hyperthyroidism and Thyroid Cancer. Clinical Endocrinol. *28* (1988) 253–259.

[4] Evertz, K., J. Reiter: Schilddrüsenkarzinom in einem autonomen Adenom. chir. Praxis *26* (1979/80) 385–387.

[5] Girelli, M. E., D. Casara, D. Rubello et al.: Severe hyperthyroidism due to metastatic papillary thyroid carcinoma with favorable outcome. J. Endocrinol. Invest. *13* (1990) 333–337.

[6] Haid, A., G. Zimmermann, H. Fritsche et al.: Synchrones Auftreten von Neoplasien der Schilddrüse und hyperthyreoten Knotenstrumen im Endemiegebiet. Chirurg *60* (1989) 39–43.

[7] Krause, U., T. Olbricht, K. Metz et al.: Häufigkeit von Schilddrüsenkarzinomen bei Hyperthyreose. Dtsch. med. Wschr. *116* (1991) 201–206.

[8] Ozaki, O., K. Ito, K. Kobayashi et al.: Thyroid Carcinoma in Graves' Disease. World J. Surg. *14* (1990) 437–441.

[9] Pacini, F., R. Elisei, Gc. Di Coscio: Thyroid carcinoma in thyrotoxic patients treated by surgery. J. Endocrinol. Invest. *11* (1988) 107–112.

[10] Rösler, H., C. Wimpfheimer, Ch. Ruchti et al.: Hyperthyreose bei maligner Struma. Nucl.-Med. *23* (1984) 293–300.

[11] Sarda, A. K., M. K. Singh, S. Bal et al.: A report of four cases of thyroid cancer occurring in thyrotoxicosis and review of literature. Jpn. J. Surg. *19*(3) (1989) 363–366.
[12] Scherübl, H., F. Raue, P. Georgi et al.: Hyperthyreose durch ein hormonproduzierendes follikuläres Schilddrüsencarcinom. Klin. Wochenschr. *67* (1989) 304–307.
[13] von Eiselsberg, A. F.: Über die physiologische Funktion einer im Sternum zur Entwicklung gekommenen, krebsigen Schilddrüsenmetastase. Arch. klin. Chir. *48* (1894) 489–492.
[14] Wahl, R. A., P. Goretzki, H. Meybier et al.: Coecistence of Hyperthyroidism and Thyroid Cancer. World J. Surg. *6* (1982) 385–390.
[15] Wenisch, H. J. C., J. Schumann, A. Encke: Schilddrüsenüberfunktion und Carcinom. Langenbecks Arch. Chir. *366* (1985) 585–589.
[16] Winter, J., R. Paschke: Hyperthyroidism – Surgical Aspects and Results in Graves' Disease; Posterpräsentation International Thyroid Symposium Henning, Halle/Saale 1990.

Diskussion

Grußendorf:
Bei der ersten Statistik mit der Literaturübersicht zeigten Sie ein Hyperthyreosekollektiv, in dem man im Durchschnitt 2% Karzinome fand. Das ist natürlich etwas ganz anderes, als wenn Sie ein Karzinomkollektiv haben und 8% Hyperthyreosen sehen. Die Frage, die uns hier interessiert, ist: wenn wir einen hyperthyreoten Patienten haben. Müssen wir unbedingt punktieren und operieren und keine Radiojodtherapie machen usw.? Da liegen die übereinstimmenden Ergebnisse alle im Bereich von 2% – sehe ich das richtig?

Winter:
Ich habe extra die beiden Fragestellungen Karzinom bei Hyperthyreose und Hyperthyreose bei Karzinom mit der Literaturübersicht einander gegenübergestellt. Diese Diskrepanz ist klar. Wenn Sie einen hyperthyreoten Patienten haben, der zum Beispiel einen klassischen Morbus Basedow hat ohne auffällige Aspekte im Ultraschall oder im Szintigramm, aber mit diffuser Speicherung, dann ist er nicht verdächtig. Wenn Sie aber Kombinationen haben mit Speicherdefekten, dann müssen Sie genauso vorgehen, als wenn Sie nur diesen Speicherdefekt hätten.

Emrich:
Wieviele der Patienten waren thyreostatisch vorbehandelt?

Winter:
Von diesen 52 Patienten waren in der präoperativen Phase 51% thyreostatisch vorbehandelt, damit die Euthyreose erreicht wurde, sonst hätten wir sie nicht operieren können.

Emrich:
Sie wissen, daß Thyreostatika ein Pseudokarzinom vortäuschen können?

Winter:
Ja, aber das waren durch Histologie gesicherte Karzinome.

Einfluß des TNM-Stadiums und weiterer Parameter auf die Prognose von Schilddrüsentumoren

F. Grünwald, P. Ullmann, R. Fimmers, A. Hotze, H.-J. Biersack

Therapiekonzept und Nachsorgeschema des Schilddrüsenkarzinoms werden durch die Prognose beeinflußt. Daher ist die Abschätzung des Risikos eines Rezidivs für den einzelnen Patienten erforderlich. In einer Vielzahl von früheren Studien wurden verschiedene Parameter in bezug auf ihre prognostische Wertigkeit untersucht.

Ziel dieser retrospektiven Studie war es, für das an der eigenen Klinik angewandte Therapieschema die Rezidivhäufigkeit in Abhängigkeit von Alter, Geschlecht, TNM-Stadium und histologischem Karzinomtyp zu untersuchen. Eine Aktualisierung dieser Daten war auf Grund der deutlichen Verschiebung der Relation papilläre/follikuläre Tumoren von 1 : 1 (vor 1980) auf 1,5 : 1 (1980 – 1990) und der Änderung des Therapiekonzepts (z. B. Reduktion der perkutanen Bestrahlung von 76% auf 34% der Fälle) erforderlich (Tab. 1).

Es wurden Krankheitsverläufe von 550 Patienten (400 Frauen, 150 Männer, mittleres Alter: 48,2 Jahre) analysiert, die zwischen 1980 und 1990 an der eigenen Klinik mit J-131 behandelt worden waren. 55,8% der Patienten hatten papilläre, 38,1% follikuläre, 4,0% anaplastische und 1,1% medulläre Karzinome. Der mittlere Beobachtungszeitraum betrug 55,9 Monate. Bei 88 Patienten (16%) trat ein Rezidiv auf (Tab. 2). Für durch die o. g. Parameter definierten Untergruppen des Gesamtkollektivs wurden mit der Methode nach Kaplan-Meier die rezidivfreien Überlebenszeiten berechnet und mittels Cox-Mantel-Test auf statistische Signifikanz geprüft (Tab. 3).

Männer zeigten signifikant kürzere rezidivfreie Überlebenszeiten als Frauen. Eine schlechtere Prognose bei älteren Patienten (über 45 Jahre) ergab sich lediglich bei Männern, nicht jedoch bei Frauen. Anaplastische Karzinome zeigten erwartungsgemäß eine wesentlich schlechtere Prognose als differenzierte Tumoren, während sich zwischen papillärem und follikulärem Typ kein signifikanter Unterschied zeigte. Karzinome mit extrathyreoidaler Ausbreitung hatten ein deutlich kürzeres rezidivfreies Intervall als auf die Schilddrüse beschränkte Tumoren, während überraschenderweise keine Differenz zwischen singulärem Karzinom und multifokaler intrathyreoidaler Tumormanifestation nachzuweisen war. Letzteres ist möglicherweise durch das „aggressive" Behandlungskonzept an dieser Klinik bedingt, nach dem praktisch bei allen Patienten mit Schilddrüsenkarzinom eine totale Thyreoidektomie und

Tabelle 1

Zeitraum	1956–1980	1980–1990
Patientenzahl	254	550
Histologie		
papilläres Ca.	108 (42,5%)	307 (55,8%)
follikuläres Ca.	102 (40,2%)	210 (38,1%)
anaplastisches Ca.	39 (15,4%)	22 (4,0%)
andere Tumoren	5 (2,0%)	11 (2,0%)
Rezidive	68 (26,8%)	88 (16,0%)

Tabelle 2 Ort, Anzahl und Zeitpunkt des Auftretens von Rezidiven

	follikuläre Ca.				papilläre Ca.				anaplastische Ca.				
	27 Patienten				48 Patienten				11 Patienten				
	n	min	max	x	n	min	max	x	n	min	max	x	Σ
lokal	7	10	99	39	12	4	140	49	6	1	49	17	25
Lymph-K.	7	3	51	14	32	1	190	27	2	1	19		41
Lunge	13	7	117	42	6	3	205	81	6	1	34	10	25
Knochen	9	2	164	51	8	2	116	47	2	7	33		19
andere	2				4				2				8
Σ	38				62				18				118

n Anzahl der Rezidive
min/max frühester/spätester Zeitpunkt des Auftretens (in Monaten)
x mittleres Zeitintervall bis zum Auftreten des Rezidives einer bestimmten Lokalisation (in Monaten)

Tabelle 3 Cox-Mantel-Test auf Gleichheit der rezidivfreien Überlebenszeiten

Parameter	p-Wert
Geschlecht	0,0089
intra-/extrathyreoidale Tumorausbreitung	0,0001
singulär/multifokal intrathyreoidal	0,7435
follikuläre/papilläre Karzinome	0,1227
differenzierte/anaplastische Karzinome	0,0001
Alter (> 45 Jahre/ < 45 Jahre)	0,0591
Alter (männliche Patienten)	0,0122
Alter (weibliche Patienten)	0,4714

anschließende Radiojodbehandlung angestrebt wird. Dieses Prozedere führt bei Patienten mit multipler intrathyreoidaler Tumorausbreitung (dies war bei 61 Patienten [11,1%] der Fall) zu einer deutlichen Verbesserung der Prognose im Vergleich zu mehr „konservativen" Schemata, nach denen bei kleinen papillären Karzinomen oftmals nur eine Hemithyreoidektomie durchgeführt wird, die weitere Tumorherde im kontralateralen Lappen nicht erfaßt.

Diskussion

Börner:
Unsere Pathologen haben ähnliche Vergleiche der Klassifikation durchgeführt. Ich glaube, daß der Effekt, den Sie nachweisen konnten, daß die papillären Karzinome zugenommen und die follikulären relativ abgenommen haben, allein durch die Klassifikation und nicht durch die Veränderung in der Jodversorgung bedingt ist.

Grünwald:
Das mag sein, ich muß noch hinzufügen, daß wir uns auf die histologischen Befunde bei der Erstdiagnose verlassen haben. Die Diagnosen stammten aus verschiedenen und peripheren Krankenhäusern, da gibt es sicherlich auch Differenzen.

Herrmann:
Ich muß gestehen, daß ich Ihre Aufschlüsselung gar nicht verstanden habe. Was meinten Sie mit intra- und extrathyreoidalen Tumoren? Sie hatten uns eigentlich versprochen, über TNM-Stadien zu sprechen. Das sind doch die extrathyreoidalen Tumoren, die müßten dann doch pT4 gewesen sein, wenn ich das richtig sehe. In der anderen großen intrathyreoidalen Gruppe haben Sie alles von pT1, pT2, pT3. Ich betrachte das als Binsenwahrheit. Wenn Sie über die großen beiden intrathyreoidalen Gruppen, in denen 1, 2, 3 enthalten sind, und die extrathyreoidalen, d. h. die Schilddrüsenkapsel überschreitenden Tumoren, eine Statistik machen, daß Sie dann einen Unterschied bekommen, das sehe ich ein.

Grünwald:
Es gibt mehrere Binsenweisheiten, wie Sie das nennen, in dem Vortrag zum Beispiel die relative Zunahme der papillären Karzinome. Worauf es mir ankam, war zu zeigen, daß es zwischen dem singulären Karzinom und der intrathyreoidalen multifokalen Tumorausbreitung eben keine Signifikanz gab. Das ist der Unterschied zu anderen Studien. Die drei anderen Caplan-Meier-Kurven habe ich nur gezeigt, um die schon bekannten Signifikanzen zu verdeutlichen.

Das pT4-Stadium beim papillären Schilddrüsenkarzinom: eine eigene Prognoseentität?

O. Gimm, G. F. W. Scheumann, G. Wegener, H. Dralle

Einleitung

Das papilläre Schilddrüsenkarzinom ist mit 35–80% (3,21) eines der häufigsten von den Thyreozyten ausgehenden differenzierten Schilddrüsenkarzinome, welches sich im allgemeinen durch eine gute Prognose auszeichnet [27]. Trotzdem gibt es individuell sehr heterogene Verläufe [16], so daß in zahlreichen Studien nach Risikofaktoren gesucht wurde, die das Überleben und die Rezidivhäufigkeit beim papillären Schilddrüsenkarzinom beeinflussen [9, 12, 20]. Hierbei wurde neben Alter, Geschlecht, Lymphknoten- und Fernmetastasen auch immer wieder die Bedeutung des Ausmaßes des Primärtumors, dabei insbesondere die extrathyroidale Tumorausbreitung (pT4-Tumor), diskutiert. Bei der Untersuchung des eigenen Patientenguts ergaben sich für die Gruppe der Patienten mit pT4-Tumoren spezifische Charakteristika, die in dieser Arbeit eingehend analysiert werden sollen.

Patienten und Methoden

Von 1972–1992 wurden in unserer Klinik von insgesamt 748 Patienten mit Schilddrüsenkarzinom 342 Patienten mit einem papillären Schilddrüsenkarzinom (PTC) operiert. In Zusammenarbeit mit unserem klinischen Krebsregister wurden die Befunddaten gesammelt, gespeichert, laufend aktualisiert und statistisch ausgewertet. Das verwendete System heißt HIT (Hannoveraner Informationssystem für Tumordaten), welches unter DSM-11 (Digital Standard MUMPS) Database Management and Operating System entwickelt wurde (MUMPS ist die Abkürzung für Massachusetts General Hospital Utility Multiprogramming System, welches ursprünglich in den Laboratorien für Computerwissenschaften am Massachusetts General Hospital entwickelt wurde). Für die statistische Auswertung wurden Häufigkeitstabellen und Kreuztabellen als deskriptive Darstellungsmethode verwendet. Der Student-t-Test wurde angewandt, um Unterschiede zwischen zwei Gruppen zu testen. Die Analyse von Kontingenztafeln wurde mittels Chi-Quadrat-Test durchgeführt. Überlebens- und Rezidivkurven wurden ermittelt mittels der Product-Limit-Estimate-Methode, wie sie von Kaplan und Meier entwickelt wurde.

Der Vergleich der diagnostischen und therapeutischen Gruppen wurde paarweise mit Hilfe des Log-Rank-Test durchgeführt. Die Analyse von Risikofaktoren fand unter Verwendung des Cox-Proportional-Hazard-Regression-Models statt, ein Bestandteil der BMDP-Statistical-Software. Mittels schrittweiser Berechnung von Regressionskoeffizienten mit dem Maximum-Partial-Likelihood-Ratio-Test wurden die übrigen Ergebnisse errechnet [6, 7, 17, 18]. Der postoperative Status aller Schilddrüsenkarzinompatienten wurde kontinuierlich durch regelmäßige Kontrollen erhoben.

Die durchschnittliche Beobachtungszeit betrug 11,3 Jahre (Range: 1,0 – 23,0 Jahre). Die histologische Klassifikation des papillären Schilddrüsenkarzinoms erfolgte nach den Empfehlungen der WHO von 1988 [13], die des Tumorstadiums nach der TNM-Klassifikation für maligne Tumoren der UICC von 1987 [14].

Ergebnisse

Das Durchschnittsalter bei der Diagnosestellung der 257 weiblichen und 85 männlichen Patienten (Frauen: Männer = 3,02 : 1) betrug 47,7 Jahre (Range 12,8 bis 83,5). Frauen waren mit 48,5 Jahren älter als Männer mit 45,2 Jahren (nicht signifikant). Die weiblichen Patienten wiesen einen relativen Häufigkeitsgipfel innerhalb der Altersgruppe von 50 – 59 Jahren auf. Die männlichen Patienten zeigten zwei Gipfel innerhalb der Altersgruppen von 30 – 39 bzw. von 60 – 69 Jahren.

Ein pT1-Stadium hatten 42 Patienten, 163 Patienten ein pT2-, 44 ein pT3- und 93 ein pT4-Stadium. Der Unterschied der Tumorstadienverteilung zwischen Männern (pT1 – 4, n = 6/46/9/25) und Frauen (pT1 – 4, n = 36/117/35/68) war nicht signifikant. Bei der Analyse der Altersstruktur mit Rücksicht auf das Tumorstadium waren Patienten mit intrathyroidalen Tumoren (pT1 – 3-Stadien) mit durchschnittlich 46,1 Jahren signifikant jünger als Patienten mit pT4-Tumoren (51,6 Jahre, $p < 0,001$).

Bei der Karzinomerstoperation hatten 160 Patienten (46,8% von 342) Lymphknotenmetastasen. Bei 9 Patienten (2,6%) war das N-Stadium nicht zu ermitteln. Der Anteil der Männer (n = 45, 52,9%) mit pN1-Stadium unterschied sich nicht signifikant vom Anteil der Frauen (n = 115, 44,7%) mit pN1-Stadium. Die Patienten mit einem Alter von bis zu 45 Jahren hatten mit 55,1% (81 von 147) signifikant häufiger Lymphknotenmetastasen als Patienten über 45 Jahren (40,5%, 79 von 195, $p < 0,005$). Besonders der Anteil der Männer unter 45 Jahren mit pN1-Stadium war mit 68,2% deutlich überrepräsentiert.

Die Patienten mit höherem pT-Stadium hatten anteilmäßig häufiger ein pN1-Stadium als die Patienten mit niedrigerem pT-Stadium (Abb. 1). Dieser Unterschied war signifikant bei einem Vergleich zwischen den Stadien pT4 und pT1 – 3 ($p < 0{,}001$, Tab. 1). Auch der Anteil neu entstandener Lymphknotenmetastasen war für die Patienten mit pT4-Tumoren mit 34,4% signifikant höher als für die Patienten mit pT1 – 3-Tumoren (9,9%, $p < 0{,}005$, Tab. 2).

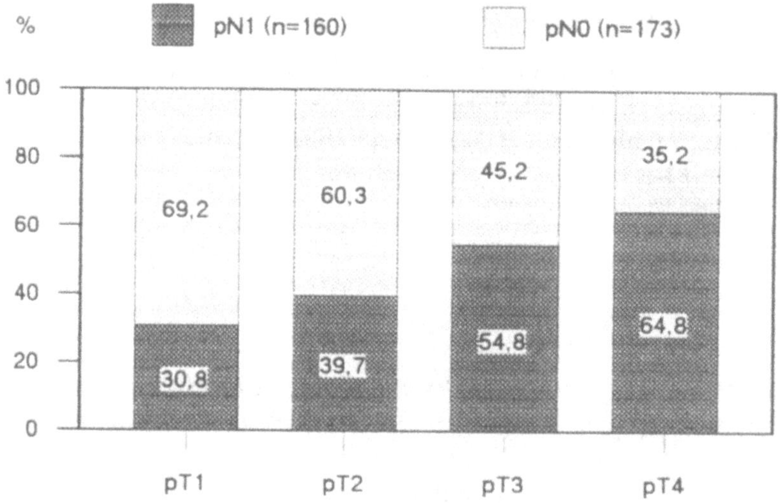

Abb. 1 Prozentuale Verteilung des pN-Stadiums in Abhängigkeit vom pT-Stadium.

Tabelle 1 Initiales pN-Stadium (Lymphknoten) und initiales M-Stadium (Fernmetastasen)

	pT1 – 3		pT4
pN0	141		32
		$p < 0{,}001$	
pN1	101		59
M0	231		81
		n. s.	
M1	10		8

23 Patienten wurden bei der Karzinomerstoperation in unserer Klinik total thyroidektomiert und systematisch, kompartmentorientiert lymphadenektomiert. (Die Technik der systematischen, kompartmentorientierten Lymphadenektomie wurde bereits an anderer Stelle publiziert [8, 24].) Bei diesen Patienten analysierten wir den Tumordurchmesser und den Anteil der tumorbefallenen Lymphknoten sowie den Befall einzelner Kompartimente bezogen auf den Primärtumor. Dabei unterschieden wir zwischen fünf Gruppen:

Tabelle 2 Neu entstandene Lymphknoten- (pN1 neu) und Fernmetastasen (M1 neu)

	pT1–3		pT4
pN0	141		32
		p < 0,005	
pN1 neu	14		11
M0	231		81
		p < 0,005	
M1 neu	18		18

1. Lymphknotenmetastasen (LKM) im ipsilateralen zervikozentralen Kompartiment, 2. LKM im kontralateralen zervikozentralen Kompartiment, 3. LKM im ipsilateralen zervikolateralen Kompartiment, 4. LKM im kontralateralen zervikolateralen Kompartiment, 5. LKM im mediastinalen Kompartiment.

Es konnte eine Korrelation zwischen Tumordurchmesser und Anteil tumorbefallener Lymphknoten gefunden werden ($r = 0{,}571$, $p < 0{,}05$, Abb. 2). Patienten mit einem Tumor unter 3,0 cm hatten weniger als 25% befallene Lymphknoten, erst ab 3,0 cm wurden bis zu 100% befallene Lymphknoten gefunden. Es ließ sich jedoch keine Korrelation zwischen Primärtumordurch-

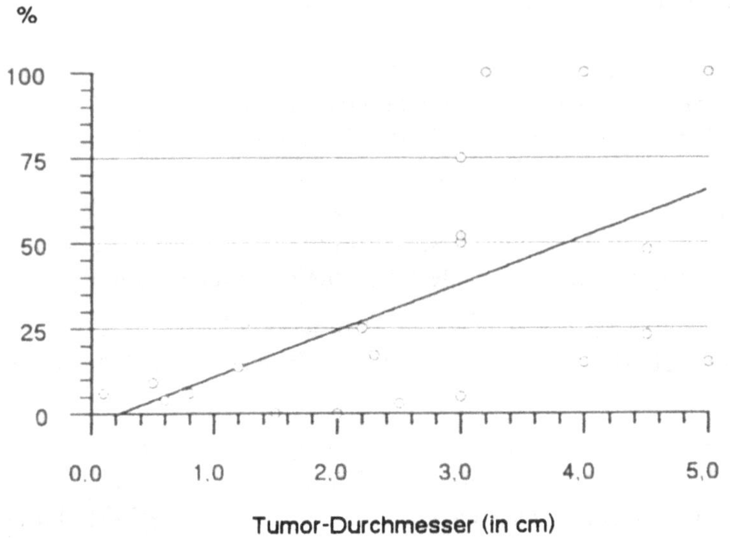

Abb. 2 Prozentualer Anteil der vom Tumor befallenen Lymphknoten in Abhängigkeit vom maximalen Tumordurchmesser ($n = 23$, $r = 0{,}571$, $p < 0{,}05$).

messer und Kompartmentbefall zeigen. Bei zwei Patienten mit pT4-Tumor lag eine Metastasierung nach kontralateral zervikolateral vor (Gruppe 4), eine solche Metastasierung nach kontralateral (Gruppen 2 u. 4) war für keinen Patienten mit pT1 – 3-Stadium nachzuweisen.

Drei männliche Patienten (3,5% aller Männer) und 15 weibliche Patienten (5,8% aller Frauen) hatten initial Fernmetastasen. Bei 12 Patienten (3,5% von 342) war das M-Stadium nicht zu ermitteln. Zwischen den Altersgruppen und den Gruppen Frauen und Männer fand sich kein signifikant häufigeres Vorhandensein eines M1-Stadiums gegenüber einem M0-Stadium.

Die Patienten mit pT4-Stadien hatten initial mit 9,8% häufiger (nicht signifikant) ein M1-Stadium als die Patienten mit pT1 – 3-Stadien (4,3%, Tab. 1). Der Anteil neu entstandener Fernmetastasen nach Karzinomerstoperation war für die Patienten mit pT4-Stadien mit 22,2% signifikant höher als bei den Patienten mit pT1 – 3-Stadien (7,8%, $p < 0{,}005$, Tab. 2).

46 Patienten (13,5% von 342) verstarben am Tumor. Einer der verstorbenen Patienten hatte ein pT1-Stadium (2,4% aller pT1-Tumoren), 15 (9,2%) Patienten hatten ein pT2-, 7 (15,9%) ein pT3- und 23 (24,7%) ein pT4-Stadium. Von allen verstorbenen Patienten ($n = 46$) hatten initial 29 (63,0%) ein pN1-Stadium. Bei 13 der verstorbenen Patienten mit initialem pN0-Stadium wurden im Rahmen der Follow-up-Kontrollen neu aufgetretene Lymphknotenmetastasen nachgewiesen. Das heißt, 91,3% aller Verstorbenen hatten bis zum Zeitpunkt des Todes Lymphknotenmetastasen. 9 verstorbene Patienten (19,6%) hatten initial ein M1-Stadium. Bis zum Tode traten bei 27 Patienten mit initialem M0-Stadium Fernmetastasen neu auf. Das heißt, 76,1% aller Verstorbenen hatten zum Zeitpunkt des Todes Fernmetastasen. Die durchschnittliche Überlebenszeit der verstorbenen Patienten betrug 7,1 Jahre (Range: 0,5 – 19,0 Jahre). Drei Patienten mit pT4-Stadien verstarben innerhalb von zwei Monaten nach Karzinomerstoperation als Konsequenz eines lokal fortgeschrittenen Tumors. Ein Patient verstarb als Folge einer beidseitigen Tumorokklusion der Aa. carotideae communes, die beiden anderen Patienten wegen einer Arrosionblutung des Truncus brachiocephalicus.

Bezogen auf das Geschlecht war weder für Männer noch für Frauen eine signifikant niedrigere Überlebensrate oder eine signifikant höhere Rezidivrate nachzuweisen.

Die kumulativen Überlebens- und Rezidivfreiheitskurven für das pT-Stadium (Abb. 3) zeigen für Patienten mit höherem pT-Stadium eine geringere Überlebens- und höhere Rezidivrate als für Patienten mit niedrigerem pT-Stadium. Dieser Einfluß des pT-Stadiums war bei einem direkten Vergleich der pT-Stadien nur in Relation zum pT4-Stadium signifikant (Überleben: T4 : T1,

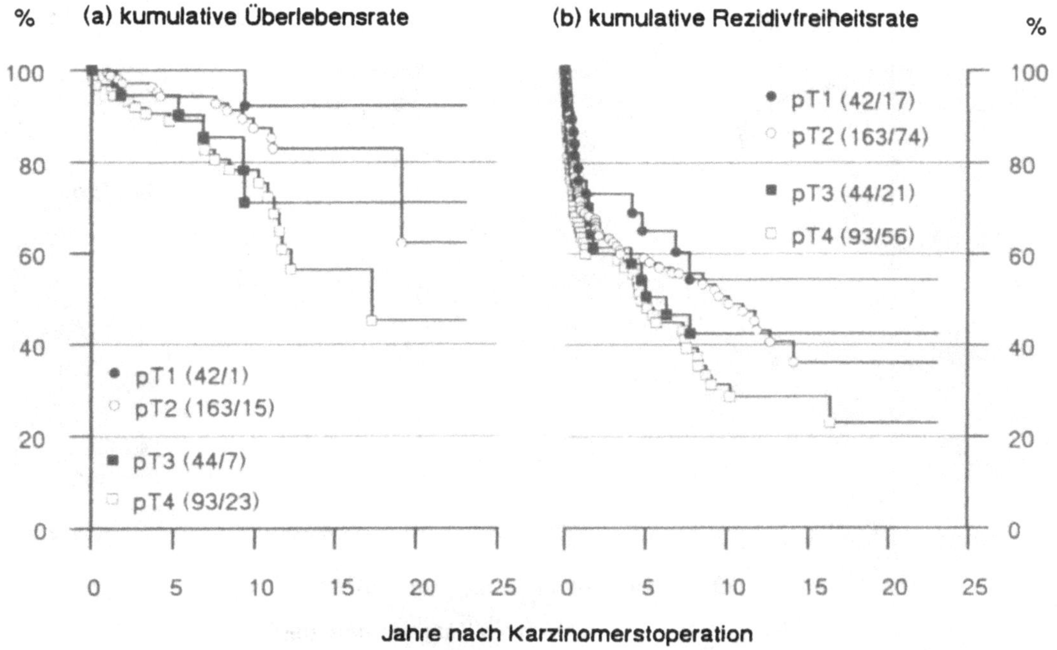

Abb. 3 Kumulative Überlebens- (a) und Rezidivfreiheitsrate (b) in Abhängigkeit vom pT-Stadium.

Tabelle 3 Faktoren, die das Überleben beeinflussen, ausgedrückt durch das relative Risiko „Tod am Tumor", ermittelt nach dem Model von Cox bei 342 Patienten mit PTC

Risikofaktor	relative risk score	p-Value
M-Stadium (M1 vs. M0)	12,8	$p < 0{,}0005$
pT-Stadium (pT4 vs. pT1–3)	9,4	$p < 0{,}0005$
pN-Stadium (pN1 vs. pN0)	8,4	$p < 0{,}001$
Alter (> 45 Jahre vs. < 45 Jahre)	7,0	$p < 0{,}001$

$p < 0{,}005$; T4 : T2, $p < 0{,}005$; Rezidive: T4 : T1, $p < 0{,}05$; T4 : T2, $p < 0{,}05$).

Die Faktoren Alter, pN- und M-Stadium waren für die Gesamtgruppe bei uni- und multivariater Analyse (Tab. 3) von prognostischer Bedeutung bezüglich des Überlebens und der Rezidive. Auf Grund der oben gezeigten Bedeutung der extrathyreoidalen Tumorinvasion des pT4-Tumors auf Überleben und Rezidive wurden diese Patienten (n = 93) getrennt von denen mit pT1–3-Stadien (n = 249) analysiert.

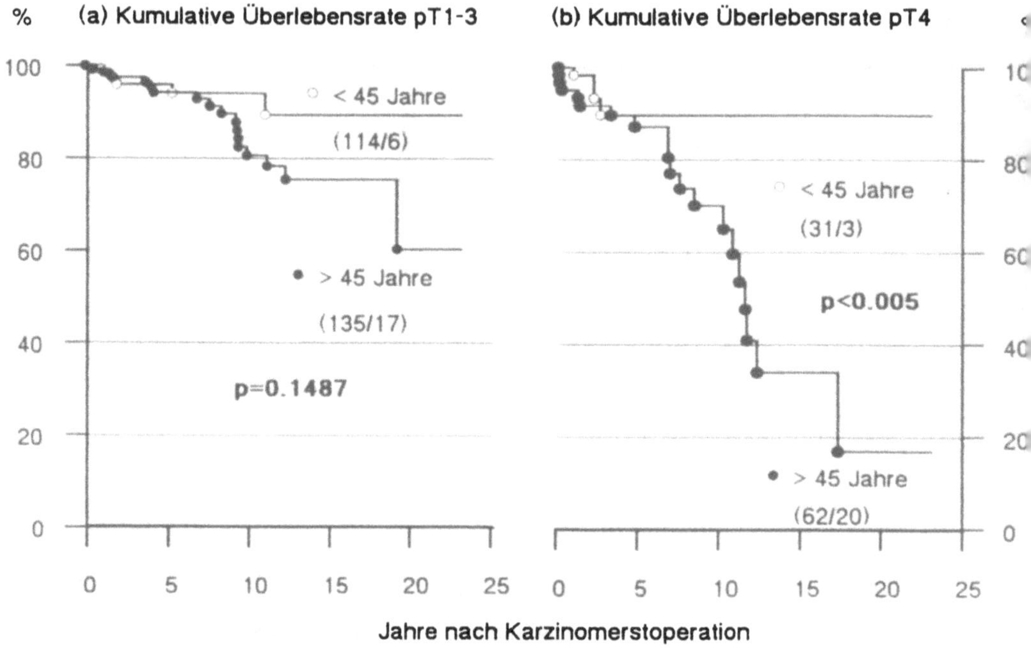

Abb. 4 Kumulative Überlebensraten für die Stadien pT1–3 (a) und pT4 (b) in Abhängigkeit vom Alter.

Patienten mit einem Alter über 45 Jahren hatten zum Zeitpunkt der Karzinomerstoperation nur in der Gruppe der pT4-Tumoren eine signifikant geringere Überlebensrate als Patienten unter 45 Jahren ($p < 0{,}005$, Abb. 4). Innerhalb der Gruppe der pT1–3-Tumoren hatte keine Altersgruppe eine signifikant niedrigere Überlebensrate. Hinsichtlich der Rezidivrate hatten weder Patienten mit pT4-Tumoren noch Patienten mit pT1–3-Tumoren im Vergleich der Altersgruppen eine signifikant höhere Rezidivrate (Abb. 5).

Das pN1-Stadium zeigte einen signifikanten Einfluß bezüglich des Überlebens und der Rezidive gegenüber dem pN0-Stadium. Trotz des hohen Anteils an Patienten mit pN1-Stadium in der Gruppe der pT4-Tumoren (64,8%, Abb. 1) konnte ein signifikanter Einfluß des pN1-Stadiums hinsichtlich des Überlebens und der Rezidive in dieser Gruppe nicht nachgewiesen werden (Abb. 6 u. 7). In der pT1–3-Gruppe (Abb. 6 u. 7) dagegen hatten Patienten mit pN1-Stadium eine signifikant geringere Überlebens- und höhere Rezidivrate als Patienten mit pN0-Stadium ($p = 0{,}001$ bzw. $p < 0{,}00001$).

Für die Gesamtgruppe zeigte das M1-Stadium einen signifikanten Einfluß auf Überleben und Rezidive im Vergleich zum M0-Stadium. Bei getrennter Betrachtung der pT-Stadien war der Einfluß auf Überleben ($p < 0{,}0001$,

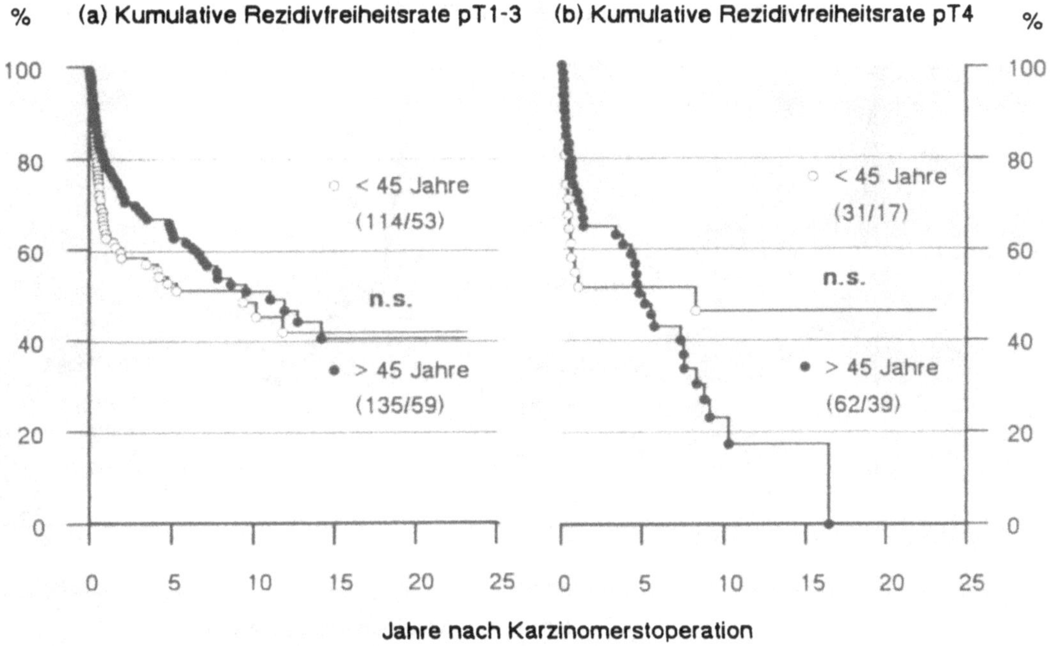

Abb. 5 Kumulative Rezidivfreiheitsraten für die Stadien pT1 – 3 (a) und pT4 (b) in Abhängigkeit vom Alter.

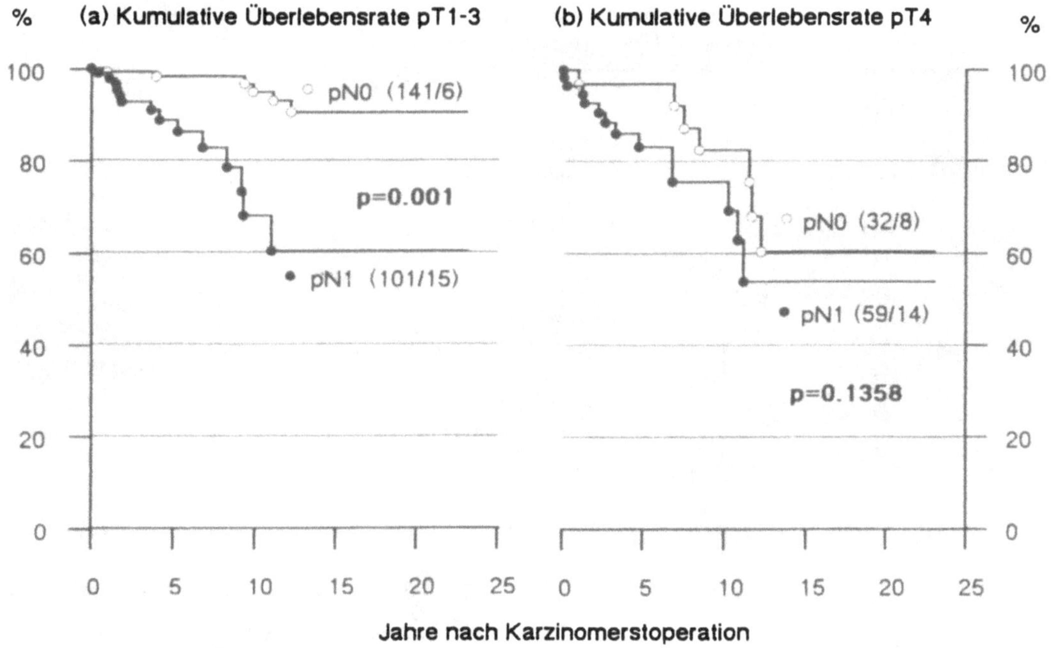

Abb. 6 Kumulative Überlebensraten für die Stadien pT1 – 3 (a) und pT4 (b) in Abhängigkeit vom pN-Stadium.

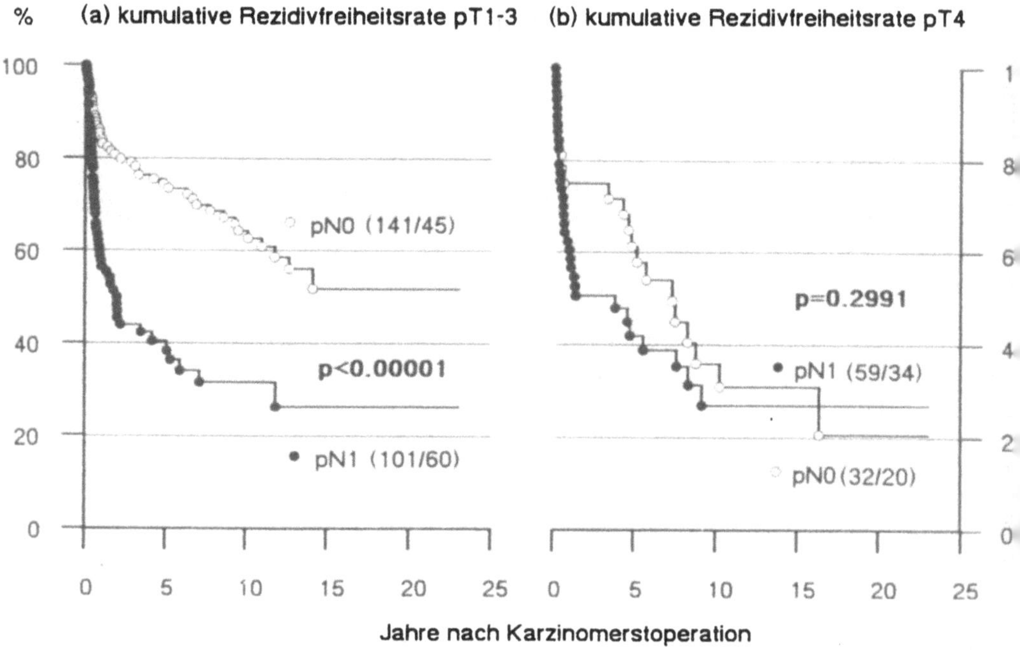

Abb. 7 Kumulative Rezidivfreiheitsraten für die Stadien pT1 – 3 (a) und pT4 (b) in Abhängigkeit vom pN-Stadium.

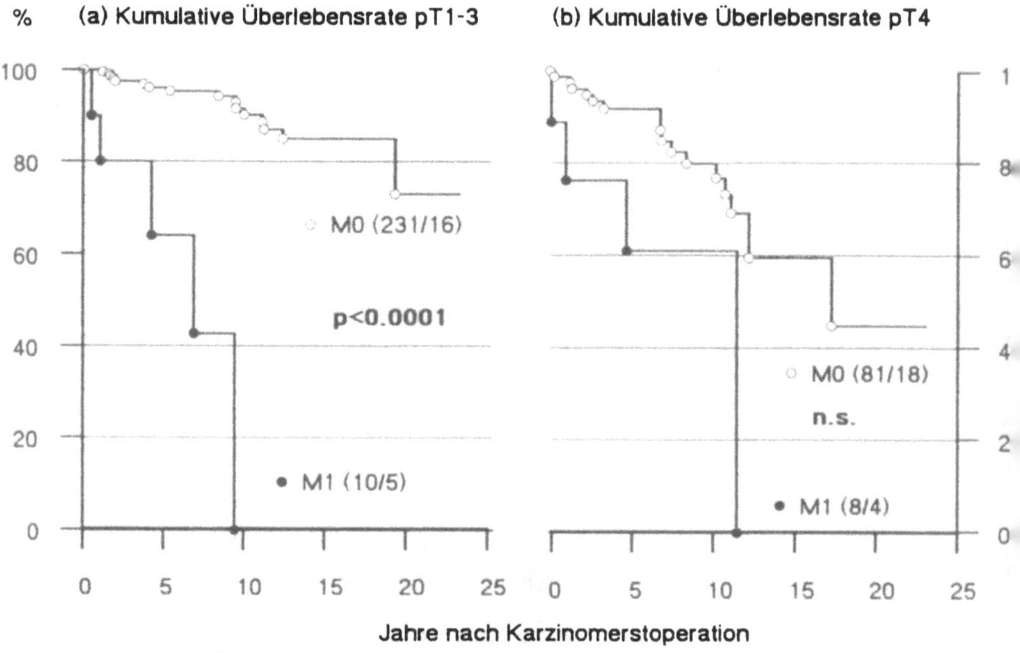

Abb. 8 Kumulative Überlebensraten für die Stadien pT1 – 3 (a) und pT4 (b) in Abhängigkeit vom M-Stadium.

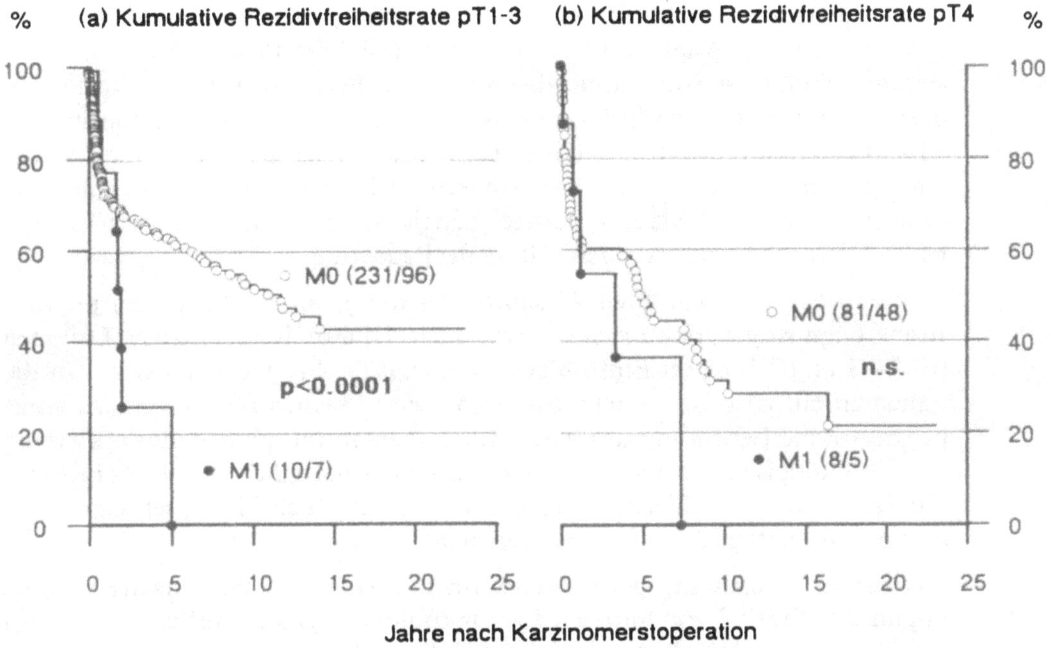

Abb. 9 Kumulative Rezidivfreiheitsraten für die Stadien pT1 – 3 (a) und pT4 (b) in Abhängigkeit vom M-Stadium.

Abb. 8) und Rezidive ($p < 0{,}0001$, Abb. 9) nur für die pT1 – 3-Stadien und nicht für das pT4-Stadium nachweisbar.

Die multivariate Analyse nach dem Model von Cox [6] ergab für Fernmetastasen den höchsten Risikofaktor für ein Versterben am Tumor. An zweiter Stelle stand das pT4-Stadium, gefolgt von Lymphknotenmetastasen und einem Alter über 45 Jahren (Tab. 3). Die bereits durch univariate Analyse ermittelten prognostisch relevanten Faktoren konnten somit durch diese multivariate Analyse in ihrer prognostischen Bedeutung auf das Überleben bestätigt werden.

Diskussion

Die prognostischen Faktoren für das Überleben und die Rezidivrate beim papillären Schilddrüsenkarzinom werden auch heute noch kontrovers diskutiert [2, 5, 10, 11, 21, 23, 25]. Eines der ersten Prognosemodelle war das der EORTC [3], dessen Faktoren Alter, lokal fortgeschrittener Tumor und Fernmetastasen von anderen Autoren als prognostisch relevant bestätigt wurden [11, 19, 26]. Durch den AGES-Score [9, 12], den AMES-Score [4] und das

„New age-related TNM Classification System" [20] wurde ebenfalls neben dem Einfluß von Alter und Fernmetastasen auf die Prognose der differenzierten Schilddrüsenkarzinome die besondere Bedeutung eines extrathyroidalen Tumorwachstums (pT4-Tumor) bestätigt. Ein signifikanter Einfluß des pT4-Stadiums bezüglich des Überlebens und der Rezidive war auch in der vorliegenden Studie nachweisbar. Weitere Risikofaktoren wie Alter über 45 Jahre, pN1- und M1-Stadium hatten jedoch im Vergleich zwischen pT4- und pT1 – 3-Tumoren eine deutlich differente Bedeutung.

Während ein Alter von über 45 Jahren für die gesamte Gruppe ein prognostisch ungünstiger Faktor war, war nach Unterteilung in zwei Gruppen (pT1 – 3 vs. pT4) dieser Einfluß des Alters auf die Prognose nur noch für die Patienten mit pT4-Tumor nachzuweisen. Die Ursachen für die eigenständige prognostische Bedeutung des Alters für Patienten mit pT4-Stadium könnten sowohl biologische Unterschiede der Patienten bezüglich der Tumorabwehr (älterer Patient = schlechtere Tumorabwehr) als auch biologisch eigenständige Eigenschaften der pT4-Tumoren sein.

Der für die Gesamtgruppe und auch für die pT1 – 3-Gruppe nachgewiesene ungünstige Einfluß von initialen Lymphknotenmetastasen auf das Überleben und die Rezidivhäufigkeit zeigte sich für die pT4-Gruppe nicht, obwohl diese initial mehr Lymphknotenmetastasen hatten als Patienten mit pT1 – 3-Tumor. Dieser Unterschied der prognostischen Relevanz von Lymphknotenmetastasen für extra- und intrathyroidale Tumoren erscheint daher als weiterer Hinweis auf einen weitgehend selbständigen biologischen Verlauf der pT4-Tumoren. Dem entsprechen Untersuchungen von Simpson [25], die auch einen signifikanten Einfluß von Lymphknotenmetastasen auf das Überleben innerhalb der intrathyroidalen Tumoren, nicht jedoch für die extrathyroidalen Tumoren nachweisen konnten. Diesen Angaben entgegen stehen allerdings Ergebnisse von Hay [11], der sowohl für die intra- als auch für die extrathyroidalen Tumoren keinen signifikanten Einfluß des pN1-Stadiums gegenüber dem pN0-Stadium auf das Überleben fand. Inwieweit diese differenten Resultate auf heterogene Patientengüter oder auf unterschiedliche Analyseverfahren zurückzuführen sind, konnte an Hand der Literatur nicht ermittelt werden.

Patienten mit initialen Fernmetastasen hatten eine geringere Überlebensrate in der Gesamtgruppe und in der Gruppe der Patienten mit pT1 – 3-Stadium als Patienten ohne Fernmetastasen. Auch dieser Einfluß von Fernmetastasen auf die Überlebensrate war für die Gruppe der Patienten mit pT4-Tumoren nicht nachzuweisen und deutet erneut auf einen unabhängigen Tumor hin. McConahey [22] ermittelte eine erhöhte Sterberate für Patienten, die jemals im Verlauf Fernmetastasen entwickelten, und dies sowohl bei intra- als auch bei extrathyroidaler Tumorausbildung. Für Patienten mit extrathyroidaler

Tumorausbildung war der Einfluß der Fernmetastasen auf die Sterberate jedoch signifkant höher als bei Patienten mit intrathyroidaler Tumorausbreitung. Der Grund für diese unterschiedliche Bewertung der Bedeutung von Fernmetastasen auf das Überleben für Patienten mit pT4-Tumor dürfte darin liegen, daß wir nur die zum Zeitpunkt der Karzinomerstoperation vorliegenden Fernmetastasen werten, McConahey hingegen das Auftreten von Fernmetastasen im gesamten Patienten-Follow-up betrachtet. Auch für unsere Patienten mit pT4-Tumor konnte ein signifikant schlechteres Überleben für die Patienten ermittelt werden, bei denen jemals im Verlauf Fernmetastasen auftraten, als für die Patienten, die immer frei von Fernmetastasen blieben. Die Bewertung von Fernmetastasen zum Zeitpunkt der Karzinomerstoperation ermöglicht allerdings im Gegensatz zu McConaheys Betrachtungsweise eine individuelle und differente Prognosebeurteilung und sollte daher vorgezogen werden.

Postoperativ entstanden bei Patienten mit pT4-Tumor und initialem pN0-Stadium mehr neue Lymphknotenmetastasen als bei pT1 – 3-Patienten und initialem pN0-Stadium. Ebenso traten im Laufe der Zeit innerhalb der pT4-Gruppe mehr neu entstandene Fernmetastasen auf als in der pT1 – 3-Gruppe und initialem M0-Stadium. Diese Ergebnisse werden auch von anderen Autoren berichtet. Nach Hay [11] hatten Patienten mit extrathyroidalem Tumor nach 20 Jahren in über 20% Fernmetastasen bekommen, hingegen weniger als 3% von den Patienten mit intrathyroidalem Tumor. Diese Prädisposition der Patienten mit pT4-Tumor zur Bildung von neuen Lymphknoten- bzw. Fernmetastasen könnte auf spezifisch biologische Eigenschaften des pT4-Tumors zurückzuführen sein. In diesem Zusammenhang konnten die Ergebnisse von Hoang [15] und Brabant [1] zeigen, daß ein Verlust des Proteins E-cadherin, welches ein spezifisches kalziumabhängiges Zelladhäsionsmolekül ist, möglicherweise eine Rolle bei der lokalen Invasion und Metastasierung bei Patienten mit papillärem Schilddrüsenkarzinom mit pT4-Stadium dieses Adhäsionsmolekül deutlich seltener exprimieren als Patienten mit pT1 – 3-Stadium.

Schlußfolgernd konnte für pT4-Tumoren unter Berücksichtigung der diskutierten Ergebnisse eine eigenständige, unabhängige prognostische Relevanz nachgewiesen werden. Allgemein prognosebestimmende Faktoren wie Lymphknoten- und Fernmetastasen wirken sich auf Patienten mit pT4-Tumor nicht aus. Hier scheint der lokalen Invasion eine größere Rolle zuzukommen.

Ob es sich bei dem pT4-Tumor um einen fortgeschritteneren Tumor handelt, zu dem sich prinzipiell jeder intrathyroidale Tumor entwickeln kann, oder ob es sich um eine primär eigenständige biologische Tumorentität mit spezifischem onkologischem Verhalten handelt, kann zum gegenwärtigen Zeitpunkt nur vermutet werden.

Als klinisch-therapeutische Konsequenz muß für Patienten mit pT4-Tumor daher eine radikale chirurgische Tumorresektion gefordert werden, da der lokalen Invasion offensichtlich eine entscheidende prognostische Bedeutung zukommt.

Literatur

[1] Brabant, G., C. Hoang Vu, Y. Cetin et al.: A differentiation marker in thyroid malignancies. Cancer Res. 1993 (In Press).

[2] Brooks, J. R., H. F. Starnes, D. C. Brooks et al.: Surgical therapy for thyroid carcinoma: a review of 1249 solitary thyroid nodules. Surgery *104* (1988) 940–946.

[3] Byar, D. P., S. B. Green, P. Dor et al.: A prognostic index for thyroid carcinoma. A study of the E. O. R. T. C. thyroid cancer cooperative group. Europ. J. Cancer *15* (1979) 1033–1041.

[4] Cady, B., R. Rossi: An expanded view of risk-group definition in differentiated thyroid carcinoma. Surgery *104* (1988) 947–953.

[5] Cady, B., C. E. Sedgwick, W. A. Meissner et al.: Changing clinical, pathologic, therapeutic and survival patterns in differentiated thyroid carcinoma. Ann. Surg. *184* (1976) 541–553.

[6] Cox, D. R., D. Oakes: Analysis of survival time data. Chapmann and Hall, London 1984.

[7] Dixon, W. J.: BMDP Statistical software manual, Vol. 2. University of California Press, Berkeley 1990.

[8] Dralle, H., I. Damm, G. F. Scheumann et al.: Compartment-oriented microdissection of regional lymph nodes in medullary thyroid carcinoma. Jpn. J. Surg. 1993 (In Press).

[9] Grant, C. S., I. D. Hay, I. R. Gough et al.: Local recurrence in papillary thyroid carcinoma: Is extent of surgical resection important? Surgery *104* (1988) 954–962.

[10] Harwood, J., O. H. Clark, J. E. Dunphy: Significance of lymph node metastases in differentiated thyroid cancer. Am. J. Surg. *136* (1978) 107–110.

[11] Hay, I. D.: Papillary thyroid carcinoma. Endocrinol. Metab. Clin. North Am. *19* (1990) 545–576.

[12] Hay, I. D., C. S. Grant, W. F. Taylor: Ipsilateral lobectomy versus bilateral lobar resection in papillary thyroid carcinoma: a retrospective analysis of surgical outcome using a novel prognostic scoring system. Surgery *102* (1987) 1088–1095.

[13] Hedinger, C., E. D. Williams, L. H. Sobin: Histological typing of thyroid tumors, 2nd edition. World Health Organisation, Springer Verlag, Geneva 1988.

[14] Hermanek, P., L. H. Sobin: TNM Classification of malignant tumors, 4th edition. Springer Verlag, Berlin–Heidelberg–New York–London–Paris–Tokyo 1987.

[15] Hoang Vu, C., Y. Cetin, G. F. Scheumann et al.: Expression of the cellular adhesion molecule, E-cadherin, in normal human thyrocytes and in differentiated and undifferentiated thyroid carcinomas. Exp. Clin. Endocrinol. 1993 (In Press).

[16] Hoffmann, E.: Carcinoma of the thyroid: review of 304 cases. South Med. J. *80* (1987) 741–752.

[17] Kalbfleisch, J. D., R. L. Prentice: The statistical analyses of survival time data. Wiley, New York 1980.

[18] Kaplan, E. L., P. Meier: Nonparametric estimation from incomplete observations. J. Am. Statist. Assoc. *53* (1958) 457–481.

[19] Kerr, D. J., A. D. Burt, P. Boyle et al.: Prognostic factors in thyroid tumours. Br. J. Cancer *54* (1986) 475–482.

[20] Kukkonen, S. T., R. K. Haapiainen, K. O. Franssila et al.: the new, age-related TNM classification system in a retrospective analysis of 199 patients. World J. Surg. *14* (1990) 837–842.

[21] Mazzaferri, E. L., R. L. Young: Papillary thyroid carcinoma: a 10 year follow-up report of the impact of therapy in 576 patients. Am. J. Med. *70* (1981) 511–518.

[22] McConahey, W. M., I. D. Hay, L. B. Woolner et al.: Papillary thyroid cancer treated at the Mayo Clinic, 1946 through 1970: Initial manifestations, pathologic findings, therapy, and outcome. Mayo Clin. Proc. *61* (1986) 978–996.

[23] Noguchi, S., A. Noguchi, N. Murakami: Papillary carcinoma of the thyroid: II. Value of prophylactic lymph node excision. Cancer *26* (1970) 1061–1064.

[24] Scheumann, G. F., O. Gimm, G. Wegener et al.: Prognostic significance and surgical management of locoregional lymph node metastases in papillary thyroid cancer. World J. Surg. (submitted).

[25] Simpson, W. J., S. E. McKinney, J. S. Carruthers et al.: Papillary and follicular thyroid cancer: prognostic factors in 1578 patients. Am. J. Med. *83* (1987) 479–488.

[26] Tennval, J., A. Bioerklund, T. Moeller et al.: Is the EORTC prognostic index of thyroid cancer valid in differentiated thyroid carcinoma? Cancer *57* (1986) 1405–1414.

[27] Tubiana, M., M. Schlumberger, P. Rougier et al.: Long-term results and prognostic factors in patients with differentiated thyroid carcinoma. Cancer *55* (1985) 794–804.

3 Empfehlungen für die Praxis

Neueste Fortschritte in der Schilddrüsendiagnostik: In-vitro-Tests – methodische und klinische Aspekte

Bericht über den internationalen Methoden-Workshop, Heidelberg, 3. Okt. 1993

H. Meinhold, W. Becker

Die Labordiagnostik von Schilddrüsenerkrankungen hat im Verlauf der letzten zwei Jahrzehnte mit Radioimmuno- und Radiorezeptorassays, mit immunometrischen Analysentechniken und der harten und fruchtbaren Kontroverse um das beste Prinzip zur Messung der freien Schilddrüsenhormone, mit der Bestimmung zahlreicher stimulierender, inhibierender, blockierender Autoantikörper und der zunehmenden Verbreitung nichtradioaktiver Signalsubstanzen eine enorme Leistungsfähigkeit erreicht. Trotz dieses beachtlich hohen Niveaus kommt es immer wieder zu weiteren Verbesserungen von Analysentechniken, Steigerungen der Empfindlichkeit, der Erschließung neuer diagnostischer Parameter und, daraus resultierend, zu Verbesserungen der differentialdiagnostischen Aussagekraft. Der dem Symposium „Schilddrüse 1993" vorangegangene internationale Workshop „Recent Advances in Thyroid Diagnostics: in vitro testing, methodological and clinical aspects" sollte diesen Tendenzen Ausdruck geben. Der Workshop hatte sich die Aufgabe gestellt, den gegenwärtigen Stand der Schilddrüsen-Labordiagnostik sichtbar zu machen und zu bewerten sowie künftige Trends in der Methodenentwicklung und ihrer klinischen Anwendung aufzuzeichnen. Hierzu weist das Programm der Veranstaltung 28 Vorträge aus, die von Experten aus dem In- und Ausland gehalten wurden. Gemeinsam mit etwa der gleichen Zahl zur Diskussion eingeladener Workshop-Teilnehmer kam es zu einem regen Informations- und Erfahrungsaustausch über die methodischen und klinischen Aspekte der modernen Schilddrüsen-in-vitro-Diagnostik. Die Ergebnisse des Workshops liegen inzwischen als Verhandlungsberichte in gedruckter Form vor (Suppl. 2 zu Exp. Clin. Endocrinol. *102*, 1994).

Vorträge des Workshops

Introduction, TSH

G. Hennemann (Rotterdam)
Thyroid function: to test or not to test ...

F. McCapra, K. Ramakrishnan (Brighton, San Juan Capistrano)
Theoretical and practical aspects of non-isotopic immunoassays

C. A. Spencer (Los Angeles)
Further developments in TSH technology

H. Meinhold, R. Altmann, U. Bogner, R. Finke, H. Schleusener (Berlin)
Evaluation of various immunometric TSH assays

C. A. Meier (Geneva)
Interpretation of thyroid function tests: A novel concept based on interindividual differences in the pituitary-thyroid axis

J. Trojan, L. Schaaf, W. März, G. Weis, M. Bergmann, T. Pohl, K. H. Usadel (Frankfurt/M.)
Isolation and characterization of different subfractions of human serum thyrotropin (hTSH)

L. Persani, C. Asteria, P. Beck-Peccoz (Milano)
Immunologic-biological dissociation in TSH assessment

G. Brabant, E. Dogu, H. Kausche, K. Prank, A. von zur Mühlen, J. A. Adriaanse, J. A. Romijn, W. Wiersinga (Hannover, Amsterdam)
Diagnostic interpretation of the results of modern TSH assays with regard to pulsatile TSH secretion

Iodine, Calcitonin, Thyroglobulin

O. Lorenz-Wawschinek, B. Tiran, O. Eber, W. Langsteger (Graz)
Measurement techniques for iodine in serum and urine

J. Rendl, W. Börner (Würzburg)
Clinical relevance of the measurement of iodine in serum and urine

F. Raue, A. Grauer (Heidelberg)
New developments of in vitro methods in the follow-up of patients with medullary thyroid carcinoma

C. Reiners, M. Lungwitz, A. te Poel, H. Schabram, K. Dutschka, H. H. Coenen (Essen)
Extraction method for the study of serum calcitonin in patients before and after radioiodine treatment

M. Hüfner, R. Schulz (Göttingen)
Characterization of specific Tg epitopes by monoclonal antibodies and their expression in different thyroid diseases

A. J. van Herle (Los Angeles)
Serum thyroglobulin in benign thyroid diseases and thyroid malignancies

U. Feldt-Rasmussen, C. Profilis, E. Colinet, M. Schlumberger, E. Black (Copenhagen, Brussels, Paris, Birmingham)
Purification and assessment of stability and homogeneity of human thyroglobulin reference material (CRM 457)

Thyroid status in critical illness and inherited thyroid diseases

E. L. Kaptein (Los Angeles)
Thyroid in vitro testing in non-thyroidal illness

J. C. Nelson, R. B. Wilcox (Linda Loma)
Protein-bound T4 dependence: The uncontrolled variable in free T4 assays

J. R. Stockigt, C.-F. Lim, J. W. Barlow, D. J. Topliss (Melbourne)
Drug-induced disturbances of in vitro thyroid testing

C.-F. Lim, G. Hennemann (Melbourne/Rotterdam)
Inhibitors of T4 cell uptake in critical illness

G. Hennemann, R. Doctor, M. de Jong, E. Krenning (Rotterdam)
Biological effects of the low T3 syndrome

U. Loos, M. Behr (Ulm)
Current methodological approaches in evaluation of thyroid hormone resistance

K. Chatterjee (Cambridge)
Generalized and pituitary thyroid hormone resistance

In vitro parameters in autoimmune thyroid diseases

W. Becker, R. Weckermann, A. Bergmann, F. Wolf (Erlangen)
Measurement of serum thyroid peroxidase (TPO) in radioiodine therapy of Graves' disease

R. Finke, U. Bogner, P. Kotulla, H. Schleusener (Berlin)
Anti-TPO antibody determinations using different methods

G. Kahaly, C. Hansen, C. Stover, K. Kuhlmann, J. Beyer, E. Otto (Mainz)
Glycosaminoglycans in patients with Graves' opthalmopathy

H. Schleusener, U. Feldt-Rasmussen, P. Carayon (Berlin, Copenhagen, Marseille)
Prognostic value of TSH receptor antibodies: Results of a meta-analysis

B. Y. Cho, K. H. Yi, J. H. Chung, Y. K. Shong, H. K. Lee, C. S. Koh (Seoul)
Clinical role of TSH receptor blocking antibodies in autoimmune thyroiditis

M. E. Ludgate (Brussels)
Recombinant human TSH receptor for determination of TSH receptor antibodies

---

Einführend stellte *G. Hennemann* (Rotterdam) in Anlehnung an Shakespeare's Hamlet die Frage nach Sinn und Zweckmäßigkeit von Schiddrüsenfunktionstesten (thyroid function: to test or not to test?). Die Berechtigung dieser Fragestellung wurde an Fallbeispielen diskutiert, bei denen die Diagnosen auf der Basis klinischer Kriterien bzw. von Labortesten zu gravierend unterschiedlichen Ergebnissen geführt hatten. G. Hennemann folgerte, daß besonders auch bei angenommener Euthyreose von Schilddrüsenpatienten die Durchführung von In-vitro-Testen medizinisch notwendig ist und sich in finanzieller Hinsicht langfristig kostensenkend auswirkt.

Nichtradioaktive Immunoassays

Die Beschäftigung des Workshops mit Innovationen in der Methodik von In-vitro-Testen wurde mit einem grundlegenden Referat über theoretische und praktische Aspekte nichtradioaktiver Immunoassays durch *F. McCapra* (Brighton, Großbritannien) eingeleitet. Die enorme Bedeutung des vor etwa 30 Jahren in die Routine eingeführten Radioimmunoassays für das Verständnis der Physiologie und Pathophysiologie endokriner Systeme, für die klinische Laboratoriumsdiagnostik und viele andere Gebiete der Biowissenschaften steht außer Frage. Trotz dieser Verdienste sieht F. McCapra den RIA auf dem Weg ins Aus, weil nichtradioaktive Signalsubstanzen unter mehreren Gesichtspunkten deutliche Vorteile aufweisen. Die treibende Kraft für die Entwicklung von Nichtisotopen-Immunoassays bestand ursprünglich in der Vermeidung der mit ionisierender Strahlung verbundenen gesundheitlichen Gefahren, administrativer Beschränkungen oder hoher Abfallbeseitigungskosten. Abgesehen von diesen nicht-wissenschaftlichen Argumenten für den Ersatz von Radioisotopenmethoden läßt sich aber nach McCapra theoretisch begründen, daß weitere erhebliche Empfindlichkeitssteigerungen bei immunometrischen Methoden am besten mit nichtradioaktiven Markern erreichbar sind. Ein inzwischen in die Praxis umgesetztes Beispiel hierfür ist die beachtlich gesteigerte Empfindlichkeit neuer immunoluminometrischer TSH-Assays der 3. Generation.

Bevor sich F. McCapra ausführlich mit dem Chemilumineszenzphänomen als Analysensignal beschäftigte, erwähnte er kürzliche überraschende Entwicklungen auf dem Gebiet sog. direkter oder markierungsfreier Assays, die u. a. Lichtrefraktion, akustische Wellen oder Fluoreszenz als analytisches Signal benutzen. Er diskutierte weiterhin das Leistungspotential spezieller Enzymimmunoassays, die alkalische Phosphatase zur Primärmarkierung nutzen und über die Auslösung sekundärer Enzymkaskaden die Nachweisgrenzen deutlich senken konnten. Ein auf dieser Basis arbeitender TSH-Assay ermöglichte bei exzellenter Präzision TSH-Bestimmungen bis hinab zu 0.0013 mU/l. Obwohl Methoden dieses Typs kommerziell verfügbar waren, konnte sich eine breitere Anwendung nicht durchsetzen. Viele andere Enzyme und Enzymkombinationen wurden zur Markierung benutzt. Wenn allerdings keine Kopplung mit einer Chemi- oder Biolumineszenzreaktion erfolgte, ließen sich die inzwischen erwarteten Sensitivitäten nicht erreichen.

Die beiden gebräuchlichsten Typen von Chemilumineszenzassays arbeiten entweder mit direkter Luminogenmarkierung oder mit enzymgekoppelter Lumineszenz. Effektive Direktlabel sind Derivate des Isoluminols, die z. B. in der SPALT-Technik von Henning für die Messung von Hormonen mit kleinem Molekulargewicht wie T3 und T4 verwendet werden. Acridiniumester als andere Klasse direkter Markierungssubstanzen werden erfolgreich bei immunometrischen TSH-Methoden der 3. Generation eingesetzt. Demgegenüber ließ sich mit Methoden, die Meerrettichperoxidase oder alkalische Phosphatase zur Markierung und zur Katalyse einer Chemilumineszenz-Endpunktreaktion verwenden, nicht der Grad der Sensitivität erreichen, der anfangs für solche Systeme propagiert wurde. Abschließend stellte F. McCapra fest, daß bereits jetzt eine Reihe von Lumineszenz-Analysesystemen zur Verfügung steht, die höhere Nachweisempfindlichkeiten als Systeme mit Radioisotopen bieten. Weitere Verbesserungen dürften in nächster Zeit durch Reduzierung von Blankeffekten, Einführung offener Gerätesysteme und zunehmende Automatisierung erreicht werden. F. McCapra erwartet, daß Chemilumineszenz-Immunosassays für wenigstens eine Dekade die in der endokrinologischen Routinediagnostik dominierende Methodenklasse sein werden, bevor sie durch ein neues überlegenes Analysenprinzip ersetzt werden.

TSH

Das Hypophysenhormon Thyreotropin ist nicht nur ein zentraler biologischer Faktor innerhalb eines endokrinen Systems, sondern war in der Vergangenheit auch häufig der analytische Parameter, mit dem wichtige neue Entwicklungen in der Immunoassay-Methodik in die Laborroutine eingeführt wurden. Darüberhinaus wurde TSH auch oft als Repräsentant für andere Proteohormone benutzt, an dessen Beispiel Empfindlichkeitssteigerungen, die man für ein neues Analysenprinzip theoretisch vorausgesagt hatte, in der Praxis verifiziert wurden. Dies war z. B. der Fall, als vor etwa zehn Jahren das Prinzip des klassischen kompetitiven Radioimmunoassays (RIA) durch das des nichtkompetitiven immunoradiometrischen Assays (IRMA) ersetzt wurde; und das ist gegenwärtig der Fall mit der Einführung von immunometrischen TSH-Assays der 3. Generation, in denen radioaktives Jod-125 durch Chemiliminesenz-Marker abgelöst wird. Diese hervorgehobene Rolle von TSH für die Immunanalytik als Prototyp eines großmolekularen Eiweißhormons fand beim Heidelberger Methoden-Workshop Ausdruck in einer Serie von Arbeiten, die verschiedene Aspekte der Methodik der TSH-Messung und der Interpretation der Meßergebnisse für die Diagnostik behandelten.

Rückblickend auf kontinuierliche Fortschritte in der Technologie von TSH-Bestimmungen während der letzten 20 Jahre stellte *Carol A. Spencer* (Los

Angeles) in ihrem Übersichtsreferat fest, daß die dramatische Sensitivitätssteigerung bei TSH-Assays dazu geführt hat, daß der TSH-Serumspiegel heute der empfindlichste und am leichtesten zugängliche Indikator der biologischen Schilddrüsenhormonwirkung auf zellulärer Ebene ist. Während die TSH-Bestimmung in der Vergangenheit eher zur Bestätigung primärer Hypothyreosen diente, ist die immunometrische TSH-Messung heute der sensitivste diagnostische Test für den Nachweis subklinischer Hypo- und Hyperthyreosen und der Hauptindikator für alle Grade primärer Schilddrüsendysfunktionen.

Mit Blick auf die Nomenklatur moderner immunometrischer TSH-Assays schlug Frau Spencer vor, die häufig benutzten deskriptiven Bezeichnungen wie „sensitiv", „ultrasensitiv", „hochempfindlich" zu vermeiden und an ihrer Stelle eine Einteilung nach Assaygenerationen vorzunehmen, deren Grundlage die funktionelle Empfindlichkeit einer Methode sein sollte. Dieser Qualitätsparameter ist definiert als die kleinste TSH-Konzentration, die mit einem Interassay-Variationskoeffizienten von 20% meßbar ist. Die funktionelle Empfindlichkeit eines TSH-Immunoassays korreliert mit der klinisch-diagnostischen Sensitivität. Zur Zeit zeigen sich hier noch große Unterschiede sowohl zwischen TSH-Kits verschiedener Hersteller, wie aber auch zwischen einzelnen Laboratorien, die die gleiche Methode benutzen. Im Gegensatz zu enorm verbesserten Empfindlichkeiten moderner TSH-Assays ist bei manchen Methoden die analytische Spezifität noch unbefriedigend. Gründe hierfür liegen in molekularen Isoformen mit Unterschieden zwischen hypophysärem und zirkulierendem TSH, in unzureichender Epitopspezifität der im Assay benutzten monokonalen Antikörper, in immunreaktiven Serumkomponenten, die zu falsch-hohen TSH-Werten führen können, oder im Vorliegen antikörper-blockierender Serumbestandteile, die niedrige TSH-Spiegel vortäuschen können.

Zusammenfassend betonte C. A. Spencer, daß nur TSH-Assays der 3. Generation in der Lage sind, verläßliche TSH-Messungen im subnormalen Bereich zu gewährleisten (Abb. 1). Sie sind außerdem besser geeignet als Methoden der 2. Generation, verschiedene Grade von Hormonüberschuß zu diagnostizieren oder die Dosierung bei der T4-Suppressionstherapie zu steuern. Für die nächsten fünf Jahre erwartet C. A. Spencer:

1. eine Verdrängung der bisherigen immunometrischen Methoden der 2. Generation durch die leistungsfähigeren Assays der 3. Generation;
2. eine zunehmende Automatisierung dieser neuen Methodenklasse;
3. die Dominanz von Nichtisotopen-Methoden, wobei Assays mit Chemilumineszenz-Markierung überwiegen werden, und
4. die kommerzielle Verfügbarkeit von auf Humanserum basierenden Kontrollmaterialien mit TSH-Konzentrationen zwischen 0,01 – ,001 mU/l.

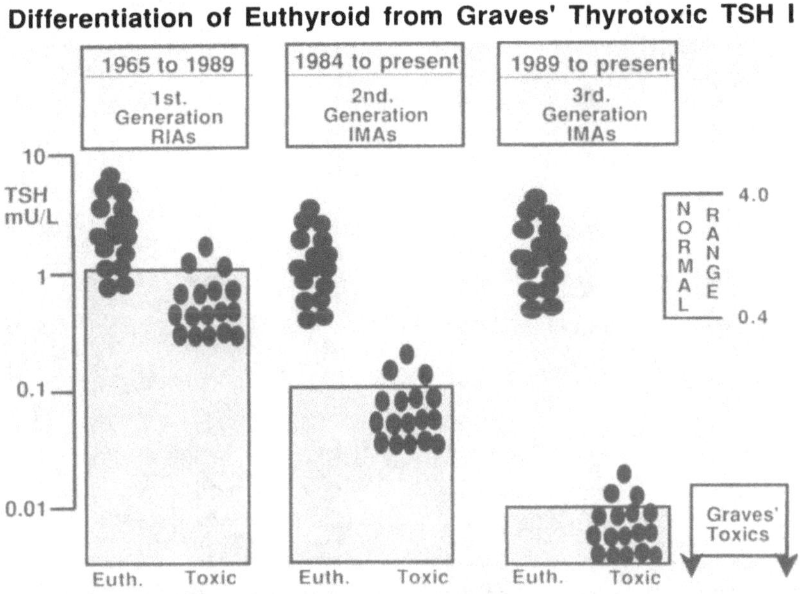

Abb. 1 TSH-Serumspiegel in euthyreoten und hyperthyreoten Patienten gemessen mit TSH-Assays der 1., 2. und 3. Methodengeneration. Meßwerte in den schraffierten Bereichen liegen unter den Grenzen der funktionellen Sensitivität der einzelnen Methodenklassen (nach Spencer).

Die Ergebnisse einer gemeinsam mit U. Bogner, R. Finke und H. Schleusener durchgeführten Vergleichsuntersuchung verschiedener in Europa angebotener immunometrischer TSH-Assays wurden von *H. Meinhold* (Berlin) vorgestellt. Die fünf evaluierten Methoden, zwei immunoradiometrische Kits von Behring und Henning, zwei chemiluminometrische TSH-Assays von Henning und Nichols und der mit Enzymmarkierung arbeitende und vollautomatisch betriebene immunometrische Test von Boehringer lieferten gleiche Resultate hinsichtlich der Klassifizierung der Patienten in diagnostische Kategorien (Abb. 2). Alle fünf Methoden können als sensitive TSH-Assays bezeichnet werden, da sie das von Nicoloff und Spencer hierfür geforderte Funktionskriterium erfüllen, nämlich mit hoher statistischer Signifikanz zwischen den erniedrigten TSH-Werten hyperthyreoter und denen euthyreoter Patienten zu differenzieren. Die lineare Regressionsanalyse zwischen allen Methoden zeigte für alle TSH-Werte über 0,1 mU/l eine sehr gute Korrelation. Unter 0,1 mU/l korrelierten die Ergebnisse der einzelnen Methoden aber nicht miteinander, wozu wahrscheinlich Matrixeffekte der Nullstandards und andere Probleme bei der Standardisierung der einzelnen Kits beitragen. Die besten Ergebnisse bei Wiederfindungsversuchen und die niedrigsten analytischen Nachweisgrenzen (0,015 bzw. 0,008 mU/l) wurden für die beiden Chemilunineszenzassays

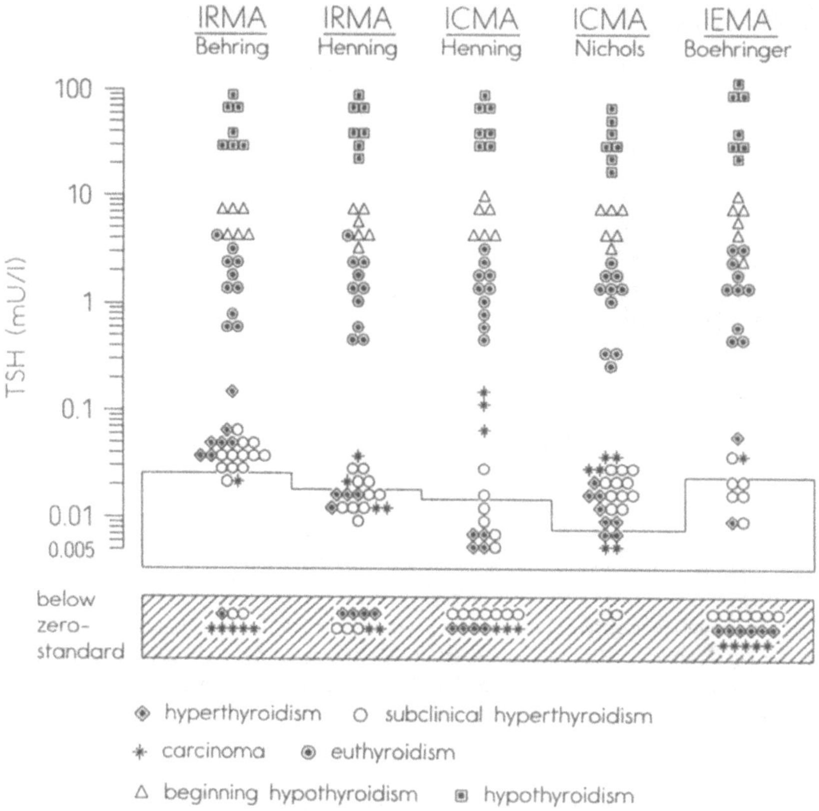

Abb. 2 TSH-Serumkonzentrationen in verschiedenen Patientengruppen nach Messung mit fünf verschiedenen immunometrischen Methoden. Die oberen Linien der offenen Box entsprechen der analytischen Nachweisgrenze jeder Methode (nach Meinhold et al.).

von Henning und Nichols gefunden. Die fehlende Korrelation der Methoden im niedrigen TSH-Konzentrationsbereich weist darauf hin, daß von den meisten Herstellerfirmen noch weitere Verbesserungen ihrer Kits angestrebt werden sollten, um das Qualitätsniveau von TSH-Assays der 3. Generation zu erreichen, mit denen reproduzierbare und richtige TSH-Messungen für Serumspiegel auch unter 0,1 mU/l möglich wären.

Mit einem interessanten neuen Konzept für die Interpretation von Schilddrüsenfunktionstesten überraschte *C. A. Meier* (Genf) die Workshopteilnehmer. Sein bivariates Modell basiert auf interindividuellen Unterschieden in der Hypophysen-Schilddrüsen-Achse. Es betrachtet jeden Patienten so, als würde er sich bei mit der Zeit eintretenden Veränderungen der Schilddrüsenhormon-Sekretion entlang einer individuellen Regulationsachse bewegen. Bei Verwendung neuer bivariater Normalbereiche, die sich aus interindividuellen Kom-

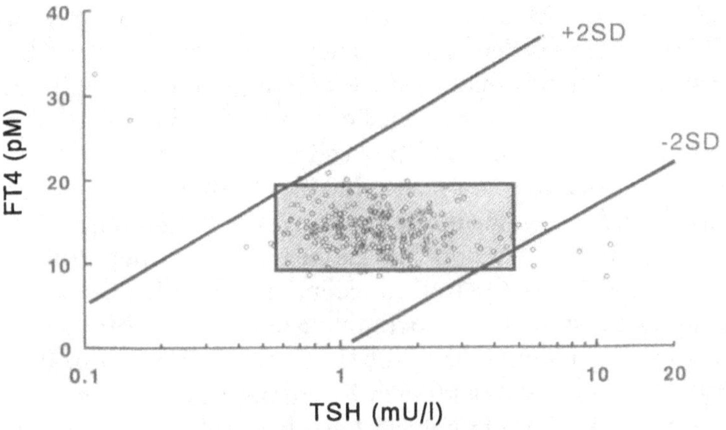

Abb. 3 Graphische Darstellung der modifizierten bivariaten Normalbereiche für freies T4 und TSH in 257 gesunden Personen. Der Bereich zwischen den ±2SD-Geraden entspricht der neuen bivariaten Normalbereichszone; das schraffierte Rechteck repräsentiert den konventionellen univariaten Referenzbereich (nach Meier).

binationen des freien T3 mit TSH oder des freien T4 mit TSH erhalten lassen (Abb. 3), wird eine deutliche Verbesserung der diagnostischen Trennschärfe erwartet. Besonders bei der Interpretation von Hormonwerten, die in den sog. Graubereichen an den oberen und unteren Rändern der herkömmlichen Referenzbereiche liegen, und für Patientengruppen mit der unscharfen Diagnose „subklinische Schilddrüsenerkrankung" dürfte sich die diagnostische Sicherheit bei Anwendung des bivariaten Modells von Meier erhöhen.

Die diagnostische Interpretation gemessener TSH-Serumwerte unter Berücksichtigung der molekularen Heterogenität von TSH, seiner biologischen Aktivität, zirkadianen Rhythmik und pulsatilen Sekretion waren weitere Themen dieser Sitzung. *J. Trojan* (Frankfurt/Main) untersuchte molekulare Strukturunterschiede von zirkulierendem und hypophysärem TSH (IRP-Standard). Nach affinitätschromatographischer Trennung fand seine Arbeitsgruppe eine unterschiedliche Isoformverteilung von TRH-stimuliertem TSH im Serum von Patienten mit primärer Hypothyreose und euthyreoten Personen. Durch isoelektrische Fokussierung konnte gezeigt werden, daß das zirkulierende TSH deutlich heterogener ist als hypophysäres TSH. In Anbetracht dieser beachtlichen Heterogenität des Hormons ist es nicht überraschend, daß – wie C. A. Spencer in ihrem Übersichtsreferat bemängelt hatte – die Spezifität heutiger TSH-Assays noch häufig unzureichend ist.

L. Persani (Milano) referierte über die Ergebnisse von Studien, in denen von seiner Arbeitsgruppe und anderen Autoren die biologische und immunologische Aktivität des zirkulierenden TSH bei Patienten mit verschiedenen thyreoidalen Erkrankungen, euthyreoten Personen und während der fetalen

Entwicklung verglichen wurde. Modifikationen der Oligosaccharid-Struktur der glykolysierten TSH-Ketten spielen eine entscheidende Rolle bei der Modulation der biologischen Aktivität, nicht jedoch der Immunoreaktivität des Hormons. Die Bioaktivität von TSH, die über die cAMP-Akkumulation in Schilddrüsenzellinien gemessen wurde, weicht bei Patienten mit hypothalamischer Hypothyreose von der Immunoreaktivität des Serum-TSH deutlich ab. Bei Patienten mit Schilddrüsenhormonresistenz ist die biologische Aktivität des Serum-TSH gegenüber der von Normalpersonen deutlich erhöht, zwischen generalisierter und hypophysärer Resistenz zeigen sich aber keine Unterschiede. Auch unter physiologischen Bedingungen kommt es offensichtlich zu einer Dissoziation der biologischen Aktivität von der Immunoreaktivität. So zeigte sich bei Studien zur zirkadianen Rhythmik des TSH, daß sich trotz nächtlicher Erhöhung des immunometrisch gemessenen TSH die beobachtete Konstanz der FT4-Spiegel mit einer niedrigeren Bioaktivität des in der Nacht sezernierten TSH erklären läßt. In umgekehrter Weise dürfte der Anstieg des zirkulierenden FT4 bei gleichbleibenden TSH-Spiegeln während der fetalen Entwicklung auf einer erhöhten Bioaktivität der TSH-Moleküle beruhen. Ähnliche Modulationen der biologischen Aktivität von TSH könnten auch bei Patienten mit schweren nichtthyreoidalen Erkrankungen (NTI) vorliegen, die trotz des Niedrig-T3-Syndroms häufig erniedrigte Spiegel von immunoreaktivem TSH zeigen. L. Persani erwartet von geplanten Messungen der TSH-Bioaktivität bei NTI-Patienten nützliche diagnostische Informationen über den Schilddrüsenfunktionszustand bei Schwerkranken.

Die zirkadiane Rhythmik und pulsartige Sekretion von TSH hat nach *G. Brabant* (Hannover) keinen oder nur geringen Einfluß auf diagnostische Entscheidungen, die sich auf TSH-Werte stützen, die mit modernen in-vitro-Methoden gemessen wurden. In einer detaillierten Studie an 56 gesunden Blutspendern mit TSH-Bestimmungen in zehnminütigem Abstand fand G. Brabant eine mittlere TSH-Serumkonzentration von 1,60 $\pm$ 0,6 mU/l und ein nächtliches mittleres Maximum von 3,1 $\pm$ 1,4 mU/L. Bei Blutentnahmen zwischen 7.00 – 14.00 Uhr ergaben nur 0,36% der Messungen TSH-Werte über 3,0 mU/l und nur 0,09% über 4,0 mU/l. TSH-Werte unter 0,3 mU/l wurden nicht beobachtet. Das Risiko während der üblichen Tageszeit der Routinediagnostik (7.00 bis 14.00 Uhr) durch eine einzelne TSH-Bestimmung bei euthyreoten Personen fälschlicherweise eine subklinische Hypo- oder Hyperthyreose zu diagnostizieren ist also sehr gering bzw. praktisch nicht gegeben.

Der zirkadiane Rhythmus von TSH kann durch Schilddrüsenkrankheiten, Pharmakabehandlung und auch durch physiologische Manipulationen verändert werden. So bleibt bei subklinischer Hypothyreose die Tagesrhythmik erhalten, geht aber bei offener primärer Hypothyreose verloren. Bei Hyperthyreose werden die Pulsamplituden gravierend erniedrigt. Bei subklinischer Hyperthyreose kommt es zu einer allgemeinen Verflachung der täglichen Schwankungen. Schlafentzug führte bei gesunden Probanden zu einer Verdopplung der morgentlichen TSH-Spiegel, während Schlaf nach Schlafentzug interessanterweise eine starke Verflachung des zirkadianen TSH-Musters zur Folge hatte. Im allgemeinen werden durch Erkrankungen, Medikamente und Schlafmanipulationen die Pulsfrequenzen nicht oder nur wenig, die Pulsamplituden jedoch stark beeinflußt. Obwohl G. Brabant die Beschäftigung mit dem Zeitmuster der TSH-Sekretion als interessantes Forschungsgebiet betrachtet, glaubt er nicht, daß der Pulscharakter der hypophysären TSH-Ausschüttung diagnostische oder klinische Probleme verursacht.

Jod, Kalzitonin und Thyreoglobulin

Mit der Methodik der photometrischen Bestimmung des im Urin ausgeschiedenen Jods befaßte sich *O. Lorenz-Wawschinek* (Graz). Die Messung der urinären Jodexkretion wird weltweit als beste Screeningmethode für das Monitoring des Jodmangels akzeptiert. Ursprünglich wurde die Jodbestimmung nach feuchter Veraschung der Urinproben vorgenommen. Als klinische Routinelabormethode auf photometrischer Basis kann heute die Sandell-Kolthoff-Reaktion (Jod-katalysierte Entfärbungsreaktion der Cer-Arsen-Ionenreaktion) herangezogen werden. Das Verfahren ist einfach durchführbar und erfordert weder aufwendige Laborgeräte, noch teure Chemikalien.

J. Rendl (Würzburg) diskutierte in seinem Beitrag die Relevanz der Jodmessung im Serum und Urin für die klinische Diagnostik. Er betonte, daß die klinische Wertigkeit der Bestimmung des anorganischen Plasmajods begrenzt ist, aber die Berechnung des absoluten Jod-Uptakes erlaubt, der für pathophysiologische und klinische Studien des Jodeffektes auf die Schilddrüse erforderlich ist. Für die Klinik ist die Urinjodbestimmung der genaueste Parameter der alimentären oder iatrogenen Jodaufnahme und ist deshalb besonders wichtig für die Diagnose des Jodmangels und für die Überprüfung der Jodprophylaxe und Jodtherapie der Schilddrüse oder Struma im Jodmangelgebiet. Weiterhin sind Jodmessungen bei Jod-induzierten Schilddrüsenerkrankungen, z. B. nach Kontrastmittelapplikation, oder in der Initialphase der Hyperthyreose von Bedeutung. Als Folge der Interaktion zwischen Jod und Methimazol benötigen Patienten im Jodmangelgebiet höhere Thyreostatikadosen um euthyreot zu werden, wenn zu Beginn der Therapie die Jodversorgung oder Jodkontamination erhöht war.

Die Tumormarkerbestimmung in der Diagnostik und Nachsorge des medullären Schilddrüsenkarzinoms war Thema des Vortrags von *F. Raue* (Heidel-

Tabelle 1 Klinische Relevanz verschiedener Tumormarker für das medulläre Schilddrüsenkarzinom

Marker	Zweck Screening	Follow-up	Lokalisation mit SVK*
Kalzitonin	+++	++	+++
Katacalcin (PDN-21)	++	+	++
CEA	–	++	–
Chromagranin A	–	+	–
Neuron-spezif. Enolase	–	+	–

*) SVK: selektive Venenkatheterisierung.

berg). Medulläre Schilddrüsenkarzinome geben eine Reihe von Peptiden und anderen Substanzen in die Zirkulation ab, die potentiell als Tumormarker eine klinische Bedeutung erlangen könnten (Tabelle 1). Die Bestimmung von Kalzitonin, insbesondere nach Pentagastrin-Stimulation ist die sensitivste und spezifischste Methode in der Diagnose und Nachsorge von Patienten mit einem medullären Schilddrüsenkarzinom. Mit einem neuen Two-side-Immunoassay mit zwei monoklonalen Antikörpern gegen verschiedene Epitope des humanen Kalzitonins kann der obere Normbereich der basalen Sekretion wie der nach Pentagastrin-Stimulation gut bestimmt werden. Die Kalzitoninkonzentrationen bei Frauen liegen dabei niedriger als bei Männern. Die Kalzitoninbestimmung im Rahmen einer selektiven Venenkatheterisierung ist auch eine spezifische und sensitive Methode im Rahmen der Tumornachsorge bei Patienten mit erhöhten Kalzitoninspiegeln, insbesondere wenn andere morphologisch orientierte Untersuchungsverfahren zweifelhaft oder negativ sind. Mit Ausnahme von Katacalcin (PDN-21), daß etwa in äquimolaren Konzentrationen wie Kalzitonin sezerniert wird, sind alle anderen Peptide des Kalzitonin-Gens bisher nicht ausreichend als brauchbare Tumormarker etabliert. In der Nachsorge von Patienten mit persistierendem Tumorgewebe, sind die Kalzitoninkonzentrationen häufigen Schwankungen unterlegen. Hierbei ist die Bestimmung des CEA-Spiegels ein zwar weniger spezifischer und sensitiver, aber schwankungsunabhängigerer Tumormarker.

C. Reiners (Essen) stellte ein Extraktionsverfahren zur Bestimmung niedriger Konzentrationen des Serumkalzitonins vor, die bei Patienten vor und nach Radiojodtherapie Verlaufsmessungen des biologisch aktiven, monomeren Kalzitonins möglich machte. Die Bestimmung von Serumkalzitoninkonzentrationen innerhalb des Normalbereiches oder sogar darunter ist mit herkömmlichen Bestimmungsverfahren nicht möglich. C. Reiners und Mitarbeiter entwickelten ein Verfahren, bei dem eine Vorreinigung über Silicagelsäulen zu einer Konzentrierung des Kalzitonins führt, so daß auch niedrigere Serumspiegel mit einem handelsüblichen immunometrischen Assay meßbar werden. Zur Überprüfung der Wertigkeit und Sensitivität der Methode untersuchte er die Kalzitoninspiegel von Patienten mit Immunhyperthyreose vor und nach Radiojodtherapie. Er konnte zeigen, daß es nach einer Radiojodtherapie zu einem signifikanten Abfall der Serumkalzitoninspiegel kommt, was wahrscheinlich auf einer Mitbestrahlung der C-Zellen in der Nachbarschaft von Schilddrüsenfollikelzellen während der Radiojodtherapie beruht.

Auf die Charakterisierung von Epitopen des Thyreoglobulins (Tg) im Serum mit monoklonalen Antikörpern richtet sich bereits seit längerem das Interesse der Arbeitsgruppe von *M. Hüfner* (Heidelberg). In seinem Referat ging M. Hüfner besonders auf die Relevanz verschiedener spezifischer Tg-Epitope und ihrer zugehörigen Autoantikörper für die Richtigkeit der Thyreoglobulinbestimmung im Patientenplasma ein. Es gibt eine große interindividuelle Variabilität im Grad der Expression verschiedener Thyreoglobulinepitope. Die in unterschiedlichen Testkits (RIAs und IRMAs) eingesetzten monoklonalen Antikörper binden an verschiedenen Epitopen des Thyreoglobulinmoleküls. Diese Tatsache erklärt die deutlich voneinander abweichenden Ergebnisse der Tg-Bestimmung im gleichen Patientenserum durch verschiedene Labors, die mit unterschiedlichen Methoden arbeiten. Die Störeinflüsse durch Thyreoglobulin-Autoantikörper sind besonders ausgeprägt, wenn der Assay mit monoklonalen Antikörpern arbeitet, die gegen ein autoimmundominantes Epitop des Thyreoglobulinmoleküls gerichtet sind. Es ist zu erwarten, daß dieses die klinische Diagnostik beeinträchtigende Problem demnächst durch die Verfügbarkeit eines Thyreoglobulinstandards gelöst wird, da aufgrund der von U. Feldt-Rasmussen koordinierten Arbeiten zahlreicher Laboratorien in Europa und den USA ein internationales Tg-Referenzpräparat in Kürze verfügbar sein dürfte (s. u.).

A. J. van Herle (Los Angeles) behandelte in seinem Übersichtsvortrag Indikationen, klinische Relevanz und künftige Forschungsschwerpunkte der Bestimmung des Serumthyreoglobulins bei benignen und malignen Schilddrüsenerkrankungen. Als Indikationen für eine Thyreoglobulinbestimmung nannte er:

1. die Diagnose der Schilddrüsenagenesie in der Pädiatrie,
2. die Diagnose der Hyperthyreosis factitia,
3. die Verlaufsprognose einer thyreostatisch therapierten Immunhyperthyreose,
4. die Tumornachsorge beim Schilddrüsenkarzinom nach Thyreoidektomie und Radiojodtherapie.

Diese Indikationsempfehlungen beruhen zum Teil auf Studien in Amerika und Japan, Ländern mit sehr hoher Jodversorgung. Die Ergebnisse sind deshalb nicht ohne weiteres auf europäische Verhältnisse zu übertragen. Voraussetzung für einen hohen prognostischen Wert des Parameters Tg ist bei den heute angebotenen Methoden die Abwesenheit von Thyreoglobulin-Autoantikörpern in der Serumprobe, da diese meßtechnisch stark interferieren können.

A. Van Herle erwartet, daß sich Forschung und Entwicklung auf dem Thyreoglobulinsektor in nächster Zukunft auf folgende Schwerpunkte konzentrieren:

- die Entwicklung von Tg-Assays, die unbeeinflußbar sind von Tg-Antikörpern;
- die Aufdeckung der Zusammenhänge zwischen TSH-Konzentration und Tg-Spiegel, oder mit anderen Worten, wieviel TSH-Suppression ist ausreichend;
- die Rolle von Tg als Marker für die Stimulation mit exogenem rekombinanten humanen TSH bei Patienten mit Schilddrüsenkarzinom;
- die Entwicklung und Bereitstellung eines Tg-Referenzstandards.

Die von 15 europäischen und einem amerikanischen Labor durchgeführten Arbeiten zur Herstellung eines Referenzpräparates für humanes Thyreoglobulin faßte *Ulla Feldt-Rasmussen* (Kopenhagen) zusammen. Als Ausgangsmaterial dienten Schilddrüsen von neun Patienten, die wegen eines einzelnen Adenoms ohne vorhergehende Bestrahlung operiert worden waren. Nach Extraktion des Tg aus dem Gewebe und verschiedenen Reinigungsschritten wurde das in Ampullen abgefüllte und lyophilisierte Material einer Reihe von Stabilitäts- und Homogenitätsprüfungen unterzogen. Die Massenkonzentration des vom Referenzbüro der Europäischen Gemeinschaft beurkundeten Tg-Referenzmaterials (RM 457) ist 0,324 $\pm$ 0,018 g/l. Dieses erste Referenzmaterial für humanes Thyreoglobulin wird in Kürze verfügbar sein.

Schilddrüsenfunktionszustand bei Schwerkranken und Patienten mit angeborener Schilddrüsenhormonresistenz

Der wichtigste Grund für die Bestimmung von Schilddrüsen-in-vitro-Parametern bei Patienten mit schweren nichtthyreoidalen Grunderkrankungen (NTI) ist es, festzustellen, ob eine konkurrierende Schilddrüsenerkrankung vorliegt. In ihrem Übersichtsvortrag stellte *Elaine Kaptein* (Los Angeles) fest, daß die in den letzten Jahren optimierten Methoden zur Bestimmung der Serumspiegel von TSH und freiem T4 die Möglichkeiten zur Diagnose von Schilddrüsenfunktionsstörungen bei NTI zwar grundsätzlich erheblich verbessert haben, falsche Diagnosen und Irrtümer im klinischen Alltag aber noch

Tabelle 2 Häufigkeit von erniedrigten FT4-Bestimmungen bei schweren nichtthyreoidalen Erkrankungen mit Niedrig-T4-Syndrom

Methode	% erniedrigte FT4-Werte*
Direkte Gleichgewichtsanalyse	0 – 4
Amerlite MAB Lumineszenzassay	0
SPAC-ET (Byk-Sangtec)	3
Ultrafiltration	11
Tracer-Gleichgewichtsdialyse	9 – 30
Abbott IMX, Abbott TDX, Clinical Assays 2-Step	10 – 30
FT4-Index, Single-Step-Immunoassays	50 – 80
Diagnostic Products Coat-a-Count	100

*) Daten von Nelson (persönl. Mitteilung); Wong et al., 1992; Docter et al., 1993; Surks et al., 1988; Kaptein et al., 1981.

häufig vorkommen, da aus verschiedenen Gründen korrekte Diagnosen bei NTI-Patienten erschwert werden. So können methodenabhängige Faktoren pathologisch veränderte TSH- und FT4-Serumwerte vortäuschen, ohne daß eine Schilddrüsenerkrankung vorliegt; die schwere Krankheit und ihre medikamentöse Behandlung können Veränderungen der Hypophysen-Schilddrüsen-Achse und des Hormonstoffwechsels hervorrufen, die sich in veränderten In-vitro-Werten niederschlagen, und schließlich kann eine Schilddrüsenerkrankung selbst Ursache abnormaler Hormonspiegel sein. Alle Vorgänge können gleichzeitig ablaufen und in komplexer Weise die Meßwerte der Hormone im Blut beeinflussen.

Bei Anwendungen von TSH-Assays der 2. Generation lag nur bei 24% der NTI-Patienten mit TSH-Werten < 0,1 mU/l eine Hyperthyreose vor und nur 50% der hospitalisierten Patienten mit hohem TSH > 20 mU/l hatten tatsächlich eine Hypothyreose. Wurden aber die empfindlicheren Assays der 3. Generation zur TSH-Messung eingesetzt, ließ sich bei 73% der Patienten mit TSH < 0,01 mU/l auch wirklich eine Hyperthyreose nachweisen. In noch stärkerem Maße ist die FT4-Bestimmung bei NTI-Patienten methodenabhängig. Wie Tabelle 2 zeigt, wurden bei Schwerstkranken mit nichtthyreoidalbedingtem Niedrig-T4-Syndrom nur mit der direkten Gleichgewichtsanalyse, dem luminometrischen Amerlite-MAB-Assay und SPAC ET korrekt FT4-Werte im Normalbereich gemessen (Häufigkeit erniedrigter Werte hier nur 0 – 4%), während alle anderen der zahlreichen verglichenen FT4-Methoden nicht in der Lage waren, zwischen NTI-Patienten ohne und solchen mit zusätzlicher Schilddrüsenerkrankung zu unterscheiden.

Grundsätzlich kann bei Schwerstkranken trotz Anwendung optimierter TSH- und FT4-Assays die Diagnose unsicher sein; in solchen Situationen kann die

Durchführung eines TRH-Tests partielle Hilfe bringen. E. Kaptein betonte abschließend, daß nicht-hypophysäre Hyperthyreosen bei Schwerkranken durch persistierend supprimierte TSH-Werte, gemessen mit Assays der 3. Generation, und bleibend erhöhte FT4 und/oder FT3-Spiegel charakterisiert sind, während Patienten mit primärer Hypothyreose persistierend niedrige FT4-Werte und TSH-Spiegel über 20 mU/l aufweisen. Die beobachteten Veränderungen der In-vitro-Werte bei NTI-Patienten ohne Schilddrüsenkrankheit sind transient; eine Normalisierung findet mit zunehmendem Heilungsprozeß statt.

Die Hypothese, daß allein die Konzentrationen der freien Schilddrüsenhormone im Blut die physiologischen Hormoneffekte bestimmen („free hormone concept"), ist die Grundlage unseres derzeitigen Verständnisses der hypothalamisch-hypophysären Regulation der Schilddrüsenfunktion und -dysfunktion. Es ist aber – wie *J. C. Nelson* (Loma Linda, Kalifornien) in seinem Referat über die Abhängigkeit von FT4-Messungen vom proteingebundenen T4 ausführte – ungeklärt, ob und wie sich diese Hypothese auf Patienten mit systemischen nichtthyreoidalen Erkrankungen anwenden läßt. Bei Normalpersonen und Patienten mit Schilddrüsenkrankheiten korrelieren die FT4- und TT4-Serumwerte sehr gut, während bei NTI-Patienten keine Korrelation zwischen beiden Parametern existiert. Messungen in den gleichen NTI-Serumproben mit verschiedenen kommerziellen Kits ergaben FT4-Werte oberhalb, im und unterhalb des Euthyreosebereiches. Die Gründe für derart diskordante Ergebnisse sind in der unterschiedlichen Abhängigkeit einzelner FT4-Assays von der Konzentration des proteingebundenen T4 in der Probe zu suchen. So neigen alle indirekten FT4-Assays, die den FT4-Wert aus der gemessenen freien Fraktion des Gesamt-T4 im Serum berechnen, zu einer Überschätzung der FT4-Konzentration. Dies gilt selbst für die indirekte Tracer-Gleichgewichtsdialyse. Ein durch geringste Verunreinigungen mit ^{125}I-Jodid verursachter Fehler von 0,005% bei der Bestimmung der freien Fraktion kann hier bei hohem Gesamt-T4 zu einem 100%-Fehler (Verdopplung) der FT4-Konzentration führen.

Bei direkten FT4-Assays kommt es während der Messung durch Probenverdünnung oder sequestrierende Antikörper zwangsläufig zu einer gewissen Dissoziation von T4 aus seiner Proteinbindung. J. C. Nelson konnte zeigen, daß mit Ausnahme der direkten Gleichgewichtsdialyse die Ergebnisse zahlreicher anderer direkter FT4-Assays mehr oder weniger stark von der proteingebundenen T4-Konzentration abhängen. Während bei Gesunden diese Abhängigkeit kontrollierbar ist, so daß glaubwürdige FT4-Spiegel gemessen werden, läßt sich bei Schwerkranken und Patienten mit Proteinanomalien die proteingebundene T4-Konzentration und ihr Einfluß auf das FT4-Meßergebnis kaum kontrollieren. Nelson hält diese Abhängigkeit für die wichtigste unkontrollierbare Variable bei der FT4-Bestimmung mit kommerziellen Kits und macht sie verantwortlich für die stark widersprüchlichen Ergebnisse der FT4-Messung bei nichtthyreoidalen schweren Erkrankungen.

J. R. Stockigt (Melbourne) befaßte sich mit Störungen der Schilddrüsen-in-vitro-Diagnostik durch Pharmakabehandlung. Als wichtigster Mechanismus liegt solchen Störungen der Schilddrüsenhormon-Pathophysiologie die kompetitive Bindung des Pharmakons an Serumproteinbindungsstellen für Schilddrüsenhormone zugrunde. Die Pharmakaeffekte können verstärkt werden durch endogene Substanzen, die bei Schwerkranken in erhöhten Konzentrationen im Blut auftreten und ebenfalls die Verdrängung von Hormonmolekülen aus ihrer Proteinbindung zur Folge haben. So können Substanzen, die Bindungsstellen am Albumin besetzen, in indirekter Weise die spezifische Hormonbindung dadurch beeinflussen, daß sie die Verdrängung direkter Kompetitoren vom Albumin bewirken. Beispiele für derartige Substanzen sind Ölsäure und ein aus pflanzlicher Nahrung stammendes, schlecht dialysierbares Propansäure-Derivat. Beide werden bei Niereninsuffizienz im Blut akkumuliert und verdrängen kaskadenartig zunächst die Moleküle des zur Behandlung eingesetzten Pharmakon aus ihrer Albuminbindung, die dann ihrerseits die Hormone aus ihrer spezifischen Bindung verdrängen. Während diese endogenen und exogenen Substanzen allein nur minimale Wirkung zeigen, erhöhen sie die T4-deplazierende Wirkung von Arzneimitteln wie Furosemid oder Acetylsalizylsäure zum Teil erheblich. Die Effekte derartiger Pharmaka auf die Schilddrüsenfunktion hängen offenbar von ihrer biologischen Halbwertzeit ab. Während langlebige Agentien wie nichtsteroidartige Entzündungshemmer wenig effektiv sind, kann die wiederholte Applikation kurzlebiger Substanzen wie Furosemid einen peripheren Schilddrüsenhormonüberschuß mit entsprechenden regulativen Folgen induzieren.

Anknüpfend an die Ausführungen J. R. Stockigts stellte *C.-F. Lim* (Melbourne) seine mit G. Hennemann (Rotterdam) durchgeführten In-vitro-Untersuchungen über die Rolle endogener Inhibitoren des zellulären T4-Uptakes für die Pathogenese des Niedrig-T3-Syndroms bei Schwerkranken vor. Als Index für den zellulären T4-Transport wurde die metabolische Dejodierung von markiertem T4 an Hepatozytenkulturen in Gegenwart von NTI-Seren ermittelt. Hierbei zeigte sich, daß Substanzen wie CMPF und Indoxylsulfat, die bei Patienten mit chronischem Nierenversagen in zunehmenden Konzentrationen im Serum auftreten, potente Inhibitoren des T4-Transports in Gewebe wie die Leber darstellen, in denen T4 zu T3 konvertiert wird. Das Gleiche gilt für Bilirubin und nichtveresterte Fettsäuren, die bei schwerstkranken Intensivpatienten in hohen Blutspiegeln vorliegen. Diese Substanzen, die den Transport von T4 in die Zelle und damit auch seine anschließende Dejodierung zu T3 hemmen, könnten wichtige Faktoren für die Verursachung der niedrigen T3-Plasmaspiegel bei nichtthyreoidalen Erkrankungen sein.

Die spezifische Konstellation der Schilddrüsenhormonserumspiegel bei Schwerkranken bildete auch die Ausgangsbasis für die Überlegungen *G. Hennemanns* (Rotterdam) über die biologische Bedeutung des Niedrig-T3-Syndroms, das in gleicher Weise bei schweren nichtthyreoidalen Erkrankungen (NTI) und Mangelernährung (Fasten, Anorexia nervosa) auftritt. In beiden Zuständen ist die T3-Produktion des Organismus durch Hemmung der peripheren T4-Konversion zu T3 erniedrigt. Dadurch kommt es zu Veränderungen von Organfunktionen und zu Effekten auf zellulärer Ebene, die denen bei Hypothyreose vergleichbar sind. Beispiele hierfür sind u. a. der erniedrigte Sauerstoffverbrauch (Konservierung intrazellulärer Energiedepots), Veränderungen des Achillessehnenreflexs, der Pulswellenlaufzeit und der Synthese des Leberenzyms α-GDP. Diese Effekte und die Ergebnisse zahlreicher anderer Studien sprechen dafür, daß die biologische Bedeutung des Niedrig-T3-Syndroms darin liegt, den Organismus bei schweren Erkrankungen und kalorischen Mangelzuständen vor einem Zusammenbruch der Eiweißreserven und damit vor einem Organversagen zu schützen.

Das Syndrom der Schilddrüsenhormonresistenz stand im Mittelpunkt der Vorträge von U. Loos und K. Chatterjee. Unter Anwendung der Polymerasekettenreaktion (PCR) und einer speziellen Sequenzierungsstrategie ist *U. Loos* (Ulm) mit seiner Arbeitsgruppe in der Lage, zwischen homo- und heterozygoten Patienten zu differenzieren, bei denen die Mutation am Schilddrüsenhormonrezeptor durch Austausch der Base Guanin (G) gegen Adenin (A) erfolgt ist. U. Loos fand zwei Familien, in denen dieser Defekt mit der weitesten bisher bekannten Upstream-Mutation vorkommt. Unter den Familienmitgliedern trat das Syndrom sowohl in Form der generalisierten wie auch der peripheren Hormonresistenz auf.

K. Chatterjee (Cambridge, Großbritannien) nannte in seinem Übersichtsreferat als in-vitro-diagnostische Hauptmerkmale des vererbbaren Hormonresistenzsyndroms abnorm erhöhte FT4-Werte und meßbare TSH-Serumspiegel, eine Konstellation, die in ähnlicher Weise bei nichtthyreoidalen Erkrankungen oder Pharmakaeinflüssen auftreten kann. Wenn man dem von K. Chatterjee aufgestellten Schema zur Diagnose der thyreotoxischen Form der hypophysären Resistenz folgt, dann sind zum Ausschluß eines TSH-sezernierenden Tumors zusätzliche Untersuchungen wie bildgebende Verfahren zur Darstellung der Fossa hypophysialis oder der TRH-Test notwendig. Aus der Fülle neuerer Daten läßt sich schließen, daß es sich bei den beiden Formen, der generalisierten und der hypophysären Resistenz, um die gleiche Grunderkrankung mit zwei Phänotypen handelt, deren äußere Zeichen und Symptome nach K. Chatterjee einem verwirrenden Puzzle gleichen können. Nach einer retrospektiven Analyse aller bisher publizierten Fälle durch P. Beck-Peccoz (Milano) sind typische Symptome wie Tachykardie, Angstzustände und Hyperaktivität, aber auch das Auftreten einer Struma oder die Häufigkeit nach Alter und Geschlecht über beide Resistenzformen ziemlich gleichmäßig verteilt. Gemeinsam ist allen Fällen eine Mutation der Hormonbindung an den T3-Rezeptor. Die große Variabilität der Erkrankung beruht offensichtlich auf der breiten Verteilung von T3-Rezeptoren im Körper.

Die Schilddrüsenhormonwirkung auf das TSH-Gen wird hauptsächlich über den β_1-Rezeptor vermittelt, der in Leber, Niere aber auch in der Hypophyse exprimiert wird, während der β_2-Rezeptor wahrscheinlich vorwiegend in Hypophyse und Hypothalamus vorliegt. Andererseits wird der α_1-Rezeptor hauptsächlich in der Hypophyse und exklusiv im Herzen exprimiert, so daß Defekte an den β-Rezeptoren das Herz nicht beeinflussen sollten. Grundsätzlich gibt es noch keine Erklärungen dafür, daß es bei einem Teil der betroffenen Patienten zu einer Häufung klinischer Symptome und ausgeprägten Formen des hypophysären oder generalisierten Resistenzsyndroms kommt, während andere Patienten, die aus denselben Familien stammen können, mit der gleichen Mutation euthyreot bleiben. Diese Inkonsistenz läßt sich bisher nur unvollständig durch individuelle Unterschiede in den biologischen Eigenschaften von TSH erklären.

In-Vitro-Parameter bei Schilddrüsenautoimmunerkrankungen

W. Becker (Erlangen) berichtete über die Ergebnisse seiner Arbeitsgruppe bei der Anwendung einer neuen Methode zur direkten Bestimmung der Thyreoperoxidase (TPO) im Serum von Patienten mit Immunhyperthyreose vor und nach Radiojodtherapie. Die untere Nachweisgrenze des kommerziell verfügbaren Kits (Henning Berlin) lag bei 0,02 ng/ml. Die Ergebnisse früherer Bestimmungen der TPO mit Assays einer Nachweisgrenze von 1 ng/ml konnten nicht reproduziert werden. Die TPO-Messung nach Radiojodtherapie war bei kleinem autonomen Volumen nicht möglich. Erst bei großem autonomen Volumen war TPO meßbar. Bei Patienten mit Immunhyperthyreose ließ sich TPO immer dann messen, wenn die noch grenzwertige hyperthyreote Stoffwechsellage in eine posttherapeutische Hypothyreose umschlug, also zu einem Zeitpunkt der größten Zelldestruktion (Abb. 4). Die TPO-Bestimmung mit der neuen Methode wurde durch Anti-TPO-Antikörper gestört. Weitere Untersuchungen sind erforderlich, um Indikationen zum klinischen Einsatz dieser Methode herauszuarbeiten.

Wie *R. Finke* (Berlin) in seinem Referat über die Bestimmung von Anti-TPO-Antikörpern mit unterschiedlichen Testverfahren feststellte, sind früher durchgeführte Anti-TPO-Bestimmungen mittels Hämagglutinationstests heute als obsolet anzusehen, da inzwischen hochsensitive Immunoassays (neben Radio-

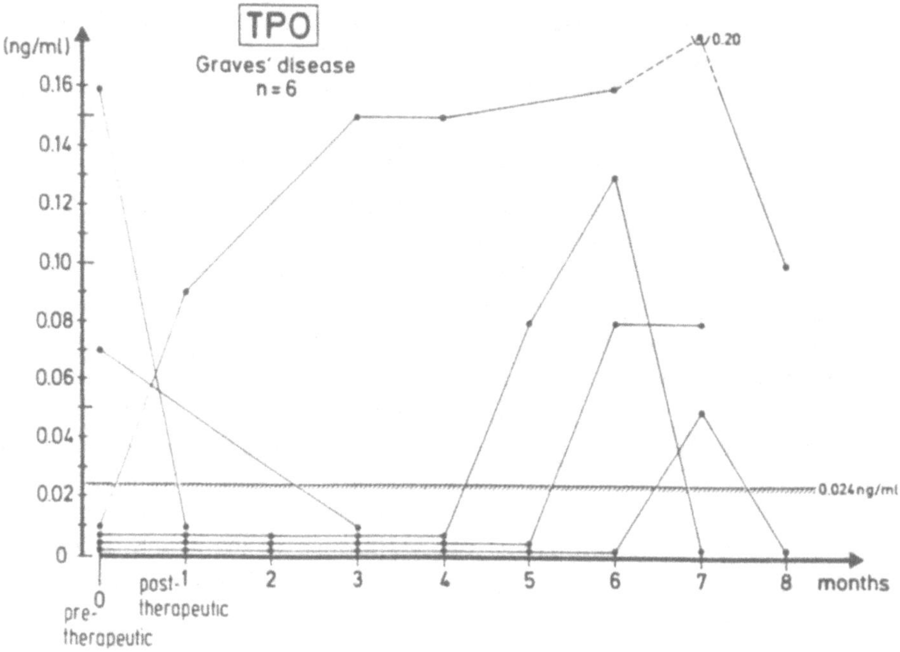

Abb. 4 TPO-Serumspiegel bei sechs Patienten mit Immunhyperthyreose unmittelbar vor bzw. mehrere Monate nach Radiojodtherapie (untere Nachweisgrenze 0,024 ng/ml) (nach Becker et al.).

assays auch Enzym- und Lumineszenzmethoden) verfügbar sind. Die Messung mit einem TPO-Antikörper-ELISA auf der Basis von rekombinanter TPO erbrachte zufriedenstellende Ergebnisse. Wenn demnächst derartige rekombinante TPO-Assays kommerziell verfügbar sein werden, können bisher auftretende Störungen der TPO-Bestimmung durch hohe Thyreoglobulinkonzentrationen oder die Anwesenheit von Tg-Antikörpern in der Probe verhindert werden.

G. Kahaly und Mitarbeiter (Mainz) untersuchten die in-vitro-diagnostische Relevanz des Auftretens von Glycosaminoglycanen (GAG) im Urin und Plasma von Patienten mit endokriner Orbitopathie. GAG sind hochpolymere, hydrophile Mucopolysaccharide, die in Form hydratisierter Gele in der Extrazellulärmatrix einen gegen kompressive Kräfte gerichteten Schwelldruck ausüben. Eine erhöhte GAG-Akkumulation wurde im Retrobulbärraum, prätibial und an den Herzklappen von Patienten mit autoimmuner endokriner Orbitopathie immunhistochemisch in verschiedenen Studien gesichert. Freie GAG-Ketten treten im Blut auf, aus dem sie renal eliminert werden. Auf der Suche nach Methoden, die die Behandlung von Patienten mit endokriner Orbitopathie erleichtern und es erlauben, den Erkrankungsgrad objektivierbar zu machen, wurden nach sequentieller Präzipitation die GAG-Konzentrationen im 24-h-Urin und im Plasma verschiedener Patientengruppen mit einem photometrischen Verfahren gemessen. Weiterhin wurden die Prävalenz myxomatöser Mitralklappen (GAG-Akkumulation) bei Patienten mit endokriner Orbitopathie im Vergleich zu einer großen Kontrollgruppe bestimmt und eine Reihe weiterer Studien über die immunpathologischen Mechanismen der Erkrankung im Zusammenhang mit GAG durchgeführt.

Während eine verdickte, myxomatöse Mitralklappe nur bei 8% der Kontrollpersonen und bei keinem der 20 Patienten mit hyperthyreoter Knotenstruma gefunden wurde, wurde dieser Befund bei 33% der 60 Patienten mit endokriner Orbitopathie ($p < 0{,}001$) erhoben. Die Bestimmung der GAG-Spiegel im Urin und Plasma erwies sich als geeignet, um die Aktivität und die Prognose der Erkrankung zu dokumentieren. Patienten mit aktiver unbehandelter endokriner Orbitopathie zeigten im Vergleich zum Kontrollkollektiv zwei- bis dreifach höhere GAG-Werte im Urin und Plasma. Ebenso fanden sich bei diesen Patienten signifikant höhere Antikörpertiter gegen Hyaluronsäure; ihre Immunglobuline stimulierten retrobulbäre Fibroblasten zu einer höheren GAG-Sekretion, und Patientenlymphozyten erhöhten die GAG-Synthese. G. Kahaly schlußfolgerte aus den Ergebnissen seines breiten Untersuchungsspektrums, daß Glycosaminoglycane eine bedeutende Rolle in der Pathogenese der endokrinen Orbitopathie spielen und daß die Messung ihrer Plasmaspiegel und urinären Ausscheidung eine wertvolle Hilfe bei der Behandlung dieser Patienten darstellt.

H. Schleusener (Berlin) und *Ulla Feldt-Rasmussen* (Kopenhagen) berichteten über die Ergebnisse einer gemeinsam mit P. Carayon (Marseille) durchgeführten Metaanalyse zur prognostischen Bedeutung von TSH-Rezeptorantikörpern. Patienten mit einer Immunhyperthyreose haben ein erhöhtes Rezidivrisiko nach thyreostatischer Therapie, wenn TSH-Rezeptorantikörper (TRAb, TRAK-Assay) meßbar erhöht sind. Der praktische klinische Stellenwert ist jedoch noch stark umstritten. Die Metaanalyse von Literaturangaben richtet sich auf den prognostischen Wert erhöhter TSH-Rezeptorantikörper für ein Rezidiv innerhalb eines Jahres nach Absetzen der thyreostatischen Behandlung. Insgesamt wurden 10 prospektive Studien zur Metaanalyse herangezogen, in fünf von ihnen wurden bei 597 Patienten TBII gemessen, in den fünf anderen Arbeiten wurde TSAb bei 340 Patienten bestimmt. Die Ergebnisse retrospektiver und prospektiver Studien wiesen erwartungsgemäß Unterschiede auf. Es zeigte sich in prospektiven Studien, daß das Rezidivrisiko bei fehlenden Antikörpertitern um 65% niedriger war, als bei Patienten mit positiven Titern ($p < 0{,}00001$). Darüberhinaus bestätigte die Metaanalyse bei 1524 Patienten, daß das Fehlen von TRAb protektiv gegen ein Rezidiv ist. 25% der TRAb-positiven wie auch -negativen Patienten wurden jedoch falsch

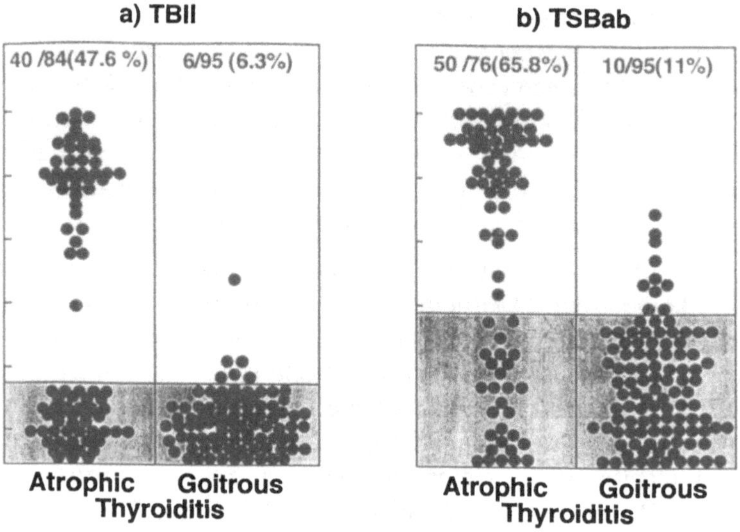

Abb. 5 Verteilung von Autoantikörpern, die die Bindung von TSH an den TSH-Rezeptor inhibieren (TBII) oder die schilddrüsenstimulierende Funktion von TSH blockieren (TSBab), in 84 Patienten mit atrophischer Autoimmunhyperthyreose und 95 Patienten mit hyperthroper Thyreoiditis. Die Schraffierung entspricht den Normalbereichen beider Parameter (nach Cho et al.).

klassifiziert, so daß generell TRAb nicht als Prognoseindikator herangezogen werden sollte. Erhöhte TRAb-Titer am Ende einer Thyreostase rechtfertigen somit nicht automatisch eine ablative Therapie.

Die klinische Bedeutung der Messung von Autoantikörpern, die die Bindung von TSH an den TSH-Rezeptor inhibieren (TBII) oder die TSH-Funktion blockieren (TSBab), war Thema des Referats von *B. Y. Cho* (Seoul, Korea). Im Serum von 84 Patienten mit atrophischer Autoimmunthyreoiditis und 95 Patienten mit hypertropher Thyreoiditis wurden TBII mit einem Radiorezeptorbindungsassay bestimmt; TSBab wurden durch Inkubation von FRTL-5-Zellen mit Patientenserum und Messung der TSH-induzierten cAMP-Freisetzung gemessen. Wie Abb. 5 zeigt, lag die Prävalenz von TBII und TSBab bei der atrophischen Thyreoiditis bei 48% und 66% und war damit signifikant höher als bei der hyperthrophen Form (6% und 11%). Bei der atrophischen Form korrelierten beide Antikörpertiter signifikant miteinander (rs = 0,7; $p < 0{,}01$). Insgesamt waren 47,4% für beide Antikörper positiv und 18,4% nur für TSBab; 34,2% waren für beide Antikörper negativ. Mit Ausnahme eines Patienten wiesen alle unter Thyroxinsubstitution bis zu sieben Jahren stabile Antikörpertiter auf. Patienten mit TBII-positiver atrophischer Form der Thyreoiditis waren signifikant jünger (37 ± 13 Jahre versus 47 ± 14 Jahre, p = 0,002) und hatten einen niedrigeren 24-h-^{131}I-Uptake im Vergleich zu TBII negativen Patienten. Diese Ergebnisse sprechen dafür, daß TSH-Rezeptor-blockierende Autoantikörper in der Pathogenese der Hypothyreose und Schilddrüsenatrophie bei den meisten Patienten eine zentrale Rolle spielen.

Der internationale Methoden-Workshop über die Schilddrüsen-in-vitro-Diagnostik wurde mit einem Übersichtsvortrag von *Marian E. Ludgate* (Brüssel) abgeschlossen, die über erste Schritte zur Anwendung des vor kurzem geklonten und sequenzierten humanen TSH-Rezeptors bei neuen Bindungs- und Bioassays zur Messung von Antikörpern gegen das Rezeptorprotein berichtete. Der humane TSH-Rezeptor (TSH-R) ist das Antigen für die Bildung von Autoantikörpern, die zur Immunhyperthyreose führen können, wenn sie als TSH-Agonisten wirken. Fungieren sie demgegenüber als TSH-Antagonisten, sind sie wahrscheinlich für das Auftreten von Hypothyreosen verantwortlich. Zur Zeit gibt es zwei Methoden zur Bestimmung von Autoantikörpern gegen den TSH-Rezeptor: a) einen Bindungsassay, in dem die Hemmung der Bindung von radioaktiv markiertem TSH an Schweinerezeptoren bestimmt wird und b) einen Bioassay, in dem die cAMP-Akkumulation in menschlichen Thyreozyten in Zellkultur oder in einer FRTL-5- Zellinie gemessen wird. Die Verfügbarkeit des rekombinanten humanen TSH-Rezeptors bot erstmals die Möglichkeit zur Entwicklung von Bindungs- und Bioassays mit höherer Sensitivität, als sie die bisherigen Methoden aufweisen. Von den durch M. E. Ludgate und Mitarbeitern entwickelten Methoden, die mit TSH-R-transfizierten Ovarialzellen des chinesischen Hamsters (CHO-Zellinie) arbeiten, hat sich besonders der sog. JP26-Bioassay als robust und leistungsfähig erwiesen. Diese Methode, die nach Zugabe von 10% unfraktioniertem Serum die cAMP-Produktion im hypotonen Medium quantifiziert, erlaubt die sensitive und reproduzierbare Messung von schilddrüsenstimulierenden und -blockierenden Autoantikörpern für die klinische Diagnostik.

Diskussion

Reuter:
Sie haben an Patienten-Ergebnissen gezeigt, daß die Unterscheidung zwischen euthyreoten und manifest hyperthreoten Patienten und supprimierten Patienten mit den Irmas sehr gut ist. Man weiß ja aus der Pathophysiologie, daß gerade bei der Autonomie ein Spektrum zwischen euthyreot (also einer Schilddrüse mit 10% autonomer Zellen) und den manifest hyperthyreoten Patienten besteht. Und von Herrn Hennemann haben wir gelernt, daß bei der klinischen Einschätzung die diagnostische Wertigkeit zwischen 30 und 40% richtiger Einschätzungen von Dysthyreosen eigentlich klinisch nicht ausreicht. Wie

kann man einen Normalbereich für TSH bei euthyreoten Patienten angesichts dieser Übergangsproblematik zwischen euthyreot und hyperthyreot oder auch versus euthyreot-hypothyreot definieren?

Meinhold:
Ich glaube, die Frage ist hier nicht nur auf das TSH, sondern auf generelle Infragestellung eines Referenzbereiches mit Übergangsbereichen abgestellt, je nach klinischer Lage. Mit dem Voranschreiten der Empfindlichkeit ist es möglich, sehr kleine Konzentration des TSH's messen zu können. Und das hängt mit der verbesserten Präzision dieser Bestimmung zusammen. Wenn im Labor sauber und ordentlich und qualitätsmäßig mit Qualitätskontrollen gearbeitet wird, so ist es inzwischen sicher leichter, gerade diese Grau- und Übergangsbereiche zu verkleinern.

Georgi:
Wir haben Teste zu erwarten, die weiter in den unteren Erfassungsbereich kommen. Aber ich bin überzeugt davon, daß eine Grauzone immer bleibt, ganz gleich wo die Grenzen liegen, und diese Grauzone macht uns immer Probleme. Und zum Glück ist das so, denn sonst könnten wir ganz einfach Computer einsetzen und der würde die Diagnose stellen.

Meinhold:
Zu erinnern ist an die Altersabhängigkeit des TSH's oder der Schilddrüsenhormonwerte, so daß man dringend bei der diagnostischen Bewertung das Lebensalter mit einbeziehen muß. Die Normalwerte sind für 80jährige etwas anders als für 60- oder 30jährige.

Ziegler:
Das Problem bei den alten Menschen ist, daß die Schilddrüsenachse auf niedrigen Werten läuft einschließlich des TSH und gleichzeitig die Altershyperthyreose oligosymptomatisch ist. Damit haben wir eben das Problem, daß wir beispielsweise die Szintigraphie brauchen, um zu zeigen, ob bei mehrknotiger Struma und niedrigem TSH eine Hyperthyreose vorliegt oder nicht. Sehr gewichtig ist natürlich die Klinik, aber nicht mehr so zuverlässig wie bei jüngeren Menschen.

Petzke:
Spricht die *Sektion Schilddrüse der Deutschen Gesellschaft für Endokrinologie* Empfehlungen darüber aus, wie der Calcotinin-Wert basal und nach Pentagastrin-Stimulation im Falle einer erfolgreichen Sanierung sein soll.

Mann:
Referenzwerte sind bewußt nicht eingetragen, weil sie doch sehr methoden- und laborabhängig sind. Wir wissen zwar Referenzbereiche der Obergrenzen der Stimulation, aber diese müssen auch in jedem Labor an entsprechenden Kontrollkollektiven neu evaluiert werden.

Ziegler:
Es gibt heute hochempfindliche Assays, die sogar Geschlechtsunterschiede zeigen. Wenn Sie einen solchen Assay nicht verwenden und Sie betreuen einen C-Zell-Karzinom-Patienten, sollten Sie den lieber abgeben. Das Karzinom ist so selten und so schwierig, daß es wirklich lohnend ist, diese wirklich seltenen Patienten den Zentren zuzuweisen. Es gibt ein deutsches C-Zell-Karzinom-Register bei Herrn Raue in Heidelberg, wodurch auch die Epidemiologie besser herauskommt.

Georgi:
Die Messung des Jodproblems wurde so abgetan, als ob es klinisch nicht relevant ist. Ich sehe als Gegensatz dazu, daß für unsere Diagnostik der Schilddrüsen-Uptake immer wichtiger wird. Man kann nicht sagen, „das Jod interessiert uns nicht“, die Jodkontamination auf der anderen Seite für den Schilddrüsen-Uptake so gewichtig werten. Ich bedaure außerordentlich, daß sich so viele um die Radioimmuno-Assays kümmern, aber keiner um die chemische Jodbestimmung. Es wäre wirklich schön, wenn die Bestrebungen aus Würzburg zu einem Test führen würden, der dann eine weite Verbreitung findet.

Empfehlungen für die Schilddrüsendiagnostik und die Diagnose von Schilddrüsenkrankheiten – Zusammenfassung

G. Hintze

Vorbemerkung

1985 war von der Sektion Schilddrüse der Deutschen Gesellschaft für Endokrinologie eine Empfehlung zur Schilddrüsenfunktionsdiagnostik und zur Diagnose von Schilddrüsenkrankheiten verabschiedet und publiziert worden.

In der Zwischenzeit war eine Überarbeitung dieser Empfehlungen notwendig geworden. Anläßlich der letztjährigen Tagung der Sektion Schilddrüse in Ising im November 1992 wurden die Empfehlungen diskutiert und verabschiedet.

Im wesentlichen wurde der inhaltliche Aufbau der vorangegangenen Empfehlungen von 1985 beibehalten. Dies betrifft insbesondere die Trennung der Empfehlungen in die Beschreibung der verschiedenen Untersuchungsverfahren (In-vitro-Diagnostik, sonographische, nuklearmedizinische Diagnostik) einerseits sowie die Diagnostik von Schilddrüsenfunktionsstörungen und die Unterscheidung in die zugrundeliegenden Schilddrüsenerkrankungen andererseits. Beibehalten wurde auch die Differenzierung, ob eine Untersuchung zum Ausschluß oder zum Nachweis einer Funktionsstörung bzw. Erkrankung der Schilddrüse durchgeführt wird.

Daraus ergibt sich die Notwendigkeit der vorgeschalteten Anamneseerhebung, der Feststellung des körperlichen Untersuchungsbefundes und der Sammlung eventueller Vorbefunde.

Im folgenden wird vornehmlich auf solche Punkte eingegangen, bei denen eine Änderung gegenüber den ersten Empfehlungen von 1985 festzustellen ist. Es wird jedoch auch das bei den unterschiedlichen Funktionszuständen und Erkrankungen der Schilddrüse notwendige Vorgehen referiert.

Anamnese und körperliche Befunde

Dieser Abschnitt wurde neu verfaßt und gestrafft. Aufgeführt werden Gesichtspunkte, die bei Schilddrüsenerkrankungen bedeutsam sind:

1. frühere Schilddrüsenerkrankungen (wann, welche diagnostischen Maßnahmen?);

2. frühere schilddrüsenwirksame Behandlung(en) (wann, welche, wie lange? Schilddrüsenoperationen, Radiojodtherapie, perkutane Bestrahlung der Halsregion?);
3. Medikamentenanamnese (Jodinkorporationen durch Kontrastmittel und Medikamente; bei Kindern mit angeborener Hypothyreose Frage nach Anwendung jodhaltiger Substanzen in der Schwangerschaft), ferner Frage nach Sexualhormonen, Schilddrüsenhormonen, antithyreoidalen Medikamenten, Lithium u. a.;
4. Beachtung der Besonderheiten in verschiedenen Lebensphasen (Neonatalperiode/Kleinkinder, Klimakterium, Senium);
5. Infekte, die einer Schilddrüsenerkrankung vorausgegangen sind;
6. Familienanamnese (z. B. Frage nach Autoimmunerkrankungen bei Verdacht auf Autoimmunthyreopathie);
7. Schwerpunkte der Befunderhebung (Zeichen des Schilddrüsenhormonmangels bzw. -überschusses in Abhängigkeit vom Lebensalter beachten, Haut- und Augenzeichen suchen, Dokumentation des Lokalbefundes).

In-vitro-Diagnostik

Dieses Kapitel wurde völlig überarbeitet. Die Methoden zur Bestimmung der Gesamthormonkonzentration (Gesamt-T4 und Gesamt-T3) sind etabliert. Für Gesamt-T4 gibt es eine Referenzmethode. Die Ergebnisse unterschiedlicher Laboratorien sind vergleichbar, wie z. B. die Vergleiche der verschiedenen Methoden innerhalb der Ringversuche der Deutschen Gesellschaft für Klinische Chemie zeigen. Im Vergleich zur vorherigen Empfehlung von 1985 wird jetzt den Methoden zur Bestimmung der freien Hormone breiter Raum gewährt. Veränderungen der Konzentration der Transportproteine spielen hauptsächlich beim Erwachsenen eine Rolle. In der Pädiatrie kann in der Primärdiagnostik auf die freien Schilddrüsenhormone verzichtet werden. Bei Neugeborenen und Säuglingen weichen die Hormonkonzentrationen von den Normwerten der Erwachsenen ab.

Die direkte Messung von FT4 und FT3 durch Gleichgewichtsdialyse oder Ultrafiltration ist für die Routinediagnostik zu aufwendig.

Es wurden daher indirekte Methoden gewählt, wobei die Indexmethode (d. h. die Errechnung eines Index aus der Gesamthormonbestimmung und einem Parameter zur Abschätzung der Proteinbindung) den Zweischrittverfahren zur Messung der freien Hormone als gleichwertig gegenübergestellt wurde. Gleiches gilt für Einschrittverfahren, bei denen markierte Antikörper verwendet werden. Hingegen sind Einschrittverfahren, die markierte Hormonanaloge (Analogtracerverfahren) einsetzen, wegen ihrer fehlenden Richtigkeit z. B. bei schwerkranken Patienten nicht mehr zur Verwendung empfohlen.

Thyreoideastimulierendes Hormon (TSH)

Auch dieses Kapitel wurde völlig neu gefaßt, erweitert und den verbesserten Bestimmungsverfahren bei der TSH-Messung angepaßt. Die Empfindlichkeit der TSH-Bestimmung durch Verwendung monoklonaler Antikörper hat die Genauigkeit stark erhöht. In der Zwischenzeit sind sogenannte Assays der zweiten und dritten Generation verfügbar mit einer unteren Nachweisgrenze von TSH < 0,05 mU/l (bzw. 0,005 mU/l). Hier werden in der Neufassung der Empfehlungen Qualitätskriterien aufgestellt. Diese sind:

1. Definition der unteren Nachweisgrenze, basierend auf der Interassaypräzision,
2. Interassayvariationskoeffizient von < 20%, besser 10–15% bei einer TSH-Konzentration im Serum von unter 0,1 mU/l,
3. keine Beeinflussung durch heterophile Antikörper,
4. sichere Trennung hyperthyreoter und euthyreoter Kollektive (Überlappung weniger als 1%).

Somit steht mit dem TSH-Spiegel heute der empfindlichste und sicherste Parameter für den Beleg einer normalen bzw. gestörten Schilddrüsenfunktion zur Verfügung. Die klinischen Kriterien für die Qualität eines sensitiven TSH-Assays sind:

1. der Referenzbereich von Schilddrüsengesunden, der bei 0,4 bis 4,0 mU/l liegen muß,
2. die klinisch überprüfte untere Nachweisgrenze (funktionelle Sensitivität) der Methode, die eine eindeutige Diskriminierung zwischen dem Basal-TSH bei Euthyreose und den naturgemäß komplett supprimierten TSH-Spiegeln bei Hyperthyreose erlauben muß.

Daneben gibt es einen Graubereich mit erniedrigtem, aber noch nicht signifikant nachweisbaren basalen TSH. Hier liegt generell eine (noch) normale Schilddrüsenfunktion vor, die durch (noch) normale Werte für FT4 und FT3 belegt werden soll. Diese erniedrigten, aber nicht komplett supprimierten TSH-Spiegel müssen als Hinweis auf eine Schilddrüsenerkrankung (z. B. funktionelle Autonomie), einen medikamentösen Einfluß auf die TSH-Sekretion oder eine schwere extrathyreoidale Erkrankung gewertet werden.

Ein Hypothyreosescreening mit Bestimmung von TSH zur Früherkennung der angeborenen Hypothyreose bei Neugeborenen ist in der Bundesrepublik Deutschland für alle Neugeborenen vorgeschrieben. Die Probenentnahme erfolgt in der Regel am fünften Lebenstag.

Stimulationstest mit Thyreotropin Releasing Hormone (TRH-Test)

Die Bedeutung des TRH-Testes hat als Folge der Weiterentwicklung von TSH-Meßverfahren nachgelassen. Bei Verwendung eines sensitiven TSH-Assays der zweiten bzw. dritten Generation ist ein zum basalen TSH proportionaler TSH-Anstieg auf TRH vielfach belegt. Der TRH-Test liefert damit im Vergleich zum basalen TSH nur in speziellen Fällen eine zusätzliche Information und ist somit für die Schilddrüsenroutinediagnostik nicht erforderlich. In Problemfällen, z. B. bei schweren extrathyreoidalen Erkrankungen und gleichzeitigem Verdacht auf eine Schilddrüsenerkrankung, kann der TRH-Test hilfreich sein.

Thyreoglobulin

Wie bereits bei der ersten Fassung von 1985, so wird auch jetzt auf die wichtigste klinische Anwendung der Thyreoglobulinbestimmung bei der Verlaufskontrolle differenzierter, von Thyreozyten ausgehenden Schilddrüsenkarzinome hingewiesen. Erst nach vollständiger Ablation des Schilddrüsengewebes (Thyreoidektomie und Radiojodtherapie) kann Thyreoglobulin als Tumormarker optimal verwendet werden, wenn normales Schilddrüsengewebe als Quelle nicht mehr vorhanden ist. Ein meßbarer Thyreoglobulinspiegel weist unter diesen Bedingungen mit einer Sensitivität und Spezifität von mehr als 90% auf ein Tumorrezidiv bzw. eine Metastasierung hin. Zu beachten ist allerdings, daß die Thyreoglobulinsynthese in Tumorgewebe durch TSH-suppressive Schilddrüsenhormonbehandlung ebenfalls völlig supprimiert werden kann (ca. 10% der Fälle).

Eine weitere Indikation für die Thyreoglobulinbestimmung ist der Verdacht auf eine Hyperthyreosis factitia und die differentialdiagnostische Abklärung der Neugeborenenhypothyreose.

Es wird festgestellt, daß es darüber hinaus derzeit keine gesicherte Indikation für die Thyreoglobulinbestimmung gibt.

Methodische Schwierigkeiten bzw. eine fehlerhafte Messung von Thyreoglobulin ergeben sich aus der möglichen Interferenz von endogenen Thyreoglobulinautoantikörpern. Daher muß bei jeder Patientenprobe die individuelle Wiederfindung von exogen zugesetztem Thyreoglobulin überprüft werden.

Calcitonin

Dieses Kapitel wurde neu aufgenommen. Klinische Indikation hierfür ist das medulläre Schilddrüsenkarzinom, bei dem Calcitonin einen spezifischen Tumormarker darstellt, der auch im Rahmen des Familienscreenings im Pentagastrinstimulationstest die Früherfassung klinisch okkulter C-Zellkarzinome erlaubt.

Schilddrüsenantikörper

Auch dieses Kapitel wurde gegenüber den alten Empfehlungen neu überarbeitet. Die bekanntesten Antikörper sind die gegen das „mikrosomale" Antigen (MAK) und gegen Thyreoglobulin (Tg-AK) gerichteten Antikörper. Die MAK sind identisch mit Antikörpern gegen Schilddrüsenperoxidase (thyroid peroxidase, TPO).

TSH-Rezeptorantikörper werden mit TSH-RAK abgekürzt, andere Kurzbezeichnungen sollten vermieden werden.

Die früher üblichen semiquantitativen Verfahren zum Nachweis von MAK und Tg-AK wie der Hämagglutinationstest sind obsolet und sollten durch quantitative immunometrische Verfahren (RIA, ELISA) ersetzt werden. Positive Antikörperbefunde haben nur bei Immunthyreopathien eine diagnostische Bedeutung. Allerdings werden auch in 10–20% nicht immunogener Schilddrüsenerkrankungen positive Antikörper (TPO-Antikörper und Tg-AK) gefunden, üblicherweise jedoch nur in mäßig erhöhter Konzentration. Antikörper geben keine Information über die Schilddrüsenfunktion und die Prognose der Erkrankung und stellen per se keine Behandlungsindikation dar.

TSH-RAK werden in der Routine mit einem Radioligandenrezeptorassay bestimmt, einer semiquantitativen Methode. Gemessen werden alle Antikörper, die an den TSH-Rezeptor binden, somit stimulierende und funktionsblockierende Antikörper. Die Antikörper können bei ca. 80% der Patienten mit unbehandelter Autoimmunhyperthyreose (immunogene Hyperthyreose, Morbus Basedow) nachgewiesen werden. Zur Erkennung einer Remission bzw. der Vorhersage eines Rezidivs des Morbus Basedow am Ende einer antithyreoidalen Therapie sind die TSH-RAK jedoch ungeeignet. Die Hauptindikation liegt in der Differenzierung von immunogener Hyperthyreose und multifokaler/disseminierter Schilddrüsenautonomie. Ein negativer Ausfall schließt jedoch eine immunogene Hyperthyreose nicht aus. Selten können TSH-RAK auch bei anderen immunogenen Schilddrüsenerkrankungen, z. B. bei Hashimoto-Thyreoiditis nachgewiesen werden.

In der Praxis ist die Bestimmung der schilddrüsenstimulierenden Antikörper mittels Radioligandenrezeptorassay angezeigt, wenn bei gesicherter Hyperthyreose und Fehlen einer Orbitopathie die Zuordnung zur Immunthyreopathie erfolgen soll.

Schilddrüsensonographie

Dieses Kapitel wurde gegenüber den Empfehlungen von 1985 deutlich erweitert und überarbeitet. Die Untersuchung wird am liegenden Patienten mit leicht überstrecktem Hals durchgeführt. Für eine ausreichende Auflösung ist ein Schallkopf mit einer Frequenz von 5 – 7,5 MHz Voraussetzung. Wichtige Indikationen für die Sonographie sind Bestimmung der Schiddrüsenvolumina, die Beschreibung diffuser Strukturveränderungen sowie umschriebener Strukturveränderungen.

Die *Schilddrüsengröße* läßt sich aus der Summe beider Lappenvolumina bestimmen, die jeweils aus dem Produkt der maximalen Dicke, Breite, Länge und des Faktors 0,5 zu errechnen ist. Der maximale Fehler liegt bei erfahrenen Untersuchern bei 10%. In der Zwischenzeit gibt es Referenzvolumina. Bei sehr großen Schilddrüsen, mehreren knotigen Arealen und/oder nicht abgrenzbaren Anteilen kann das Volumen nicht genau berechnet werden. Die Volumenangabe beschränkt sich dann auf „größer als ... ml".

Diffuse Strukturveränderungen beschreiben z. B. diffus echoarme Bilder mit immunogenen Schilddrüsenerkrankungen oder echoreiche Schallbilder bei regressiven Veränderungen.

Umschriebene Strukturveränderungen können Hinweise auf bestimmte Krankheitsbilder geben. Diagnosen sind mit der Sonographie alleine nicht möglich. Dies betrifft z. B. echoreiche Knoten, solitäre echoarme oder echokomplexe Knoten.

Ferner kann die Schilddrüsensonographie eingesetzt werden z. B. zum Nachweis vergrößerter zervikaler Lymphknoten, zur Nachsorge bei Schilddrüsenkarzinom nach Thyreoidektomie, zur Kontrolle nach Operationen wegen anderer Schilddrüsenerkrankungen oder eben bei der Verlaufskontrolle der medikamentösen Strumabehandlung.

Nuklearmedizinische In-vivo-Untersuchungen

Für die In-vivo-Diagnostik sind grundsätzlich kurzlebige, ausschließlich Gammastrahlung emittierende Radionuklide (Tc 99m-Pertechnetat oder Jod-123 Natriumjodid) anzuwenden. Als Untersuchungsgerät ist heute generell die Gamma-Kamera wegen ihrer höheren Auflösung, der Möglichkeit zur Szintigraphienachbearbeitung und der Möglichkeit zur quantitativen Bestimmung der Jodidclearance bzw. von Clearanceäquivalenten einzusetzen. Dies ermöglicht die quantitative Schilddrüsenszintigraphie. Als Maß für die thyreoidale Jodavidität gilt der thyreoidale Tc 99m-Uptake (TcTU). Bei normal großer

Schilddrüse finden sich bei ausreichender Jodversorgung TcTU-Werte zwischen 0,5% und 2,0% (5–25 Minuten post injectionem). In Abhängigkeit von der Strumagröße und dem Ausmaß des Jodmangels sind bei unbehandelten euthyreoten Strumapatienten TcTU-Werte zwischen 1 und 8% zu erwarten.

Bei normal großen Schilddrüsen und ungestörter Regulation finden sich unter Suppression TcTU-Werte < 1%. Bei Strumen mit euthyreoter Funktionslage sind supprimierte TcTU-Werte bis 2% zu erwarten. Höhere Werte sprechen für eine funktionelle Autonomie.

Für die *qualitative Schilddrüsenszintigraphie* gibt es nur noch wenige Indikationen:

1. Nachweis und Lokalisation von dystopem Schilddrüsengewebe,
2. Ganzkörperszintigraphie bei Verlaufskontrolle differenzierter Schilddrüsenkarzinome mit Jod-131 (in speziellen Fällen auch mit anderen radioaktiven Substanzen).

Feinnadelaspiration und Zytologie

Die Sensitivität und Spezifität der Zytologie liegt, abhängig von der Qualifikation des Punkteurs und Zytologen, zwischen 70 und 90%. Dabei ist zu beachten, daß

1. atypische Adenome und hochdifferenzierte Karzinome zytologisch nicht unterschieden werden können,
2. ein positiver Befund immer einer histologischen Klärung bedarf,
3. die Einteilung nach Papanicolaou bei der Schilddrüsenzytologie nicht sinnvoll ist,
4. eine Verschleppung bzw. Ausbreitung von Tumorzellen im Stichkanal bei Schilddrüsenpunktion bisher nicht beschrieben wurde,
5. die Komplikationsrate der Schilddrüsenpunktion, z. B. Blutungen und Infektionen, bei jeder Art der durchgeführten Punktion extrem niedrig ist.

Diagnostik von Schilddrüsenfunktionsstörungen und Untersuchungen zu deren Abklärung

Unterschieden werden wie in der früheren Fassung der Empfehlungen eine Ausschlußdiagnostik und der Nachweis einer Schilddrüsenfunktionsstörung. Dargestellt wird der Untersuchungsablauf, der die Versorgung des Körpers mit ausreichender, erhöhter oder erniedrigter Schilddrüsenhormonmenge sichert. Dies wurde den modernen Diagnoseverfahren angepaßt.

Die *Ausschlußdiagnostik* wird empfohlen, wenn Beschwerden oder Symptome des Patienten nur möglicherweise auf einer Schilddrüsenfunktionsstörung beruhen. Der *Nachweis einer Schilddrüsenfunktionsstörung* wird dagegen erforderlich, wenn Anamnese, Symptome und Befund diese mindestens wahrscheinlich machen.

Euthyreose

Definition

Normal mit Schilddrüsenhormonen versorgte Körperperipherie. Diese ist in der Regel durch Anamnese und körperliche Untersuchung sowie den basalen TSH-Spiegel festzustellen.

Indikation zur Untersuchung

Die Sicherung einer euthyreoten Schilddrüsenfunktion ist vor der Verwendung von jodhaltigen Diagnostika und Therapeutika dann notwendig, wenn z. B. eine jodinduzierte Hyperthyreose eine bestehende extrathyreoidale Erkrankung verschlimmern würde.

Sicherung einer Euthyreose

Der normale TSH-Spiegel ist das aussagekräftigste Kriterium. Bei gleichzeitig vorhandener Struma und bei Krankheiten mit bekannten Beziehungen zu Schilddrüsenfunktionsstörungen sind Ausweitungen der Diagnostik im individuellen Fall erforderlich, z. B. durch Sonographie, Schilddrüsenszintigraphie, Bestimmung von Schilddrüsenautoantikörpern.

Hyperthyreose

Definition

Die Hyperthyreose ist die Folge einer vermehrten Schilddrüsenhormonwirkung auf die peripheren Körperzellen ohne Rücksicht auf deren Ursache. Der Übergang von der normalen Schilddrüsenfunktion zur präklinischen und manifesten Hyperthyreose ist fließend.

Indikation zur Diagnostik

Der Verdacht auf eine Hyperthyreose beim Erwachsenen kann sich aus den klassischen klinischen Hyperthyreosesymptomen ergeben, aber auch auf Grund vieldeutiger Einzelsymptome (z. B. tachykarde Herzrhythmusstörungen, Gewichtsabnahme etc.), wenn der Ausschluß einer Schilddrüsenüberfunktion ratsam ist.

Ausschluß eines Schilddrüsenhormonüberschusses

1. Anamnese und körperliche Untersuchung,
2. basales TSH.

Ein normaler basaler TSH-Spiegel schließt eine Hyperthyreose aus (seltene Ausnahme: Schilddrüsenhormonresistenz, TSH produzierende Hypophysenvorderlappenadenome). Ist der TSH-Spiegel vollständig supprimiert oder subnormal, ist die Diagnostik zu erweitern.

Zum Ausschluß einer Hyperthyreose werden In-vivo-Verfahren nicht benötigt.

Nachweis eines Schilddrüsenhormonüberschusses

Dieser wird erforderlich, wenn die klinische Symptomatik (Anamnese und körperlicher Untersuchungsbefund) die Diagnose „Hyperthyreose" wahrscheinlich macht, bei Verdacht auf Schilddrüsenautonomie (Sonographie und Szintigraphie) oder bei supprimiertem basalem TSH. Erforderlich:

1. basales TSH,
2. Bestimmung eines Parameters für das freie Thyroxin *und* des Trijodthyronins.

Bei alten, schwerkranken und multimorbiden Patienten ist die Aussagekraft aller Parameter eingeschränkt; deren Interpretation setzt besondere Erfahrung voraus.

Untersuchungen zur Abklärung der Ursache einer Hyperthyreose

Zusatzuntersuchungen bei Verdacht auf immunogene Hyperthyreose

1. Sonographie mit Volumenbestimmung und visueller Beurteilung des Gewebemusters,
2. ophthalmologische Charakterisierung einer endokrinen Orbitopathie (gegebenenfalls einschließlich Computer- oder Kernspintomographie),

3. Bestimmung der mikrosomalen (TPO) Autoantikörper der TSH-Rezeptorantikörper (bei fehlender Orbitopathie),
4. quantitativ ausgewertete Szintigraphie der Schilddrüse (verzichtbar, nur bei sonographisch unauffälliger Schilddrüse).

Verlaufsuntersuchungen bei Morbus Basedow

1. Anamnese und körperliche Untersuchung,
2. Bestimmung eines Parameters für das freie Thyroxin und Trijodthyronin.
3. TSH ist wegen peristierender Suppression wenig geeignet.
4. Kontrolle der ophthalmologischen Befunde,
5. Leukozyten- und Thrombozytenzählung bei antithyreoidaler Medikation, in den ersten Behandlungswochen engmaschig,
6. alkalische Serumphosphatase und Gammaglutamyltranspeptidase.

Die Patienten müssen über die Möglichkeiten einer Granulozyto- und Thrombopenie sowie der Cholestase aufgeklärt werden.

Zusatzuntersuchungen bei Verdacht auf funktionelle Autonomie der Schilddrüse

1. Anamnese und körperliche Untersuchung,
2. Abklärung der Schilddrüsenfunktion (basales TSH und ein Parameter für das freie Thyroxin und Trijodthyronin),
3. Sonographie der Schilddrüse,
4. quantitativ ausgewertete Szintigraphie der Schilddrüse.

Der Nachweis von funktionellem autonomen Gewebe in einer Struma (nodosa) mit noch euthyreoter Funktion erfolgt mit Hilfe der quantitativ ausgewerteten Szintigraphie (vor und) nach Suppression der endogenen TSH-Sekretion. Auf diese Weise sind uni- und multifokale Autonomien nachweisbar. Für den positiven Nachweis der disseminierten Autonomie gibt es zur Zeit keine beweisende Methode. Die disseminierte Autonomie bleibt eine Ausschlußdiagnose. Die Durchführung eines Suppressionsszintigramms bei bereits supprimiertem basalem TSH ist pathophysiologisch sinnlos und für den Patienten unter Umständen gefährlich!

Verlaufskontrolle bei Autonomie

Je nach Art der Therapie erfolgen die Verlaufsuntersuchungen der Schilddrüsenfunktionsparameter bevorzugt an Hand des basalen TSH. Die quantitativ ausgewertete Szintigraphie unter Suppressionsbedingungen dient dem Nachweis der Ausschaltung der Autonomie, in erster Linie nach Radiojodtherapie.

Auf die Besonderheiten der Hyperthyreose im höheren Lebensalter ist zu achten.

Hypothyreose

Definition

Die Hypothyreose ist Folge einer unzureichenden Versorgung der Körperzellen mit Schilddrüsenhormonen. Die Übergänge zwischen normaler Schilddrüsenfunktion der präklinischen Hypothyreose und der klinisch manifesten Form sind fließend.

Indikationen zur Diagnostik bei primärer Hypothyreose des Erwachsenen

Die klinische Symptomatik entwickelt sich meist langsam, wird oft lange Zeit nicht wahrgenommen oder verkannt. Das Anfangsstadium ist immer oligosymptomatisch, das Vollbild eine Spätdiagnose. Man soll gezielt nach Symptomen suchen und öfter die Hypothyreose in die Differentialdiagnose einbeziehen. Dies gilt besonders bei Patienten mit einer Schilddrüsenanamnese (Schilddrüsenoperation, Radiojodtherapie, Thyreoiditis u. a.), im höheren Lebensalter und bei Therapie mit fakultativ thyreostatisch wirksamen Medikamenten (z. B. Lithium).

Ausschluß eines Schilddrüsenhormonmangels

Zum Ausschluß einer primären Hypothyreose sind erforderlich:

1. Anamnese und körperliche Untersuchung,
2. basales TSH im Serum.

Die TSH-Bestimmung im Serum ist der empfindlichste Parameter zum Ausschluß oder Nachweis einer primären Hypothyreose, ein normales TSH schließt eine primäre Hypothyreose aus.

Nachweis eines Schilddrüsenhormonmangels

Bei positiven klinischen Zeichen und/oder bei erhöhtem TSH-Spiegel im Serum sowie bei Verdacht auf sekundäre Hypothyreose sind erforderlich:

1. Anamnese und körperliche Untersuchung,
2. TSH-Bestimmung,
3. Bestimmung eines Parameters für das freie Thyroxin (FT4) im Serum. Die T3-Bestimmung ist für die Hypothyreosediagnostik nicht geeignet.

Untersuchungen zur Ursache einer primären Hypothyreose

Die primäre Hypothyreose ist die häufigste und praktisch wichtigste Form. Sie kann angeboren oder postnatal erworben sein. Häufigste spontane Form ist die sogenannte „idiopathische Hypothyreose", deren Ursache meist eine atrophische Autoimmunthyreoiditis ist. Fehlende Struma (Schilddrüse auch sonographisch kaum oder nicht nachweisbar) sowie positive Antikörperbefunde (TgAK, MAK bzw. TPO AK) untermauern die Verdachtsdiagnose. Weitere Ursachen sind andere Thyreoiditisformen (hypertrophe Form der Autoimmunthyreoiditis Hashimoto) und extrem selten Schilddrüsenmalignome oder extremer Jodmangel.

Zur Erkennung der Grundkrankheit bzw. zur Klärung des Lokalbefundes sind erforderlich:

1. Sonographie,
2. Szintigraphie (nur in Ausnahmefällen zur Ergänzung sonographischer Befunde, bei Verdacht auf dystopes Schilddrüsengewebe),
3. Schilddrüsenantikörper (bei Verdacht auf Autoimmunthyreoiditis),
4. Zytologie (bei Verdacht auf hypertrophe Autoimmunthyreoiditis, Hashimoto oder Malignom).

Verlaufskontrollen

Die primäre Hypothyreose ist meist eine permanente Erkrankung. Die Verlaufskontrollen haben den klinischen Befund zu berücksichtigen (Rückbildung der hypothyreoten Symptomatik, Restsymptome, pektanginöse Beschwerden). Zur Kontrolle der Dauermedikation von Levothyroxin sind erforderlich:

1. Bestimmung des basalen TSH,
2. gegebenenfalls Bestimmung von FT3 (Überdosierung?).

Auf die Besonderheiten der Hypothyreose im höheren Lebensalter ist zu achten.

Nachweis einer angeborenen Hypothyreose

Der im Screening erhöhte TSH-Spiegel im Vollblut sichert die Diagnose einer angeborenen Hypothyreose nicht. Diese wird erst durch Bestimmung von TSH, T4 und T3 in einer Serumprobe möglich. Die Inzidenz transienter isolierter Hyperthyreotropinämien im Neugeborenenalter ist mit 0,5–1% hoch und wird durch physiologische Adaptationsvorgänge, Jodmangel oder eine iatrogene perinatale Jodkontamination (z. B. Desinfektions- und Kontrastmittel) erklärt.

Sekundäre Hypothyreose

Indikation zur Diagnostik

Hinweise auf Störungen der hypothalamischen und/oder Hypophysenvorderlappenfunktion mit und ohne Zeichen der Raumforderung.

Nachweisdiagnostik

1. basales TSH,
2. FT4 und FT3.

Bei erhaltenem Hypophysenvorderlappengewebe (z. B. präoperativ) und bei hypothalamischen Erkrankungen kann der basale TSH-Spiegel *subnormal* oder *normal* ausfallen.

Schilddrüsenentzündungen

Einteilung

1. akute (und subakute) Thyreoiditis
1a. akute eitrige Thyreoiditis
1b. subakute (nicht eitrige) Thyreoiditis de Quervain
2. Autoimmunthyreoiditiden
2a. chronische Autoimmunthyreoiditis Hashimoto (hypertrophe Form)
2b. atrophische Thyreoiditis
2c. Post-Partum-Thyreoiditis
3. fibrosierende Thyreoidtis Riedel

Akute und subakute Thyreoiditiden

Leitsymptom der akuten Schilddrüsenentzündungen ist der Schmerz im Bereich der Schilddrüse.

Definition und Charakterisierung

Bei der extrem seltenen akuten eitrigen Thyreoiditis handelt es sich um eine bakterielle Infektion der Schilddrüse, welche die klassischen Entzündungszeichen aufweist. Die Ursache der subakuten Thyreoiditis de Quervain ist bisher nicht eindeutig geklärt, angenommen wird eine Virusätiologie.

Zur Diagnostik erforderlich sind

1. Anamnese: vorausgegangener Infekt, schweres Krankheitsgefühl, Schmerzcharakter, plötzliches Auftreten des Schmerzes, wechselnde Lokalisation;
2. Untersuchungsbefund (Beachtung von Druckschmerz, Knoten, akuten Entzündungszeichen);
3. Sonographie (Ausschluß von Blutungszysten, unregelmäßig begrenzte echoarme Areale);

4. Klinisches Labor; BSG, Blutbild, Differentialblutbild, weitere Entzündungszeichen;
5. Abklärung der Schilddrüsenfunktion: TSH, FT4, FT3;
6. Punktion: nicht obligat, eventuell mit bakteriologischer Diagnostik; bei subakuter Thyreoiditis de Quervain als Beweis nur Nachweis von Riesenzellen möglich;
7. Szintigraphie: nicht obligat umschriebene/homogene Minderspeicherung.

Dabei ist zu beachten, daß

1. nicht die Thyreoiditis, sondern die akut entstandene (Blutungs-) Zyste die häufigste Ursache für Schmerzen im Bereich der Schilddrüse ist,
2. ein anaplastisches Karzinom als wichtigste Differentialdiagnose ausgeschlossen werden muß,
3. eine transiente Hyperthyreose charakteristisch für die subakute Thyreoiditis ist,
4. eine akute eitrige Thyreoiditis ein extrem seltenes Krankheitsbild ist.

Chronische Autoimmunthyreoiditiden

Diagnostik

1. Anamnese (Familienanamnese, andere organspezifische Autoimmunerkrankungen, Schwangerschaft im letzten Jahr);
2. Untersuchungsbefunde: Palpationsbefund, Hypothyreose, Vitiligo;
3. Sonographie: diffuse Strukturarmut, schlechte Abgrenzbarkeit;
4. Labor: thyreoidaler Antikörper TgAK, MAK (TPO-AK), im Sonderfall TSH-Rezeptorantikörper;
5. Schilddrüsenszintigraphie: nicht obligat;
6. Feinnadelaspiration: nicht obligat, ein positiver Befund kann jedoch bei der Absicherung der Differentialdiagnose hilfreich sein.

Dabei ist zu beachten, daß

1. eine chronische, langbestehende Immunthyreoiditis mit normalen Konzentrationen unter 350 iU/ml der meßbaren Antikörper einhergehen kann;
2. erhöhte Konzentrationen von MAK/TPO-AK bei der Autoimmunthyreoiditis und beim Morbus Basedow, erhöhte Titer von TgAK aber vor allem bei der Autoimmunthyreoiditis vorkommen,
3. die Schilddrüsensonographie richtungsweisend und der Szintigraphie bei der Differentialdiagnostik überlegen ist;
4. die Feinnadelpunktion in differentialdiagnostischen Problemen (Karzinom, malignes Lymphom, subakute Thyreoiditis) indiziert ist, der zytologische Befund jedoch wesentlich zur Absicherung der Verdachtsdiagnose einer

lymphozytären Thyreoiditis beitragen kann, insbesondere, wenn die Autoantikörperbefunde negativ ausfallen;
5. nach Sicherung einer Autoimmunthyreoiditis an die Möglichkeit von weiteren organspezifischen Erkrankungen (insbesondere perniziöse Anämie, Nebennierenrindeninsuffizienz, Diabetes mellitus Typ 1, Sjögren-Syndrom) gedacht werden sollte.

Langzeitkontrollen

1. Bei Patienten mit Hinweis auf eine Autoimmunthyreoiditis sollte lebenslang in einjährigen Abständen eine TSH-Bestimmung erfolgen, um die Entwicklung einer Hypothyreose nicht zu übersehen.
2. Bei Patienten, die mit Schilddrüsenhormonen substituiert werden, genügt bei stabilem Verlauf eine jährliche Kontrolluntersuchung.
3. Patienten mit Post-Partum-Thyreoiditis sollten in der akuten Phase engmaschig (vierwöchentlich) überwacht werden, damit auf die typischen Veränderungen der Stoffwechsellage adäquat reagiert werden kann.

Struma

Definition

Der Begriff Struma beschreibt eine vergrößerte Schilddrüse ohne Rücksicht auf deren Ursache und Funktion. In Deutschland ist die Hauptursache der Struma der Jodmangel.

Indikation zur Diagnostik

Bei tast- und sichtbar vergrößerter Schilddrüse mit und ohne Knoten besteht in jedem Lebensalter Anlaß zur morphologischen und funktionellen Abklärung des Befundes. Dabei wird eine Ausschlußdiagnostik erforderlich, wobei jeweils der aussagekräftigste Minimalaufwand für die jeweils zur Diskussion stehende Differentialdiagnose zu beachten ist.

Diagnostik bei Struma
Erstuntersuchung

1. Anamnese und körperliche Untersuchung,
2. bedarfsgerechte Abklärung der Schilddrüsenfunktion (basales TSH),
3. Sonographie mit Volumenberechnung,
4. quantitativ ausgewertete Schilddrüsenszintigraphie. Auf ein Szintigramm kann verzichtet werden: bei Kindern, bei sicher diffusen, sonographisch homogenen Strumen, wenn keine Radiojodtherapie zur Diskussion steht.

In der Gravidität ist die Szintigraphie kontraindiziert. Während der Laktation muß die Muttermilch für ca. 10 Stunden verworfen werden (diese Indikationsstellung sollte dem Spezialisten überlassen werden).

Die Szintigraphie ist unverzichtbar bei knotigen und/oder sonographisch inhomogenen Schilddrüsen.

Diagnostische Ausweitungen bei Struma

1. Die Feinnadelpunktion ist bei einknotigen Strumen (in der Regel nicht bei „autonomen Adenomen"), in mehrknotigen oder Rezidivstrumen, bei anamnestisch, palpatorisch, sonographisch oder szintigraphisch (echoarme, besonders gleichzeitig „kalte" Knoten oder Areale) verdächtigem Befund angezeigt.
2. Eine Röntgenuntersuchung der Thoraxorgane, der Trachea, des Ösophagus ist bei klinischen Hinweisen auf mechanisch wirksame Schilddrüsenvergrößerungen erforderlich.

Verlaufsuntersuchungen bei Struma

Für Verlaufsuntersuchungen der Struma unter der Behandlung mit Jodid, Schilddrüsenhormonen, nach Strumaresektion und nach Radiojodtherapie werden empfohlen:

1. Anamnese und körperliche Untersuchungsbefunde,
2. Sonographie mit Volumenberechnung, auch der Knoten,
3. basaler TSH-Spiegel, bei T4-Monotherapie FT3, bei Jodidbehandlung FT4 und FT3.

Maligne Schilddrüsentumoren

Erstuntersuchung bei Verdacht auf einen malignen Schilddrüsentumor

1. Anamnese und körperliche Untersuchung;
2. Sonographie der Schilddrüse und der gesamten vorderen Halsregion;
3. Szintigraphie, bei dringendem Verdacht bevorzugt mit einem Jodisotop (Jod-123, Jod-131) zum Nachweis jodspeichernder Metastasen (in Übersteuerungstechnik, gelingt präoperativ meist nicht);
4. gezielte Feinnadelpunktion unter Ultraschallkontrolle mit zytologischer Beurteilung. Ein unauffälliger Befund schließt ein Schilddrüsenmalignom bei gegebenem klinischen Verdacht nicht aus.
5. Röntgenaufnahme des Thorax. Eventuell Computertomographie des Halses bei Verdacht auf lokal infiltrierendes Tumorwachstum oder des Thorax

bei Verdacht auf Ausdehnung ins Mediastinum bzw. Infiltration des Manubrium sterni. Cave: Jodhaltige Kontrastmittel!
6. Bei Metastasen eines noch unbekannten Primärtumors mit Hinweisen auf ein Schilddrüsenkarzinom: Thyreoglobulin bestimmen;
7. bei Verdacht auf medulläres Schilddrüsenkarzinom (Familienanamnese!) Calcitoninbestimmung, ggf. nach Stimulation mit Pentagastrin;
8. Schilddrüsenoperation mit histologischer Klärung und TNM-Klassifikation sowie Risikostadieneinteilung nach UICC.

Verlaufsuntersuchungen bei malignen Schilddrüsenerkrankungen

Die Nachsorge von Patienten mit malignen Schilddrüsentumoren hat in Kooperation mit einem speziell ausgewiesenen Zentrum zu erfolgen. Im Rahmen der Kontrolluntersuchungen sind folgende Gesichtspunkte zu berücksichtigen: Suche nach Restgewebe und Rezidiven im Halsbereich sowie Metastasen durch

a) Anamnese und körperliche Untersuchung,
b) Sonographie ggf. Feinnadelaspiration,
c) Bestimmung von Tumormarkern (Thyreoglobulin, beim C-Zell-Karzinom Calcitonin und CEA),
d) Szintigraphie mit Jod-131, bei differenziertem papillärem oder follikulärem Karzinom; ggf. Thallium 201 bei nichtjodspeichernden Karzinomen, z. B. bei onkozytärem Karzinom; bei Verdacht auf Knochenmetastasen Skelettszintigraphie mit Technetium-99m Phosphonaten,
e) Röntgenaufnahmen (Thorax, Skelett), ggf. Computertomographie.

Überwachung der substitutiven und suppressiven Behandlung mit Schilddrüsenhormonen

A) TSH-Bestimmung zur Frage der ausreichenden Suppression (TSH basal < 0,05 (0,1) mU/l),
b) FT3-Bestimmung zum Ausschluß einer Überdosierung bei Levothyroxinmonotherapie,
c) Überwachung und Substitution eines eventuell parathyreopriven Hypoparathyreoidismus.

Diskussion

Portz:
Ist es generell angezeigt (sofern erforderlich), die Parameter „Freies T3“ und „Freies T4“ zu bestimmen? Oder ist es nicht hinreichend, die Parameter FT3/

FT4 gezielt unter gesonderten Bedingungen und Indikationen einzusetzen, da die Bestimmung des FT3 bzw. FT4 teurer ist?

Hintze:
Die Empfehlungen, die ich hier vorgestellt habe, betonen generell, daß bei Messung von Gesamt-T4 und Gesamt-T3, ein Parameter für die freie Bindungskapazität mitgemessen werden sollte. Es gibt doch eine große Anzahl von Störeinflüssen, z. B. hormonelle Einflüsse, TBG-Induktion bei Patientinnen, die Ovulationshemmer einnehmen, bei einer Reihe von Erkrankungen oder auf der anderen Seite Beeinträchtigung der Bindung z. b. bei allen Patienten mit schweren, allgemeinen Erkrankungen. Wenn man also eine Gesamt-T4-Messung durchführt, so erhält man nur einen Teil der Informationen. Wenn hier FT3 und FT4 bei den verschiedenen Funktionszuständen der Schilddrüse wie Hypo-, Eu- oder Hyperthyreose genannt wurden, so ist damit gemeint: entweder FT4 oder eben der FT4-Index. Ich glaube, daß bei der Verlaufskontrolle von Schilddrüsenerkrankungen in aller Regel aufgrund der großen Störeinflüsse, denen eben das Gesamt-T4 z. B. unterworfen ist, die FT4-Index-Messung bzw. die direkten FT4-Verfahren vorgezogen werden sollten.

Hehrmann:
Ganz kurz, zwei Bemerkungen: diese puristische Anwendung, vor allen Dingen auch die betonte Empfehlung des basalen TSH kann natürlich so nur richtig sein, wenn die methodischen Voraussetzungen, die Sie erwähnt haben, richtig sind. Nämlich daß sie tatsächlich einen sogenannten Dritt-Generations-Assay (ich mag die Terminologie nicht so besonders) haben, d. h. aber einen Assay haben, der auch im Bereich von 0,01 noch so empfindlich und korrekt ist, daß Sie einen Variationskoeffizient unter 20% haben. Ich möchte aber noch einmal darauf hinweisen, daß die allermeisten im Augenblick benutzten TSH-Assays diesem Kriterium nicht entsprechen und deshalb diese sehr puristische Anwendung des basalen TSH im Augenblick eigentlich ein Blick in die Zukunft ist, nämlich dann, wenn alle Assays diesem Kriterium entsprechen.

Und das zweite ist, was das T4 und das Freie T4 angeht. Herr Stockigt, der anschließend noch sprechen wird, hat gerade vor zwei Tagen am Ende des Methoden-Kolloquiums über die in-vitro-Teste gesagt: „all FT4-Assays are more or less imperfect". Ich möchte auch das nochmal betonen. Es gibt ein Restproblem, nämlich dann, wenn wirklich Störfaktoren durch Krankheiten oder durch Medikamente vorliegen. Und dieses Problem müssen wir intelektuell lösen und nicht durch neue Methodologie.

Proschek:
Ist der Sektion Schilddrüse der Deutschen Gesellschaft für Endokrinologie etwas eingefallen bei der Volumetrie, den Isthmus abzuschätzen, da ergeben sich doch manchmal ganz erhebliche Probleme?

Hintze:
Bezüglich der Volumetrie des Isthmus, besteht die Möglichkeit einer Fehleinschätzung, der man unterliegen kann, besonders bei Patienten, die einen relativ breiten Isthmus haben. Die Situation kann man dann beschreiben, sie ist aber in die Schilddrüsen-Sonographie-Empfehlung hier nicht eingegangen. Nach wie vor wird das Volumen durch Länge mal Breite mal Tiefe mal 0,5 miteinander multipliziert, ausgedrückt.

Staedt:
Bei Verdacht auf Thyreoiditis autoimmuner Genese ist die BSG normal. Bei Verdacht ist doch in jedem Falle die Bestimmung von Schilddrüsen-Antikörpern erforderlich?!

Hintze:
Die Bestimmung der BSG bzw. die Bestimmung von Differentialblutbild und anderen Entzündungszeichen hat ihren hohen Stellenwert vornehmlich bei Patienten mit einer akuten bzw. einer subakuten Thyreoiditis. Bei der chronischen Thyreoidtis sind zur Diagnostik die Schilddrüsen-Autoantikörper mit einem hohen Stellenwert geeignet, wobei hier insbesondere zu nennen sind: die mikrosomalen Antikörper (also die TPO-Antikörper) sowie die Thyreoglobulin-Antikörper. Nur im Sonderfall die TSH-Rezeptor-Antikörper.

Ziegler:
Vielleicht in diesem Zusammenhang noch ein Stichwort: ich habe mich sehr über einen Satz gefreut eben, daß die Antikörper nicht behandlungsbedürftig sind. Jeder von uns erlebt, daß den armen Patienten (meistens sind es ja Frauen), gesagt wird: „Sie haben hohe Antikörper". Die Betroffenen erhalten sogar Cortison, um Antikörper zu behandeln. Wichtig war die Aussage, die Antikörper sind kein therapiebedürftiges Phänomen. Entscheidend ist die Funktion der Schilddrüse.

Mann:
Ich wollte zu der Labordiagnostik TSH und Freie Hormone noch etwas anmerken: es ist richtig, daß dieser Blick in die Zukunft mit dem TSH so formuliert ist, weil wir da – wenn wir von Kosten sprechen – in der Tat sparen können, wenn wir den TRH-Test nicht mehr machen, der dann wirklich in den allermeisten Fällen überflüssig ist. Und das soll auch ein Hinweis für

die Hersteller von Kit's sein, daß wir eben in Zukunft diese Drittgenerations-Assays benötigen, wie wir es nennen, mit entsprechender Sensitivität und Präzision an dieser Entscheidungsgrenze, die Herr Hehrmann ja schon genannt hat, 0,01 mit einem Variations-Koeffizienten unter 20%. Und wir sollten nicht sagen, wir brauchten den TRH-Test noch, weil die Assays nicht gut sind, sondern es ist bewußt zu sagen, daß wir in Zukunft solche empfindlichen Assays verwenden sollten. Aber Sie müssen natürlich als Anwender derzeit wissen, was der TSH-Assay taugt, den Sie verwenden.

Zu den Freien Hormonen wollte ich sagen, daß es intelektuell völlig richtig ist, daß man die Freien Hormone in irgendeiner Form mißt und dann sagt, aus Kostengründen ziehen wir uns doch lieber auf das Gesamt-T4 zurück. Auch wenn diese Methodik noch gewisse Probleme hat: auch da wird es noch Verbesserungen geben. Man sollte jetzt nicht sagen, wir messen halt doch Gesamt-T4, weil es etwas billiger ist, weil die anderen Methoden vielleicht auch nicht 100%ig funktionieren.

Hehrmann:
Hier noch eine Bemerkung zur Notwendigkeit der Sonographie. Ich denke, es ist ganz wichtig, daß wir besonders bei jungen Patienten, selbst dann, wenn wir keinen Tastbefund im Sinne einer Struma erheben, eine Sonographie durchführen. Ich möchte noch einmal ganz klar sagen: wir haben an über 1200 gesunden Menschen in Stuttgart von zwei erfahrenen Untersuchern sowohl den Tastbefund als auch den sonographischen Befund erheben lassen, und diese korreliert. Bei Patienten über 40 Jahre findet sich eine über 90%ige Übereinstimmung. Bei Kindern, Jugendlichen und jungen Erwachsenen bis 30 werden nur 30 bis 40% der sonographisch vergrößerten Schilddrüse auch palpatorisch erfaßt. Und das von Ärzten, die wirklich gewohnt sind, Schilddrüsen zu untersuchen. Also bei jungen Erwachsenen und Jugendlichen ist der Tastbefund nicht ausreichend, da gehört die Sonographie unbedingt dazu.

Ziegler:
Und als Ergänzung: umgekehrt haben wir natürlich auch erlebt, daß dieser kräftige Isthmus der Jugendlichen früher palpatorisch als Struma I/Struma II bezeichnet wurde. Sonographisch schwindet die Struma dann dahin, d. h. das Volumen muß nicht vergrößert sein. Es liegt einfach die pubertäre Phase mit Betonung des Isthmus vor, aber ohne Volumenvergrößerung des Organs. Einige Strumen konnten also dank Sonographie dann auch ein mal verschwinden.

Szabolcs:
In den Empfehlungen wird das supprimierte und das normale TSH interpretiert, nicht aber das subnormale TSH. Sollte man das nicht tun?

Sie haben TSH bei der Verlaufskontrolle der Morbus Basedow-Hyperthyreose als nicht geeignet erklärt. Das ist sicherlich der Fall in der Anfangsphase der Therapie. Ist es aber nicht so, daß in der späteren Phase, wenn das TSH schon meßbar wird, TSH der sicherste Parameter ist? Die zentrale Hyperthyreose ist so selten, daß sie nach meiner Meinung mit einem TRH-Test abgesichert werden soll, zumal dadurch auch die Differential-Diagnose der sekundären und tertären Hyperthyreose möglich wird.

Hintze:
Das ist vollkommen richtig, die zentrale (sekundäre) Hypothyreose ist insgesamt ein sehr seltenes Krankheitsbild, so habe ich es ja auch erwähnt. Dort ist das basale TSH, wie erwähnt, entweder normal oder leicht vermindert, und wir wissen ja in der Zwischenzeit, ob man da einen TRH-Test durchführt. Ich glaube, man kommt mit dem basalen TSH aus. Zur ersten Frage: ich habe, nicht nur das supprimierte TSH genannt, sondern auch immer das verminderte TSH, um das es sich dabei drehte. Und drittens: die Patienten mit einer Morbus Basedow-Hyperthyreose haben zu Beginn der Behandlung in der Tat unter der thyreostatischen Therapie ein supprimiertes TSH.

Heckhausen:
Bei der Besprechung des Thyreoglobulins war gesagt worden, daß man dies nicht nur zur Tumornachsorge bestimmen sollte, sondern auch bei der connatalen Hypothyreose. Das ist aber später bei der Empfehlung, was man bei der connatalen Hypothyreose tun soll, nicht wiederholt worden.

Hintze:
Ich bin auf die angeborene Hypothyreose aufgrund der relativen Seltenheit des Krankheitsbildes nur kurz eingegangen. In der Tat dient das Thyreoglobulin bei der connatalen Hypothyreose dazu, festzustellen, ob Schilddrüsengewebe vorhanden ist.

Morbus Basedow: welche Therapie für den individuellen Patienten?

R. Ziegler, Ch. Herfarth, P. Georgi

A. Internistischer Beitrag

R. Ziegler

Diagnosestellung

Wenn die Diagnose einer Hyperthyreose gestellt ist, muß die Frage gestellt werden: Handelt es sich um eine Immun-Hyperthyreose oder um eine Autonomie? Gegenüber diesen beiden häufigsten Formen sind die sonstigen Formen Raritäten, die selbstverständlich nicht übersehen werden dürfen, sei es die iatrogene Hyperthyreose, die Hyperthyreose durch TSH-Exzess auf dem Boden eines Hypophysenadenoms [3] oder einer Resistenz gegenüber den peripheren Schilddrüsenhormonen. Der Vollständigkeit halber seien noch erwähnt die Hyperthyreose durch ein Schilddrüsen-Karzinom [1], durch paraneoplastischen TSH-Exzess oder eine Struma ovarii.

Die Immun-Hyperthyreose als Defekt des Immunsystems mit der Folge der Aktivierung aller Thyreozyten durch stimulierende Antikörper gegen den TSH-Rezeptor ist eine Erkrankung des gesamten Organs. Die Autonomie mit den Spielarten des solitären autonomen Adenoms, mehrerer autonomer Adenome oder einer diffusen, nicht-immunologisch bedingten Autonomie geht ohne übergeordnete Störung einher. Mittels Ultrasonographie, Schilddrüsen-Szintigraphie und Biochemie gelingt die Differenzierung in weit über 90% der Fälle – ein kleiner Prozentsatz von Hyperthyreotikern, bei denen eine eindeutige Diagnose nicht gelingt (zum Beispiel: in einer Struma multinodosa entstandene Hyperthyreose ohne eindeutige immunologische Phänomene und ohne eindeutige Zuordnung, ob mehrspeichernde Areale nun gesunde Schilddrüsengebiete sind, die nur durch die Antikörper aktiviert werden, oder kranke, d. h. autonome Anteile), kann aufgrund der die Unklarheit verursachenden Veränderungen pragmatisch frühzeitig definitiv behandelt werden.

Erstes Therapiejahr (Abb. 1)

Die Therapie der Wahl der Immun-Hyperthyreose ist die konsequente thyreostatische Behandlung über in der Regel ein Jahr. Kürzere Behandlungszeiten haben keinen Vorteil erkennen lassen – längere Behandlungszeiten

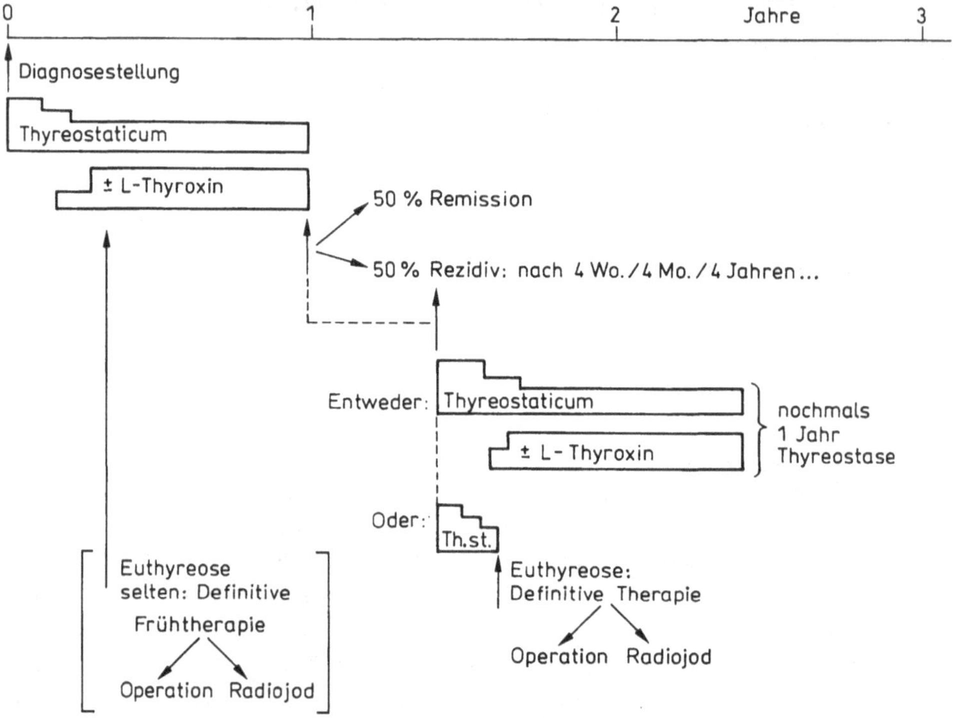

Abb. 1 Zeitschema der Differentialtherapie der Immun-Thyreopathie (siehe Text).

erhöhen nicht die Aussicht einer späteren Remission. Man sollte dem Patienten mit Immun-Hyperthyreose sagen, daß er dem Vorschlag der konsequenten Therapie über ein Jahr folgen sollte und daß er auf Versuche der Abkürzung der Therapie verzichten sollte.

Im Vergleich zu früheren Empfehlungen auch in Lehrbüchern sind keine höheren Dosen für eine erfolgreiche thyreostatische Therapie erforderlich. Eine neuere Studie von Reinwein et al. [6] hat aufgezeigt, daß das Endresultat einer Dauertherapie mit 40 mg oder 10 mg Methimazol statistisch ähnlich ist. Die 40 mg-Dosis zeigt in den ersten Wochen eine etwas raschere Normalisierung der erhöhten peripheren Schilddrüsenhormonspiegel – die 10 mg-Dosis führt jedoch mit leichter Verzögerung zum gleichen Ziel. Die Wahl der höheren Dosis ist gerechtfertigt, wenn die Hyperthyreose sehr ausgeprägt ist und infolge der kardialen Belastung eine Beschleunigung des Abfalls der Schilddrüsenhormonspiegel erwünscht ist. Dieser Vorteil wird mit den dosisabhängigen Nebenwirkungen der Thyreostatika erkauft. Die Klinik entscheidet letztendlich, ob anfangs höhere Dosen erforderlich sind oder mit niedrigeren begonnen werden kann.

Nach Erreichen der Euthyreose innerhalb weniger Wochen stehen zwei Prinzipien für den Rest des Therapiejahres zur Verfügung: die Monotherapie mit dem Thyreostatikum allein oder die Kombinationstherapie des Thyreostatikums mit L-Thyroxin.

Die Monotherapie bedeutet, daß durch häufigere Dosisanpassungen versucht werden muß, die Schilddrüsenhormonspiegel (T3, T4 bzw. FT3, FT4) im Normbereich zu halten, ohne daß TSH merklich meßbar wird. Häufigere Kontrollen sind in der Regel erforderlich.

Bei der Kombinationstherapie beläßt man das Thyreostatikum bei einer niedrigen Erhaltungsdosis und fängt das TSH mit einer Dosis von L-Thyroxin ab, die zumeist zwischen 50 und 100 µg pro Tag liegt. Ziel ist es, das TSH weitgehend zu supprimieren. Man kommt in der Regel mit Kontrollabständen von etwa zwei Monaten aus.

Was ist der Sinn der TSH-Suppression? In der Zeit der Empirie der Behandlung von Schilddrüsenerkrankungen hatten erfahrene Kliniker beobachtet, daß der Verlauf der Immun-Hyperthyreose günstiger ist, wenn das TSH nicht zu stark „anspringt". Dieses empirische Konzept fand Unterstützung durch Befunde aus Japan: Hashizume et al. [4] zeigten auf, daß die Schilddrüsen-Antikörper bei der Immun-Hyperthyreose unter der Kombinationstherapie eines Thyreostatikums mit L-Thyroxin einen günstigeren Verlauf hatten als unter der Monotherapie mit dem Thyreostatikum. Man darf auf Studien aus anderen Ländern gespannt sein, um zu sehen, ob der Beleg der Richtigkeit des Konzeptes der Kombinationstherapie auf breiterer Basis gelingt.

Auslaßversuch des Thyreostatikums

Wenn die Immun-Hyperthyreose konsequent über ein Jahr thyreostatisch therapiert wurde, hat der Patient eine Aussicht von etwa 50%, bleibend eine Remission seiner Erkrankung zu erfahren. Bei der anderen Hälfte der Patienten kommt es zu einem Rezidiv, das sich in einem Zeitraum zwischen wenigen Tagen und vielen Jahren entwickeln kann. Das Rezidiv innerhalb weniger Tage ist in Wahrheit eine Persistenz. Sie zeichnet sich eventuell bereits bei einer Verminderung einer noch relevanten Thyreostatikum-Dosis ab.

Häufiger findet sich jedoch das Rezidiv nach Wochen oder Jahren. Zumeist verrät es sich durch die Symptome der Hyperthyreose, die den Patienten an die Ersterkrankung erinnern – gelegentlich wird das Rezidiv durch eine der Langzeitkontrollen aufgedeckt. Das Rezidiv wird neuerlich mit einem Thyreostatikum therapiert, bis die Euthyreose eingetreten ist – anschließend ist die definitive Therapie zu überlegen.

Falls die Schilddrüse nicht oder kaum vergrößert ist und sich der Patient noch gegen eine definitive Therapie sträubt, kann man durchaus noch ein zweites Jahr der thyreostatischen Therapie vertreten, um dann neuerlich einen Auslaßversuch zu veranlassen. Man muß jedoch dem Patienten klar sagen, daß die Aussicht auf eine spontane Remission nach dem ersten Behandlungsjahr und nachfolgendem Rezidiv nur noch sehr gering ist.

Definitive Therapie

Voraussetzung ist die Euthyreose – wenn sie erreicht ist, stehen grundsätzlich entweder die Schilddrüsen-Operation oder die Radiojodtherapie zur Wahl. Die Einzelheiten dieser Therapien werden in den folgenden Beiträgen dargelegt – internistische Gesichtspunkte der Differentialtherapie sind folgende:

- Große, kosmetisch störende und für die Radiojodtherapie eventuell höhere Strahlendosen erfordernde Strumen sprechen für eine Resektion. Gleiches gilt für gleichzeitig bestehende kalte Knoten.
- Kleine hyperthyreote Schilddrüsen ohne zusätzliche Knoten lassen die Radiojodtherapie favorisieren, ähnliches gilt für ein internistisch erhöhtes Operationsrisiko.

Während die Radiojodtherapie früher erst ab dem 40. Lebensjahr diskutiert wurde, gilt diese Einschränkung jetzt nicht mehr (vergleiche Empfehlungen der Deutschen Gesellschaft für Endokrinologie). Zurückhaltung mit der Radiojodtherapie gilt eigentlich nur noch im Kindes- und jugendlichen Alter. Etwa ab dem 20. Lebensjahr kann eine Radiojodtherapie durchaus bei kleiner Schilddrüse überlegt werden [5]. Bei großen, stark durchbluteten Schilddrüsen ist durchaus eine Jodblockade (Plummerung) zu diskutieren.

Sowohl nach der Strumaresektion als auch der Radiojodtherapie einer Schilddrüse mit Immun-Hyperthyreose ist die Restfunktion des Organs zu überprüfen. Im Falle der Operation erfolgt diese Funktionsprüfung etwa 6 – 8 Wochen nach dem Eingriff, im Falle der Radiojodtherapie ist der volle Therapieerfolg etwa nach 3 Monaten eingetreten.

Wiederum gibt es verschiedene Auffassungen, wie bei einer Euthyreose nach definitiver Behandlung einer Immun-Hyperthyreose vorgegangen werden soll. Anhänger des Konzeptes einer günstigen Beeinflussung der Immun-Hyperthyreose und ihrer Folgestadien durch ein Niedrighalten des TSH werden ein deutlich meßbares basales TSH in einen niedrigen Bereich senken wollen. Ärzte, die von der Richtigkeit des Konzeptes nicht überzeugt sind, akzeptieren ein normales Verhalten des TSH, ohne dieses senken zu wollen. Das Ergebnis künftiger Studien bleibt abzuwarten, bis klar geworden ist, welche Strategie die bessere ist.

Besonderheiten

a. Definitive Frühtherapie

Bei sehr großer, schwirrender Struma ist auch die Entscheidung gerechtfertigt, nicht erst das erste Therapiejahr durchzustehen, sondern sich zu einer frühzeitigen Operation zu entscheiden – die Begründung ist, daß der Patient ja um die Strumaverkleinerung nicht drumherumkommen wird. In derartigen Fällen kann es postoperativ eine Enttäuschung sein, daß die Schilddrüsenreste gelegentlich ausreichen, immer noch eine Hyperthyreose, das heißt ein postoperatives Rezidiv zu unterhalten. Die Radiojodtherapie muß sich dann anschließen. Wir bevorzugen auch bei größeren Strumen zunächst die Geduld der Thyreostase über ein Jahr. Das Rezidiv im Auslaßversuch nach einem Jahr hat den Patienten dann besser vorbereitet, daß es auch nach der Operation gelegentlich in kleinen Resten zu einem Rezidiv kommt. Die Einschätzung der psychischen Stimmungslage des Patienten muß in die Strategie einbezogen werden.

Gesichtspunkte zur Entscheidung der definitiven Frühtherapie können auch eine endokrine Orbitopathie oder eine Schwangerschaft sein (siehe nächste Abschnitte).

Es ist nicht besonders günstig, sich zu einer definitiven Therapie durch fehlende Compliance drängen zu lassen. Patienten, die ihr Thyreostatikum nicht nehmen, sind auch keine besonders günstigen Kandidaten für weitere Kontrollen nach erfolgter Operation.

b. Endokrine Orbitopathie

Wenn die Immun-Hyperthyreose beim klassischen Morbus Basedow auch eine endokrine Orbitopathie aufweist, ist die konsequente thyreostatische Therapie von besonderer Bedeutung [2]. Ohne daß es statistisch beweisbar wäre, verschlimmern sich endokrine Orbitopathien offenbar eher, wenn die Schilddrüsenfunktionslage durch Ungeduld des Patienten oder auch des Arztes mit frühzeitigen Schwankungen infolge von Auslaßversuchen in frühen Stadien der Erkrankung hin und her wogt. Auch für die endokrine Orbitopathie ist es leider noch nicht bekannt, ob das Konzept des niedrigen TSH zu einem günstigeren Verlauf führt oder nicht – wir bevorzugen jedoch dieses Konzept aufgrund günstiger empirischer Eindrücke. Verschlimmert sich die Orbitopathie trotz einer günstigen Einstellung (Euthyreose mit niedrigem TSH), ist der Glukokortikoidstoß sinnvoll. Reicht er zur Beherrschung der Orbitopathie nicht aus, ist die Retrobulbärbestrahlung angezeigt. Relevante Orbitopathien sollten nur vom erfahrenen Arzt behandelt werden. Er entscheidet dann auch über Zusatzmaßnahmen im Falle der Progression trotz Glukokortikoidstoß und Retrobulbärbestrahlung (Plasmapherese, totale Thyreoidektomie, Entlastungsoperationen).

c. Gravidität

Wenn sich eine Immun-Hyperthyreose in einer Schwangerschaft manifestiert, versucht man die Monotherapie mit dem Thyreostatikum, um möglichst wenig Substanz des Medikamentes geben zu müssen. Hier sind engmaschige Kontrollen voll gerechtfertigt, um die peripheren Schilddrüsenhormonspiegel im euthyreoten Bereich und das TSH im nahezu supprimierten Bereich zu „titrieren". Sonderfälle können auch die Strumaresektion in der Schwangerschaft erforderlich machen (z. B. Granulopenien o. ä.). In der Regel gestaltet die Schwangerschaft eine Immun-Hyperthyreose eher günstiger (durch die größere Kapazität für Schilddrüsenhormon infolge der Erhöhung des TBG im Blute, daneben spielen auch immunologische Umstimmungen eine Rolle). Nach der Entbindung kann eine Immun-Hyperthyreose exazerbieren; hierauf ist bei entsprechender bekannter Anamnese zu achten.

Literatur

[1] Abs, R., J. Verhelst, E. Schoofs et al.: Hyperfunctioning metastatic follicular thyroid carcinoma in Pendred's syndrome. Cancer *67* (1991) 2191–2193.

[2] Bahn, R. S., J. A. Garrity, C. A. Gorman: Clinical review 13. Diagnosis and management of Graves' ophthalmopathy. J. Clin. Endocrinol. Metab. *71* (1990) 559–563.

[3] Beckers, A., R. Abs, C. Mahler et al.: Thyreotropin-secreting pituitary adenomas: report of seven cases. J. Clin. Endocrinol. Metab. *72* (1991) 477–483.

[4] Hashizume, K., K. Ichikawa, A. Sakurai et al.: Administration of thyroxine in treated Graves' disease. Effects on the level of antibodies to thyroid-stimulating hormone receptors and on the risk of recurrence of hyperthyroidism. N. Engl. J. Med. *324* (1991) 947–953.

[5] Schleusener, H., W. Börner, Chr. Reiners et al.: Stellungnahme zur Radiojodtherapie der Hyperthyreose. Endokrinologie-Informationen *3* (1988) 102.

[6] Reinwein, D., G. Benker, J. H. Lazarus et al.: A prospective randomized trial of antithyroid drug dose in Graves' disease therapy. J. Clin. Endocrinol. Metab. *76* (1993) 1516–1521.

B. Chirurgischer Beitrag

Ch. Herfarth

Es geht in diesem Beitrag allein um die Operation, nicht um die Indikationsstellung zur Operation. Die Indikationsstellung zur Operation bei der Hyperthyreose erfolgt durch den Internisten. Allerdings hat der Chirurg die Aufgabe, die Plausibilität der Indikationsstellung zu überprüfen. Er muß selbst von der Indikation überzeugt sein und sie mittragen. Was ich aber betonen möchte: Der Chirurg darf nicht von sich aus allein die Indikation zu einer Operation bei einer Überfunktion stellen. Er darf sie stellen bei einer normalen Schilddrüsenvergrößerung mit all den Kriterien der Mechanik, aber nicht bei einer funktionellen Störung. Hier gilt immer die Kooperation mit dem Internisten und indirekt auch mit dem Nuklearmediziner. Die Indikation ist von Herrn Ziegler angesprochen worden, Sie haben die Plausibilität überprüft, es muß operiert werden. Die Operation bei Morbus Basedow lautet ganz simpel subtotale Schilddrüsenresektion. Was bedeutet dies? Fast ausschließlich handelt es sich um Schilddrüsenvergrößerungen zweiten und dritten Grades, wir haben nur ein relativ kleines Krankengut an jungen Patienten mit einer normalgroßen Morbus Basedow-Schilddrüse, die wir auch subtotal resezieren. Subtotale Resektion heißt, daß die Schilddrüse, die ich hier schematisch angemalt habe, auf ca. 5 Gramm reduziert wird, ungefähr auf eine Größe von 2,5 ml auf jeder Seite. 5 bis 6 Gramm ist die Regelgröße. Das hört sich einfach an, eine derartige Operation hat jedoch durchaus ihre Gefahren:

Die Ligatur der Gefäße, der totalen Gefäßversorgung der Schilddrüse führt nicht zu einer Nekrose des Parenchyms, da paratracheal ausreichend Arterien kleinerer Art vorhanden sind, die Enderlen übrigens hier in Heidelberg in den 20er Jahren beschrieben hat. Sie sorgen für die Vitalität des kleinen Parenchymrestgewebes, das der Operateur beläßt. Trotzdem muß der Chirurg bei der Reduzierung auf diese 2 bis 2,5 Gramm auf jeder Seite darauf achten, daß die Adherenz zur Trachea bleibt, da von der Trachea aus die Gefäßversorgung der Restschilddrüse erfolgt. Auf diese Weise hat man die große Sicherheit eines vitalen Parenchyms im weiteren Verlauf und damit einer Euthyreose.

Die zweite Gefahr besteht in der Verletzung des Nervus recurrens. Es gehört dazu, daß der Nervus recurrens bei der Operation freigelegt wird. In seinem ganzen Verlauf bis zur Einmündung in den Kehlkopf von unten bis oben wird er dargestellt. Dies erfolgt schon vor der Ligatur der Gefäße, um den Nervus recurrens mit Sicherheit zu erhalten. Größere Probleme können die Epithelkörperchen bereiten. Bei einer subtotalen Schilddrüsenresektion muß, wie bei der Epithelkörperchenchirurgie, jedes Epithelkörperchen dargestellt werden.

Das heißt nicht, daß man es freipräpariert, aber man muß es sehen. Mit anderen Worten, ein Morbus-Basedow-Chirurg muß ein erfahrener Epithelkörperchenchirurg sein. Die Epithelkörperchen müssen bei vergrößerter Schilddrüse so präpariert werden, daß ihre Gefäßversorgung erhalten bleibt.

Und es gibt da noch eine Gefahr: daß man einfach aus Angst vor den Epithelkörperchen, aus Sorge vor der Rekurrensverletzung und aus einer allgemeinen Unsicherheit heraus einfach zu wenig reseziert und 7, 8, 9 oder 10 Gramm Schilddrüse stehenläßt. Dann ist das Rezidiv vorprogrammiert.

Unser Krankengut des letzten und dieses Jahres zeigt, daß der Anteil der Strumaresektionen bei Hyperthyreose in der Hälfte der Fälle auf Morbus Basedow-Strumen fällt, also eine relativ große Zahl. Bei einem Drittel der Fälle ist die Operationsindikation ein autonomes Adenom. Sie finden aber auch in diesem Krankengut des letzten Jahres zwei Karzinome, die als Leitsymptom eine Hyperthyreose hatten, ebenso einen Hashimoto-Fall und eine De Quervain'sche Thyreoiditis bei drei Patienten.

Nun zu den Komplikationen, die ich angesprochen habe: eine Letalität in der Schilddrüsen-Chirurgie sollte nicht mehr vorkommen. Die Zahl der Hypothyreosen postoperativ beträgt ein Viertel, wenn man den ersten postoperativen Wert mitberücksichtigt, wobei der erste postperative Wert in den ersten zwei bis drei Wochen gemessen wird. Substitutionspflichtig werden aber nur 14% der Patienten. Bei den anderen ist die Hypothyreose nur vorübergehend. Eine Rezidivhyperthyreose trat in unserem Krankengut bei 3% auf, dies ist mit der Serie von Littmann zu vergleichen. Sie sehen, daß eine frühe Serie aus Großbritannien eine relativ hohe Rezidivhyperthyreose von 15% zeigt. Die nächste Gefahr des Hypoparathyreoidismus: in unserem Krankengut zeigten 2,5% der Patienten eine Hypocalcämie, Rekurrensparesen temporär 3,1%, Sie wissen, innerhalb von mehreren Monaten bilden sich Zweidrittel der Rekurrensparesen zurück, auch hier ist es so, 1% Rekurrensparesen bei unserem Krankengut bleiben permanent, was den Ergebnissen in der Literatur entspricht. Ein Begleitsymptom des Morbus Basedow ist die Orbitopathie. Man kann die Orbitopathie durch den Eingriff nicht wesentlich beeinflussen. Wir haben unser Krankengut überprüft, inwieweit die Orbitopathie sich nach dem Eingriff verändert. Wir hatten eine endokrine Orbitopathie bei 58% der Patienten. Sie besserten sich bei 63%, also bei Zweidrittel der Patienten. Sie blieb unverändert bei einem Viertel der Patienten, und jeder zehnte Patient zeigte im weiteren Verlauf eine Verschlechterung der Orbitopathie. Der Einfluß des Eingriffes auf die Orbitopathie ist bei den meisten Patienten positiv oder neutral, jeder zehnte mit einem negativen Effekt.

C. Indikation zur Radiojodtherapie

P. Georgi

Seit wenigen Jahren besteht auch in Deutschland nicht mehr die Altersgrenze zur Radiojodtherapie nicht-maligner Schilddrüsenerkrankungen, die zuvor beim 40. Lebensjahr lag. Trotzdem wird im Kindesalter keine Radiojodtherapie oder doch nur in Ausnahmefällen eine solche durchgeführt. Kontraindikationen zur Radiojodtherapie sind eine Gravidität und der Verdacht auf ein Schilddrüsenkarzinom.

In Hinblick auf eine evtl. durch die Radiolyse ausgelöste thyreotoxische Krise ist ebenso wie bei der Indikation zur Operation eine thyreostatische Prämedikation zur Erzielung einer Euthyreose bzw. latenten Hyperthyreose zu fordern. Im Gegensatz zur uni- oder multifokalen Autonomie ist ein supprimierter basaler TSH-Spiegel bzw. ein blockierter TSH-TRH-Regelkreis bei der Autoimmunhyperthyreose oder der disseminierten Autonomie keine Voraussetzung für die Radiojodbehandlung. Da die Speicherung des Radiopharmakons beim Morbus Basedow durch eine bestehende thyreostatische Mono- oder auch Kombinationstherapie nicht oder nur unwesentlich beeinflußt wird, kann die Radiojodtherapie auch unter Beibehaltung der medikamentösen Behandlung durchgeführt werden.

Ebenso wie bei einem operativen Vorgehen wird bei der Indikation zur Radiojodtherapie des Morbus Basedow (M. B.) eine Persistenz oder ein Rezidiv der Hyperthyreose nach mindestens einjähriger medikamentöser Behandlung gefordert. Die ideale Indikation zur Radiojodtherapie bei dem Morbus Basedow ist die relativ kleine diffuse Struma. In Hinblick auf die hierbei zu verabreichende niedrige Aktivität ist auch bei jüngeren Patienten der Radiojodbehandlung gegenüber dem operativen Eingriff der Vorzug zu geben. Bei Strumen deutlich über 50 g, insbesondere wenn Knotenbildungen vorliegen, ist die Therapie der Wahl die Operation. Kommt es nach einer Operation zu einem Rezidiv der Autoimmunhyperthyreose, ist die Radiojodtherapie die Behandlung der Wahl.

Wenn spezielle Kontraindikationen weder für die Chirurgie noch für die Radiojodbehandlung bestehen, liegt oft die Entscheidung allein beim Patienten. Ein ausführliches Aufklärungsgespräch über die Vor- und Nachteile beider Verfahren sind hierbei von besonderer Bedeutung.

Ebenso wie bei der Operation ist bei dem M. B. das Ziel der Behandlung die Beseitigung der Hyperthyreose. Ausführliche Studien haben gezeigt, daß bei beiden Therapieformen in einem hohen Maß eine Hypothyreose in Kauf genommen werden muß, um die Rezidiv- bzw. Persistenzrate der Überfunktion auf ein erträgliches Maß zu senken. Die für die Radiojodtherapie notwendige Strahlendosis liegt zwischen 150 und 200 Gy, wobei große Strumen in der Regel eine etwas höhere Dosis benötigen. Handelt es sich dagegen um ein Rezidiv nach vorausgegangener Resektion, sind in der Regel geringere Dosen notwendig bzw. es muß in diesen Fällen mit einer höheren Hypothyreoserate gerechnet werden. Auch muß der Patient darüber aufgeklärt werden, daß mit einer jährlich zunehmenden Hypothyreoserate nach Radiojodtherapie von etwa 5% zu rechnen ist, so daß eine lebenslange Nachsorge erforderlich wird. Bei dem Vorliegen einer frühen Hypothyreose nach Radiojodtherapie und entsprechender Levothyroxin-Medikation können die Kontrollen weitmaschiger gehandhabt werden. Ausreichend ist hierfür neben der Bestimmung des basalen TSH-Spiegels die klinische Untersuchung und ggf. eine Sonographie. Von besonderer Bedeutung ist dies beim M. B., da in letzter Zeit beobachtet wurde, daß eine sich entwickelnde Hypothyreose nach Radiojodtherapie häufiger zum Auftreten einer endokrinen Orbitopathie führt.

Das Rezidiv einer Hyperthyreose nach erfolgter Radiojodtherapie ist keine Kontraindikation für eine zweite oder gar dritte Behandlung, ebensowenig wie zu einer evtl. notwendig werdenden Schilddrüsenoperation bei Strumawachstum und Knotenbildungen. Zeigt sich bei einem Hyperthyreoserezidiv nach der Radiojodbehandlung eine stark verkürzte effektive Halbwertszeit, z. B. unter 1 – 2 Tagen, kann in Hinblick auf die hohe erforderliche Aktivitätsmenge ein späteres operatives Vorgehen erwogen werden.

Diskussion

Frau Pandurevic:
Wir leben in einem erheblichen Strumagebiet, ich habe zwei Fragen: soll ich die Nachbehandlung nach Operation bei Morbus Basedow und Struma suppressiv halten oder nur substituierend? Zweite Frage: was soll ich jüngeren Patienten raten, die keine Struma haben, soll ich denen zur Operation oder zur Radiojodtherapie raten, viele junge Patienten möchten lieber die Operation, auch wenn sie nur eine Schilddrüse von ca. 15 bis 20 Gramm Größe haben.

Ziegler:
Zu Ihrer ersten Frage: da kommen wir wieder zurück auf die zwei noch nicht im Hinblick auf die Wirksamkeit beurteilten Therapiewege, nämlich: TSH niedrig oder TSH normal. Damit erhalten Sie zwei verschiedene Antworten. Meine Antwort ist, (weil ich die Befunde, wie sie Hashizume vorgetragen hat, für plausibel halte): ich würde den definitiv therapierten Morbus Basedow-

Patienten mit dem TSH später über Jahre recht niedrig halten. Ich kann nicht beweisen, daß es ihm für die Rezidivfreiheit dient, das ist von der Wissenschaft noch nicht beantwortet. Sie können es daher auch anders machen und sagen: ich überprüfe die Restschilddrüse, und wenn das TSH im mittleren Normbereich liegt, tue ich gar nichts. Dann kann Ihnen niemand ein Vorwurf machen. Zur zweiten Frage: Wenn das Schilddrüsenvolumen nur 8 ml mißt, und es sollen nachher nur 4 ml übrigbleiben, können Sie auch operieren lassen. Aber ich neige in solchen Fällen eher dazu, wenn die Patientin über 20 Jahre alt ist (meistens sind es ja die Frauen, die mehr Sorgen hinsichtlich Radioaktivität haben als die Männer), nachdem es keinen Hinweis gibt auch für eine genetische Schädigung, zum Radiojod zu raten. Die Strahlendosis stellt kein Risiko dar, so daß bei der freien Wahl, Narbe oder nicht, bei sehr kleiner Schilddrüse durchaus die Radiojodtherapie guten Gewissens empfohlen werden kann. Die Annahme, die Strahlentherapie sei gefährlicher als die Operation, ist biologisch und statistisch nicht begründet.

Georgi:
Auch ich halte in solchen Fällen, wie Sie es geschildert haben, die Radiojodtherapie ab dem 20. Lebensjahr für richtig. Ich weiß, daß da eine Hemmschwelle ist. Und da muß man den Patienten miteinbeziehen, und er muß die Entscheidung mittreffen. Die Entscheidung ist leichter für den Patienten zu treffen, wenn Sie ihn einmal einem Nuklearmediziner vorstellen, der dann sehr exakt die Ganzkörperstrahlendosis berechnet anhand der Größe der Schilddrüsen, anhand des Technetium-Uptakes (den TcU kann man umrechnen ohne daß eine Radiojodtherapie gemacht werden muß). Und wenn die niedriger ist als die, die z. B. eine Stewardess bekommt, die ständig über den Atlantik fliegt, dann ist eigentlich überhaupt nicht einzusehen, warum man keine Radiojodtherapie machen soll.

Ich möchte eine Frage zur medikamentösen Thyreostase über 1 Jahr anschließen. Wir haben ja viele Patienten, die nach einem halben Jahr euthyreot sind. Wenn wir die Empfehlung jetzt so wörtlich nehmen, müßten wir ein Jahr Thyreostase durchführen und müßten Levothyroxin zugeben. Könnte man dieses eine Jahr nicht insofern abändern, daß man einfach sagt, Thyreostase solange wie nötig und dann spontane Euthyreose über ein Jahr. Warum müssen wir, wenn wir eine Euthyreose haben, ein Jahr weiter therapieren?

Ziegler:
Sie haben die Euthyreose im Prinzip, wenn Sie wollen, nach drei Monaten. Und das ist mir, ohne das beweisen zu können, für eine immunologische Erkrankung mit einem so langsamen und langen Verlauf zu kurz.

Georgi:
Aber wir wissen ja, daß die Thyreostatika keinen immunologischen Effekt haben, insofern brauchen wir es auch nicht weiterzubehandeln. Wir behandeln ja ausschließlich die Symptomatik der Hyperthyreose.

Ziegler:
Herr Georgi, ein ketzerisches Wort: die Logik und die In-vitro-Befunde helfen uns hier nicht, es hilft uns bis auf weiteres nur, die Empirie der Epidemologie, und da habe ich aus den Arbeiten herausgelesen, daß eine gewisse Mindestzeit der thyreostatischen Therapie günstiger sein könnte.

Reinwein:
Ich wollte das noch einmal unterstreichen, dazu gibt es gute Daten. Eine ganze Reihe von Forschern hat die zeitliche Abhängigkeit der thyreostatischen Behandlung von dem Endergebnis untersucht. Es hat sich herausgestellt, daß ein Jahr plus minus einige Monate wohl das Optimum ist. Aber kürzere Therapiezeiten sind sicher schlechter. Über einen längeren Zeitraum könnte man noch sprechen. Unsere Arbeiten und die Anderer, haben ja nicht bewiesen, daß es keine Immunsuppression ist. Immunmodulation ist dabei, aber sie spielt sich auf einem anderen Level ab. Die thyreostatische Therapie ist jetzt nicht abzuschreiben im Sinne ‚sie hat überhaupt keinen Einfluß auf das Immungeschehen'. Mit Sicherheit ist das nicht der Fall.

Weinheimer:
Ich möchte dazu etwas Ärztliches, nicht Organisiertes sagen: ich glaube, daß es von der Beobachtung abhängt. Wir können natürlich bei einer Behandlung, die wir weiterempfehlen, nur das empfehlen, was wir ganz sicher wissen, und das können wir nur erfahren, indem wir exakte Untersuchungen machen. Und die können wir Ihnen hier mitteilen und sagen, es hat sich erwiesen, daß man, wenn man länger als ein Jahr behandeln muß, daß man dann wahrscheinlich eine definitive Behandlung empfehlen sollte. Aber wenn man gut beobachtet, dann kann man wahrscheinlich wirklich die thyreostatische Behandlung auch verkürzen. Aber da muß man sehr gut aufpassen, daß man den Patienten sieht und nicht eventuell eine endokrine Ophthalmopathie produziert durch eine zu lange und zu hohe thyreostatische Behandlung. Das ist wirklich nur von der exakten Beobachtung und der Kenntnis der Krankheit abhängig. Und das können wir nicht empfehlen und können auch nicht sagen, in so und so kurzen Zeitabständen muß das gemacht werden. Da wir ja Empfehlungen geben wollen, die eine Begrenzung machen, müssen wir die nach den Erfahrungen, die dokumentiert sind, machen, und das ist ein Teil dessen, was wir Ihnen bei solchen Veranstaltungen vermitteln wollen. Die thyreostatische Therapie kann, da sehr wirksam und nebenwirkungsbelastet,

nur insoweit in ihrer Begrenzung empfohlen werden, wie die Begrenzung sinnvoll belegt ist. Wenn jemand Erfahrung hat, kürzer zu machen, wenn sie ausreichend wirksam ist in einer niedrigen Dosis oder beendet werden könnte.

Ziegler:
Vielen Dank, Herr Weinheimer, und damit also auch noch einmal diese Ergänzung: die Patienten, die wahrscheinlich nur eine kürzere Zeit brauchten, weil sie innerhalb weniger Monate letztlich schon in der Remission sind, ohne daß wir das wissen, die brauchen als Erhaltungsdosen auch nachher nur sehr wenig. Das heißt also, es sind keine Patienten mit einer hohen Dosis mit damit gekoppelten Nebenwirkungen. Insofern mendelt sich dieses Risiko dann ein bißchen heraus. Sie sehen, es ist noch einmal wiederholt worden, es gibt keine ganz exakten Daten nun über ein Muß des Zeitraums, und es gibt mit gewissen persönlichen Färbungen nun dieses Verfahren. Ja, die Mehrheit neigt dazu, ein Jahr zu therapieren, weil es offenbar risikoarm ist und weil damit die Bedingungen, soweit man es überhaupt steuern kann, Richtung Rezidiv nicht ungünstig sind, so will ich es mal aussprechen.

Hunsche:
Es ist ja wenig sinnvoll, in einer erreichten Euthyreose frühzeitig immer wieder zu probieren, ob sie schon alleine trägt, weil man ja doch in einer gewissen Zahl der Fälle sich dann wieder korrigieren muß. Und das ist auch dem Patienten gegenüber nicht so sehr eindrucksvoll, wenn man hin und her geht und sagt, jetzt probieren wir es und muß dann wieder zurück. Ich wollte aber eigentlich noch eine Nachfrage stellen zu der Differentialtherapie Radiojodbehandlung und Operation. Da ist ein Faktor für mich noch nicht erwähnt, das ist nämlich der Zeitfaktor, der ja bei der Radiojodtherapie doch wohl was die Vor- und Nachbereitung als auch die stationäre Quarantäne angeht sehr viel höher ist als die Operation. Wenn man einem jungen Patienten sagen kann, er sei nach einer Woche wieder aus dem Krankenhaus, ist das etwas anderes als wenn man ihn mit einer wochenlangen Konfrontation ans Krankenhaus binden muß.

Georgi:
Ja, der Zeitfaktor ist bedeutsam. Bei einem Patienten mit einer kleinen Struma liegt der Zeitraum meistens bei 8 Tagen, vielleicht haben wir den Zeitraum nicht verfügbar. Wir können auch erwarten, daß dieser Zeitraum noch kürzer wird. Es sind Bestrebungen im Rahmen der Egalisierung in der EG im Gange, wie wir es gestern hörten, daß wir nicht mehr mit 2 Millicurie also ungefähr 70 Megabecquerel entlassen dürfen, sondern daß es etwas höher liegen darf. Das heißt, wir würden dann fast auf 2 bis 3 Tage kommen.

Ziegler:
Sie meinten vielleicht die Wartezeit auch bis zum Wirksamwerden der Therapie?

Hunsche:
Nein, ich meine nicht nur die Wartezeit, sondern ich meine auch die Zeit, die eben zur Berechnung und Nachberechnung erforderlich ist, wo der Patient ja immer wieder in die Klinik muß. Unsere Erfahrungen in Frankfurt sind mit der Quarantäne sehr viel höher.

Georgi:
Wenn Sie die Vorbereitungen zur Operation, die internistischen Untersuchungen zur Operationsfähigkeit usw. in Betracht ziehen, schwinden die Unterschiede. Man kann, je nachdem wie man die prätherapeutischen Kinetikdaten ermittelt, die Zeit auf 24 Stunden abkürzen, das machen wir in Heidelberg auf grund unserer mangelnden Bettenkapazität und der weitanreisenden Patienten. Oder man macht das so, daß man nur eine Messung nach 8 Tagen macht, da sind verschiedene Möglichkeiten gegeben, um diese Zeit abzukürzen.

Kleemann:
Meine Frage ist, ob es nach einer Radiojodtherapie auch die Möglichkeit einer Rekurrensschädigung gibt.

Georgi:
Nein, das ist praktisch nicht möglich.

Hartmann:
Zur Frage der Radiojodtherapie: Wie ist die Studienlage mit der Entwicklung der Hypothyreose nach erfolgreicher Radiojodtherapie. Das heißt, wie lange müssen wir die Patienten beobachten?

Georgi:
Ich hatte die Zeit nicht genannt, da haben Sie Recht. Es ist so, daß wir mit der vollen Wirkung der Radiojoddosis nach drei bis vier Monaten zu rechnen haben. Was danach kommt, ist relativ wenig. Wir wissen, daß beim Morbus Basedow mit einer zusätzlichen Hypothyreoserate von 4 bis 5% pro Jahr zu rechnen ist. In der Nachsorge hat das folgenden Sinn, daß eine kurzfristige Nachsorge im 4- bis 6-Wochen-Zyklus in den ersten drei – vier Monaten notwendig ist, dann machen wir vierteljährliche Kontrollen bis ein Jahr, danach jährliche Untersuchungen durch den Hausarzt von basalem TSH und eventuell der Sonographie.

Ziegler:
Noch ein Kommentar: Es gibt Späthypothyreosen nach Radiojodtherapie, nach Operation und spontan, weil der Morbus Basedow auch spontan in eine Späthypothyreose münden kann. Die Spontanhypothyreose kann, wenn operiert worden ist, der Chirurgie angelastet werden oder der Radiojodtherapie. Der Zusammenhang muß nicht gegeben sein, da es auch die ausgebrannte Späthypothyreose nach Morbus Basedow gibt, so daß im Prinzip lebenslänglich eine Nachkontrolle bei Spontanverlauf, nach Operation und nach Radiojod notwendig ist (einmal im Jahr).

Reinwein:
Ich möchte noch eine Ergänzung machen: Vor der Radiojodtherapie ist eine thyreostatische Therapie zu empfehlen. Wir hatten die Erfahrung, daß thyreotoxische Krisen sehr wohl nach Radiojodgabe auftreten können. Wir haben zwei Fälle erlebt, ein Patient ist verstorben. Deswegen keine Ausnahme: die thyreostatische Therapie vor der Radiojodtherapie ist indiziert. Die zweite: ich möchte doch anregen, nicht hinzunehmen, daß die Hypothyreoserate nach einer Therapie 30 bis 50% hoch ist. Die Patienten müssen lebenslänglich Thyroxin nehmen, was sie eventuell vergessen, und dann treten Probleme auf, über die wir hier überhaupt nicht sprechen. Wir sollten versuchen, mit irgendwelchen Modalitäten diese Rate zu verkleinern. Auf welche Weise, weiß ich nicht; wir haben ja auch darüber gesprochen und diskutiert, aber man sollte es nicht einfach so hinnehmen und sagen „wunderbar, die Rezidivrate ist jetzt unter 2%, die Hypothyreoserate ist kein Problem, die nehmen wir so hin".

N. N.:
Ich habe eine Patientin, die ist zweimal wegen Morbus Basedow operiert worden und hat erneut ein Rezidiv entwickelt. Kann ich mit einer Radiojodtherapie noch einen Erfolg erzielen, und wie sieht es mit der Langzeittherapie mit Thyreostatike aus? Die Patientin ist um die 30 Jahre alt.

Georgi:
Ich bin der Auffassung, die Situation der Patientin ist eine absolute Indikation zur Radiojodtherapie.

Ziegler:
Bei dem Alter von 30, der Lebenserwartung von noch weiteren 60 Jahren und der Möglichkeit, daß eine Immun-Hyperthyreose über Jahrzehnte läuft, ist unbedingt die definitive Therapie anzuempfehlen, d. h. Radiojod.

Lamadé:
Eine Frage an Prof. Georgi: Wie sieht die Indikation für eine wiederholte Radiojodtherapie bei Morbus Basedow aus?

Georgi:
Eine Kontraindikation ist nicht zu sehen. Die erste Radiojodtherapie ist genauso indiziert wie die zweite, die zweite genauso sie die dritte. Ich glaube nur, es sollte nicht so weit kommen, daß man mehr als zwei Therapien braucht. Wir gehen davon aus, daß wir mit zwei Radiojodtherapien dann die Hypothyreose erreichen. Wir therapieren die erste Therapie mit 150 Gray, sprechen sie mit dem Patienten ab, daß er eine gewisse Chance hat, eine Euthyreose zu erreichen. Erhalten wir dann ein Rezidiv oder eine Persistenz, dann sprechen wir es mit dem Patienten ab und zielen auf die Hypothyreose. Wir haben damit auch fast immer Erfolg.

Kempe:
Ich hätte zwei Fragen an Herrn Herfarth: Sie hatten die Besserung der endokrinen Orbitopathie gezeigt. Bei Ihren Operationen stand Thyreoidektomie. War es Thyreoidektomie oder war es subtotale Strumaresektion? Und die zweite Frage: diese 5 Gramm Restgewebe sind sicher sinnvoll und wichtig, aber wir Internisten und Nuklearmediziner haben wenig Einfluß auf dieses geringe Restgewebe. Sehen Sie einen Weg, denn wir sehen ja immer wieder, daß viel zu viel Gewebe zurückgelassen wird, daß das auch unter Ihren Fachkollegen Verbreitung findet?

Herfarth:
Sie haben Recht, es muß heißen „subtotale Thyreoidektomie". Man kann sagen subtotale Schilddrüsenresektion oder subtotale Thyreoidektomie, auf keinen Fall eine totale Thyreoidektomie, das ist ein Fehler auf dem Diapositiv. Zum zweiten: Die Morbus Basedow-Operation ist eine ganz spezielle Operation. Sie ist schwieriger als die Thyreoidektomie, weil man eben einen kleinen Rest funktionsfähig mit Durchblutung erhalten muß. Sie ist schwieriger als die totale Thyreoidektomie, weil man an einem kleinen Rest nähen muß mit dem Rekurrens, mit der Gefäßversorgung, den Epithelkörperchen, die da sind, während man bei einer totalen Thyreoidektomie Epithelkörperchen und Rekurrens sehr schön erhalten kann und man sie nicht so leicht mit der Naht komprimiert.

Verzeichnis der erstgenannten Autoren

Dr. med. S. Adams
Klinik und Poliklinik für Nuklearmedizin
Johann-Wolfgang-Goethe-Universität
Theodor-Stern-Kai 7
60596 Frankfurt am Main

Dr. med. D. Aktuna
Krankenhaus der Barmherzigen Brüder
Bergastraße 27
A-8020 Graz

Prof. Dr. med. M. Auersperg
Institut für Onkologie
Zaloska 2
61105 Ljubljana
Slowenien

PD Dr. med. K. Badenhoop
Medizinische Klinik I
Klinikum der Johann Wolfgang Goethe-Universität
Theodor-Stern-Kai 7
60590 Frankfurt am Main

Dr. med. Gy. Bakó
1st Department of Medicine
University Med. School, Debrecen
P. O. B. 19
H-4012 Debrecen

Dr. med. L. Baschieri
Clinica Medica 2°
University of Pisa
Via Roma 67
I-56126 Pisa

Dr. med. B. Bein
Stiftsbogen 39
81375 München

Prof. Dr. med. G. Benker
c/o E. Merck
ICRD/Drug Safety
Frankfurter Straße 250
64293 Darmstadt

Dr. med. W. Blank
Medizinische Klinik
Kreiskrankenhaus Reutlingen
Steinenbergstraße 31
72764 Reutlingen

Dr. med. Barbara Boddenberg
Klinik u. Poliklinik für Nuklearmedizin
Universitätsklinik Köln
Joseph-Stelzmann-Straße 9
50924 Köln

Prof. Dr. med. U. Bogner
Arzt für Innere Medizin/
Endokrinologie
Kurfürstenstraße 126
10785 Berlin

Prof. Dr. med. G. Brabant
Abt. Klinische Endokrinologie
Medizinische Hochschule Hannover
Konstanty-Gutschow-Straße 8
30623 Hannover

Prof. Dr. med. B. Braun
Medizinische Klinik
Kreiskrankenhaus Reutlingen
Steinenbergstraße 31
72764 Reutlingen

PD Dr. med. K.-M. Derwahl
Medizinische Universitätsklinik
Bergmannsheil
Gilsingstraße 14
44789 Bochum

Prof. Dr. med. H. Dralle
Klinik für Abdominal- und
Transplantationschirurgie
Medizinische Hochschule Hannover
Konstanty-Gutschow-Straße 8
30625 Hannover

Dr. med. H. Elser
Abteilung Nuklearmedizin
Ruprecht-Karls-Universität
Im Neuenheimer Feld 400
69120 Heidelberg

Prof. Dr. med. D. Emrich
Abteilung Nuklearmedizin
Georg-August-Universität Göttingen
Robert-Koch-Straße 40
37075 Göttingen

Dr. med. J. Friedrich
Abt. für Allgemeine Chirurgie
Universitätsklinikum Essen
Hufelandstraße 55
45122 Essen

PD Dr. med. Andrea Frilling
Universitäts-Krankenhaus Eppendorf
Universität Hamburg
Martinistraße 52
20246 Hamburg

PD Dr. med. I. Gál
Chirurgische Abteilung
Bugat Pal Korhaz
Dozsa Gy. u. 22, PF 177
H-3201 Gyöngyös

Prof. Dr. med. P. Georgi
Universität Heidelberg
Voßstraße 3
69115 Heidelberg

Dr. med. O. Gimm
Klinik für Abdominal- und
Transplantationschirurgie
Medizinische Hochschule Hannover
Konstanty-Gutschow-Straße 8
30625 Hannover

PD Dr. F. Grünwald
Klinik und Poliklinik für Nuklearmedizin
der Universität Bonn
Sigmund-Freud-Straße 25
53127 Bonn

Prof. Dr. med. M. Grußendorf
Internist, Endokrinologe
Hospitalstraße 34
70174 Stuttgart

Dr. med. C. A. Guhlmann
Universitätskliniken
Josef-Schneider-Straße 2
97080 Würzburg

Dr. med. J. Hellermann
Johannes Gutenberg-Universität
Langenbeckstraße 1
55131 Mainz

Prof. Dr. med. Ch. Herfarth
Direktor der Chirurgischen Klinik
der Universität Heidelberg
im Neuenheimer Feld 110
69120 Heidelberg

Dr. med. A. E. Heufelder
Medizinische Klinik
Ludwig-Maximilians-Universität
Ziemssenstraße 1
80336 München

PD Dr. med. G. Hintze
Medizinische Klinik
Ferdinand-Sauerbruch-Klinikum
Arrenberger Straße 20
42117 Wuppertal

PD Dr. med. R. Hoermann
Abteilung für klinische Endokrinologie
Universitätskliniken Essen
Hufelandstraße 55
45147 Essen

Prof. Dr. med. M. Hüfner
Medizinische Klinik und Poliklinik
Georg-August-Universität Göttingen
Robert-Koch-Straße 40
37075 Göttingen

Dr. N. Hunt
Institut für Hormon- und
Fertilitätsforschung
Grandweg 64
22529 Hamburg

Dr. med. C. Jaspers
Medizinische Universitäts-Klinik
Holsterhausen
Hufelandstraße 55
45147 Essen

Prof. Dr. med. E. Kallee
Medizinische Klinik und Poliklinik
Eberhard-Karls-Universität Tübingen
Otfried-Müller-Straße 10
72076 Tübingen

Dr. med. P. Kann
III. Medizinische Klinik u. Poliklinik
Johannes Gutenberg-Universität Mainz
Langenbeckstraße 1
55101 Mainz

Prof. Dr. med. M. Klett
Staatl. Gesundheitsamt Heidelberg
Postfach 10 53 29
69043 Heidelberg

Dr. rer. nat. H.-J. Knopf
Intitut für Klinische Chemie u. Pathobiochemie
Martin-Luther-Universität Halle – Wittenberg
Magdeburger Straße 2
06097 Halle

Prof. Dr. rer. nat. J. Köhrle
Klin. Forschungsgruppe
Med. Poliklinik d. Universität Würzburg
Röntgenring 11
97070 Würzburg

PD Dr. med. U. Krause
Abt. für Allgemeine Chirurgie
Universitätsklinikum Essen
Hufelandstraße 55
45122 Essen

PD Dr. med. A. Kroiss
KA Rudolfstiftung
Nuklearmedizinisches Institut
Juchgasse 25
A-1030 Wien

Dr. med. C. Krüger
Klinik mit Poliklinik für Kinder u. Jugendliche der Universität Erlangen/Nürnberg
Loschgestraße 15
91054 Erlangen

Dr. med. A. Kurtaran
Univ. Klinik für Nuklearmedizin
Währinger Gürtel 18–20
AKH, 3L
A-1090 Wien

Dr. med. S. Lederbogen
Abt. für Klinische Endokrinologie
Medizinische Klinik u. Poliklinik
Hufelandstraße 55
45122 Essen

Prof. Dr. med. K. Mann
Abt. für Klinische Endokrinologie
Zentrum für Innere Medizin der Universität
Hufelandstraße 55
45122 Essen

Prof. Dr. rer. nat. H. Meinhold
Radiologische Klinik u. Poliklinik
Universitätsklinikum Steglitz
Hindenburgdamm 30
12203 Berlin

Prof. Dr. sc. med. W. Meng
Medizinische Universitäts-Klinik
Friedrich-Loeffler-Straße 23
17489 Greifswald

PD Dr. Dr. med. Th. Olbricht
Zentrum für Innere Medizin
Universitätsklinikum Essen
Hufelandstraße 55
45122 Essen

PD Dr. med. R. Paschke
Bâtiment C, Campus Erasme
Université Libre de Bruxelles
Route de Lennik 808
B-01070 Bruxelles

Dr. med. H. Perrild
Department of Medicine B
Bispebjerg Hospital
Bispabjerg Bakke 23
DK-2400 Copenhagen NV

Prof. Dr. med. F. Péter
Buda Children's Hospital
P. O. B. 14
H-01277 Budapest

o. Univ. Prof. Dr. med. M. Peterlik
Institut für allgemeine u. experimentelle Pathologie
Neubau Allgemeines Krankenhaus
Währinger Gürtel 18–20
A-1090 Wien

Dr. med. A. Rawert
Jheringstraße 1
45147 Essen

Prof. Dr. med. Chr. Reiners
Klinik u. Poliklinik für Nuklearmedizin
Universitätsklinikum Essen
Hufelandstraße 55
45122 Essen

Prof. Dr. med. D. Reinwein
Zentrum für Innere Medizin
Universitätsklinikum Essen
Hufelandstraße 55
45122 Essen

Dr. med. M. Reinhardt
Radiologische Universitäts-Klinik Stadt
Hugstetter Straße 55
79106 Freiburg im Breisgau

Dr. med. W. Reinhardt
Zentrum für Innere Medizin
Universitätsklinikum Essen
Hufelandstraße 55
45122 Essen

Dr. med. J. Rendl
Klinik u. Poliklinik für Nuklearmedizin der Universität Würzburg
Josef-Schneider-Straße 2
97080 Würzburg

Dr. med. A. H. Rzepka
Klinik u. Poliklinik für Endokrinologie
Universitätsklinikum Essen
Hufelandstraße 55
45122 Essen

Dr. med. B. Saller
Abt. für Klinische Endokrinologie
Zentrum für innere Medizin der Universität
Hufelandstraße 55
45122 Essen

Dr. med. P. Scheibner
Innere Abteilung
Krankenhaus der Barmherzigen Brüder
Bergstraße 27
A-08020 Graz

PD Dr. med. habil. H.-Chr. Schober
Interne Abteilung
Kreiskrankenhaus Wolgast
Chausseestraße 46
17438 Wolgast

PD Dr. med. P.-M. Schumm-Draeger
Zentrum für Innere Medizin
Johann Wolfgang Goethe-Universität
Theodor-Stern-Kai 7
60590 Frankfurt am Main

Dr. med. I. Szabolcs
Orvostovabokepzö Esytem
XIII, Szabolcs u. 33–35
Pf. 112
H-01389 Budapest

PD Dr. med. M. Ventz
Klinik für Innere Medizin
Universitätsklinikum Charité
Schumannstraße 20/21
10098 Berlin

Dr. med. S. Weiß
Universitätsklinikum
„Carl Gustav Carus"
Medizinische Akademie
Fetscherstraße 74
01307 Dresden

Prof. Dr. med. K.-W. Wenzel
Terrassenstraße 48
14129 Berlin

Dr. med. E. Werner
Klinik u. Poliklinik für Nuklearmedizin der Universität Würzburg
Josef-Schneider-Straße 2
97080 Würzburg

Dr. med. J. Winter
Klinikum der Stadt Mannheim
Chirurg. Univ. Klinik
Theodor-Kutzer-Ufer 1–3
68167 Mannheim

Dr. med. J. Witte
Station CA 04
Chirurgische Universitätsklinik
Moorenstraße 5
40225 Düsseldorf

PD Dr. med. Ch. Wüster
Medizinische Klinik
Klinikum der Universität Heidelberg
Bergheimer Straße 58
69115 Heidelberg

Prof. Dr. med. R. Ziegler
Medizinische Klinik
Klinikum der Universität Heidelberg
Bergheimer Straße 58
69115 Heidelberg

Sachverzeichnis

FSC
www.fsc.org
MIX
Papier | Fördert gute Waldnutzung
FSC® C083411

Kolibri 360 GmbH
Ferdinand-Jühlke-Straße 7
99095 Erfurt, Deutschland
produktsicherheit@kolibri360.de